HANDBUCH DER HAUT= UND GESCHLECHTSKRANKHEITEN

BEARBEITET VON

A. ALEXANDER · G. ALEXANDER · J. ALMKVIST · K. ALTMANN · L. ARZT · J. BARNEWITZ
C. BECK · F. BERING · S. BETTMANN · H. BIBERSTEIN · A. BIEDL · K. BIERBAUM · G. BIRNBAUM
A BITTORF · B. BLOCH · F. BLUMENTHAL · H. BOAS · R. BRANDT · C. BRUCK · C. BRUHNS · ST. R.
BRÜNAUER · A. BUSCHKE · F. CALLOMON · E. CHRISTELLER · E. DELBANCO · O. DITTRICH
S. EHRMANN † · J. FABRY · O. FEHR · J. v. FICK · E. FINGER · H. FISCHER · F. FISCHL
P. FRANGENHEIM · W. FREI · W. FREUDENTHAL · M. v. FREY · R. FRÜHWALD · D. FUCHS
H. FUHS · F. FÜLLEBORN · E. GALEWSKY · O. GANS · C. GAUSS · A. GIGON · H. GOTTRON
A. GROENOUW · K. GRÖN · C. GROUVEN · O. GRÜTZ · M. GUMPERT · R. HABERMANN
L. HALBERSTAEDTER · F. HAMMER · L. HAUCK · H. HAUSTEIN · H. HECHT · J. HELLER · G. HERX-
HEIMER · K. HERXHEIMER · W. HEUCK · W. HILGERS · R. HIRSCHFELD · C. HOCHSINGER
H. HOEPKE · C A. HOFFMANN · E. HOFFMANN · H. HOFFMANN · V. HOFFMANN · E. HOF-
MANN · J. IGERSHEIMER · F. JACOBI · E. JACOBSTHAL · J. JADASSOHN · F. JAHNEL · M. JESSNER
S. JESSNER · W. JOEL · F. JULIUSBERG · V. KAFKA · C. KAISERLING · PH. KELLER · W. KERL
E. KLAUSNER · L. KLEEBERG · W. KLESTADT · V. KLINGMÜLLER · A. KNICK · A. KOLLMANN
H. KÖNIGSTEIN · P. KRANZ · A. KRAUS · C. KREIBICH · O. KREN · H. KRÓO · M. KRUSPE
L. KUMER · L. KÜPFERLE · E KUZNITZKY · E. LANGER · R. LEDERMANN · C. LEINER · F. LESSER
A v. LICHTENBERG · P LINSER · B. LIPSCHÜTZ · H. LÖHE · S. LOMHOLT · F. LUITHLEN · O. LÜNING
W. LUTZ · P. MANTEUFEL · H. MARTENSTEIN · H. MARTIN · E. MARTINI · R. MATZENAUER
M. MAYER · J. K. MAYR · E. MEIROWSKY · L. MERK † · HANS MEYER · G. MIESCHER · C. MON-
CORPS · G. MORAWETZ · A. MORGENSTERN · V. MUCHA · ERICH MÜLLER · HUGO MÜLLER
RUDOLF MÜLLER · P. MULZER · O. NAEGELI · G. NOBL · F. W. OELZE · M. OPPENHEIM
E. PASCHEN · B. PEISER · A. PERUTZ · E. PICK · W. PICK · F. PINKUS · H. v PLANNER · F. PLAUT
A. POEHLMANN · J. POHL · R. POLLAND · C. POSNER · L. PULVERMACHER · K. RICHTER
P. RICHTER · E. RIECKE · G. RIEHL · H. RIETSCHEL · J. H. RILLE · H. DA ROCHA LIMA · K. ROSCHER
O. ROSENTHAL · G. A. ROST · W. ROTH · ST. ROTHMAN · A RUETE · P. RÜSCH · E. SAAL-
FELD · H. SACHS · O SACHS · F. SCHAAF · G. SCHERBER · H. SCHLESINGER · E. SCHMIDT
S. SCHOENHOF · W. SCHOLTZ · W. SCHÖNFELD · H. TH. SCHREUS · J. SCHUMACHER · R. SIEBECK
C SIEBERT · H. W. SIEMENS · E. SIGERIST · G. SOBERNHEIM · W. SPALTEHOLZ · R. SPITZER
O. SPRINZ · R. STAEHELIN · R. O. STEIN · G. STEINER · A. STÜHMER · G. STÜMPKE · P. TACHAU
L. TÖRÖK · K. ULLMANN · P. G. UNNA · E. URBACH · F. VEIEL · R. VOLK · C. WEGELIN
W. WEISE · A. WERTHER · L. WERTHEIM · P. WICHMANN · F. WINKLER · M. WINKLER
R. WINTERNITZ · F. WIRZ · W. WORMS · H. ZIEMANN · F. ZINSSER · L. v. ZUMBUSCH · E. ZURHELLE

IM AUFTRAGE
DER DEUTSCHEN DERMATOLOGISCHEN GESELLSCHAFT

HERAUSGEGEBEN GEMEINSAM MIT

G. ARNDT · B. BLOCH · A. BUSCHKE · E. FINGER · E. HOFFMANN
C. KREIBICH · F. PINKUS · G. RIEHL · L. v. ZUMBUSCH

VON

J. JADASSOHN

SCHRIFTLEITUNG: O. SPRINZ

NEUNZEHNTER BAND

SPRINGER-VERLAG BERLIN HEIDELBERG GMBH

1927

KONGENITALE SYPHILIS

BEARBEITET VON

G. ALEXANDER · H. BOAS · C. HOCHSINGER
J. IGERSHEIMER · P. KRANZ · R. LEDERMANN
F. LESSER · ERICH MÜLLER · H. RIETSCHEL
L. v. ZUMBUSCH

MIT 95 ZUM TEIL FARBIGEN
ABBILDUNGEN

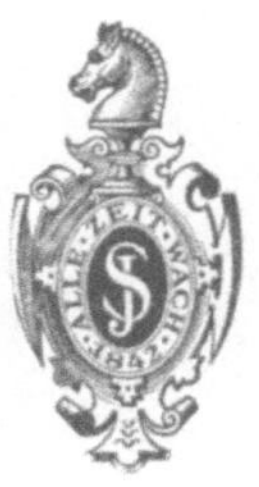

SPRINGER-VERLAG BERLIN HEIDELBERG GMBH
1927

ISBN 978-3-540-01048-7   ISBN 978-3-642-47827-7 (eBook)
DOI 10.1007/978-3-642-47827-7

Inhaltsverzeichnis.

Allgemeine Pathologie der angeborenen Syphilis.

Von Professor Dr. Hans Rietschel-Würzburg.

Die kongenitale Syphilis der Haut und der Schleimhäute.

Von Sanitätsrat Dr. REINHOLD LEDERMANN-Berlin. Mit 22 Abbildungen.

Die Besonderheiten der kongenital-syphilitischen Erkrankungen der inneren Organe (einschließlich des Zentralnervensystems) und des Bewegungsapparates.

Von Regierungsrat Dozent Dr. CARL HOCHSINGER-Wien. Mit 47 Abbildungen.

Über die Beteiligung des Auges bei kongenitaler Lues.

Von Professor Dr. JOSEPH IGERSHEIMER-Frankfurt a. M. Mit 12 Abbildungen.

Kongenitale Lues und Ohr.

Von Professor Dr. GUSTAV ALEXANDER-Wien.

Zahndeformitäten bei angeborener Syphilis.

Von Professor Dr. P. KRANZ-München. Mit 14 Abbildungen.

Die Diagnose der angeborenen Syphilis.

Von Geheimrat Professor Dr. LEO VON ZUMBUSCH-München.

Allgemeine Pathologie der angeborenen Syphilis.

Von

HANS RIETSCHEL-Würzburg.

A. Das Problem der Übertragung der angeborenen Syphilis bis zur Auffindung der Spirochäte.

I. Kurzer Abriß der Geschichte der angeborenen Syphilis.

Nicht langer Zeit hat es bedurft, um mit der Verbreitung der Syphilis durch Europa gegen Ende des 15. Jahrhunderts die Tatsache erkennen zu lassen, daß neugeborene Kinder von der Seuche ergriffen werden. TORELLA 1498, VELLA 1508, JAKOBUS CATANEUS 1516 waren die ersten Autoren, die sich darüber äußerten. Indes glaubten sie, daß die Krankheit nur durch eine intra oder post partum *äußerlich* erfolgte Ansteckung durch die Mutter vermittelt werden könne, sei es, daß sich das Kind beim Durchtritt durch den Geburtskanal infiziere, sei es, daß später durch die infektiöse Milch oder durch die infizierte Mamma die Krankheit auf das Neugeborene übertragen werde und daher später bei diesem zum Ausbruch komme. Eine in utero übertragene Erkrankung kannten sie noch nicht [1]). FALLOPIA, der Leibarzt der Päpste Alexander VI. und Julius II. erwähnt in seinem Dialogus, daß kranke Kinder die Seuche auch auf Ammen übertragen hätten („Saepius vidi infantem infectum hoc morbo multas nutrices infecisse"). Das gleiche berichtet CATANEUS [2]).

FALLOPIA (1504) gibt eine erste klinische Schilderung der luetischen Feten: „Praeterea oriuntur pueruli ex utero matris, infecti morbo gallico, et vidi aliquos, quorum cutis erat ita exusta et affecta Gallico, ut pueruli viderentur cocti." Er kennt also schon eine erste im Uterus übertragene Syphilis beim Neugeborenen, wenn er auch über die Art der Ansteckung sich keine Gedanken macht.

Als erster ist PARACELSUS VON HOHENHEIM (1529) zu nennen, der das Problem der Übertragung der angeborenen Syphilis tiefer erfaßte. Er sagt „In sanguine morbus cursitere dicitur, ubi materia quaedem luis Gallicae spermatis coru mixta ut ipsa conceptione vitium implantari. (Die Syphilis soll im Blut kreisen, wo ein gewisser unbekannter Stoff sich dem Samen beigemengt und bei der Empfängnis selbst die Krankheit [auf das neuentstandene Wesen] überträgt.) Und an einer anderen Stelle sagt er: „Ad haec sciendum est gallicam luem et heriditario jure ac contagii consortio communicari posse (De causis et origine luis Saelicae libr. II, caput. XVI, p. 184). PARACELSUS bespricht getrennt die *durch, während* und *nach* der Konzeption übertragene Syphilis des Kindes; ja es war ihm auch bekannt, daß syphilitische Eltern nicht unbedingt die Krankheit auf die Frucht übertragen müssen.

Noch klarer spricht sich FERRIER (FERRERIUS), Leibarzt der Katharina von Medici (1553) aus, wenn er sagt: „Cum in uteró morbus inciderit tanquam hereditarum fit malum, et tanquam corruptum elementum una cum paterno vel materno semine infunditur, aut si mater a die conceptionis in morbum inciderit, communicatis foeti vitiosis infestisque humoribus primae conformationis facultates actiones organa corrumpi necesse est." Nach ihm ist also entweder das infektiöse Virus im väterlichen oder mütterlichen Keim enthalten

---

[1]) TORELLA (zit. aus PROKSCH, Geschichte der venerischen Krankheiten. Bd. 2, S. 16/17): Videtur in pueris lactantibus, in quibus prima infectio apparet in ore et hoc accidit propter mammas infectas.

[2]) JACOBUS CATANEUS (GIACOMO CATANEO, Arzt in Siena) schreibt in seinen Tractates: Hoc etiam modo vidimus plures infantulos lactantes, tali morbo infectos, plures nutrices infecisse (PROKSCH, Geschichte der venerischen Krankheiten. Bd. 2., S. 36—37).

oder wenn die Mutter erst am Tage der Konzeption erkrankt, dann werden die schlechten und infizierten Säfte von der Mutter auf den Fetus übertragen. In diesem Satze liegt eigentlich schon das ganze Problem in wenigen Worten ausgesprochen. Denn hier unterscheidet Ferrerius einmal die germinativ paterne und materne und sodann eine postkonzeptionelle, d. i. diaplacentar übertragene angeborene Syphilis.

Die Ansichten von Paracelsus und Ferrerius müssen aber allmählich in Vergessenheit geraten sein, denn sie werden nie erwähnt, bis Astruc 1738 wieder die Frage ausführlich erörtert, wie das Gift auf das Kind übergehen könne. Auch er kommt zu dem Schluß, daß dies sowohl vom Vater als auch von der Mutter möglich sei. Ähnliche Auffassungen von einer germinativen Übertragung der Mutter und auch des Vaters finden wir bei van Swieten, Boerhave. Es war Hunter (1787), dessen große medizinische Autorität die Stellung der Ärzte zu dieser Frage nachhaltig beeinflußte. Hunter nahm eigentümlicherweise an, daß nur der primäre Affekt der Syphilis infektiös sei. Mit dieser Annahme mußte er aber konsequenterweise auch die intrauterine Übertragung einer Syphilis auf das Neugeborene leugnen. Ja schließlich mußte er dazu gelangen, die angeborene Syphilis überhaupt in Abrede zu stellen. Da aber klinisch an der Tatsache einer angeborenen Syphilis nicht zu zweifeln war, so half er sich damit, daß er nur die Fälle für Syphilis erklärte, in denen ein Primäraffekt der Mutter während der Schwangerschaft oder während der Geburt vorhanden gewesen war. Alle Kinder, bei denen die syphilitischen Erscheinungen erst nach der Geburt auftreten, sollten sich während des Durchtrittes durch den Geburtskanal am Primäraffekt der Mutter, auch wenn dieser nicht sichtbar war, infiziert haben.

Hunter nähert sich also den älteren Anschauungen von Torella, Cataneus u. a.

Interessanterweise ist diese zweifellos recht geschraubt und unglaubwürdig erscheinende Erklärung bis zu einem gewissen Grad wieder von Graefenberg aufgenommen worden, der meinte, daß die Coryza der luetisch Neugeborenen der Primäraffekt der Kinder sei, da beim Durchtritt durch den Geburtskanal eine Infektion an der Mutter stattgefunden habe (s. S. 34/35).

Die Autorität Hunters brachte es mit sich, daß seine Lehre eine Zeitlang die herrschende wurde. Auch Kinderärzte (Girtanner, Wendt, Henke u. a.) schlossen sich dieser Ansicht Hunters an.

Man sieht aber trotz dieser verwickelten und geschraubten Lehre, daß damals schon Hunter und andere Ärzte richtig erkannt hatten, daß die angeborene Syphilis nicht immer bei der Geburt des Kindes schon sichtbar vorhanden ist, sondern erst später nach Wochen oder Monaten manifest werden kann. Und diese eigentümliche Tatsache konnte oder wollte Hunter nur mit einer zeitlich sehr spätliegenden Infektion erklären.

Selbst Ricord trat dieser Hunterschen Lehre bei, daß die sekundäre Syphilis nicht eigentlich infektiös sei. Aber er erkannte im Gegensatz zu Hunter wohl eine angeborene Syphilis an. Bei solch schwer zu vereinigenden Ansichten war es ganz natürlich, daß die Frage nach der Übertragung der Syphilis auf das Kind sich nicht klarer, sondern immer komplizierter gestaltete. Allmählich trat jedoch die Huntersche Lehre wieder in den Hintergrund, und es wurde nur darüber gestritten, welchen von beiden Eltern der Hauptanteil an der Übertragung der Syphilis auf das Kind zugeschrieben werden müsse. Die divergentesten Anschauungen traten im Laufe der Zeit hier zutage. Während die einen, wie Swediaur (1789), Colles (1837), Bednar u. a. ausschließlich eine Übertragung von seiten des Vaters annahmen, betonten im Gegensatz dazu Hufeland (1797), Vassal (1807) u. a. die ausschließliche Rolle der Mutter bei der Übertragung. Die große Mehrzahl der Forscher hielt aus klinischen Gründen stets an der Möglichkeit einer Übertragung sowohl durch den Vater als auch durch die Mutter fest, wobei aber meist der väterliche Anteil höher bewertet wurde. Mit den Jahren kam daher die Ansicht, daß die Mutter allein den Keim auf das Kind übertragen könne, fast ganz in Vergessenheit. Erst in Cullerier jun. entstand dieser Ansicht wieder ein großer Verteidiger, und manche Autoren (Wolff, Charrier, Follin und Oewre) schlossen sich ihm an. Doch blieben all diese Stimmen nur vereinzelt, und die meisten Autoren (Colles, Diday, Baerensprung u. a.) waren sich darüber einig, daß beide Eltern die Syphilis auf das Kind übertragen können; freilich in der Spezialfrage, wie dies geschehen könnte, gingen die Meinungen in hohem Maße auseinander.

Es ist zweifellos ein bleibendes Verdienst von Kassowitz, die Frage der Übertragung der angeborenen Syphilis, die allmählich etwas, wenn man so sagen darf, versandet war, durch eine klare, logische Fragestellung wieder wissenschaftlich in den Vordergrund gestellt zu haben. Seit der ersten Arbeit von Kassowitz im Jahre 1865 hat diese Frage über drei Jahrzehnte zur Diskussion gestanden. Der ersten Arbeit von Kassowitz folgte eine zweite im Jahre 1884, sodann sind nach Kassowitz noch A. Fournier 1891, Finger, Rosinski u. a. und endlich Matzenauer (1903) zu nennen, bis dann die Diskussion über das Problem durch die Entdeckung der Spirochaete pallida und der Wassermannschen Reaktion in neue Bahnen gelenkt wurde.

Auch heute ist, wie wir sehen werden, der Streit nicht beigelegt. So ergibt sich aus der Geschichte ganz von selbst die Fragestellung.

II. Die Problemstellung bis zum Ausgang des 19. Jahrhunderts.

Die Möglichkeiten der Übertragung der Syphilis auf das Kind sind, zunächst rein theoretisch betrachtet, folgende:

1. Die Syphilis kann auf den Fetus übertragen werden durch eine primäre Infektion des Keimes (Ovulum oder Spermazelle), sog. *„germinative Übertragung"* (im engeren Sinne).

2. Es ist möglich, daß zwar die Keimzelle an sich nicht Träger des Virus ist, daß aber das Virus dem Samen beigemengt ist und entweder noch vor oder sehr bald nach der Befruchtung eine Infektion des Fetus stattfindet *(Infektion ex patre im engeren Sinne)*.

3. Es ist eine Übertragung des Virus auf den Fetus durch die *Placenta* der Mutter möglich.

Im Grunde genommen unterscheidet sich der erste und zweite Modus nicht prinzipiell voneinander; denn in beiden Fällen gesellt sich das syphilitische Virus, also die Spirochäte den Generativzellen mechanisch zu.

Weiter muß vorausgeschickt werden, daß die beiden ersten Modi zunächst nur konstruierte Möglichkeiten, also Hypothesen darstellen. Nur die placentare Übertragung ist für einen Teil der Fälle von angeborener Syphilis experimentell sicher erwiesen (als sog. *„postkonzeptionelle Syphilis"*). Das Problem liegt also darin, ob dieser placentare Modus der allein in Betracht kommende ist, oder ob neben diesem die eine oder andere Möglichkeit noch vorkommt.

a) Germinative Übertragung.

Die germinative Übertragung der angeborenen Syphilis hielt KASSOWITZ noch 1875 für den einzig sicheren Weg. Er begründet dies damit, „daß die Krankheit, die wir „ererbte Syphilis"[1]) nennen, entweder nur durch die das syphilitische Gift enthaltende Fortpflanzungszelle (Spermatozoid oder Ovulum) oder nur durch die aus der mütterlichen Zirkulation in die des Fetus hereinkommenden Ernährungssäfte übertragen wird". „Daß ferner das fakultative Einwirken beider heterogenen Vorgänge mit dem gleichen Endresultat sehr unwahrscheinlich sei und daß endlich von diesen beiden Entstehungsarten die hereditäre Syphilis, also die Vererbung im eigentlichen Sinne die größere innere Wahrscheinlichkeit für sich habe." Später hat KASSOWITZ trotz dieser apodiktischen Worte seine Meinung dahin abändern müssen, daß neben der germinativen Übertragung auch eine angeborene Syphilis „per placentam" vorkommen könne. Und er hat gerade damit gegen sich selbst die schwerste Waffe ins Feld geführt. Denn gerade die klinische Einheit der angeborenen Syphilis war für KASSOWITZ der wichtigste Grund, auch einen einheitlichen Infektionsmodus anzunehmen.

Auch BAUMGARTEN, einer der eifrigsten und erfolgreichsten Vertreter der germinativen Übertragungsidee, hält heute noch (1925) an der Möglichkeit einer germinativen oder nach seinen Worten einer „gennäogenetischen" Übertragung bei der Syphilis und Tuberkulose fest; doch scheinen mir all die Gründe, die BAUMGARTEN anführt, nicht stichhaltig zu sein und werden auch wohl von

---

[1]) Hier ist vielleicht der Ort darauf hinzuweisen, daß immer noch leider bis in die neueste Zeit [FINGER, HOCHSINGER, selbst MATZENAUER (1925); französische Autoren] fälschlich von einer Vererbung der Syphilis statt von „angeborener Syphilis" gesprochen wird. Es ist klar, daß eine Infektionskrankheit nicht vererbt, sondern nur placentar oder höchstens germinativ übertragen werden kann. Die Worte: „Vererbung der Syphilis", „hereditäre Syphilis" müssen verschwinden. Das Wort „connatal" statt „congenital" zu verwenden, erscheint mir nicht zweckmäßiger.

allen Fachgenossen abgelehnt. Erwähnt muß allerdings werden, daß besonders bei der Tuberkulose auch Forscher wie SITZENFREY die Ansicht geäußert haben, „daß die Bedingungen für die Annahme einer spezifischen angeborenen Disposition zur tuberkulösen Erkrankung im Säuglingsalter, sowie für die germinative Übertragung der Tuberkelbacillen seitens des Vaters und der Mutter sehr wohl gegeben sind". Diese Behauptungen SITZENFREYS sind aber zunächst sehr theoretischer Natur. Es fehlen darüber noch experimentelle und klinische Belege. Schon MATZENAUER hat an dieser Lehre der germinativen Übertragung eine erschöpfende Kritik geübt, und wir müssen jeden, der sich für diese Frage näher interessiert, auf die Originalarbeit von MATZENAUER verweisen. Wir kennen — und das ist das wichtigste theoretische Argument gegen diese Theorie — keine Infektionskrankheit am Säugetier und speziell am Menschen, die anders als durch die Placenta von der Mutter auf das Kind übertragen würde. Die Syphilis würde also einzig in ihrer Art dastehen.

Um die Theorie der germinativen Übertragung zu stützen, hat man versucht, Beispiele aus der Tierwelt heranzuziehen, die einen solchen Modus beweisen oder wenigstens wahrscheinlich machen. Wir können auf ein genaueres Eingehen auf diese Beispiele um so mehr verzichten, als die meisten nur ein gewisses historisches' Interesse haben. Das literarisch berühmteste Beispiel ist das der Pebrine, der Seidenraupenkrankheit (PASTEUR), das jahrzehntelang als Typ germinativer Übertragung galt, bis MATZENAUER an der Hand der Arbeiten PASTEURS die Unhaltbarkeit dieser Annahme nachwies. Andere Beispiele folgten. Selbst bis in die jüngste Zeit bemüht man sich, Belege dafür zu bringen.

Bevor wir sie kurz referieren, mögen nur einige wichtige entwicklungsgeschichtliche Tatsachen angeführt werden. Wir unterscheiden bei der Reifung des Eis (nach HERTWIG):
    1. den holoblastischen Typus mit totaler Furchung;
        a) äquale Furchung (Amphioxus und Säugetiere, Wirbellose);
        b) inäquale Furchung (Amphibien, Cyclostomen);
    2. den meroblastischen Typus mit partieller Furchung;
        a) partielle discoidale Furchung (die Vögel, Selachier, Reptilien);
        b) partielle superficiale Furchung (Arthropoden).

Die Eier mit partieller Furchung besitzen einen sehr reichlichen Dotter, der in den Nahrungsdotter und den Bildungsdotter sich teilt. Die Embryoentwicklung, also die Furchung, findet ausschließlich in letzterem statt, während der Nahrungsdotter ungefurcht bleibt und später als erste Nahrung dient. Es existiert nun in der Literatur kein Beispiel, das am *holoblastischen* Eitypus beim Säugetier eine echte germinative Übertragung darböte, und alle Beispiele sind an anderen Tierarten beobachtet worden und daher *keine Beweise*, sondern *Analogieschlüsse*. MAFUCCI und BAUMGARTEN, sowie später besonders L. RABINOWITSCH und MAX KOCH gelang es, tuberkulöse Küchlein aus infizierten Eiern zu erzielen. Die letzteren Autoren übten dabei die Technik, daß sie die Hülle des Eis am entgegengesetzten Ende des Bildungsdotters anbohrten und das Eiweiß mit Tuberkelbacillen impften. Sie vermieden absichtlich jede Schädigung des Bildungsdotters; eine germinative Impfung fand also nicht statt. NEISSER führt als weiteres Beispiel — allerdings mit aller Vorsicht — die Hühnerspirillose an. Tötet man infizierte Tiere auf der vollen Höhe ihrer Krankheit, so findet man ziemlich reichlich Spirillen in den Eiern, wenn dieselben einen bestimmten Grad von Entwicklung erreicht haben. Die Spermazellen in den Hoden von infizierten Hähnen sind dagegen stets frei von Spirillen. LEVADITI gelang es nun, auch künstlich Eier zu infizieren und die Spirillen in den Eiern am Leben zu erhalten, falls das Ei befruchtet wurde und der Embryo sich entwickelte. Allerdings ging dieser bald infolge der Infektion zugrunde. Die Hauptmasse der Spirillen findet man dann in der Leber des Embryo. NEISSER wendet dagegen ein, welch prinzipielle Differenzen zwischen den Hühnerspirillen und den Syphilisspirochäten bestehen, da der erstere ein Blutparasit, der andere ein Gewebsparasit sei, doch ist dieser Einwand nach den Untersuchungen von BUSCHKE und KROH, die auch von anderer Seite bestätigt sind, nicht mehr aufrecht zu erhalten. Wohl aber ist entgegen zu halten, daß der Eitypus des Huhns ein vollkommen anderer als der des Menschen ist, und sodann weist LEVADITI ausdrücklich darauf hin, daß entweder die Spirillen mit dem Ei zugrunde gehen, oder, wenn das Ei befruchtet wird, sich zwar vermehren, der Embryo aber dabei sein Leben lassen muß. Das sind also Verschiedenheiten, die nicht außer acht gelassen werden dürfen. Anderseits mahnt aber die oben erwähnte

Beobachtung auch zur Vorsicht und zeigt, daß die Möglichkeit „gennäogenetischer" (BAUM-GARTEN) Übertragung von Tuberkulose (Vogeltuberkelbacillen) für die Vögel zugegeben werden muß.

BAB teilte letzthin ein „der Kritik standhaltendes Paradigma einer ovulären germinativen Infektionsübertragung" mit. Er sagt: „Dann ist zweitens das Texasfieber, die Hämoglobinurie der Rinder, ein sehr wichtiges Beispiel. Nach den Untersuchungen von TH. SMITH und KILBORNE, die von ROBERT KOCH und H. KOSSEL, SCHÜTZ, MIESSNER und WEBER bestätigt wurden, gehen die Pyrosomen des Texasfiebers auf die Ovula der Zecken (Rhipicephalen und Ixodes reduvius) und durch sie auf deren Descendens über. Die aus den Eiern hervorgegangenen sechsbeinigen Larven bohren sich nach KOSSEL in die Haut des Rindes ein und leben von dessen Blut. Nach etwa 8 Tagen häuten sie sich und werden zu achtbeinigen Nymphen. Diese häuten sich nach weiteren 8 Tagen und werden zu geschlechtsreifen Individuen. Die viel kleineren Männchen der Zecken sitzen am Weibchen fest und nehmen keine Nahrung auf (HERTWIG). Nach der Befruchtung und nachdem die Weibchen durch Blutaufnahme Haselnußkerngröße erlangt haben, fallen sie ab und legen im Grase 2000—4000 Eier, um nach dem Eierlegen zu sterben. Nach 3—4 Wochen entschlüpfen den Eiern Larven, die im Grase leben, bis sie sich an ein Tier anheften. Haben die mütterlichen Zecken Pyrosomen mit dem Blut eingezogen, so sind die Larven ihrer Eier [die augenscheinlich schon vor der Befruchtung infiziert (!!) wurden] infektiös, so daß die Rinder, an denen diese neue Generation sich festsaugt, in etwa 2 Wochen typisch erkranken".

Gegen dieses Beispiel ist wohl mit SCHINDLER folgendes einzuwenden. Zunächst gehören die Zecken zu den Arthropoden, deren Eier sich nach dem meroblastischen Typus superficial teilen. Die Eier haben eine selbst für die Spermatozoen undurchdringliche Gallerthülle, nur an einer bestimmten Stelle Mikropylen, durch die die Spermatozoen hineinschlüpfen. Nur so könnten die kleinen Pyrosomen hineingelangen. Wahrscheinlich sind aber die Eier schon befruchtet, bevor sie infiziert werden, und wenn BAB sagt, daß sie *augenscheinlich* vor der Befruchtung infiziert werden, so bleibt er jeden Beweis schuldig.

· So ist zunächst nicht der geringste Anhaltspunkt vorhanden, einen germinativen Übertragungsmodus beim holoblastischen Eitypus anzunehmen. Für die Syphilis wird er schon deshalb noch unwahrscheinlicher — um dies hier gleich vorauszunehmen —, weil die Spirochaete pallida ein viel zu großer Parasit ist, um in der menschlichen Keimzelle längere Zeit zu wohnen, ohne sie zu schädigen, und bei der Spermazelle ist dies von vornherein unmöglich, da die Spirochäte 2—3mal so groß ist wie eine menschliche Spermazelle. PINARD gibt allerdings neuerdings an, daß die dimensionellen Verhältnisse auch das Vorkommen zusammengerollter Spirochäten in den Spermatozoen gestatten würden. Und schließlich werden sogar Wachstumsformen der Spirochäten (sog. Spirochätenknospe bzw. -spore; JACOBSTHAL, MEIROWSKY) angenommen, die natürlich viel kleiner sind. Aber sicher sind solche Spermazellen, ebenso wie Eier, in denen Parasiten leben, meist gar nicht entwicklungsfähig, oder es kommen schwere Mißbildungen zur Welt. Die Erfahrungen bei der Hühnerspirillose geben das beste Beispiel dafür ab.

b) Die Übertragung „ex patre i. e. S."

Die Notwendigkeit, einen solchen an sich durchaus unwahrscheinlichen Vorgang anzunehmen, ergab die klinische Beobachtung (s. später), und zwar anscheinend so zwingend, daß bis in die heutige Zeit von einzelnen Autoren dieser Modus als sicher angesehen (HOCHSINGER u. a.) und selbst von NEISSER, MULZER, FINGER noch in der neuesten Zeit für möglich, ja wahrscheinlich gehalten wird.

Man dachte sich dabei die Infektion so, daß das Virus dem Sperma des Mannes beigemischt sei und zunächst mit in die Uterushöhle hineingelange. Dort werde der Keim oder der junge Embryo infiziert, und dieser dann als syphilitischer Fetus oder als syphilitisches Kind zur Welt gebracht.

BAUMGARTEN, der wohl am konsequentesten an der Möglichkeit dieser Übertragung sowohl für die Syphilis wie für die Tuberkulose festhält, beruft sich besonders auf die Versuche FRIEDMANNS. Diese Versuche sind in der Tat so wichtig, daß sie unbedingt eine Besprechung erfahren müssen. FRIEDMANN injizierte weiblichen Kaninchen unmittelbar nach der Begattung einige Tröpfchen einer Emulsion von Tuberkelbacillen in die Vagina mit dem Erfolge, daß, während die Muttertiere frei blieben, im 7 tägigen Fetus einzelne Bacillen zerstreut, ohne störenden Einfluß auf die Entwicklung ausgeübt zu haben, gefunden wurden. Ja auch in ausgetragenen Tieren wurden (nach BAUMGARTEN) Bacillen in verschiedenen Organen, ohne krankhafte Veränderung an ihnen und ebenso später in den kräftig entwickelten Tieren nachgewiesen. BAUMGARTEN meint, es sei, wenn hier auch erst nach dem befruchtenden Akt der Bacillus in das Ei gelangt sei, doch kein Grund vorhanden, weshalb dies nicht gleichzeitig mit demselben geschehen sollte, vorausgesetzt, daß das Sperma überhaupt den Bacillus enthalte.

Die Versuche FRIEDMANNS sind leider nicht nachgeprüft worden; das wäre gewiß wünschenswert. Sehr wahrscheinlich ist mir aber, daß FRIEDMANN mit dem für das Kaninchen sehr wenig virulenten Stamm des Typus humanus gearbeitet hat, und daher scheint mir ein Vergleich der Tierversuche mit den für den Menschen gültigen Verhältnissen nicht ohne weiteres statthaft.

Auch die *Lepra* ist mit herangezogen worden (BAB), um die Theorie der mit dem Samen erfolgenden Übertragung ex patre zu stützen. Indessen ist Lepra bei ganz jungen Kindern selten. Und wenn Lepra übertragen wird, so geschieht dies entweder placentar oder bald nach der Geburt durch Kontaktinfektion. In der gesamten Literatur gibt es nur einen von ZAMBACCO mitgeteilten Fall, bei dem die Möglichkeit einer Infektion ex patre besteht. Gegen diesen Fall aber ist einzuwenden, daß bei dem mit leprösen Efflorescenzen geborenen Kind leider der Nachweis von Leprabacillen versäumt wurde (SCHINDLER).

Wir können uns des Gedankens nicht erwehren, daß die Annahme der germinativen Übertragung, sowie die Infektion ex patre für das Säugetier und speziell für den Menschen etwas Konstruiertes hat. Wir möchten nur hervorheben, daß ein tierexperimenteller und klinischer Beweis noch nicht exakt geführt worden ist. Denn alles, was bisher dafür beigebracht worden ist, geht nicht über eine Wahrscheinlichkeitsüberlegung hinaus. Auch die Tatsache, daß Tuberkelbacillen und Spirochäten im Ovarium gefunden werden, beweist nichts für das hier in Frage stehende Problem. Es ist noch ein weiter Weg von einem infizierten Ovulum bis zum vollentwickelten Fetus, bei dem die Krankheit oft erst Wochen, ja Monate nach der Geburt in die Erscheinung tritt.

Die Tatsache, die wohl klinisch am meisten allen diesen Theorien entgegenzustellen ist, ist die, daß der Fetus mit seinem zarten Gewebe speziell für die Tuberkulose und Syphilis einen hervorragenden Nährboden darstellt. Die klinische Erscheinungsform beider Krankheiten ist gerade im Säuglingsalter die schwerste, die wir bei diesen Krankheiten überhaupt kennen. Es hängt das zum Teil wohl damit zusammen, daß die Resistenz bzw. die Schutzstoffbildung beim Säugling im allgemeinen eine geringere ist als beim älteren Kind und Erwachsenen und daß gerade deshalb die Keime sich so schrankenlos vermehren können. Es ist und bleibt daher für die Vertreter einer Infektion ex patre außerordentlich schwierig zu erklären, warum die Erreger solange beim Kind latent bleiben sollen und erst nach der Geburt zur eigentlichen Krankheit führen.

Der Einwand, daß diese intrauterine Latenz der Erreger durch Schutzstoffe der Mutter bedingt sei, ist nicht stichhaltig, da einmal für viele Stoffe, besonders solche kolloidaler Natur (Wa.R. usw.), die Placentarscheidewand nicht durchlässig ist. Darauf wird noch zurückzukommen sein. Und anderseits lehrt die Klinik, daß, wenn einmal eine intrauterine Infektion des Fetus stattgefunden hat, sich die Erreger (besonders bei der Syphilis) schrankenlos im Fetus verbreiten. Gerade die fetale Syphilis verursacht die schwersten Veränderungen.

c) Diaplacentare Übertragung.

Auf anderem Boden bewegen wir uns von vornherein beim placentaren Übertragungsmodus. Daß die Syphilis durch die Placenta von der Mutter auf das Kind übertragen werden kann, darüber sind sich heute alle Forscher einig. Selbst KASSOWITZ, der in seiner ersten Arbeit, wie gesagt, diesen Modus noch völlig ablehnte, konnte ein solches Vorkommnis später nicht mehr leugnen. Der absolut exakte Beweis wird durch die Fälle von sog. „postkonzeptioneller Syphilis" erbracht. Eine solche ist gegeben, wenn eine gesunde Frau von einem gesunden Mann geschwängert wird, während der Schwangerschaft aber eine

Syphilis akquiriert und diese auf das Kind überträgt, so daß dasselbe mit schwerer Syphilis geboren wird. Hier ist für die Infektion des Kindes kein anderer Weg denkbar, als die Übertragung der Krankheit von der Mutter auf das Kind durch die Placenta. Diese Übertragung findet um so leichter statt, je früher in der Schwangerschaft die Mutter die Syphilis erwirbt. Eine innerhalb der letzten 6 oder 8 Wochen erworbene Syphilis der Mutter geht gewöhnlich nicht mehr auf das Kind über, da die Syphilis im Körper der Mutter erst einige Zeit braucht, um die Placenta und dann das Kind zu infizieren. Indes sind auch hier Ausnahmen bekannt geworden, so daß dieser Satz keine unbedingte Richtigkeit mehr hat (BUSCHKE, FISCHER, LESSER, DUEHRING, WELANDER, JERSILD, FIEUX; Literatur s. FINGER). Es entsteht nun die Frage, ob dieser placentare Weg der einzige für die Übertragung der Syphilis auf das Kind in Betracht kommende Modus ist oder nicht. Die Tatsache, daß für alle anderen Infektionskrankheiten: Typhus, Fleckfieber, Pyämien, Milzbrand, selbst Malaria nur ein placentarer Übertragungsmodus bekannt ist, stellt ein gewichtiges Moment dar, um bei der Syphilis das gleiche zu vermuten, ist aber natürlich nicht entscheidend. Es wird deshalb nötig sein, auch die klinische Erfahrung zu Rate zu ziehen, um eine Stellung in dieser Frage zu gewinnen.

III. Die klinische Seite des Problems.

Mit der Klinik betreten wir das heißumstrittenste Gebiet in der Beurteilung dieses Problems. Hier sind die erbittertsten Kämpfe geführt worden, hier hat diese wunderbare, proteusartige Erkrankung durch die Mannigfaltigkeit der einzelnen klinischen Tatsachen eine Hyperplasie von Theorien geschaffen. Jeder Autor kann für seine Ansicht mit klinischen Tatsachen aufwarten, die „keiner anderen Deutung" zugänglich sind, als derjenigen, die der betreffende Autor ihnen gibt. Kaum eine Erkrankung ist in ihrer theoretischen Betrachtung von einer solchen Fülle von Kasuistik überschwemmt wie die in Frage stehende, und es ist nicht mehr möglich, sich in diesem Wirrwarr von einzelnen Fällen zurechtzufinden. Glücklicherweise ist dies auch nicht nötig, da das Meiste heute nur historisches Interesse verdient. Doch ist an die Spitze der Betrachtungen der Satz zu stellen, daß, so wertvoll und unerläßlich jede klinische Beobachtung ist, ja so oft eine solche als Wegweiser dienen kann und muß, bei dieser Erkrankung vor voreiligen Schlüssen auf Grund rein klinischer Beobachtung gewarnt werden muß. Es ist interessant, daß besonders KASSOWITZ diesen Gedanken in seiner kritischen Polemik aufs lebhafteste verfocht. Und gerade er ist seinen aprioristischen Ideen zum Opfer gefallen und hat zweifellos bei der Deutung der klinischen Befunde den Tatsachen Gewalt angetan [1]).

Des klinischen Verlaufes bei der postkonzeptionellen Syphilis haben wir schon gedacht. Er ist so klar, daß über den Weg dieser Infektion kein Wort verloren zu werden braucht. Hier herrscht auch nicht die geringste Meinungs-

---

[1]) Mit welcher Dialektik und Einseitigkeit KASSOWITZ seinen Standpunkt verteidigte, geht aus folgenden Sätzen hervor, die verdienen, festgehalten zu werden: „Für jeden logisch Denkenden ist es also erwiesen, daß in solchen Fällen die Syphilis der Kinder in direkter Linie von der zumeist auch sicher konstatierten Syphilis des Vaters abstammt. Ich zögere nicht, es auszusprechen, daß die direkte väterliche Vererbung der Syphilis unter die bestkonstatierten wissenschaftlichen Tatsachen eingereiht werden kann. Die fortdauernde Opposition einzelner kann daran ebensowenig ändern wie beispielsweise die Schutzkraft der Vaccine gegen die Pockenkrankheit dadurch zweifelhaft wird, daß jährlich ganze Bibliotheken gegen dieselbe geschrieben und gedruckt werden." „Diese apodiktische Sicherheit" in der Wissenschaft, besonders auf Grund subjektiver Beobachtung und Deutungen, die wir auch heute noch beobachten können, hat immer etwas „Peinliches".

verschiedenheit mehr. Alle Autoren erkennen an, daß eine in der Gravidität erworbene Syphilis der Frau durch die Placenta auf das Kind übertragen werden kann. Daß ferner eine Frau, die vor der Konzeption syphiliskrank war, faultote Feten abortiert oder auch kranke Kinder zur Welt bringt, erscheint nicht wunderbar. Auch hier ist es wohl das einfachste, anzunehmen, daß im Verlauf der Gravidität die Placenta infiziert wird und die Spirochäte diaplacentar auf das Kind übertragen wird.

Eigentlich lag klinisch überhaupt keine Notwendigkeit vor, eine germinative ovuläre Übertragung der Syphilis von der Mutter anzunehmen. Denn eine placentare Übertragung lag ja bei vorhandener Syphilis der Mutter viel näher. Man machte indessen diese Annahme, weil man ohne die Tatsache einer Syphilis ex patre nicht auskommen zu können glaubte. Und bei einer väterlichen germinativen Übertragung durfte auch die mütterliche nicht zurückstehen. Nur auf diesem rein spekulativen Umwege ist man zur Annahme einer ovulären germinativen Infektion gekommen.

Bei der Annahme einer placentaren Übertragung wird man auch der von vielen Autoren (Kassowitz, Fournier, Matzenauer) bestätigten Ansicht gerecht, daß je rezenter die Syphilis der Mutter ist, um so eher die Erkrankung des Kindes zustande kommt; d. h. um so eher kommt es zur placentaren Erkrankung und damit zur Infektion des Fetus. Allerdings bildet die Erfahrung kein Gesetz oder auch nur eine Regel. Im allgemeinen ist es allerdings richtig, daß bei frischer Lues der Mutter erst faultote Früchte abortiert, dann tote, ausgetragene Kinder geboren werden, schließlich reife gesunde Kinder mit klinischen Zeichen für Syphilis oder Kinder, die erst nach Wochen erkranken und schließlich können auch gesunde Kinder erscheinen. Aber das alles hat keine Allgemeingültigkeit. Selbst bei frischer Syphilis oder bei Syphilis, die im ersten Beginn der Schwangerschaft erworben ist, kann auch einmal ein gesundes Kind geboren werden, während faultote Früchte gerade bei symptomloser Lues der Mutter gar nicht selten vorkommen (Fournier). Fournier hat dafür folgende Sätze aufgestellt, die wohl von allen Autoren im großen und ganzen angenommen worden sind. 1. Das Maximum der Vererbungsfälle (d. h. Übertragung) liegt in den drei ersten Jahren nach der Infektion der Mutter. 2. Innerhalb dieses Maximums verteilt sich die größte Zahl der Fälle auf das „Sekundärstadium" („diathèse floride") (besonders im ersten Jahr nach der Infektion). 3. Über die ersten Jahre nach der Infektion hinaus nimmt die Vererbbarkeit (d. h. Übertragungsfähigkeit) in wenig gesetzmäßiger Weise ab.

Indessen ist oft eine Krankheit der Mutter gar nicht nachzuweisen, und darin liegt die größte Schwierigkeit der Deutung. Die weitaus häufigere Vorgeschichte der Geburt eines syphilitischen Kindes ergibt vielmehr, daß der Vater vor der Ehe eine Syphilis gehabt hat. Mag diese auch behandelt sein, sehr oft ist das nicht energisch genug geschehen. Er heiratet ein vollkommen gesundes Mädchen und diese von Haus aus gesunde Frau bringt in der Ehe syphilitische Feten oder Kinder zur Welt. Dabei fühlt sich nicht nur die Frau gesund, sondern auch kein Arzt (und die berühmtesten Syphilidologen des 19. Jahrhunderts haben ihre ganze Kunst darauf verwendet) kann die geringsten Zeichen einer bestehenden oder überstandenen Syphilis an ihr entdecken. Und selbst bei jahre- und jahrzehntelanger Beobachtung kann die Frau gesund bleiben. Diese klinische Erfahrung ist in vielen Fällen absolut sichergestellt worden. In ihrer Deutung gehen aber die Meinungen weit auseinander und diese Tatsache ist der wichtigste Streitpunkt im vorigen Jahrhundert gewesen. Es soll versucht werden, die Einzeltatsachen und Hypothesen kurz zusammenzustellen, soweit sie für die heutige Zeit noch Wert haben. Es ist dabei nicht möglich, auf jede einzelne Kontroverse einzugehen. Wer auf diese historischen Verhältnisse Wert legt, sei auf die älteren Arbeiten, besonders von Fournier, Rosinski, Kassowitz und Matzenauer verwiesen. Es sind *drei klinische Argumente* in der älteren Literatur, die *für die Infektion ex patre* verwertet werden:

    a) Die Geburt syphilitischer Kinder von klinisch gesunder Mutter, aber syphilitischem Vater, sowie überhaupt die allgemeine Kasuistik;

    b) der Einfluß der Therapie;

    c) die ,,Syphilis par conception".

a) Geburt syphilitischer Kinder von klinisch gesunder Mutter, aber syphilitischem Vater.

Die allgemeine Kasuistik spielt in der alten Literatur eine sehr große Rolle. Als besonders beweisend für eine Infektion ex patre werden gewöhnlich die Fälle angesehen, in denen gesunde Frauen abwechselnd von gesunden und syphilitischen Männern geschwängert wurden und je nachdem gesunde und syphilitische Kinder zur Welt brachten. Solche Fälle sind von BEHREND, ENGELSTEDT, RICHTER, KASSOWITZ, ROSINSKI, HOCHSINGER berichtet worden. Ein besonders interessanter Fall ist z. B. der folgende (NEVINS-HEYDE).

Ein syphilitischer Mann hatte mit seiner Maitresse ein syphilitisches Kind. Ein Jahr später verehelichte sich die Maitresse mit einem gesunden Mann und hatte in rascher Folge zwei gesunde Kinder. Ein Jahr später als die Maitresse heiratete der syphilitische Mann ein junges Mädchen und hatte in dieser Ehe ein totes Kind, ein Kind, das 3 Monate alt aus unbekannter Ursache starb, ein gesundes und ein kongenital syphilitisches Kind.

Prinzipiell ist zu diesen kasuistischen Mitteilungen folgendes zu bemerken: Gewiß sind solche Fälle außerordentlich interessant und lehrreich. Sie beweisen aber zunächst nichts anderes, als die wunderbare Mannigfaltigkeit in der Übertragung dieser Krankheit auf die Nachkommenschaft. Da diese Übertragung selbst bei bestehender frischer Syphilis beider Erzeuger kein obligater, sondern ein fakultativer Vorgang ist, so müssen schon nach der Wahrscheinlichkeitsrechnung solche Zufälle vorkommen, die zunächst unbegreiflich erscheinen. Sie sind also bei scharfem Nachdenken mehr eine Tücke des Objektes, als ein Beweis für einen bestimmten Übertragungsmodus. Ein klinischer Beweis für einen solchen ist eben bei dieser Krankheit aus dem angeführten Grunde exakt überhaupt nicht zu führen. Es erscheint daher völlig entbehrlich, auf die große Kasuistik einzugehen. Wir dürfen sie heute ruhig beiseite lassen. Dagegen ist in der Tat die Erfahrung, daß eine anscheinend gesunde Frau von einem syphilitischen Mann, ohne selbst Krankheitssymptome zu zeigen, syphilitische Kinder zur Welt bringt, immer wieder gemacht worden und diese Tatsache bleibt die wichtigste Stütze für die Annahme einer angeborenen Syphilis ex patre. Der gewöhnliche Einwand, den man früher machte und der auch heute noch von manchen Ärzten ausgesprochen wird, daß die Syphilis bei der Untersuchung der Frau übersehen worden sei, scheint in keiner Weise zulässig. Die bedeutendsten Syphilidologen haben mit der größten Sorgfalt darauf geachtet und trotzdem bei vielen Frauen, die gesund in die Ehe traten, niemals die geringsten Zeichen von Syphilis entdecken können. Besonders häufig findet sich bemerkenswerterweise dieser Modus, wenn die Lues des Mannes gar nicht oder unzulänglich behandelt wurde. Ja FOURNIER gibt sogar an, daß in einer Ehe, in der eine Lues des Mannes vorhanden ist, besonders häufig faultote Feten geboren werden, falls es überhaupt zu syphilitischen Kindern kommt. Und er sieht darin den sicheren Beweis für die Infektion ex patre. Allerdings ist auf der anderen Seite die Übertragung der Syphilis bei einem syphilitischen Vater durchaus nicht eine obligate. Selbst FOURNIER, ein überzeugter Anhänger der Infektion ex patre und andere Autoren haben eindringlich darauf hingewiesen, daß der größere Teil der Väter, die Syphilis gehabt haben, gesunde Kinder zeugen. FOURNIER selbst hat nicht weniger als 78 Fälle skizziert, in denen der

Vater sicher syphilitisch, aber meist wiederholt mit Quecksilber behandelt worden war, ohne daß es allerdings dabei zu einer völligen Ausheilung der Syphilis gekommen wäre und doch mit seiner gesunden Frau gesunde Nachkommen erzeugte.

b) Der Einfluß der Therapie.

Von Kassowitz, Finger, Neisser, Hochsinger und vielen anderen ist immer wieder darauf hingewiesen worden, daß die ausschließliche Behandlung des Mannes in der Ehe, in der syphilitische Kinder geboren wurden, genügte, um gesunde Kinder zu erzeugen. Krankengeschichten wiederzugeben, erscheint hier unnötig. Auch dieser Einwand ist mit den gleichen Gründen, wie wir sie bei dem Vorhergehenden ausgeführt haben, zurückzuweisen. Bei der ungeheuren Häufigkeit der luetischen Geburten müssen solche Fälle vorkommen, da ja die Übertragung der Syphilis auf das Kind nur ein fakultativer Vorgang ist. Dem lassen sich ebenso Erfahrungen gegenüberstellen (und zwar sind diese häufiger), nach denen die ausschließliche Behandlung der Mutter genügt, um die Nachkommenschaft gesund zu erhalten. Matzenauer weist darauf hin, daß, wenn wirklich durch die väterliche Behandlung die Nachkommenschaft vor Syphilis bewahrt werden könnte, nicht einzusehen wäre, warum in der besseren Familienpraxis in den Ehen noch syphilitische Kinder geboren werden könnten, obwohl der Vater gewöhnlich kurz vor oder auch während der Ehe behandelt worden sei. Alle diese Erfahrungen sprechen dafür, wie vorsichtig man in der Deutung klinischer Beobachtungen speziell bei der Syphilis sein muß.

c) „Syphilis par conception".

Unter Syphilis par conception verstanden die alten Ärzte (Ricord, Diday, Hutchinson) jene Syphilis der Mutter, die auf dieselbe durch das vom Vater her syphilitische Kind im Mutterleib übertragen worden war und die man sich in zweierlei Form dachte. Denn es war allmählich bekannt geworden, daß durchaus nicht alle Mütter eines ex patre syphilitischen Kindes gesund blieben, sondern ein Teil in der Tat syphilitische Symptome zeigte, allerdings besonderer Art. Diese Art der Syphilis der Mutter trat auf:

1. als Syphilis conceptionelle précoce oder als „Choc en retour" (Ricord), und
2. als Syphilis conceptionelle tardive oder tertiarisme d'emblée (Hutchinson).

ad 1. Die „*Syphilis conceptionelle précoce*" äußert sich klinisch gewöhnlich darin, daß eine von Haus aus gesunde Frau von einem syphilitischen Mann geschwängert wird, im Verlauf der Schwangerschaft an einer Syphilis erkrankt, die aber die Eigentümlichkeit bietet, daß jeder Primäraffekt fehlt und daß sie sofort als Allgmeinerkrankung auftritt. Der Ehemann der Frau scheint äußerlich vollkommen gesund; jedenfalls trägt er gewöhnlich keine syphilitischen Manifestationen. Bei der Geburt des Kindes stellt sich aber heraus, daß dieses sicher syphilitisch ist. Ricord, Fournier, Diday, wie überhaupt die französische Schule und auch viele andere Forscher konnten sich diese Erfahrung nur dadurch erklären, daß hier die Mutter durch das vom Vater her syphilitische Kind im Mutterleib durch „Choc en retour" infiziert war. Wie man sich im einzelnen diesen „Choc en retour" vorzustellen hatte, darüber gingen die Meinungen auch auseinander. Heute haben diese Kontroversen nur historisches Interesse.

ad 2. Unter einer „*Syphilis conceptionelle tardive*" verstand man jene Form der Syphilis der Mutter, wo erst nach Ablauf einer längeren Zeit, oft nach mehreren Jahren, die Mütter erkrankten, und zwar gleich mit tertiären Symptomen (Gummata u. a.) oder mit einer syphilitischen Kachexie (Haarausfall, Abmagerung, Anämie usw.), metaluetischen Prozessen (Tabes u. a.). Zweifellos liegt hier klinisch ein anderer Verlauf vor als bei der gewöhnlichen Syphilis, der naturgemäß auch einen besonderen Infektionsmodus anzunehmen berechtigt (HUTCHINSON). Es ist aber verständlich, daß alle diese klinischen Erfahrungen, je nach der Einstellung des betreffenden Autors gedeutet wurden. FOURNIER u. a. sehen darin einen entschiedenen Beweis für das Bestehen einer Infektion ex patre. MATZENAUER führt dieselben Beobachtungen an und schließt daraus, daß die Mütter eben schon vorher syphilitisch gewesen sein müssen und die Syphilis daher von ihnen auf das Kind übertragen worden sei. Immer wieder muß betont werden, daß es auf Grund klinischer Beobachtungen allein unmöglich ist, eine Entscheidung zu treffen — die Erfahrungen von KASSOWITZ sollten uns allen eine Lehre sein —, aber wohl geht aus all diesen Beobachtungen hervor, daß besondere Umstände vorwalten müssen, die diesen klinisch verschiedenen Verlauf der Syphilis bei der Frau rechtfertigen. Immer und immer wieder taucht die Kardinalfrage auf, die das eigentliche Problem bildet: *wie kommt dieser eigentümliche Verlauf der Syphilis bei jenen Müttern zustande, so daß sie einmal völlig frei bleiben, ein anderes Mal unter ganz anderen Erscheinungen erkranken, als wir dies bei der gewöhnlichen Syphilis sehen*, und weiter erhebt sich die Frage: *wie haben jene Mütter sich die Syphilis zugezogen, da sie zuerst syphilitisch sein müssen, um die Krankheit auf das Kind zu übertragen, während sie von Haus aus völlig gesund waren.*

Für die ausschließliche Übertragung durch die Mutter per placentam sind folgende Gründe anzuführen:

a) die postkonzeptionelle Syphilis,

b) die größere Erkrankungsmöglichkeit des Kindes bei einer sicheren Syphilis der Mutter,

c) der Infektionsschutz aller Mütter syphilitischer Kinder gegen eine erneute Syphilisinfektion.

ad a) Die postkonzeptionelle Syphilis oder die Übertragung durch die Placenta der Mutter ist für einen Teil der Fälle sichergestellt. Der Schluß, daß dieser Modus für alle Fälle der gleiche sei, ist wahrscheinlich, aber natürlich nicht zwingend [1]).

ad b) Daß die Syphilis der Mutter für die Häufigkeit der Erkrankung des Kindes eine weitaus größere Rolle spielt als die des Vaters, wird von allen Autoren bezeugt. Die Chance, daß ein syphilitisches Kind geboren wird, ist bei einer Syphilis der Mutter um so größer, je rezenter die Syphilis der Mutter ist. Die Anhänger der placentaren Übertragungstheorie stellen sich dabei vor, daß bei rezenter und virulenter Syphilis eine placentare Erkrankung relativ häufiger und rascher eintritt als bei älterer und daher schon abgeschwächter Syphilis. Auch für diese Gründe gilt aber das gleiche, was wir oben ausgeführt haben, daß sie nicht allzu hoch zu bewerten sind. Sehr viel gewichtiger ist der

c) dritte Einwand gegen die Annahme einer Übertragung ex patre. Dieser Einwand betrifft die Tatsache, daß alle Mütter eines syphilitischen Kindes, auch die völlig gesund erscheinenden, gegen eine erneute Syphilisinfektion stets geschützt sind. Diese *klinische Tatsache* hat zuerst ABRAHAM COLLES (Dublin 1837) ausgesprochen, und man hat mit Recht von dem „COLLESschen Gesetz“ gesprochen. Alle Autoren, gleichgültig wie sie sich im einzelnen die Übertragung dachten, erkannten diese Tatsache an.

Neuerdings wird aber nun von manchen Autoren wie FISCHL und SALOMON, vielen Gynäkologen u. v. a. direkt von der Ungültigkeit des COLLESschen Gesetzes gesprochen. Verf. hat sich gegen diese falsche Ausdrucksweise sehr entschieden

---

[1]) Gerade die klinische Einheit der angeborenen Syphilis war allerdings für KASSOWITZ ein gewichtiger Grund, auch einen einheitlichen Infektionsmodus anzunehmen.

gewandt[1]). Deshalb seien die Sätze von Colles wiedergegeben, auf denen sich das Gesetz aufbaut. A. Colles schrieb: „I have never seen or heard of a single instance in which a syphilitic infant (although its mouth be ulcerated), suckled by its own mother, had produced ulcerations on her breast: whereas, very few instances have occurred, where a syphilitic infant had not infected a hired wetnurse, and who had been previously in good health. It is a curious fact, that have never witnessed nor ever heard of an instance in which a child, deriving the infection of syphilis from its parents, has caused an ulceration in the breast of the mother."

Diese rein klinische Tatsache hat dann Baumès wieder hervorgehoben und sie eigentlich zum Gesetz erhoben. Es wäre deshalb historisch richtiger, von dem Colles-Baumèsschen Gesetz zu sprechen. Lacassagne betont mit Recht dieses Verdienst Baumès'. Baumès sagt bei Besprechung eines Falles, in dem eine Mutter fünf syphilitische Kinder gestillt hat, ohne selbst angesteckt worden zu sein: „Diese Erfahrung steht in Übereinstimmung mit der Beobachtung, daß eine Mutter, die mit einem vom Vater her syphilitischen Kind gravid ist, von diesem, auch wenn sie es nährt, in der Regel nicht infiziert wird, wie dies meist einer fremden Amme widerfährt". „Diese Tatsache", fährt Baumès fort, „ist durchaus nicht auffällig; denn vom Beginn der Gravidität an ist das Blut von Mutter und Kind so innig gemischt, daß sie sozusagen nur eins bilden. Und wenn von dieser Vermischung der Mutter ein Nachteil erwachsen würde, so würden die Symptome schon früher als zur Zeit des Stillens des Kindes sich zeigen"[2]). *Beide Autoren fußen also in erster Linie auf klinischer Erfahrung, ganz besonders* Colles. Wenn wir daher vom Collesschen Gesetz sprechen, besteht dieses heute zweifellos noch zu Recht. Es kann daher nur Verwirrung stiften, wenn neuerdings so viele Autoren von der Ungültigkeit des Collesschen Gesetzes sprechen, wobei diese Autoren den Nachdruck natürlich auf eine *Immunität der Mutter legen, die sie vom Kinde erhalten haben soll,* während Colles selbst diese theoretische Annahme gar nicht gemacht hat, schon weil er eine solche Vorstellung in der damaligen Zeit gar nicht haben konnte. Erst spätere Autoren (Caspary, Neumann und ganz besonders Finger u. a.) haben diese Tatsache immunbiologisch zu erklären versucht[3]).

Die Tatsache der Immunität der Mutter ist sowohl klinisch sichergestellt wie auch experimentell bewiesen; denn Caspary, Neumann, Finger impften wiederholt solche „Colles-Mütter" mit syphilitischem Virus, niemals aber ging eine solche Impfung an. Jede syphilitische Mutter kann daher ihr eigenes Kind nähren, ohne im geringsten Gefahr zu laufen, sich mit Syphilis zu infizieren. Nur bei der *Deutung* dieses interessanten Befundes gingen die Meinungen aus-

---

[1]) Ich freue mich, daß auch Matzenauer (a) (natürlich ganz unabhängig von mir) dem gleichen Gedanken Ausdruck gibt und sich ebenso scharf dagegen wendet.

[2]) Précis théorétique et practique sur les maladies vénériennes. Première partie par P. Baumès 1840, p. 180: ... Madame B....,qui a nourri ses cinq enfants, n'a jamais rien pris d'aucun de ses nourissons. Cela est d'accord avec ce fait d'observation qu'une mère, ayant porté dans son sein un enfant syphilitique, qui doit l'infection au sperme du père ne contracte pas géneralement en nourissant son propre enfant la maladie syphilitique, comme pourrait la contracter une nourrice étrangère. Il n'a pas lieu de s'en étonner; car dès le commencement de la gestation, le sang de la mère et celui de l'enfant sont confondus; il n'en font par ainsi dire qu'un; et si, de cette confusion, de cette union, devait résulter quelque inconvénient pour la mère, les symptômes n'attendraient pas l'époque de l'allaitement pour se manifester.

[3]) Das Colles-Baumèssche Gesetz ist die einzige, wirklich große Tatsache, die aus der überreichlichen Arbeit des 19. Jahrhunderts für dies Problem als sicher übrig geblieben ist. Alles andere waren eigentlich nur Hypothesen (auch die „Fingersche Immuntheorie"), die sich nicht bewahrheiteten. Man sollte den großen Klinikern Colles und Baumès die Ehre geben, die ihnen gebührt.

einander. FINGER ist auch heute noch der Meinung, daß für einen Teil der Fälle die Immunität der Mutter tatsächlich auf einer stattgehabten Infektion durch den Fetus (Syphilis par conception) beruhe. In den anderen Fällen, in denen die Mutter völlig gesund erscheint, ist nach FINGER die Mutter zwar nicht syphilitisch, wohl aber immun [1]). Diese Immunität erklärt FINGER durch Zufuhr von Stoffwechselprodukten aus dem syphilitischen Organismus des Kindes zu dem nicht-syphilitischen der Mutter. Die Hypothese FINGERS, die er um das Jahr 1890 aussprach, hatte für ihre Zeit sehr viel Ansprechendes und ist daher damals von den meisten Autoren angenommen worden (ROSINSKI, HOCHSINGER, NEISSER). Daß er aber heute noch (1917) an dieser Theorie im wesentlichen festhält, trotzdem die Grundlagen einer solchen Annahme durch die Entdeckung der Wa.R., der Spirochäten u. v. a. (s. später) aufs schwerste erschüttert sind, ist für uns schwer zu verstehen. Es liegt auf der Hand, daß, wenn man bei vorhandener Lues des Kindes eine Immunität für die Mutter fordert, man sie auch folgerichtig für das Kind bei vorhandener Lues der Mutter verlangen muß. Dieses „Gesetz", das also gewissermaßen die Umkehrung des COLLESschen Gesetzes darstellt, geht unter dem Namen des „PROFETASCHEN *Gesetzes"*. Wir halten es für völlig unbewiesen, ja für falsch. Es wird später auf eine Kritik zurückzukommen sein (s. S. 41).

Das Problem wurde aber weiter noch dadurch besonders kompliziert, daß für ganz wenige Mütter weder eine bestehende Syphilis, noch eine Immunität anerkannt werden konnte. Es sind dies die sog. „*Ausnahmen des* COLLES-BAUMÈS*schen Gesetzes"*. Darunter verstand man die Fälle, in denen eine anscheinend gesunde Mutter eines sicher kongenital syphilitischen Kindes von diesem oder auch von anderer Seite bald nach der Geburt des Kindes mit typischer Syphilis infiziert wurde. Mit einer solchen Tatsache war aber der Beweis gegeben, daß diese Mutter vorher nicht syphilitisch gewesen sein konnte, und es war damit weiter festgestellt, daß die Syphilis des Kindes vom Vater stammen mußte. Diese Ausnahmen des COLLES-BAUMÈSschen Gesetzes haben in der Literatur eine große Rolle gespielt. NEISSER führt noch 1911 die Fälle von KEYSER, BERGH, TRAVIS DRENNEN, OGILVIE, STERNTHAL, SCARENZIO, GAUCHER-BORY, CUETH und M. ZEISL an, die die Möglichkeit, daß eine vollständig gesunde Frau ein vom Vater her syphilitisches Kind zur Welt bringt, beweisen. FINGER rechnet dazu noch die Fälle von DE KEYSER (1903), FRECH (1909), ROGINA (1909), SELENEW (1910), VILANOVA (1912) und GAUCHER (1915) und ich möchte diesem ganz besonders den Fall von RANKE zufügen. NEISSER und FINGER (1917) sind der Meinung, daß ein einziger sicherer Fall genüge, um die Möglichkeit einer spermatisch paternen Infektion der Frucht zu beweisen.

MATZENAUER (b) hat in subtilster Weise alle Fälle unter Herbeiziehung der Originalarbeiten analysiert und kommt zu dem Schluß, daß kein einziger Fall wirklich beweisend ist. Für ihn sind diese Neuinfektionen bei jenen Müttern syphilitischer Kinder nur sog. Lokalrezidive. Und er lehnt kurzerhand diese Fälle als falsch gedeutet ab. Mag er auch in vielen Fällen durchaus recht haben, so hat es doch etwas Mißliches an sich, einer Theorie zuliebe alle Fälle wegzudisputieren, von denen manche von hervorragenden Syphilidologen untersucht und beschrieben worden sind. Wir kommen auf die Ausnahmen des COLLES-BAUMÈSschen Gesetzes später noch zurück (s. S. 39).

---

[1]) Für die sog. Ausnahmen des COLLESschen Gesetzes (s. o.) nahm FINGER sogar an, daß die Mutter völlig gesund bleibe und diese These hält er auch 1917 noch aufrecht. „Der springende Punkt ist aber, ob eine ganz gesunde, also auch Wa.R.-negative, also auch nicht immune Frau ein syphilitisches Kind gebären kann. Diese Frage dürfen wir bejahen" (S. 2059 bei FINGER). (Kritik s. S. 39.)

Das sind die wichtigsten Fragestellungen, die dieses interessante Problem bis zur Arbeit von Matzenauer (1903) gezeitigt hatte. Eine Lösung brachte auch diese äußerst kritische Arbeit nicht und konnte sie nicht bringen, weil das Problem bei der großen Vielgestaltigkeit der Krankheit klinisch nicht zu lösen ist. Zweifellos hat aber Matzenauer das Verdienst, die meisten Ärzte von der Richtigkeit der placentaren Übertragung überzeugt zu haben. Nur in den Kreisen seiner eigenen Fachkollegen stieß er auf besonderen Widerspruch. Es ist gewiß richtig, daß alle theoretischen Erwägungen für den placentaren Modus und gegen eine Übertragung ex patre sprechen. Aber alle diese Erwägungen mußten scheitern an der klinischen Erfahrung, die eigentlich mit einer fast selbstverständlichen Sicherheit eine Syphilis ex patre voraussetzte. Damit können wir die geschichtliche Darstellung des vorliegenden Problems schließen.

Bevor wir auf die neueren Entdeckungen in der Syphilispathologie eingehen, möge vorher die pathologische Anatomie der Eihäute, Nabelschnur und Placenta besprochen werden.

IV. Die pathologische Anatomie und das Problem der Übertragung der angeborenen Syphilis.

Auch die pathologisch-anatomische Untersuchung der Nachgeburt brachte keine eindeutige Klärung. Wir können hier die älteren Arbeiten übergehen (Zilles, Oedmansson, Hecker u. a.), da die anatomischen Verhältnisse der Nachgeburt bei angeborener Syphilis durch Thomsen (1905) eine eingehende und wohl erschöpfende Behandlung erfahren haben. Wenn auch die Arbeit nach der von Matzenauer erschienen ist, so gehört sie doch der älteren Periode an und mag deshalb hier mit besprochen werden. Von anderen anatomischen Arbeiten seien der Vollständigkeit halber noch erwähnt besonders die Arbeit von Bondi (1903), sowie die von Mraček (1903), Nelis (1904), Seitz, Jean Franceschini[1]) und als letzte die von Queirel (1905).

Das Material, an dem Thomsen gearbeitet hat, bestand aus 100 Placenten sicher syphilitischer Frauen. Als Kontrollfälle diente ihm eine große Reihe von sicher syphilisfreien Placenten. Ein solches Material, besonders mit eingehender histologischer Untersuchung, dürfte kaum so bald wieder eine so ausgezeichnete Bearbeitung erfahren.

a) Nabelschnur.

Bondi hatte zuerst darauf hingewiesen, daß in der Nabelschnur eine Infiltration der Gefäßmuskulatur mit Leukocyten für die kongenitale Syphilis charakteristisch ist. Vor ihm hatten schon Oedmansson, Zilles und Hecker diese Tatsache in ihren Arbeiten beiläufig erwähnt. Thomsen fand nun bei Untersuchungen von 57 Nabelschnüren in über 37 die von Bondi beschriebenen Veränderungen, und zwar 12 mal solche ersten Grades und 25 mal solche zweiten Grades (bei 27 totgeborenen bzw. macerierten Früchten und 30 syphilitisch lebend geborenen Kindern). Im Gegensatz zu der Behauptung Bondis, daß die Entzündung meist im proximalen Teil der Nabelschnut vorkäme (vgl. Gräfenberg), fand Thomsen, daß Veränderungen am häufigsten an beiden Enden zu finden wären, im übrigen aber beobachtete er sie auch doppelt so oft im placentaren wie im distalen Ende. War die ganze Nabelschnur entzündet, so war sie am stärksten am placentaren Teil angegriffen, dann folgte das proximale

---

1) Sämtliche Autoren zit. nach Thomsen.

Stück; am geringsten ausgesprochen waren die Veränderungen am mittleren Stück. Ein erheblicher Unterschied in der Häufigkeit, mit der die Venen und Arterien angegriffen waren, ließ sich nicht feststellen. Die Infiltration konnte an allen drei Gefäßen gesehen werden, oft auch nur an den Arterien oder der Vene allein. Unter 48 Kontrolluntersuchungen von Müttern, die angeblich keine Syphilis gehabt hatten, ergab sich bei 5 eine deutliche Nabelschnurentzündung. Interessanterweise entpuppten sich 3 Fälle doch als syphilitisch, da später bei den Kindern noch deutlich Symptome von Syphilis auftraten. Ein Fall ergab die Anwesenheit von Kokken. THOMSEN stellte danach fest, daß die Syphilis *als ätiologischer Faktor für das Zustandekommen der Nabelschnurentzündung so überlegen ist, daß den übrigen vorkommenden Entzündungsmikroben nur eine ganz nebensächliche Bedeutung zukommt. Es darf geradezu nach* THOMSEN *ein Kind von syphilitischen Eltern selbst als syphilitisch betrachtet werden, wenn die besprochenen Entzündungsveränderungen der Nabelschnur vorhanden sind.* Interessant ist nun weiter die von THOMSEN gefundene Tatsache, daß zwei Kinder sicher syphilitischer Mütter, in deren Nabelschnur eine Entzündung vorhanden war, trotz langdauernder Beobachtung stets frei von Symptomen der Syphilis blieben. In beiden Fällen fand sich die Entzündung in einem nur 3—4 cm langen placentaren Teil der Nabelschnur, und nur in ganz wenigen Schnitten. THOMSEN möchte die Fälle so deuten, daß diese Kinder wirklich syphilitisch waren, oder es doch jedenfalls gewesen waren, ohne jemals Symptome davon gezeigt zu haben. Vielleicht käme die Syphilis hier erst nach Jahren zum Ausbruch, denn es scheint ihm möglich, daß da, wo die Infektion nur leicht ist, Syphilis spontan heilen kann („Syphilis tarda"). Allerdings muß THOMSEN zugeben, daß es ausgeschlossen ist, daß ein leichter Ausbruch, wie er tatsächlich bei Kindern hin und wieder vorkommt, hier übersehen worden sei, da die Kinder regelmäßig beobachtet wurden. So ist er am meisten geneigt, eine spontane Heilung oder doch wenigstens eine vorläufige Latenzperiode anzunehmen. Auf die Kritik dieser interessanten Fälle wird später noch einzugehen sein (s. S. 50/51).

Von neueren Arbeiten über histologische Veränderungen in der Nabelschnur sind alsdann die von MOHN, GRÄFENBERG, DOMINICI, PINARD, MANOUÉLIAN u. a. zu nennen. MOHN konstatierte ähnliche Befunde wie THOMSEN. Unter 24 Fällen fand er 14mal die Nabelschnur verändert.

b) Eihäute.

Nur wenige Autoren haben auch die Eihäute der Untersuchung unterzogen. Hier geht besonders auch wieder aus den Untersuchungen von THOMSEN hervor, daß sich Leukocyteninfiltrationen in den fetalen Häuten am häufigsten dann finden, wenn der Fetus mit Syphilis geboren wird, seltener, wenn die Syphilis erst im Laufe der ersten Monate zum Ausbruch kommt und nur in wenigen Fällen, in denen das Kind auch nach 3 bis 4 Monaten frei von Syphilis bleibt. Indessen ist die Leukocyteninfiltration der Eihäute keine spezifische, denn THOMSEN hält es für wahrscheinlich, daß auch die Gonorrhöe solche Veränderungen in den Eihäuten verursachen kann. In einzelnen Fällen sah er in den Eihäuten auch Bakterien zwischen den Leukocyten. Da die Häute sofort nach der Geburt gehärtet wurden, beweist dieser Umstand, daß die Bakterien vom Endometrium auf die Eihäute übergehen und eine Entzündung hervorrufen können. Schon diese Tatsache zeigt an, daß diese Leukocyteninfiltrationen nicht spezifisch sein können. Dieselben Befunde in den Eihäuten konnte MOHN erheben, der in 18 Fällen von Placentarsyphilis 11mal Amnion und Chorion infiltriert fand, 7mal allein das Chorion. Das Amnion allein war nie befallen. Eine Beziehung zwischen der Stärke der histologischen Veränderungen in den

Eihäuten und der Infektion der Frucht, wie sie THOMSEN annimmt, hat MOHN nicht wahrnehmen können.

Endlich sind noch die histologischen Veränderungen in der

c) Placenta

zu besprechen.

1. *Placenta fetalis*. In der Placenta wurden bei Syphilis drei Veränderungen besonders häufig gefunden:

a) Ödem.

b) FRÄNKELsche Granulationszellenwucherung.

c) Abszeßbildung in den Zotten.

a) Das Ödem der syphilitischen Placenta ist oft mit bloßem Auge sichtbar. Die Resistenz des Gewebes ist vermindert, das Organ ist vergrößert, geschwollen und brüchiger. Bei geringem Ödem sind besonders die zentralen Teile der Villi verändert. Die Bindegewebszellen liegen hier weiter auseinander als unter normalen Verhältnissen. Die feineren Bindegewebsfibrillen bilden ein groß-maschiges Netzwerk, dessen Maschen leer oder mit einer feinkörnigen Substanz gefüllt sind. Bei hohem Grade von Ödem kann das Syncytium in größeren oder kleineren Partien zugrunde gegangen sein; so kann es zu ähnlichen Bildern kommen wie bei der Mola hydatidosa, doch fehlt beim Ödem der Placentarsyphilis die Proliferation des Syncytiums und der LANGHANSschen Zellschicht (THOMSEN).

Das Ödem ist aber für Syphilis nicht charakteristisch, sondern es findet sich auch bei Placenten von Müttern, die an Nephritis litten (THOMSON, MOHN, WALLICH und LEVADITI). Doch ist hier meist das Ödem geringer. Durch dieses Ödem und die gewöhnlich sie begleitenden und noch zu besprechenden Granulationszellenwucherungen kommt das hohe Gewicht der Placenta bei Syphilis zustande, das besonders im Verhältnis zu dem kleinen Fetus von jeher den Autoren aufgefallen ist.

b) Seitdem FRÄNKEL im Jahre 1873 die große Bedeutung der Granulationszellenwucherung für die Diagnose der Syphilis hervorhob, ist von vielen Autoren bei histologischen Untersuchungen auf ihr Vorhandensein das größte Gewicht gelegt worden. Sie charakterisiert sich dadurch, daß das Stromagewebe, das normalerweise nur aus spärlichen Zellen und feinen Fibrillen besteht, sehr reich an Zellen wird. Diese Zellproliferation nimmt wahrscheinlich ihren Anfang vom Stromagewebe (THOMSEN), seltener von den Gefäßen. Während aber z. B. ROSINSKI diese Villushyperplasie als charakteristisch für Syphilis ansieht, wird dies von den meisten anderen Autoren bezweifelt (HITSCHMAN und VÖLK, NELIS, SEITZ, THOMSEN, MOHN u. a.). So fand THOMSEN diese Veränderung unter 30 syphilitischen Placenten in 16 Fällen; 2mal in Placenten syphilitischer Frauen mit nichtsyphilitischen Kindern und in 2 Kontrollfällen, bei denen Syphilis absolut ausgeschlossen war. (Allerdings gab es die WASSERMANNsche Probe zu dieser Zeit noch nicht.) In einem Fall war eine Nephritis vorhanden (ebenso bei MOHN). SEITZ konnte auch eine Granulationszellenhyperplasie bei 2 Fällen von Eklampsie feststellen (ebenso MERTTENS, v. FRANQUÉ); allerdings ist wohl zuzugeben, daß eine stark ausgesprochene Veränderung der beschriebenen Art nur bei Syphilis gefunden wird.

c) Was die sog. *Abszeßbildungen in den Zotten* angeht, so scheint diese histologische Veränderung für Syphilis wirklich charakteristisch zu sein (THOMSEN, MOHN), vorausgesetzt, daß Tuberkulose auszuschließen ist. Die Leukocytenauswanderung scheint dabei interessanterweise stets von den Villusgefäßen auszugehen. THOMSEN schreibt jedenfalls dieser Abszeßbildung, wenn sie mit Villushyperplasie kombiniert ist, eine sehr große Bedeutung für die Diagnose der Syphilis zu.

2. *Placenta materna.* In der Placenta materna sind die histologischen Veränderungen, die bei Syphilis gefunden wurden, viel geringer und in keiner Weise spezifisch (THOMSEN, FRÄNKEL). Die sog. „*weißen Infarkte*“ haben mit Syphilis wohl nichts zu tun und werden ebenso häufig, vielleicht noch häufiger bei Nephritis gefunden.

d) Abort und Frühgeburt bei angeborener Syphilis.

Daß bei bestehender Syphilis der Mutter ein großer Teil der Früchte absterben und frühzeitig geboren werden kann, ist eine längst bekannte Tatsache. Wir dürfen annehmen, daß etwa 80—90% (KASSOWITZ, REISCHIG, BAISCH) der Kinder als Frühgeburten oder macerierte Feten zur Welt kommen. HOCHSINGER stellte unter 916 Graviditäten 473 Aborten und Totgeburten (51,6%) fest. Immer wieder liest man die Behauptung, daß die Syphilis eine der häufigsten Ursachen für den frühzeitigen Abort sei. Wenn wir unter Abort die Ausstoßung der Frucht vor dem 5. Monat verstehen, so liegen keine Angaben in der Literatur dafür vor, daß ein solcher durch luetische Infektion erfolgt sei. Im Gegenteil. Wirklich anatomische syphilitische Veränderungen finden sich beim Fetus nie vor dem 5. Monat (HEUBNER, THOMSEN u. a.). Die besten anatomischen Studien am syphilitischen Fetus und der Placenta verdanken wir THOMSEN. Er betont, daß *anatomische Veränderungen bei angeborener Syphilis erst nach dem 7. Monat der Schwangerschaft häufiger vorkommen und daß er nur ausnahmsweise früher, nie aber vor dem 5. Monat luetisches Material beim Abort zu Gesicht bekommen hätte.* TRINCHESE und BAISCH haben diese Frage einer weiteren Untersuchung unterzogen und kommen zu dem gleichen Resultat. Vor dem 5. Monat ist nach der Meinung dieser Forscher die Lues am Abort ätiologisch nicht beteiligt. Der jüngste sichere luetische Abort (4 Monat) ist von GRÄFENBERG beschrieben worden, dieser Befund steht aber ganz vereinzelt da. Ja selbst in dem Falle, daß eine Lues der Mutter vorhanden war und diese Frau etwa im 3. Monat abortierte, konnten BAISCH und TRINCHESE bei dem dreimonatlichen Fetus nicht die Spur von luetischen Veränderungen nachweisen. Auch die Placenta erwies sich frei von anatomischen Veränderungen, sowie von Spirochäten.

Die Autoren geben folgende prozentualen Verhältnisse für die vorzeitige Geburt von luetischen Früchten an:

Im 5. Monat 1,6%
„   6.   „   7 „
„   7.   „   20 „
„   8.   „   24 „
„   9.   „   22 „
„ 10.   „   19 „

Nur 5,3% der luetischen Feten waren voll ausgetragen [BAISCH und TRINCHESE[1])]. REISCHIG gibt für den 5., 6. und 7. Monat 28% an, also ähnliche Zahlen wie BAISCH und TRINCHESE. Für Syphilis ist also besonders die vorzeitige Geburt im 7., 8., 9. und 10. Monat charakteristisch, wobei besonders hervorzuheben ist, daß ein großer Teil der Feten bereits im Uterus abgestorben ist und maceriert zur Welt kommt. Ist aber der 7. bis 10. Monat der gefährlichste, so geht daraus hervor, daß die Infektion des Fetus einer geraumen Zeit bedarf. Sie findet demnach — dafür sprechen entschieden die pathologisch-anatomischen Befunde

---

[1]) Bei diesen Zahlen muß man berücksichtigen, daß die Autoren als Geburtshelfer die Kinder nicht mitgerechnet haben, die gesund geboren wurden und später syphilitisch erkrankten.

— in der zweiten Hälfte der Schwangerschaft statt. Und gerade diese anatomischen Befunde sprechen eine deutliche Sprache gegen die germinative Übertragung, denn es bleibt absurd sich vorzustellen, daß der Syphilitiskeim von Anfang an im Fetus vorhanden sei, aber erst im 5., 6., 7. Monat oder noch später pathologisch-anatomische Veränderungen mache.

Wir möchten aber nicht verschweigen, daß Orel aus der Pirquetschen Klinik Bedenken gegen diese Statistik geäußert hat. Normalerweise finden bei gesunden Frauen im 2.—4. Monat die meisten Aborte (Statistik von Küstner in Döderleins Handbuch) statt (etwa 8—18$^0/_0$ aller Graviditäten). Man müßte also bei luetischen Frauen doch mindestens diese Zahlen in den frühen Monaten erwarten, und Trinchese gibt für den 4. Monat nur 0,78$^0/_0$ an. Daß die Lues auf die Entwicklung der Frucht vor dem 4. Monat schädigend einwirken kann, ist durchaus möglich, wenn auch zu dieser Zeit keine Infektion der Frucht stattgefunden hat. Diese Frage bedarf zweifellos noch weiterer Klärung.

B. Das Übertragungsproblem im Lichte der neueren Forschung.

Damit war das Problem bis zu einem gewissen Abschluß gekommen. Eine sichere Klarstellung war nicht erreicht worden. Da brachte das nächste Jahrzehnt drei große Entdeckungen in der Syphilispathologie:

I. die Auffindung der Spirochäten als Erreger der Krankheit,
II. die Entdeckung der Wassermannschen Reaktion,
III. die Möglichkeit, die Syphilis experimentell auf Tiere (Affen, Kaninchen usw.) zu übertragen.

Wie wurde das Problem durch diese Entdeckungen berührt?

I. Der Spirochätennachweis und seine Beziehungen zum Übertragungsproblem.

a) Nabelschnur.

Bab, Frohwein, Simmond, Grouven, Hedren, Huebschmann, Dominici (Literatur siehe bei Finger und Rietschel) erwähnen positive Spirochätenbefunde in der Nabelschnur.

Mohn sah unter 14 Fällen 7mal Spirochäten in der Nabelschnur, davon 5mal in der Vene allein, 2mal in Vene und Arterien. Gräfenberg fand bei 39 Fällen von syphilitischen Kindern in 100$^0/_0$ Spirochäten in der Nabelschnur, *meist dicht im Hautnabel* des Kindes, besonders in der Wand, und zwar der Media der Nabelgefäße, selten in der Sulze. Da, wo sich die bekannten Veränderungen Bondis und Thomsens in der Nabelschnur vorfanden, waren auch die meisten Spirochäten zu finden. Auffallend erscheint es, daß Gräfenberg (im Gegensatz zu Thomsen) gerade am kindlichen Teil der Nabelschnur die Spirochäten antraf. Er ist deshalb geneigt, diesen Befund für den *Infektionsmodus ex patre* heranzuziehen. Wir werden später auf die Kritik einer solchen Anschauung zurückkommen. Dominici dagegen fand gerade den placentaren Teil der Nabelschnur mehr verändert und vermißte die Spirochäten dort niemals (wie Thomsen). Gräfenberg hält den Nachweis von Spirochäten in der Nabelschnur an der bezeichneten Stelle für so wichtig, daß der negative Befund die Gesundheit des geborenen Kindes beweisen soll.

Von neueren Autoren ist Vulovic zu nennen, der Spirochäten in der Nabelschnur nachgewiesen hat, und zwar preßte er den Gewebssaft des distalen Nabelschnurstumpfes aus. Er ging dabei so vor, daß er mit dem Skalpell die Wandteile der Vene abkratzte, daß er also die Spirochäten untersuchte, die in

der Venenwand sich aufhielten (nicht im Blut). MANOUÉLIAN konnte in einem
Fall Spirochäten in der Nabelschnur nachweisen, ohne daß eine Lues des Fetus
vorlag, bzw. sich entwickelte (ähnlich wie THOMSEN auch Infiltrate der Nabelschnur ohne Lues des Kindes antraf). Wir kommen auf diese interessanten Fälle
noch zurück (s. S. 50/51). Dort wird auch auf das syphilitische Nabelulcus eingegangen werden.

b) Eihäute.

In einem Fall konnte MOHN Spirochäten neben einem Infiltrationsherd
im Chorion finden. Daß im Chorion so selten Spirochäten nachzuweisen waren,
soll nach MOHN in der Färbemethode begründet sein, da von den Placentar-
stücken, die in die Silberlösung gebracht wurden, die äußersten Schichten
oft so intensiv imprägniert wurden, daß sie zur Untersuchung untauglich waren.
Daß in der Decidua nur wenig Spirochäten vorhanden sein können, schließt
MOHN daraus, daß er sie auch in den Septen und intervillösen Räumen niemals
gefunden hat (vgl. später die Untersuchungen von BAISCH, TRINCHESE, die im
Gegensatz dazu auch in den intervillösen Räumen usw. stets Spirochäten fanden).
Nach den Untersuchungen von MOHN ist wohl anzunehmen, daß bei Ausschluß
solcher technischer Mängel auch in den Eihäuten, speziell im Chorion Spiro-
chäten zu finden sein werden.

Endlich sei der Befunde von Spirochäten in der Placenta gedacht.

c) Placenta.

Die Befunde der Spirochäten in der Placenta sind für das vorliegende Problem
der Syphilis von größter Bedeutung gewesen, wenn auch durchaus nicht alle
Autoren aus diesen Untersuchungen die gleichen Schlüsse gezogen haben. Zunächst ist hervorzuheben, daß das Vorkommen von Spirochäten bei Placentarsyphilis durchaus kein häufiges Ereignis ist (BAB, PAULI, GRÄFENBERG, TRIN-
CHESE u. a.), und selbst TRINCHESE und BAISCH, die, wie noch erwähnt werden
wird, in allen Fällen Spirochäten fanden, geben zu, daß in der Placenta stets
wesentlich weniger Spirochäten gefunden werden als im Fetus. GRÄFENBERG
fand sie in den der Placenten nur in $40^0/_0$, gegenüber $100^0/_0$ bei Feten. VERSÉ
erwähnt 2 Fälle, in denen er die Placenta sicher syphilitischer Kinder mit
negativem Erfolg auf Spirochäten untersucht hatte. WALLICH und LEVADITI
fanden bei 13 Placenten nur 1mal (von syphilitischen Kindern) Spirochäten
in den Wänden der Gefäße einer Stammzotte, reichlicher im Schleimgewebe.
Über positive Spirochätenbefunde in der Placenta syphilitischer Feten wird
noch von SIMONS, BAB, FROHWEIN, MÉNÉTRIER, RUBENS-DUVALL, NATTON-
LARRIER, BRINDEAU, MOHN, GRÄFENBERG, HÉDREN und HÜBSCHMANN, BAISCH,
TRINCHESE, LAHM, DE LA PORTA, PINARD, MANOUÉLIAN, SAENGER und
KLAFTEN berichtet. Die meisten Autoren betonen dabei immer wieder, daß die
Spirochäten sich vorzugsweise oder sogar ausschließlich im fetalen Teil der
Placenta vorfinden. So fand MOHN bei 16 Placenten 6mal Spirochäten, und zwar
besonders in den Zotten, nur einmal in der Membrana chorii, *niemals in der
Placenta materna oder in den intervillösen Räumen* (auch LAHM). Auffallend ist
dabei, daß MOHN bei einem Fall in den stark infiltrierten oder käsig zerfallenen
Stellen keine Spirochäten fand, sondern nur in den relativ normalen Zotten. So
sah er in einem Präparat zweimal zusammenliegende Infiltrationsherde, zwischen
die sich eine bindegewebsreiche Stammzotte hineinschob, die in ihrem ganzen
Verlauf von deutlich hervortretenden, zierlich geschwungenen Spirochäten durchsetzt war. Ebenso sagt GRÄFENBERG, daß er die Spirochäten ausschließlich
im fetalen Teil der Placenta gefunden habe, vorwiegend in der Muscularis der

Zottengefäße, doch auch mitten im Zottenstroma, nur ganz selten subepithelial, wobei einzelne Exemplare in die LANGHANSsche Zellschicht einzubrechen schienen. In 3 Zotten konnte MOHN Spirochäten *in den Gefäßlichtungen* selbst nachweisen. Ähnliche Befunde über das alleinige Vorkommen von Spirochäten im fetalen Teil der Placenta haben WALLICH und LEVADITI, MÉNÉTRIER und RUBENS-DUVALL u. a. gemacht.

Von neueren Autoren sind noch PINARD, DE LA PORTA und MANOUÉLIAN zu nennen. Letzterer weist darauf hin, daß infolge der starken Phagocytose der neutro- und eosinophilen Zellen die Spirochäten dem Nachweis entgehen können. Endlich sind eine Reihe von Gynäkologen Deutschlands und Österreichs zu nennen (KLAFTEN und seine Mitarbeiter, SAENGER), die Untersuchungen vorgenommen haben.

Wieder tritt uns hier das Phänomen entgegen, das man so oft beim Spirochätennachweis von luetischen Früchten konstatieren kann (VERSÉ, MANOUÉLIAN), daß oft große Mengen dieser Lebewesen sich in Organen finden (z. B. Magen, Darm, Nebennieren), die gar keine sonstigen histologischen Veränderungen aufweisen, und daß umgekehrt gerade die durch die Syphilis schwer veränderten Organe (z. B. ein sklerosiertes Pankreas) ganz frei von Spirochäten sein können. Es ist wahrscheinlich, daß sehr schnell, sobald reaktive Entzündungen eintreten, es zu einem Absterben und damit Verschwinden der Spirochäten kommt.

In einer zum Teil entgegengesetzten Richtung bewegen sich die neueren Befunde von BAISCH, TRINCHESE und WEBER aus der DÖDERLEINschen Klinik. Sie konnten bei einem außerordentlich großen Material von syphilitischen Placenten (100 Fälle) die Erreger stets auch im mütterlichen Anteil dieses Organs nachweisen. Unter den Müttern, deren Placenta untersucht wurde, befanden sich viele Frauen, die zwar syphilitische Früchte zur Welt gebracht hatten, die aber keine Ahnung von der Krankheit hatten und bei denen klinisch keine Merkmale auf die Krankheit hindeuteten (sog. ,,COLLES-Mütter''). Die Untersuchungen von BAISCH und TRINCHESE *lassen wohl keinen anderen Schluß zu, als daß die Mütter syphilitischer Früchte selbst syphilitisch sind. Sie können uns allerdings noch nicht sicher sagen, auf welchem Wege die Mutter syphilitisch wurde.* Dann natürlich wäre auch eine Wanderung der Spirochäten vom Kinde zur Mutter möglich, wofür zunächst der reichhaltige Befund der fetalen Erreger spricht.

Im großen ganzen sind die Untersuchungen von neueren Autoren vollauf bestätigt worden. SAENGER und besonders KLAFTEN konnten direkt nachweisen, daß die Spirochäten durch die Zottenwand durchwandern und so in die kindliche Blutbahn gelangen und KLEE, LAHM, KLAFTEN, VARO, VIGNES, PINARD, MANOUÉLIAN, JEANS und COOKE haben Spirochäten in der Placenta auch des mütterlichen Anteils bestätigt.

FINGER, der die BAISCHschen Untersuchungen natürlich zitiert, wendet, um seine Theorie der Immunität der Mutter (ohne Syphilis) zu stützen, ein, daß auch dieser Befund nicht unbedingt für eine Lues der Mutter spreche. Erstens hält er es für fraglich, ob der Nachweis von vereinzelten Spirochäten in der zur Ausstoßung gelangten Placenta, selbst wenn sie im mütterlichen Anteil vorkommt, für eine Infektion der Mutter verwertet werden kann, d. h. ob daraus geschlossen werden kann, daß de facto Spirochäten in das Blut der Mutter eingedrungen sind. Sodann teilt er folgenden Fall mit, über den SCHERBER auf dem Frankfurter Kongreß der deutschen Dermatologengesellschaft 1908 berichtet hat:

37jähriger Lokomotivführer mit einer linsengroßen klinisch sicher diagnostizierbaren Sklerose auf der Haut der Mitte des Penisschaftes. Letzter Coitus vor 16 Tagen (am 1. 10. 1904). Drüsen in inguine beiderseits kaum fühlbar. Excision der Sklerose. Histologische Untersuchung ergibt typisches Bild syphilitischer Initialsklerose. Patient stand bis 1908 in regelmäßiger Kontrolle, zeigte keine Syphilis, befand sich stets wohl, kam seinem schweren Dienst nach. Im März 1908 negative Wa.R., die, mehrmals wiederholt, auch jetzt noch negativ ausfällt. Bei nachträglichem Behandeln der excidierten Sklerose nach LEVADITI zeigt sich, daß reichlich Spirochäten, besonders in den Lymphgefäßen zu sehen sind.

Die Spirochäten gehen bis an die Excisionsgrenze in dichter Menge. Es geht also nach SCHERBER sicher daraus hervor, daß durch die Excision keineswegs alle Spirochäten, sondern nur der Hauptherd entfernt wurde. Also: Inkomplette Excision eines Initialaffektes, Zurückbleiben von Spirochäten in den Schnitträndern, keine Behandlung. Bei 10jähriger Beobachtung nie Zeichen von Lues. Negative Wa.R. „Hat der Fall — sagt FINGER — nicht mutatis mutandis Ähnlichkeit mit den Müttern TRINCHESES, die neben einer negativen Wa.R., neben dauernder klinischer Gesundheit in der abgestoßenen Placenta einige Spirochäten nachweisen lassen, von denen wir nicht einmal wissen, ob sie aus der Placenta weiter in den Organismus eindrangen ?“

Wir können den Einwand FINGERS, der sich nur auf diese einzige Beobachtung stützt, nicht so hoch einschätzen.

Gegen den Fall von FINGER, so lehrreich er ist, läßt sich wohl einwenden, daß der betreffende Patient, nachdem ihm der Primäraffekt herausgeschnitten wurde, tatsächlich die Infektion überstanden hat, d. h. geheilt wurde und die noch wenig verbliebenen Spirochäten abtötete, so daß es nicht zu einer Generalisation der Lues kam. Vor allem aber trifft der FINGERsche Einwand nicht das eigentliche Problem.

Denn diese „COLLES-Mütter“ verhalten sich ja tatsächlich ganz anders als der zitierte Fall, da sie gerade eine positive Wa.R. zeigen. Denn nicht das ist die grundlegende Frage, ob die Mütter latent syphilitisch oder immun sind, sondern die Hauptfrage ist, woher haben diese „COLLES-Mütter“ ihre latente Syphilis bzw. ihre Immunität her? Glaubt man allerdings an eine Immunität, so muß diese vom Kinde stammen. Nimmt man aber eine echte latente Syphilis der Mutter an, so kann sie entweder primär vom Ehemann stammen oder es besteht die theoretische Möglichkeit, daß diese vom ex patre infizierten Fetus gewissermaßen durch einen Choc en retour veranlaßt sei.

Wir möchten in der Tat aus all den Placentauntersuchungen — und die Wa.R.-Untersuchungen bestätigen dies — für bewiesen halten, daß diese Mütter in der Tat latent syphilitisch sind. Aber sie geben uns keine Antwort auf die Frage, woher diese Lues der Mutter stamme: primär vom Manne oder vom ex patre syphilitischen Kind? NEISSER (1911) und MULZER (1912) werfen daher völlig mit Recht die Frage auf, ob es nicht doch möglich wäre, daß diese Mütter durch ein ex patre syphilitisches Kind retrograd infiziert worden seien. FINGER und HOCHSINGER halten diese Möglichkeit auch heute noch aufrecht und führen für diese Auffassung an, daß der fetale Anteil der Placenta weit mehr von Spirochäten durchsetzt ist als der mütterliche. GRÄFENBERG und MOHN haben in der Tat auch aus diesen Befunden den Schluß gezogen, daß deshalb der Weg der Infektion vom Fetus zur Mutter ginge. Ein solcher Schluß ist viel zu weitgehend. Wir können aus diesen anatomischen Verhältnissen nur erschließen, daß *das fetale Gewebe für die Spirochäte einen weit besseren Nährboden abgibt als das mütterliche Gewebe.* Deshalb finden wir die Ausbreitung der Spirochäte besonders im fetalen Anteil der Nachgeburt. Auch bei der postkonzeptionellen Syphilis kann der fetale Anteil der Nabelschnur mehr Spirochäten enthalten. Dies ist jedoch nicht der alleinige Grund, sondern es fehlen augenscheinlich dem Fetus auch mehr Abwehrstoffe als dem Erwachsenen. Und so wird es auch verständlich, daß in der Placenta, wenigstens in dem mit fetalem Blut durchflossenen Teil, mehr Spirochäten anzutreffen sind [1]).

Daß in der Nabelschnur selbst wenig Spirochäten zu treffen sind, hat wohl seine Erklärung in dem Fehlen der Vasa vasorum. Die Spirochäten siedeln sich in den Lymphgefäßen der Nabelschnur an und machen dort jene typischen Infiltrate.

Wenn FINGER dagegen geltend macht, daß man bei Annahme der Infektion per placentam sich vorstellen müsse, daß von der Placenta durch die Nabelschnur der Strom der Spirochäten von der Mutter zum Kind allmählich abnehmen müßte, so macht er sich den Weg

---

[1]) Das alles spricht für eine sehr starke Trennung des Bluthaushaltes zwischen Mutter und Kind.

nicht klar, den gewöhnlich die Infektion wohl nimmt und der wohl in erster Linie ein embolischer ist. Meist wird das Kind, wenn überhaupt eine placentare Infektion stattfindet, durch embolische Verschleppung der Spirochäten durch die Nabelschnurgefäße infiziert. Dafür spricht auch der Befund von Mohn und Kloster, die Spirochäten im Lumen der Placenta antrafen und zu gleicher Zeit spricht dafür die Leichtigkeit, mit der sich die Spirochäte beim Erwachsenen wie beim Kind auf dem Blutwege ausbreiten kann. Das Blut ist hierbei nur Transportmittel, nicht Nährboden, und es ist daher durchaus richtig, wenn betont wird, daß die Syphilisspirochäte kein eigentlicher Blutparasit, sondern ein Gewebsparasit sei (Finger, Neisser). Aber Uhlenhuth hat gezeigt, wie leicht die Syphilis bei intravenöser Infektion angeht.

Finger weist weiter darauf hin, daß ,,verlangt werden müsse, daß stets eine Erkrankung der Leber vorhanden sei", da bei einer Übertragung der Spirochäte von der Mutter auf das Kind (per placentam) zuerst die Spirochäte durch die Nabelgefäße in die Leber gelange. Eine Forderung in dieser Form ist gewiß nicht berechtigt, ja sogar falsch. Daß sehr oft die Spirochäten in die Leber gelangen, mag richtig sein; die Leberlues ist daher auch sehr häufig bei Säuglingen. Aber die Nabelvene gibt nicht das gesamte Blut in die Leber; ein Teil geht ja direkt in die Cava inferior. Wir haben bei der kongenitalen Tuberkulose die gleichen Verhältnisse. Auch hier sehen wir oft die periportalen Lymphdrüsen ergriffen, aber doch nicht gesetzmäßig. Es können also auch einmal bei diesen anatomischen Bedingungen in einzelnen Fällen die Leber bzw. die periportalen Lymphdrüsen verschont bleiben.

d) Spirochäten in Ovarien und Sperma.

Daß in einem syphilitischen Fetus, bei dem die Lues mit einer Spirochätenseptikämie einhergeht, auch in den Ovarien, ja sogar im Ovulum selbst Spirochäten gefunden werden, hat nichts Auffallendes an sich (E. Hoffmann, Levaditi, Bab, Wolters und Mc Intosh). Der Befund mag an sich interessant sein, für die Frage der Übertragung kann er nicht herangezogen werden, und es erscheint überflüssig, ihn immer neu anzuführen und Folgerungen daraus zu ziehen. In den Ovarien erwachsener Frauen konnte bisher (wohl aus Mangel an geeignetem Material) ein solcher Befund nicht erhoben werden. Dies würde auch für die Beurteilung des uns hier beschäftigenden Problems keine prinzipielle Bedeutung besitzen. Denn ein solcher Befund läßt die Frage nach der Befruchtungs- und Entwicklungsfähigkeit eines solchen Eies — und darauf kommt es an — völlig offen.

Daß in den Spermazellen selbst Spirochäten sind, ist schon deshalb unwahrscheinlich, weil die Spirochaeta pallida dreimal so lang ist wie der Kopf einer Spermazelle und letzterer kaum lebensfähig bleiben könnte, wenn ein solch großer Keim in sie einzudringen suchte. Neuerdings wird behauptet (Jakobsthal, Meirowsky), daß es eine granuläre Form der Spirochäte (Spirochätenknospen) gebe, die viel kleiner ist. Wir möchten hier kein Urteil fällen. Viel bedeutsamer ist natürlich die Frage, ob dem zeugungsfähigen Sperma Spirochäten mechanisch (extracellulär) beigemengt sein können. Die Anhänger der maternen placentaren Übertragungstheorie lehnten diese Möglichkeit (besonders Matzenauer) ab und suchten gerade in diesem Punkte eine Stütze für ihre Anschauung. Von verschiedenen Forschern sind nun nach der Entdeckung der Spirochäte Versuche angestellt worden, Sperma von Syphilitikern auf Affen zu übertragen (Neisser in 7 Versuchen mit negativem Resultat, ebenso E. Hoffmann in drei Versuchen). Auch konnten mikroskopisch im Sperma Spirochäten in der ersten Zeit nicht gefunden werden (Thibierge, Ravot et le Sourd, Bab, Radaeli, Neisser und Schultz, letzterer bei Dunkelfelduntersuchung).

Daß jedoch eine besondere Affinität der Spirochäten zur Hodensubstanz bestand, hatte Neisser dargetan.

Es gelang nun zuerst Finger und Landsteiner zweimal, ein positives Resultat mit menschlichem Sperma bei Affen zu erzielen. Es wurde in beiden Fällen gewonnen durch Expression der Samenbläschen und der Prostata vom

Mastdarm aus, einmal bei einem florid syphilitischen Mann ohne Erkrankung der Hoden und Harnröhrchenschleimhaut, im zweiten Fall von einem Mann, der an einer doppelseitigen Orchitis bei einer drei Jahre alten Syphilis litt. Im letzteren Falle waren im Sekret keine Spermatozoen vorhanden. Diese Fälle beweisen, daß im Sekret der Hoden oder der Prostata und Samenbläschen *Spirochäten* beigemengt sein können. Klinische Fälle, die für eine Infektion der Frau durch Sperma allein sprechen, haben JESIONEK und PINI veröffentlicht; doch kann hier nur die Möglichkeit zugegeben werden, da kleine Excoriationen am Penis des cohabitierenden Mannes kaum ausgeschlossen werden dürften (NEISSER). Beweisender ist ein von ROCHOND mitgeteilter Fall, den NEISSER anführt. Hier war das Sperma, um es bei der Frau nicht zu einer Konzeption kommen zu lassen, auf die Bauchdecken deponiert worden und da diese eine Erosion trug, entstand an dieser Stelle ein syphilitischer Primäraffekt mit nachfolgender Allgemeinsyphilis. Streng beweisend ist natürlich auch dieser Fall nicht, darin ist MATZENAUER recht zu geben. Auch kann für eine Infektiosität des Spermas angeführt werden (NEISSER), daß „oft Frauen infiziert werden von Männern (auch Ärzten), die mit der größten Aufmerksamkeit auf sich achten und jede, auch die kleinste Erosion kontrollieren". Endlich hat PINARD unter 11 Fällen 3mal ein positives Ergebnis von Spirochäten bei der Untersuchung des Spermas gehabt. Tierexperimentell ist aber der exakte Beweis, außer durch die Beobachtung von FINGER und LANDSTEINER, durch UHLENHUTH und MULZER geliefert worden. Sie vermochten durch Verimpfung anscheinend spirochätenfreien Spermas eines florid syphilitischen Mannes in die Hoden von Kaninchen typische spirochätenhaltige Syphilome in diesen Organen zu erzeugen. Damit scheint uns in wissenschaftlich exakter Weise der Beweis geliefert zu sein, daß das Sperma des syphilitischen Mannes infektiös sein kann. Wie man sich im einzelnen die Infektiosität des Spermas zu denken hat, ist eine weitere Frage. Am wahrscheinlichsten scheint es, daß die Keime mit dem Sekret des Hodens bzw. der Prostata und Samenbläschen fortgerissen und transportiert werden.

Ein gewisses Licht gebracht haben hier die Spirochätenbefunde von F. LESSER, DORA FUCHS im Cervicalkanal, von KÄTHE TROST in der Urethra der Frau und endlich die von E. FRIEDLÄNDER, der bei primärer, besonders aber bei sekundärer Lues (unter 40 Patienten 12mal) auch bei Fällen mit extragenitaler Infektion Spirochaeta pallida im Harnröhrensekret fand. Dabei konnte durchaus nicht immer ein Urethralkatarrh beobachtet werden, und DORA FUCHS konnte weiter nachweisen, daß im Cervicalkanal der Ehefrauen solcher Männer Luesspirochäten gefunden wurden, auch wenn klinisch diese Frauen keinerlei luetische Symptome darboten. Sodann konnte sie auch Spirochäten nachweisen bei sekundärer Lues der Frau, ohne daß sonst ein Primäraffekt gefunden wurde. Wir kommen auf diese interessanten Befunde noch zurück (s. S. 49).

Wir haben wiederholt darauf hingewiesen, daß die Tatsache der Nicht-Infektiosität des Spermas eine der festesten Stützen der älteren Autoren für die placentare Übertragungstheorie ist. Diese „Stütze" ist heute gefallen, ja sie ist direkt in das Gegenteil verwandelt worden [1]). Diese Tatsache ist in der Tat

---

[1]) Hier mag kurz erwähnt werden, daß, wenn auch das Sperma infektiös sein kann, damit nicht gesagt ist, daß eine solche Infektion häufig stattfinden muß. Allerdings wissen wir sehr wenig über Luesspirochäten, die mit dem Sperma in die Scheide gelangen. Vielleicht darf man wohl die Primäraffekte der Portio und der Cervix als solche Spermainfektionen ansehen (s. auch FRIEDLÄNDER); was geschieht aber, wenn die Spirochäte noch weiter in den Uterus gelangt? Darauf wird später einzugehen sein. MATZENAUER weist übrigens zweifellos mit einem gewissen Recht auf Analogien zwischen Placenta- und Hodensyphilis hin, so daß bei Schädigung des Epithels die Drüse bzw. die Placenta durchgängig wird und Spirochäten passieren läßt.

geeignet, die Theorie der Erstinfektion des Kindes (und durch dieses die Infektion der Mutter) zu stützen, und Mulzer, Finger, F. Lesser und Carstens und viele andere haben sich gerade aus diesem Grunde noch jüngst für die Möglichkeit der Übertragung der Syphilis auf die Mutter durch den ex patre syphilitischen Fetus ausgesprochen. Wir möchten diese Folgerung ablehnen und aus dieser Beobachtung irgendwelche bindende Schlüsse auf den Übertragungsmodus nicht ziehen. Aber das steht anderseits fest, daß jede Übertragungstheorie mit der Tatsache einer Infektiosität des Spermas unbedingt rechnen muß.

Schließlich ist noch der Befund von Buschke zu erwähnen, der in den Lymphdrüsen einer anscheinend gesunden Frau, die aber syphilitische Kinder zur Welt gebracht hatte („Colles-Mutter"), Spirochäten nachweisen konnte. Aus diesem einen Befunde ist zunächst nur zu schließen, daß diese Mutter latent syphilitisch war. Eine Verallgemeinerung dieses Befundes für alle Colles-Mütter ist aber zunächst nicht statthaft.

Von einigen Autoren ist darauf hingewiesen worden, daß vielleicht die Spirochäten unsichtbare Lebensformen annehmen und in dieser Form dem Sperma beigemischt vorkommen könnten (Bab, Finger, in neuerer Zeit Ciarias, Routh). Für eine solche Annahme besteht zunächst kein sicherer Anhaltspunkt. Wohl aber haben Uhlenhut und Mulzer und vor ihnen schon Baermann und Klingmüller gezeigt, daß vollvirulenter Organsaft durch Berkefeldfilter filtriert, nicht mehr infektiös ist. Es ist deshalb müßig, diese Frage weiter zu diskutieren.

II. Die Wassermannsche Reaktion[1]) und das Problem der Übertragung der angeborenen Syphilis.

a) Die Wa.R. bei Müttern in der Schwangerschaft und während der Geburt.

Es war ganz natürlich, daß die Wa.R. in ausgiebigster Weise auch zum tieferen Verständnis dieses Problems verwendet wurde. Leider wirkt bei der Deutung aller Befunde immer noch störend, daß die Theorie der Wa.R. noch nicht völlig geklärt ist. Ja, sie ist nicht einmal für die Syphilis absolut charakteristisch. Jedoch wird sie bei anderen Krankheiten in unseren Zonen so selten angetroffen, daß bei positiver Reaktion (Hemmung der Hämolyse) Syphilis zum mindesten als sehr wahrscheinlich angenommen werden kann. Immerhin muß jeder Arzt wissen, daß (außer gewissen tropischen Krankheiten) bei Scharlach, septischen Infektionen u. a. unspezifische positive Reaktionen vorkommen. Es ist das Verdienst der Geburtshelfer, darauf hingewiesen zu haben, daß solche unspezifische Reaktionen auch in der Schwangerschaft und während der Geburt zutage treten.

Die Tatsache, daß die Wa.R. bei Gebärenden unspezifische positive Reaktionen geben kann, hatten zuerst Krukenberg und Brünner betont. Krukenberg fand z. B. bei der Untersuchung von Retroplacentarblut in 30—55%, Brünner in 18,2% der Fälle unspezifische Hemmungen, also enorm hohe Zahlen. Stühmer und Dreyer, Saenger, Bunzel, sowie Esch und Wieloch bestätigen diese Tatsache. Freilich fanden sie nicht annähernd so hohe Zahlen.

So geben Esch und Wieloch an, daß bei Schwangeren in 8,2%, bei Gebärenden in 6,8% und bei Wöchnerinnen der ersten Tage in 6,6% unspezifische

---

[1]) Auf die verschiedenen Modifikationen dieser Reaktion (Sachs-Georgi u. a.), sowie der Flockungsreaktionen (Meinicke u. a.) kann hier natürlich nicht eingegangen werden. Die Wa.R. ist uns hier ein Kollektivbegriff. (Wassermann-Reaktion = Wa.R.)

Reaktionen auftraten, wäbrend Saenger diese in 6%, Stühmer und Dreyer in 3,75% antrafen. Wurde jedoch am 7. Tag nach der Geburt das Armvenenblut wieder untersucht, so fiel diese unspezifische positive Reaktion fast völlig aus (0,91% bei Esch und Wieloch).

Haudorn und Georgi, Hohe und Gummert, Hornung, Klaften haben ähnliche Resultate erhalten. Wird allerdings das Blut sehr subtil (Sterilität, schnelle Verarbeitung u. a.) behandelt, so werden die positiven unspezifischen Reaktionen auch im Retroplacentarblut sehr selten (Klee und Hofmann, Saenger, Klaften und besonders Finkener und Neugarten). Besonders die letzteren Autoren haben diese Tatsache in einwandfreier Weise dargetan und gezeigt, daß das Retroplacentarblut bei schneller Verarbeitung nur in 1—2%· noch unspezifische Reaktionen [1]) zeigt, so daß zur Kontrolle das Armvenenblut herangezogen werden muß.

Auch soll die Meinickesche Reaktion, besonders die 3. Modifikation (M.T.R.) die zuverlässigsten Resultate geben (Klaften).

Jedenfalls geht aus all diesen Untersuchungen hervor, daß in der Schwangerschafts- und Geburtsperiode die Diagnose der Lues durch die + Wa.R. besonders gestützt wird, wobei freilich auch vereinzelte unspezifische + Wa.R. bei Untersuchung des Retroplacentarblutes auftreten können. Die Wa.R. behält also auch in dieser Zeit ihre große Bedeutung.

Steinert und Flusser meinen allerdings auch, daß eine positive Wa.R. des Retroplacentarblutes mit größter Wahrscheinlichkeit eine Lues anzeige, selbst wenn in den folgenden Tagen die positive Reaktion schwinde. Sie haben gerade diesen Wechsel der Wa.R. häufiger gesehen und haben dafür den Begriff der „positiven und negativen Wochenbettschwankung" geprägt. Wir möchten mit Finkener und Neugarten diesen Begriff ablehnen und kommen auf eine Kritik ihrer Untersuchungen später zurück; wir möchten aber schon jetzt aussprechen, daß wir starke Zweifel an ihren Resultaten hegen.

b) Allgemeines Verhalten der Wa.R. bei syphilitischen Kindern.

Die Verhältnisse der Wassermannschen Reaktion sind beim Neugeborenen noch komplizierter als bei der Mutter. Als oberste und wichtigste Tatsache können wir hier feststellen, daß bei manifest kongenital syphilitischen Säuglingen die Wa.R. *in einem sehr hohen Prozentsatz positiv* gefunden wird, *vorausgesetzt, daß die Kinder leben und noch nicht behandelt worden sind.*

Wir sind uns völlig bewußt, daß wir uns hier in einem gewissen Gegensatz zu manchen anderen Autoren befinden; allerdings erklärt sich dieser Gegensatz besonders dadurch, daß wir keine Erfahrung über totgeborene oder macerierte Feten haben, also besonders jene Fälle von Lues congenita im Auge haben, die dem Kinderarzt zu Gesicht kommen und nicht die, die der Geburtshelfer vor sich hat. Ich möchte meinen, daß durch diese Verschiedenheit des Materials sich manche divergente Ansicht erklärt. So erwähnen Boas und Thomsen bei 88 Fällen nur 2 Versager. Diese beiden Neugeborenen hatten äußerlich keine wahrnehmbaren Zeichen, aber bei ihrem Tode, der bald nach der Geburt erfolgte, zeigten sich syphilitische Veränderungen in den Organen. Macerierte und unreife luetische Früchte geben, wie es scheint, häufiger eine negative Reaktion (Boas, Thomsen, Trinchese, Finkener und Neubauer u. a.).

Einzelne Versager kommen aber auch bei lebenden Kindern mit manifest luetischen Zeichen vor. Solche Fälle sind von Halberstaedter, Knöpfelmacher, Steinert-Flusser u. a. beobachtet. Auch wir haben einen solchen Fall gesehen; er betraf eine schwere Sepsis (ähnlich Knöpfelmacher). Doch wiesen schon Thomsen und Boas darauf hin, daß sie anfangs solche Versager

---

[1]) Mir scheint es noch außerordentlich schwierig zu sein, mit Sicherheit von einer unspezifischen Reaktion zu sprechen. Woran kann man mit Sicherheit erkennen, daß trotz positiver Wa.R. keine Lues vorliegt?

bei mangelhafter Methode häufiger sahen, und BOAS möchte sogar annehmen, daß die Prozentzahl der positiv reagierenden 100 sei (ganz im Gegensatz zu STEINERT-FLUSSER). Ich neige nach meinen Erfahrungen zu der Ansicht, daß eine positive Wa.R. bei kongenital syphilitischen Kindern, die deutliche Symptome tragen ohne behandelt zu sein, häufiger angetroffen wird als bei Erwachsenen im Sekundärstadium, stimme also im großen ganzen BOAS zu. Nur wenn das Kind symptomlos ist oder im Beginn des Ausbruches der Krankheit steht (Inkubationszeit), kann es eine negative Wa.R. haben, ebenso wenn eine Behandlung stattgefunden hat (also bei Monorezidiven).

FISCHL und STEINERT geben der Ansicht Raum, daß die Wa.R. recht häufig auch beim Säugling ein sprunghaftes Verhalten zeige. Auch weisen sie auf die Häufigkeit der negativen Wa.R. bei Leberlues hin. Wir müssen beide Behauptungen nach unseren Erfahrungen ablehnen.

Daß auch von anderen Autoren die Ergebnisse der Untersuchungen von STEINERT und FLUSSER bemängelt werden, geht aus der Arbeit von FINKENER und NEUGARTEN hervor, die folgendes über STEINERT und FLUSSER sagen (S. 366):

„Die serologischen Untersuchungen von STEINERT und FLUSSER scheinen nicht einwandfrei zu sein. Bei der Durchsicht ihrer Fälle kann man nämlich beobachten, daß ein dauernd negatives Serum plötzlich einmal positiv reagiert oder daß sich unter einer Reihe von positiven Reaktionen bei dem gleichen Fall eine negative findet. Solche Schwankungen müssen der Arbeitsmethode zur Last gelegt werden. Nur auf diese Weise ist es zu erklären, daß die paradoxen Resultate ungewöhnlich zahlreich sind und sich auch an gewissen Tagen häufen. Wenn man — wie es STEINERT und FLUSSER tun — über das Verhalten der Wa.R. unter bestimmten Bedingungen ein Urteil abgeben will, dann muß man unter allen Umständen zuerst einmal Untersuchungsfehler ausschließen. Man darf nicht Resultate, die aus dem Rahmen fallen und mit den klinischen Erscheinungen im Widerspruch stehen. ohne weiteres als gültig hinnehmen. Das Ergebnis einer einzelnen, abweichenden Untersuchung besagt an und für sich nichts, denn bei einem so diffizilen Verfahren kommen gelegentlich Untersuchungsfehler und Störungen im Ablauf der Reaktion vor, und diesen Tatsachen muß Rechnung getragen werden. Sind die Ergebnisse widersprechend, so darf man sie weder praktisch noch wissenschaftlich verwerten, ehe nicht ihre Richtigkeit durch Kontrollproben einwandfrei erwiesen ist. STEINERT und FLUSSER bieten nicht absolute Gewähr für die Zuverlässigkeit ihrer serologischen Befunde, und dementsprechend kann man ihnen unseres Erachtens auch nicht große Bedeutung beimessen, soweit sie in ihren Ergebnissen vereinzelt dastehen." „So darf man auch ihren Angaben über „echte positive Versager" kein großes Gewicht beilegen" (s. S. 384). Wir möchten uns diesem Urteil anschließen und dringend davor warnen, im Säuglingsalter bei unklaren Symptomen und ungenügender Behandlung bei einem negativen Wassermann eine Lues zu diagnostizieren (STEINERT und FLUSSER, FISCHL). Voraussetzung ist dabei natürlich, daß 2 oder 3 verschiedene Reaktionen (Wa.R. bzw. M.T.R.) angestellt werden. Sonst wird die Diagnose „kongenitale Syphilis" zu leicht eine Gefühlsdiagnose, auf die ein Autor wie FISCHL (und zwar zu Unrecht) viel Wert legt.

Wie weit man gefühlsmäßig in der Diagnose „Lues" gehen kann, zeigen die Franzosen und Italiener. So gibt z. B. SEGAGNI an, daß „bei luetischer Dystrophie" und „chronischem Hydrocephalus" die Wa.R. sehr oft negativ sei, was wohl nur dafür spricht, daß sich eben auch viele nichtluetische Säuglinge darunter befanden.

MARFAN, LEREDDE, PÉHU schätzen die kongenitale Lues bei Neugeborenen in Frankreich nach dem Kriege mit 30% (!!) ein. LEREDDE nimmt ferner für Frankreich 150000 luetische Geburten im Jahr an und taxiert die in Frankreich lebenden kongenital luetischen Nachkommen auf mehrere Millionen, von denen allerdings 95 % der Diagnose mangels spezifischer Erscheinungen entgehen (!!). NASSO berechnet für Italien den Prozentsatz der kongenital-luetischen Kinder auf 25—26%, also auch nicht viel geringer. BOCCHINI gibt für Neapel an im Jahr 1921: 25,6% aller Kinder syphilitisch, 1922: 17,54%, 1923: 18,69% und 1924: 18%.

Bei solchen Zahlen ist wohl ein starker Zweifel berechtigt; und wir möchten meinen, daß diese Autoren zum Glück für ihre Nationen allzu unkritisch mit der Diagnose „Lues" verfahren.

Auch französische Autoren haben sich scharf gegen diese allzugroße Freigebigkeit der Luesdiagnose bei Kindern gewendet (z. B. LESNÉ, der nur 5% Syphilitische unter den Neugeborenen annimmt). Und aus Italien berichten MADON und PORRERA (Prat. pediatr. Vol. 2, p. 107. 1925; zit. Zentralbl. f. Kinderheilk. Bd. 18, S. 920), daß in der Turiner Säuglingsberatungsstelle in 14 Jahren der Prozentsatz von Lues congenita 2,13% war. CASSEL fand in Berlin beim gleichen Material 1,2% syphilitische Säuglinge. Andere Autoren rechnen, daß 2—3% der Kinder als infiziert gelten können (ZAPPERT); doch gilt dies wohl nur für Großstädte.

c) Die Wa.R. und das Übertragungsproblem.

Über Blutuntersuchungen der Mütter bei Syphilis der Kinder liegen eine sehr große Anzahl von Arbeiten vor. Daß diese Untersuchungen sich ganz besonders auf die symptomlosen Mütter luetischer Kinder (sog. „COLLES-Mütter") erstrecken, liegt auf der Hand (KNÖPFELMACHER und LEHNDORFF, OPITZ, BAUER, BOAS und THOMSEN, LEDERMANN, ENGELMANN, RIETSCHEL, BERGMANN, FRANKL, BAISCH, LESSER und BLUMENTHAL, BAB, MÜHSAM, FRIEDLÄNDER, BUNZEL, BAR und DAUNEY, MULZER und MICHAELIS, CARLE, CRONQUIST, KREFTING, BJÖRKENHEIM, IGERSHEIMER, REUBEN, KLAFTEN, GRÖN, ESCH, STEINERT und FLUSSER, HEYNEMANN, HEIMANN und STERN, EMMET HOLT, FINKENER und NEUGARTEN, KLEE, SAENGER, HOFMANN, STÜHMER und DREYER, D'ASTROS et TEISSONIÈRE, ROUX, COOKE und JEANS, WHITNIDGE, NOBÉCOURT u. v. a.) (Literatur s. BOAS, RIETSCHEL, FINGER). Aus diesen Arbeiten ergibt sich im wesentlichen übereinstimmend, daß ein sehr großer Teil der Mütter syphilitischer Kinder eine positive Wa.R. hat. Und zwar wird die *Chance der positiven Reaktion um so größer, je früher das Blut der Mutter nach der Geburt des syphilitischen Kindes untersucht wird.* Untersucht man dieses erst einige Jahre nach der Geburt, so nimmt mit den Jahren die positive Reaktion ab. Wichtig ist dabei, daß auch jene Mütter, die niemals krank, daher nicht behandelt und klinisch keine syphilitischen Symptome darbieten [sog. COLLES-Mütter[1])], die aber ein syphilitisches Kind zur Welt brachten, in einem sehr hohen Prozentsatz positiv (Hemmung der Hämolyse) reagieren.

So erhielten KNÖPFELMACHER und LEHNDORFF bei 91 „COLLES-Müttern" in 59% positive Reaktion, worunter sich aber viele Frauen befanden, bei denen die letzte Geburt eines luetischen Kindes viele Jahre zurücklag. Nahmen sie nur die Frauen, die vor kurzem ein syphilitisches Kind geboren hatten, so stieg die positive Reaktion auf 91%. BAISCH und WEBER konstatierten 90%, RIETSCHEL sah bei Müttern von syphilitischen Säuglingen in 96% positive Reaktion. Wir geben noch folgende Tabelle. Bei „COLLES-Müttern" fanden:

BAISCH und WEBER . . . . . . 90% positiven Ausschlag
KNÖPFELMACHER und LEHNDORFF 91 „   „   „
FINKENER und NEUGARTEN . . . 94 „   „   „
RIETSCHEL . . . . etwa 96 „   „   „
SAENGER . . . . 99 „   „   „   und
BAUER . . . . ⎫
ENGELMANN . . . . ⎪
LEDERMANN . . . . ⎬ 100 „   „   „
KREFTING . . . . ⎪
BRUCK . . . . ⎭

Nur STEINERT und FLUSSER behaupten, daß der serologische Luesnachweis öfters versage, eine Behauptung, mit der sie ziemlich allein stehen. Dabei ist besonders zu betonen, daß sehr oft gerade die negativ reagierenden Frauen solche Fälle darstellen, die vorher an allgemeiner Syphilis gelitten haben, aber behandelt sind und in einem Latenzstadium der Syphilis sich befinden, also keine COLLES-Mütter sind (RIETSCHEL, THOMSEN und BOAS).

Mit dieser prinzipiellen Feststellung ist aber zunächst nicht allzuviel entschieden. Einmal erhebt sich die Frage, von wem stammt der komplement-

---

[1]) Nach FINKENER und NEUGARTEN kann man 40 % aller syphilitischen Frauen unter die „COLLES-Mütter" rechnen, die also nur mittels der Wa.R. zu diagnostizieren sind.

bildende Körper? Vom Organismus, der ihn trägt? Oder findet evtl. ein Übergang von Mutter auf Kind oder umgekehrt statt? Wohl alle Autoren stimmen aber darin überein, daß der Wassermannkörper *nicht* die intakte Placentarscheidewand ohne weiteres passieren kann, sondern jener Körper dem Organismus entstammt, in dem er angetroffen wird (Ausnahmen s. später). *Denn wir treffen sehr häufig bei Mutter und Kind verschiedenen Ausfall der Reaktion an, was nicht möglich wäre, wenn ein Durchgang dieser Stoffe durch die intakte Placenta so leicht stattfinden könnte* [1]).

Wir dürfen aber weiter, falls wir von den unspezifischen Reaktionen absehen, die positive Wa.R. als den Ausdruck einer syphilitischen Infektion ansehen. (Neisser, Bruck u. a.). Zugleich dürfen wir daraus schließen, daß eine Frau in allen Fällen, in denen sie eine positive Reaktion darbietet, trotz klinischer Gesundheit luetisch ist. Dafür sprechen auch schon die oben erwähnten Untersuchungen des Spirochätennachweises in der Placenta decidualis. Damit fällt die Immuntheorie Fingers völlig zusammen. Wir halten sie für erledigt.

Theoretisch liegt allerdings noch eine weitere Möglichkeit vor, daß zwar nicht ein Übergang des komplementbildenden Körpers von dem Fetus auf die Mutter stattfände, daß aber die Bildung desselben bei der Mutter dadurch angeregt und ausgelöst würde, daß *Antigene* auf die Mutter übertragen werden, die, aus fetalen Spirochäten stammend, doch kein lebens- und vermehrungsfähiges Virus darstellen (Pfaundler).

Auf diesen Einwand, der ein rein theoretischer ist, ist einmal zu entgegnen, daß er mit den großen Schwierigkeiten zu kämpfen hat, die überhaupt bei der Annahme der Infektion ex patre vorhanden sind. Sodann existiert dafür kein Analogon in der Literatur und es ist nicht einzusehen, daß Antigene die doch kolloidchemischer Natur sind, die Placentarscheidewand passieren sollen, wo der komplimentbildende Antikörper dies nicht vermag. Endlich spricht die Ungültigkeit des Profetaschen Gesetzes auch gegen eine solche Annahme. Denn man müßte dann fordern, daß ein solcher Übergang von Antigenen auch von der Mutter, falls diese primär syphilitisch wäre, auf das Kind stattfinde und auch beim Kind eine positive Wa.R. hervorrufe. Dagegen sprechen viele klinische Erfahrungen und die Ausnahmen des Profetaschen Gesetzes. Eine dritte Möglichkeit, die auch Pfaundler hervorhebt, daß vielleicht nur eine isolierte Infektion der kindlichen Placenta stattgefunden hat, halten wir für sehr gut möglich (s. S. 31).

Daß einzelne Mütter mit negativer Wa.R. doch luetisch sein können und auch sind, ist selbstverständlich, da die Wa.R. ja kein obligater Begleiter der Syphilis ist.

Es lassen sich folgende Möglichkeiten der Wa.R. bei Mutter und Kind aufstellen, die in der Tat auch alle vielleicht mit einer Ausnahme (II, 2, b) in der Praxis vorkommen:

I. Wassermannsche Reaktion bei Mutter positiv.
 1. Wa.R. bei Kind *negativ*;
  a) bei *vorhandener* (meist später auftretender) *Lues* des Kindes,
  b) bei *dauernd fehlender Lues* des Kindes (gesundes Kind).
 2. Wa.R. bei Kind *positiv*;
  a) bei *vorhandener Lues* des Kindes,
  b) bei *dauernd fehlender Lues* des Kindes.

II. Wassermannsche Reaktion bei Mutter negativ.
 1. Wa.R. bei Kind *negativ*;
  a) bei *vorhandener*, meist klinisch später auftretender, Lues des Kindes,
  b) bei *dauernd fehlender Lues* des Kindes (gesundes Kind).

---

[1]) Gerade die Tatsache, daß der Wassermannkörper die intakte Placentarscheidewand nicht passieren kann im Gegensatz z. B. zum Masern- und Diphtherieantikörper spricht dafür, daß wir hier keinen „gewöhnlichen" Antikörper, wie bei anderen Infektionskrankheiten vor uns haben. Auch die Tatsache könnte man für die Sonderstellung des Wassermannkörper anführen, daß der manifest syphilitische Säugling in fast 100% die Wassermannsche Reaktion zeigt, trotzdem er an sich kein guter Antikörperbildner ist. Die Verhältnisse sind eben bei der Lues viel verwickelter.

2. Wa.R. bei Kind *positiv*;
   a) *bei vorhandener Lues des Kindes*,
   b) *bei dauernd fehlender Lues des Kindes*.

I. 1. Wa.R. bei Mutter positiv, bei Kind negativ.

a) Bei vorhandener (meist später auftretender) Lues.

HALBERSTAEDTER, MÜLLER und REICHE, RIETSCHEL, WECHSELMANN, BAR und DAUNEY, THOMSEN und BOAS u. a. haben bald nach den Bekanntwerden der Wa.R. Fälle beschrieben, bei denen das kongenital luetische Kind in der ersten Zeit nach der Geburt negative Wa.R. zeigte, und erst als die Syphilis manifest wurde, erschien auch bei dem Kinde eine positive Wa.R. Diese Tatsache ist so häufig auch von späteren Untersuchern konstatiert, daß an ihrem Vorkommen kein Zweifel obwalten kann. Viele Autoren (RIETSCHEL, MOLL, SINGER, GERSTENBERGER, THOENES, HASLUND (b), COOK und JEANS, HORNUNG, DENNIE, HERZ u. a.) haben sogar den interessanten Fall bei Zwillingen erlebt, daß die Symptome ungleich waren oder der eine Zwilling völlig verschont blieb, ja daß beide Kinder nach der Geburt eine negative Reaktion des Blutes ergaben und bei dem einen Zwilling nach etwa 4—6 Wochen eine Lues sich entwickelte, wobei die Wa.R. sofort umschlug, während der andere dauernd frei blieb. CASSEL hat jüngst 10 luetische Zwillingsgeburten genau klinisch verfolgt und kommt zu folgenden Resultaten.

Von irgendeiner Gleichmäßigkeit des Ausbruches der Erkrankung ist nicht die Rede. Von den gleichgeschlechtlichen (eineiigen) Zwillingen erkrankte vom ersten Paare der eine am 71. Tage, der andere erst im Alter von $1^1/_2$ Jahren. Beim zweiten Paare blieb der eine Zwilling bis zum 9. Jahre der Beobachtung dauernd gesund, während der andere mit 10 Wochen typische Symptome aufwies. Beim dritten Paare fand der Ausbruch der Lues bei beiden mit einem Zwischenraum von 31 Tagen statt. Das vierte Paar war nicht verwertbar wegen des frühen Todes des einen Kindes. Beim fünften Paar brach die Erkrankung ziemlich gleichzeitig aus (47. Tag). Bei den ungleich geschlechtlichen erfolgte bei drei Paaren der Ausbruch der Lues gleichzeitig, beim neunten Paar bestand ein Zwischenraum von 21 Tagen, beim zehnten Paar erkrankte der Knabe in typischer Weise am 56. Tag, während das Mädchen noch am 114. Tag völlig frei war (Wa.R. negativ). Diese Erfahrungen sprechen sehr gegen eine ovulär-spermatische Infektion.

In der Aussprache zählte GUTFELD weitere sechs Fälle kongenital-syphilitischer Zwillinge auf, wo bei fünf Zwillingspaaren die Wa.R. bei dem einen Kinde positiv, bei dem anderen gleichzeitig negativ war.

Auch ältere Autoren haben diesen verschiedenen Verlauf der Lues bei Zwillingen schon beobachtet[1]). Unsere Beobachtung ist folgende:

Erstgebärende. Wird uns von der Frauenklinik am 10. Tage nach der Geburt als Amme für die Anstalt überwiesen. Positive Wa.R. Kinder unverdächtig. Bei beiden negative Wa.R. Bei dem einen Kind nach 3—4 Wochen Auftreten von Coryza, Papeln an den Fußsohlen, Milzschwellung, Wa.R. positiv, das andere Kind bleibt dauernd gesund und zeigt Wa.R. negativ. Monatelange Beobachtung.

HASLUND (b) hat das eine gesunde Kind bis ins 10. Lebensjahr verfolgen können. Da die Mutter als Trägerin einer positiven Wa.R. selbst luetisch ist, so bleibt nur die Frage, wie ist die negative Wa.R. bei dem sicher kongenital syphilitisch infizierten Kinde zu erklären? Ich habe in einer Hypothese versucht, dieser Tatsache gerecht zu werden und habe dabei zugleich eine Erklärung für den eigentümlichen klinischen Verlauf der angeborenen Syphilis zu geben vermocht.

Es ist nämlich klinisch eine der interessantesten Tatsachen der angeborenen Syphilis der Säuglinge, daß ein Teil der Kinder scheinbar ganz gesund zur Welt

---

[1]) FISCHL folgert aus dieser Tatsache unbegreiflicherweise einen Beweis für die Übertragung einer temporären Immunität von der Mutter auf das Kind (PROFETAsches Gesetz), was mir völlig unstatthaft erscheint.

kommt. Und es ist weiter durch viele Beobachtungen sichergestellt, daß es absolut unmöglich ist, bei jenen anscheinend gesunden Kindern, die einige Zeit nach der Geburt, öfters früher, öfters später, an einer Syphilis erkranken, die sie zweifellos kongenital erworben haben, irgendwie die Syphilis vor dem Ausbruch sicherer Symptome zu diagnostizieren, sie scheinen wirklich absolut gesund[1]). Es ist weiter klinisch eine bekannte Tatsache, daß Kinder, die mit manifesten Lueserscheinungen geboren werden, vorwiegend schwere Formen der Lues mit Erkrankungen der Viscera aufweisen, während bei den anscheinend syphilisfrei geborenen Früchten nach einer gewissen Latenzzeit, die sich bis 12 Wochen und länger hinziehen kann, langsam die Erscheinungen der Krankheit auftreten, und zwar neben der Coryza, der Leber- und Milzschwellungen, besonders Erkrankungen der Haut (Papeln, diffuse Infiltrate u. a.).

Es ist natürlich völlig logisch, einen besonderen Grund dafür anzunehmen, daß die Kinder erst nach einer gewissen „Latenzzeit" an klinischer Syphilis erkranken, die sie aber zweifellos kongenital erworben haben. Dieses manchmal *wochenlange* Freibleiben wird nun aber besonders bei Kindern, wenn natürlich auch nicht ausschließlich beobachtet, deren Mütter klinisch frei von Syphilis sind, für die man also einen paternen Übertragungsmodus anzunehmen glaubte. Es müßte also nach dieser Meinung gefordert werden, daß der Infekt entweder bei der Konzeption oder sehr bald nach der Konzeption stattgefunden habe und das Kind, trotzdem es infiziert war, sich 9 Monate gesund erhielt und erst nach der Geburt die Syphilis klinisch zum Ausbruch käme, während wir vorher angeführt haben, daß bei einer postkonzeptionellen Syphilis die Mutter das Kind, sogar wenige Wochen nach dem Infekt noch abortiert oder als syphilitische Frühgeburt zur Welt bringt. Dazu kommt noch die weitere Tatsache, daß diese symptomlos geborenen Kinder bei der Geburt und auch kurz nach der Geburt häufig negative Wa.R. zeigen, die positiv wird, wenn das Kind Erscheinungen bekommt. Ich habe aus den Tatsachen den Schluß gezogen, daß dieses eigenartige Freibleiben der Kinder die *Inkubationszeit* der Infektion darstelle und daß das Kind erst kurz vor der Geburt (sei es einen oder mehrere Tage oder auch länger vorher) oder ganz besonders oft während der eigentlichen Geburt infiziert wird. Es ist ganz natürlich, daß in der letzten Zeit vor der Geburt der Übergang von Spirochäten auf das Kind immer leichter vor sich geht. Vielleicht hängt dies mit gewissen Uteruskontraktionen oder Zerrungen der Nabelschnur an der Placenta zusammen, die gewöhnlich der Geburt schon kürzere oder längere Zeit vorausgehen. Man muß auch bedenken, daß die Entwicklung der Syphilis in der Placenta eine längere Zeit braucht und meist erst nach Wochen oder Monaten so weit gediehen ist, daß nun leichter ein Übergang von Spirochäten auf das Kind stattfinden kann, besonders bei latenter Lues der Frau. Sei es, wie es wolle. Gewiß ist die Möglichkeit vorhanden, daß während der ganzen Zeit der Gravidität, besonders während der zweiten Hälfte, Spirochäten auf den Fetus übergehen können, je nach der Entwicklung der Placentarsyphilis der Mutter. Aber die Infektionsgefahr nimmt doch, je mehr die Schwangerschaft sich dem Ende nähert, in erheblichem Maße zu *und bei der Geburt dürfen wir ganz besonders günstige Bedingungen für eine Infektion wohl annehmen.* Daß in der Tat während der Geburt sehr leicht Stoffe, ja lebendige Bacillen auf das Kind übergehen können, ist einwandfrei sichergestellt. E. Kehrer hat die hier bezüglichen Tatsachen in einer erschöpfenden Arbeit zusammengestellt. So ist der Übergang für folgende corpusculäre Substanzen von Mutter auf das

---

[1]) Nicht nur alle klinischen Merkmale fehlen, sondern auch alle Untersuchungsmethoden (Wa.R., Senkungsgeschwindigkeit der roten Blutkörperchen, Cytodiagnostik der Cerebrospinalflüssigkeit), die für die Luesdiagnose herangezogen wurden, versagen bei diesen Kindern.

Kind sichergestellt: Zinnoberkörnchen, Ultramarinblau, chinesische Tusche u. a. Aber fest steht heute auch, daß dieser Übergang nur von der Mutter zur Frucht stattfinden kann, wenn die Placenta teilweise lädiert ist oder die Zotten durch starken Druck verletzt wurden. Wahrscheinlich braucht diese Verletzung nur eine minimale zu sein, ja bei den Spirochäten könnte man sich denken, daß sie auch direkt durch die Scheidewand durchgepreßt werden oder aktiv durchwandern. *Vor allem können wir wohl auch annehmen, daß von der Mutter Spirochäten während der Gravidität auf die Placenta fetalis und auf die Nabelschnur übergehen können, ohne sofort in die fetale Blutbahn zu gelangen und den Fetus zu infizieren.* Das scheint uns besonders wichtig und bisher noch nicht genügend betont. Es kann dann zunächst zu einer *fetalen Placentarinfektion*[1]) oder *Nabelschnurinfektion* (lymphogener Natur, s. S. 28 u. 51) kommen. Dann genügte aber ein leichter mechanischer Druck, um Spirochäten von der Placenta in den fetalen Kreislauf zu pressen, ohne daß es zu größeren Gewebszerreißungen kommt. Die Eigenbewegung der Spirochäten begünstigt natürlich ihre Verschleppung. Verf. hatte früher, besonders im Anschluß an Mitteilungen von GÄRTNER betont, daß in der Periode, in der die Ablösung der Placenta sich vollzieht, dieser Übergang von Spirochäten besonders leicht statthat, während er heute glaubt, daß es die eigentliche Geburtsperiode ist, also die Wehen, besonders die Preßwehen sind, die leicht das morsche, pathologisch veränderte Gewebe der Placenta materna und fetalis dazu veranlassen, daß Spirochäten, sei es durch Pressung, sei es durch geringe Gewebszerreißung auf den fetalen Kreislauf übergehen können. Daß ein solcher Übergang von Bakterien gerade bei der Geburt möglich ist, scheint uns nach den Untersuchungen von SCHMORL, ASCHOFF, BUNGE, GEIPEL u. a. (Lit. bei RIETSCHEL, Jahrb. f. Kinderheilk. Bd. 70, S. 62) für die kongenitale Tuberkulose bei einem Teil der Fälle sichergestellt und es liegt kein Grund vor, dieselbe Vorstellung nicht auf die kongenitale Lues zu übertragen. So wird von der Mutter dem vielleicht bis zuletzt gesunden Kind als letztes Danaergeschenk die Spirochäten übertragen. Das Kind wird anscheinend gesund geboren, und erkrankt nach Wochen bzw. Monaten klinisch an seiner Lues. Nur durch eine solche Vorstellung wird uns der verschiedene Verlauf der kindlichen Syphilis verständlicher.

Es kommt auf das zeitliche Moment der Infektion an, und während in der Uterinperiode zu jeder Zeit ein Infekt des Fetus denkbar ist, je nachdem die Erkrankung der Placenta vorgeschritten ist, tritt bei der Geburt noch einmal die größte Infektionschance auf; hier finden viele Infektionen statt; daher werden die Kinder so oft gesund geboren, daher die Latenz (Inkubation). — Man könnte einwenden (PFAUNDLER, PFITZER, LANGE u. a. haben es getan), daß es auffällig sei, daß die Latenzzeit nicht in allen Fällen die gleiche sei, daß einmal der Ausbruch der Krankheit bald nach der Geburt, bald nach 3, einmal nach 5, ja einmal nach 8 Wochen und noch später stattfindet. Diesem Einwand möchte ich folgendermaßen begegnen: Die Virulenz des Syphiliserregers dafür verantwortlich zu machen, ist nicht wahrscheinlich. Wichtiger ist schon die Widerstandsfähigkeit (allgemeine Konstitution des Kindes, da wir wissen, daß das eine Kind leichter einem Infekt erliegt als das andere. *Die wichtigste und ausschlaggebende Rolle aber erkenne ich in dem quantitativen Grade der Infektion,* d. h. ob das Kind bei der Geburt von der Mutter mit viel, mit wenigen, ja vielleicht mit einer einzigen Spirochäte infiziert wird. Daß die Menge der Infektionserreger für den Verlauf der Infektion eine große Rolle spielt, darüber kann heute ein Zweifel nicht mehr möglich sein (FLÜGGE u. a.) und wir können uns sehr gut

---

[1]) Auf diese „fetale Placentarinfektion ohne Infektion des Feten" hat auch PFAUNDLER kurz aufmerksam gemacht (s. a. S. 28). Ich habe erst nach der Niederschrift durch nochmaliges Nachlesen davon Kenntnis erhalten.

vorstellen, daß bei einer Infektion, die mit vielen Spirochäten stattfindet, die
Generalisierung eine schnellere und die Inkubationszeit daher eine kürzere
sein kann als bei einer Infektion mit nur wenigen Spirochäten[1]). Besonders
liegen für die Tuberkuloseinfektion grundlegende Untersuchungen von
SCHIECK und KRUSIUS vor, wo, je nach der Infektionsmasse die Inkubation
von 1—40 Tagen schwanken kann. Der Einwand, daß die Latenzzeit beim
Säugling ebenso lang dauern müßte wie beim Erwachsenen, ist nicht stichhaltig, denn das kongenital infizierte Kind entbehrt eines cutanen Primäraffektes und über die Generalisierung des hämatogenen Infektes wissen wir
nicht viel. Und endlich kommt die große Widerstandsunfähigkeit des Säuglings gegen eine solche Infektion hinzu. Die Lues wie die Tuberkulose
stellt für das neugeborene Kind eine Krankheit dar, gegen die es sich weit
weniger zu schützen imstande ist als der Erwachsene. Diese sich täglich
wiederholende Erfahrungstatsache muß uns abhalten, die bei Erwachsenen
gemachten Beobachtungen ohne weiteres auf den Säugling zu übertragen.
Und für alle jene Fälle, die so schwer in das Schema hineinpassen, der alter-
nierenden kongenitalen Lues, wo auf ein luetisches Kind ein gesundes und dann
wieder ein luetisches Kind folgt, wo bei Zwillingen das eine syphilitisch ist,
das andere gesund bleibt, finden wir darin die Erklärung, daß es eben dem
Zufall überlassen ist, an welchem Termin das Kind von der Infektion ereilt
wird. Besonders wenn es sich um zweieiige Zwillinge mit getrennter Placenta
handelt, wird ein solcher Modus verständlich [JACOBOVICS[2])]. Gerade dadurch
sind die scheinbaren Ausnahmen am leichtesten zu erklären, gerade auch dadurch wird verständlich, daß eine Mutter, die postkonzeptionell mit Lues
infiziert wird, ein luetisches oder ein gesundes Kind gebären kann, weil die
Erkrankung der Placenta vielleicht noch nicht so fortgeschritten ist und es so
dem Zufall überlassen bleibt, ob nicht noch bei der Geburt Spirochäten auf
das Kind übertreten, wenn nicht schon intrauterin eine Infektion stattgefunden hat.

Diese Hypothese[3]) würde auch alle anderen klinischen Befunde erklären.
Sie würde auf die einfachste Weise das verschiedene Verhalten der Wa.R. und
das nachträgliche + Ergebnis beim Kinde dartun. Daß die Kinder oft so spät
infiziert würden, hätte dann einfach seinen Grund darin, daß die Syphilis der
Mutter eine leichte (bzw. latente) ist, wo es erst spät zu einer Placentarsyphilis
kommt und damit die Chance, daß das Kind der Infektion entgeht, sich vergrößert. Ich habe oben ausgeführt, daß alle anderen Erklärungen etwas Ge-
schraubtes haben. Daß Schutzstoffe, die von der Mutter übertragen werden,
den Ausbruch hindern, möchten wir ablehnen. Nichts, aber auch wirklich nichts
ist über solche Schutzstoffe bekannt. Noch unwahrscheinlicher ist es, anzunehmen, daß das Kind in utero schon eine Syphilis durchgemacht hat. Alle
klinischen Erfahrungen sprechen gegen eine solche Annahme.

[1]) Näher bin ich darauf in meiner Erwiderung auf Frl. PFITZER eingegangen, auf die
ich hier verweise (Zeitschr. f. Kinderheilk., Bd. 31, S. 293).

[2]) HOCHSINGER meint noch 1923, daß gerade für diese Tatsache eine befriedigende
Erklärung noch ausstehe.

[3]) FISCHL hat mich einst brieflich darauf aufmerksam gemacht, daß einen ähnlichen
Gedanken schon LORY geäußert hat, was PARROT in seinem Buch: Syphilis héréditaire et
le Rachitis 1886, Paris, mitteilt. PARROT sagt daselbst (S. 15): „M. ROBERT LORY dit, que
le foetus n'est contaminé qu'au moment de la séparation du placenta par le sang maternel
qui pénétrerait par la veine ombilicale. De la sorte se trouvent expliquées, suivant l'auteur,
la précocité et la gravité des affections du foie dans la syphilis héréditaire; mais ce qu'il
n'explique pas, c'est la développement parfois redoutable de lésions syphilitiques durant la
vie intrautérine; et cela suffit a rendre sa théorie inadmissible". Die Kritik PARROTS, daß
diese Annahme nicht für alle Fälle gelten kann, ist natürlich durchaus berechtigt; selbstverständlich gilt für uns die Infektion intra partum nicht für alle, sondern nur für die Kinder
mit deutlicher postnataler Latenzzeit.

Diese Hypothese hat viel Zustimmung, aber auch einzelne Ablehnung (STEINERT-FLUSSER, PFITZER, LANGE, NELKEN) erfahren. Es sei gestattet, darauf kurz einzugehen:

Frl. PFITZER, eine Schülerin PFAUNDLERs, wendet ein, daß, falls die Infektion während der Geburt öfters stattfinde, dann ein Ansteigen der Krankheitserscheinungen während der 4. bis 6. Woche sich bemerkbar machen müßte, was sie nicht bestätigen kann. Ich hatte diesen Anstieg in der Tat behauptet und könnte mich hier auf so erfahrene Autoren, wie HEUBNER und HOCHSINGER (Wien. klin. Wochenschr. 1923) berufen. Auch L. F. MEYER ist dieser Ansicht (Dissertation von HELLMUTH OPPENHEIMER, Berlin). Ich gebe völlig zu, daß er schwer zahlenmäßig zu erweisen ist. Wer will aber sicher sagen, an welchem Tag ein Symptom, wie z. B. der Schnupfen zuerst auftritt. Sicher ist die Inkubationszeit bei der angeborenen Syphilis viel kürzer als beim Erwachsenen, denn wir haben ja hier eine *hämatogene Infektion durch das Nabelschnurblut und keine cutane.* Und endlich spielt die „Massivität" der Infektion eine Rolle. Schon deshalb sind beide Infektionen nicht gleichzusetzen, um etwa den gleichen Infektionstermin zu verlangen. Ich muß hier auf meine Arbeit gegen Fräulein PFITZER verweisen.

LANGE, der sich gegen meine Theorie wendet, bringt folgende Statistik von 53 Fällen:

<pre>
            1. Woche   4mal
            2.   „   4 „
            3.   „   1 „
       4.— 6.   „   17 (!) mal
       7.— 9.   „   8mal
      10.—12.   „   13 „
       5.— 6. Monat   6 „
</pre>

Diese Statistik spricht doch für meine Auffassung. Ich habe aus meinen 190 Fällen, die ich besonders in Dresden gesehen habe, folgende Statistik berechnen lassen (Doktordisseratation ERWIN MÜLLER):

<pre>
            1. Woche   13mal
            2.   „   22 „
            3.   „   17 „
       4.— 5.   „   30 „
       6.— 8.   „   37 „
            3. Monat 27 „
       4.— 5.   „   10 „
</pre>

Doch ich gestehe offen, daß ich auf diese „statistischen Beweise" nicht allzuviel Gewicht lege, da es tatsächlich gar nicht exakt festzustellen ist, wann ein Symptom „zuerst" aufgetreten ist, besonders wenn man noch die Angaben der Mutter hinzuziehen muß.

KLAFTEN (a, b, c) ist nachdrücklich auf Grund anatomischer, klinischer und serologischer Untersuchungen dafür eingetreten, daß der diaplacentare Übertritt von Spirochäten auf das Kind nur bei „intakter" Haftung der Placenta erfolge und nicht in der Zeit, in der die Placenta sich losreiße. Wer die Arbeiten KLAFTENs und seiner Mitarbeiter sorgfältig prüft, wird nicht umhin können, mit KLAFTEN zuzugestehen, daß in der Tat wohl viele Kinder, deren Syphilis eine Latenzzeit durchmacht, dicht vor und während der Geburt infiziert werden, und ich stehe nicht an, zuzugeben, daß ich im großen ganzen heute, je mehr ich die ganze Frage durchdacht habe, die Auffassung — wenigstens für die Mehrzahl dieser bezeichneten Fälle — teile, daß eine „nachweisbare Vermischung mütterlichen und fetalen Blutes" nicht so häufig ist, wie ich früher annahm.

Es sei aber erlaubt, in eigener Sache einiges zu bemerken. Als ich im Jahre 1909 die Arbeit über den Infektionsmodus bei der kongenitalen Syphilis schrieb, lagen noch sehr wenige Untersuchungen über die Spirochäte in der Placenta vor. Ich wollte in dieser Arbeit ganz besonders die klinische Eigentümlichkeit erklären, daß so viele Kinder, die klinisch erst spät, oft nach Wochen nach der Geburt an einer Lues erkranken, die sie zweifellos von der Mutter erworben haben. Deshalb nahm ich mit guten Gründen an, daß gerade während der Geburt die Infektion stattfände, und daß daher das Freibleiben die Inkubationszeit darstellen müsse. Ich habe in der Tat in der ersten Arbeit den Nachdruck auf die Zeit der Ablösung der Placenta gelegt, besonders im Anschluß an GÄRTNER, habe aber schon damals und später immer wieder betont, daß schon Tage vor der Geburt und ganz besonders während der Geburt die Wehentätigkeit und der Druck des Uterus auf die Placenta genüge, um leichter eine embolische Verschleppung der Spirochäten auf den Fetus zu bedingen. *Immer habe ich behauptet, daß es eben die Geburt in ihrer ganzen Ausdehnung ist, die besonders günstige Momente für die Infektion schafft,* denn durch die Geburt wird das erkrankte Organ der Placenta gewalkt, geknetet und dabei zerreißt natürlich ein erkranktes Gewebe sehr viel leichter oder es werden Spirochäten mobilisiert. Dazu kommt die aktive Eigenbeweglichkeit der Spirochäte, die eine Verschleppung erleichtert. Ich möchte heute sogar annehmen, daß gar nicht immer vom mütterlichen Gewebe ein Übergang von Spirochäten erfolgen muß, sondern daß es auch eine isoliert syphilitische fetale Placentarinfektion (ohne Infektion des Kindes) gibt und daß bei der Geburt auch einmal nur vom fetalen Teil der Placenta embolisch Spirochäten fortgeschleppt werden. Daß aber in der Nachgeburtsperiode gar keine Infektion stattfinden soll, muß ich entschieden gegen Klaften in Abrede stellen, denn eine Vermischung von Blut der Mutter mit dem des Kindes kommt sicher vor. Dafür sprechen die Fälle von Boas, Rietschel und manch anderen. Sie mag seltener sein als ich früher annahm. Ich verstehe aber Klaften nicht, wenn er meine Hypothese völlig mit der von Esch identifiziert, der nur auf mir aufbaut und noch weiter geht, so daß dann Klaften sich gegen mich erklärt. Denn die Annahme Eschs, daß eine Infektion des Fetus sogar durch das Blut der Mutter erfolgen kann ohne Erkrankung der Placenta, erscheint mir viel zu weitgehend. Die Spirochäte ist ein Gewebs- kein Blutparasit. Für mich war die Hypothese der Infektion intra- bzw. sub partum eine Erklärung für das eigentümliche klinische Verhalten der angeborenen Lues und diese Hypothese wird heute von dem größten Teil der Fachleute anerkannt [1]).

Ich lerne gern zu und habe aus den Arbeiten Klaftens [2]) gelernt, aber doch nur das, daß er meine Hypothese von der diaplacentaren Übertragung während der Geburt bestätigt und nur den Nachdruck auf die Geburt, nicht auf die Nachgeburtsperiode legt. Das ist kein Gegensatz; denn ich spreche von der „Infektion intra partum" und habe darunter stets die Geburt in ihrer ganzen Ausdehnung gemeint. Da aber auch in der Nachgeburtszeit noch eine Gefahr der Übertragung vorhanden ist, besteht eigentlich kein prinzipieller Gegensatz zwischen uns, und meine Empfehlung der frühzeitigen Abnabelung (ebenso Esch) besteht bei wassermannpositiver Mutter immer noch zu Recht, denn es wäre ganz falsch, auf Grund einiger Befunde eine solche unschädliche, klinische Sache zu versäumen, mag auch wirklich von mir diese Gefahr in ihrer Häufigkeit anfangs überschätzt worden sein.

Außerdem ist es natürlich ein Wortstreit, ob die diaplacentare Infektion des Fetus bei „intakter" oder nicht „intakter Haftung" der Placenta stattfindet. Daß in der Gravidität jederzeit ein Übergang von Spirochäten stattfinden kann, habe ich stets betont. Daß aber durch mechanische Verhältnisse (Kontraktion des Uterus, Walken der Placenta) leichter ein Übergang von Spirochäten auf das Kind zustande kommt, ist ebenso sicher; dabei kann die Spirochäte evtl. direkt in das Gewebe hineingepreßt werden, wobei die Placenta intakt bleibt, aber ebenso können kleine Läsionen und Gewebszerstörungen in der Placenta (materna et foetalis) vor sich gehen, die diesen Übergang von der Mutter auf den Feten bewerkstelligen. *Das Entscheidende ist für mich der günstige Infektionstermin kurz vor und während der Geburt; diese Tatsache habe ich von jeher betont; alles andere kommt in zweiter Linie.* Ich sehe also bei Klaften keinen prinzipiell neuen Gedanken für diese Frage. Wir haben bei der Placenta vielleicht ähnliche Verhältnisse wie beim Hoden, wo auch leicht bei besonderen Umständen Spirochäten durch das Epithel gelangen und in die Abflußkanäle (Samenstrang, Blutbahn) kommen. Darauf weist neuerdings Matzenauer 1925 hin. Sicher ist aber meines Erachtens die hämatogene Infektion nicht die einzige, sondern es kommt noch eine lymphogene Infektion durch die Nabelschnur vor. Davon wird am Schluß ausführlich noch zu reden sein (s. S. 50/51).

Gräfenberg hat, von gleichen Gesichtspunkten ausgehend, daß die Syphilis der neugeborenen Kinder jenen doppelten Typus zeigt, die Hypothese aufgestellt, daß diese anscheinend gesund geborenen Kinder, bei denen oft die Coryza das erste manifeste Symptom darstellt, sich bei der Geburt an der Mutter infizierten. Er hält die Coryza geradezu für den Primäraffekt. Daß Infektionen während der Geburt vorkommen, mit später sichtbaren Primäraffekten beim Kinde, ist oft beschrieben worden [3]). Die Gräfenbergsche

---

[1]) Die Ansicht, daß deshalb die Kinder gesund geboren werden, weil sie intrauterin schon eine Syphilis durchgemacht haben, schlägt allen klinischen Erfahrungen so ins Gesicht, daß man sie ernsthaft nicht diskutieren kann.

[2]) Klaften möchte anscheinend die „Latenzzeit" der betreffenden Säuglinge so erklären, daß durch die mangelhafte Bildungsfähigkeit von Antistoffen der Säugling negativ zunächst reagiert. Eine solche Auffassung möchte ich ablehnen. Ich habe ausgeführt, daß der manifest luetische Säugling ebenso häufig eine positive Wassermannsche Reaktion gibt wie die Lues II der Erwachsenen. Nur in der Primärzeit, d. i. die Inkubationszeit, ist die Wa.R. noch negativ, wie beim Erwachsenen.

[3]) Hunter hat seinerzeit die ganze angeborene Syphilis nur auf diese bei der Geburt stattfindenden Infektionen zurückführen wollen und damit viel Verwirrung in die ganze Frage gebracht. Fischl stellt meine Hypothese der Infektion „intra partum" in Parallele mit der Hunterschen Vorstellung der Infektion „en passage", was nur auf einem völligen Mißverstehen meiner Arbeiten beruhen kann. Diese beiden Infektionsmodi sind prinzipiell verschieden.

Erklärung wird den klinischen Tatsachen aber nicht gerecht. Ganz abgesehen davon, daß es im höchsten Maße auffallend wäre, daß dieser Primäraffekt so ganz besonders häufig nur als Schnupfen erscheine und nicht an den Kopf und am Wangen auftrete, handelt es sich bei diesen Fällen gerade sehr oft um sog. COLLES-Mütter, die sonst klinisch als Beweis für eine Übertragung ex patre herangezogen werden, sie müßten also nach der Auffassung GRÄFENBERGS selbst syphilitisch sein. Nimmt er aber das an, dann ist nicht recht einzusehen, warum er sich einen so komplizierten Modus der Übertragung vorstellt. Die Hypothese GRÄFENBERGS ist, so viel ich weiß, von allen Autoren, die sich darüber geäußert haben, abgelehnt worden (NEISSER, RIETSCHEL, MATZENAUER, FINKENER und NEUBAUER, BAB usw.). Aber der Gedanke, einen Unterschied im Infektionsmodus zu machen, ist durchaus richtig. Nur scheint mir die Frage durch die von uns oben gegebene Erklärung weit einfacher und besser gelöst zu sein.

Daß eine *dauernde* negative Wa.R. bei einem wirklich syphilitischen Kinde vorkommt, erscheint uns nicht wahrscheinlich. Aus der Literatur sind uns solche Fälle nicht bekannt.

b) Bei dauernd fehlender Lues des Kindes (gesundes Kind).

Hier handelt es sich um ein gesundes Kind einer luetischen, wassermann-positiven Mutter — eine Tatsache, die immer wieder beobachtet wird und die nichts Besonderes darstellt. Manche Forscher, wie RABINOWITSCH, wollen annehmen, daß auch diese Kinder latent luetisch sind. Das ist sicher falsch, denn die intrauterine Infektion des Fetus durch seine syphilitische Mutter ist ein fakultativer, kein obligater Vorgang.

I. 2. Wa.-R. bei Mutter positiv, bei Kind positiv.

a) Bei vorhandener Lues des Kindes.

Reagieren Mutter und Kind mit einer positiven Wa.R. und trägt dabei das Kind noch deutliche syphilitische Symptome, so sind sowohl Mutter wie Kind als sicher luetisch infiziert zu betrachten. Eine Entscheidung, ob dabei die Mutter stets primär infiziert ist und so die Syphilis auf das Kind übertragen hat, oder ob die vom Vater herstammende und auf das Kind übertragene Lues auf die Mutter übergegangen ist, gibt diese Tatsache nicht. Doch kommt dieser Fall besonders häufig bei sicherer klinischer Lues der Mutter (Sekundärstadium) vor.

Sodann kann es sich um eine wirkliche Syphilis des Kindes ohne Symptome handeln, die aber latent geblieben ist. Dafür sprechen in der Tat manche Beobachtungen. Ich erinnere noch daran, daß in Luetikerfamilien öfters Kinder eine Wa.R. darbieten, die angeblich, wenigstens soweit die Anamnese der Eltern uns Aufschluß gibt, niemals Symptome von Syphilis gehabt haben. Viele Autoren (F. LESSER und CARSTEN, STEINERT-FLUSSER, PFAUNDLER u. a.) nehmen nun in der Tat an, daß in solchen Fällen ein latenter Verlauf von Syphilis statt-hat und daß dann erst später die Lues in irgend einer Form manifest werden kann (Lues tarda). Besonders führen STEINERT und FLUSSER einige Fälle von Säuglingen nach der Geburt an, in denen Monate hindurch die Wa.R. positiv blieb, die Säuglinge während dieser Zeit genau beobachtet wurden, aber nie Zeichen von Syphilis boten; allerdings muß hinzugefügt werden, daß ein Teil dieser Kinder beim ersten Auftreten der positiven Wa.R. mit Hg behandelt wurde, so daß dadurch der Ausbruch der Symptome verhindert worden sein kann. Auch PFAUNDLER hält die Möglichkeit für gegeben, daß die positive Wa.R. das einzige Zeichen einer kongenitalen Lues sein kann. Es kann allerdings gar nicht genügend darauf hingewiesen werden, was auch FINKELSTEIN (b) in der Diskussion zu F. LESSERs Vortrag betonte und was Verfasser aus eigenen Erfahrungen bestätigen kann, daß die Syphilis der Neugeborenen oft nur geringe Erscheinungen macht, die spontan abheilen, so daß scheinbar eine völlig latente Lues im Säuglingsalter besteht.

So sahen wir ein Kind, das anfangs ganz unverdächtig schien. In der 7. Woche leichtes Schniefen und vereinzelte papelähnliche Effloreszenzen im Gesicht. Da ein Verdacht auf Syphilis bestand, wurde die Wa.R. gemacht, die positiv ausfiel. In den nächsten Tagen spontanes Abheilen der Effloreszenzen, ohne daß eine Behandlung eingesetzt hatte. Keine weiteren Zeichen von Lues. Wa.R. weiter positiv. Hier wäre klinisch außerordentlich leicht der Ausbruch der kongenitalen Syphilis übersehen worden. Auch Dollinger und Schwabacher weisen darauf hin.

Die ganze Frage bedarf aber noch weiterer Untersuchung. Vor allem erscheint es notwenig, die sog. gesund erscheinenden Kinder aus Luetikerfamilien wiederholt klinisch und serologisch auf eine evtl. bestehende Lues zu untersuchen, wie dies Linser zum Teil schon getan hat.

b) Bei dauernd fehlender Lues des Kindes.

Der Fall, daß bei einer mit Wa.R. positiv reagierenden Mutter sich im Nabelvenenblut oder auch im Blute des Kindes, dem einige Tage nach der Geburt dies entnommen wird, der komplementbildende Körper findet, das Kind nicht nur vorübergehend, sondern auch dauernd frei von luetischen Erscheinungen bleibt, ist von mehreren Autoren beschrieben (Rietschel, Thomsen und Boas, Steinert-Flusser u. a.).

In diesem Fall wäre es möglich, daß es sich um eine passive Übertragung dieser Stoffe von Mutter und Kind handelte. Ich habe allen Grund bei einem Fall, den ich selbst beobachtete, diesen Modus anzunehmen, denn die Wa.R., die bei der Geburt des Kindes positiv war, verschwand nach einiger Zeit wieder.

Eine sichere, aber behandelte Luetica bringt ein anscheinend gesundes Kind zur Welt. Am zweiten Tage nach der Geburt wird bei Mutter und Kind die Wa.R. gemacht, die bei beiden positiv ausfällt. Das Kind entwickelt sich sehr gut, bleibt völlig gesund. Im Alter von $3^1/_2$ Monaten sehe ich das Kind wieder, jetzt Wa.R. negativ. Kind dabei vollkommen gesund und unverdächtig. Auch Thomsen und Boas, Esch u. a. haben gleichartige Fälle gesehen.

Ich deutete den Fall folgendermaßen: Es ist für einen Teil der Fälle wohl möglich, daß während der Geburt bei der Ablösung der Placenta ein Teil des mütterlichen Blutes in die Nabelschnurvenen tritt, damit erhält das Kind auch das Blut der Mutter und den komplementbildenden Körper. Ein Übergang von Spirochäten hatte indes nicht stattgefunden, zu einer Infektion war es nicht gekommen. Dieser Körper wird aber, da er passiv übertragen, nach einiger Zeit ausgeschieden, das Kind bleibt sonst aber gesund. Man muß immer bedenken, daß manche Wassermannsche Reaktionen, die mit dem Nabelschnurblut der Neugeborenen gemacht sind, nicht einwandfrei in dem Sinne sind, daß sie sicher reines Blut der Neugeborenen darstellen. Theoretisch ist in der Nabelschnur selbstredend rein fetales Blut. Während der Geburt kann ihm aber mütterliches Blut beigemischt sein, besonders häufig nach der Geburt, bevor die Abnabelung erfolgt und die Placenta sich ablöst. Das Blut, das man dann aus der durchschnittenen Nabelschnur zur Wa.R. nimmt, kann daher eine Mischung mit mütterlichem Blute darstellen. Vielleicht ist dieser Hinweis geeignet, manche divergente Angaben in der Literatur besser zu verstehen. Auch Thomsen und Boas sowie andere Autoren beobachteten solche Fälle, wo das Kind bei der Geburt positive Reaktion gab, gesund blieb und nach einiger Zeit wieder negative Reaktionen erkennen ließ. Obwohl Thomsen und Boas auf die Möglichkeit der passiven Übertragung des Wa.R.-Körpers hinwiesen [1], halten sie diese Möglichkeit nicht für wahrscheinlich, und zwar aus dem Grunde, weil in zwei Fällen (von 4 Fällen, die sie beobachteten) die Menge der reagierenden Stoffe in 0,2 ccm Serum bei Mutter und Frucht fast genau die gleiche war (in den beiden anderen Fällen enthielt allerdings das Serum der Mutter viermal, ein

---

[1] Thomsen und Boas, sowie Verfasser haben diese Annahme unabhängig voneinander fast gleichzeitig geäußert.

andermal zweimal mehr reagierende Stoffe als das Kind). Ein solches Verhältnis ist aber nach THOMSEN und BOAS kaum denkbar, wenn nur einige Kubikzentimeter positiv reagierenden Blutes sich mit der gesamten Blutmenge des nicht reagierenden Kindes mischen sollten. Eine andere Erklärung vermögen allerdings auch sie nicht zu geben. Insbesondere halten sie es nicht für wahrscheinlich, daß man diese Kinder als latent syphilitisch betrachten müsse, zumal sie ja nicht nur klinisch gesund sind, sondern auch ihre Wa.R. sich dauernd negativ verhält. Dagegen ist wohl folgendes einzuwenden: Bei allen vier Kindern von THOMSEN und BOAS ist die Wa.R. mit dem Nabelstrangblut ausgeführt. Kommt es zu einem Übergang vom mütterlichen zum fetalen Blute überhaupt, so wird besonders im Nabelstrang das mütterliche Blut in konzentrierterer Form vorhanden sein als im übrigen Körper des Kindes, zumal dieser Übergang meist kurz vor der Abnabelung erfolgt. Der Schluß, den tatsächlich die beiden Autoren ziehen, erscheint wohl nicht gerechtfertigt, und es bleibt nach wie vor die oben gegebene Erklärung eines passiven Übergangs von Stoffen aus dem Blut der Mutter auf das Kind bestehen.

Neuere Untersuchungen KLAFTENS sprechen aber durchaus für die Möglichkeit einer solchen passiven Übertragung des Wassermannkörpers. Freilich betont KLAFTEN dabei, daß dies Ereignis nicht häufig vorkomme.

II. 1. Wa.R. bei Mutter negativ, bei Kind negativ.

a) Bei vorhandener, meist klinisch später auftretender, Lues des Kindes.

Für dieses Vorkommnis sind in der Literatur Beispiele vorhanden. So erwähnt z. B. TUGENDREICH einen Fall, wo bei negativer Wa.R. der Mutter erst 14 Wochen nach der Geburt die ersten klinischen Erscheinungen beim Kinde auftraten. Wie wichtig diese Fälle klinisch sind, wird an solchen Beispielen klar. Auch wir haben solche Fälle beobachtet, z. B.:

Erstgebärende wird uns von der Frauenklinik am 10. Tage nach der Geburt als Amme mit Kind zugeschickt. Mutter und Kind auf Syphilis unverdächtig. Bei Mutter und Kind Wa.R. negativ. Nach 10 Wochen stellt sich bei dem Kinde ein chronischer Schnupfen ein, allmähliches Auftreten von flächenhafter Infiltration des Gesichtes, besonders der Lippengegend. Verdacht auf Lues. Wa.R. beim Kinde jetzt positiv. Hier ergab die weitere anamnestische Nachforschung, daß die Mutter früher eine spezifische Infektion durchgemacht und mit Quecksilber behandelt war.

Ich habe kürzlich wieder einen solchen Fall gesehen und von anderen Autoren sind solche beschrieben worden.

b) Bei dauernd fehlender Lues des Kindes (gesundes Kind).

Hier ist das Kind sicher als gesund anzusehen, gleichviel ob die Mutter Lues hat oder nicht.

II. 2. Wa.R. bei Mutter negativ, bei Kind positiv.

a) Bei vorhandener Lues des Kindes.

Diese Fälle zeigen an, daß eine Lues des Kindes mit positiver Wa.R. bei negativer Wa.R. der Mutter vorkommt, daß also ein einfacher Übergang des komplementbildenden Körpers vom Kinde zur Mutter normalerweise nicht statthat, sondern daß hier der Wassermannkörper im Organismus des Kindes gebildet worden ist. Daß ein geringer Teil von Müttern syphilitischer Kinder eine negative Wa.R. zeigt, hat nichts Wunderbares an sich, wenn wir an die Erfahrungen bei Syphilis überhaupt denken. Interessanterweise stellen nicht etwa jene COLLES-Mütter, besonders wenn sie kurz nach der Geburt untersucht werden, das größte Kontingent für diese Wa.R.-freien Fälle, sondern meist sind es Frauen, deren Syphilis sichergestellt ist, die aber behandelt sind. Jedenfalls können gerade solche Fälle daher nicht für die Hypothese der Übertragung ex patre angeführt werden. Einen solchen Fall hat Verfasser einmal selbst beobachtet. Ausführlich teilte jüngst VARO aus Budapest 2 solche Fälle mit. Hier hatten die Mütter während der Schwangerschaft, Geburt und Wochenbett negative Wa.R., das Nabelschnurblut aber gab positiven Ausschlag. Diese Fälle sprechen in der Tat auch gegen die These ESCHS, „daß der seropositive Ausschlag beim Kinde auch eine positive Reaktion des mütterlichen Blutes voraussetzt". Auch SCHUMANN und BARNES, DE BUYS und KLAFTEN (b) teilen solche Fälle mit. Sie mögen selten sein, aber sie kommen sicher vor, daran ist nicht zu zweifeln.

In *manchen* Fällen kann wohl auch die WASSERMANNsche Reaktion das einzige Zeichen der vorhandenen Syphilis des Kindes sein.

Die Erklärung für diese Fälle, die wohl nicht häufig vorkommen, die aber theoretisch durchaus möglich sind, ist wohl die, daß eine Infektion des Fetus stattgefunden hat, daß es auch zu einer positiven Wa.R. beim Fetus gekommen ist, ohne daß klinische Erscheinungen vorhanden sind. In *gewissen* Fällen kann nämlich die positive Wa.R. beim Säugling den klinischen Erscheinungen öfters einige Zeit vorangehen. STEINERT und FLUSSER weisen auf solche Fälle hin. Wir selbst haben allerdings nie beobachtet, daß beim unbehandelten Säugling die positive Wa.R. in den ersten Wochen das einzige klinische Zeichen der Lues bleibt, halten diese Tatsache aber nach den Beobachtungen anderer Autoren (STEINERT und FLUSSER, PFAUNDLER) für möglich. Das wären dann jene Fälle, bei denen die angeborene Lues erst in der späteren Kindheit manifest würde (sog. „echte" Lues tarda).

b) Bei dauernd fehlender Lues des Kindes.

Eine dauernd positive Wa.R. bei sicher fehlender Lues des Kindes kommt nach unserer Erfahrung nicht vor.

Zusammenfassung.

Fassen wir die Ergebnisse, soweit sie für das vorliegende Problem von Wichtigkeit sind, zusammen, so ergibt sich:

1. Die pathologische Anatomie und die Statistik machen es wahrscheinlich, daß frühzeitige Aborte bei der Lues gar nicht oder nur sehr selten vorkommen, daß vom 5. Monat ab die Frühgeburt häufiger auftritt und im 7. Monat ihr Maximum erreicht.

2. In der Placenta finden sich bei syphilitischen Kindern stets sowohl im mütterlichen wie im fetalen Anteil Spirochäten. Doch sind diese im mütterlichen Anteil in verschwindend geringer Menge gegenüber dem fetalen Anteil anzutreffen. Der Fetus stellt für die Spirochäte einen weit besseren Nährboden dar, als die Placenta.

3. Die Spirochätenbefunde haben ergeben, daß wohl alle Mütter, die syphilitische Feten oder Kinder zur Welt bringen, selbst Spirochätenträger und damit auch syphilitisch sind.

4. Dem Sperma bzw. dem Sekret der Prostata und Samenbläschen können Spirochäten beigemischt sein. Diese Sekrete sind demnach beim Luetiker unter Umständen als infektiös zu betrachten.

5. Während der Schwangerschaft und der Geburt findet sich in einem besonders hohen Prozentsatz die WASSERMANNsche Reaktion; doch ist darauf

zu achten, daß bei unpfleglicher Behandlung, besonders des Retroplacentarblutes, auch unspezifische positive Reaktionen vorkommen.

6. Die Prüfung der Wassermannschen Reaktion bei der Mutter ergibt, daß etwa 90% der Mütter, die luetische Feten und Kinder zur Welt bringen, kurz nach der Geburt eine Hemmung der Hämolyse zeigen, gleichviel ob die Mütter syphilitische Symptome zeigen oder nicht. Diese Zahl erhöht sich gerade bei jenen Müttern, die symptomlos sind (sog. „Colles-Mütter") auf fast 100%. Außerdem weisen auch jene Mütter, die bei syphilitischem Kinde eine negative Reaktion geben, im maternen Anteil Spirochäten auf. Die Wa.R. gibt also eine Bestätigung der Anschauung, daß die Mütter syphilitischer Kinder selbst syphilitisch sind. Die Wa.R. bei syphilitischen Säuglingen ergibt, daß der erste manifeste Ausbruch der Syphilis beim lebenden Kinde stets mit einer positiven Reaktion einhergeht. Zugleich kann festgestellt werden, daß der Wassermannkörper normalerweise die intakte Placentarscheidewand nicht durchbricht und daher der Wassermannkörper in dem Organismus gebildet wird, in dessen Blut er sich findet.

Es ist wahrscheinlich, daß die Infektion des Kindes längere oder kürzere Zeit vor der Geburt, öfter aber gerade während der Geburt stattfindet (Infektion intra partum). Die letzteren Kinder machen postnatal eine gewisse Latenzzeit durch.

Aus diesen Feststellungen krystallisieren sich als wichtigste Tatsachen heraus:

1. *die Infektiosität des Spermas und*
2. *die feststehende Syphilis aller Mütter syphilitischer Neugeborener.*

Auf den ersten Punkt wird später einzugehen sein. Was den zweiten Punkt angeht, so stehen dieser Annahme eigentlich nur die sog. „Ausnahmen des Collesschen Gesetzes" entgegen.

d) Kritik der „Ausnahmen des Collesschen Gesetzes".

Die einzige Tatsache, die in der Tat gegen eine Syphilis der Mutter eines syphilitischen Neugeborenen ins Feld geführt werden kann, sind die sog. *Ausnahmen des Collesschen Gesetzes.* Denn bei negativer Wa.R. der Mutter, bei negativem Spirochätenbefund der Placenta, bei negativem klinischen Befund der Mutter und sicherer Syphilis des Kindes wird ein absolut stringenter Beweis einer vorhandenen Syphilis der Mutter nicht zu führen sein. Daß diese negativen Feststellungen allerdings eine Syphilis der Mutter nicht ausschließen, ist genügend betont worden. Aber solche Fälle geben den Vertretern der paternen Übertragungslehre einen scheinbaren Rückhalt. Und Finger und Hochsinger fußen gerade auf diesen Fällen, um den Infektionsmodus ex patre zu verteidigen. Unter Ausnahmen des Collesschen Gesetzes sind nach heutiger Anschauung jene Mütter zu verstehen, die bei sicher syphilitischer Frucht klinisch und anamnestisch völlig frei von Syphilis gefunden werden, die auch einen negativen Wassermann darbieten und die, sei es vom Kind, sei es von anderer Seite (Ehemann usw.) bald nach der Geburt mit Syphilis infiziert werden und mit einem typischen Primäraffekt und Sekundärerscheinungen erkranken. Die große Frage ist nun die: Kommen solche Fälle wirklich vor? In der Literatur sind eine Reihe von Fällen, zum Teil von hervorragenden Syphilidologen beschrieben worden, die in der Tat diese Ausnahmen zu bestätigen scheinen (s. S. 13).

Matzenauer (b) hat in ausführlicher Kritik alle diese Annahmen des sog. Collesschen Gesetzes nicht auf Neuinfekte, sondern auf sog. Lokalrezidive (synonyme Namen: cancriforme Papel, Solitärinfekt, Pseudosklerose, Monorezidiv u. a.) zurückgeführt. Man wird Matzenauer völlig zugeben, daß wohl ein großer Teil der Fälle damit seine Erklärung findet. Für die Fälle, die dann noch übrig bleiben, habe ich versucht, dadurch eine plausible Erklärung zu geben, daß es sich hier um eine Superinfektion handeln könne. Auch Bruck hat in einer Entgegnung gegen F. Lesser die gleiche Ansicht geäußert [1]. Dabei verstehen wir unter Superinfektion im Gegensatz zur Reinfektion eine erneute Infektion mit Spirochäten bei noch vorhandener Syphilis des Neuinfizierten. Solche Superinfektionsfälle sind von Lipschütz beschrieben worden und auch die ältere Literatur (Stern, Hochsinger, Hutchinson) kennt eine solche Reihe von Superinfektionen. Auch in der neueren Literatur wird über solche Superinfektionen berichtet [Siemens [2])]. Freilich verläuft stets eine Superinfektion nicht in gleicher Weise wie die Erstinfektion.

Aber gleichviel wie die Dinge stehen, dürfen wir sicher sagen, daß die Ausnahmen des Collesschen Gesetzes sehr wohl eine Erklärung finden können, auch wenn wir die Mütter als syphilitisch ansehen. Ein Teil wird sicher durch sog. Lokalrezidive dargestellt. Für einen anderen Teil möchten wir wohl echte Superinfektionen annehmen. Ich muß davon absehen, in eine Einzelkritik all der Fälle einzutreten, hier sei auf die Arbeit Matzenauers verwiesen, nur sei es erlaubt, auf zwei von Gaucher [3]) beschriebene Fälle näher einzugehen, da sie von Hochsinger noch kürzlich als „sichere" Ausnahme des Collesschen Gesetzes bezeichnet werden.

Der erste Fall ist im Jahre 1907 von Gaucher (b) mitgeteilt. Eine Frau kommt mit zwei typischen Sklerosen an der Brust und beginnender Roseola in die Klinik. Ihr Kind ist 9 Monate (!!) alt und hat eine Syphilis. Die Erscheinungen des Kindes waren vor etwa 1 Monat aufgetreten, also etwa 4 Wochen vor der Mutter. Gaucher hält die Lues des Kindes für eine kongenitale, was mir sehr zweifelhaft ist. Bei der Geburt soll (!) das Kind Blasen gehabt (Pemphigus benignus?), dann aber bis zum 6. Monat keine Symptome gezeigt haben; dann trat Schnupfen und syphilitischer Ausschlag auf. Um die für dies Problem ungeheuer wichtige Tatsache der Ausnahmen des Collesschen Gesetzes festzustellen, ist dieser Fall nicht beweisend; denn es bestehen an der kongenitalen Syphilis des Kindes die größten Zweifel.

Der zweite Fall Gauchers (a) ist im Jahre 1916 veröffentlicht. Der Ehegatte hatte 3 Jahre vor der Ehe eine Syphilis, war aber 2 Jahre vor der Heirat ohne Symptome. Das Kind ist bei der Geburt frei von Erscheinungen und bietet etwa 3 Wochen nach der Geburt die ersten Erscheinungen von Syphilis dar (Rhagaden an den Lippen usw.). Bei der Mutter, die ihr Kind stillt, erscheinen an der linken Mamma nach 2 Monaten 2 syphilitische Primäraffekte, gefolgt von Achseldrüsenschwellungen und Roseola. Der Vater bietet äußerlich keine Zeichen von Lues.

Der Fall ist in der Tat sehr interessant, aber leider fehlt die Untersuchung des Blutes mittels der Wa.R. Nur wenn die Wassermannsche Reaktion bei der Geburt des Kindes bei der Mutter negativ gewesen wäre und später positiv, wäre der Fall beweisend; so bleibt immer die Erklärung übrig, die schon Matzenauer und Rietschel für alle jene sog. Ausnahmen gegeben haben, daß es sich entweder um ein Monorezidiv oder um eine echte Superinfektion handeln konnte. Denn der Beweis, daß die Mutter dieses syphilitischen Kindes wirklich vorher nicht syphilitisch war, ist mit den Hilfsmitteln, wie sie uns heute zur Verfügung stehen, nicht geführt worden. Wir können daher auch diesem Fall trotz der Autorität Gauchers nicht die Beweiskraft zuerkennen, die ihm der französische Autor beimißt.

---

[1]) Als erster hat wohl Hutchinson im Jahre 1896 in einer Diskussionsbemerkung gegen Ogilvie in einer Sitzung der Londoner Roy. med. and Chir. Soc. (28. I. 96) die gleiche Ansicht ausgesprochen. Ich habe erst jetzt bei der Durcharbeitung der Literatur davon Kenntnis erhalten.

[2]) Ich weiß, daß der Begriff der Superinfektion bei der Syphilis durchaus umstritten ist; ich fühle mich nicht Fachmann genug, um hier mitzureden. Da aber von einer Reihe von führenden Autoren eine Superinfektion angenommen wird, so könnten gerade dadurch eine Reihe von Ausnahmen des Collesschen Gesetzes ihre Erklärung finden. Besonders möchten wir auf die neuen Versuche von Kolle und Evers über Superinfektion bei Kaninchen hinweisen. Dtsch. med. Wochenschr. 1926. S. 557.

[3]) Gaucher führt ferner für die Übertragung der väterlichen Syphilis, die er für gar nicht selten hält, auch die Tatsache an, daß er kongenital-syphilitische Kinder kennt, deren Mütter eine negative Wa.R. geben. Es bedarf wohl keines besonderen Hinweises, daß eine negative Reaktion sehr wohl mit einer latenten Lues einhergehen kann.

Von allen Fällen, besonders aus der Zeit nach der Entdeckung der Wassermannschen Reaktion macht der von Selenew 1910 mitgeteilte Fall einer Erklärung am meisten Schwierigkeiten. Leider habe ich die Arbeit nicht im Original lesen können, da sie in einer russischen Zeitschrift erschienen ist. Die Krankengeschichte ist kurz folgende: Der Vater hat eine ältere Lues. Das Kind zeigt ein papulöses Exanthem an Händen und Fußsohlen, das sicher luetisch ist. Vater und Kind geben positive Wa.R., die Mutter negative Wa.R. Die Mutter stillt das Kind und erkrankt an 2 Primäraffekten. Eine Erklärung vermag ich ohne genaue Kenntnis der Arbeit und Analyse des Falles nicht zu geben. Die klinisch wichtigste Frage ist die: sind es wirklich Primäraffekte gewesen?

Immerhin ist es auffallend, wie wenig Ausnahmen des Collesschen Gesetzes seit der Entdeckung der Wa.R. beschrieben sind. Für das letzte Jahrzehnt habe ich keinen einzigen Fall in der Literatur gefunden.

e) Besteht das Profetasche Gesetz zu Recht?

Unter dem Profetaschen *Gesetz* verstand man bisher im allgemeinen die Annahme, daß (klinisch und serologisch) gesund geborene Kinder luetischer Mütter gegen Syphilis immun seien und sich weder bei der Mutter, noch sonst mit Syphilis infizieren könnten. Ein Teil der Autoren nahm in Analogie mit dem Collesschen Gesetz an, daß diese gesund geborenen Kinder stets latent luetisch seien (z. B. Rabinowitsch, Carle u. a.). Das ist sicher falsch. Denn es bleibt die Erfahrungstatsache bestehen, daß jede syphilitische Mutter auch einmal ein gesundes Kind zur Welt bringen kann. Die Frage ist nur die, haben diese Kinder eine gewisse Immunität gegen Syphilis. Es ist nun dankenswert, daß Fischl die Arbeiten von Profeta im Original mitgeteilt hat, die wohl den meisten neueren Autoren unbekannt geblieben sind (ganz ebenso wie die Mitteilungen von Colles und Baumès). Aus diesen geht hervor, daß Profeta das Gesetz viel enger formuliert hat. Es lautet nach Profeta so, „daß eine während der Konzeption oder in den ersten 8 Graviditätsmonaten erfolgte luetische Infektion auf den Fetus übergehen kann. Geschieht dies aber nicht und wird das Kind symptomfrei geboren, so sind auch virulente luetische Produkte der Mutter oder einer anderen luetischen Nährerin nicht imstande, es zu infizieren, da es eine durch längere Zeit, d. h. bis zum vollständigen Austausche seines primären Körperzellenbestandes andauernde Immunität intrauterin erworben hat. Aus diesem Grunde erklärt Profeta auch die Infektion beim Passieren von mit hochinfektiösem luetischem Material besetzten Geburtswegen für ausgeschlossen“ (Fischl). Auf Grund dieser weit strengeren Definition schrumpft in der Tat das bisherige Material, das gegen die Gültigkeit des Profetaschen Gesetzes vorgebracht wurde, sehr erheblich zusammen; denn ein gesund geborenes Kind einer Syphilitikerin, das sich im 6. oder 10. Monat seines postuterinen Lebens oder gar nach 1 Jahr infiziert, wird damit nicht zu einem Beweis *gegen* das Profetasche Gesetz, sondern kann eher für die Gültigkeit desselben herangezogen werden. Es könnten nach Profeta nur solche Fälle als Ausnahmen des Profetaschen Gesetzes gelten, in denen das Kind einer Mutter, die in den ersten 8 Schwangerschaftsmonaten Syphilis erworben hat, absolut gesund geboren wird und sich bei der Geburt oder in der allerersten Zeit nach der Geburt *cutan* oder *an den Schleimhäuten* infiziert, so daß es zu einer akquirierten Lues mit typischer Sklerose mit folgender Roseola kommt. Die meisten Fälle dieser Art kommen nun dadurch zustande, daß Mütter in der letzten Zeit ihrer Schwangerschaft mit Lues infiziert werden, eine typische Sklerose an den Schamlippen bekommen und nun beim Durchtritt des Kindes durch den Geburtskanal die Infektion stattfindet. Da die Infektion während der letzten 2 Graviditätsmonate nach Profeta nicht zu einer Immunität der Mutter führt, sondern meist nur zu einem primären Schanker, so sind diese Fälle nach Profeta wieder ausgenommen, da hier noch keine Allgemeinimmunität der Mutter eingetreten sein soll, die auf das Kind übertragen wird [z. B. die neueren Fälle von Gerz, Schilling und Hoffmann, Bumm, Lomholt (3 Fälle), Dumet]. Anderseits wird natürlich nur selten ein gesundes Kind geboren, wenn eine sekundäre Syphilis der Mutter schon mehrere Monate vor der Geburt bestanden hat. Es ist klar, daß nach dieser strengen Aussonderung nur sehr wenige Fälle übrig bleiben können [1]). Aber auch diese wenigen Fälle der Literatur sind so eindeutig, daß sie eben die Ungültigkeit des Profetaschen Gesetzes dartun. Ich erwähne die Fälle von Arning, Glück, Grünfeld, Haslund, Bering, Laurent und Thiry (2 Fälle); Fälle, die auch Fischl im großen und ganzen anerkennt [2]).

Dazu kommen vielleicht noch folgende Fälle. Haslund (a) erwähnt, daß Ödmanson 11 Fälle von Ausnahmen vom Profetaschen Gesetz beschrieben habe, allerdings war nur in 2 Fällen eine typische Sklerose bei den Kindern vorhanden. Beweisender ist ein Fall, den Groen kürzlich mitteilt.

Zur Erläuterung will ich einen Fall aus der Literatur mitteilen:

Fall von Arning: Ein Mann, welcher bereits 2 gesunde Kinder erzeugt hat, infiziert seine Frau im 4. Graviditätsmonate. Dieselbe gebiert ein gesundes kräftiges Kind, das sie zunächst an beiden Brüsten, dann wegen linksseitiger Rhagadenbildung nur rechts stillt. Mit 6 Wochen akquiriert das Kind eine ausgebreitete zerfallende Sklerose an der Oberlippe, an welche sich nach 2 Monaten ein papulöses Exanthem anschließt, dem Papeln ad nates und ad vulvum folgen.

Fischl geht nun so weit, daß er, wenn diese gesund geborenen Kinder von syphilitischen Frauen sich später, z. B. im 5., 6. Monat oder mit 1 Jahr usw. mit Syphilis anstecken, darin eine Bestätigung einer temporären Immunität nach Profeta sieht. Ein solcher Schluß ist aber natürlich viel zu weitgehend und in keiner Weise berechtigt. Es liegt auf der Hand, daß klinisch diese Frage gar nicht gelöst werden kann [3]), da die Möglichkeit, ob sich ein gesundes Kind bei einer luetischen Mutter anstecken kann, von hundert Zufälligkeiten abhängt. Niemals aber darf man daraus, daß ein gesundes Kind sich bei seiner syphilitischen Mutter nicht ansteckt, selbst wenn es gestillt wird, den Schluß ziehen, wie dies Fischl tut, daß hier eine (temporäre) Immunität des Kindes vorliegt. Sonst kommt man zu den unglaublichsten Schlußfolgerungen. Sicher kann ein luetisches Kind mit Papeln und Rhagaden im Munde leicht eine gesunde Nähramme an der Brust infizieren, wenn auch hier Ausnahmen vorkommen und wir selbst luetische Kinder kennen, die an der Brust einer Amme tranken, ohne diese zu infizieren. Aber viel schwieriger natürlich kommt die Infektion von einer luetischen Frau auf ein gesundes Kind zustande, auch wenn sie das Kind stillt, solange nicht ein Primäraffekt oder Papeln an der Mamma vorhanden

---

[1]) Warum Profeta allerdings diese strenge Aussonderung trifft, ist nicht einzusehen. Vor allem mag man dabei noch bedenken, daß die ersten Fälle, die er als „Beweis" für das „Gesetz" anführte, sehr fadenscheinig waren und erst in einer späteren Arbeit legte er mehr Material vor, das aber auch nicht beweisend ist. Wenn wirklich eine relative Immunität von der Mutter auf das Kind übertragen werden kann, warum soll dies nur bei solchen Syphilisinfektionen der Fall sein, die bei der Konzeption oder innerhalb der ersten 8 Schwangerschaftsmonate erfolgen? Warum soll gerade bei einer jahrelangen latenten Lues einer Frau eine solche Immunität fehlen? Und wie oft sieht man hier Aborte und schwere intrauterine Lues der Kinder? Man sieht daher, daß diese ganze Argumentation Profetas auf sehr schwachen Füßen ruht.

[2]) Auch die Fälle Obtulowicz, Neumann, Ravogli zeigen, daß die evtl. Dauer der Profeta-Immunität nur recht begrenzt sein kann. Slawik (Med. Klinik 1925, Nr. 33 u. 24), ein Schüler Fischls hat hier getadelt, daß ich nicht mehr sichere Ausnahmen anführe. Ich habe aber ausgeführt, daß durch die von Profeta verlangte (allerdings völlig unbegründete Einschränkung) die Zahl solcher Fälle sehr klein werden muß und die oben angeführten Fälle beweisen tatsächlich die Ungültigkeit. Es ist genau die gleiche Lage, wie beim Beweis der Übertragung der angeborenen Syphilis auf die zweite Generation (s. S. 52). Stellt man sehr strenge Forderungen auf, dann lassen sich schließlich gegen jeden Fall Einwendungen erheben.

[3]) Genau so, wie der Übertragungsmodus klinisch nicht gelöst werden konnte.

sind[1]). Fischl hat einen Fall gesehen, in dem eine Mutter mit Papeln an der Brust ihr Kind stillte, das nicht erkrankte. Leider ist nicht angegeben, ob das Kind nicht unter jene Fälle gehörte, bei denen, wie Fischl mitteilt, später eine positive Wa.R. auftrat und das Kind behandelt wurde. Denn zweifellos kann eine akquirierte Syphilis beim Säugling durch das Trinken an einer luetischen Amme vorkommen, ohne daß dabei ein Primäraffekt sichtbar wird. Zieler hat solche Fälle, die sich in einem Kinderheim ereigneten, beschrieben. Einer Amme, die durch ein syphilitisches Nährkind einen Primäraffekt sich zugezogen hatte, wurden, da der Primäraffekt nicht erkannt war, 6 gesunde Kinder an die Brust angelegt. 3 dieser Kinder erkrankten an Syphilis; bei einem Kinde bildete sich ein Primäraffekt an der Zahnleiste aus, bei den beiden anderen wurde aber kein Primäraffekt gefunden, trotzdem dauernd danach geforscht wurde. Nur das Auftreten der positiven Wa.R. bzw. anderer luetischen Stigmata machten die Diagnose sicher. Eine prophylaktische Behandlung der Kinder hatte nicht stattgefunden.

Auch Finkelstein (a) hat ähnliche Beobachtungen gemacht. Er schreibt: „Bemerkenswert erscheint mir, daß ich mehrfach bei durch Saugen erworbener Syphilis weder den Primäraffekt noch regionäre Drüsenschwellungen finden konnte. Auch der erst kürzlich mitgeteilte Fall von Wimberger gehört hierher. Ob hier das Kind allerdings durch die Milch der Amme infiziert ist, wie der Autor meint, wird schwer zu beweisen, aber auch nicht abzulehnen sein. Wir möchten hier ferner auf die Beobachtung Nicolaus (Bukarest) hinweisen, der bei einem Erwachsenen mit sekundärer Lues ohne sichtbaren Primäraffekt die Möglichkeit, ja die Wahrscheinlichkeit diskutiert, daß die Infektion im Oesophagus oder im Magen stattgefunden hat, der Primäraffekt daher unsichtbar blieb.

Ganz besonders spricht aber gegen eine von der Mutter auf das Kind übertragene Immunität die Tatsache, daß sogar völlig symptomlose Mütter mit positiver Wa.R., die im übrigen klinisch und subjektiv ganz gesund erscheinen, Kinder mit schwerster angeborener Syphilis zur Welt bringen können. Gerade bei diesen (Colles-) Müttern müßten wir einen sehr hohen Grad von Immunität voraussetzen, da sie klinisch so gesund sind. Es kommt aber weniger auf den Grad der sog. Immunität der Mutter, als auf den Zeitpunkt der Infektion an; auch bei leichten, ganz latenten Formen der Lues kann eine Mutter ein schwer luetisches Kind zur Welt bringen, wenn eine Frühinfektion des Fetus während der Gravidität stattgehabt hat. Auch kennen wir bei der Lues eine „echte Immunität" in unserem Sinne nicht. Ist die Syphilis geheilt, so kommt es zu echten Reinfektionen. Es gibt nur eine „Anergie", d. h. ein Refraktärsein gegen neue Impfungen, solange der Körper noch Gift beherbergt. Wenn wirklich solche Immunstoffe vorhanden wären, so ist zu bedenken, daß die Wassermann-Stoffe nicht durch die Placentarscheidewand auf das Kind übergehen, sondern in dem Organismus haften, in dem sie gebildet werden. Nur bei der Geburt, wo diese Scheidewand durchbrochen wird, ist ein Übergang möglich. Ob also diese völlig hypothetischen Immunstoffe ohne weiteres durch die Placentarscheidewand durchgelassen werden, ist ebenfalls ungewiß, allerdings nicht völlig unmöglich, da der Wassermannkörper nicht mit einem Immunkörper identifiziert werden darf. Endlich ist aber darauf hinzuweisen, daß der allgemein schwere Verlauf der Lues beim Säugling nicht für eine Anwesenheit solcher

---

[1]) Man denke, wie oft in der Zeit vor der Entdeckung der Wa.R. solch luetische Ammen vermietet wurden. Während ich bei meiner früheren Tätigkeit am Säuglingsheim in Dresden bei unseren Ammen mit Hilfe der Wa.R. 8% wegen latenter Lues ausscheiden mußte, war dies in der Zeit ohne diese Reaktion in etwa 1,5—2% der Fall. Früher wurden also viele latent luetische Ammen vermietet, und doch spielte eine Ansteckung auf das gesäugte Kind so gut wie keine Rolle.

Stoffe spricht. Der Fetus stellt vielmehr im Gegensatz zur Mutter einen sehr guten Nährboden dar und daher finden wir stets im fetalen Gewebe eine massenhafte Vermehrung von Spirochäten, während im mütterlichen Körper oft nur wenige Erreger zu finden sind.

Würde man eine Immunitätsübertragung von der syphilitischen Mutter auf das gesunde Kind annehmen, so kämen folgende Möglichkeiten in Betracht:

1. durch passive Übertragung von Antikörpern,
2. durch Übertragung von Stoffen, die eine Anergie bewirken,
3. durch Übertritt von syphilitischen Stoffen, die eine aktive Immunität beim Kind erzeugen (Übertritt von Antigenen).

Alle diese Annahmen sind unbewiesen und reine Theorien. Zu weit würde es aber führen, hier auf das Gebiet der Immunitätsverhältnisse beim Neugeborenen einzugehen. So möchten wir daran festhalten, daß trotz der Einwendungen FISCHLS das Gesetz von der temporären Immunität gesunder Kinder bei syphilitischen Müttern völlig unbewiesen und daher ungültig ist, zumal sichere Ausnahmen existieren [1]).

III. Die Überimpfung der Syphilis auf das Tier und das Problem der Übertragung der angeborenen Syphilis.

Es ist hier nicht der Ort, auf die tierexperimentelle Syphilis an sich einzugehen. Sie muß nur gestreift werden, soweit sie für das Übertragungsproblem in Betracht kommt. In erster Linie sind E. HOFFMANN, MUEHLEN, NEISSER, UHLENHUTH und MULZER, TOMASCZEWSKI, KOLLE, sowie LEVADITI und ihre Schüler zu nennen, die sich tierexperimentell mit diesem Problem befaßt haben. Während NEISSER mehr Affen als Versuchstiere benützte, haben die anderen Forscher besonders die Kaninchensyphilis studiert.

BERTARELLI erbrachte 1906 den Beweis, daß die Kaninchenhornhaut nach Einbringung syphilitischen Materials regelmäßig in der Form einer charakteristischen Keratitis erkrankte. Freilich blieb in den meisten Fällen die Syphilis lokal auf das Auge beschränkt. Nur ganz wenige Fälle sind beschrieben worden, wo eine allgemeine Syphilis nach Augenimpfung vorgekommen ist (GROUVEN, NEISSER und PÜRKHAUER). Auch können die Augenkrankheiten wieder ausheilen, ja ein spontan geheiltes Auge wird nach der Heilung für eine Neuinfektion wieder empfänglich.

Ganz anders verhalten sich Kaninchen bei Impfungen in die Hoden, besonders nachdem die Spirochäten durch wiederholte Tierpassage virulenter geworden waren. Bei Impfung in die Hoden gelingt es sofort eine generalisierte Syphilis hervorzurufen. Es muß eine besondere Affinität des Hodengewebes zur Spirochäte vorhanden sein, wofür ja auch die schon erwähnte Tatsache spricht, daß auch im Sperma des Menschen wiederholt Spirochäten gefunden wurden. Cutane Impfung gelingt beim Kaninchen auch; ob schwerer als beim Affen, lassen wir dahingestellt. Intraperitoneale Impfung ergab bei vielen Versuchen einmal ein positives Ergebnis. Es trat bei einem Kaninchen der typische Schwanztumor und Nasentumor, sowie die syphilitische Coryza auf. Intravenöse (sowie intrakardiale)

---

[1]) Das „PROFETAsche Gesetz" ist eigentlich von PROFETA nur als „Analogon" zum COLLESschen Gesetz aufgestellt worden. Da man fälschlicherweise das COLLESsche Gesetz so deutete, daß die Tatsache der Nichtinfizierbarkeit der Mütter syphilitischer Kinder darauf beruht, daß diese Mütter vom primär luetischen Kinde „immun" gemacht seien (besonders FINGER), so mußte man ganz folgerichtig auch eine Immunität der (sonst gesunden) Kinder bei syphilitischer Mutter verlangen. Eigentlich war dem PROFETAschen Gesetz jede Berechtigung entzogen, als man mit Hilfe der Wa.R. feststellte, daß es keine Immunität der COLLES-Mütter gibt, sondern daß diese Mütter syphilitisch sind. Es wäre daher zu verstehen, wenn z. B. FINGER, der das COLLESsche Gesetz im Sinne der Immunität auffaßt, das PROFETAsche Gesetz annehmen würde. Er ist aber ein Gegner dieses Gesetzes. Gar nicht zu verstehen sind aber jene Forscher, wie z. B. FISCHL und seine Schüler, die völlig zugeben, daß alle Mütter syphilitischer Kinder selbst syphilitisch sind, also hier eine Immunität der Mutter ablehnen, aber für die gesunden Kinder syphilitischer Mütter plötzlich diese Immunität postulieren.

Impfung war stets mit positivem Erfolg begleitet, und zwar stets in der Form der allgemeinen Syphilis.

UHLENHUTH und MULZER haben auch versucht, die Frage der kongenitalen Übertragung der Syphilis experimentell anzugreifen. Die Versuche begegneten indes großen Schwierigkeiten, da Kaninchenböcke mit schweren Hodenerkrankungen nicht mehr so zeugungsfreudig und -fähig sind wie gesunde Böcke. Auch beobachteten sie weiter, daß die Kaninchenmutter häufig die Gewohnheit hatte, ihre Jungen gleich oder kurz nach der Geburt aufzufressen. So wurde öfter bei syphilitischen Kaninchenmüttern eine Schwangerschaft konstatiert, die zu Ende kam, ohne daß aber die abortierten Feten gefunden wurden. UHLENHUTH und MULZER meinen, daß auf einem anderen Wege als durch die Mutter die Feten nach der Geburt nicht fortgekommen sein könnten. Soweit von UHLENHUTH und MULZER positive Versuche vorliegen, geht daraus hervor, „daß lokalsyphilitische Böcke mit gesundem Weibchen gesunde Junge erzeugen können, die dauernd gesund blieben und mit Erfolg mit syphilitischem Material geimpft werden konnten".

Das gleiche kann eintreten, wenn sich lokal oder allgemein syphilitische Weibchen mit normalen Böcken paaren. In einem Fall erzeugten sogar lokal syphilitische Eltern vollkommen gesunde Junge. UHLENHUTH und MULZER glauben (mit aller Vorsicht), daß besonders bei allgemeiner Syphilis des Kaninchens Aborte vorkommen können.

In der sonstigen einschlägigen Literatur liegen nur wenige Beobachtungen vor. WIEMAN berichtet, daß ein junges Kaninchen, das von einer an einer syphilitischen Keratitis erkrankten Mutter stammte, ebenfalls eine luetische Keratitis aufwies. Man wird diesen Fällen die größte Skepsis entgegenbringen müssen, zumal die Augensyphilis beim Kaninchen sehr oft ein lokales Leiden bleibt. LOMBARDO spricht sich darüber folgendermaßen aus (nach UHLENHUTH und MULZER): „Die Keratitis beim Kaninchen und die Hautsyphilis beim Menschen scheinen die Fruchtbarkeit und Gravidität nicht zu beeinflussen. Die von syphilitischen Kaninchen geworfenen Jungen sterben häufig jung und die, die weiter leben, zeigen eine größere Resistenz gegen die Inokulation von Syphilis als wie normale Kaninchen. Sind sie geschlechtsreif geworden, erzeugen sie gewöhnlich Junge, bei denen sich dieselben Fakta wiederholen." UHLENHUTH und MULZER haben alsdann einem trächtigen Kaninchen Spirochätenmaterial in die Blutbahn gespritzt. 5 Minuten post infectionem Exitus; die Placenta sofort breiartig verrieben und an 3 Kaninchen verimpft. Bei zwei Kaninchen ging eine typische Impfsyphilis an. Endlich haben sie in einem weiteren Fall beobachtet, daß bei einem Kaninchen, das während der Gravidität lebende virulente Spirochäten intravenös eingeführt erhalten hatte, eines seiner Jungen etwa 2 Monate nach der Geburt, etwa gleichzeitig mit der Mutter, allgemein syphilitisch erkrankte. Es muß also gleichzeitig mit dem Muttertier auch der Fetus infiziert worden sein, bzw. das Virus in die Placenta gelangt sein. Es wäre dies der erste sichere Übertragungsversuch der Syphilis auf placentarem Wege beim Kaninchen. Man könnte auch die interessante Beobachtung von NATTAN-LARRIER anführen, die mit Recurrensspirillen arbeiteten. In 80% gingen die Spirillen von der Mutter auf den Fetus über. Die Autoren fanden dabei, daß, je frühzeitiger die Infektion in der Schwangerschaft der Mutter stattfindet, die fetale Infektion um so wahrscheinlicher ist. Dabei scheint es für den Durchtritt der Spirille nicht nötig zu sein, daß die Placenta irgendwie lädiert ist. So interessant auch diese Versuche sind, so sind sie doch nur mit großer Vorsicht mit den Verhältnissen bei der Syphilis zu vergleichen. Selbst die Versuche von UHLENHUTH und MULZER sind, so prinzipiell wichtig sie natürlich auch aufgefaßt werden müssen, nur mit Vorsicht auf den Menschen

zu übertragen. Beide Autoren haben dies auch stets betont. So ist z. B. die
Annahme, daß auch beim Menschen Spirochäten ohne weiteres durch die
Placenta auf den Fetus übergingen, wie dies bei Infektion von spirochätenhaltigem Material beim Kaninchen in der Tat der Fall war, nicht ohne weiteres
berechtigt, da eine solche massive und chokartige Impfung beim Menschen
im allgemeinen nicht vorkommt, aber in seltenen Fällen könnte man sich einen
solchen Infektionsmodus vorstellen, besonders dann, wenn die Mutter während
der Schwangerschaft mit Lues infiziert wird und schon nach kurzer Zeit (2 Monate)
einen syphilitischen Fetus zur Welt bringt. Hier ist die Infektion des Fetus
so schnell eingetreten, daß man in der Tat daran denken könnte, daß eine direkte
embolische Verschleppung der Spirochäte auf den Fetus wie in jenem Impf-
versuch von Uhlenhuth und Mulzer stattgefunden habe. Im allgemeinen
wird das wohl aber nicht der Fall sein, da der Eintritt der Spirochäten ins Blut
nur gering ist, und das Blut starke bactericide Kräfte hat; es werden sich also
meist erst lokale Herde in der Placenta bilden, von denen aus ein Einbruch
nach dem Fetus zustande kommt.

In neuerer Zeit liegen noch experimentelle Arbeiten von Levaditi, Marie et
Isacu vor. Sie konnten weder mit „dermotropem noch neurotropem Virus"
eine kongenitale Übertragung der Kaninchensyphilis beobachten, gleichgültig,
ob eines oder beide Elterntiere erkrankt waren. Stets waren die Jungen
syphilitischer Kaninchen für Syphilis empfänglich (keine Bestätigung des
Profetaschen Gesetzes). Dagegen hatten sie positive Erfolge der Syphilisüber-
tragung bei sexuellem Kontakt der Tiere. Hier wurde die Syphilis in etwa $45^0/_0$
vom Kaninchen auf das Weibchen übertragen, auch wenn zugleich eine Schwänge-
rung eintrat. Endlich sind Versuche von Kolle und Evers zu erwähnen.
Sie konnten sichere syphilitische Infektionen beim Kaninchen erreichen, ohne
daß die Tiere Symptome boten (sog. „Nuller").

Vor Uhlenhuth hatte schon Neisser an Affen die tierexperimentelle Syphilis
studiert. Neisser hat in einer großen Reihe von Versuchen festgestellt, daß eine
Impfung mit Syphilisgift an Affen am besten gelingt, wenn sie cutan erfolgt.
Die subcutanen Infektionsversuche ergaben nun, daß es zwar möglich ist auf
subcutanem Wege Tiere zu infizieren, daß dies aber nur in seltenen Fällen gelingt.
Meist haftet bei dieser Methode das syphilitische Virus noch am cutanen Gewebe.
Und der Erfolg ist nur ein scheinbar subcutaner; tatsächlich handelt es sich aber
um eine cutane Impfung. Die Cutis scheint eine besondere Affinität zur Syphilis-
spirochäte zu besitzen. Es kommen eigentlich nur 4 Fälle von gelungenen sub-
cutanen Infektionen bei Neisser in Betracht (unter über 100 Versuchen). Als
positive wurden dabei nur die Fälle bezeichnet, in denen es zu keinem cutanen
Primäraffekt kam, die inneren Organe aber der vorher subcutan infizierten
Tiere mit positivem Impferfolg auf andere Tiere übertragen werden konnten.
Warum die subcutane Impfung so schwer angeht, ist schwierig zu beantworten.
Neisser ist geneigt eine Infektion des Breies, mit dem geimpft wurde, dafür
verantwortlich zu machen, da er meint, wenn es gelang, die örtlichen entzündlichen Prozesse im subcutanen Bindegewebe zu verkürzen, dann die subcutane Infektion besser gelingt (Leukocytentätigkeit ?). Bei einer großen Anzahl
von Tieren mit subcutaner Viruszufuhr beobachtete Neisser nun weiter, daß eine
auffallend starke Abmagerung und Kachexie nachfolgt, so daß der Gedanke
an eine chronische Intoxikation nahegelegt wurde. *Ob die Syphilisinfektion
daher bei subcutaner Viruszufuhr doch nicht ein anderes klinisches Bild geben
kann, ist nach diesen Erfahrungen Neissers zwar nicht bewiesen, aber immerhin
möglich.*

Die intravenöse Injektion mit spirochätenhaltigem Material war von viel
sichererem Erfolg begleitet. Hier gingen beim Affen die meisten Impfungen

an und führten zu einer Allgemeinsyphilis des Tieres. Dagegen waren alle Versuche, eine intraperitoneale Infektion zu erhalten, ergebnislos. Wahrscheinlich ist es der Spirochäte nicht möglich, das resistente unverletzte Epithel der Serosa zu durchbohren, die Affinität dieses Nährbodens ist eben eine sehr geringe. Lymphdrüsenspaltung und Einreiben der auf diese Weise freigelegten Flächen mit Virusmaterial wurde von Neisser zweimal vorgenommen; beide Male ohne Erfolg.

Eigentlich sind die Ergebnisse, die sich aus der tierexperimentellen Syphilis für das Problem der Übertragung ergeben, recht gering und wir könnten das Kapitel schließen. So sprechen eigentlich alle Übertragungen und alle Tatsachen dafür, daß bei der Übertragung der Syphilis die gleichen Gesetze walten wie bei der kongenitalen Übertragung aller Infektionskrankheiten. Mag auch für einzelne Fälle der exakte Nachweis dieser placentaren Übertragung nicht gegeben werden können, nie darf man um solcher weniger Fälle willen eine neue Hypothese (wie die der Übertragung ex patre) aufstellen, für die es kein Analogon in der Säugetierpathologie gibt. Ist es doch auch sicher gestellt, daß solche für den placentaren Übertragungsmodus nicht beweisbaren Fälle genau den gleichen klinischen Befund haben können wie solche, in denen die Syphilis der Mutter feststeht.

Trotz aller dieser Tatsachen steht Hochsinger auch heute noch auf dem Standpunkt einer germinativen Übertragung und argumentiert folgendermaßen [1]:

Das Ovulum einer Frau oder die Spermazelle eines Mannes ist ein Teil des Körpers und folglich hat diese Zelle auch alle Eigenschaften der anderen Zellbestände, also auch bei einer latentsyphilitischen Frau oder einem Mann die Immunität gegen Syphilis. Eine im Ovulum oder in der Spermazelle wohnende Spirochäte, die sich in einer sog. „Dauerform" (Sporenbildung) befindet, wird also durch die bestehende Immunität „latent" erhalten. Nach einer gewissen Zeit kommt es zum Abschluß dieser Latenz und die Spirochäte vermehrt sich, es kommt zur Syphilis des Fetus. Durch die Syphilis der Placenta, die nach Hochsinger natürlich sekundär vom Fetus aus erkrankt, kommt es, falls die Mutter gesund war, zu einer Übertragung von nicht lebensfähigem Antigen auf die Mutter (im Sinne Pfaundlers), und damit zur positiven Wa.R. der Mutter, die also immun wird. Selbstverständlich erkennt Hochsinger auch eine diaplacentare Übertragung der Lues bei postkonzeptionellen Infekten der Mutter an, die, wie er meint, um so weniger verwundern kann, als der Übergang von anderweitigen akuten Infektionskrankheiten, welche die gravide Frau während der Schwangerschaft erwirbt, auf den fetalen Organismus eine wohlbekannte Tatsache ist.

Wir müssen eine solche Argumentation ablehnen, sie erinnert zu sehr an die Hypothesen von Kassowitz (dessen Schüler Hochsinger ist) und Fingers, die meines Erachtens mehr Verwirrung gestiftet, als Klarheit gebracht haben. Denn *eine* unbewiesene Annahme baut sich auf die andere auf. Gewiß ist z. B. das Ovulum und die Spermazelle ein Teil des mütterlichen bzw. väterlichen Zellstaates; aber die Gastrula oder der 1—2-monatliche Fetus ist gewiß ein in seinem Zellstaat ganz individueller Organismus, der nicht mehr eine materne oder paterne Immunität besitzt. Warum verschwindet überhaupt diese von Hochsinger angenommene Immunität des latent syphilitischen Keims? Bei klarem Durchdenken könnte es überhaupt keine angeborene Syphilis geben, besonders wenn die Mutter latent syphilitisch (also immun!) und der Fetus ovulär-germinativ infiziert wäre. Es ist zweifellos interessant zu sehen, wie schwer es manchen Forschern fällt, sich in ihren Gedankengängen umzustellen, und es lohnte eigentlich nicht so viele Worte darüber zu verlieren, wenn nicht so verdienstvolle Forscher wie z. B. Finger und Hochsinger immer noch am germinativen Übertragungsmodus festhielten.

Die Frage wäre somit in der Tat zu einem gewissen Abschluß gelangt, als alle Tatsachen für eine Übertragung per placentam sprechen. Und für viele Autoren ist dann auch die Frage so gut wie erledigt. Sie begnügen sich einfach mit der Konstatierung einer latenten Lues der Frau, wie wir sie auch ganz gewiß beim Manne sehen, besonders seit der Entdeckung der Wa.R. (Tertiarismus) und meinen, daß nur der Primäraffekt übersehen sei, die Art der Syphilis bei jenen Frauen aber keine andere wäre (Matzenauer, Baisch). Eine solche

---

[1] Nach einer persönlichen und brieflichen Mitteilung im Herbst 1925 an den Verfasser.

Erklärung wird aber den klinischen Tatsachen nicht gerecht. Die Kardinalfrage wird damit nicht beantwortet und sie lautet:

Wie ist dann aber dieses eigentümliche Verhalten dieser latent syphilitischen Mütter zu erklären? Wie kommt die Syphilis zustande? Primär vom Mann oder durch Choc en retour vom (a patre) infizierten Kinde. Und diese Frage ist wesentlich aus klinischen Gründen. *Woher stammt, so frage ich, in solchen Fällen der ganz eigenartige Verlauf der Syphilis bei solchen Müttern?*

Wir sehen ja unzählige Frauen, bei denen wir von primärer Syphilis nichts wissen und bei denen weder die Anamnese noch die sorgsamste Untersuchung den Sitz der primären Erkrankung nachweisen lassen. Aber wir finden bei ihnen ganz dieselben typischen Erscheinungen wie bei Frauen, deren primäre Infektion wir beobachten konnten. Aber nichts von sekundären Erscheinungen sehen wir bei den in Frage stehenden Müttern. Im Gegenteil, sie erscheinen vollkommen gesund (NEISSER).

In dieser Frage liegt in der Tat der Angelpunkt für das ganze Problem. Dieser verschiedene Verlauf, der einmal die Hypothese des Choc en retour veranlaßt hat, sodann die des tertiarisme d'emblée und endlich die Anschauung, daß diese symptomlos bleibenden Mütter immun oder sogar gesund seien, muß auch einen bestimmten Grund haben.

Ich habe versucht, auch dieser Frage näher zu treten und habe vor Jahren (1912) eine Hypothese entwickelt, die allerdings nicht in weitere Kreise gedrungen zu sein scheint. Und doch scheint sie die schwierigen Verhältnisse am besten zu klären und den auch heute noch nicht ausgetragenen Streit, wenigstens bis zu einem gewissen Grade, auszugleichen.

IV. Wie kommt die Syphilis der COLLES-Mütter zustande?

Aus den Versuchen von experimenteller Syphilis an Affen und Kaninchen geht jedenfalls hervor, daß für den Verlauf der Syphilis von ausschlaggebender Bedeutung der Ort ist, an dem die Infektion einsetzt und daß Impfsyphilis durchaus nicht das gleiche für den Träger bedeutet. Besonders bedeutsam scheint uns zu sein, daß z. B. beim Kaninchen bei Impfung in die vordere Kammer die Erkrankung oft rein lokal bleiben kann. Man darf gewiß nur mit aller Vorsicht diese Ergebnisse auf die menschliche Pathologie übertragen. Haben wir in der menschlichen Pathologie der Infektionen nicht ähnliche Beobachtungen, die darauf hindeuten, daß die primäre Eintrittspforte für den Verlauf der Krankheit entscheidend ist? So ist der recht verschiedene Verlauf der Furunkel und Karbunkel wohlbekannt. Gewiß kann der Karbunkel an jeder Stelle des Körpers recht bösartig werden, doch sind die Gesichtskarbunkel ganz besonders gefürchtet in ihrer Neigung zur Sepsis. Man darf sich wohl vorstellen, daß dieser Verlauf wesentlich mit dem Lymphsystem bzw. den Lymphdrüsen zusammenhängt, denen ja in erster Linie die Aufgabe zukommt, den Infekt lokalisiert zu erhalten. Ein weiteres Beispiel bietet z. B. die Pest. Gewöhnlich kommt es zur Infektion, zur Ausbildung des Bubo. Wird jedoch primär die Lunge infiziert, so tritt das Bild der Lungenpest auf, das viel foudroyanter verläuft und klinisch vollkommen von der Bubonenpest verschieden ist. Man denke auch an die Tuberkulose, deren Verlauf natürlich, abgesehen von allen anderen Bedingungen, durchaus mitbestimmt wird durch die primäre Infektion (primärer Lungenherd, primäre Hauttuberkulose usw.). *Es ist also durchaus berechtigt anzunehmen, daß der Ort der Eintrittspforte des Erregers sehr wohl auf das klinische Krankheitsbild und den Verlauf bestimmend einwirken kann.*

Nun haben wir bei der Frau folgende Infektionsmöglichkeiten: entweder wird sie cutan infiziert, sei es an sichtbarer Stelle, wo der Primäraffekt deutlich

ins Auge fällt, sei es an unsichtbarer, wo ein solcher Primäraffekt nicht besonders
gesehen wird, aber wohl vorhanden sein kann (Cervix, Portio), was nach den
Arbeiten von E. Friedländer, Dora Fuchs und Käte Trost sicher weit
häufiger vorkommt als man bisher annahm. Gelangt die Spirochäte aber über
die Cervix in die Uterushöhle hinein, so sind hier die Infektionsbedingungen
ganz andere. Denn der Uterus ist ausgekleidet mit einem Flimmercylinderepithel, und wir haben durchaus kein Recht, zumal die Uterusschleimhaut
reich an Drüsen ist, eine Infektion die in einem solchen Gewebe stattfindet,
mit der cutanen gleichzusetzen und klinisch denselben Krankheitsverlauf zu
erwarten. *Ich nehme an, daß der eigentümlich klinische Verlauf der Syphilis
bei jenen Frauen sich durch den eigenartigen Infektionsmodus im Uterus[1]) erklärt
und daß daher die Lues vielleicht eine andere und viel mildere Form von vornherein
annimmt, als wenn es cutan zur Bildung eines Primäraffektes kommt* und von da
aus zu einer Generalisierung mit Spirochäten im Körper. *Eine solche Annahme
hat allerdings eine unbedingte Voraussetzung, daß nämlich das Sperma infektiös,*
also Spirochäten enthalten kann. Diese Tatsache steht aber heute, wie oben
ausgeführt ist, fest; ja die Feststellungen von F. Lesser, Friedländer und
Fuchs aus der Jadassohnschen Klinik, auf die wir S. 23 hingewiesen haben,
sprechen dafür, daß ein solcher Infektionsmodus gar nicht so selten ist.

Wir stützen diese Hypothese einmal auf die tierexperimentellen Erfahrungen und sodann auf die Analogien, die auch andere Infektionskrankheiten
bieten, sind uns aber indessen bewußt, daß ein experimenteller Beweis noch
aussteht. Schwieriger wird die Frage, wenn wir auf die Erklärungsmöglichkeiten
eingehen. An sich wird es wahrscheinlich bei intaktem Flimmercylinderepithel
nicht zu einer Infektion der Schleimhaut kommen. Denn im allgemeinen nehmen
wir für eine Infektion der Syphilis eine, wenn auch noch so geringe Kontinuitätstrennung des Epithels an, und diese ist a priori im Uterus normalerweise nicht
gegeben. Wäre es aber nicht möglich, daß die Menstruation oder die Reifung des
Eies und die damit verbundene Auflockerung und Veränderung der Schleimhaut
den geeigneten Boden für eine Infektion schaffen könnte, d. h. kommt also nicht
doch eine „Art Infektion ex patre" zustande? Allerdings die Anschauung möchte
ich von vornherein ablehnen, daß eine Befruchtung und zugleich eine Infektion
der wachsenden Frucht und der Mutter zustande käme. Dagegen sprechen
alle Überlegungen, besonders die pathologisch-anatomischen Erfahrungen. Eine
Konzeption, bei der es zu gleicher Zeit zu einer syphilitischen Infektion der
Mutter kommt, kann nicht lange fortdauern, da wohl der Fetus unbedingt
bald an einer Spirochätenseptikämie zugrunde ginge. Aber wohl wäre es möglich,
daß durch die Menstruation oder Konzeption überhaupt erst die Infektion
der Mutter möglich gemacht würde. Daß eine Infektion durch die intakte
Schleimhaut möglich ist, ist zur Zeit ebenso zu behaupten, wie zu bestreiten;
doch möchten wir die Möglichkeit durchaus für gegeben halten. Machen wir
uns aber die Infektion während der Menstruation oder während der Konzeption
klar, so kommt es zur Infektion der Mutter an einer Stelle ihres Körpers mit
völlig anderem Gewebe als bei der gewöhnlichen cutanen Impfung. Durch diesen
veränderten Infektionsmodus und Infektionsort kann aber sehr wohl der Ablauf
der Krankheit verändert werden. Es könnte möglich sein, daß die Syphilis
sich viel mehr lokalisiert verhält bei solchen Müttern, daß die Mutter bei einer
solchen Infektion einen viel milderen Verlauf ihrer Krankheit durchmacht

---

[1]) Der Gedanke, daß in der Uterushöhle diese Infektion stattfinden kann, findet sich
bei manchen französischen Autoren, die viel später, aber wohl unabhängig von mir, ähnliche Vorstellungen entwickeln, so Pinard (1921). Auch Fehling (1922) hat, ohne uns
zu nennen, ähnliche Gedanken entwickelt, wenn er auch dabei annimmt, daß die Mütter
nicht syphilitisch werden.

und besser instand gesetzt wird, sich ihrer zu erwehren. Dann wird die Krankheit klinisch anders, vor allen Dingen milder verlaufen, aber die Frau ist natürlich dabei doch „echt syphilitisch infiziert". Wir haben dann eben die bekannte latente Lues der Frau vor uns. Bei der reichen Lymphdrüsenversorgung des Beckenbodens der Frau ist die Möglichkeit durchaus gegeben, daß die Spirochäten mehr abgefangen werden, so daß der Körper Zeit behält sich ihrer zu erwehren.

Eine solche Überlegung würde zwanglos die latente Lues der Frau ohne klinische Symptome erklären. Sie würde aber auch die Syphilis conceptionelle précoce und tardive verständlich machen. Kommt es bei einer solchen infizierten Frau zur Konzeption, so entwickelt sich der Fetus zunächst ganz normal, bis die in den Beckendrüsen noch vorhandenen schlummernden Spirochäten angelockt werden, die Placenta infizieren und von dort auf den Fetus überwandern [1]). So bleibt die Infektion des Fetus eine solche per placentam und die Syphilis würde damit keine Ausnahme unter den Infektionskrankheiten machen. Wohl aber nähert sich diese Hypothese auch Vorstellungen, die die Anhänger der Infektion ex patre vertreten haben und sie würde bis zu einem gewissen Grade beiden Anschauungen gerecht werden, vor allem die klinischen Erfahrungen uns am besten verständlich machen. Es wird wertvoll und notwendig sein, daß hier noch weitere experimentelle Studien einsetzen.

Ich habe diese Hypothese zuerst 1912 aufgestellt und veröffentlicht. Finger hat dann 1917, ohne ausführlich auf meine Veröffentlichung einzugehen, folgende Vorstellung entwickelt: Er sagt (S. 2207): „Wenn nun eine gesunde Frau virushaltiges Sperma durch Coitus mit einem luetischen Manne überkommt und das intakte Epithel ihrer inneren und äußeren Genitalorgane sie vor Infektion schützt, was kann geschehen? Das Virus kommt aus der Vagina in den Uterus, die Tuben, es kann wegen des Fehlens einer Läsion sich nicht festsetzen und keinen Initialaffekt mit konsekutiver Lues bedingen. Das Virus gelangt auf das Peritoneum, es kommt auf die Ovarien, nistet sich in den Ovarien ein, dringt in die Follikel, in die Ovula selbst und führt hier ein latentes Dasein. Die Mutter ist Syphilisspirochätenträgerin, hat positive Wa.R., hat syphilitische Kinder, sie hat aber keine Lues, sie hat keine hämatogene Syphilisinfektion durchgemacht, ist aber von ihrem Syphilisspirochätennest in den Ovarien so weit immun, als es eben Luetiker sind."

Ich glaube wohl mit allen Forschern einig zu sein, wenn wir eine solche Vorstellung ablehnen. Auf eine ausführliche Kritik dürfen wir wohl verzichten.

V. Die Infektionswege der Spirochäten von der Mutter zum Kind.

Am Schlusse dieser Arbeit ist noch kurz der Frage zu gedenken: wie findet nun tatsächlich die Infektion des Fetus von der Placenta aus statt? Es sind zwei Möglichkeiten gegeben:

1. Durch eine embolische Verschleppung der Spirochäte durch das Nabelvenenblut,

2. durch allmähliches Vorwärtskriechen der Spirochäten in den Lymphspalten der Nabelschnurgefäße.

Wir möchten den *ersten* Modus für den gewöhnlichen und häufigsten halten. Dafür sprechen die pathologisch-anatomischen Befunde, bei denen man die Spirochäten im Lumen der Gefäße antrifft, dafür spricht auch die große Leichtigkeit, mit der beim Erwachsenen und beim Kinde eine Verschleppung des

---

[1]) So würde sich auch leicht jener Fall von Jesionek erklären, wo eine angeblich gesunde, im Beginn der Gravidität stehende Puella nach viermonatlichem Spitalaufenthalt eine maculo-papulöse Syphilis darbot und im 8. Monat der Gravidität eine stark macerierte Frucht gebar. Das ist kein Choc en retour, wie damals Jesionek meinte, sondern die Patientin war durch das Sperma latent infiziert und unter der Gravidität blieb hier die Lues nicht latent, sondern flammte auf. Nach einer brieflichen Mitteilung ist Jesionek heute auch dieser Meinung.

Virus durch das Blut erfolgt. Auch daß so häufig die Leber bei der Säuglingslues mit ergriffen ist, dürfte in diesem Sinne zu deuten sein.

Den *zweiten* Infektionsmodus möchten wir aber nicht nur für möglich, sondern durchaus nicht für selten halten. In der Nabelschnur läuft eine Vene und zwei Arterien, die erste von der Mutter, die beiden anderen vom Kind ausgehend. Vasa vasorum sind nicht vorhanden, das ist besonders zu beachten. Daß die Spirochäte bei embolischer hämatogener Verschleppung durch die Nabelvene in das Intima- und Adventitiagewebe der Nabelschnurgefäße eindringen kann, ist doch wenig wahrscheinlich, denn die intakte Gefäßwand eines größeren Gefäßes wird nicht Einbruchsmöglichkeiten bieten. Viel wahrscheinlicher ist es — und darauf haben wir schon 1912 aufmerksam gemacht —, daß neben dem hämatogenen Infektionsmodus auch ein aktives Vorwärtskriechen der Spirochäten, dank ihrer Eigenbeweglichkeit in den Lymphspalten der Nabel-schnurgefäße stattfinden könnte. Ja, wir glauben, daß diese lymphogene In-fektion sehr häufig ist[1]). Es kommt alsdann zu Infiltrationen in der Nabel-schnur, und zwar stets in den Gefäßwänden besonders der Nabelvene und der Arterien. Daß auch die Gefäßwände der Arterien mitbefallen werden, spricht fast mit Sicherheit für den lymphogenen Infektionsmodus; denn wie sollen die Spirochäten von der Arterie in die Gefäßwand heraufkommen? In der Sulze selbst sind meist nur wenig Spirochäten anzutreffen. Die syphilitischen Infil-trationen der Nabelschnur treten nun am häufigsten im placentaren Ende der Nabelschnur und außerdem am fetalen Ende auf. Für die Entzündung am placentaren Ende dürfte wohl ein direktes Vorwärtskriechen der Spirochäten von der Placenta zur Nabelschnur am wahrscheinlichsten sein. Ebenso dürfen wir wohl vermuten, wenn sich nur ein Entzündungsherd im fetalen Ende findet, daß hier die hämatogen verschleppten Spirochäten vom Fetus her in die Nabel-schnur einzudringen versuchen. Letzterer Modus findet sich auch stets bei ausgesprochener Syphilis des Fetus. Anders liegt die Sache, wenn auch entzünd-liche Herde in der Mitte der Nabelschnur erscheinen. Hier können unseres Erachtens nur die syphilitischen Infiltrate zustande gekommen sein, sei es von der Placenta, sei es vom Fetus durch Weiterkriechen der Spirochäten in den Gefäßlymphspalten oder der Sulze direkt. Die Entzündung der Nabelschnur beweist also, besonders wenn sie nicht im fetalen Ende gefunden wird, noch nicht absolut, daß auch die Kinder infiziert sind. Sie zeigt nur ein allmähliches Vor-schieben der Infektion von der Placenta zum Fetus hin an. Dabei kann schon einmal eine embolische Infektion des Fetus vorausgegangen sein, denn selbst-verständlich schließen sich beide Infektionsmodi nicht aus.

Dieser lymphogene Infektionsweg erklärt uns aber eine Reihe von Tatsachen.

Einmal haben THOMSEN, KLAFTEN, MANOUÉLIAN typische anatomische Entzündungen syphilitischer Natur bzw. Spirochäten in der Nabelschnur nach-gewiesen bei völlig gesunden Kindern [unter monatelanger Beobachtung nach der Geburt (s. S. 15 u. 19)]. So berichtet z. B. KLAFTEN, daß er in einem Fall in der Nabelschnur „sehr spärliche Spirochäten" nachgewiesen habe[2]), und daß er das Kind 11 Monate genau beobachtet habe, daß dauernd die Wa.R. kontrolliert wurde, die stets negativ war, ohne daß eine antiluetische Behandlung

---

[1]) KLAFTEN (b) sagt S. 35: „Die Spirochäten der Nabelschnur sind nicht, wie RIETSCHEL, ESCH u. a. annehmen, mit dem mütterlichen Blut während der Placentalösung in die Nabel-schnurgefäße übergetreten." Ich wüßte wirklich nicht, daß ich das für die in der Nabel-schnur befindlichen Spirochäten — denn nur um diese handelt es sich hier — behauptet hätte. Hier liegt wohl ein Mißverständnis vor.

[2]) Nach dem Verfahren von VULOVIC, der durch Abkratzen der Intima mit dem Skalpell im Dunkelfeld die Spirochäten nachwies. Es handelt sich also nicht um Spiro-chäten, die frei im Lumen der Nabelschnurgefäße waren, sondern um im Gewebe wohnende Spirochäten.

erfolgte, so daß man tatsächlich das Kind als gesund ansehen mußte. Klaften ist sich unklar, ob „wir es hier mit einem Falle von Spirochätenträger zu tun haben oder in diesem Falle eine Lues hereditaria (?) tarda vorliegt". Wir glauben, daß beide Annahmen Klaftens nicht das Richtige treffen, sondern daß es sich hier um ein „wirklich gesundes" Kind handelt; es ist von einer hämatogenen Infektion verschont geblieben und die lymphogene Infektion war noch nicht so weit vorgedrungen, daß sie zur Infektion des Kindes geführt hat. Wohl aber waren die Spirochäten hier schon bis zum Nabelschnurende vorgedrungen, aber der Primäraffekt war noch glücklich „dekapitiert". Wohl ebenso sind die Fälle von Thomsen und von Manouélian[1]) zu deuten. Auch hier war die Nabelschnur „lymphogen" infiziert, das Kind aber noch von Spirochäten verschont geblieben.

Macht man sich diese Verhältnisse klar, so dürften wohl auch die syphilitischen Nabelulcera ihre Erklärung finden, als in diesen Fällen das fetale Ende der Nabelschnur dicht mit Spirochäten besetzt war. Bei der Mumifizierung des Nabelschnurrestes gehen aber nicht alle Spirochäten zugrunde, sondern einzelne sind schon auf das Kind übergegangen, vermehren sich hier und machen ein syphilitisches Ulcus. Besonders leicht wird es zu einem syphilitischen Ulcus kommen, wenn dies den Primäraffekt darstellt, d. h. wenn das Kind sonst nicht infiziert war. Denn bei einem infizierten Kind wird ein neuer Infekt nicht so gut angehen. Ich möchte allerdings, wie die Dinge liegen, bei der Deutung des syphilitischen Nabelulcus vorsichtig sein, es wird unmöglich sein zu sagen, ob hier ein Primäraffekt oder ob eine sekundäre Ansiedlung vorliegt. Aber sicher ist bei vielen Kindern reichlich Gelegenheit gegeben, daß gerade am Nabelstumpf syphilitische Infektionen statthaben können. Hutinel hat zuerst auf das luetische Nabelulcus aufmerksam gemacht. Den Franzosen scheint es überhaupt bekannter zu sein. Auch Ed. Fournier jun. beschreibt es in seinem jüngst erschienenen Lehrbuch. L. F. Meyer hat als erster in Deutschland auf dies syphilitische Stigma aufmerksam gemacht und es durch seinen Schüler Guggenheim beschreiben lassen. L. F. Meyer hat noch 3 weitere Fälle gesehen und ich zweifle nicht, wenn man mehr darauf achtet, wird man dieses syphilitische Nabelulcus öfters finden. Es wäre besonders wichtig, ob man es auch häufig findet, wenn eine schwere Lues des Fetus besteht oder ob es nur eines der ersten Symptome bei der post partum erscheinenden Lues ist. Das letztere scheint wahrscheinlicher nach den bisherigen Beobachtungen.

Jedenfalls müssen wir diesen „lymphogenen Infektionsweg in den Lymphgefäßspalten der Nabelschnurgefäße" für sehr wichtig halten.

VI. Die Übertragung der kongenitalen Syphilis auf die zweite Generation.

Unter einer Übertragung der kongenitalen Syphilis auf die zweite Generation versteht man die Tatsache, daß eine syphilitische Mutter (Großmutter) eine kongenital syphilitische Tochter (Mutter) zur Welt bringt, diese, ohne daß ihre Krankheit geheilt ist, von einem gesunden Mann empfängt und ein kongenital syphilitisches Kind zur Welt bringt.

Zunächst ist hier festzustellen, daß die Ausdrucksweise für diese Tatsache sehr ungenau ist. Ein Teil der Autoren spricht von Syphilis „der zweiten Generation", ein anderer Teil von Syphilis „der dritten Generation", wobei beide Autoren das gleiche meinen. Beide Ausdrucksweisen sind falsch und sollten nicht gebraucht werden. Denn das prinzipiell Wichtige ist die Übertragung

---

[1]) Auf diese Erklärung ist bei Besprechung der Arbeit Manouélians auf unsere Veranlassung hingewiesen worden.

der kongenitalen Syphilis. Diese kongenitale Übertragung wird aber bei der vorhergenannten Ausdrucksweise ganz verschwiegen und deshalb ist sie irreführend. Sprachlich ist es allein richtig zu sagen: *Die Übertragung der kongenitalen Syphilis auf die zweite Generation* (bei Großmutter mit akquirierter Syphilis und Mutter und Tochter mit kongenitaler Syphilis).

FINGER hat im Jahre 1900 mit BARTHÉLÉMY und JULLIEN ein zusammenfassendes Referat auf dem Kongreß für Dermatologie in Paris über diese Frage erstattet und kam damals zu dem Schluß, daß die Möglichkeit dieser Tatsache theoretisch zugegeben werden müsse, daß aber noch kein fester Beweis geliefert sei. Er stellte dabei folgende Forderungen für die Diagnose auf:

1. Die kongenitale Syphilis der zweiten Generation muß unbedingt feststehen.

2. Eine akquirierte Syphilis muß in der zweiten Generation bei den Erzeugern ausgeschlossen sein.

3. Die kongenitale Syphilis der dritten Generation muß sichergestellt sein.

Diese Bedingungen waren in der Zeit vor der Entdeckung der Wa.R. eigentlich so gut wie nie zu erfüllen, denn immer konnte der Einwand einer latent akquirierten Syphilis des Mannes erhoben werden. Außerdem verlangt FINGER, daß die Erscheinungen der kongenitalen Syphilis der 2. und 3. Generation bald nach der Geburt auftreten.

In seinem Handbuch im Jahre 1917 hält er die gleichen Forderungen aufrecht, gibt aber die Wahrscheinlichkeit zu, daß solche Fälle vorkommen, betont aber, daß der Beweis noch nicht erbracht ist.

ED. FOURNIER stellte 1904 folgende Forderungen auf:

1. daß der Enkel unstreitig von einer syphilitischen Affektion betroffen ist;

2. daß der Enkel nicht den Verdacht erregt, sich anderweitig infiziert zu haben;

3. daß einer der Eltern bestimmt von einer kongenitalen Syphilis befallen ist;

4. daß dieser kranke Teil nicht den Verdacht einer erworbenen Syphilis erwecke;

5. daß der andere Teil dieses Ehepaares nicht syphilitisch angesteckt sei;

6. daß einer der Großeltern bestimmt mit erworbener Syphilis behaftet gewesen ist.

Im großen ganzen die gleichen Forderungen wie die FINGERS, nur etwas umständlicher ausgedrückt.

FOURNIER führt 59 Fälle an, bei denen er eine Übertragung der angeborenen Syphilis auf die zweite Generation als erwiesen hält.

So stand die Lage vor der Entdeckung der WASSERMANNschen Reaktion und der Spirochäten. FEIGE unternahm es, im Jahre 1917 sämtliche Fälle (FEIGE zählt 80, genau genommen bleiben nur 77 übrig, da er mehrere doppelt zählt) einer kritischen Beurteilung zu unterziehen. Er verschärft die Bedingungen, da er einmal verlangt, daß ,,unmittelbar nach der Geburt an dem Kinde und Mutter durch Blutuntersuchung der Spirochätennachweis oder ein sonstiges sicheres syphilitisches Stigma die Syphilis als kongenital erwiesen worden ist''. Er fordert weiter bei Enkel und Mutter eine ,,objektive wissenschaftliche Feststellung, daß eine erworbene Lues nicht vorliegt''. Ja schließlich geht er so weit zu fordern, daß ,,die kongenital syphilitische Mutter einen kongenital syphilitischen Mann heiraten müßte, ohne daß sie je behandelt worden sei''. Diese letzte Forderung ist so abwegig, daß sie nie erfüllt werden kann; aber auch wenn man sie fallen läßt, so kommt FEIGE doch zu dem Schluß, daß bis 1917 kein Fall den strengsten Anforderungen genüge, um die Übertragung einer angeborenen Syphilis auf die zweite Generation zu beweisen.

Es ist daher JESSNER unbedingt zuzustimmen, wenn er vorschlägt, sich auf die Forderungen FINGERS und FOURNIERS zu beschränken, wobei natürlich die modernen Hilfsmittel mit herangezogen werden müssen.

Man kann daher ruhig die Kasuistik vor der Zeit der WASSERMANNschen Reaktion übergehen, da natürlich hier viel mehr Einwendungen möglich sind (besonders gegen die geforderte Gesundheit des Vaters).

Bis 1920 hat JESSNER alle bekannt gewordenen Fälle der Wassermann-Zeit zusammengestellt. Von den 10 Fällen die er anführt [BERGRATH, BOISSEAU und PRAT, SONNENBERG, DE AJA, IGERSHEIMER, NONNE (4 Fälle), GAUCHER] will er nur den einen von NONNE als sicher gelten lassen. Nach unserer Literaturkenntnis kommen noch einige Fälle dazu (z. B. Fall von BLOCH und ANTONELLI, JACQUET et BARRÉ, BABONNEIX und TIXIER, RIVIÈRE, NORFTAT), die aber auch nicht streng beweisend sind[1]). Die Krankengeschichte des einen NONNE-schen Falls ist folgende:

1. Die Großmutter (1. Generation) bietet keine Erscheinungen der Syphilis. Wassermann negativ. Großvater hatte 2 Jahre vor der Verheiratung Syphilis akquiriert und war mangelhaft behandelt worden, Wa.R. +.

2. Die Mutter (2. Generation) leidet an exquisiter Dementia paralytica. Eine jüngere Schwester von ihr erkrankte mit 10 Jahren an doppelseitiger Keratitis parenchymatosa, zeigt Wa.R. +. Der Vater des Kindes ist ein 15jähriger gesunder Junge.

3. Das Kind (3. Generation) zeigt keine Zeichen von frischer Lues. Auch die Röntgenbilder aller Extremitäten normal. Hingegen reagierte das Nabelvenenblut nach WASSERMANN positiv. Auch die Luetinreaktion war positiv.

Wir möchten entgegen JESSNER diesen Fall für nicht beweisend halten und gleich hier betonen, wie schwer es ist, alle die Forderungen FINGERS und FOURNIERS restlos zu erfüllen, worauf auch JESSNER hinweist.

JESSNER teilt nun 1917 einen Fall mit, der mir beweisend zu sein scheint:

1. Großmutter (1. Generation) sicher syphilitisch. WASSERMANNsche Reaktion bei beiden positiv. Von 9 Kindern starben 5 gleich nach der Geburt oder in früher Jugend, die vier lebenden alle kongenital luetisch, haben positive Wa.R. Das erst lebende ist

2. die Mutter (2. Generation). Mit 12 und 14 Jahren Keratitis parenchymatosa. Wa.R. und Luetinreaktion positiv. Der Vater frei von Syphilis. Wa.R. zweimal negativ.

3. Das Kind (3. Generation) bekommt mit 6 Wochen PARROTsche Lähmung. Wa.R. und Luetinreaktion positiv.

Es fehlt, daß die kongenitale Syphilis der Mutter nicht bei oder kurz nach ihrer Geburt festgestellt ist; aber ein Zweifel, daß die Mutter eine kongenitale Syphilis hat, ist wohl nicht möglich.

Seit dieser Veröffentlichung sind mehrere sichere Fälle von Übertragung der kongenitalen Syphilis auf die zweite Generation beschrieben.

So haben AUDRAIN, MURELL, BRUNSGAARD (1920), TUMPEER (1921), BERNHEIM-KARRER (1921), MARTELLI, KRAUS (1923), CZICKELI und SCHWEIZER (1924), ferner WALKER, EAST, RONCHI, MILIAN und VALLE derartige Fälle beschrieben. Der letzte Autor, der einen solchen Fall beschreibt, ist VANSELOW (1925); gegen die Beweiskräftigkeit dieses Falles sind aber Bedenken zu erheben.

Wir möchten alle übrigen Fälle (die letzteren haben wir nur im Referat lesen können) als sichere Fälle von Übertragung der angeborenen Syphilis auf die zweite Generation ansehen; doch entsprechen sie fast alle nicht ganz den strengen Anforderungen FOURNIERS und FINGERS. Denn nur in ganz seltenen Fällen

---

[1]) Trotzdem E. FOURNIER so strenge Regeln aufgestellt, sind die Franzosen leichter geneigt, ihre Fälle für „beweisend" zu halten. Das hängt mit der „Weitherzigkeit" zusammen, mit der sie eine kongenitale Lues diagnostizieren. Man denke an den klinisch schwierigen Begriff von „luetischer Dystrophie".

wird man die bezüglich der kongenitalen Syphilis der Mutter gestellte Frage mit Sicherheit beantworten können.

Zwei besonders interessante Fälle (neben 6 anderen) sind die von MARTELLI beschriebenen, von denen der eine kurz sich folgendermaßen darstellt (der andere verhält sich ähnlich):

Großeltern bzw. Großmutter syphilitisch. Mutter sicher kongenital syphilitisch. Der vor der Geburt des syphilitischen Kindes gesunde Vater steckte sich nach der Geburt mit typischer Syphilis an. Kind sicher kongenital syphilitisch.

MARTELLI, VEROTTI und AUDRAIN bringen auch Beobachtungen, wo die Übertragung der kongenitalen Syphilis in die 3. Generation (also Syphilis bei 4 Generationen) sehr wahrscheinlich gemacht wird. Auch GAUCHER hat solch einen Fall mitgeteilt, gegen den aber Einwendungen zu erheben sind, weil in einer Generation nur der Vater syphilitisch ist.

Überprüft man alle Fälle, so darf man wohl an der Tatsache der Übertragung der angeborenen Syphilis auf die zweite und wohl damit auch auf weitere Generationen nicht zweifeln. Erkennt man aber die Tatsache als gesichert an, so werden natürlich sehr viele Fälle, die man früher als nicht beweiskräftig ablehnte, als es sich um die Sicherstellung der Beweisführung handelte, doch sehr wahrscheinlich [z. B. Fälle BERGRATH, NONNE (3), SONNENBURG, IGERS-HEIMER und natürlich viele Fälle der früheren Literatur].

Ja, wir möchten glauben, daß dies Ereignis gar nicht so selten ist, aber in der Praxis der Nachweis nicht immer geführt werden kann. Manche Colles-Mutter mag ihre Syphilis von Geburt an besitzen. Ich habe selbst einen Fall meiner Praxis im Gedächtnis, wo Großmutter, Mutter und Kind sicher Syphilis hatten, der Vater des Kindes war wassermannfrei und gesund, nur war die Syphilis der Mutter nicht mit Sicherheit mehr als kongenital nachzuweisen, wenn auch dies sehr wahrscheinlich war.

Damit können wir das Kapitel schließen. Wir sind der Meinung, daß in der Tat die Frage der Übertragung der angeborenen Syphilis durch die neuen Entdeckungen der Syphilispathologie zu einem gewissen Abschluß gebracht ist, und daß trotz der gegenteiligen Behauptung einzelner Autoren der diaplacentare Infektionsmodus als einziger auch bei der Syphilis in Betracht kommt. Freilich sind damit noch lange nicht alle Fragen geklärt. Hier weiter zu arbeiten und weitere Aufklärung zu schaffen, ist eine dankbare Aufgabe zukünftiger Untersucher.

Literatur.

Die Literatur erstreckt sich nur auf die Arbeiten, die vom Jahre 1917 an erschienen sind. Bis 1903 ist die gesamte Literatur zu finden bei MATZENAUER: Die Vererbung der Syphilis. Arch. f. Dermatol. u. Syphilis. Ergänzungsband 1903. S. 543. Bis 1917 bei RIET-SCHEL: Das Problem der Übertragung der Syphilis. Ergebn. d. inn. Med. Bd. 12, S. 160. 1912 und FINGER: Hereditäre Syphilis. Handb. d. Geschlechtskrankh. Bd. 3, 3, S. 1979. Die Literatur über die Wassermannsche Reaktion bis 1913 findet sich bei BOAS: Die Wassermannsche Reaktion. 2. Aufl. Berlin: Karger 1914 und die Literatur der pathologischen Anatomie bis 1905 bei THOMSEN: Pathologisch-anatomische Veränderungen in der Nachgeburt bei Syphilis. Beitr. z. pathol. Anat. u. z. allg. Pathol. Bd. 38, S. 524 (1905).

ARNING: Zitiert nach FISCHL. Monatsschr. f. Kinderheilk. Bd. 25. — D'ASTROS-TEISSONIÈRE: La réaction de Wassermann chez les nouveau né et le nourisson. Pédiatr. prat. Année 11, p. 46ff. 1913. — AUDRAIN, I.: Sur une séquelle syphilitique durant quatre générations. Bull. de la soc. franç. de dermatol. Ann. 1922, Nr. 2, p. 77—79. 1922. Ref. Zentralbl. f. Kinderheilk. Bd. 3, S. 514. — BERGRATH: Über Syphilis in der 2. Generation. Arch. f. Dermatol. u. Syphilis. Bd. 55, S. 125. 1911. — BOAS: Wassermannsche Reaktion. 2. Aufl. Berlin: S. Karger 1914 (Literatur). — BOCCHINI: La frequenza dell' eredolue a Napoli. Pediatria. Ann. 33, p. 1326. 1925. Ref. Zeitschr. f. Kinderheilk. Bd. 19, S. 426. — BRUCK, C.: (a) Gibt es eine paterne Vererbung der Syphilis? Dtsch. med. Wochenschr. S. 1224 u. S. 1661. 1914. b) Handbuch der Serodiagnose der Syphilis. Berlin: Julius Springer 1924. — BRUUSGAARD: Norsk. magaz. of laeger. 1921. Nr. 5. Zit. nach SLAWIK. Med. Klinik. 1925. Nr. 23/24, S. 861. — BUMM: Demonstration eines Falles von luetischer Infektion des Kindes intra partum. Monatsschr. f. Geburtsh. u. Gynäkol. Bd. 63, S. 46. 1923. — BUNZEL: Wien. klin. Wochenschr. 1909. Nr. 36. Kongreßverhandlungen. Dtsch. med. Wochenschr. 1909. S. 1253. — DE BUYS: A study of the Wassermann reaction. Americ. journ. of dis. of childr. Vol. 5, p. 5, 65. 1913. — CARLE: Quelques données nouvelles sur la transmission héréditaire de la Syphilis. Journ. de méd. de Lyon. Ann. 4, Nr. 76, p. 125ff. 1923. Ref. Zentralbl. f. Kinderheilk. Bd. 16, S. 72. 1924. — CASSEL: Statistische Beiträge zur Lues congenita. Dtsch. med. Wochenschr. Jg. 51, 51/52. 1925. — CIARIAS: La Pediatria. 1921. Nr. 2. — COOKE and JEANS: The transmission of syphilis in the second generation. Americ. journ. of syphilis. Vol. 6, p. 569. 1922. — CZICKELI: Ein Fall von Übertragung der Syphilis auf die zweite Generation. Münch. med. Wochenschr. 1924. S. 1541. — DENNIE: Heredosyphilitic twins. Med. clin. of North America. Vol. 7, Nr. 4, p. 1219. Ref. Zentralbl. f. Dermatol. Bd. 13, S. 84. 1923. — DOLLINGER und SCHWABACHER: Einige Bemerkungen zur Frage der Lues congenita. Monatsschr. f. Kinderheilk. Bd. 22, S. 265. 1921. — EAST: Lancet. Vol. 204, Nr. 3, p. 5. Ref. SLAWIK: Med. Klinik. 1925. Nr. 23, 24, S. 861ff. — ESCH: Über Serumuntersuchungen auf Syphilis der Neugeborenen gesunder luetischer Mütter usw. Zentralbl. f. Gynäkol. Jg. 74, S. 709. — ESCH und WIELOCH: Untersuchungen über die Wertigkeit positiver Ergebnisse von Serumuntersuchungen. Münch. med. Wochenschr. 1922. Nr. 25. — FEHLING: Das COLLESsche Gesetz. Zentralbl. f. Gynäkol. Jg. 46, S. 181. 1922. — FINGER: Hereditäre Syphilis im Handbuch für Geschlechtskrankheiten. Herausg. von FINGER, JADASSOHN. Bd. 3, S. 1979. Wien 1916 (Literatur). — FINKELSTEIN: (a) Lehrbuch der Säuglingskrankheiten. 3. Aufl. Berlin: Julius Springer 1925. (b) Sitzungsber. d. Ges. f. Kinderheilk. Dtsch. med. Wochenschr. 1914. S. 26. — FINKENER und NEUGARTEN: Über die Wassermannsche Reaktion während der Geburt und ihre Bedeutung zur Erkennung der Syphilis. Arch. f. Gynäkol. Bd. 122, S. 341. 1924. — FISCHL: Zur Frage der PROFETAschen Immunität. Monatsschr. f. Kinderheilk. Bd. 25. 1925. (Festschrift für CZERNY.) — FISCHL-STEINERT: Kongenitale Luesfragen. Arch. f. Kinderheilk. Bd. 69. S. 399. — FOURNIER, ED. und FERMET: Syphilis. Traité de pathologie médicale et therapeutique. Tome 2. Paris: Malorine & fils. 1925. — FRIEDLÄNDER, E.: Über das Vorkommen der Spirochaeta pallida in der männlichen Harnröhre usw. Berl. klin. Wochenschr. 1921. Nr. 48. S. 1410. — FUCHS, DORA: Spirochaeta pallida im Cervikalsekret bei primärer und sekundärer Lues. Dtsch. med. Wochenschr. 1920. Nr. 40 und Arch. f. Dermatol. u. Syphilis. Bd. 138, S. 238 (Kongreßbericht). — GAUCHER: (a) Ann. des maladies vénér. Januar 1916. p. 1. (b) Exception à la loi de COLLES-BAUMÈS. Coulamination d'une mère par un enfant héredo-syphilitique. Bull. de la soc. franç. de dermatol. 1907. p. 404. — GERSTENBERGER: Diskussionsbemerkung zum Vortrag von JEANS und COOKE. Arch. of pediatr. Vol. 37. p. 401/405. 1920. Zentralbl. f. Kinderheilk. Bd. 9, S. 483. — GERZ: Münch. med. Wochenschr. 1923. Nr. 44. — GLÜCK: Über das sog. PROFETAsche Gesetz. Wien. med. Wochenschr. 1920. Nr. 9. — GROEN: Norweg. med. Rundschau. Bd. 4. 1912. — GRÜNSFELD: Zitiert nach FISCHL, Monatsschr. f. Kinderheilk. Bd. 25. — GUGGENHEIM: Über ein syphilitisches Nabelulcus. Zeitschr. f. Kinderheilk. Bd. 33, S. 329. — HANDORN und GEORGI: Die Zuverlässigkeit der Serodiagnostik der Lues in der Schwangerschaft usw. Zentralbl. f. Gynäkol. 1923. Nr. 23. — HASLUND: (a) Sur un cas de syphilis contractée au moment même de la naissance-Transmission de mère à l'enfant. Ann. de dermatol. et de syphiligr. 5. Serie. Tome 2, p. 1. 1911. (b) Über ungleichen Anteil an der kongenitalen Syphilis bei Zwillingen. Hospitalstidende. Jg. 67, S. 481. 1924. Ref. Zentralbl. f. Kinderheilk. Bd. 17, S. 458 u. Bd. 18, S. 138. (c) Ann. de dermatol. et de syphiligr. 1924. p. 321. — HERZ: Verschiedenes Verhalten von Zwillingen bei Lues congenita. Monatsschr. f. Kinderheilk. Bd. 21, S. 467. — HEYNEMANN: Die Bedeutung der Wassermannschen Reaktion für Geburtshilfe und Gynäkologie. Prakt. Ergebn. d. Geburtsh. u. Gynäkol. Bd. 3, S. 40. 1911. — HOCHSINGER: (a) In PFAUNDLER-SCHLOSSMANN. 2. Aufl. Kapitel: Syphilis. (b) Über angeborene Syphilis. Wien. med. Wochenschr. Nr. 8, S. 391. 1923. — HOFFMANN - SCHILLING: Zur Frage der intra partum erworbenen Lues der Neugeborenen. Zeitschr. f. Kinderheilk. Bd. 38, S. 581. 1924. — HOHM und GUMMERT: Eignet sich das Retroplacentarblut zur Serodiagnostik der Syphilis? Münch. med. Wochenschrift. 1923. Nr. 36. — HOLT, EMMET: The Wassermann reaction in hereditary syphilis etc. Med. Yorkstade journ. of med. Vol. 13, p. 466. 1913. Ref. Zeitschr. f. Kinderheilk. Bd. 7. — HORNUNG: (a) Die vom 1. 4. 10 bis 31. 3. 1914 an der Frauenklinik Kiel beobachteten Fälle von Lues und Schwangerschaft. Prakt. Ergebn. d. Geburtsh. u. Gynäkol. Bd. 2. 1920. (b) Prakt. Ergebn. d. Geburtsh. u. Gynäkol. Bd. 8. Nr. 2. — JACOBOVICS: Die Übertragung der Syphilis nur auf den einen Fetus. Orvosi Hetilap. Jg. 64, S. 261. — JEANS and COOKE: A study of the incidence of hereditary syphilis. Arch. of pediatr. Vol. 37, p. 401. 1920. Ref. Zentralbl. f. Kinderheilk. — JESIONEK: Ein Beitrag zur Lehre von der Vererbung der Syphilis. Münch. med. Wochenschr. 1904. — JESSNER: Die Syphilis der 3.

Generation. Med. Klinik. Jg. 16, S. 924 u. 956. 1920. — KLAFTEN: (a) Die Methodik des Syphilisnachweises an Gebäranstalten. Arch. f. Gynäkol. Bd. 123, S. 283. (b) Zur Diagnose, Prophylaxe und Therapie der kongenitalen Syphilis. Zentralbl. f. Gynäkol. 1925. Nr. 1. S. 30. — KLAFTEN und KALMANN: Studie über Syphilis und Schwangerschaft. Zeitschr. f. Geburtsh. u. Gynäkol. Bd. 86, S. 123. 1923. — KLEE: Monatsschr. f. Geburtsh. u. Gynäkol. Bd. 61, S. 29. — KLEE und HOFMANN: Über die Vererbbarkeit des Retroplacentar- und Nabelvenenblutes zur Serodiagnose. Monatsschr. f. Geburtsh. u. Gynäkol. Bd. 74, H. 1 u. 2. — KNEBEL: Die Ergebnisse der systematischen Durchführung serologischer Luesreaktionen im Retroplacentarblut. Zentralbl. f. Gynäkol. 1925. Nr. 24, S. 1302. — KRAUS: Beitrag zur Frage der Syphilis der 3. Generation. Monatsschr. f. Kinderheilk. 1923. Bd. 24, S. 236. — KRUKENBERG: Sind Retroplacentar- und Nabelvenenblut zur Diagnose der mütterlichen bzw. kindlichen Syphilis der Wassermannschen Reaktion verwendbar. Zeitschr. f. Geburtsh. u. Gynäkol. Bd. 74, H. 1 u. 3, S. 451. — LACASSAGNE: Loi de COLLES ou loi de BAUMÈS. Journ. de méd. de Lyon. Année 5, p. 313. 1924. Ref. Zentralbl. f. Kinderheilk. Bd. 17, S. 456. — LAHM: Zum Einfluß der manifesten und latenten Lues der Mutter auf die Frucht. Arch. f. Gynäkol. Bd. 112, S. 357. 1920. — LANGE: Zur Klinik der Säuglingslues. Jahrb. f. Kinderheilk. Bd. 90, S. 83. 1919. — LEREDDE: Riascenza med. Jg. 1, Nr. 2. Zit. nach SLAWIK. Med. Klinik. 1925. Nr. 23/24. — LESSER, F.: Kriegswissenschaftliche Beiträge zur Syphilis. Dtsch. med. Wochenschr. Nr. 29. 1918. — LESSER und CARSTEN: Über familiäre Syphilis, zugleich ein Beitrag zur Keratitis parenchymatosa. Dtsch. med. Wochenschrift Nr. 15. 1914. — LESSER und KLAGES: Über ein eigenartiges Verhalten syphilitischer Neugeborener gegenüber der Wassermannschen Reaktion. Dtsch. med. Wochenschr. 1914. Nr. 26, S. 1309. — LEVADITI, MARIE et ISACU: Étude expérim. de l'hérédité syphilitique. Arch. internat. de neurol. Tome 1, p. 1ff. 1922. Ref. Zentralbl. f. Kinderheilk. Bd. 14, S. 221 Bd. 15, S. 181. — LOMHOLT: Trois cas de contagion syphilitique au passage. Ann. de dermatol. et de syphiligr. Tome 2, p. 17/22. 1921. — MANOUÉLIAN: (a) Étude clinique et histo-microbiologique de la phlebite syph. primitive de la veine osubilicale. Gynécol. et obstétr. 1921. p. 407. Ref. Zeitschr. f. Kinderheilk. (b) Placentas syphilitiques et phagocytose des tréporièmes. Gynécol. et obstétr. Tome 3, p. 1. 1921. Ref. Zeitschr. f. Kinderheilk. Bd. 15. 1911. — MARFAN: Press. médic. Nr. 33. 1923. Zit. nach SLAWIK, Med. Klinik. 1925. Nr. 23/24. — MARTELLI: Sulla sifilide della seconda e terza generatione. Pédiatrica. Année 31, p. 305ff. 1923. Ref. Zeitschr. f. Kinderheilk. Bd. 14, S. 541. 1923. — MATZENAUER: (a) Abschnitt Syphilis im Handbuch: Biologie und Physiologie des Weibes. Herausg. von HALBAN und SEITZ. Berlin, Wien: Urban & Schwarzenberg. (b) Die Vererbung der Syphilis. Erg.-Bd. im Arch. f. Dermatol. u. Syphilis. 1903. S. 543ff. (Literatur!) — MEYER, L. F.: Zum Problem der Übertragung der kongenitalen Syphilis. Monatsschr. f. Kinderheilk. Bd. 24, S. 748. 1923. Verhandl. d. Ges. f. Kinderheilk. — MILIAN et VALLE: Hérédo-Syphilis de seconde generation. Bull. de la soc. franç. de dermatol. Année 1921, p. 114/116. Ref. Zentralbl. f. Haut- u. Geschlechtskrankh. Bd. 2, S. 102. — MULZER: Das Vererbungsproblem bei der Syphilis im Lichte moderner Forschung. Arch. f. Dermatol. u. Syphilis. Bd. 113, S. 769. 1921. — NASSO: La pediatria. Nr. 3 u. 4. 1923. Zit. nach SLAWIK, Med. Klinik 1925. Nr. 23/24. S. 861. — NEISSER: Beiträge zur Pathologie und Therapie der Syphilis. Berlin 1911 (Literatur). — NELKEN: Bemerkungen zur Klinik der Lues congenita. Med. Klinik. 1924. Nr. 42. — NIKOLAU: Sur un cas d'infection syphilitique cryptogénétique etc. Ann. de dermatol. et de syphiligr. 1916/17. p. 186. — NOBÉCOURT et BONNET: Reaction de BORDET-WASSERMANN de syphilitis chez les nourissons, leurs mères etc. Presse méd. Année 28, p. 745. 1920. Ref. Zentralbl. f. Kinderheilk. Bd. 11. — OREL: Statistische Untersuchungen bei Lues congenita. Zeitschr. f. Kinderheilk. Bd. 40. S. 414. — PATZSCHKE: Über symptomfreie Kinder syphilitischer Mütter. Klin. Wochenschr. Nr. 49. 1922. — PÉHU: Journ. de méd. de Paris. Nr. 1. 1923. Zit. nach SLAWIK, Med. Klinik. 1925. Nr. 23/24. S. 861. — v. PFAUNDLER: Verbreitung der Lues im Kindesalter. Zeitschr. f. Kinderheilk. Bd. 16, S. 63. 1917. — PFITZER: Über Syphilisinfektion intra partum. Zeitschr. f. Kinderheilk. Bd. 18. S. 57. 1918. — PINARD: Bull. et. soc. clin. Nr. 5. 1921. Ref. Zeitschr. f. Kinderheilk. — DELLA PORTA: Ann. di obstetr. e ginecol. Année 43. Nr. 12. Ref. Zeitschr. f. Kinderheilk. — PROKSCH: Geschichte der venerischen Krankheiten. Bd. 1 u. 2. — RABINOWITSCH: Syphilis und Wassermannsche Reaktion bei den Findelanstalten. Zentralbl. f. Bakteriol., Parasitenk. u. Infektionskrankh. Bd. 72, S. 344. 1913. — REISCHIG: Statistische Beobachtungen über kongenitale Lues. Inaug.-Diss. München 1912. — RIETSCHEL: (a) Das Problem der Übertragung der angeborenen Syphilis. Erg. d. inn. Med. Bd. 12, S. 160. 1912. (Literatur!) (b) Zur Syphilisinfektion intra partum. Zeitschr. f. Kinderheilk. Bd. 31, S. 293. (c) Theoretisches und Praktisches über kongenitale Syphilis. Med. Klinik. 1924. Nr. 49, S. 1744. (d) Das Problem der Übertragung angeborener Syphilis. Dermatol. Wochenschr. Bd. 80, Nr. 3, S. 91ff. 1925. — RIVIÈRE: Syphilis à la troisième génération. Bull. de la soc. d'obstétr. et de gynécol. Année 13, p. 436. 1924. Ref. Zentralbl. f. Kinderheilk. Bd. 18, S. 670. — RONCHI: La sifilide ereditaria nella seconda generatione. Pediatria. Tome 31, Nr. 20, p. 1105. Ref. Zentralbl. f. Kinderheilk. Bd. 16, S. 73. — ROUTH: Lancet. Vol. 199, Nr. 20. —

Roux: La réaction de Wassermann chez les nouveau-nés et les nourissons. Thèse de Montpellier. Tome 59. 1913. Ref. Zeitschr. f. Kinderheilk. Bd. 8. — Saenger: Serologische Untersuchungen über die Erkennung und Häufigkeit der Syphilis bei Gebärenden. Monatsschrift f. Geburtsh. u. Gynäkol. Bd. 46. — Salomon: Über das Problem der Übertragung bei der Lues congenita. Münch. med. Wochenschr. Nr. 70, S. 630. — Scherber: Siehe Finger, Handb. 3, S. 2060 ff. — Schumann und Barnes: Syphilis and childbirth etc. Americ. journ. of obstetr. a. gynecol. Vol. 2, p. 612, 655. 1921. Ref. Zeitschr. f. Kinderheilk. Bd. 12. — Schweizer: Ein Fall von Lues congenita in der 3. Generation. Arch. f. Kinderheilk. Bd. 73, S. 140/141. 1923. — Siemens: Superinfektionsversuche bei quartärer Syphilis. Versamml. dtsch. Naturf. u. Ärzte in Innsbruck 1924. (Abt.: Dermatol. u. Syphilis.) Zentralbl. f. Haut- u. Geschlechtskrankh. Bd 14, S. 418. — Slawik: Die kongenitale Syphilis (Übersichtsreferat). Med. Klinik. Nr. 23, S. 861. 1925. — Soldin und Lesser: Zur Kenntnis der kongenitalen Syphilis der Säuglinge. Dtsch. med. Wochenschr. 1915. S. 429. — Steinert: In observatione de lue. Arch. f. Kinderheilk. Bd. 70, S. 23. — Steinert und Flusser: Hereditäre Lues und Wassermannsche Reaktion. Arch. f. Kinderheilk. Bd. 65. 1916. — Stühmer und Dreyer: Die Unzuverlässigkeit der Serumuntersuchung auf Syphilis bei Schwangeren und Gebärenden. Zeitschr. f. Geburtsh. u. Gynäkol. Bd. 84. 1921. — Thoenes: Lues congenita und Zwillingsschwangerschaft. Dtsch. med. Wochenschr. Jg. 48, S. 1386. 1922. — Thomsen: Pathologisch-anatomische Veränderungen in der Nachgeburt bei Syphilis. Beitr. z. pathol. Anat. u. z. allg. Pathol. Bd. 38, S. 524. 1905 (Literatur). — Trost, Käte: Über das Vorkommen der Spirochaeta pallida in der weiblichen Harnröhre. Dtsch. med. Wochenschr. 1924. Nr. 6. — Tumpeer: Syphilis in the third generation. Americ. journ. of syphilis. Vol. 5, p. 601—613. 1921. Ref. Zentralbl. f. Haut- u. Geschlechtskrankh. Bd. 4, S. 78. 1923. — Uhlenhuth: Übersichtsreferat über sämtliche Arbeiten Uhlenhuths und seiner Mitarbeiter, über experimentelle Kaninchensyphilis. Med. Klinik 1922. S. 1210, 1246 (Literatur). — Vanselow: Ein Fall von Übertragung der Syphilis auf die zweite Generation. Münch. med. Wochenschr. 1925. S. 1384. — v. Varo: Bemerkungen über den Aufsatz von Esch. Zentralbl. f. Gynäkol. Jg. 74, Nr. 30, S. 1219. 1923. — Verotti: La sifilide ereditaria di II. e III. generatione. Rass. di studi sess. Année 4, p. 109. Ref. Zentralbl. f. Haut- u. Geschlechtskrankh. Bd. 13, S. 394. — Vulovic, Lj.: Über die Frühdiagnose der kongenitalen Syphilis usw. Klin. Wochenschr. Bd. 2, S. 2235. 1923. — Walker: St. Bartholomew's hosp. journ. Vol. 30, Nr. 4. Ref. Slawik, Med. Klinik. 1925. Nr. 23/24. S. 861. — Whitnidge: The value of the Wassermann reaction in obstetrics. Bull. of Johns Hopkins hosp. Vol. 31, p. 335/342. Zeitschr. f. Kinderheilk. Bd. 10. — Wieman: Beiträge zum Studium der experimentellen Kaninchensyphilis. Arch. f. Dermatol. u. Syphilis. Bd. 107, S. 281. 1911. — Willenbücher: Die Wassermannsche und Sachs-Georgische Reaktion während der Geburt. Arch. f. Gynäkol. Bd. 113, S. 558. — Wimberger: Luetische Ammenmilchinfektion usw. Zeitschr. f. Kinderheilk. Bd. 40, S. 68. 1925. — Zieler: Zur Frage der Syphilisverhütung in der Säuglings- bzw. Ammensyphilis. Dtsch. med. Wochenschr. Jg. 48, S. 413. 1922.

Die kongenitale Syphilis der Haut und der Schleimhäute.

Von

Reinhold Ledermann-Berlin.

Mit 22 Abbildungen.

Die kongenitalsyphilitischen Erscheinungen an der Haut und den Schleimhäuten, welche man im Gegensatz zur visceralen Lues als „parietale" bezeichnet, kommen in der Mehrzahl der Fälle erst am normalen Schwangerschaftsende bei oder kurze Zeit nach der Geburt des Kindes zur Beobachtung. Die Aborte bis zum fünften fetalen Monat bieten im allgemeinen keine für Syphilis charakteristischen Symptome der Haut, höchstens daß die schon frühzeitig abgestorbenen Früchte meist mit macerierter sanguinolenter Haut zur Welt kommen. Auch bei Frühgeburten zwischen dem fünften und siebenten Monat werden Hauterscheinungen meist vermißt, obwohl bereits schwere syphilitische Veränderungen an den Knochen, der Leber und den Lungen in infiltrativer und gummöser Form vorhanden sein können. Nur pustulöse Syphilide der schwersten Formen werden zuweilen schon bei Feten zwischen dem fünften und siebenten Monat beobachtet (I. Neumann).

Bei lebenden Frühgeburten jenseits des siebenten Monats werden jedoch häufig charakteristische syphilitische Veränderungen der Haut wahrgenommen. So hat Mraček unter 51 Frühgeborenen im achten bis neunten Monat 26 Fälle mit Pemphigus palmaris und plantaris und bei fünf bereits papulöse Efflorescenzen der Haut nachweisen können. Kinder, deren Mütter erst postkonzeptionell während der Schwangerschaft Syphilis erworben haben, können mit vollkommen normal erscheinender Haut geboren werden und erst 4 bis 12 Wochen nach der Geburt an spezifischen Hautausschlägen erkranken. Das gleiche wird auch bei antekonzeptioneller Syphilis der Mütter zuweilen beobachtet (cf. Rietschel). Auch energische Behandlung der Mütter während der Schwangerschaft kann das erste Auftreten syphilitischer Exantheme um Monate verzögern.

Syphilitische Neugeborene werden je nach der Stärke der Infektion, welche oft den Charakter einer schweren Spirochätensepsis trägt, in mehr oder weniger atrophischem Zustand geboren. Demgemäß ist die Haut solcher Kinder, auch wenn sie noch keine äußeren syphilitischen Krankheitserscheinungen aufweisen, bei dem geringen oder völlig fehlenden Fettpolster oft welk, schlaff und runzelig, besonders im Gesicht von fahler und blasser, oft schmutzig gelber bis grauer Farbe, was ihnen einen greisenhaften Ausdruck verleiht, meist mit seborrhoischen Schuppenauflagerungen bedeckt. Entsprechend dem atrophischen Zustand der Haut ist auch das Wachstum der Haare und Nägel oft verkümmert. Die zuweilen beobachteten chloasmaähnlichen Pigmentierungen im Gesicht sind weniger auf Rechnung der spezifischen Infektion als der allgemeinen

Kachexie zu setzen. Man sieht aber auch nicht selten kräftig und gut entwickelte Kinder, besonders von latent syphilitischen Müttern (cf. Rietschel) mit rosiger Haut zur Welt kommen, bei denen zuerst nichts oder nur die positive Wassermannsche Reaktion das Vorhandensein der Lues anzeigt und syphilitische Symptome der Haut und inneren Organe erst später erkennbar sind. Es handelt sich dann oft um Kinder, bei denen eine gründliche Behandlung der Mutter schon vor der Schwangerschaft stattgefunden hat oder der Zeitpunkt der elterlichen Luesinfektion schon längere Zeit zurückliegt. Das Auftreten von Hautekchymosen, welche bei kongenital syphilitischen Neugeborenen gelegentlich beobachtet werden, ist nach Hans Otto Neumann ein lokaler Folgezustand einer luetischen Phlebitis bei Zirkulationsstörungen durch forcierte Geburt. In diesem Stadium wird ein Gewichtsverlust bei den meisten Säuglingen bemerkbar (Finkelstein). Wenig bekannt und von Zappert bestritten ist die Tatsache, daß der Ausbruch von Hauterscheinungen von Fieber begleitet sein kann. Nach Karl Bingel gleicht das Fieber, das den Ausbruch der syphilitischen Erscheinungen auf der Haut und den Schleimhäuten begleitet, in ausgesprochenem Maße dem exanthematischen Fieber. Es beginnt in der Regel ein bis zwei Tage vor der Eruption und erreicht mit derselben seinen Höhepunkt. Das Fieber der ersten Eruptionsperiode dauert für gewöhnlich nur wenige Tage und schwankt zwischen 38 und 39⁰ C. In allen späteren Perioden der Krankheit hat das Fieber meist remittierenden Charakter und kann 39⁰ übersteigen. In den Fällen, in denen sich das Fieber über längere Zeit (Wochen) hinzieht, handelt es sich hauptsächlich um viscerale Erscheinungen.

A. Hauterkrankungen bei kongenitaler Syphilis.
Klinische Erscheinungen der Frühperiode.

Eines der häufigsten und charakteristischsten frühzeitig auftretenden Merkmale der kongenitalen Syphilis der Haut bei früh- oder rechtzeitig zur Welt kommenden Neugeborenen ist der *Pemphigus syphiliticus*, von H. von Zeissl auch als *Varicella syphilitica confluens neonatorum*, von F. R. Bering als *pemphigoides Exanthem* bezeichnet. Gleichzeitig mit ihm oder vor ihm werden der fast nie fehlende syphilitische Schnupfen und der Milztumor beobachtet. Diese teils vesiculöse, teils pustulöse Ausschlagsform ist in den allermeisten Fällen nur auf der äußeren Haut lokalisiert und hat im Gegensatz zu dem nichtsyphilitischen Pemphigus selten seinen Sitz auf den Schleimhäuten. Nur die Nasenschleimhaut ist häufiger von Pemphigusblasen befallen. In der neueren Literatur findet sich auch ein Fall von Pemphigus der Conjunctiva bei „Heredosyphilis" von G. Martin erwähnt. Der Pemphigus syphiliticus ist vielfach schon bei der Geburt vorhanden oder tritt in den ersten Tagen und Wochen nach der Geburt entweder allein oder mit anderen Formen von Hautsyphiliden kombiniert auf. Frühzeitiges Erscheinen des Pemphigus zeigt eine schwere fetale Dystrophie an und gestaltet meist die Voraussage ungünstig. Je später er auftritt, um so günstiger läßt er sich prognostisch verwerten. In der Regel findet man (stets in symmetrischer Anordnung) zuerst an den Handtellern und Fußsohlen, später auch, wenngleich selten, in mehr oder weniger generalisierter Ausdehnung an der Stirn, namentlich den Augenbrauen, am Gesicht, am Gesäß, an den Beuge- und Streckseiten der Extremitäten ein bullöses Exanthem, in welchem nach E. Hoffmann der Spirochätennachweis meist glückt, auf hyperämischem infiltrierten Grunde. Es entwickeln sich erbsen- bis kirschgroße, scheibenförmige Blasen, die mit einer klaren serösen sich schnell trübenden und eitrig,

selten hämorrhagisch werdenden Flüssigkeit gefüllt sind und die Tendenz
zeigen, sich mit anderen Blasen zu größeren Elementen in polyzyklischer
Anordnung zu vereinigen und die umgebende Epidermis zu unterminieren
(Abb. 1). Platzen bei erhöhter Spannung diese Blasen, so liegt die excoriierte,
ihrer Hornschicht beraubte glänzende Haut, welche wenig Neigung zur Neu-
epithelisierung zeigt, ohne besonderen Substanzverlust frei, näßt und wird
sehr bald durch Eintrocknung des Sekrets mit Krusten und Borken bedeckt
(Abb. 2). Die nach Ablösung der Borken sichtbaren rhagadiformen Geschwüre
können die Eingangspforten pyogener Mikroorganismen und damit zuweilen den
Ausgangspunkt zu tiefgreifenden staphylo- und streptogenen Eiterungen mit
Ausgang in Nekrose und Gangrän, in seltenen Fällen auch zu einer allgemeinen

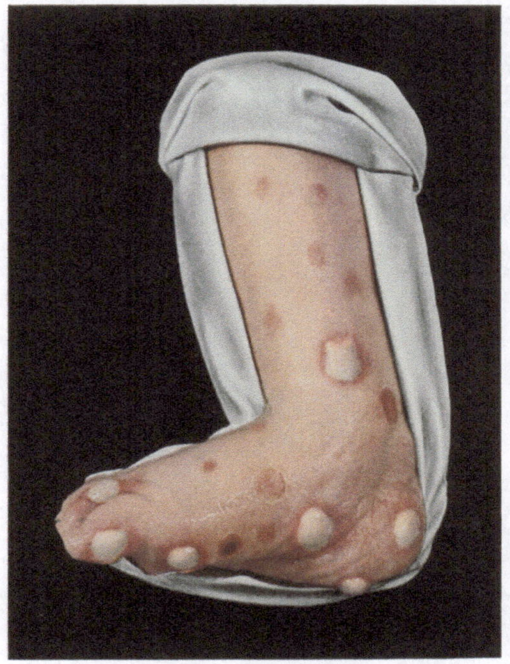

Abb. 1. Pemphigus syphiliticus.
(Aus FINKELSTEIN-GALEWSKY-HALBERSTAEDTER, Hautkrankheiten und Syphilis im Säuglings- und
Kindesalter. 2. Aufl. Berlin: Julius Springer 1924.)

Sepsis mit tödlichem Ausgang bilden. Die Pemphigusblasen lokalisieren sich auch
zuweilen an der Lunula der Nägel und führen zur Geschwürsbildung der Matrix
(MRAČEK). Ebenfalls wird als Folge des Pemphigus auf dem Kopf Krusten-
und Geschwürsbildung bis auf das Periost beobachtet. Zuweilen geht dem Auftreten des Pemphigus ein dem Erythema multiforme ähnliches Exanthem
voraus und erst nach einigen Tagen erheben sich die Blasen auf den Erythem-
flecken (E. LESSER). Die Gesamtentwicklung solcher frühzeitig an Pemphigus
erkrankter Kinder ist nach HEUBNER gewöhnlich zurückgeblieben. Sie haben
ein niedriges Gewicht, sind mager und gleichen, trotzdem sie ausgetragen
sind, Frühgeburten. Oft liegen gleichzeitig innere Organerkrankungen vor.
Die Milz ist, wie erwähnt, fühlbar, die Nieren scheiden Eiweiß aus und
die Lebensdauer ist infolge des Komplexes zahlreicher zusammentreffender
depravierender Momente *meist* eine kurze.

Milderen Charakter als der Pemphigus spezificus haben gewöhnlich die *makulösen Exantheme* (Abb. 3). Während ein Teil der gleichzeitig mit Coryza und Pemphigus behafteten Säuglinge schon mit Zeichen fleckenartiger Ausschläge zur Welt kommt, bildet sich bei anderen Kindern, welche zunächst normal entwickelt, kräftig und mit scheinbarer Gesundheit geboren werden, erst nach 2 bis 3 Wochen, oft auch erst nach 2 Monaten und mehr ein

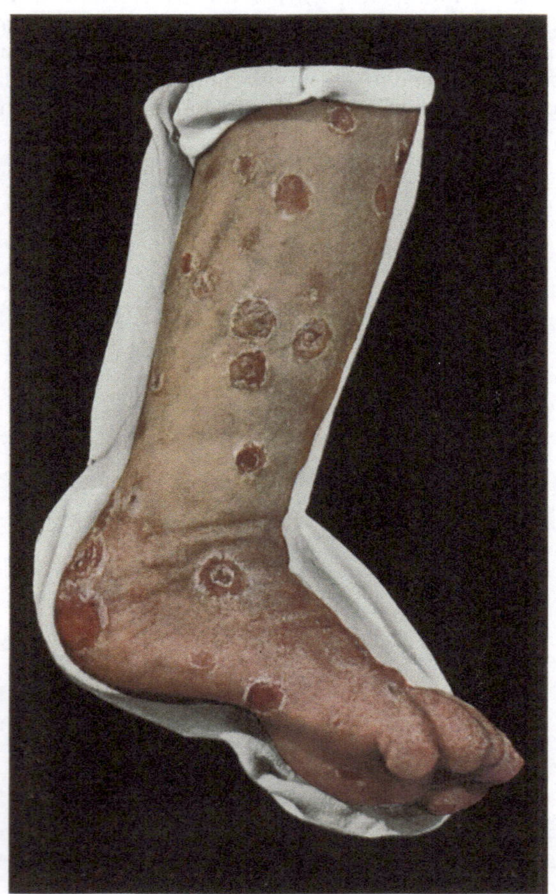

Abb. 2. Syphilis bullosa.
(Aus Finkelstein-Galewsky-Halberstaedter.

makulöser Ausschlag, welcher durch die anfangs weniger scharfe Abgrenzung der Flecke von der gesunden Haut sich von der Roseola der Erwachsenen unterscheidet, zuweilen auch in universeller Ausdehnung masernähnlich mit scharfbegrenzten roten, später kupferfarbigen Flecken den Körper überzieht (Abb. 4). Es erscheinen mehr oder weniger runde zuerst schwach gefärbte Flecke, später von dunkelroter, rosavioletter oder sepiaähnlicher *Farbe*, welche mehr im Gesicht (Stirn, Haargrenze, Nase, Kinn, besonders an den Prädilektionsstellen des seborrhoischen Ekzems), in der Genitoanalgegend, den Handtellern und Fußsohlen und den Unterextremitäten, weniger reichlich am Rumpf lokalisiert sind und sich durch das meist mehr kupferige Kolorit

von den analogen Efflorescenzen der erworbenen Syphilis unterscheiden.
Schnell bedecken sich diese in der Regel leicht infiltrierten Flecke — rein

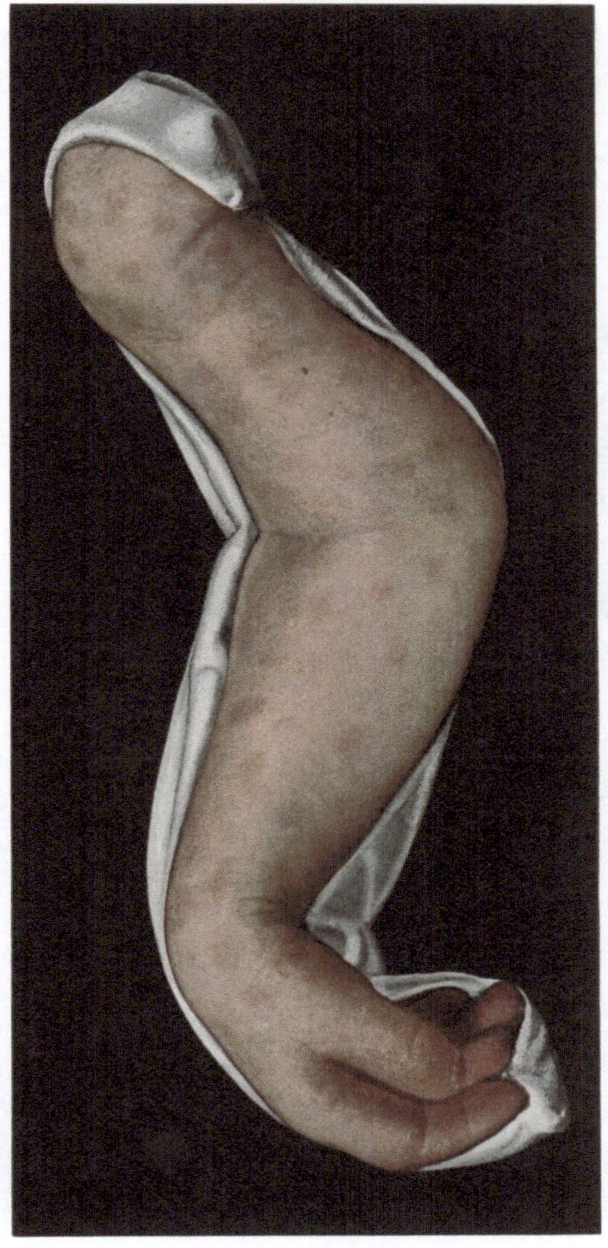

Abb. 3. Lues maculosa. Osteochondritis. Parrotsche Pseudoparalyse.
(Aus Finkelstein-Galewsky-Halberstaedter.)

hyperämische sind sehr selten — mit Schuppen und nehmen *den Charakter*
von *großpapulösen Efflorescenzen* an, die durch zentrale Pustelbildung gedellt
sind und sich mit kleinen Borken bedecken, auch sonst durch Konfluenz und
Aggregierung zu flächenartigen Infiltraten anwachsen können (Abb. 5).

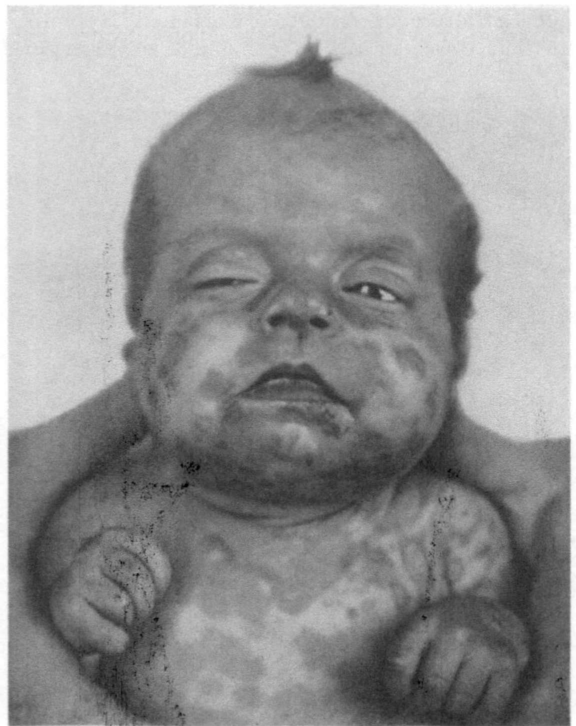

Abb. 4 [1]). Lues congenita. Makulöses Syphilid.
(Aus der Düsseldorfer Akademischen Kinderklinik.)

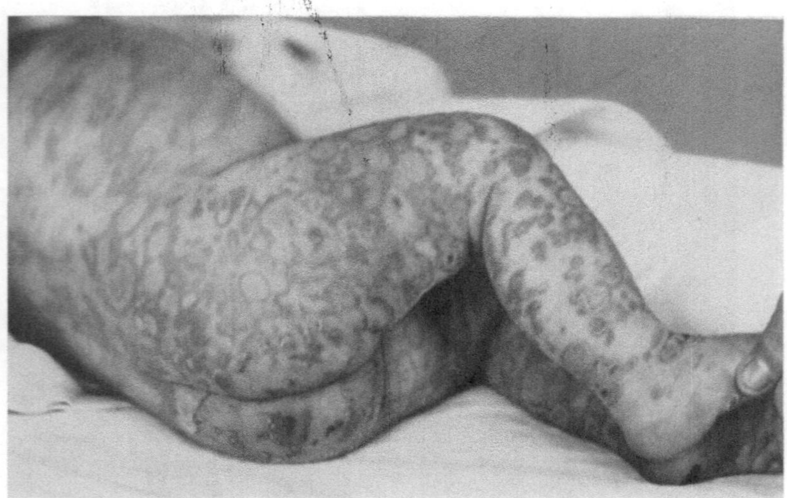

Abb. 5. Lues congenita. Makulo-papulo-squamöses Exanthem.
(Aus der Düsseldorfer Akademischen Kinderklinik.)

[1]) Die Überlassung der Aufnahmen von Abb. 4, 5, 9—11, 16, 17, 20 verdanke ich Herrn Geh.-Rat Schlossmann und Herrn Privatdozent Dr. Eckstein.

Selten findet sich ein makulöser Ausschlag allein, meist sind gleichzeitig schon *papulöse Efflorescenzen* vorhanden, so daß man verschiedene Stadien

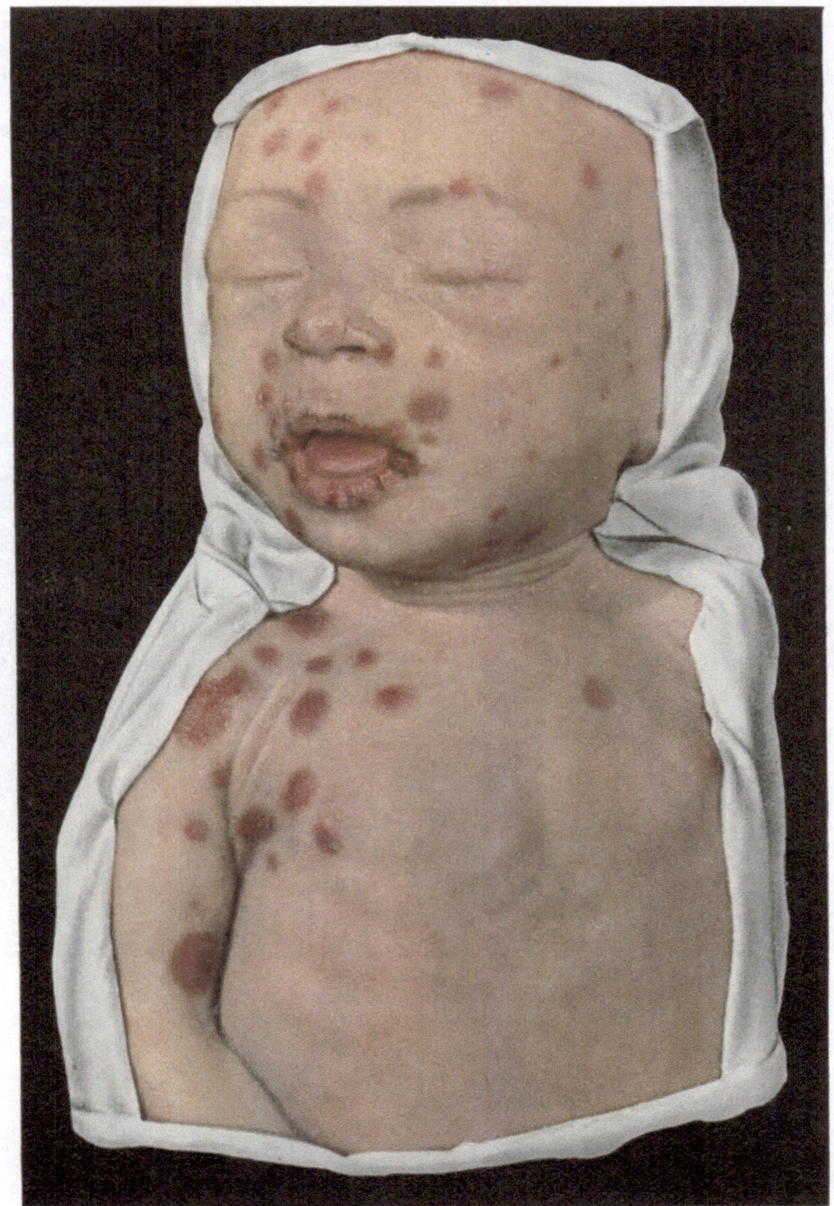

Abb. 6. Lues papulosa mit Mundrhagaden.
(Aus FINKELSTEIN-GALEWSKY-HALBERSTAEDTER.)

des Exanthems bei demselben Kind bemerkt (Abb. 6). Neben vorwiegend großen Papeln finden sich ausnahmsweise auch miliare gruppierte kleine Papeln mit Neigung zur Konfluenz über größere Flächen (I. NEUMANN) und den Tuberkuliden ähnliche Knötchen, welche als *lichenoides Syphilid* bezeichnet werden und der Behandlung gegenüber oft resistent sind. Eine seltene Abart der Papeln bilden die „*Lésions acnéiformes*" (Leredde), d. h. Papeln mit zentraler Delle, die von einer kleinen Kruste bedeckt ist. Die nach Eintrocknen des Sekrets selten beobachteten *pustulösen und bullösen Ausschläge*, die sich in *rupiaähnliche Efflorescenzen* umwandeln können, sind meistens Rezidivformen, während aus Papeln hervorgehende Pusteln meist nur in den ersten Lebenswochen vorkommen (Abb. 7 u. 8). Treten Papeln

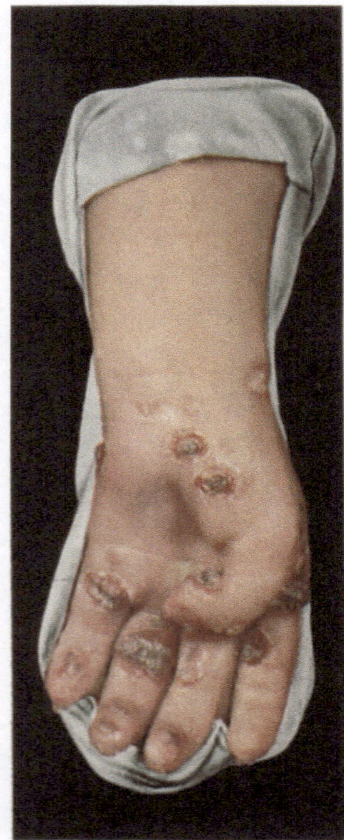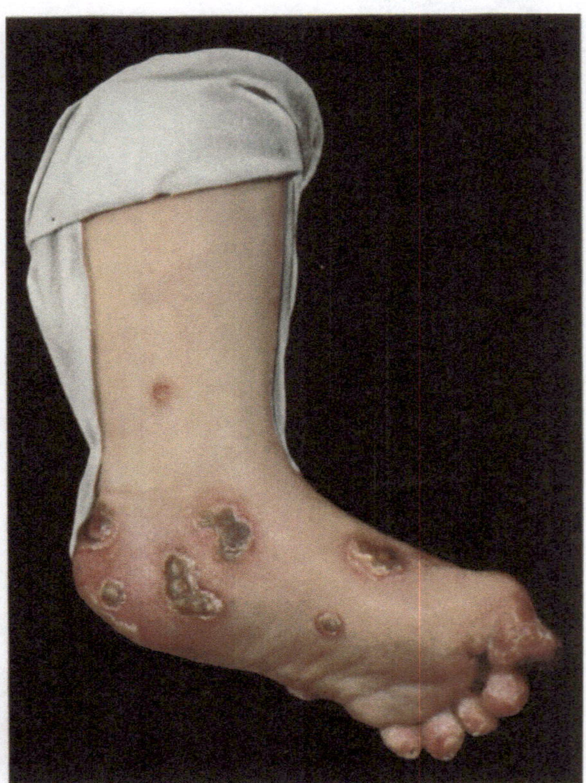

Abb. 7 u. 8. Lues (rupiaähnlich).
(Aus Finkelstein-Galewsky-Haberstaedter.)

in größerer Anzahl an sich berührenden Körperstellen (Nates, Genitocruralfalten, Fingern und Zehen, Glans oder Vulva) auf, so entwickelt sich durch Nässen und Excorationen infolge Maceration der anliegenden Haut- und Schleimhautflächen ein Krankheitsbild, welches der Intertrigo sehr ähnlich ist und sich klinisch oft nur unter Berücksichtigung anderer gleichzeitig vorhandener syphilitischer Krankheitserscheinungen davon unterscheiden läßt. Zuweilen ist allerdings der Charakter nässender Papeln aus gleichzeitig vorhandenen charakteristischen Einzelefflorescenzen ohne weiteres erkennbar. Die Neigung der nässenden Papeln zur Geschwürsbildung verursacht um die Mundöffnung und den After schmerzhafte Rhagaden, welche das Saugen bzw. die Stuhlentleerung erschweren (Abb. 9—10).

Wirkliche *breite Kondylome*, wie bei der erworbenen Syphilis, sind im Frühstadium der kongenitalen Lues selten und, wenn sie vorhanden sind, stellen sie

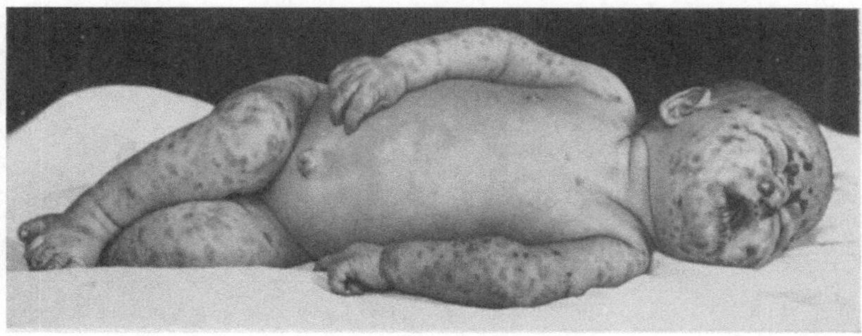

Abb. 9. Lues congenita. Rhagaden, Pemphigus (zum Teil abgeheilt), PARROTsche Lähmung.
(Aus der Düsseldorfer Akademischen Kinderklinik.)

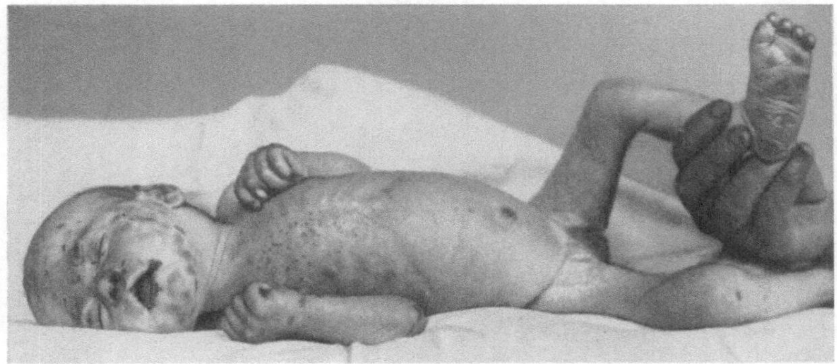

Abb. 10. Lues congenita. Papulöses Syphilid und Pemphigus der Fußsohlen, Rhinitis, Stomatitis.
(Aus der Düsseldorfer Akademischen Kinderklinik.)

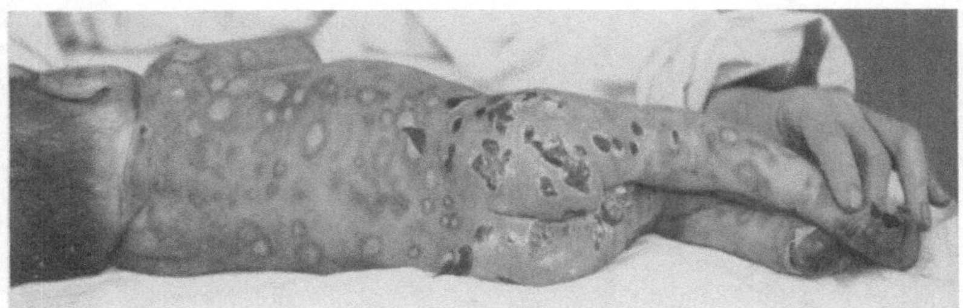

Abb. 11. Lues congenita, Condylomata lata, Maculo-papulöses Syphilid und Pemphigus
mit zum Teil freiliegendem Corium.
(Aus der Düsseldorfer Akademischen Kinderklinik.)

meistens ein Rezidivexanthem vor (Abb. 11). Sie werden daher in seltenen Fällen
auch noch in vorgerücktem Kindesalter angetroffen. So beschreiben GAUCHER
und FOUQUET bei einem 14jährigen Knaben mit Stigmata der kongenitalen
Lues (Gehörstörungen, Zahnveränderungen) hypertrophische nässende Kondylo-
mata lata um die Analöffnung herum. Mit dem Auftreten des makulo-papulösen

5*

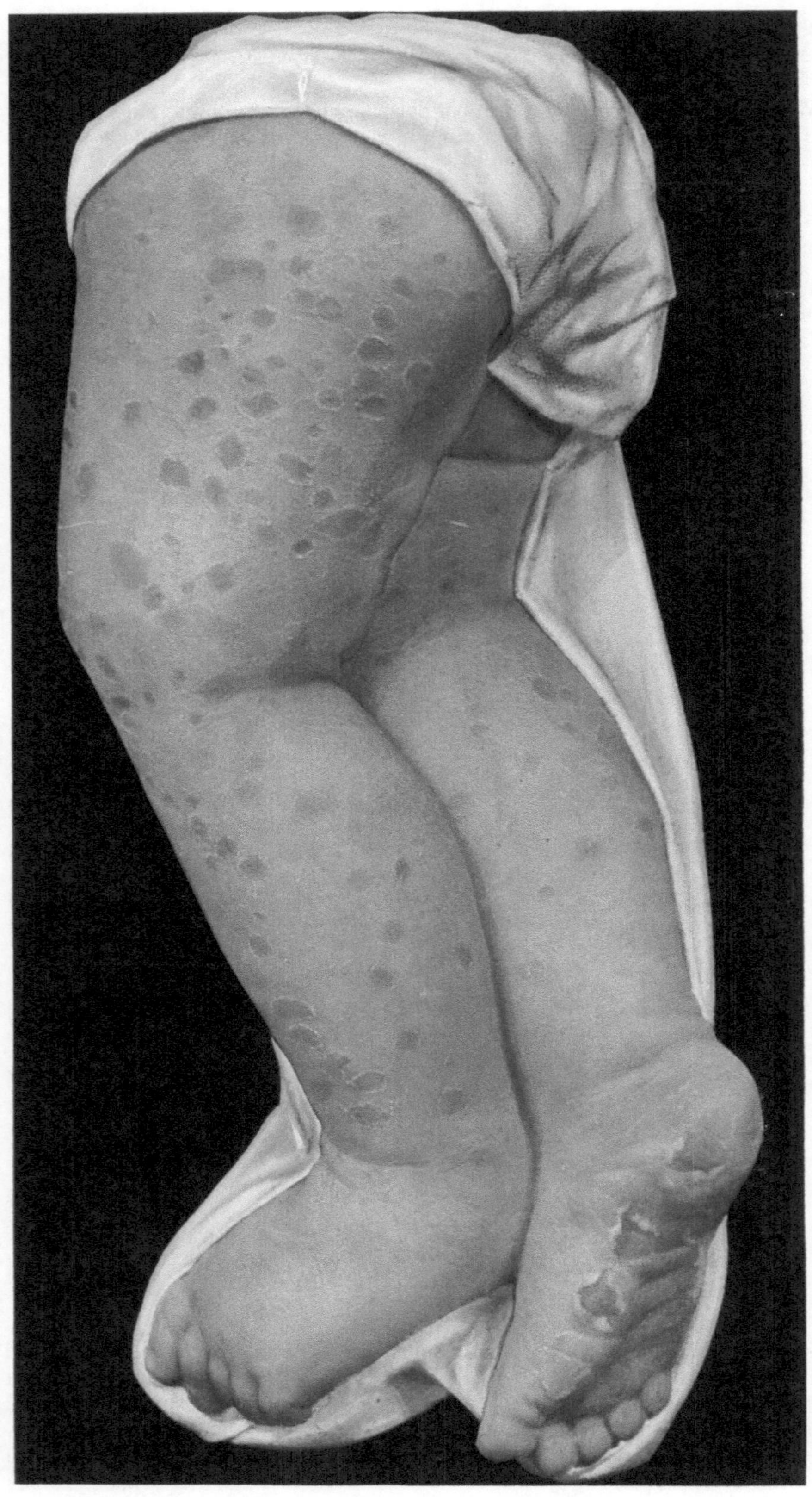

Abb. 12. Lues congenita (diffuse Infiltration). Papulo-squamöse Syphilis.
(Aus Finkelstein-Galewsky-Halberstaedter.)

Exanthems gehen selten erhebliche und für Lues charakteristische Drüsenschwellungen einher.

Im Gesicht und auf dem Kopf kommt es bei *stärkerer* Schwellung und diffuser Ausdehnung des Exanthems zu hochgradiger Schuppenbildung, wodurch ein dem seborrhoischen Ekzem ähnliches Krankheitsbild entsteht. Insbesondere bildet sich auf dem Kopf infolge der gehäuften Schuppenbildung und vermehrten Talgabsonderung ein fettiger Überzug, der ihn wie mit einer Talgkappe umschließt. In anderen Fällen entstehen starke krustöse Auflagerungen — *impetiginöses Syphilid* —, das früher als „Impetigo syphilitica" bezeichnet wurde.

Infolge der stärkeren Spannung der Haut erhält das Gesicht einen *starren maskenartigen Ausdruck*, der noch durch das eigentümlich kachektische gelbliche Kolorit verstärkt wird, das man mit hellem Milchkaffee (FINKELSTEIN) oder mit der Farbe der Finger gewohnheitsmäßiger Zigarettenraucher (TROUSSEAU) vergleicht, während an anderen Hautstellen, besonders an den Nates und den Unterextremitäten, ein mehr rotbrauner, teils schinkenartiger, teils glänzend und wie lackiert aussehender, oft auch einer erysipelatösen Hautinfiltration ähnlicher Farbenton vorherrscht. Die sich sonst bei manifester Säuglingslues findende blasse fahlgraue Gesichtsfarbe, die sich immer auf die ganze Körperdecke des Säuglings erstreckt, ist nach HOCHSINGER der Ausdruck einer schweren syphilitischen Anämie. Sie kann nach FINKELSTEIN aber oft völlig fehlen.

Eine besondere Stellung unter den Erscheinungen der kongenitalen Lues nimmt nach HOCHSINGERs eingehenden Studien das von R. MAYR zuerst beschriebene *diffuse flächenhafte infiltrierte Syphilid der Haut* ein, welches bei der Geburt noch nicht vorhanden ist, sondern in der Regel erst zwischen der 3. und 7. Woche auftritt und seinen Höhepunkt im 2. bis 3. Monat nach der Geburt erreicht. Nach einem halben Jahr wird es immer seltener, nach einem Jahr nicht mehr beobachtet (HOCHSINGER, MRAČEK). Es entwickelt sich meist zuerst im Gesicht mit Vorliebe am Kinn, um den Mund herum, an den Nasenflügeln, über den Augenbrauen (JADASSOHN), ferner am After, an den Genitalien und den Beugeseiten der Schenkel, vom Kreuzbein bis zu den Fersen herunter, an Handtellern und Fußsohlen eine eigenartige Infiltration der Haut, die klinisch zuerst in Form von runden erythemartigen ein- bis dreimarkstückgroßen Flecken auftritt, um bald durch Zusammenfließen der Einzelefflorescenzen und allmählich durch die immer stärker werdende Infiltration das charakteristische Krankheitsbild zu zeigen (Abb. 12). Einen besonders bevorzugten Sitz für spezifische Erkrankungen namentlich in der Form des diffusen infiltrierten Syphilids bilden der Mund und die Lippen. Schon vor dem Auftreten dieser Infiltration kurz nach der Geburt kann man oft um das Lippenrot herum eine schmale glänzende gelbliche Hautzone und beginnende Rhagadenbildung wahrnehmen. Dabei ist die Farbe der Lippen an der Schleimhautgrenze oft so blaß, daß sie sich nicht von der gewöhnlichen Haut unterscheidet (PAJARES). An den Lippen selbst und speziell an den Commissuren bilden sich gleichzeitig früh *papulo-erosive Syphilide*, seltener Plaques muqueuses, welche bei Berührung mit dem Speichel durch die Bewegungen des Kindes beim Kauen und Schreien leicht geschwürig zerfallen, tiefe Risse bilden und sich, verunreinigt durch die Speisereste, mit dicken schmerzhaften Krusten bedecken, so daß das Saugen erschwert und die Ernährung des Kindes ungünstig beeinflußt wird (Abb. 13).

Bei stärkerer Infiltration der Gesichtshaut wird das die Lippen umgebende starre Gewebe infolge der unvermeidlichen Muskelbewegungen des Mundes der Sitz tiefer bis in das Lippenrot reichender Einrisse, die radiär zu den Lippen und den Commissuren verlaufen und bei der Abheilung lineare Narben hinterlassen. Diese *streifenförmigen weißen Narben*, welche von den Commissuren senkrecht und parallel zu den Lippen besonders an den Unterlippen ausgehen, werden von PAJARES mit den Rippen eines Fächers verglichen. Sie finden sich

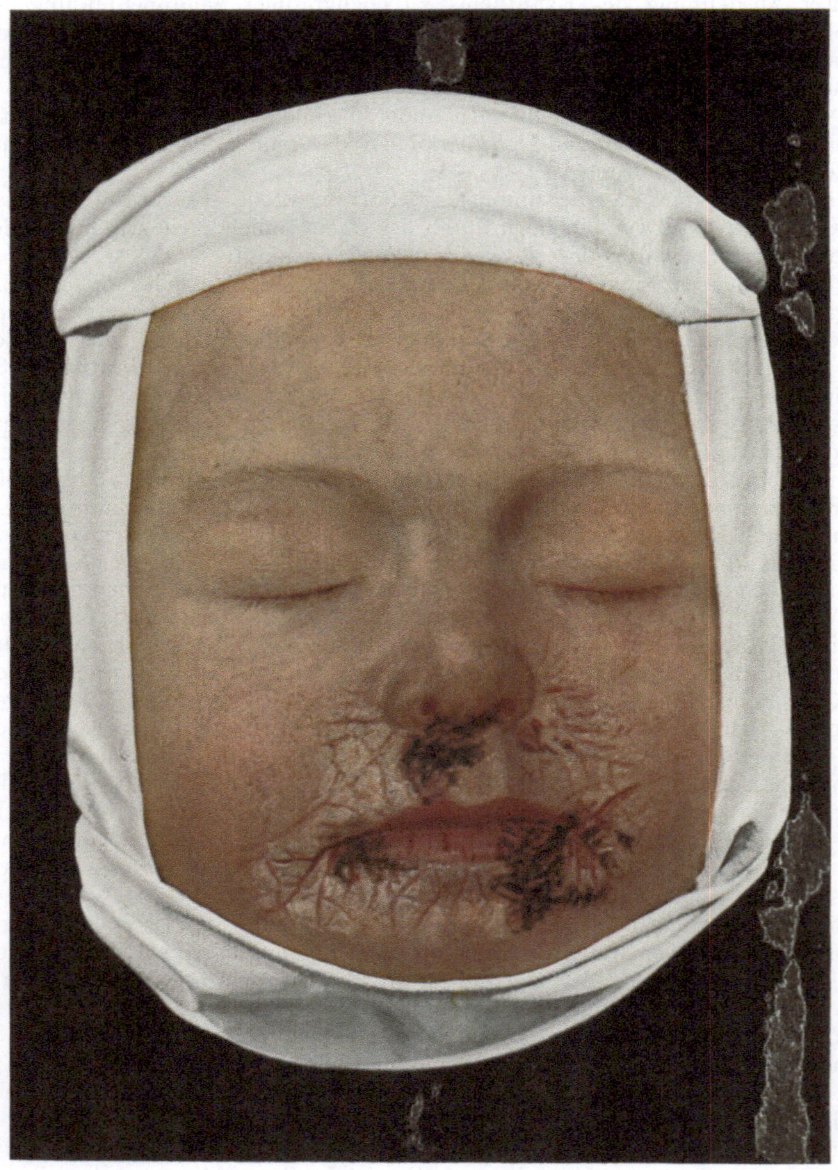

Abb. 13. Rhagadiforme Lues. (Diffuse Infiltration.)
(Aus FINKELSTEIN-GALEWSKY-HALBERSTAEDTER.)

auch zuweilen an den Wangen und am Kinn, auch senkrecht nach oben ziehend um die Augenbrauen (JADASSOHN) und bilden später eines der wichtigsten Stigmata für die Diagnose der kongenitalen Syphilis (Abb. 14). Die starke Infiltration der Lippen und ihrer Umgebung kann auch zu einer Verengerung der Mundöffnung führen. Es scheint dann, als wenn die Lippen sich rings um diese kreisförmig zusammengezogen hätten. Dadurch entstehen gleichfalls Risse, an welche sich perifissurale Entzündungen anschließen, welche die Elastizität der Lippen und dadurch gleichzeitig die Saugfähigkeit verringern.

Einen Teil dieser bei kongenital-syphilitischen Kindern oft angetroffenen Narben hält F. Veress für einfache Furchen, welche dadurch entstehen, daß die nach Resorption der cutanen Infiltrate zuweit gewordene Haut sich in Falten legt, welche um die Mundöffnung herum radiär verlaufen. In den meisten Fällen dürfte jedoch die Entwicklung der charakteristischen radiären Linien auf Rhagaden und Fissuren zurückzuführen sein.

Zu dem Bilde der *diffusen Hautinfiltration* gehört nach Hochsinger auch die im Gesicht, namentlich an den Wangen und am Kinn auftretende ockergelbe oder mehr bräunliche Verfärbung der Haut, welche sich von dem blassen Teint der übrigen Körperdecke um so deutlicher abhebt als ein eigentümlicher Glanz über dem gelben Farbenton ausgebreitet ist. Solche Fälle können keineswegs als exanthematische Syphilisfälle angesprochen werden. Zwischen dem papulo-erosiven Exanthem und dem infiltrativen Syphilid des Gesichts kommen mannigfache Übergänge vor, so daß sich eine klinische Unterscheidung oft überhaupt nicht machen läßt.

An den Handtellern und Fußsohlen werden sowohl *papulo-pustulöse Syphilide* als auch die Zeichen der *diffusen Infiltration* nach Hochsinger beobachtet. Im ersteren Fall sieht man dort kleine, zunächst isoliert stehende, mit einer gelben Flüssigkeit gefüllte Bläschen, die die Neigung haben, sich zu vereinigen und größere Gruppen bilden. Diese Pusteln platzen schließlich und hinterlassen kleine, von einem violetten Saum umgebene Erosionen auf fleischrotem Grunde

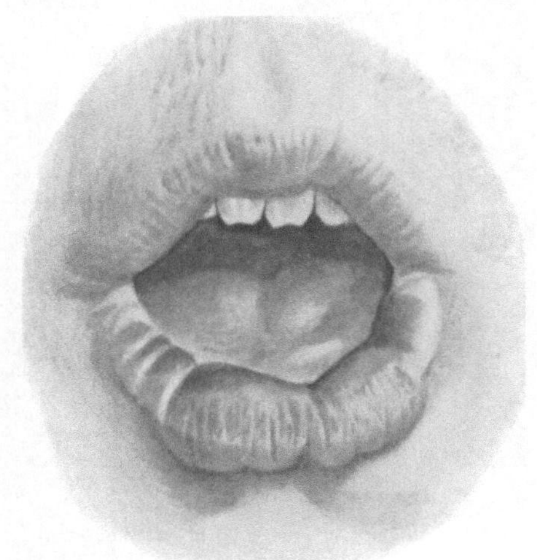

Abb. 14. Narbige Umwandlung der Lippen und Lippensäume mit eingestreuten Radiärnarben bei einem 15jähr. kong.-syph. Mädchen. (Aus Meirowsky-Pinkus: Die Syphilis. Fachbücher für Ärzte, Bd. IX. Berlin: Julius Springer 1924.)

meist mit polyzyklischen Konturen und oft auch von hämorrhagischem Charakter.

Einem etwas späteren Stadium gehören die *psoriasiformen — palmaren und plantaren — Syphilide*, früher als *Psoriasis palmaris* und *plantaris* bezeichneten diffusen Infiltrationen der Handteller und Fußsohlen, oft auch der Beugeseiten der Finger und Zehen an, welche infolge der starken Spannung die Haut glänzend und faltenlos wie lackiert erscheinen lassen und ihr einen rotbräunlichen bis hellgelben Farbenton verleihen. Selten erscheinen sie später unter dem Bilde eines blauroten schuppenden Erythems, so daß besonders die Haut der Palmarflächen wie maceriert aussieht, eine Erscheinung, die von Davidsohn auf den habituellen Faustschluß der typischen Fingerhaltung der jungen Säuglinge zurückgeführt wird (Abb. 15).

Auch das dem Leder der Reithose entsprechende intertriginöse Syphilid — *intertriginöses Syphilid* — gehört nach Finkelstein als ein oft charakteristisches durch macerierende Prozesse erzeugtes Phänomen zu dem Symptomenkomplex der diffusen Infiltration.

S. Jessner ist von der Notwendigkeit, dem flächenhaften diffusen Syphilid eine Sonderstellung einzuräumen, nicht überzeugt. Es scheint ihm, als ob der *großpapulösen Infiltration* gegenüber nur ein quantitativer Unterschied obwaltet und daß „die diffuse hereditäre luetische Infiltration" nur eine Addition dicht gesäter, sehr flacher Papeln darstellt.

Als eine seltene Form der kongenitalen Syphilis der Haut wurde ein *bläschenartiges Exanthem* zuerst von Rollet beschrieben, der auf 2 Beobachtungen M. Mayrs und mehrere Fälle M. Rogers hinwies. Es handelte sich dabei um kleine rote Bläschen, die nach Verlauf von 24 Stunden konfluiert waren und eine excoriierte Fläche bildeten. In dem Fall M. Mayrs verbreiteten sie sich über den Hals, den Nacken, die oberen Partien der Brust, die unteren Teile des Bauches auf die Regio inguinalis et cruralis, die Genitalgegend und das Gesäß. Roger hat solche *herpesartige Plaques* auch an den Handtellern und Fußsohlen und an dem oberen Teil der Stirn gesehen. Ähnliche Beobachtungen stammen von Adamson und R. W. Taylor. In neuerer Zeit beschreibt Joseph Grindon bei einem Fall von maligner kongenitaler Syphilis stecknadelgroße miliare Bläschen mit Tendenz zur Gruppierung, die 3 bis 4 Tage nach der Geburt entstanden waren. In einem zweiten Fall — gut entwickeltes und rechtzeitig geborenes Kind — fanden sich miliar gruppierte Vesiceln überall in symmetrischer Anordnung. Ob dieses sehr selten beobachtete und wenig studierte Exanthem wirklich spezifischen Charakter besitzt und zu den vorher erwähnten pustulösen oder bullösen Exanthemen gehört oder nur ein vesiculöses Ekzem bei gleichzeitig bestehender kongenitaler Syphilis

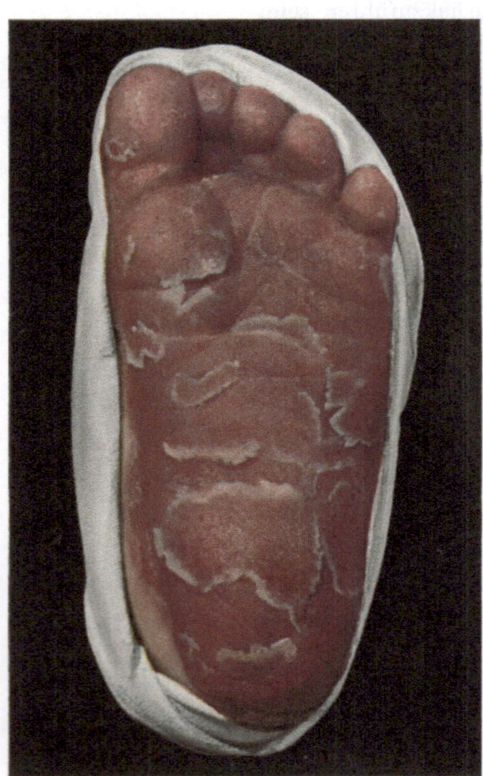

Abb. 15. Diffuse Infiltration der Fußsohle bei Lues congenita. (Psoriasis plantaris.) (Aus Finkelstein-Galewsky-Halberstaedter.)

darstellt, ist zweifelhaft. Die meisten neueren Lehrbücher enthalten darüber keine Angaben.

In seltenen Fällen halten sich länger am Leben bleibende Kinder, welche bei oder bald nach der Geburt mit visceralen und osteochondritischen Symptomen behaftet sind, von Hautausschlägen vollständig frei.

Auch die **Anhangsgebilde der Haut, die Haare und Nägel** erleiden unter dem Einfluß der kongenitalen Syphilis spezifische Veränderungen.

So findet man kurz nach der Geburt bei Kindern, welche schon mit schweren Formen der Syphilis, mit Pemphigus und Coryza geboren werden, eine auffallende „Spärlichkeit von Haupthaar, Brauen und Wimpern" (Finkelstein). Auch werden bisweilen schwer infizierte Säuglinge ganz kahl geboren. Nach Leiner ist dann die Kopfhaut nur mit feinen Lanugohärchen bedeckt und nur langsam und oft erst nach Monaten kommen die bleibenden Haare zur Entwicklung. In der Regel beginnt der *kongenital-luetische Haarausfall* erst einige Wochen

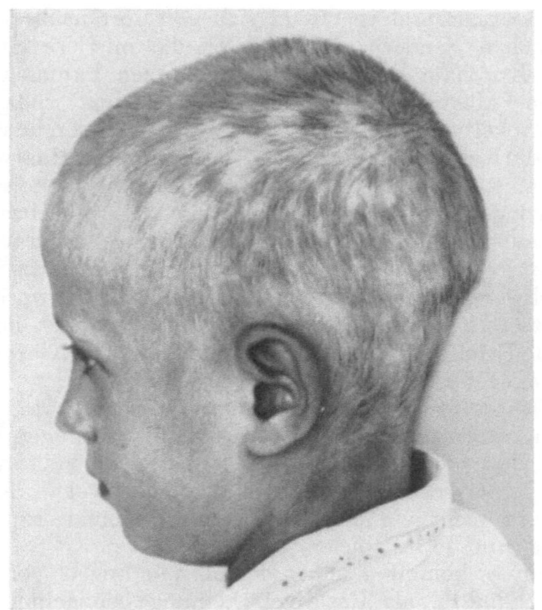

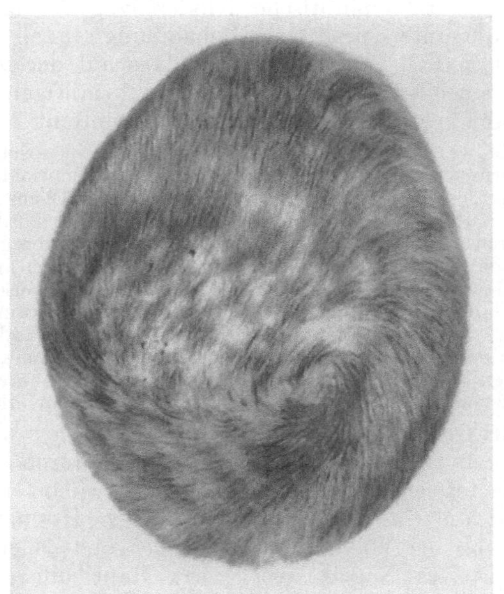

Abb. 16 und 17. Alopecia spezifica bei Lues congenita.
(Aus der Düsseldorfer Akademischen Kinderklinik.)

nach der Geburt, indem die Kinder auf der Höhe der Entwicklung des Ausschlages in der 4.—8. Woche die Haare der Kopfhaut, oft auch der Augenbrauen und Wimpern verlieren. Man unterscheidet dabei die *diffuse* und die *circumscripte (areoläre) Alopecie,* von denen entweder die eine oder die andere, nicht selten aber beide Formen gleichzeitig beobachtet werden (Abb. 16 u. 17).

Die *Alopecia diffusa* beginnt nach Leiner gewöhnlich bandförmig an den seitlichen Schläfenpartien und verbreitet sich von dort nach der Hinterhauptgegend. Bei manchen Kindern verliert auch die mittlere Schädelpartie die Haare, wobei die Kopfhaut nur mit dünnen, kurzen Lanugohärchen bedeckt bleibt. In seltenen Fällen tritt bereits im 3. Lebensmonat völlige Kahlheit ein. Nach Hazen entwickelt sich die spezifische Alopecie besonders an den Stellen zuerst, mit denen die Kinder auf dem Kissen aufliegen. Das Haarwiederwachstum erfolgt oft langsam, so daß nach Leiner manche Kinder noch nach dem ersten Lebensjahr ein stark gelichtetes Kopfhaar aufweisen. Die gleichzeitig vorhandene Seborrhöe, welche als solche gleichfalls die Ursache von Haarausfall sein kann, kann ausnahmsweise die Diagnose des kongenital-syphilitischen Ursprungs der Kahlheit erschweren. Doch dürfte das Gesamtbild der vorhandenen spezifischen Krankheitserscheinungen ebenso wie der allerdings nicht immer sehr prompt eintretende Erfolg der spezifischen Behandlung zur Klärung der Differentialdiagnose beitragen.

Obwohl die diffuse Infiltration der Haut wenn sie den Haarboden oder die Gegend der Augenbrauen und der Wimpern befällt, Störungen des Haarwachstums und Haarausfall bewirken kann, so ist dies doch keineswegs die Regel. Eine Abhängigkeit der Kahlheit von lokalen spezifischen Ausschlägen des Haarbodens braucht nicht vorhanden zu sein. Vielmehr können dabei auch toxische Momente eine Rolle spielen.

Alopecia spezifica kommt nicht nur bei Säuglingen vor, sondern wird auch bei älteren Kindern als Rezidiverscheinung beobachtet. So berichtet Severi über 2 kongenital-syphilitische Kinder von $2^1/_2$ bis 3 Jahren mit Alopecia areolaris, die unter spezifischer Behandlung schnell zur Heilung kam.

Einen interessanten Fall von *Haarpinselbildung* auf der sonst vollkommen haarlosen Kopfhaut eines kongenital-syphilitischen $^3/_4$ jährigen mit einem papulösen Ausschlag und Coryza behafteten Kindes beschreibt Frieboes:

Der Kopf des Kindes war bis auf 8 kleine Stellen vollkommen haarlos und bis auf geringe seborrhoische Veränderungen am vorderen Kopfabschnitt ganz normal. Auf dem Vorderkopf befanden sich 8 unregelmäßig verteilte Haarbüschel von 5—12 cm Länge, die den Eindruck machten, als ob lauter kleine Pinsel in die Haut implantiert worden wären. Die einzelnen Haarpinsel waren aus je einer Follikelöffnung herausgewachsen. Die Haare saßen sehr fest. Das Kind, das bei der Geburt einen feinen Lanugoflaum aufwies, hatte schon $1^1/_2$ Monate nach der Geburt sämtliche Haare mit Ausnahme dieser Büschel verloren. Nach einer Neosalvarsan-Sublimatbehandlung kam es zum Wiederwachstum sämtlicher Haare. Im gleichen Verhältnis, wie die Kopfhaare heranwuchsen, verschwanden auch die Haarbüschel und schließlich ragte nur ein Haar aus jeder Follikelöffnung heraus, das vollkommen den übrigen Kopfhaaren glich. Auch die Follikelöffnungen wurden wieder normal, so daß man die Stellen, an denen die Pinsel lokalisiert waren, nicht mehr erkennen konnte.

Bei den **Nagelerkrankungen** kongenital-syphilitischer Säuglinge unterscheidet man neben rein trophischen Störungen, welche durch allgemein toxische Vorgänge der schwer infizierten Kinder bedingt sind, wie bei der Lues acquisita, die *Paronychie* und die *Onychie* (Abb. 18). Nach Hochsinger greift die diffuse Infiltration von der Volarfläche der Finger und Zehen auf den Nagelfalz und die Matrix des Nagels über. Die Haut um die Nägel herum erscheint dabei dunkelbraunrot, steif, starr, metallglänzend. Fissuren und Ulcerationen im Nagelfalze und Veränderungen an den Nägeln selbst sind nur Folgeerscheinungen des primären Infiltrationszustandes der den Nagelfalz umgebenden Haut und des Nagelbettes selbst. Bei längerem Bestande der Nagelerkrankung erscheinen die Nägel der erkrankten Finger durch eine weißliche etwas vertiefte Querleiste in zwei Teile geschieden. Der hintere Abschnitt des Nagels ist verdünnt, durch Längsrisse mißgestaltet, der vordere normal, höchstens etwas spröder. Die Querleiste ist die Marke, welche anzeigt, in welchem Zeitpunkt der Entwicklung des Nagels die Nagelbetterkrankung eingesetzt hat. Nach Wochen kann der Nagel einen atrophischen Charakter zeigen, wenn der gesunde Teil desselben abgestoßen ist. Diese Nagelerkrankung ist nach HOCHSINGER ein eminent wichtiges, ja untrügliches Symptom der kongenitalen Syphilis.

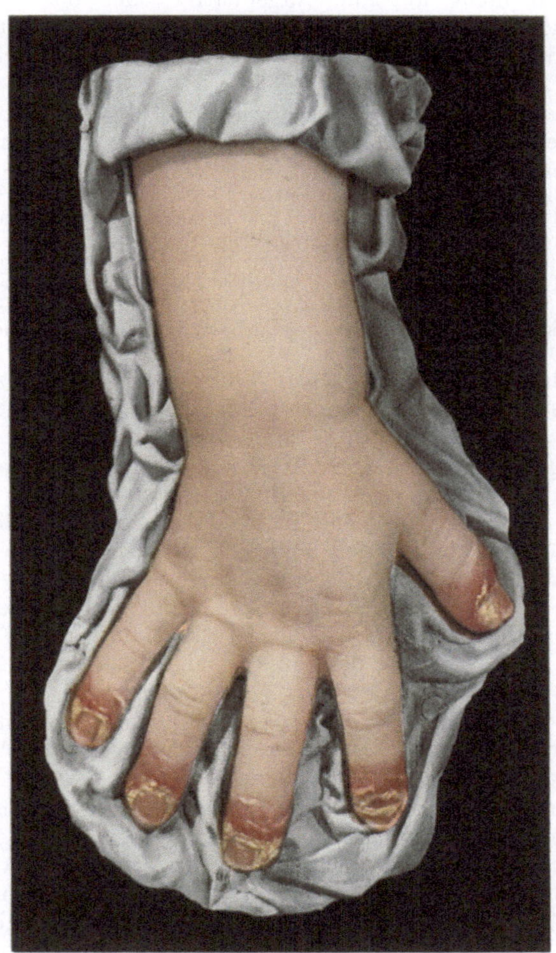

Abb. 18. Paronychia luetica.
(Aus FINKELSTEIN-GALEWSKY-HALBERSTAEDTER.)

Außer diesem diffusen Infiltrationszustande des Nagelfalzes, welcher meist als Paronychie mehrerer Finger, oft aller Finger beginnt und erst sekundär auf die Nagelmatrix übergeht, sehen wir auch andere Krankheitserscheinungen sich am Nagel zumeist an dem Nagelfalz lokalisieren, welche sich auch bei der erworbenen Syphilis finden. So entstehen durch papulöse und pustulöse Syphilide und Pemphigusblasen Geschwüre an der Lunula in der Matrix der Nägel, welche sich verfärben, ein bräunliches Kolorit bekommen und abfallen (MRACEK).

VON ZEISSL weist ferner darauf hin, daß bei pustulösem Syphilid, wenn die Säuglinge älter als 14 Tage werden, nicht selten an einzelnen Nagelgliedern der Finger und Zehen *panaritiumartige Anschwellungen* entstehen, welche meistens in der Nähe der Matrix des Nagels eitrig einschmelzen, wodurch die Abstoßung des betreffenden Nagels eingeleitet wird. Ebenso können breite Papeln und kondylomatöse Prozesse, welche am Nagelrande sitzen, eine Paronychie mit ihren Folgeerscheinungen auslösen. Eine Störung des Nagelwachstums ist nur in solchen Fällen nicht zu erwarten, wenn der Prozeß nicht auf die Nagelmatrix oder das Nagelbett übergreift. Oft findet man bei kongenital-syphilitischen Neugeborenen die Nagelfalze mit Schrunden und Krusten bedeckt und die Nägel erweicht und zerfallen.

Eine besonders charakteristische Form der Nagelerkrankung beschreibt HELLER unter dem Namen der *Syphilonychia ulcerosa unguium congenita.*

Es handelte sich in diesem Falle um ein vier Wochen altes, kongenital-syphilitisches Kind. Die Nagelwälle, die Nagelbetten, ein Teil der Fingerbeere waren tief blaurot imbibiert. An einem Finger fehlten die Nagelplatten ganz und waren durch blutig gefärbte Hornmassen ersetzt. Bei anderen Nägeln trat der geschwürige Charakter hervor. Aus der mikroskopischen Untersuchung schloß der Verfasser: Rein entzündliche Vorgänge veranlassen ein Wachstum des Nagels nach schräg oben, bewirken eine Veränderung des hinteren Nagelfalzes, führen schließlich sogar onychogryphotische Verdickungen der Nagelplatte herbei. Es entstehen konsekutive Veränderungen am Nagelfalz, die wieder eine Rückkehr des Nagelwachstums zur Norm verhindern können.

JADASSOHN hat neben Paronychien oder einfachen Aplasien auch eine Hyperkeratosis subungualis bei kongenitaler Syphilis beobachtet.

DIDAY machte schon in der Mitte des vorigen Jahrhunderts auf eine eigenartige Ernährungsstörung der Nägel bei Lues congenita aufmerksam. Ohne daß vorher sichtbare Veränderungen beobachtet werden, werden die Nägel trocken, weißlich oder bläulich und fallen endlich ab. Dieser Abfall und die nachfolgende Erneuerung der Nägel können sich mehrfach wiederholen, ehe schließlich ein normaler Nagel wächst. DIDAY weist auf eine gleiche Beobachtung von BERTIN hin und erwähnt einen Fall von GUÉRARD (Journ. de Siebold, Tome 10, p. 553), welcher bei einem Neugeborenen die Nägel der Hände und Füße allmählich atrophieren sah. Die Nägel wurden länger und schmäler und fielen ab. Dies wiederholte sich mehrfach, bis gesunde Nägel wuchsen.

Nach CASPARY erscheinen infolge von trophischen Vorgängen die Nägel manchmal abnorm dünn, weich und mangelhaft entwickelt. Auch NEUMANN weist auf diese trophischen Veränderungen hin.

Zu den seltenen Formen der kongenitalen Syphilis gehört die *Syphilis haemorrhagica congenita,* welche nach G. BEHREND eine fast ausschließlich dieser Erkrankungsform eigentümliche Veränderung im Zirkulationsapparat ist und nach VON ZEISSL durch Ekchymosenbildung auf der äußeren Haut und in inneren Organen, ferner durch Blutungen aus dem Nabel nach Abfall der Nabelschnur charakterisiert ist. VON ZEISSL unterscheidet auf Grund von G. BEHRENDS Mitteilungen eine *Purpura* und eine *Omphalorrhagia syphilitica,* welche allein oder miteinander vergesellschaftet auftreten können. MRAČEK fand unter 132 Säuglingen syphilitischer Mütter bei einem Drittel solche, welche Blutaustritte geringen Grades und bei einem Siebentel solche Fälle, welche multiple verschiedenartige Blutungen bei der Sektion gezeigt haben. Es handelt sich nach seiner auch von SCHÜTZ und ESSER geteilten Ansicht um Gefäßwanderkrankungen im intrauterinen Leben (multiple Veränderungen der Capillaren und Venen, seltener der Arterien, zuweilen um Obliterationen der Gefäße), während FINKELSTEIN, soweit es sich um Stauungsblutung durch Lebercirrhose handelt, als Ursache eine sekundäre *septische Infektion* ansieht, „welche aus noch unbekannten Gründen beim Syphilitiker besonders leicht zur Blutdissolution führt". Es kommt sub partum oder post partum zu

Blutungen und serösen Transsudationen in den tieferen Schichten der Haut und vieler Organe, wodurch das Absterben der Säuglinge beschleunigt wird.

Was das *Nabelgeschwür* betrifft, so entwickelt sich nach H. DAVIDSON, welcher auf die Arbeiten von HUTINEL und L. F. MEYER hinweist, bei manchen Neugeborenen zwischen dem 8. und 20. Lebenstag eine später im Zentrum geschwürig zerfallene Verdickung des Nabels. Diese *Nabelulceration*, in der sich *Spirochäten* finden, hat anfangs nichts Charakteristisches, später wird sie charakterisiert durch schmerzlose Induration, Fehlen lokaler Entzündung, schlaffe Granulationen und zuweilen vergrößerte indolente Leistendrüsen. Die Seroreaktion ist zur Zeit meist negativ (s. S. 92). Es bietet also das Nabelgeschwür die Möglichkeit, die spezifische Behandlung bei durch Spirochätenbefund nachgewiesener kongenitaler Lues bereits im seronegativen Stadium beginnen zu können. RICHARD GUGGENHEIM berichtet über einen Neugeborenen, der zunächst alle Zeichen der Gesundheit aufwies und erst in der 6. Lebenswoche an einem Nabelulcus syphilitischer Natur erkrankte. Die Wassermannsche Reaktion war zu dieser Zeit noch negativ und wurde erst in der 11. Woche positiv. In der 9. Lebenswoche traten Manifestationen von kongenital-syphilitischem Charakter auf: Blutiger Schnupfen, blaßgraue Verfärbung, Gewichtsstillstand. In der 11. Woche wurde die Milz palpabel, es trat Heiserkeit ein, an den Lippen bildeten sich Excoriationen und die Nase deformierte sich sattelförmig (vgl. hierzu den Beitrag RIETSCHEL in diesem Bande).

Rezidive.

Analog der akquirierten Lues werden bei kongenitaler Lues *Rezidiverscheinungen der Haut* — nach HOCHSINGER in etwa $^1/_3$ der Fälle — beobachtet, welche entweder einmalig auftretend oder sich nach verschieden langer Zeit wiederholend im allgemeinen die gleichen Erscheinungsformen aufweisen wie das erste zur Beobachtung gelangende Exanthem. Meist treten aber die pemphigoiden Ausschläge hinter den makulösen und den vorzugsweise beobachteten papulösen und papulo-pustulösen Efflorescenzen zurück. Breite Kondylome gewöhnlich am After, den Genitalien, den Lippen und Augenlidern, hinter den Ohren und zwischen den Zehen sind als Rezidivformen häufiger als beim ersten Ausbruch. Sie werden bis zum 4., 5. Lebensjahr, selten darüber hinaus (s. S. 67) beobachtet, so daß man nach HEUBNER diese Periode der angeborenen Syphilis wohl als *kondylomatöses Stadium* bezeichnen könnte.

An die Stelle der diffusen, oft universellen Ausbreitung der Exantheme im frühen Säuglingsalter tritt die Anordnung der Efflorescenzen in solitärer oder gruppierter Form — wie das auch der Lues acquisita eigen ist. In der Regel haben Rezidive der sekundären Periode der kongenitalen Syphilis einen milderen Charakter und sind in reiner Form nur in den ersten Lebensjahren anzutreffen. Frühzeitig können schon die Erscheinungen der *tertiären Periode*, welche im Gegensatz zu den Frühsymptomen bei der Heilung Narben oder Atrophien der Haut hinterlassen, einsetzen. So trifft man schon im ersten Lebensjahr ausnahmsweise papulöse Efflorescenzen, untermischt mit Gummata (knotigen und ulcerösen Syphiliden) auf der Haut an. Auch finden sich nach LEREDDE manchmal frühzeitig Efflorescenzen, deren Charakter bereits an die der tertiären Syphilis erinnert. LEREDDE beschreibt bei einem 8 Monate alten Kinde auch ein umschriebenes Syphilid mit Infiltration der Haut von braunroter Farbe, das mit Hinterlassung einer Narbe verschwand.

Häufiger ist die Kombination von sekundärer kongenitaler Lues der Haut mit Gummata der inneren Organe.

So berichten Sauvage und Gery über ein syphilitisches Kind, das 5 Tage nach der Geburt starb und bei der Sektion folgenden Status aufwies: Pemphigus palmaris et plantaris, große Gummata in der enorm vergrößerten Leber neben Hepatitis interstitialis und Sklerose der Gefäße, ferner Pneumonia alba partialis, Endarteriitis, Atelektase. Nieren normal, Nebennieren hyperämisch, Milz vergrößert. Spirochäten waren in diesem Fall von Gastou und Girauld spärlich in miliaren, reichlich in großen Gummata nachgewiesen, fehlten in den Pemphigusblasen, in den Lungen und in den Nebennieren.

Nicht immer ist es leicht, ein Rezidiv von einem primären Exanthem zu unterscheiden. Tatsächlich können Exantheme, welche erst Wochen und Monate nach der Geburt beobachtet werden, die erste Manifestation der kongenitalen Lues auf der Haut sein. Meist gehen dann wohl viscerale Störungen vor der Geburt den ersten Hautausbrüchen voraus. Anderseits kann aber ein schon in den letzten Schwangerschaftsmonaten bei dem Embryo vorhanden gewesenes syphilitisches Exanthem vor der Geburt spontan oder bei zweckmäßiger Behandlung der graviden Mutter im Mutterleib abgeheilt sein, das Kind frei von Hauterscheinungen zur Welt kommen und erst nach Wochen und Monaten an einem Ausschlag erkranken, der dann Rezidivcharakter trägt.

Finkelstein beobachtete ein Kind, das erst in der 11. Woche unter leichtem Fieber, Unruhe, an einer zögernden Eruption sehr spärlicher makulo-papulöser Efflorescenzen allein an den Fußsohlen erkrankte. Nachträglich wurde Syphilis bei der Mutter festgestellt.

Im allgemeinen gehört es aber zu den Seltenheiten, daß Kinder, welche ohne Hautausbrüche lebend zur Welt kommen, erst längere Zeit nach der Geburt an sekundären Hauterscheinungen erkranken, ohne daß viscerale oder Knochenaffektionen bei der Geburt bereits vorhanden waren, und Hochsinger stellt geradezu den Satz auf: Bleibt ein kongenital-syphilitisches Kind frei von Exanthemen, so ist es meist bei oder bald nach der Geburt mit visceralen oder osteochondritischen Erscheinungen behaftet.

Klinische Erscheinungen der Spätperiode. Tertiäre Lues.

Im Verlauf der zweiten Kindheit und später sind die *Hauterscheinungen* der kongenitalen Lues die gleichen, welche man in der Spätperiode der erworbenen Lues beobachtet und als *Gummata* bzw. als *tuberöse Syphilide* bezeichnet (Abb. 19). Ausnahmsweise werden diese schon im Säuglings- und frühen Kindesalter beobachtet. So berichtet Ambus über Gummata an beiden Stirnhöckern bei einem 11monatlichen Kinde.

Man unterscheidet *miliare* und *großknotige Gummata*. Das häufigste primäre *miliare* Element ist nach Leredde ein mehr oder weniger hervorspringendes Knötchen, von dunkelroter oder violetter Farbe, auf Druck resistent. Die Knötchen gruppieren sich mit anderen und bilden Herde, die sich durch Erscheinen von neuen Elementen am äußeren Rande exzentrisch ausbreiten, während das Zentrum vernarbt. Diese miliaren Gummata konfluieren manchmal zu größeren destruierenden Infiltraten, die große Zerstörungen, besonders im Gesicht und an den Geschlechtsorganen herbeiführen können. Größere *gummöse* Knoten, die sich im subcutanen Gewebe und am Periost oberflächlich gelegener Knochen entwickeln, sind nach Leredde im Kindesalter selten. Neben typischen großknotigen Gummata der Haut, welche an sich bei Kindern nur geringe Neigung zur Ausbreitung in die Tiefe haben, werden aber auch tiefgreifende schnell erweichende Formen beobachtet. Sie bilden Geschwüre, welche sich nach Mracek durch überhängende Ränder und eine weite Höhle auszeichnen, aus der eine durch gummöse Degeneration oder durch Eiterungen verflüssigte Masse entleert wird. Man findet sie in der Haut an den verschiedensten Stellen [Finger, Oberarme, Unterschenkel, Schädel (Heubner)]. Daneben kommen auch, ähnlich den tubero-serpiginösen Syphiliden, oberflächliche gummöse Hauttuberkel in lentikulärer Form und circinärer und serpiginöser

Ausbreitung vor, welche nur mit Abschuppung und Hinterlassung von Pigment abheilen (MRACEK und SAPHIER). Diese Formen sind in der Literatur vielfach

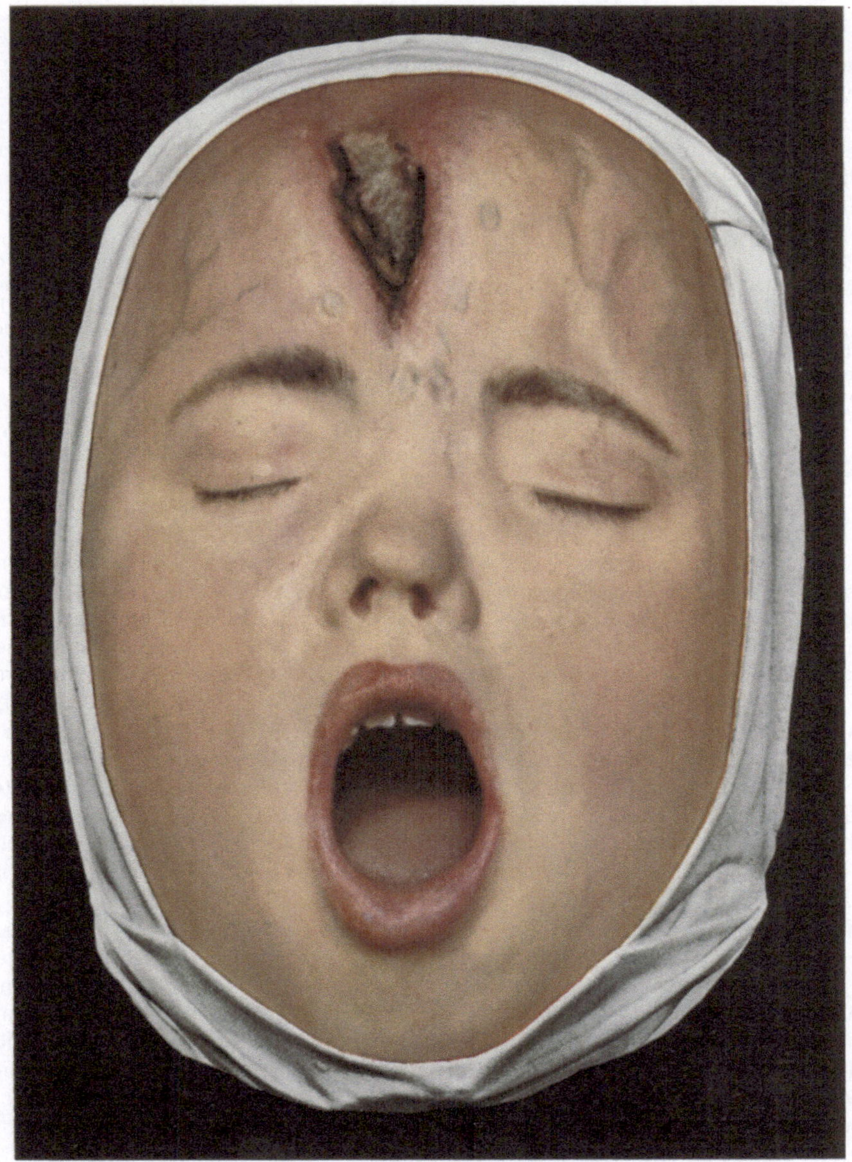

Abb. 19. Lues gummosa.
(Aus FINKELSTEIN-GALEWSKY-HALBERSTAEDTER.)

beschrieben (GAUCHER und BORY, Hérédo-syphilide tertiaire papulo-squameuse circinée u. a.).

Viele Autoren weisen auf die Ähnlichkeit der oft im Gesicht sitzenden serpiginösen zerfallenen Gummata der kongenitalen Lues mit skrofulösen Hautaffektionen, insbesondere mit Lupus vulgaris hin (GAUCHER).

Nach Sergent ist es bisweilen unmöglich, bei kongenital-luetischen Kindern spezifische von skrofulösen Erscheinungen *klinisch* zu differenzieren. Im allgemeinen wird sich die Diagnose durch den positiven Ausfall der Wassermannschen Reaktion, durch Untersuchung auf Spirochäten bzw. Tuberkelbazillen, evtl. durch Überimpfung von Material auf Meerschweinchen, sowie durch den Verlauf — schneller Zerfall der Knötchen bei Lues, langsameres Wachstum und geringere Neigung zum Zerfall bei Lupus — und ex juvantibus stellen lassen.

Daß man in seltenen Fällen frühluetische Manifestationen zu einer Zeit findet, wo man nur noch Späterscheinungen erwarten sollte, ist eine Eigentümlichkeit, welche die kongenitale Lues ebenfalls mit der erworbenen gemeinsam zu haben scheint.

Hierher gehört z. B. die Beobachtung von Herselt, welcher bei einem 22jährigen kongenital-luetischen Mädchen annulär-erythematöse Syphilide beschreibt und die von Ludwig Nielsen, der sogar erosive Syphilide bei einer 33jährigen kongenital-luetischen Frau feststellen konnte. Crawford sah bei einem 12jährigen Knaben mit kongenitaler Lues an den Handtellern und einer Ferse Keratome mit rötlich wachsartigem Rand, daneben papulo-squamöse Herde an den Ellbogen. Vollständige Heilung der Palmaraffektionen, Besserung an der Ferse durch spezifische Behandlung.

Auch Spätroseola ist, wie bei erworbener Lues, beobachtet worden, wie ein von Galimberti in der Gesellschaft für Dermatologie und Syphilis in Rom vorgestellter Fall beweist.

Lues congenita tarda.

Eine besonders wichtige Rolle spielte in der Pathologie der kongenitalen Lues früher die sog. *Lues congenita tarda*, der eine Sonderstellung in dem Symptomenkomplex eingeräumt wurde. Es handelt sich bei dieser Erkrankungsform um das Auftreten von schweren gummösen destruierenden Prozessen in der Haut und auch in anderen Organen im späteren Kindesalter, selten vor dem 8. Lebensjahr, am häufigsten im Pubertätsalter und, wenn auch seltener, im späteren Lebensalter ohne zeitliche Begrenzung. Charakteristisch ist allen diesen Fällen, daß plötzlich, oft explosionsartig Späterscheinungen auftreten, ohne daß Frühsymptome der kongenitalen Lues zu irgendeiner Zeit beobachtet worden waren. In der Mehrzahl der Beobachtungen ergab die Anamnese Syphilis eines Elternteils oder beider Eltern und diese Feststellungen im Verein mit dem Erfolg antisyphilitischer Kuren sicherten früher allein die Diagnose der kongenitalen ,,Lues tarda''.

Die neuere Syphilisforschung kann diesen Begriff als eine besondere Erscheinungsform der kongenitalen Syphilis nicht mehr aufrecht erhalten und sieht in ihr nur eine Form der Spätlues, oft mit ungewöhnlich langer Latenz. Es handelt sich entweder um Kranke, die schon im Mutterleibe vor der Geburt an syphilitischen spontan zur Abheilung gelangten parietalen oder visceralen Symptomen gelitten haben, bei der Geburt keine sichtbaren Zeichen von Lues aufwiesen und demgemäß unbehandelt blieben, bis plötzlich aus unbekannten, manchmal traumatischen Ursachen ein tertiäres Rezidiv auftrat, oder um Kinder, bei denen die ersten Luessymptome evtl. auch spätere leichte Frührezidive von der Umgebung übersehen wurden, so daß das auftretende tertiäre Produkt als der erste Ausbruch der Krankheit angesehen wurde. Man wird in solchen Fällen nie behaupten können, daß frühluetische Erscheinungen wirklich nicht auch extra uterum vorhanden gewesen sind, so daß die beiden Gruppen Lues congenita tertiaria und Lues congenita tarda tatsächlich zusammenfallen. In manchen Fällen handelt es sich aber bei solchen Kranken überhaupt nicht um kongenitale, sondern um im Kindesalter zu irgendeiner Zeit erworbene Syphilis, deren Primäraffekt, wie auch so häufig bei Erwachsenen, nicht bemerkt und deren Sekundärsymptome übersehen und nicht behandelt wurden.

So ist HEINRICH der Ansicht, daß in jedem Fall von tardiver kongenitaler Syphilis dem späteren Ausbruch Vorläufer während des intra- und in der allerersten Zeit des extra-uterinen Lebens vorausgegangen sind, so daß der spätere, scheinbar erste manifeste Ausbruch nur die durch irgendeinen äußeren Zufall (vielleicht ein Trauma) verursachte wieder aufflackernde Tätigkeit der an irgendeiner Stelle des Körper schlummernden Spirochäten bedeutet.

Auch BERING versteht unter Syphilis congenita tarda nur solche Fälle, bei welchen die Infektion in utero entsteht, die ersten Erscheinungen vielleicht hier überstanden wurden und nach verschieden langer Latenz bei scheinbarer Gesundheit Rezidive und dann fast ausschließlich Spätformen der Syphilis auftreten. Die Symptome entwickeln sich erst lange Zeit nach der Geburt, oft erst in der Pubertät. Auch er ist der Ansicht, daß die Syphilis congenita tarda nicht als eine besondere Art der Erkrankung anzusprechen ist.

Die Erscheinungen der Lues congenita tarda sind hauptsächlich tubero-ulceröse Formen und wirkliche Gummigeschwülste mit vorzugsweisem Sitz im Gesicht, aber auch an den Extremitäten, wo sie tiefgreifende und mutilierende Zerstörungen verursachen können. Bei dem Sitz im Gesicht zeigen sie oft große Ähnlichkeit mit tuberkulösen Ausschlägen (vgl. PAJARES, La Pediatria espanola 1919) und, wenn sie oft schwerer verlaufen und tiefere Nekrosen verursachen als die tertiäre Lues mit vorangegangenen Frühsymptomen, so ist dies nach PAJARES nicht auffällig, weil es sich um bisher unbehandelte Individuen handelt, deren Spätlues meist schwerer verläuft.

Jetzt, da die Wassermannsche Reaktion gestattet, Syphilis auch im symptomenfreien Stadium zu diagnostizieren, und da in jedem Falle elterlicher Syphilis die Pflicht besteht, die aus solcher Ehe stammenden Kinder bis in die späte Kindheit serologisch zu verfolgen, wird die Zahl der an Lues congenita tarda Erkrankten immer geringer werden. Denn der positive Ausfall der Wassermannschen Reaktion wird eine gründliche Behandlung zur Folge haben und dem Ausbruch spätsyphilitischer Erscheinungen nach Möglichkeit vorbeugen. Diese Auffassung wird seit der Entdeckung der Wassermannschen Reaktion von allen neueren Autoren geteilt.

Nachdem nunmehr die Lues congenita tarda den Reiz einer besonderen Erscheinungsform der Syphilis verloren hat, erübrigt es sich, auf die ungemein zahlreiche bändefüllende Kasuistik derselben näher einzugehen.

Unter der großen Zahl einschlägiger Mitteilungen, die sich besonders zahlreich in der französischen Literatur vorfinden, verweise ich nur auf einige charakteristische Beobachtungen von GAUCHER, DRUELLE und BRIN: Syphilis héréditaire tardive. Gomme ulcérée du genou gauche, syphilides circinées sur une cicatrice de brulûre, ferner GAUCHER und GUGGENHEIM: Ulcération gommeuse atypique manifestation de syphilis héréditaire tardive; ferner VEROTTI: Fagenismo cutaneo lupiforme (evulazione de 50 anni) en déformità diverse consecutive da sifilide ereditaria tardiva, ferner MIGUEL: Formes: Lues hereditaria tarda, lupusartiges tertiäres Syphilid des Gesichtes und Warzenfortsatzes, schließlich W. S. GOTTHEIL: Syphilis hereditaria tarda: Rupial and tubercular general exanthem u. a.

B. Schleimhauterkrankungen bei kongenitaler Syphilis.

Sekundäre kongenitale Syphilis der Schleimhäute.

Nase. Unter den Schleimhauterkrankungen der kongenitalen Syphilis ist die als *Coryza* bekannte, von HOCHSINGER als *Rhinitis chronica anterior hyperplastica diffusa heredo-syphilitica neonatorum* bezeichnet, die häufigste und am frühesten zur Beobachtung kommende Erkrankungsform, die stets doppelseitig, zuweilen vor, meist aber gleichzeitig mit den Hauterscheinungen auftritt. Bei Kindern, die klinisch sonst anscheinend syphilisfrei geboren werden, ist sie immer das erste klinisch zur Beobachtung kommende Symptom, und zwar erscheint sie nach Hochsinger bei exanthemfrei geborenen Kindern stets früher als das erste Exanthem. Sie tritt meist, und zwar ohne Fieber, in den ersten 4 Wochen nach der Geburt auf, doch kommen viele Kinder schon mit Coryza zur Welt. Erscheint sie später als 4 Wochen, so stellt sie nach der Ansicht zahlreicher Beobachter fast ausnahmslos eine Rezidivform vor. Sie ist eine der konstantseten Erscheinungen der Säuglingslues und Hochsinger gibt an, daß er sie nie im Krankheitsbilde der kongenitalen Syphilis vermißt hat. Meist bildet sich mit dem Auftreten der Rhinitis eine auffallende allgemeine Blässe der Haut mit einem graugelblichen Stich heraus. Diese fahle Blässe in Verbindung mit Coryza lassen klinisch allein schon die Diagnose auf kongenitale Syphilis stellen. Man unterscheidet nach Hochsinger klinisch drei Stadien: *1. das Stadium siccum, 2. das Stadium secretionis, 3. das Stadium erosivum mucosae,* bzw. *das Stadium ulceratum,* das mit dem Stadium der Deformierung endet.

Die *Coryza* beginnt, ohne zunächst Niessen zu verursachen, als trockener Katarrh des vorderen Teiles der Nasenhöhle. Die Nasenschleimhaut, besonders die des Septums, ist nach Heubner auffallend gerötet und beginnt zu schwellen. Diese Schwellung betrifft nicht nur die Nasenschleimhaut selbst, sondern auch die Submucosa, oft auch die benachbarte Cutis. Sie führt zu einer Verstopfung der Nase und wird zuweilen so stark, daß sich die untere Muschel und das Septum berühren. Dadurch wird das Eindringen der Luft durch die Nasenlöcher behindert und ein geräuschvolles, eigenartig schniefendes oder schlürfendes Geräusch verursacht, als wenn durch eine leichte Kompression der Nasenlöcher das Atmen erschwert würde. Die Schleimsekretion ist zuerst vermindert, später wird sie reichlicher, durchsichtiger und schließlich mit Eiter und Blut gemischt. Der herabfließende Eiter führt zu Excoriationen und Pustelbildung der Nasenmündung und der Oberlippe und ruft ekzemartige Hautveränderungen hervor. In diesem purulenten Stadium wird bei der Inspiration ein rasselndes, von manchen Autoren als schnüffelnd, bzw. pfeifend bezeichnetes Geräusch erzeugt. Die Kinder können nur mit Schwierigkeit saugen und schlucken, zumal auch nach von Zeissl die zuweilen gleichzeitig vorhandene Affektion der Mandeln das Schlingen erschwert. Da nur eine ungenügende Menge von Luft durch die Nasenlöcher in die Lungen kommt, so sind die Kinder genötigt, durch den Mund zu atmen, was dem Säugling nur schwer gelingt; sie müssen daher den Saugakt ständig unterbrechen. Auffallend ist dabei nach Finkelstein bei stärkerer Verstopfung der Nase eine opisthotonische Haltung der Wirbelsäule, besonders des Nackens, die jedenfalls die Luftzufuhr erleichtert.

Allmählich entwickelt sich das *ulceröse Stadium*. Das Sekret im Naseninnern und an den freien Rändern der Nasenflügel trocknet zu Borken ein, die das eine oder andere oder beide Nasenlöcher wie mit einem Korken verschließen (Bertin). Durch den Verschluß der Nasenöffnungen wird das Atmen noch mehr behindert. Unter den Borken entwickeln sich, begünstigt durch Eiterstagnation im Naseninnern, Ulcerationen und Erosionen, aus denen sich oft ein fötides Sekret entleert. Beim Abheben der Krusten kommt es dann zu mehr oder weniger starken Blutungen aus der Nase (Trousseau et Lassègue) nach außen oder auch in den Rachen und zu Erbrechen und blutigem Stuhl. So kann das Auftreten der Melaena der Säuglinge nach Swoboda auf dieser ulcerösen Rhinitis beruhen. Auch Eiter kann in den Rachen abfließen und dort einen anklebenden seropurulenten Überzug hervorrufen, Dyspnoe verursachen und die Ernährung aufs höchste beeinträchtigen. Es kann ferner Eiter in die Ohren und in die Tränensäcke gelangen, Otitis, retropharyngale Abszesse und Dakryocystitis, auch Conjunctivitis hervorrufen und schließlich, vielleicht

begünstigt durch die im Naseninnern oft gleichzeitig angetroffenen Diphtheriebacillen, zum Tode führende Septicämien nach sich ziehen. Dies trifft besonders
für sehr kachektische, infolge der Rhinitis auch in ihrer Ernährung sehr beein-
trächtigte Säuglinge zu. In dieser Zeit ist die Mund- und Rachenhöhle der
Neugeborenen stets frei von spezifischen syphilitischen Entzündungsprozessen.
Die von RIPAULT und DARIER als Folgeerscheinungen der Coryza beschriebene
Hypoplasie der LUSCHKAschen Tonsille wird zwar zuweilen bei kongenital-
syphilitischen Kindern bis zum 10. Lebensjahr angetroffen, von HOCHSINGER
aber nicht als ein charakteristisches Krankheitssymptom bewertet.

Spontane Abheilung, ohne Folgeerscheinungen zu hinterlassen, erfolgt bei
der Coryza selten. Dagegen tritt bei frühzeitigem Beginn der Behandlung
in den meisten Fällen Heilung ein. Die früher häufiger beobachteten, der Behand-

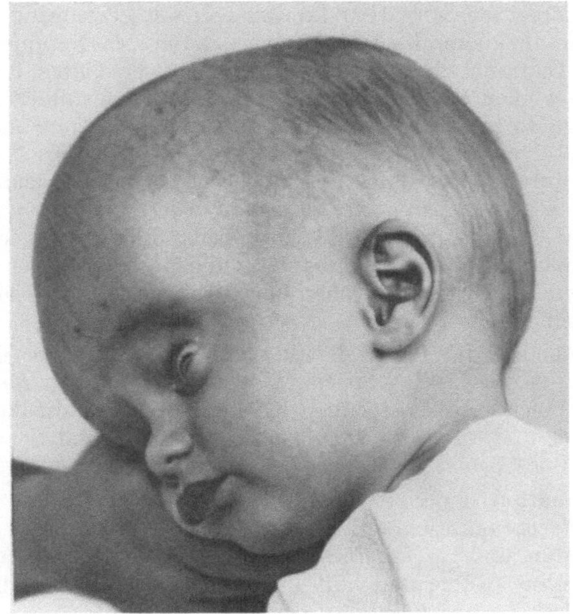

Abb. 20. Lues congenita. Sattelnase. Hydrocephalus internus
(Aus der Düsseldorfer Akademischen Kinderklinik.)

lung gegenüber resistenten Fälle, sind in neuerer Zeit dank der energischen
Salvarsanwirkung seltener geworden.

Wird nicht rechtzeitig die Diagnose Syphilis gestellt und eine energische
Behandlung eingeleitet, so können Formveränderungen der äußeren Nase
als Folgeerscheinungen auftreten. Diese beruhen im Frühstadium nur selten
primär auf der Nekrose des Knorpels und Knochens, sondern sind meist durch
den *tiefgehenden diffusen Entzündungsprozeß der Nasenschleimhaut* bedingt, der
zur Schrumpfung der nachgiebigen Teile der Nase führt. Die häufigste Form der
Nasenverunstaltung — die *Sattelnase* — entsteht nach HOCHSINGER dadurch, daß
die Spitze der Nase in einen Winkel von 26° zu ihrer normalen Position zu stehen
kommt (Abb. 20). Als Folge ulcerativer Coryza, die zur Narbenbildung führt,
erscheint auch eine Furchenbildung an der äußeren Nase oder im Winkel zwischen
dem knöchernen und häutigem Teil. Jeder tiefgreifende Prozeß im Naseninnern
kann schließlich auf das Periost und das Perichondrium übergreifen, doch
kann neben der Coryza auch eine wirkliche, von ihr unabhängige spezifische

syphilitische Perichondritis und Chondritis gleichzeitig vorhanden sein. Infolge der Retraktion der atrophischen Schleimhaut wird das noch von der fetalen Entwicklung her weiche Septum oft so verdünnt, daß es eine hautartige Beschaffenheit annimmt. Dann bildet sich sehr häufig eine Perforation des mittleren Teiles des Septums, an die sich eine bleibende Retraktion des Hautteiles der Nase anschließt. Die lang dauernde und tiefgreifende syphilitische Entzündung kann schließlich sekundär zur Einschmelzung und Resorption von Knochengewebe führen; doch beruht nicht jede eingesunkene Nase nach Hochsinger auf einer Nekrose des Knochens und einer Perforation des Septums. Eine Senkung der Nase tritt nur bei sehr hochsitzenden Perforationen des Septums ein.

Unter den verschiedenen Deformitäten der Nase, welche meist erst im dritten Lebensjahre voll zur Ausbildung kommen, ist von Botay die *Bocksnase (profil de Bélier)* beschrieben worden. Hier kommt es nach Zerstörung der vorderen knorpeligen Nasenscheidewand zu einer Einsenkung des Nasenrückens hinter der Nasenspitze. Dadurch wird die Spitze nach vorn verschoben und die Nasenöffnungen sind fast nach oben gerichtet (Lenzmann). In milderen Fällen entsteht durch narbige Retraktionen im Naseninnern *die Stumpfnase* und bei weiterer Schrumpfung zuweilen eine fast vollkommene Stenose der Naseneingänge. Häufiger ist die durch Zerstörung des knöchernen Septums bedingte, bereits vorher erwähnte, sog. *Sattelnase (nez de mouton oder nez camard de base)*, die zu einer mäßigen Einsenkung des Nasenrückens führt. In leichterer Form kommt die Sattelnase auch ohne Lues bei Säuglingen vor. In ihrer ausgeprägten und für Lues congenita charakteristischen Form wird sie auch als Folge gummöser Knochenveränderungen beobachtet.

Durch Einschiebung des Knorpels über den Knochen entwickelt sich das Bild der von Fournier beschriebenen *Opernglasnase (nez en lorgnette)*, nach Trautmann als Folge der Zerstörung der Lamina perpendicularis des Siebbeins, von Schech und Michelson auch bei traumatischen Septumabszessen unabhängig von Lues beobachtet.

Durch Kombination der Sattelnase mit der Lorgnettennase entsteht ein Bild, das der *Buldoggennase* entspricht. Die ganze Nase besteht nur aus drei kleinen Hautwülsten und zwei kaum sichtbaren Nasenlöchern (Schech); die häutige Nase ist ohne Stütze und fällt in die Apertura pyriformis hinein.

Neben diesen Formveränderungen der Nase, die durch die pathologischen Einwirkungen der Coryza im Naseninnern bedingt sind, gibt es eine Anomalie der Nase, welche die mit syphilitischen Schnupfen geborenen Kinder mit zur Welt bringen. Diese charakterisiert Hochsinger in folgender Weise: Der Nasenrücken erscheint eigentümlich breit und tief zwischen die Orbitae versenkt und die beiden Nasenbeine an dem knöchernen Nasenrücken vereinigen sich unter einem stumpfen Winkel. Diese angeborene „*Mikrorhinie* und *Hyperplatyrhinie*", welche durch Wachstumsstörungen der knorpeligen Teile des fetalen Nasengerüstes veranlaßt werden, haben nach Hochsinger eine gewisse Ähnlichkeit mit den bei myxomatösen und mongoloiden Säuglingen vorkommenden Gestaltsveränderungen der Nase. Im Gegensatz zu der durch Wachstumsstörungen bedingten Mikrorhinie glaubt H., daß die angeborene Flach- oder Kleinnase der kongenital-luetischen Säuglinge in erster Linie auf die syphilitische Schleimhauterkrankung zurückzuführen ist, die sekundär das Wachstum der Nasenscheidewand behindert und dadurch die syphilitische Kleinnase hervorruft.

Charakteristisch für die luetischen Deformitäten der Nase während der Säuglingsperiode sind nach Hochsinger im allgemeinen folgende Momente:

1. abnorme Kleinheit der Nase,
2. Retraktion der Nasenspitze nach hinten und oben,
3. schräg nach aufwärts gewendete Stellung der Nasenlöcher,
4. Eingesunkensein und Verbreiterung des Nasenrückens (Sattelnase),
5. terrassenförmige Abdachung des knorpeligen Nasenrückens gegenüber dem knöchernen Nasengrate,
6. hochgradige Verschrumpfung der knorpeligen und häutigen Nase.

Mund-, Rachen- und Kehlkopfschleimhaut. Die sekundäre Syphilis der Mund- und Rachenschleimhaut spielt nach der Ansicht der meisten Autoren bei dem ersten Ausbruch der kongenitalen Syphilis eine verhältnismäßig geringe Rolle, eher wird sie als Rezidivsymptom beobachtet. Sie wird in den neueren Lehrbüchern und der einschlägigen Literatur der letzten zwei Dezennien verhältnismäßig selten beschrieben, zum Teil wohl deswegen, weil die Erscheinungen wenig Absonderliches aufweisen. Zum Teil mag das auch daran liegen, daß jetzt die frühzeitig einsetzende energische Behandlung syphilitischer Gravidae das Auftreten dieser Syphilisformen bei Neugeborenen oft verhindert oder milder gestaltet, oder daß die wirksamere Salvarsanbehandlung diese Erscheinungen bei dem Neugeborenen schnell beseitigt und der Entwicklung rezidiver Formen vorbeugt. Sicher liegt aber die seltenere Schilderung spezifischer Schleimhautaffektionen im Munde und Rachen und mehr noch im Kehlkopf, auch an der Schwierigkeit der Untersuchung und Erkennung dieser Krankheitsformen im Säuglingsalter, worauf CASPARY und andere Autoren hinweisen. Von den Autoren der letzten Dezennien hat jedoch E. LESSER die sekundären Erscheinungen in der Mundhöhle sehr häufig beobachtet.

In früherer Zeit, in der die Diagnose der kongenitalen Syphilis ausschließlich auf Grund klinischer Beweismittel gestellt wurde, scheint die Mund- und Rachenhöhle der Neugeborenen Gegenstand eingehender Untersuchungen gewesen zu sein. Demgemäß finden wir in älteren Lehrbüchern exaktere Schilderungen der syphilitischen Veränderungen der Mucosa oris. Im vorhergehenden ist bereits darauf hingewiesen, daß die Lippen und die angrenzende Schleimhaut der Sitz sehr erheblicher frühsyphilitischer Erkrankungen sein können. Von diesen soll in diesem Abschnitt nicht die Rede sein. Es handelt sich hier um spezifische Manifestationen des Zahnfleisches, der Wangenschleimhaut, des harten und weichen Gaumens, die in ihrem Grundtypus demjenigen der erworbenen Lues entsprechen, aber doch bei dem Säugling einige, wenn auch geringe Besonderheiten aufweisen.

So schildert DIDAY im Munde syphilitischer Neugeborener Plaques, die sich zuerst als weiße, bei der Abheilung röter färbende, wenig prominente zentral meist gedellte Flecken mit unregelmäßigen Konturen repräsentieren und oft frühzeitig oberflächlich ulcerieren. Sie breiten sich elliptisch oder in Hufeisenform, oft durch Konfluenz mehrerer Ulcerationen aus. Als besondere Lokalisationsstellen nennt DIDAY die Furche, die das Zahnfleisch mit den Lippen verbindet, das Frenulum der Oberlippe, die Wangenschleimhaut, die Spitze und die Ränder der Zunge, das Gewölbe des harten Gaumens, die Gaumensegel und Tonsillen. In der Regel ist aber nur eine dieser Stellen befallen. Von dem Rachen können sich die Plaques muqueuses auch nach dem Kehlkopf zu ausbreiten und eine eigentümliche Klangveränderung der Stimme des infizierten Säuglings hervorrufen, eine so charakteristische Heiserkeit „peculiary hoarse cry", daß sie allein schon bei Abwesenheit anderer Symptome den Verdacht auf eine kongenitalsyphilitische Allgemeininfektion lenken kann.

Für die Differentialdiagnose weist DIDAY auf mercurielle Ulcerationen, die durch die graue Farbe, den spezifischen Geruch, die rote Färbung und die

Schwellung der benachbarten Partien charakterisiert sind, auf ulcerierte, isoliert stehende Aphthen, auf den Soor, der sich durch die vorangegangene Schwellung der Schleimhaut und die funktionellen Störungen kennzeichnet, und schließlich auf die Mundgangrän (Noma) hin, die im Gegensatz zu der meist leichter therapeutisch zu beeinflussenden syphilitischen Affektion oft ein erheblich schwerer verlaufendes Krankheitsbild ist.

I. Neumann hält die Erkrankungen der Lippen, des harten und weichen Gaumens, sowie der Wangenschleimhaut für ebenso häufig wie die Coryza. An der inneren Mundschleimhaut (Wange, Zungenränder, harter und weicher Gaumen) manifestiert sich die kongenitale Lues nach seiner Darstellung meist in Form papulöser Efflorescenzen, welche flache, rundliche Schleimhautschwellungen darstellen, und deren Kolorit weniger lebhaft ist als das der umgebenden Schleimhaut, so daß der Eindruck entsteht, als ob die hypertrophierte Mucosa mit Lapis bestrichen worden wäre. Durch den Kontakt mit Speichel, Schleim und Speiseresten bekommen die Papeln zunächst eine hyperämische Beschaffenheit, zerfallen schließlich an der Oberfläche und führen zur Bildung von Erosionen und Geschwüren, welche sich infolge von Epithelwucherungen in derbe, runde, perlmutterglänzende Plaques umwandeln können.

Auch das Zahnfleisch ist oft der Sitz mißfarbiger, namentlich den Rand einnehmender Geschwüre. Man findet diese Ulcerationen ferner an der Oberkieferschleimhaut, am harten und weichen Gaumen, sowie an der hinteren Rachenwand. Schließlich können die schweren ulcerösen Prozesse der Mundschleimhaut ebenso wie die der Nasenschleimhaut auf die unterliegenden Knochen übergreifen und dort Caries, Nekrose und Perforation erzeugen. I. Neumann weist auch auf die großen Gefahren der Syphilis der Mundhöhle der Neugeborenen hin, da einerseits durch die schmerzhaften Ulcerationen das Saugen der Kinder erschwert ist, anderseits durch das Herabschlucken und Herabfließen des Sekrets schwere Erkrankungen der Kehlkopfschleimhaut und Darmkatarrhe entstehen, an denen die Kinder zugrunde gehen. Aus dieser Schilderung I. Neumanns läßt sich ersehen, daß die bei Neugeborenen vorkommende, früher öfter als jetzt beschriebene sekundäre Syphilis der Schleimhäute des Mundes erheblich schwerer verlaufen kann als bei der erworbenen Lues, wo tiefere ulceröse Prozesse in der Frühperiode nur ausnahmsweise beobachtet werden und, wenn solche kurze Zeit nach der Infektion vorkommen, entweder durch Lues maligna oder Lues tertiaria praecox bedingt sind. Auch in neueren Lehrbüchern weisen die Autoren (Husler, Bering u. a.) auf die Neigung der Plaques muqueuses bei Lues congenita zu frühzeitigen schweren Ulcerationen und Nekrosen hin. In seltenen Fällen kommen syphilitische Plaques muqueuses auch bei älteren kongenital-syphilitischen Kranken zur Beobachtung. So beschreiben Gaucher und Fouquet Plaques der Wangenschleimhaut bei einem 23jährigen Kranken, der auch sonst typische Stigmata der kongenitalen Lues aufwies.

Die Schleimhaut des *Kehlkopfes*, die bei Neugeborenen schwer zu besichtigen ist, unterliegt den gleichen Veränderungen wie die der Mund- und Rachenhöhle. Nach Finkelsiten läßt sich die Beteiligung der Kehlkopfschleimhaut meist nur durch die erwähnte bis zur Aphonie sich steigernde Heiserkeit der Kinder klinisch erkennen. Husler hat in seltenen Fällen durch oberflächliche und tiefere Prozesse bedingte Stenosen des Kehlkopfes beobachtet. Lenzmann hat sogar durch rezidivierende Laryngitis, besonders der Submucosa, mit Lockerung des Knorpels zuweilen Erstickungsanfälle eintreten sehen, die eine Tracheotomie erforderten. Finkelstein ist jedoch der Ansicht, daß in solchen Fällen meist eine Komplikation mit Diphtherie oder Sepsis vorliegt. Nach Rollet entwickelt sich die Laryngitis durch Ausbreitung mehr von der Nase als vom Munde her.

Er berichtet über einen Obduktionsbefund von M. ROGER bei einem kleinen 8 Monate alten Mädchen, das an einer Pneumonie starb. Man fand die Kehlkopfschleimhaut ulceriert und die Cartilago thyreoidea an mehreren Punkten nekrotisch. MAYR hat in einem obduzierten Fall die Kehlkopfschleimhaut entzündet und erythematös befunden. Die spezifische Affektion verbreitete sich selbst ein wenig tiefer bis auf die ersten Ringe der Luftröhre aus.

Nach DAVIDSOHN ist die Schleimhaut des Kehlkopfes nicht selten schon in der Eruptionsperiode der Sitz schwerer Veränderungen, die selbst gummösen Charakter tragen können.

Bei der **Rektalschleimhaut,** soweit sie der äußeren Besichtigung zugänglich ist, kommen dieselben Krankheitsformen wie bei der erworbenen Lues zur Beobachtung, also im Frühstadium hauptsächlich Papeln und Kondylome, die an einer der Unsauberkeit und Infektion so besonders ausgesetzten Stelle leicht geschwürig zerfallen, schwer heilende Rhagaden bilden und bei der Abheilung radiäre, lineare Narben als ein für Lues charakteristisches Stigma hinterlassen. Klinisch leiden die Kinder unter heftigen Schmerzen, die die Stuhlentleerung erschweren und die Lebensfähigkeit kachektischer Säuglinge beeinträchtigen können.

Tertiäre kongenitale Syphilis der Schleimhäute.

Die Spätsymptome der kongenitalen Lues der Schleimhäute unterscheiden sich weder klinisch noch anatomisch von denen der Lues congenita tarda und können daher gemeinsam besprochen werden. Es handelt sich fast ausschließlich um gummöse Bildungen, welche sich in der Schleimhaut entwickeln und meist auf das unterliegende Gewebe, Periost und Knochen übergehen. In manchen Fällen, und zwar hauptsächlich in der *Zungenschleimhaut* kommt es zu *interstitiellen sklerosierenden Entzündungen,* entsprechend den gleichen Veränderungen der visceralen Organe bei der erworbenen Syphilis. Daneben werden auch Übergangsformen von sekundären und tertiären Schleimhauterkrankungen vereinzelt beschrieben.

Die Nasenschleimhaut. Am häufigsten wird die Schleimhaut der Nase der Sitz ausgedehnter gummöser Prozesse, und zwar kommen außer den isolierten Knoten auch diffuse kleinknotige Infiltrationen vor. Klinisch entwickelt sich das Krankheitsbild unter Schnupfen und schleimig-eitrigem Ausfluß aus der Nase. Von der Schleimhaut greifen diese Prozesse auf die unterliegenden Knochen und Knorpel über, führen zu schweren Nekrosen und durch Sequestrierung zum Verlust ganzer Knochen. Umgekehrt kann auch die gummöse Erkrankung von den Knochen, dem Knorpel oder der Submucosa ihren Ausgang nehmen und sekundär die Schleimhaut in Mitleidenschaft ziehen. Das Endresultat ist in der Regel das gleiche. Je nach der Schwere des Prozesses kommt es zur Zerstörung der Nasenflügel, der Muscheln, einzelner oder aller Teile des Knochengerüstes und zur Abstoßung der knöchernen Nasenscheidewand. Die knorpelige Nasenscheidewand wird häufig perforiert, das ganze Nasengerüst sinkt zusammen und es entstehen auch auf diesem Wege die gleichen Deformitäten (Sattelnase, Lorgnettennase, Buldoggennase) und andere Formveränderungen, wie sie als Folge der Coryza bereits beschrieben worden sind (Abb. 21).

Gummöse Prozesse am Nasenboden, entweder vom Periost oder von der Schleimhaut ausgehend, brechen nicht selten nach der Mundhöhle durch, und zwar meist in der Raphe des harten Gaumens, wo die Schleimhaut dünn und mit dem Periost der Gaumenplatte verschmolzen ist, und hinterlassen runde oder ovale, selten lineare Öffnungen. Häufiger jedoch bedingen Gummata, welche von der Schleimhaut oder dem Periost des *Gaumengewölbes* ausgehen und den knöchernen Gaumen durchbrechen, eine unerwünschte und für die

Ernährung des Säuglings und für die Entwicklung älterer Kinder störende
Verbindung zwischen Nase und Mundhöhle. Ebenso wird nicht selten ein Durchbruch von der Nase nach den Nebenhöhlen beobachtet. In den besonders
schweren Fällen von Zerstörung der Schleimhaut und aller knorpeligen und
knöchernen Gebilde der Nase sieht man an ihrer Stelle ein offenes Dreieck
und hat den Blick bis in die Rachenhöhle frei. Die Zerstörung der Nasenschleim-

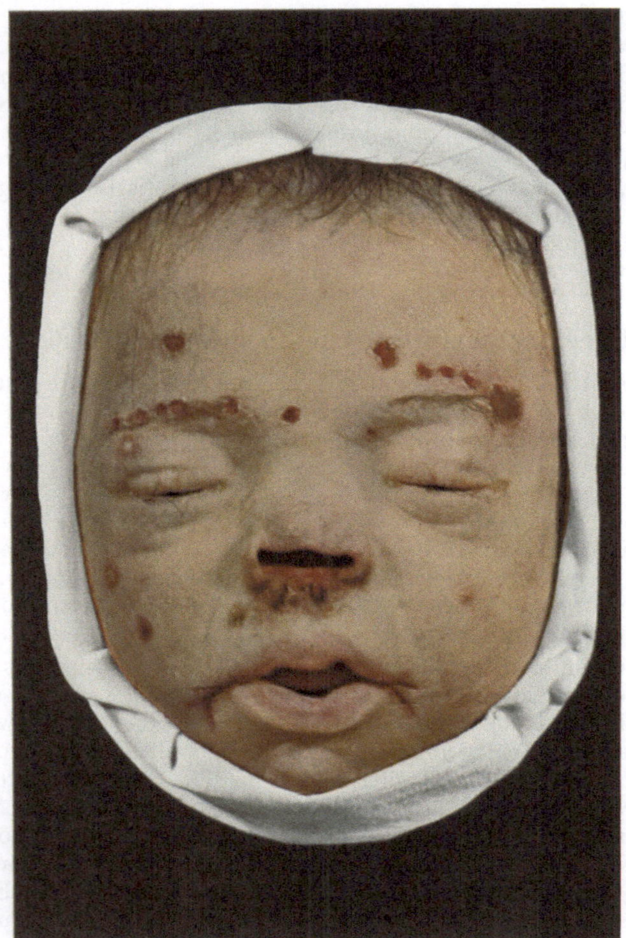

Abb. 21. Lues ulcerosa (spezifische Ulcerationen und Knochennekrosen).
(Aus FINKELSTEIN-GALEWSKY-HALBERSTAEDTER.)

haut und die Abstoßung der nekrotischen Knochen geht meist unter sekundärer
bakterieller Mitwirkung mit starkem ozaenaartigem Fötor einher. Es entleert
sich blutig-schleimiges stinkendes Sekret und oft finden die Kranken darin
größere Knochenteile, die sich beim Schnauben entleert haben.

Nicht zu verwechseln mit dieser spezifischen Form der *Ozaena syphilitica*,
welche meist bei älteren Kindern oder bei Erwachsenen beobachtet wird, ist die
als *Ozaena* bezeichnete *Rhinitis atrophicans foetida*, ein zur Atrophie und Eintrocknung der Nasen-, Rachen-, Kehlkopf- und Luftröhrenschleimhaut führen-
der Prozeß (SCHECH), der nach STICKER u. a. auf kongenitale oder erworbene

Lues verdächtig ist, aber fast immer ein negatives Resultat bei der Wassermannschen Reaktion ergibt.

Kommt es durch frühzeitig einsetzende Behandlung zur Heilung gummöser Geschwüre im Naseninnern, so hinterbleiben tiefe strahlenförmige oder eingezogene Narben, welche durch Verwachsungen oder Atresien, Verbiegungen der knorpeligen und Deviationen der knöchernen Nasenscheidewand, funktionelle Störungen bewirken und das Geruchsvermögen zerstören.

Mund- und Rachenhöhle. In der Mundhöhle werden umschriebene Gummata, sowie diffuse, kleinknotige Infiltrate in allen ihren Regionen beobachtet. An der Lippenschleimhaut bilden sie nach SCHAEFFER oft die Fortsetzung eines tertiären Hautsyphilids oder schließen sich an die selten vorkommende interstitielle, diffuse Cheilitis an. Nach LEREDDE kommen sie seltener an der Zunge, am häufigsten am harten Gaumen vor, wo sie die bereits erwähnten Perforationen von Linsengröße bis zur vollständigen Zerstörung der ganzen Gaumenplatte herbeiführen können. Bei Sitz am weichen Gaumen können sie die Gaumensegel perforieren oder völlig zerstören und das Zäpfchen spalten oder zum Verschwinden bringen. Zuweilen sitzen sie auch an der Rückseite des Arcus glossopharyngeus oder der Tonsillen und können anfangs nur durch Rhinoskopia posterior festgestellt werden. Die hinterbleibenden Defekte können das Schlucken und Kauen der Kranken sehr erheblich behindern, indem Speisen und Flüssigkeiten in die Nase gelangen und das Sprechen ähnlich wie bei Gaumenspalten erschweren, so daß die Sprache einen nasalen Beiklang gewinnt.

Oberflächlicher Sitz in der Schleimhaut führt zur Bildung charakteristischer strahlenförmiger Narben; tieferer Sitz hinterläßt je nach dem Grad des Zerstörungsprozesses schwere narbige Veränderungen, Fixationen des Arcus glossopharyngeus an die hintere Rachenwand, Verengerung des Naseneinganges und Atresien mit schweren funktionellen Veränderungen.

Von den unzähligen Beobachtungen aus der alten und neuen Literatur mögen einige wenige Beispiele hier Erwähnung finden:

VON ZEISSL sah bei einem 15 Monate alten Kinde tiefgreifende Geschwüre an den Tonsillen bei gleichzeitiger Gummabildung in der Zunge.

GAUCHER, DRUELLE und BRIN berichten über einen 22jährigen Kranken mit anderen Stigmata der Lues congenita, welcher neben ulcerierten Gummiknoten der Stirn eine lineäre Perforation des harten Gaumens und eine vollkommene Atrophie der Uvula aufwies, die auf einen kleinen Stumpf reduziert und vollkommen an den rechten Arcus glossopharyngeus anterior adhärent war.

GAUCHER, GOUGEROT und SAINT MARC beobachteten einen 13jährigen Kranken, der als einziges Zeichen der „Heredo-Lues" Gummata des Gaumensegels aufwies. Zwischen der rechten Mandel und der Uvula am Rande des Gaumensegels befanden sich zwei Öffnungen von Gummata, die durch eine kleine Brücke getrennt waren, umgeben von einer erythematösen Zone. An der linken Seite des Zäpfchens war der freie Raum des Gaumensegels gleichfalls von einem Gummiknoten eingenommen. Schnelle Rückbildung unter Hg-Injektionen.

GAUCHER und MONIER-VINARD beschreiben ferner schwere gummöse Zerstörungen der Nase und der mittleren Partie des Gaumengewölbes bei einem 25jährigen „Heredo-Syphilitiker".

In neuerer Zeit berichtet STÜMPKE über ein 19jähriges kongenital-luetisches Mädchen mit Perforationen des Gaumens, Defekten der Nase und schweren ulcerösen Prozessen der Haut.

Von den seltenen Lokalisationen der *Gummata an der hinteren Rachenwand* seien nur folgende Beobachtungen erwähnt: CUSTADE sah bei einem 14jährigen Kinde „une gomme hérédo-syphilitique de la paroi posterieure du pharynx", MONIER ein Gumma an der oberen Rachenwand, desgleichen WEINSTIEIN einen analogen Fall bei einem Kinde an der hinteren Rachenwand. MINASSIAN beobachtete bei zwei Männern im Alter von 20 bzw. 27 Jahren ulcero-gummöse Syphilide, bei dem einen Fall an der Hinterseite des Pharynx, bei dem zweiten an derselben Stelle, sowie an dem weichen Gaumen und der Uvula.

Verhältnismäßig selten treten bei der kongenitalen Lues Späterscheinungen an der *Zunge* auf. Bei Kindern vielleicht aus dem Grunde, weil die Zunge weniger als bei Erwachsenen irritierenden Schädlichkeiten (Tabak, Alkohol) ausgesetzt ist. Am häufigsten werden Gummata der Zunge in der Schleimhaut und im Muskelgewebe beobachtet, bald als multiple, kleinknotige, oberflächlich sitzende oder als isolierte größere, tiefer lokalisierte Knoten, welche, wenn nicht frühzeitig Behandlung eintritt, ulcerieren und unterminierte Geschwüre mit unregelmäßigen Rändern bilden. Ihre Abheilung erfolgt oft mit tief deprimierten Narben.

Seltener ist die „*gummöse, sklerosierende Glossitis*" (Fournier), die entweder oberflächlich in der Schleimhaut oder tief im parenchymatösen Gewebe unter Bildung derber Infiltrate verläuft und zuweilen mit der großknotigen Glossitis kombiniert ist. Diese Infiltrate haben keine Neigung zur Geschwürsbildung, sondern schrumpfen und bilden harte Platten, oft mit Hinterlassung leukoplakischer Veränderungen. Sowohl bei der gummösen, wie bei der sklerosierenden Erkrankung gehen auf den Narben die Papillen der Zunge zugrunde und es hinterbleibt eine blasse atrophische Schleimhautdecke oder eine hypertrophische Narbe (Heller).

Als eine Übergangsform von sekundärer zur tertiären Lues beschreibt Prosper Merklen einen Fall von „*Hérédo-Syphilis linguale précoce*" bei einem 13jährigen Mädchen, welches auf dem Zungenrücken sieben scharf begrenzte glatte und von Papillen freie dunkle Flecke aufwies. Nur bei einem dieser Syphilide, das ein wenig blasser und leicht erhaben war, ließ sich bei der Palpation eine leichte Sklerose feststellen, so daß Verfasser den Übergang eines sekundären Syphilids in eine tertiäre Glossitis annahm, sich dabei auf einen Ausspruch Fourniers stützend, daß die „plaques fauchées" der erste Grad der oberflächlichen sklerösen Glossitis sein können.

Die zuerst von Virchow, später von Lewin und Heller als pathognomonisch beschriebene „*glatte Zungenatrophie*" mit Schwund der Balgdrüsen, welche in der Regel aus einer Entzündung der Follikel an der Basis des Zungengrundes hervorgeht, findet sich bei kongenitaler Lues auch ohne vorangegangene bzw. ohne vorher beobachtete Glossitis. So fand Skladny bei einem erheblichen Teil von kongenital-syphilitischen Kindern glatte Atrophie des Zungengrundes. Heller selbst weist auf einen Fall von Atrophie des Zungengrundes bei kongenitaler Syphilis hin, den ihm Virchow aus seiner Sammlung zeigte, und erinnert sich eines Falles aus seiner Klientel. Er berichtet aber auch über eine verheiratete Frau mit vielen Stigmata der kongenitalen Syphilis, die eine exquisite Atrophie der Balgdrüsen der Mitte des Zungengrundes als Folge einer gummösen Ulceration aufwies.

Kehlkopf. Bei den im Kehlkopf beobachteten Tertiärprodukten der kongenitalen Lues, welche meist jenseits des vierten Lebensjahres, am häufigsten im zweiten Dezennium vorkommen (Gerber bei Zappert), handelt es sich um Geschwüre, die aus diffusen, gummösen, hyperplastischen Infiltraten oder aus umschriebenen größeren Gummiknoten hervorgehen und sekundär zu Perichondritis und Chondritis gummosa führen können. Epiglottis, wahre und falsche Stimmbänder, Regio interarytaenoidea, die Umgebung der Aryknorpel können in gleicher Weise erkranken und schließlich Nekrose der Kehlkopfknorpel herbeiführen. Die gummösen Geschwüre am Kehlkopf unterscheiden sich nicht von den gleichartigen Prozessen an anderen Schleimhäuten.

Als charakteristische Zeichen werden scharfgeschnittene, infiltrierte Veränderungen mit speckigem Belag, Schwellung der Umgebung, schließlich Ausgang in Narbenbildung und schwere funktionelle Stenosen beschrieben. Als eine besonders charakteristische Form der Spätlues des Kehlkopfs erwähnt Zappert, sich auf Beobachtungen von Mackenzie, Scholz, Strauss stützend, solitäre warzige Geschwülstchen, insbesondere an der Epiglottis.

Die Spätlues des Kehlkopfes ist klinisch nach Husler durch bellenden Husten, Erstickungsanfälle, stenotische bis zur Asphyxie sich steigernde Atmungsbehinderung charakterisiert, so daß operative Eingriffe (Tracheotomie, Intubation) notwendig werden können.

So berichtet von Zeissl über einen 9jährigen Knaben, bei welchem hochgradige Infiltrate der Taschenbänder, sowie des subchondralen Raumes die Tracheotomie notwendig machten. Einige Monate nach der Operation traten Gummen der Nasenwurzel und der Haut des Halses auf.

Verwechselungen dieser gummösen mit diphtherischen Kehlkopfstenosen lassen sich durch den negativen Befund von Diphtheriebacillen, durch den Mißerfolg der Serumtherapie und den positiven Ausfall der Wassermannschen Reaktion vermeiden. Afebrile Temperatur kann nach Husler auch bei Diphtherie vorkommen und ist daher kein Unterscheidungsmittel.

Tritt eine durch eine spezifische Kehlkopferkrankung das Leben bedrohende Stenose plötzlich ein, so wird natürlich der operative Eingriff der spezifischen Behandlung vorangehen müssen, um die plötzliche Gefahr zu beseitigen.

Über *Obduktionsbefunde* liegen in der Literatur eine Anzahl von Mitteilungen vor.

Zunächst eine solche aus älterer Zeit von Roger, der ein 8 Monate altes, an Laryngitis leidendes Kind beobachtete, welches an einer sich anschließenden Pneumonie starb. Die Sektion ergab die Schleimhaut des Kehlkopfes ulceriert und die Cartilago thyreoidea an mehreren Stellen cariös.

Paul Wiedel beschreibt im Jahre 1905 einen Fall von geschwürig zerfallendem Gumma im Kehlkopf eines 6 Monate alten kongenital-syphilitischen Kindes, bei welchem sich als einziges Symptom einer Erkrankung eine bald mehr, bald weniger stark auftretende Heiserkeit bemerkbar gemacht hatte. Bei der Sektion fand sich eine tiefgreifende geschwürige Zerstörung des Kehlkopfes, die, von der Vorderwand ausgehend, die Stimmbänder vollständig zum Zerfall gebracht hatte, außerdem noch ein starkes Ödem der aryepiglottischen Falten.

Wiedel erwähnte in dieser Arbeit auch eine Beobachtung von J. Fränkel aus dem Jahre 1866: Ein 10-wöchentliches an Coryza und Hautpapeln leidendes Kind starb an Larynxstenose. Sektionsbefund: Perichondritis cricoidea mit Knorpelnekrose, Lösung und Zerstörung des Ring- und linken Aryknorpels, schwielige Degeneration mehrerer Kehlkopfmuskeln. In diesem Fall handelte es sich um eine Kombination von sekundärer und tertiärer Lues.

Lang gibt in seinem Lehrbuch eine Abbildung von unförmigen gummösen Knoten an der Epiglottis und dem linken falschen Stimmbande und von ausgeheilten Defekten am Kehldeckel des rechten falschen Stimmbandes. Das rechte Stimmband ziemlich gut erhalten, das linke innerhalb der gummösen Infiltrate nicht zu erkennen (kongenitale Syphilis).

Allan Sturge beobachtete einen Fall von ulcerierter Laryngitis bei einem an Glottisödem zugrunde gegangenen älteren Knaben. Semon berichtete über zwei Brüder von $5^3/_4$ und $2^1/_2$ Jahren, welche im Anschluß an kongenitale Kehlkopflues an Glottisödem starben. Fränkel (Hamburg) demonstrierte den Kehlkopf eines 14jährigen kongenital-syphilitischen Mädchens, bei welchem strahlige Narben auf vorangegangene ulceröse syphilitische Prozesse zu beziehen waren. In anderen klinisch-diagnostizierten Fällen von kongenitaler Spätlues des Larynx (Chiari, Ricardo, Botey, Gottlieb, Klär u. a.) trat unter spezifischer Behandlung Heilung ein.

Luftröhre. Die gummösen Prozesse der Luftröhre zeigen sich klinisch meist nur in ihren Folgeerscheinungen (Stenosen) oder werden zufällig bei Sektionen beobachtet.

Rektalschleimhaut. Als *Späterscheinungen* der kongenitalen Lues treten am Mastdarmeingang Gummata auf, die zu Geschwürsbildung führen und bei der Abheilung Mastdarmstrikturen im Gefolge haben können.

C. Diagnose und Differentialdiagnose der Lues congenita.

Für die Diagnose der *kongenitalen Syphilis der Haut* kann neben der Bewertung des klinischen Symptomenbildes auch der Nachweis des Krankheitserregers — der *Spirochaete pallida* — einen gewissen diagnostischen Wert haben, und zwar dann, wenn die klinischen Erscheinungsformen noch nicht hinreichend geklärt sind und die Wassermannsche Reaktion noch negativ ausfällt. In solchen Fällen kann der positive Spirochätenbefund, worauf Buschke hinweist, den Beginn der Behandlung früher ermöglichen und der Durchseuchung des ganzen Organismus vorbeugen. Sind klinische Erscheinungen frischer kongenitaler Syphilis vorhanden, so ist zwar die Wa.R. fast immer positiv — außer bei dem Nabelulcus —, trotzdem besteht auch in solchen Fällen die Spirochäten- untersuchung zu recht, weil ja auch bei positivem Ausfall der Wa.R. *nicht* syphi- litische Hauterscheinungen vorhanden sein können. Es ist daher wohl kein Zu- fall, daß schon bald nach der Entdeckung der Spirochaete pallida die Aufmerk- samkeit der Untersucher sich auf den Nachweis derselben in den Produkten der kongenitalen Syphilis richtete. Dabei erwiesen sich die leicht zugänglichen spezifischen Symptome auf der Haut und den Schleimhäuten als ein dankbares Arbeitsgebiet, da das Untersuchungsmaterial dem lebenden Kranken entnommen werden konnte im Gegensatz zu der visceralen Lues, welche erst post mortem der bakteriologischen Forschung zugänglich war. Es gelang, den Krankheits- erreger nicht nur in *den Krankheitsprodukten der Haut selbst*, sondern auch bei histologischen Untersuchungen in *intakter Haut* oft in unendlicher Menge fest- zustellen (Menétrier, Ribbens-Duval, Beitzke). Desgleichen wurden von Schlimpert Spirochäten auf der intakten Schleimhaut der Zunge, der Wangen, des Rachens und in den Tonsillen gefunden.

Am frühzeitigsten und häufigsten gelang der Spirochätennachweis in den *Pemphigusblasen*. E. Hoffmann berichtete über Spirochätenbefunde in ihrem Inhalt und in dem kurz nach dem Tode entnommenen Blute des mit Pemphigus behafteten Kindes. Levaditi beschreibt in zahlreichen Arbeiten teils allein, teils mit seinen Mitarbeitern Nobécourt und Darré u. a. gleichfalls sehr zahlreiche Mengen von Spirochäten in Pemphigusblasen. Ménétrier und Rubens-Duval fanden sie nicht nur in den Pemphigusblasen, sondern auch in den Blutgefäßen der benachbarten Haut. Gleiche Mitteilungen liegen von Doutrelepont und Grouven, Buschke und Fischer, Kraus, Bodin, Salmon, Bab, Hübner und vielen anderen Autoren vor. Nach Hübner enthalten Pem- phigusblasen enorme Mengen von Spirochäten teils im Innern der Blase frei- liegend, teils von polynucleären Zellen aufgenommen, teils in den Geweben des Blasengrundes, dort wieder besonders dem Laufe der Blutgefäße folgend.

I. Langer konnte — allerdings nur mit dem Burrischen Tuscheverfahren — Spirochäten in den *Impfpusteln* einiger, nicht aller von ihm untersuchter kongenital-syphilitischer Kinder nachweisen, und zwar enthielt in einem Fall eine auf einer syphilitischen Papel sitzende Impfpustel die Krankheitserreger, während sie in einer auf gesunder Haut sitzenden Pustel nicht nachgewiesen werden konnten.

Buschke gelang im Inhalt künstlich erzeugter Cantharidenblasen bei Kindern, bei denen zur Zeit die kongenitale Lues klinisch noch nicht hinreichend markiert war, der Nachweis vereinzelter Spirochäten. Er glaubt jedoch nicht, daß dieses Verfahren für diagnostische Zwecke besonders aussichtsvoll ist. M. Soldin und Fritz Lesser fanden in künstlich gezogenen Hautblasen und in bestehenden Hauterscheinungen Spirochäten. In Blasen über Hauteruptionen waren reich- licher Spirochäten zu finden als in Blasen über exanthemfreien Hautstellen.

In Papeln und papulo-pustulösen Exanthemen wurden Spirochäten zuerst von E. Hoffmann und Doutrelepont und Grouven sowie von Bodin nach- gewiesen. Levaditi fand sie besonders in Papeln am Beginn ihrer Entwicklung.

Buschke und Fischer stellten bei einem 10wöchentlichen Kinde mit viel- fachen Zeichen parietaler kongenitaler Lues in den Papillen einer flach promi- nenten, deutlich infiltrierten, aber nirgends erodierten Papel Unmassen von

Spirochäten fest, und zwar besonders dicht in den Capillarschlingen. Von dort aus durchsetzten die Erreger in außerordentlich großer Menge die Keimschicht und ließen sich an manchen Stellen bis in die verhornten Partien der Epidermis verfolgen. In den Bindegewebsbündeln waren sie spärlich und folgten meist der Fibrillenrichtung. Zahlreicher lagen sie um einzelne Gefäße herum, innerhalb deren Wandungen einzelne Exemplare zwischen Infiltratzellen bemerkt wurden. Reichlich waren sie in den Haarfollikeln vorhanden bis zur inneren Wurzelscheide und zwischen den Zellen der Schweiß- und Talgdrüsen, wohin sie von dem reichlich Spirochäten enthaltenden periglandulären Bindegewebe eindrangen. Ein gleiches Resultat ergab die Untersuchung von zwei Hautpapeln bei einem anderen Kinde, wobei es sich herausstellte, daß Unterschiede in dem Verhalten der Erreger bei dem einen vor dem Tode exzidierten und bei dem während der Sektion entnommenen Stücke nicht vorhanden waren.

MONCORVO gelang der Nachweis der Erreger in mehreren Fällen von „Syphilides perinéales", also bei breiten Kondylomen.

Bei den gummösen Infiltraten der Lues congenita wurden die Spirochaetae pallidae hauptsächlich in den inneren Organen nachgewiesen (DOUTRELEPONT und GROUVEN, TOMASZEWSKY, FINGER-LANDSTEINER, NEISSER, E. HOFFMANN, SHAW u. a.). In erheblichen Mengen waren sie nur bei miliaren Gummen vorhanden, während sie bei den großknotigen Tumoren meist am Rande in mehr oder weniger großer Menge, im nekrotisierten Zentrum aber nur vereinzelt entdeckt werden konnten.

Für die Diagnose *der kongenitalen Lues der Schleimhäute* spielt der Spirochätennachweis eine geringere Rolle als bei der äußeren Haut — abgesehen von der *Coryza* —. Bei dieser stellte schon frühzeitig H. BAB Spirochäten in und unter der Mucosa der Nase fest, ebenso in größerer Tiefe in der Nachbarschaft der Nasenknorpel, ferner in der Haut, der Muskulatur und den Talgdrüsen der Nasenflügel. Auch in dem Nasenschleim luetischer Totgeburten wurden die Krankheitserreger von ihm gefunden. HAARVALDSEN sah dagegen im Nasenschleim bei Coryza mit Ausnahme eines Falles Spirochäten nur in spärlicher Menge und schloß daraus, daß die Untersuchung des Nasensekrets eine große diagnostische Bedeutung nicht besitze, zumal gerade in den Fällen, in denen sich Erreger im Nasenschleim am häufigsten und leichtesten finden lassen, auf Grund anderer sicherer Symptome keine Notwendigkeit für diese Beweisführung vorliegt. Nur dann dürfte eine Untersuchung auf Spirochäten im Nasensekret von einiger Bedeutung sein, wenn Coryza das einzige manifeste Symptom ist oder wenigstens andere charakteristische Zeichen nicht vorliegen. Andere Untersucher haben später mit verbesserten Untersuchungsmethoden *regelmäßig in großen Mengen* die Krankheitserreger im Nasensekret bei Coryza nachweisen können. Trotzdem ist der diagnostische Wert dieses Nachweises nicht sehr groß, da Coryza nur selten längere Zeit hindurch das einzige Symptom der kongenitalen Lues darstellt.

Histologisch läßt sich der Nachweis des Krankheitserregers, wenn auch in wechselnder Menge, so doch konstant in der Schleimhaut, dem Knochen und knorpeligen Gerüst der Nase und im Larynx schon bei Feten vom siebenten bis neunten Monat nach den Untersuchungen von TRAINA erbringen. Nach seinen Angaben sind in der Schleimhaut der Muscheln die Spirochäten nicht gleichmäßig verteilt. In den oberflächlichsten Schichten und dem Epithel sind sie sehr zahlreich und besitzen einen gut definierten morphologischen Charakter, sie sind bemerkenswert lang und haben zahlreiche und regelmäßige Windungen. In den tiefen Schichten der Nasenschleimhaut und besonders nach dem Periost zu erscheinen sie kleiner, wie zerbrochen, haben nur wenige

Windungen und sind sehr spärlich. „In der den Knorpel bekleidenden Schleimhaut und in der Gegend des Nasenbeins ist ihr Verhalten ein ähnliches.“

In der Epiglottis, dem Larynx und der Trachea ist nach Traina die Verteilung der Spirochäten und ihre Menge die gleiche wie in den Nasenmuscheln. Sie konnten in allen Schichten der Schleimhaut mit Leichtigkeit nachgewiesen werden und gewährten einen morphologisch besser definierten Anblick als in den verschiedenen Teilen der Nase, indem sie manchmal richtige Kolonien bildeten, ähnlich wie man dies in der Leber von syphilitischen Feten findet. In der Muskulatur des Larynx und in den Stimmbändern war der Befund, obwohl spärlich, doch konstant. In dem Skelett des Larynx macht die Spirochäte Halt am Perichondrium und überschreitet niemals den Bezirk der Knorpelzellen. Nur ausnahmsweise fand Traina nahe dem Perichondrium Fragmente von Spirochäten von granulärem Aussehen. Regelmäßig wurden sie nachgewiesen um die Gefäße herum und in den Gefäßwänden, doch niemals im Gefäßlumen.

Obgleich die Spirochaete pallida auch in den Plaques muqueuses bei kongenitaler Frühlues sich regelmäßig feststellen läßt, so wird ihr Nachweis zu diagnostischen Zwecken selten eine besondere Rolle spielen, zumal diese Schleimhautsymptome kaum jemals die einzige, zur Zeit vorhandene Erscheinung der kongenitalen Lues bilden dürften. Außerdem ist ihr Nachweis in dem Munde des Säuglings mit seiner reichen Spirochätenflora noch schwerer als bei den gleichen Produkten der erworbenen Syphilis.

Bei den tertiären Formen der kongenitalen Schleimhautsyphilis dürfte der Spirochätennachweis für diagnostische Zwecke kaum in Betracht kommen.

Dagegen haben zahlreiche Befunde von Spirochäten im blutigen Inhalt der Nabelvene, sowie im Preßsaft und Schnitt der Nabelschnur die Möglichkeit einer Frühdiagnose der kongenitalen Syphilis bewiesen (Ljabonnio Vulovic, E. Hoffmann u. a., vgl. den Beitrag Rietschel in diesem Bande).

Während der Spirochätennachweis bei der kongenitalen und erworbenen Lues das Vorhandensein spezifischer Krankheitsprodukte zur Voraussetzung hat, da er im Blute, besonders im Latenzstadium, schwer und selten gelingt, gestattet der positive Ausfall der *Wassermannschen Reaktion* die Krankheitsdiagnose in allen Stadien und Formen der Lues — wenn auch nicht in allen Fällen (Aortitis, Tabes u. a.) — auch in Zeiten, wo nachweisbare Krankheitssymptome fehlen und die Anamnese im Stich läßt (R. Ledermann). Es kann hier nicht die Aufgabe sein, auf das Wesen und die *praktische Ausführung der Wassermannschen Reaktion* näher einzugehen; nur insoweit soll sie in diesem Kapitel berücksichtigt werden, als sie für die *Diagnose der kongenitalen Syphilis* der *Haut* und der *Schleimhäute* eine Rolle spielt.

Bei der kongenitalen Frühlues ergibt die Wa.R. *mit verschwindenden Ausnahmen* bei unbehandelten Kranken mit spezifischen Symptomen der Haut und Schleimhäute stets ein positives Resultat. R. Ledermann beschreibt einen Ausnahmefall, in dem bei einem 14 Tage alten Knaben trotz vorhandenen syphilitischen Exanthems der Wassermann negativ ausfiel. In der Regel ist aber bei Säuglingen, welche nach der Geburt *manifeste Erscheinungen* der kongenitalen Lues aufweisen, ein *positives Resultat* zu erwarten, während es nicht so selten ist, daß Mütter kongenital-syphilitischer Neugeborener einen negativen Wassermann zeigen (vgl. hierüber ausführlich bei Rietschel, S. 37).

Kongenital-syphilitische noch symptomenlose Kinder können positiv reagieren, können aber auch zunächst kürzere oder längere Zeit nach der Geburt eine negative Reaktion zeigen, bis dieselbe bald vor oder gleichzeitig mit dem Auftreten eines syphilitischen Exanthems sich in eine positive umwandelt (Halberstaedter, Müller und Reiche, Bar und Dauney, Wechselmann, E. Lesser, R. Ledermann u. a.).

In den von R. LEDERMANN berichteten Fällen reagierte ein am 28. Februar 1913 ausgetragen geborenes Mädchen, dessen zwei ältere Geschwister an kongenitaler Lues litten, am *12. Mai* noch negativ. Am *10. Juni*, $3^1/_2$ Monate nach der Geburt, wurden oberflächliche Erosionen hinter beiden Ohren entdeckt, die sich im Laufe weniger Tage in tiefe serpiginöse Geschwüre umwandelten. Am *17. Juni* war die Wassermannreaktion stark positiv, gleichzeitig machte sich Schniefen und ein universelles makulo-papulöses Syphilid bemerkbar. In dem zweiten Fall handelte es sich um ein am *19. Oktober 1912* geborenes Mädchen, dessen Blut am *6. Dezember* noch negativ reagierte. Am *23. Januar 1913* stellte sich unter Fieber eine reichliche Nasensekretion ein, die Diphtheriebacillen gleichende Bakterien enthielt. Am *17. Februar* fiel die Wassermannreaktion *stark positiv* aus und am 23. Februar trat ein spezifisches Exanthem mit Rhagaden am Munde, Drüsenschwellungen und Afterkondylomen auf.

Diese Fälle haben für die Praxis eine gewisse Bedeutung, weil sie zeigen, daß selbst die Abwesenheit von parietalen Syphilissymptomen und der negative Ausfall der Wa.R. in den ersten Monaten nach der Geburt keine Gewähr für das Gesundbleiben der Abkömmlinge syphilitischer Eltern geben. In dieser Beziehung weicht die kongenitale Lues von der erworbenen ab, bei welcher spätestens am Ende des zweiten Inkubationsstadiums die Wa.R. positiv wird.

Es ergibt sich daher auch aus präventiven Gründen, um eine Übertragung auf die gesunde Umgebung zu verhindern, die Forderung, von syphilitischen Eltern stammende Säuglinge *ohne äußere Lueszeichen* in gewissen Zwischenräumen längere Zeit hindurch serologisch zu verfolgen. Nur *ausnahmsweise* dürfte es aber vorkommen, daß ein kongenital-syphilitisches Kind trotz charakteristischer Krankheitserscheinungen dauernd negativ reagiert.

So stellte E. BACK-HUTZKY aus der Kinderklinik in Kiew ein 2 Jahre und 7 Monate altes Kind vor, bei dem die ersten Beschwerden, deren Natur Verf. nicht angibt, erst 3 Monate nach der rechtzeitig erfolgten Geburt auftraten. Das Kind zeigte bei der Vorstellung um den Mund zahlreiche radiär gelagerte, weiße Narben, eine große Narbe an der rechten Wange, die Nase platt, eingesunken, die Nasenflügel am unteren Rande wie zerschnitten, außerdem typische Zahnveränderungen, Lebervergrößerung und zentrale Störungen des Nervensystems. Die Wassermannreaktion, wiederholt und zu verschiedenen Zeiten angestellt, fiel bei der Patientin, bei der Mutter und dem jüngeren Bruder, der an einer Meningitis zugrunde ging, stets negativ aus.

Der diagnostische Wert der Wa.R. besteht bei der kongenitalen Frühlues nicht nur darin, ein weiteres diagnostisches Hilfsmittel für die Beurteilung verdächtiger Hautsyphilide zu besitzen, sondern auch in der Möglichkeit, bei Abwesenheit derselben die Diagnose Lues stellen zu können.

Bei der kongenitalen Spätlues der Haut und Schleimhäute mit Symptomen ist die Wa.R. meist positiv. Eine negative Reaktion in der Spätlatenz zeigt an sich keine Heilung an, denn die Beobachtung lehrt, daß sie sich nach einiger Zeit wieder in eine positive umwandeln kann. Sie darf erst dann als Gradmesser für die eingetretene Heilung gelten, wenn sie durch viele Jahre hindurch gleichmäßig beobachtet wird und Erscheinungen der Krankheit (auch im Lumbalpunktat) während dieser Zeit nicht aufgetreten sind. Auf die Bedeutung der Flockungsreaktionen für die Diagnostik der kongenitalen Haut- und Schleimhautsyphilis kann hier nicht näher eingegangen werden, obwohl darüber mehrfache Arbeiten vorliegen, da dieselben in einem besonderen Kapitel von anderer Seite behandelt werden.

Die *Diagnose und Differentialdiagnose der kongenitalen Lues der Haut und Schleimhäute* im ersten Kindesalter stützt sich auf die klinische Beurteilung der Exanthemformen, welche im vorhergehenden bereits ausführlich geschildert worden sind. Um nicht mehrfach Gesagtes noch einmal zu wiederholen und nicht in eine Erörterung zahlreicher an kongenitale Lues entfernt erinnernder Dermatosen einzutreten, soll nur auf einige wichtige unterscheidende Merkmale hingewiesen werden, um so mehr als im Gegensatz zu früher, wo man ausschließlich auf die klinische Beurteilung angewiesen war, in zweifelhaften Fällen — wie bereits erwähnt — die Wa.R., zuweilen auch der Spirochätennachweis, die Diagnosenstellung unterstützen. Zudem ist der Gesamteindruck eines kongenital-syphilitischen Kindes, der sich in typischen Fällen aus der fahlen gelben Gesichtsfarbe, dem oft vorhandenen mangelhaften Ernährungszustande, den meist nicht zu verkennenden Hautsymptomen und der fast nie fehlenden Coryza ergibt, meist so charakteristisch, daß Zweifel an dem Charakter der zur Zeit vorhandenen parietalen Symptome nur ausnahmsweise aufkommen dürften.

Unter den Erscheinungen, welche noch am häufigsten zu Verwechslungen mit Lues congenita Anlaß geben, sind an erster Stelle die von Parrot, M. Sevestre und Jacquet beschriebenen *Syphiloides postérosives*, auch *als Pseudosyphilides postérosives, in neuerer Zeit in Frankreich auch als Dermite infantile bezeichnet*, zu erwähnen. Es handelt sich dabei nach Jacquet bei meist gut entwickelten Kindern um eine begrenzte Eruption an den hinteren Partien der unteren Extremitäten (Gesäß, Ober- und Unterschenkel), welche zuerst als diffuses, nicht infiltriertes Erythem von hellroter Farbe erscheint. Auf diesem entwickeln sich mit großer Schnelligkeit kleine sich schnell exfoliierende und die erodierte Haut hinterlassende Bläschen. Es kommt zur Bildung anfangs linsengroßer, später größerer erosiver Flecke und Pseudopapeln, die an syphilitische Papeln erinnern, aber keine Spirochäten enthalten und bei Reinlichkeit und Pflege des Kindes schnell wieder verschwinden. Natürlich kann ein solches vesikulo-papulöses Exanthem ebenso wie bei gesunden Kindern auch einmal bei unsauber behandelten syphilitischen Säuglingen auftreten und es empfiehlt sich, in solchen Fällen trotz der klinisch meist einwandfreien Diagnose einer nichtspezifischen Erkrankung die Wa.R. anzustellen, um das *gleichzeitige* Vorhandensein von Lues auszuschließen (Abb. 22).

Ähnliche, aber mit dem Syphiloide nicht ganz identische Efflorescenzen, gleichfalls nicht spezifischen Charakters, sind die von Bataille beschriebenen *Syphiloides de l'enfance*, auch *Folliculites pseudo-syphilitiques* genannt, welche in weiterer Ausbreitung (Gesäß, Kopf, Rumpf, Extremitäten) beobachtet werden.

Selten dürfte der *Pemphigus syphiliticus* zu einer Verwechslung mit dem sog. Pemphigus epidemicus neonatorum, von Jadassohn jetzt als Pemphigoid der Neugeborenen bezeichnet, Anlaß geben. Zunächst weist Caspary mit Recht darauf hin, daß ein mit Pemphigus lebend geborenes Kind sicher syphilitisch ist. Tritt der Pemphigus erst einige Tage nach der Geburt auf, so ist differential-diagnostisch bei dem Pemphigus syphiliticus die nie fehlende Beteiligung der Handteller und Fußsohlen, die stets symmetrische Anordnung der Efflorescenzen, das in der Regel sich anschließende makulo-papulöse Exanthem und die meist vorhandene oder kurz darauf auftretende Coryza zu berücksichtigen. Das Pemphigoid neonatorum zeichnet sich zudem durch größere Blasen aus, die sich schnell mit Borken bedecken (Impetigo bullosa) und zieht Handteller und Fußsohlen nur ausnahmsweise bei großer Ausdehnung in Mitleidenschaft, während der Pemphigus syphiliticus an diesen Stellen *primär* auftritt und in seinem Inhalt (s. S. 92) Spirochäten nicht vermissen läßt.

Bei dem *intertriginösen Ekzem* der Säuglinge am After, am Gesäß und an den Fersen, welches ähnlich wie die sog. syphilitische Intertrigo sich serpiginös ausbreiten kann, aber im Gegensatz zu den syphilitischen Efflorescenzen mit ihrem stets vorhandenen dunkelroten Farbenton, hellrote excoriierte Papeln und Flecke aufweist, fehlt die charakteristische Infiltration der Haut. Indessen wird selbst von erfahrenen Autoren angegeben, daß die klinische Unterscheidung ausnahmsweise große Schwierigkeiten machen kann. Besonders häufig wird irrtümlich die glänzende Sohlenrötung atrophischer Kinder für die Syphilis verwertet (Finkelstein).

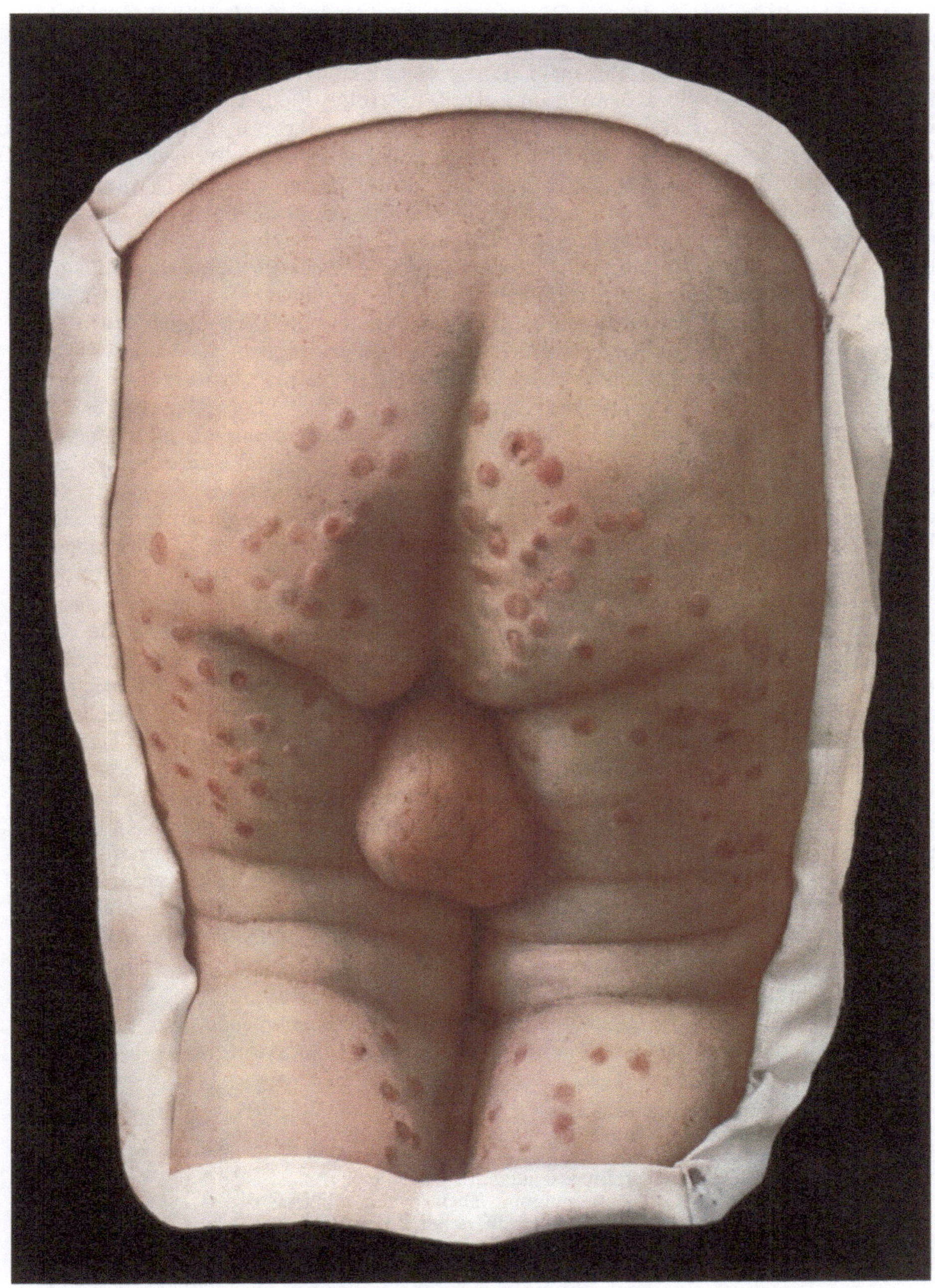

Abb. 22. Infantiles Syphiloid der Gesäßgegend und der Oberschenkel[1]). (Nach JADASSOHN.)

Besonders charakteristisch für die Diagnose der Säuglingslues sind die infiltrativen und papulösen Prozesse der Lippen und der Gesichtshaut, welche

[1]) Aus der in Vorbereitung befindlichen von Geh.-Rat JADASSOHN bearbeiteten 14. Aufl. des Lehrbuches der Haut- und Geschlechtskrankheiten von LESSER. Berlin: Julius Springer.

bei der Abheilung die radiären, diagnostisch wichtigen *streifenförmigen Narben* hinterlassen.

Über die diagnostische Beweiskraft der sog. Parrot*schen Narben* — kleine, weiße, verwaschene, fleckförmige und streifenförmige Flecke —, die sich kaum von der umgebenden Haut unterscheiden und besonders an dem *Unterteil des Rückens und des Gesäßes* lokalisiert sind, gehen die Ansichten der Autoren auseinander. Diese Narben finden sich bei älteren Kindern und Erwachsenen. Heinrich hat sie noch bei einer 26jährigen Kranken mit Zeichen der Lues congenita tarda beobachtet. Fournier hält sie für fast pathognomisch und hebt bezüglich ihrer Entstehung besonders hervor, daß gerade die Lendengesäßgegend der Sitz der Syphilide der ersten Kindheit ist. Im Gegensatz dazu warnt Husler auf solche Narben voreilige Schlüsse zu bauen, da sie auch nach harmlosen Hautaffektionen (Varicellen, pustulösen und impetiginösen Hautausschlägen) zurückbleiben können und sich besonders bei Kindern mit verminderter Widerstandskraft nach schwächenden Krankheiten finden. Nach Darier ist ihre Bedeutung bei Abwesenheit anderer Stigmata sehr gering. In den meisten neueren deutschen Lehrbüchern werden diese narbigen Flecke überhaupt nicht erwähnt. Dagegen findet man besonders in der französischen Literatur öfter die Bezeichnung „Parrotsche Narben" auch für die vorher genannten radiären, linearen Narben im Gesicht (Hutinel). Andere Autoren, z. B. Jadassohn und Darier (Grundriß der Dermatologie) nennen sie „Parrotsche Streifen".

Was die im Gesicht und auch an anderen Körperstellen beobachteten *acneiformen* und *ekthymatösen Syphilide* betrifft, die man früher als Acne oder Impetigo syphilitica oder bei etwas vorgerückterem Stadium der Krankheit als Ecthyma syphiliticum bezeichnete, so dürften, soweit diese Entwicklung aus dem gleichzeitigen Vorhandensein syphilitischer Papeln erkennbar ist, diagnostische Schwierigkeiten nicht entstehen. Zu Verwechslungen mit Impetigo non specifica kann gelegentlich nur das impetiginöse Syphilid Anlaß geben, welches vorwiegend an der behaarten Kopfhaut, im Gesicht, den Achselfalten und Leistenbeugen seinen Sitz hat. Im Gegensatz zu der meist sehr oberflächlich sitzenden nichtspezifischen Impetigo ist die Haut unterhalb der syphilitischen Form stark infiltriert, der Rand der Efflorescenzen kupferfarbig gefärbt. Die Krusten selbst zeigen einen gelblichen Farbenton, die Haut unter denselben läßt tiefe Substanzverluste mit höckeriger Oberfläche meist erkennen (I. Neumann). In der Regel handelt es sich in diesen Fällen um Ecthyma syphiliticum.

Das Verhalten des *Pigments* kommt bei der kongenitalen Lues als diagnostisches Merkmal nicht in Betracht. *Typisches Leucoderma colli,* ein markantes Zeichen bei der erworbenen Syphilis, wird dabei überhaupt nicht beobachtet (Hochsinger, Husler).

Nur einmal wurde ein „Leukoderm" am Rumpf eines einjährigen syphilitischen Kindes von Kolokin beschrieben. Eine bei einem Kinde von 9 Jahren, von Gémy beobachtete fleckförmige Pigmentation mit zentraler Depigmentation am Rumpf und den Extremitäten wurde als erstes Zeichen einer Lues congenita tarda gedeutet. Beide Fälle haben nichts mit dem Leucoderma syphiliticum gemein. Ebensowenig ein Fall von Oliver und Firmerand, die bei einem 11jährigen farbigen Knaben kurze Zeit nach dem Auftreten einer Keratitis parenchymatosa ein ausgebreitetes „Leukoderm" am Körper auftreten sahen, das nach der Beschreibung weniger als Leukoderm, denn als Vitiligo zu deuten ist. Zu registrieren ist eine Beobachtung von Audrain, der bei einer 23jährigen Kranken mit Stigmen der hereditären Syphilis eine „leuco-mélanodermie cervicale aréolaire" im Anschluß an einen Abort auftreten sah. Die depigmentierten Kreise hoben sich scharf von dem pigmentierten Grund ab. Das Leukoderm verschwand langsam unter interner Sublimatbehandlung bei einer neuen Schwangerschaft.

Die im Frühstadium der Säuglingslues auftretenden *Schleimhautsymptome* dürften nur geringe differentialdiagnostische Schwierigkeiten machen. Insbesondere ist die Coryza in ihrem Verlauf meist so eindeutig, daß, wenn man das oben beschriebene Krankheitsbild berücksichtigt, eine Verwechslung mit einem Erkältungsschnupfen nur ausnahmsweise in Betracht kommen dürfte. Läßt sich durch den Nachweis der Spirochäten und durch die Wa.R., die aber, wie erwähnt, in den ersten Wochen nach der Geburt noch negativ sein kann, bei dem Fehlen anderer typischer Hautausschläge die Diagnose auf Lues nicht mit Sicherheit stellen, so ist auch auf Nasendiphtherie zu fahnden und der Nachweis von Diphtheriebacillen zu versuchen, doch ist dabei zu berücksichtigen, daß bei syphilitischer Coryza Diphtheriebacillen als Schmarotzer in dem Nasenschleim zuweilen nachgewiesen werden (s. S. 82/83). Auch septische und gonorrhoische Rhinitis muß nach FINKELSTEIN mitberücksichtigt werden.

Obwohl der syphilitische Säuglingsschnupfen meist von spezifischen Hauterscheinungen begleitet ist, so ist darauf nicht mit Sicherheit zu rechnen, da, wie HOCHSINGER und FINKELSTEIN hervorheben, manche Fälle wohl Coryza aufweisen, aber dauernd ohne Exanthem verlaufen. In diesen Fällen sind aber meist viscerale Organstörungen vorhanden und die Wa.R. fällt immer positiv aus.

In dem späteren Leben geben die im Anschluß an Coryza zurückbleibenden Deformitäten der Nase stets ein prägnantes Merkmal für noch vorhandene oder bereits abgelaufene kongenitale Lues.

Was die Frühsymptome der kongenitalen Lues des *Mundes* und der *Rachenhöhle* betrifft, so unterscheiden sich die Plaques muqueuses nicht wesentlich von den gleichen Erscheinungsformen der erworbenen Syphilis. Verwechslungen mit gewöhnlichen *Aphthen, Soor, bullöser Stomatitis*, sind bei dem charakteristischen Symptomenbild derselben nicht anzunehmen. Gelegentlich können noch die sog. BEDNARschen Aphthen, welche durch Gummisauger oder durch übertriebene Mundreinigung traumatisch hervorgerufene Gaumengeschwüre der Säuglinge sind, für Syphilis angesehen werden. Hier wird die charakteristische Lokalisation der kleinen Geschwüre auf der Raphe des harten Gaumens und das Fehlen anderweitiger Zeichen die Diagnose Lues unwahrscheinlich machen (ZINSSER). Grauweiße Belege auf den Tonsillen und dem Rachen sind auf *Diphtheriebacillen* zu untersuchen. Bei älteren Kindern ist auch an die Möglichkeit einer *Angina Plaut-Vincent* zu denken. Tuberkulose der Mundschleimhaut kommt bei Kindern im ersten Lebensjahre äußerst selten vor und kann hier außer Erörterung bleiben.

Für die sekundäre Lues des *Kehlkopfes* ist der langsame Verlauf charakteristisch. Die in der Regel erst im späteren Stadium beobachteten Kehlkopfstenosen treten meist schleichend auf, wenngleich — worauf DAVIDSOHN hinweist — akuter Beginn der Heiserkeit und selbst akute Stenosierung nicht gegen Lues spricht.

Die Diagnose der *Rezidivsymptome* im kondylomatösen Stadium begegnet nur dann Schwierigkeiten, wenn entsprechend der Eigenart vieler Rezidivformen ein allgemeines Exanthem fehlt und nur einzelne spezifische Symptome vorhanden sind. Zuweilen weisen Veränderungen der Nägel und des Haarwachstums oder einzelne makulöse oder psoriasiforme Herde auf das Vorhandensein der kongenitalen Lues hin, meist aber dürfte neben der Anamnese (vorangegangene Hautaffektionen und stattgefundene spezifische Behandlung) der positive Ausfall der Wa.R. bei dem erkrankten Kinde und bei der Mutter die erwünschte Aufklärung schaffen. Bei älteren Kindern ist auch an die Möglichkeit einer extrauterinen Infektion zu denken.

Die *tertiären Produkte der kongenitalen Syphilis der Haut und Schleimhäute* entsprechen im allgemeinen ganz den gleichen Formen der erworbenen Syphilis, ihre Diagnose läßt sich bei isolierten großknotigen Gummen im allgemeinen leichter als bei den miliaren, tuberösen und serpiginösen Formen stellen. Zuweilen kann die *Tuberkulose* Krankheitsbilder schaffen, bei denen eine exakte klinische Differenzierung von der kongenitalen Lues überhaupt nicht möglich ist. Weder das schnelle Wachstum der syphilitischen Tertiärerscheinungen, noch die regelmäßigere Form, noch die Tendenz, kreisförmige, scheibenförmige Herde zu bilden, sind sichere Merkmale. Sie können bei Lues fehlen und z. B. bei Lupus vorhanden sein (Lewandowsky). Besonders groß sind die differentialdiagnostischen Schwierigkeiten bei der Lokalisation an der Nase und im Gesicht. Meist spricht das schnelle Wachstum, die tiefere Ulceration und die rapide Zerstörung des Gewebes für Lues, doch werden auch rasch fortschreitende Formen bei dem Lupus vorax et phagedaenicus beobachtet.

Noch schwerer ist die Unterscheidung der serpiginösen, ulcerierten Syphilide an den Extremitäten von den ähnlich aussehenden Lupusformen. Hier ist die nierenförmige Anordnung der syphilitischen Gummen und die restlose Vernarbung ohne Rezidive zu beachten.

Auch das großknotige Gumma syphiliticum kann klinisch schwer, oft überhaupt nicht von dem „Gumma tuberculosum", dem Scrophuloderma zu unterscheiden sein. In der Regel wird der Ausgang des Geschwürs von den Lymphdrüsen für Tuberkulose sprechen, um so mehr als von gummös erkrankten Drüsen ausgehende syphilitische Ulcerationen zu den allergrößten Ausnahmen gehören. Schließlich ist auch zu berücksichtigen, daß kongenitale Syphilis und Tuberkulose bei demselben Individuum, ja sogar an derselben Stelle gleichzeitig vorkommen können, da die schwächliche Konstitution syphilitischer Säuglinge gerade die Ansiedlung von Tuberkelbazillen besonders begünstigt.

Meist wird die Wa.R. in diesen Fällen die diagnostischen Schwierigkeiten beheben helfen. Doch spricht nicht immer der positive Ausfall der Wa.R. gegen eine tuberkulöse Hautaffektion. Bei negativem Resultat der Wa.R. bleibt noch nach altem Schema die Diagnose ex juvantibus. Wenige Gramm Jodkali bringen oft in kurzer Zeit umfangreiche gummöse Zerstörungen der Haut zur Abheilung. Auch Salvarsan sollte in solchen Fällen versucht werden.

Bei den ulcerösen Formen der kongenitalen Lues der Schleimhäute sprechen nach Lewandowsky größere Tiefe und die regelmäßigen Formen bei zusammenhängendem schmierigen Belag für Lues, die oberflächlichen granulierenden Geschwüre mit unregelmäßig geformtem Rand für Lupus, für welchen auch nach Jadassohn die glasig durchscheinenden grauroten Wucherungen besonders charakteristisch sind. Erleichtert wird die Diagnose Lues bei Übergreifen der Ulceration auf Periost und Knochen durch die daraus resultierenden Folgeerscheinungen (Perforationen, Deformationen usw.). Auch die in späterer Zeit zurückbleibenden strahlenförmigen Narben und Verwachsungen bilden meist charakteristische Unterscheidungsmerkmale gegenüber den lupösen und anderen Formen der Tuberkulose, kommen aber, wenngleich selten, auch bei den letzteren vor.

Auf die klinischen Unterscheidungsmerkmale der Gummen des Kehlkopfes bei kongenitaler Syphilis ist bereits oben hingewiesen worden. Chronische Heiserkeit, Stenosenbildung können natürlich auch durch eine außerhalb des Kehlkopfes sitzende nicht syphilitische Geschwulst hervorgerufen werden. Akute Stenosenbildung läßt zunächst an Diphtherie denken, kommt jedoch auch bei im frühen Kindesalter auftretenden gummösen Geschwüren vor.

Stigmata der parietalen Lues congenita.

Als Stigmata der kongenitalen Syphilis der Haut und Schleimhäute, d. h. als Zeichen derjenigen abgelaufenen spezifischen Krankheitserscheinungen, die einen Rückschluß auf die noch vorhandene oder bereits geheilte Erkrankung gestatten, sind die *radiären Narben* um den Mund und im Gesicht, zuweilen auch am After, mit einer gewissen Reserve die Parrot*schen Narben* am Rücken, die *narbigen Deformationen der Nase* im Anschluß an *Coryza*, sowie die *strah-ligen* in der *Nase* und im *Kehlkopf* oft zu Stenosen führenden *Narben* als Folge tertiärer Prozesse im vorhergehenden ausführlich beschrieben worden.

Stigmata als Residuen spezifischer Prozesse an anderen Organen werden in anderen Kapiteln dieses Werkes abgehandelt werden.

Weitere Stigmata werden auf Dystrophien toxischen Ursprunges zurück-geführt, und zwar unterscheidet FOURNIER von der „Syphilis vraie, accompagnée d'accidents specifiques" „une syphilis non de nature syphilitique, où le medicin observe des malformations, des stigmates dystrophiques, identiques à ceux, qu'il peut rencontrer chez des hérédo-tuberculeux ou des hérédo-alcooliques". Ein solches Stigma wäre für die Haut, die eigentümliche Blässe, welche kon-genital-syphilitischen Kranken während der Kindheit, zuweilen während des ganzen Lebens anhaftet. Nach LEREDDE *existiert die Syphilis dystrophica in dem von* FOURNIER *angegebenen und bis vor kurzem allgemein angenommenen Sinn nicht.* Alle Kranken, welche Stigmata aufweisen, haben nach seiner An-sicht eine latente Syphilis, eine *Kryptosyphilis,* die sich eines Tages „demaskieren" und spezifische Erscheinungen produzieren kann. In manchen Fällen bleibt diese Syphilis allerdings bis zum Tode latent. Diese Auffassung gewinnt nach LEREDDE eine besondere Bedeutung für die Beurteilung zahlreicher, sonst als nichtsyphilitisch angesehener Hautkrankheiten, besonders im Kindesalter, aber auch im späteren Lebensalter. LEREDDE stützt sich dabei auf den großen Prozentsatz von kongenitaler Syphilis, welcher bei sorgfältiger Untersuchung von Kindern in den Hospitalkonsultationen gefunden wird. So konnte bei 100 kranken Kindern nach MARFAN bei 30, nach HUTINEL bei 40, nach LEREDDE, wenn die elterliche Anamnese mit aufgenommen wurde, bei $95^0/_0$ kongenitale Syphilis nachgewiesen werden. LEMAIRE und DAVID fanden bei 1000 exami-nierten Säuglingen 190 syphilitisch erkrankt. So bemerkenswert diese Prozent-zahlen auch sind, so bieten sie doch, wie wir im folgenden sehen werden, keine genügende Grundlage, um die weitherzigen Diagnosen französischer Autoren zu stützen.

Zu den zahlreichen Dermatosen, bei welchen der kongenitalen Syphilis eine Rolle zugeschrieben wird, gehört die *Ichthyosis*, eine exquisit hereditäre, manchmal familiäre Krankheit, die häufig in Verbindung mit Störungen nervöser Natur und auch mit Tuberkulose bei kongenital-syphilitischen Kindern ange-troffen wird (LEREDDE, BARTHÉLEMY, PERRIN, GASTON und EMERY, E. FOUR-NIER, AUDRY, KINDBERG und MONDOR, GUARRERO MARCIANO, F. BABONNEIX und DUGUÉ, CARRERA). MARCEL SENDRAIL beschreibt einen solchen Fall von Ichthyosis, der gleichzeitig den VARIOTschen Symptomenkomplex aufwies. IKE INGMANN fand unter 145 Fällen kongenitaler Ichthyosis 13 mit sicherer, 12 mit wahrscheinlicher Heredolues. VON CEDERKREUTZ fand bei zwei ichthyotischen Feten zahlreiche Spirochäten. Da die Ichthyosis oft mit Störungen der Schilddrüse einhergeht (GASSMANN, VINCENT, WEILL und MOURIQUAND, FOX, V. POOR, STRANDBERG, SCHAMBERG, BECHET, SAINZ DE AJA), so rechnet SENDRAIL die Ichthyosis in das Gebiet der „Endocrinides syphilitiques" auf kongenital-syphilitischer Grundlage.

Auch für viele Fälle von *Säuglingsekzem* ist von RAVAUT und DUFOUR, besonders aber von LEREDDE kongenitale Syphilis in der Anamnese nach-gewiesen. Nach CARRERA bereiten syphilitische endokrine Störungen das Terrain für die Entwicklung des Ekzems vor. Bei den Ekzemen der zweiten Kindheit hat er häufig die kongenitale Lues im Zusammenhang mit dem trockenen, stark juckenden Flexuralekzemen gefunden, die sich durch eine spezifische Behand-lung, speziell durch Neosalvarsan, günstig beeinflussen ließen. Auch bei den peri-aurikulären Ekzemen muß man nach CARRERA an Lues denken. Unter 9 Fällen dieses Typus wurden 4 durch antiluetische Therapie geheilt. Nach Lesne und Boutelier, die unter 100 Fällen von vesiculösem Ekzem in 4 Fällen sichere, in 7 wahrscheinliche Lues congenita fanden, genügt dieses Verhältnis nicht, um daraus einen Zusammenhang des Ekzems mit Lues congenita zu konstruieren, zumal auch die antisyphilitische Behandlung keinen Erfolg hat. Leredde betont indessen, daß er in vielen Fällen von Ekzem durch antisyphilitische Behandlung Besserung gesehen hat und auch Brocq hat auf diese Genese für manche Fälle von Eczema papulosum und vesiculosum hingewiesen.

Leredde tritt auch für eine häufige Abhängigkeit der *Urticaria chronica*, der *Prurigo* und des *Lichen simplex* von kongenitaler Lues ein, während Lesne und Boutellier den Zusammenhang von Urticaria mit intestinalen Autointoxikationen für wahrscheinlicher halten als mit Syphilis. Richard Wagner berichtet über einen 17jährigen kongenital-syphilitischen Mann mit Urticaria und nimmt eine Schädigung des Gefäßsystems durch Lues an. Nach Neosalvarsan erfolgte eine weitgehende Besserung. Carrera konnte 3 Fälle von Urticaria auf kongenital-luetischer Basis studieren (einen davon vom Typus der Kälte-Urticaria), welche durch Salvarsanbehandlung geheilt wurden. Ebenfalls wurde ein Mann mit Urticaria und ungenügend behandelter erworbener Lues auf diese Weise geheilt. Andererseits wurden 15 Urticariafälle mit Lues congenita bzw. acquisita durch antisyphilitische Behandlung nicht beeinflußt.

Leredde sah unter 15 Fällen von *Prurigo simplex (Strophulus)* zwei durch Arsenobenzènes verschwinden, drei deutlich gebessert werden, in einem Fall war der Erfolg zweifelhaft, in einem Fall wurde die Prurigo verschlimmert, aber das Allgemeinbefinden gebessert. Auch Brocq hat auf die Abhängigkeit mancher Prurigofälle von Lues congenita aufmerksam gemacht. Guarrero Marciano berichtet über Heilung von zwei Fällen von Prurigo Hebra durch spezifische Behandlung. Carrera hat jedoch in 6 Fällen von Strophulus auf kongenital-syphilitischem Boden durch spezifische Behandlung kein Resultat erzielt.

In 2 Fällen von *Erythema pernio* beobachtete Carrera nach Neosalvarsaninjektionen eine sichtliche Besserung, desgleichen in einigen Fällen von Frostbeulen. Auch das *Erythema multiforme* kann sich nach Carrera auf syphilitischem Boden entwickeln, ebenfalls hat er in 1 Falle von universellem Pruritus und Asthma, in 2 Fällen von Erythema induratum, in 6 Fällen von Acroasphyxie und in 3 Fällen von Rosacea deutlich die Abhängigkeit von Lues beobachtet. Es handelte sich wahrscheinlich um Störungen der Gefäße infolge einer syphilitischen Affektion des Sympathicus.

Bei *Alopecia areata* fanden Petges und Muralet in 11%, Joltran bei 18 Kranken elfmal den Wassermann positiv, Sabouraud nimmt bei 25% einen kongenital-syphilitischen Ursprung an. Er glaubt, daß die Lues congenita infolge endokriner Störungen die Entwicklung der Krankheit begünstigt und erwähnt Heilungen durch spezifische Behandlung.

Sklerodermie wird von Bouttier und May, sowie von Jeanselme und Touraine, welche in der Lumbalflüssigkeit eine Lymphocytose und positive Wa.R. fanden, ätiologisch zur Syphilis gerechnet. Dasselbe gilt nach Leredde für die Raynaudsche *Krankheit* und den *Herpes zoster*, sowie für die *Psoriasis*, bei der oft gute Erfolge mit antisyphilitischen Kuren (Énesol, Novarsenobenzol und Hectine) erzielt wurden, und trifft nach seiner Ansicht auch für die „H*émodermites d'origine syphilitique* (Duhringsche Krankheit, Herpes gestationis, Pemphigus foliaceus und vegetans)" zu. Hudélo und Montlaux beschreiben einen Fall von Pemphigus mit Atrophie des Handrückens und Zystenbildung bei einem 10jährigen Mädchen mit zweifelhaftem Wassermann und Mißbildung der Zähne. Beide Eltern waren luetisch. JUNES nimmt einen kongenital-syphilitischen Ursprung des *Xeroderma pigmentosum* an. LEREDDE schließt auf einen solchen bei der *Glossite exfoliante marginée*, während DARIER, BABONNEIX und DARRÉ, ebenso wie BROCQ und COMBY den Einfluß der Lues congenita dabei leugnen.

Vitiligo wird von vielen Autoren zur Lues congenita in Beziehung gebracht (BROCQ, TOURAINE, BRALAY, KREIBICH, SANDBERG, DE LA CROIX, CROUZON und FOIX, ÉTIENNE), ebenso von LEREDDE die großen Naevi vasculosi hyperkeratotici.

Besonders aber betont LEREDDE das häufige Zusammentreffen der Lues congenita mit vielen Formen der *Tuberkulose ,,Angiodermites chroniques"* (Tuberkulide, tuberkulöse Exantheme, Angiodermite tuberculeuse, atypische Tuberkulosen), ferner mit *Lupus erythematodes* CAZÉNAVE, *Aknitis* und *Folliclis*, mit *Erythema induratum* BAZIN, BOECKschem *Sarkoid* und *Angiokeratoma Mibelli*, dessen tuberkulöser Ursprung übrigens von LEWANDOWSKY abgelehnt wird. LEREDDE unterscheidet reine Tuberkulosen und Mischformen, die Mehrzahl aber erscheint ihm kongenital-syphilitischer Natur.

Nach DARIER können *Tuberkulide* ebensowohl auf Tuberkulose wie auf Lues beruhen, er prägte für die mit syphilitischem Ursprung den Namen *Tuberkoloide*.

Bei *Tuberkuliden, subcutanen Sarkoiden, Erythema induratum, disseminierten, knotigen Sarkoiden* und bei *Lupus erythematodes* kann die Wa.R. positiv sein und die spezifische Behandlung soll in vielen Fällen erfolgreich gewesen sein (RAVAUT, DARIER, TZAUCK und PELBOIS, PAUTRIER, LESNE und BOUTELIER, LEREDDE). Auch GAUCHER nimmt für manche Fälle von Lupus erythematodes kongenitale Syphilis, für einige Tuberkulose und für einige Lues und Tuberkulose als Ursache an. Er hat durch spezifische Behandlung bedeutende Besserung gesehen, WITH fand in 8°/₀ der Fälle von Lupus erythematodes gleichzeitig Lues.

Es sind aber auch mehrere Fälle von Lupus erythematodes acutus mit positivem Wassermann bekannt, ohne daß irgendein Verdacht auf Lues bestand (REINHARDT, FEUERSTEIN, HAUK, VON ZUMBUSCH, KERL).

Überblickt man diese Kasuistik, so kann man sich der Ansicht nicht verschließen, daß ein großer Teil der aufgestellten Behauptungen, welche den Zusammenhang der genannten Dermatosen mit Lues congenita beweisen sollen, noch des überzeugenden Beweises bedarf. Der Umstand allein, daß bei einer gewissen Zahl hautkranker Kinder und Erwachsener sich kongenitale Lues oder oft nur Lues bei den Eltern in der Anamnese findet, berechtigt noch nicht zu der Auffassung, daß tatsächlich ein genetisches Abhängigkeitsverhältnis zwischen diesen Affektionen besteht. Die in manchen Fällen erzielten, im ganzen doch sehr spärlichen Erfolge der antisyphilitischen Behandlung berechtigen gleichfalls nicht zu ätiologischen Schlußfolgerungen, um so weniger als manche therapeutischen Erfolge durch Salvarsan erzielt worden sind, dessen Arsenkomponente auf viele nichtsyphilitische Dermatosen günstig einwirken kann. Es muß daher weiterer Forschung vorbehalten bleiben, aus dem vorläufig noch wirren Durcheinander von Ansichten beweiskräftige Schlüsse zu ziehen. Da jedoch besonders in der französischen Literatur diese Fragen mit großem Ernst ventiliert werden, so durften sie in dem Kapitel der parietalen Syphilis congenita nicht unerwähnt bleiben.

D. Prognose.

Auf die Prognose der kongenitalen Syphilis soll hier nur insoweit eingegangen werden, als sie sich nach dem Verhalten der Haut und Schleimhäute in den verschiedenen Stadien der Erkrankung beurteilen läßt. Die Gesamtprognose wird an einer anderen Stelle dieses Buches besprochen werden.

Kommen Kinder mit parietalen Zeichen der Lues behaftet schon zur Welt, so sind bei der ungeheuren Verbreitung der Spirochäten im Körper viscerale Symptome meist gleichzeitig vorhanden, die für die Prognose noch mehr als die parietalen Krankheitserscheinungen zu berücksichtigen sind. Dennoch lassen sich aus den Erscheinungen an der Haut und den Schleimhäuten kongenital-syphilitischer Kinder für die spätere Gesundheit einige Schlüsse ziehen.

Schlecht entwickelte Kinder, welche bei der Geburt schon an Pemphigus oder pustulösen Exanthemen erkrankt sind, weisen eine schwere, schon im Uterus voll entwickelte Form der Infektion auf und gehen an ihr oft frühzeitig zugrunde. Ebenso muß die selten beobachtete Syphilis haemorrhagica als eine ernste, das Leben immer schwer bedrohende Krankheitsform betrachtet werden.

Die Coryza ist, wenn sie schon bei der Geburt vorhanden ist, gleichfalls eine ernste Komplikation, da sie Atmung und Nahrungsaufnahme der Säuglinge in hohem Grade beeinträchtigt und unter Umständen rein mechanisch zum Tode führt.

Gutentwickelte Säuglinge mit Pemphigus und leichteren Formen der Coryza sind prognostisch günstiger zu beurteilen, wenn sie von Anfang an zweckmäßig ernährt, gepflegt und energisch behandelt werden. Ein Teil dieser Kinder erliegt freilich auch dann noch sekundären septischen und anderen Infektionen. Bei anscheinend gesund geborenen Kindern, welche von syphilitischen Müttern abstammen, und erst Wochen und Monate nach der Geburt die ersten Zeichen der parietalen Syphilis bekommen, wird die Prognose oft dadurch verschlechtert, daß die Behandlung zu spät begonnen wird. Man entschließt sich im allgemeinen ungern, solche Kinder ohne nachweisbare Krankheitserscheinungen antisyphilitisch zu behandeln, zumal wenn die Wassermannsche Reaktion, wie das in solchen Fällen oft vorkommt, noch negativ ist. Dieser Standpunkt dürfte in Zukunft nicht mehr aufrecht erhalten werden können, da man sich bei Kenntnis der Syphilis der Mutter bemühen wird, durch die Untersuchung des Nabelschnurendes auf Spirochäten und durch serologische Untersuchung des Nabelschnurblutes zu einer frühzeitigen Diagnose zu kommen. Positiver Spirochätenbefund und positive Wassermannsche Reaktion in der kindlichen Nabelschnur im Verein mit syphilitischen Veränderungen der Nabelschnur selbst müssen aber als Anzeige für die Vornahme einer Präventivkur der Neugeborenen gelten (E. Klaften).

Kinder, welche in den ersten Wochen nach der Geburt an leichteren makulopapulösen Hautausschlägen leiden, pflegen sich bei guter Behandlung und Wartung meist gut zu entwickeln und werden um so weniger zu Rezidiven neigen, je gründlicher und frühzeitiger die Behandlung eingesetzt hat. Für diese Fälle bedeutet das Salvarsan, das neben der spezifischen Heilwirkung auch eine roborierende Eigenschaft besitzt, zweifellos einen mächtigen Faktor für eine günstigere Prognose.

Schwere Exanthemformen, insbesondere die diffusen Hautinfiltrationen, werden durch die Salvarsanbehandlung gleichfalls günstig beeinflußt und geben an sich keinen Grund zu einer ungünstigen Voraussage, es sei denn, daß schwere viscerale Symptome gleichzeitig vorhanden sind und das Leben bedrohen.

Bei Rezidiven im kondylomatösen Stadium lehrt die Beobachtung, daß Kindern, wenn sie den ersten schweren Ausbruch der Erkrankung siegreich überstanden haben, bei entsprechender Behandlung später keine große Gefahr erwächst. Überdies besteht die Hoffnung, daß in Zukunft durch die moderne antisyphilitische Behandlung Rezidive der Haut bei kongenital-syphilitischen Kindern ebenso selten werden, wie dies bei der erworbenen Lues der Fall geworden ist.

Spätsymptome (tubero-serpiginöse Syphilide und knotige und ulcerierte Gummata der Haut und Schleimhäute), welche in allen Lebensaltern auftreten können, kommen bei gründlicher Behandlung der ersten Ausbrüche im allgemeinen jetzt seltener zur Beobachtung. Sie können aber, da sie in kurzer Zeit schwere, oft irreparable Zerstörungen verursachen, das Lebensschicksal der Befallenen dann unheilvoll gestalten, wenn sie nicht rechtzeitig erkannt und zweckmäßig behandelt werden. Die Prognose dieser Formen hängt also wesentlich von der frühzeitigen Stellung der Diagnose ab. Daß sie bei Sitz an den Schleimhäuten der Nase, des Rachens, des Kehlkopfes und bei Übergreifen auf Knorpel und Knochen nach der Abheilung schwere funktionelle Störungen hinterlassen können, ist bereits früher ausführlich geschildert, desgleichen, daß ulceröse Erkrankungen des Kehlkopfes zuweilen zu einer akuten Lebensgefahr Anlaß geben und chirurgische Eingriffe erforderlich machen.

Für die Beurteilung der Prognose der kongenitalen Lues der Haut und Schleimhäute ist auch das Verhalten der *Wassermannschen Reaktion* von Wichtigkeit. Kongenital-syphilitische Kranke, welche nur an Haut- und Schleimhautsymptomen und nie an visceralen Krankheitsformen gelitten haben, sind auch dann als relativ mehr gefährdet anzusehen, wenn es nicht gelingt, durch die Behandlung die positive Wa.R. dauernd in eine negative zu verwandeln. Es besteht trotz der klinischen Latenz für sie immer die Gefahr, einen neuen Ausbruch der Krankheit in irgendeiner Form (Gummata, Aortitis, Tabes, Paralyse) später zu erleiden. Diese Kranken gehören — um einen versicherungstechnischen Ausdruck zu gebrauchen — stets einer erhöhten Gefahrenklasse an.

Es besteht aber nach FINKELSTEIN — und dies ist auch die allgemeine Ansicht — kein Zweifel, daß die *angeborene Syphilis völlig heilbar ist*. Ein jeder Arzt, der solche Kranke über Dezennien verfolgt hat, kennt aus seiner Erfahrung hinreichend Fälle, welche nach den ersten Ausbrüchen dauernd vor weiteren Angriffen der Krankheit verschont geblieben und gesunde, kräftige, widerstandsfähige Menschen geworden sind.

E. Behandlung.

Die *allgemeine Behandlung* der kongenitalen parietalen Syphilis unterscheidet sich nicht von der der visceralen Lues, sie wird in einem anderen Kapitel dieses Buches ausführlich besprochen. Die *lokalen Krankheitsprodukte* der *Haut und Schleimhäute* verschwinden meist unter der Allgemeinbehandlung und bedürfen nur selten besonderer therapeutischer Maßnahmen. Notwendig ist die lokale Behandlung bei der *Coryza*, welche der Allgemeinbehandlung oft erheblichen Widerstand entgegensetzt und örtlicher Mittel bedarf, um den Verschluß der Nasenöffnungen durch die Borkenbildung zu lösen und die Atmung und Saugfähigkeit der Kinder zu erleichtern. Starke Borken am Naseneingang werden mit $10^0/_0$iger Wasserstoffsuperoxydlösung entfernt, die Wiederbildung der Borken durch Einfettung mit weißer Präcipitatsalbe oder roter Quecksilbersalbe verhindert. Um eine Abschwellung der Nasenschleimhaut und bessere Durchgängigkeit zu erzielen, empfiehlt HUSLER Einträufeln von Adrenalinlösung in die Nase unmittelbar vor den Mahlzeiten. Spülungen des hinteren Teils der Nase sind zu unterlassen, um Ohrenkrankheiten zu vermeiden. Statt dessen empfiehlt FINKELSTEIN Einsprayen von Sol. arg. nitr. 1:1000 in die Nase. Rhagaden an den Nasenflügeln und den Mundwinkeln werden mit $1—2^0/_0$iger Höllensteinlösung oder mit $1^0/_0$iger Chromsäurelösung gepinselt und dann mit weißer oder roter Hg-Salbe, bei starker entzündlicher Reizung mit Borsalbe eingefettet. Exantheme an circumscripten Stellen können, wenn sie sich der Allgemeinbehandlung gegenüber resistent verhalten, mit grauer Salbe oder Quecksilberpflaster oder mit weißer Präcipitatsalbe bedeckt werden.

Nässende Stellen, namentlich breite Kondylome werden in der bei Erwachsenen üblichen Weise mit Kochsalzlösung betupft und mit Kalomel oder Kalomelwismutpulver bestreut. Bei ausgedehnten Exanthemen kann man die Salvarsanbehandlung mit Sublimatbädern verbinden, um durch die schnellere Abheilung der Hautsyphilide die Ansteckungsgefahr für die gesunde Umgebung zu verringern.

Plaques muqueuses der Säuglinge bedürfen keiner Lokaltherapie, sie verschwinden unter der Allgemeinbehandlung. Bei älteren Kindern kann man sie mit Chromsäurelösung (2—5$^0/_0$ig) oder Höllensteinlösung in gleicher Konzentration oder mit einer Kombination beider Mittel nach Boecks Vorschrift bepinseln, nur müssen die Kinder nach dem Pinseln den Mund spülen, um ein Verschlucken der giftigen Substanzen zu verhüten.

Gummata der Haut werden, solange sie geschlossen sind, mit Hg-Guttaplast bedeckt, tertiäre Ulcerationen mit Jodoform oder Jodoformperubalsamsalbe oder mit Ung. cin. verbunden. Ulceröse Gummata im Naseninnern werden mit Xeroform oder Vioform bepudert oder mit weißer Präcipitatsalbe bestrichen. Sequester werden instrumentell aus der Nase nur dann entfernt, wenn sie so locker sitzen, daß sie dem leisen Druck der Zange folgen.

Anhang:

F. Pathologische Anatomie der kongenital-syphilitischen Haut- und Schleimhauterkrankungen.

Über die pathologische Anatomie der Haut- und Schleimhautsymptome bei der kongenitalen Syphilis sind verhältnismäßig wenig Mitteilungen in der Literatur zu finden. Außer zwei französischen Arbeiten von Maries-Champvermeil (1874) und von Parrot (1877 und 1878), welche mir zur Einsicht nicht vorgelegen haben, und außer einer histologischen Studie von Kettner (1895), von welcher mir nur ein Referat vorlag, kommen hauptsächlich die Arbeiten von Unna (1894), von Hochsinger (1898) und von Gans (1925) in Betracht. Ein eingehendes Referat von G. Herxheimer (1908) beschäftigt sich im wesentlichen mit den Untersuchungen von Hochsinger. Herxheimer weist darauf hin, daß das makulöse Exanthem, die Roseola syphilitica und die papulösen Ausschläge sich wenig von den Syphiliden der erworbenen Syphilis unterscheiden, eine Anschauung, die auch in neueren Lehrbüchern, welche auf eine eingehende Darstellung der pathologischen Anatomie meist verzichten, sich des öfteren ausgesprochen findet.

Für die Darstellung der pathologisch-anatomischen Veränderungen der Haut ist es von Wichtigkeit, noch einmal darauf hinzuweisen, daß man nach der noch heute üblichen Einteilung der Exantheme der kongenitalen Syphilis die *circumscripten Exantheme* — die Roseola, die Papeln und die aus der Umbildung der Papeln entstehenden kondylomatösen, bullösen und pustulösen Exanthemformen — unterscheidet von denjenigen, welche Hochsinger als *diffuse hereditär-syphilitische Hautinfiltrationen* im Jahre 1898 beschrieben hat.

Auf die *circumscripten Formen* scheinen sich die Untersuchungen Unnas, Kettners und wahrscheinlich auch von Gans zu beziehen, während Hochsinger über die histologischen Veränderungen des von ihm beschriebenen Exanthemtypus berichtet.

Unna lag zur Untersuchung die *bullöse Papel eines Neugeborenen* vor, welche histologisch folgende Unterschiede von der Papel der akquirierten Lues der Erwachsenen aufwies:

1. Fehlen der Plasma- und Riesenzellen.

2. Die Norm übersteigende Zahl und Größe der Spindelzellen entlang der Gefäße und dem Papillarkörper.

3. Massenhafte Leukocytose.

4. Im Epithel dieselben Veränderungen wie beim Erwachsenen, keine Neigung zur Bläschenbildung durch Colliquation, dagegen durch Erweiterung der inter-epithelialen Saftspalten.

Die Oberhaut ist bei der Papel der Neugeborenen über dem Zellinfiltrat der Cutis von vielen kleinen und großen interepithelialen Hohlräumen durchsetzt, welche zahlreiche dichtgedrängte Wanderzellen enthalten.

Die Blase selbst entsteht durch Abhebung der Hornschicht von der mechanisch zerworfenen Stachelschicht, deren interepitheliale Hohlräume, soweit sie ober-flächlich liegen, in die große einkammerige Exfoliationsblase durchbrechen. Bei weniger starker Hornschicht, als z. B. an den Hand- und Fußtellern, bricht der Eiter nach außen durch und führt zum Nässen und zur Krusten-bildung.

KETTNER hält die Wucherung des Bindegewebes in der Cutis und die klein-zellige Infiltration bei kongenitalen Frühexanthemen für das Primäre und die Veränderungen in der Hornschicht und im Rete für sekundär. Im Epithel zeigt sich bei milderen Graden Anschwellung und Vakuolisierung der Zellen, bei heftigeren Graden kleinzellige Infiltrationen in den vorbereiteten intercellulären Räumen und Abstoßung der Hornschicht. KETTNER glaubt gleich UNNA, daß die Blasen, welche sich auf Papeln entwickeln, aus erweiterten intercellu-lären Räumen hervorgehen und daß ihre Decken von der Hornschicht gebildet werden.

OSCAR GANS bezeichnet als Unterschiede der Lues congenita von der Lues acquisita der Haut:

1. Den mehr diffusen Charakter der zelligen Gewebsinfiltration.

2. Das ausgesprochene Hervortreten akut hervortretender Prozesse.

3. Den stärkeren Leukocytengehalt bis zur Bildung abszeßartiger Miliar-syphilome.

4. Das Zurücktreten bzw. Fehlen von Plasmazellen.

5. Das Auftreten der Erkrankungsherde in erster Linie um die Schweiß-drüsen, besonders bei Befallensein von Handtellern und Fußsohlen, eine Er-scheinung, die HOCHSINGER bei den später zu erörternden diffusen syphilitischen Hautprozessen wie z. B. beim Pemphigus syphiliticus formalgenetisch auf ent-wicklungsgeschichtliche Grundlagen zurückführt.

6. Die besondere Affinität der Spirochaete pallida zu jenen Organen, die während der Fetalzeit am meisten entwickelt sind.

7. Den Ausgang der Zellinfiltrate von den periglandulären Blutgefäßen, von den periadventitiellen Geweben der kleinsten Arteriolen und den post-capillären Venen des cutanen Gewebsnetzes.

Die Lippenrhagaden des Säuglings zeigen nach GANS auf der Höhe der Ent-wicklung unter einem nekrotischen Schorf in dem stark ödematösen Epithel wechselnd ausgedehnte hämorrhagische Herde, durchsetzt mit Leukocyten und Zelltrümmern, wobei die cellulären Veränderungen hinter den rein serösen an Stärke zurücktreten. In der vakuolisierten unteren Epithelschicht finden sich reichlich Spirochäten, dagegen in der von dem syphilitischen Zellinfiltrat durchsetzten Cutis nur wenige, hier im Lumen der durch Endothelwucherungen verschlossenen Blut- und Lymphgefäße, im Inneren der Nervenbündel, sowie gelegentlich in den Ausführungsgängen der Lippendrüsen.

Bei dem Pemphigus syphiliticus hat Gans im Gegensatz zu Unna riesenzellenartige Formen, allerdings nicht Langhanssche Riesenzellen, durchaus nicht selten gefunden.

Die *Epidermis* ist in dem von Gans untersuchten Gewebsstück durch das starke Vorwiegen des intercellulären Ödems sehr aufgelockert, die Hornschicht auf weite Strecken blasig abgehoben, das Stratum granulosum wenig verändert. Im Stratum basale ist die untere Stachelschicht aufgelockert, die Spalträume sind von einer feingekörnten Exsudatmasse gefüllt, die Exsudatmassen selbst von einzelnen Epithelien und mono- und polynucleären Leukocyten durchsetzt. So kommt es zum Verstreichen der Epidermis- und Bindegewebsgrenzen. Außerdem fallen in der Epidermis kleinere und größere Bläschenbildungen auf, die Exsudatmasse enthalten.

Der *Papillarkörper* und die *obere Cutis* ist durch das Ödem erheblich aufgelockert, die Bindegewebsfasern sind auseinandergedrängt und von zahllosen Leukocyten umgeben. Die Zellinfiltrate werden dichter um die Blutgefäße, besonders um die Schweißdrüsenkanäle herum, begleiten aber auch einzelne Gefäße in die Cutis hinunter. Die Präcapillaren und Venen sind stark gefüllt, die Lymphgefäße klaffend erweitert.

Bei Verlust der Hornschicht bilden sich durch das Vordringen der Exsudate Krusten, nach deren Abheben die erodierte, ödematös aufgelockerte und von Leukocyten durchsetzte Stachelschicht frei zutage tritt.

Spirochäten sind in großer Menge in der Epidermis und im Papillarkörper, in tieferen Gewebsschichten nur noch vereinzelt vorhanden. Sie fehlen in der Subcutis und im Fettgewebe vollständig. Besonders groß ist die Zahl der Spirochäten in den Schweißdrüsen, sowohl in den sezernierenden Epithelien als auch im peri- und interglandulären Bindegewebe, ferner in den Nerven, Hautmuskeln und Haarfollikeln.

Hochsinger hat die Histologie der Haut bei kongenitaler Säuglingslues eingehend studiert. Seine Untersuchungen betreffen im wesentlichen das Gebiet der von ihm sog. *diffusen hereditär-syphilitischen Infiltration* der Haut und verdienen daher eine gesonderte ausführliche Besprechung.

Als charakteristisch für die Histologie dieser Erkrankungsform, die nach der im klinischen Teil gegebenen Schilderung die verschiedensten Bilder schafft, weist Hochsinger auf die *hochgradige Erkrankung des Gefäßbaumes* im ganzen Bereich der infiltrierten Hautgebiete hin. Stets bilden die Arteriolen und postcapillaren Venen den primären Sitz der Erkrankung. Die krankhafte Zellwucherung hält sich in den Anfangsstadien des Prozesses ganz ausschließlich an den Verlauf der Blutgefäßverzweigungen und um die Schweißdrüsen herum. Größere Blutgefäße, besonders größere blutzuführende Arterienstämme bleiben vollkommen oder nahezu vollkommen frei. Die Erkrankung spielt sich an den allerkleinsten Arterien und Venen ab und ergreift besonders das adventielle und periadventielle Gewebe. Die Endothelschicht der Arteriolen ist normal, die Adventitia von rundlichen einkernigen Zellen dicht besetzt. Die mehr peripheren großen einkernigen Zellen mit geringem Protoplasmasaum sind hypertrophische Entzündungszellen. Im periadventiellen Bindegewebe findet sich eine reichliche Wucherung einkerniger Spindelzellen in größerer Menge wie bei der Lues der Erwachsenen.

Der Papillarkörper weist eine üppige Entwicklung basophiler Mastzellen auf, welche bei der diffusen Hautinfiltration besonders reichlich sind an den Lippensäumen, in der Natesregion und namentlich beim plantaren und palmaren Syphilid. Nirgends waren Riesenzellen sichtbar, auch Plasmazellen waren nur in verschwindend kleiner Zahl vorhanden. Die *Knäueldrüsen* erscheinen anfangs wenig verändert, später durch die Zellwucherung wenig auseinandergedrängt. Bei längerem Bestand stellt sich eine auffallende körnige Trübung ihrer Epithelauskleidung ein. Im Schweißdrüsenlager gehen Fettläppchen in dem entzündlichen Granulationsgewebe auf. Nebst den Blutgefäßen sind die Papillen der hauptsächliche Sitz der pathologischen Zellwucherungen: man findet a) kleinrundliche einkernige Zellen mit kleinem Protoplasmasaum, b) große mehrkernige Zellen mit spärlicher Körnung der Kernsubstanz und kaum wahrnehmbarem Protoplasmasaum, c) zahlreiche Übergangsformen. Die Pars reticularis zeigt relativ geringfügige Veränderungen. Die Spindelzellen des Bindegewebes sind vermehrt und vergrößert.

Die Oberhaut weist stets pathologische Veränderungen auf. Der Grad derselben hängt von der Lokalisation (z. B. Dicke der Epidermis) und evtl. von äußeren Reizen ab. Die Veränderungen der Epidermis sind stets sekundär als Folgezustände der in den Papillen vor sich gehenden Entzündungszustände aufzufassen.

Die Grundprozesse der Epidermis setzen sich nach HOCHSINGER zusammen aus:

a) Erweiterung der interepithelialen Saftkanäle,
b) hydropischer Schwellung der Epithelien,
c) dem Auftreten von Entzündungszellen im Retegewebe.

Als *Paradigma* für die *glatte erythematöse* und *einfach schuppende Form der diffusen Hautinfiltration* beschreibt HOCHSINGER die Histologie des *diffusen plantaren und palmaren Syphilids der Säuglinge.* Im wesentlichen handelt es sich auch hier um die Blähung und deshalb mangelhafte Kernfärbung der Zellen in den oberen Retelagen, um die Erweiterung der interepithelialen Spalträume in der Basalschicht und Ausfüllung derselben durch größere Mengen von Wanderzellen und schließlich um eine starke Granulierung des Protoplasmas der Zylinder und Stachelzellen. Infolge intensiverer Abstoßung der verhornten Epidermislagen und wegen langsameren Ersatzes kommt es allmählich zu einem Dünnerwerden der Hornschicht.

Die *eigentümliche Glätte und der metallische Schimmer* dieser Erkrankungsform setzt sich nach HOCHSINGER zusammen aus:
a) der starken Infiltration des Papillarkörpers,
b) der Schwellung der Schleimschicht,
c) der Verdünnung der Hornschicht.

Die Kupfer- und Schinkenfarbe entsteht nach HOCHSINGER in Übereinstimmung mit UNNAS Auffassung aus der Mischung der Blutfarbe und der Farbe des zelligen Entzündungsproduktes. Blaue bis violette Farbentöne, besonders an den Unterschenkeln und Füßen, sind die Folge des Blutreichtums. Bei fortschreitender Resorption des Infiltrates wird die Hautfarbe lichter. Schließlich bleiben nach diffusen Infiltrationsprozessen ausgedehnte Pigmentierungen zurück.

Bei anderen Lokalisationen der diffusen Hautinfiltration sind die histologischen Veränderungen von dem anatomischen Bau der betreffenden Örtlichkeiten abhängig.

An Stellen mit reichlichen Talgdrüsen findet man intensivere Zellwucherungen um die Talgdrüsen und Haarbälge herum, entsprechend den kleinen Gefäßen und Capillaren.

Als histologische Veränderungen bei der diffusen Erkrankung an den Lippensäumen und am Lippenrot kongenital-syphilitischer Säuglinge nennt HOCHSINGER:
a) Hochgradige Zellwucherung in den Schleimhautpapillen,

b) starke zellige Infiltration der Blutgefäße, hochgradige Stase der größeren Venen,

c) kleinzellige Wucherungen um die Schleimdrüsen herum, von dem Blutgefäßnetz der Drüsen ihren Ausgang nehmend,

d) zellige Einlagerung und seröse Imbibitionen der Epithelschicht, Eindringen zahlreicher Rundzellen durch das Pflasterepithel.

Erosionen und Geschwürsbildung an den Fußsohlen und Handtellern werden nach Hochsinger bei der diffusen Exanthemform vollkommen vermißt, eher findet man totale blasenförmige Abhebung der Epidermisdecke. Bei dünner Hornschicht kann es durch vorhandene äußere Irritationen zu schwerer Veränderung des Rete mucosum und zu vollkommener Zerstörung der Hornschicht kommen.

Bei der Darstellung der Histologie *des syphilitischen Säuglingspemphigus* unterscheidet Hochsinger die *bullösen und großpustulösen Syphilide*, welche mit auf die Welt gebracht werden, und welche Unna und Gans bei ihren Untersuchungen zur Verfügung gestanden haben, von dem *Pemphigus syphiliticus congenitus sive neonatorum*, dessen Entwicklung erst in den ersten Lebenstagen und -wochen auf dem Boden der diffusen flächenhaften Hauterkrankungen beginnt, und dessen Prädilektionsstellen Fußsohlen und Handteller sind. Histologisch sieht man im *Corium* die gleichen Veränderungen wie sonst bei der diffusen Hautinfiltration. *Die Schleimschicht der Epidermis* ist von dem *Papillarkörper abgehoben*; es kommt zu einer *vollkommenen Denudation der Papillen* von der *Epidermisbekleidung*. Im Innern der abgehobenen Reteschicht finden sich zahlreiche blasige Hohlräume, zum Teil mit der primären Blase zwischen Papillarkörper und Rete zusammenhängend, zum Teil nach oben eröffnet, so daß auch die Hornschicht von der Reteschicht abgehoben erscheint. Die *Blasenbildung erfolgt durch Exsudat zwischen Papillarkörper und Rete*.

Die Art der Blasenbildung ist hier die gleiche wie beim Pemphigus vulgaris und vegetans (Luithlen).

Überblickt man die von Unna, Hochsinger und Gans geschilderten histologischen Veränderungen, so findet man im großen und ganzen, was das Corium betrifft, überall die gleichen histologischen Veränderungen. Nur die Art der Blasenbildung unterscheidet sich bei den circumscripten bullösen Formen von dem Pemphigus der diffusen Hautinfiltrationen, und zwar im wesentlichen dadurch, daß bei der erstgenannten Form die Blase zwischen Rete und Hornschicht, bei dem von Hochsinger beschriebenen Pemphigus auf diffus infiltrierter Haut zwischen der Schleimschicht des Rete und dem Papillarkörper sitzt. Ein prinzipieller histologischer Unterschied beider Pemphigusformen läßt sich aus dem verschiedenen Sitz der Blasen im Epithel nicht herleiten, da auch sonst bei den schweren toxischen Formen bullöser Exantheme ähnliche Erscheinungen je nach dem Entzündungsgrade der einzelnen Efflorescenzen gefunden werden. Es erscheint mithin eine scharfe histologische Abgrenzung beider Formen des syphilitischen Säuglingspemphigus nicht notwendig zu sein. Weiteren Untersuchungen dürfte es vorbehalten sein, festzustellen, ob die strenge Hochsingersche Unterscheidung der diffusen flächenhaften Hautinfiltration von den anderen Exanthemformen der kongenitalen Frühlues der Haut sich aufrecht erhalten läßt.

Die Histologie der Tertiärerscheinungen der Haut bei kongenitaler Lues bietet keine Abweichungen von der der akquirierten. Es erübrigt sich daher, auf dieselbe näher einzugehen. Ebenso kann auf eine Darstellung der Histologie der kongenitalen Schleimhautsyphilis bei den spärlich vorhandenen Literaturangaben hier verzichtet werden.

Literatur.

Der Literaturnachweis enthält außer den bekannten Lehrbüchern der Syphilis diejenigen erreichbaren Arbeiten aus dem Gebiet der kongenitalen Syphilis der Haut- und Schleimhäute, welche seit dem Jahre 1916 erschienen sind, dazu einige einschlägige Arbeiten, welche in der umfassenden Bibliographie von Prof. JULIUS ZAPPERT im Handbuch der Geschlechtskrankheiten 1916 nicht enthalten sind.

AMBRUS, I.: Über gummöse Syphilis im Säuglingsalter. Jahrb. f. Kinderheilk. Bd. 101. 1923. Ref. Zentralbl. f. Haut- u. Geschlechtskrankh. Bd. 10, S. 197. — ARZT: Hereditärsyphilitisches Kind mit negativem Wassermann der Mutter. (Wien. dermatol. Ges., Sitzg. v. 20. X. 1921.) Zentralbl. f. Haut- u. Geschlechtskrankh. Bd. 3, S. 340. 1922. — AUDRAIN: (a) La syphilis obscure. Paris 1911. Doin. (b) Sur un cas de leucomelanodermie cervicale chez un hérédo-syphilitique. (Soc. franç. de dermatol. et de syphiligr.) Bull. de la soc. franç. de dermatol. 1908. p. 8. — AUDRY: (a) Syphilis et cancer de la bouche. Ann. de dermatol. et de syphiligr. 1904. p. 352. (b) La syphilis indirecte, endocrinides syphilitiques, sursyphilis. Bruxelles médical. 1. décembre 1921. — AVSARKISSOFF, ALEXANDER: Pathologisch-anatomische Studien zur Genese der Coryza syphilitica. Dissertation: Berlin 1908. — BABES und PAVEL: Über pathologische Veränderungen und Spirochaete pallida bei kongenitaler Syphilis. Berl. klin. Wochenschr. 1905. S. 1506. — BABONNEIX, L. et F. DUGUÉ: Hérédo-syphilis avec manifestations insolites: Ichthyose, pigmentations cutanées, maladie de ROGER. Gaz. des hôp. Tome 10 et 6, p. 5. 1923. Ref. Zentralbl. f. Haut- u. Geschlechtskrankh. Bd. 10, S. 196. — BAGUOLI, N.: Rara osservazione di sifilide cutanea in un bambino. Giorn. ital. di dermatol. e sifilol. Bd. 67, H. 2. 1926. — BARTHÉLEMY: Ann. de dermatol. et de syphiligr. 1883. p. 437. Zit. bei SENDRAIL: Ann. de dermatol. et de syphiligr. 1925. p. 544. — BATAILLE, M.: Syphiloides de l'enfance. Folliculite pseudo-syphilitique. Diskussion: JACQUET. (Soc. de dermatol. et de syphiligr. Sitzg. v. 23. IV. 1892.) Ann. de dermatol. et de syphiligr. 1892. — BEITZKE, H.: Über Spirochaete pallida bei angeborener Syphilis. Berl. klin. Wochenschr. 1906. Nr. 24. — BERETERVIDE, E. A.: Zur Diagnose der kongenitalen Lues in der späteren Kindheit. Ann. del inst. modelo de clin. méd. Bd. 9, Nr. 1. Zentralbl. f. Haut- u. Geschlechtskr. Bd. XX, S. 536. — BERING, F. R.: Über kongenitale Syphilis, Entstehung, Erscheinung und Behandlung. Samml. zwangl. Abh. a. d. Geb. d. Dermatol., d. Syphilidol. u. d. Krankh. d. Urogenitalapparates. Bd. 1, H. 4. Halle: Carl Marhold 1912. — BINGEL, KARL: Fieber bei angeborener Syphilis des Säuglings. Dissertation: Berlin 1910. — BOARDMAN: Congenital syphilis, necrosis of the nasal bone. (New England dermatol. soc. 11. IV. 1923.) Arch. of. Dermatol. u. Syphilis. Bd. 8, Nr. 4, S. 559. 1923. — BOAS: Krankenvorstellung. (Dän. dermatol. Ges. 1916. 18. XI. 1916.) Dermatol. Zeitschr. 1919. — BODIN: (a) Spirochète pallida dans la syphilis héréditaire. Ann. de dermatol. et de syphiligr. 1905. Nr. 7. (b) Spirochète pallida dans les lesions syphilitiques. La syphilis 1906. — BOUTELIER, A.: Recherches sur l'étiologie des eczémas des nourrissons. Eczéma et tuberculose; eczéma et syphilis. Ann. de dermatol. et de syphiligr. 6. série, Tome 5, Nr. 7. p. 425. 1924. — BRUCK, ALFRED: Die Krankheiten der Nase und Mundhöhle sowie des Rachens und des Kehlkopfes. Ein Lehrbuch für Ärzte und Studierende. Zweite wes. verm. u. verb. Aufl. Bd. 15, S. 472. Urban & Schwarzenberg 1912. — BRÜNAUER, ST.: Fall zur Diagnose. (Wien. dermatol. Ges., Sitzg. v. 26. I. u. 9. II. 1922.) Zentralbl. f. Haut- u. Geschlechtskrankh. Bd. 4, S. 419 u. 489. — CARPENTER, G.: A case of cong.-syphil. ulceration of the larynx and interstitial pneumonia. Report soc. study dis. child. London 1908. p. 161. — CARRERA, JOSÉ LUIS: Dermatosis und Lues. Prensa méd. argentina. Ann. 12, Nr. 5, p. 190—193. 1925 und Revista Sud Americ. de endocrinol, immunology quimioterapia. 1923. Nr. 8. — CASPARY, I.: Hereditäre Syphilis in Encyklopädie der Haut- u. Geschlechtskrankheiten. Herausg. v. E. LESSER. F. C. Vogel 1900. — CONSTADE, A.: Observation de gomme hérédo-syphil. de la paroi posterieure du pharynx chez un enfant de 14 ans. Ann. des maladies vénér. Paris 1908. H. 3, p. 444. — CRAWFORD: Hyperkeratotic palmar and plantar syphilid in hereditary syphilis. Arch. of dermatol. a. syphilis. Vol. 6, Nr. 2, p. 217. Ref. Zentralbl. f. Haut- u. Geschlechtskrankh. Bd. 6. 1923. — FERNET, P.: Syphilis héréditaire tardive. Traité de Pathologie. Syphilis. Tome 2. Paris: Maloine 1921. — FINKELSTEIN, H.: (a) Lehrbuch der Säuglingskrankheiten. I. Teil. IX, 281 S. Berlin: Fischers med. Buchhandlung H. Kornfeld 1905. (b) Die hereditäre Lues in: Die deutsche Klinik im Eingang des 20. Jahrhunderts. Herausg. von Dr. ERNST VON LEYDEN und Dr. FELIX KLEMPERER. Bd. 7. Kinderkrankheiten. Berlin u. Wien: Urban & Schwarzenberg 1905. — FINKELSTEIN, H., E. GALEWSKY und L. HALBERSTAEDTER: Hautkrankheiten und Syphilis im Säuglings- und Kindesalter. Ein Atlas. 2. Aufl. Berlin: Julius Springer 1923. — FÖNSS, AAGE L.: Lues congenita haemorrhagica. (Dän. dermatol. Ges. 1918.) Dermatol. Zeitschr. Bd. 31 u. 35. 1920 u. 1922. — FORNARA, PIERO: Vitiligo ed eredolue. Pediatria, riv. Ann. 33, fasc. 21, p. 1170—1181. 1925. — FOURNIER, ALFRED: Hereditäre Syphilis, deren Prophylaxe und Therapie. Autoris. dtsch. Übersetzung von EDGAR NEUMANN. Dresden: Theodor Steinkopff 1910. — FOURNIER, EDMOND: (a) Hérédo-syphilis et Ichthyose. Ann. de dermatol. et de syphiligr. 1899. p. 374. (b) Hérédo-syphilis et Ichthyose. Ann. de dermatol. et de syphiligr. 1902. p. 512. — Frieboes: W.: Haarpinselbildung auf der sonst vollkommen haarlosen Kopfhaut eines kongenital-syphilitischen Kindes. Dermatol. Zeitschr. 1917. — Friedjung, J. K.: Fortschritte in der klinischen Diagnostik, Physiognomik und Theorie der hereditären Syphilis. Med. Klinik 1914. Nr. 32. — Galemberti: Roseola tardiva bei einem hereditär-syphilitischen Kinde. Sitzg. d. Ges. f. Dermatol. u. Syphilis in Rom, 18.—21. Dezember 1910. — Gastou: Trois cas d'Ichthyose dans une famille d'hérédité mixte tuberculo-syphilitique. A propos du diagnostic de l'origine des stigmates de degénerescence héréditaire (Hérédo-syphilis et Hérédo-tuberculose). Ann. de dermatol. et de syphiligr. 1901. p. 564. — Gastou et Emery: Deux cas d'Ichthyose pilaire familière héréditaire, avec microsphygmie, chez des syphilitiques héréditaires. Ann. de dermatol. et de syphiligr. Tome 11, p. 231. 1898. — Gaucher: Über die Beziehungen des Lupus erythematodes zur hereditären Lues. Ann. des maladies vénér. 1917. Zit. im Arch. f. Dermatol. u. Syphilis. Bd. 125. 1920. — Gaucher et P. Abrami: Hérédo-syphilis tertiaire osseuse et cutanée suppurée. Bull. de la soc. franç. de dermatol. 1908. p. 191. — Gaucher et Bory: Hérédosyphilide tertiaire papulo-squameuse circinée. Bull. de la soc. franç. de dermatol. 1908. p. 155. — Gaucher, Druelle et Brin: (a) Gomme ulcerée du front et perforation du voile du palais dues à l'hérédo-syphilis. (Soc. de dermatol. et de syphiligr. 4. IV. 1910.) Bull. du la soc. franç. de dermatol. Paris 1910. (b) Syphilis héréditaire tardive. Gommes ulcerée du genou gauche. Syphilides circinées sur une cicatrice de brulûre. (Soc. de dermatol. et de syphiligr., séance 3. II. 1910.) Bull. de la soc. de franç. de dermatol. Paris 1910. — Gaucher et Fouquet: Plaques muqueuses hérédo-syphilitiques. Bull. de la soc. franç. de dermatol. 1908. p. 318. — Gaucher et Giroux: Hérédo-syphilis tertiaire avec ulcération de la jambe gauche. Glossite exfoliatrice. Bull. de la soc. franç. de dermatol. 1908. p. 363. — Gaucher, Gougerot et Duvosc: Hérédo-syphilis: Ulcération destructive de la paupière superieure droite. (Soc. de dermatol. et de syphiligr. 4. V. 1911.) Bull. de la soc franç. de dermatol. 1912. — Gaucher, Gougerot et Meaux, Saint-Marc: Hérédo-syphilis, gommes tertiaires du voile de palais sans dystrophies. (Soc. de dermatol. et de syphiligr. 1912.) Bull. de la soc. franç. de dermatol. Paris 1912. — Gaucher et Guggenheim: Ulcération gommeuse atypique, manifestation de syphilis héréditaire tardive. (Soc. de dermatol. et de syphiligr. 5. I. 1911.) Bull. de la soc. franç. de dermatol. 1912. — Gémy, M.: Syphilide pigmentaire de forme rare, première manifestation d'une syphilis héréditaire. (Soc. de dermatol. et de syphiligr. Mai 1908.) Ann. de dermatol. et de syphiligr. 1908. p. 462. — Glaser, F.: Syphilis haemorrhagica hereditaria oder Säuglings-Raynaud. Med. Klinik. Nr. 27. — Gottheil, W. S.: Syphilis hereditaria tarda: Rupial and tubercular general exanthem. Journ. of cut. dis. including syphilis 1908. p. 332. — Grindon, Joseph: The true vesicular lesion of hereditary syphilis. Journ. of cut. dis. including syphilis. Januar 1910. — Guggenheim, Richard: Über ein syphilitisches Nabelulcus. Mit 2 Abb. im Text. Zeitschr. f. Kinderheilk. 1922. S. 330. — Guszman, I.: Beiträge zur Prophylaxe der angeborenen Syphilis. Arch. f. Dermatol. u. Syphilis. Bd. 149, Nr. 2. 1925. — Hayat: Erythème noueux dans ses rapports avec la tuberculose et la syphilis. Rev. Tunis des sc. méd. Tome 17, p. 297. 1923. — Hazen, H. H.: Practical observations in syphilis V. Sect. 18. Congenital syphilis. Americ. journ. of syphilis. Vol. 7. 1923. Ref. Zentralblatt f. Haut- u. Geschlechtskrankh. Bd. 9, S. 63. — Heath, A. D.: Congenital syphilis. Circinate eruption. Rep. soc. study dis. children. London 1908. p. 392. — Heller, Julius: (a) Die Krankheiten der Nägel. XV, 295 S. Berlin: August Hirschwald 1910. (b) Krankenvorstellung. Atrophie der Balgdrüsen der Mitte des Zungengrundes. Verhandl. d. Berlin. Dermatol. Ges. 1903/1904. Sitzg. v. 1. März 1904. — Helmreich: Wien. med. Wochenschr. 1923. Zit. bei I. Guszman, l. c. — Hersild: Erythematöse annuläre Syphilide bei Lues congenita. Diskussion Ludwig Nielsen. (Dän. Dermatol. Ges. 6. XI. 1919.) Dermatol. Zeitschr. 1922. — Heubner, O.: Lehrbuch der Kinderheilkunde. Bd. 1. Dritte umgearb. Aufl. VIII, 746 S. Leipzig: Johann Ambrosius Barth 1911. — Hoffmann, Erich (Bonn): (a) Atlas der ätiologischen und experimentellen Syphilisforschung. Berlin: Julius Springer 1908. (b) Lues congenita mit schwerster ulceröser Zerstörung des Gesichtes und Auges. (Süd-westdtsch. Dermatol. Tagung, Bonn, Sitzg. v. 22. u. 23. Nov. 1917.) Dermatol. Zeitschrift 1917. — Hofmann, Edmund (Bonn): Die Frühdiagnose der kongenitalen Syphilis. Dtsch. med. Wochenschr. 1923. Nr. 23. Jg. 49, S. 753. — Hollander, Lester: Urticaria probably due to syphilis. Clinical report. (Urticaria, wahrscheinlich auf syphilitischer Basis. Klinische Betrachtung.) Arch. of dermatol. a. syphilol. Vol. 38, Nr. 1, p. 55. 1920. — Hudelot und Montlaur: Fall von Pemphigus mit Atrophie der Handrücken und Cystenbildung. Soc. franç. de dermatol. et syphiligr. 13. XI. 1919. Zit. im Arch. f. Dermatol. u. Syphilis. Bd. 125. 1920. — Hutinel, V.: (a) Le terrain hérédo-syphilitique. Aperçu de Pathologie génerale et de clinique infantile. Masson & Comp. Paris 1926. — (b) Les dystrophies de l'adolescence. 1925. — Ingman, Ake: Studien über Ichthyosis congenita seu foetalis. Acta dermatovenereol. Bd. 5, H. 1 u. 2. 1924. — Jadassohn, J.: Die venerischen Krankheiten. Handb. d. prakt. Med. von Ebstein und Schwalbe. 3. Bd. 1. Teil. Stuttgart: Ferdinand Enke 1900. — Jessner, S. (a) Diagnose und Therapie der Syphilide. 2. Aufl. (Jessners dermatol. Vortr. f. Praktiker. H. 11 u. 12.) Würzburg: Curt Kabitzsch 1909. 146 S. (b) Geschlechtskrankheiten. Lehrbuch (früher Kompendium) der Haut- und Geschlechtskrankheiten einschließlich der Kosmetik. Bd. 2. Würzburg: Curt Kabitzsch 1913. — JUNÈS: Le xeroderma pigmentosum est-il d'origine hérédo-syphilitique? Gaz. des hôp. civ. et milit. 25. XI. 1924. — KLAFTEN, E.: Zur Diagnose, Prophylaxe und Therapie der kongenitalen Syphilis. Zentralbl. f. Gynäkol. 1925. Nr. 1. — KOLOKIN: Leucoderma syphiliticum bei hereditärer Lues. Russ. Zeitschr. f. Haut- u. vener. Krankh. Bd. 21. April 1911. — LANGER, I. (Graz): Über das Vorkommen der Spirochaete pallida Schaudinn in der Vaccine bei kongenital-syphilitischen Kindern. Münch. med. Wochenschr. 1910. Nr. 38. — LANGSTEIN, L. und H. PUTZIG: Die angeborene Syphilis. Sammelref. Med. Klinik. 1921. Nr. 25. — LEDERMANN, R.: (a) Die Serumreaktion bei Syphilis in der Säuglingspraxis. Zeitschr. f. ärztl. Fortbild. Jg. 9, Nr. 5. 1912. (b)Lues congenita und Serodiagnostik. Dtsch. med. Wochenschr. Nr. 4. 1914. (c) Syphilis und Ehe. In Krankheiten und Ehe. Herausg. von C. VON NOORDEN und S. KAMINER. 2. Aufl. Leipzig: Georg Thieme 1916. — Lehrbuch der Haut- und Geschlechtskrankheiten. Herausg. von ERHARD RIECKE. Fünfte verm. u. verb. Aufl. XII, 856 S. BUSCHKE: Lues congenita. Jena: Gustav Fischer 1920. — LEINER, C.: (a) Über Haarausfall bei hereditärer Lues. Verhandl. d. Ges. f. Kinderheilk. Dtsch. Naturforschervers. Wiesbaden (1905). Wiesbaden 1906. S. 261. (b) Über Haarausfall bei hereditärer Lues. Arch. f. Dermatol. u. Syphilis. Bd. 78, S. 239. 1906. (c) Alopecia in hereditary syphilis. Americ. journ. of dermatol. a. genito-urin dis. St. Louis 1907. p. 105. — LENZMANN, RICHARD: Die Geschlechtskrankheiten in der Allgemeinpraxis. 14 Vorträge für praktische Ärzte. VII, 572 S. Jena: Gustav Fischer 1924. — LEREDDE: (a) Hématodermites d'origine syphilitique. Bull. de la soc. franç. de dermatol. Nov. 1919. (b) Syphilis et affections prurigineuses. Ann. des maladies vénér. Dezember 1920. (c) Hématodermites prurigiennes. Ibidem Februar 1920. (d) Hématodermites urticariennes. Ibidem Mai 1920. (e) Nouvelles recherches sur les hématodermites syphilitiques (Prurite, Eczéma, Pityriasis stéatoide, Psoriasis). Ibidem Juli 1921. (f) Recherches de la syphilis acquise ou héréditaire chez 28 psoriasiques étudiés en serie. Bull. de la soc. franç. de dermatol. März 1923. (g) Au sujet du bilan de la syphilis héréditaire. Ligue nationale française contre le péril vénérien L'organisation de la lutte contre la syphilis héréditaire et le circulaire du ministère de l'Hygiène du 16. juin 1923. (h) Syphilis et tuberculides. Essai de médicine étiologique. Bull. de la soc. franç. de dermatol. November 1923. (i) La syphilis héréditaire et la famille syphilitique. Paris: Norbert Maloine 1925. (k) La syphilis héréditaire larvée. Conférence de la Syphilis héréditaire. Paris, 5.—7. Oktober 1925. — LESNÉ et BOUTELIER: Hérédo-syphilis larvée. Conférence de la syphilis héréditaire. Paris 5.—7. Oktober 1925. — LESSER, EDMUND: Lehrbuch der Haut- und Geschlechtskrankheiten. 13. erw. Aufl. IX, 658 S. Berlin: Julius Springer 1914. — LEVADITI. M. E.: (a) Syphilis congénitale et spirochaete pallida de Schaudinn. La syphilis 1905. p. 523 u. 526. (b) L'Histologie pathologique de la syphilis héréditaire dans ses rapports avec le „Spirochaete pallida". (Travail du laboratoire du professeur METSCHNIKOFF.) Ann. des maladies vénér. 1906. Nr. 1. — LEVADITI, NOBÉCOURT et DARRÉ: Cpt. rend. des séances de la soc. de biol. 20. Mai und 18. Juni 1905. — LEVADITI und PETRESCO: Passage du spirochète pallida dans le liquide de vésicatoire. La syphilis 1905. p. 912. — LEWANDOWSKY, F.: Die Tuberkulose der Haut. (Enzyklopädie der klinischen Medizin. Herausg. von LANGSTEIN, VON NOORDEN, PIRQUET, SCHITTENHELM.) Berlin: Julius Springer 1916. — LORTAT-JACOB et LEGRAIN: Sklérodermie et Syphilis. Progr. méd. 1924. p. 79. — MARCIANO, ANGEL: Chronisches Trophödem „Meige". (Pluriglanduläre Dysendokrinie durch Lues hereditaria.) Med. Ibera. Bd. 16. 1922. Ref. Zentralbl. f. Haut- u. Geschlechtskrankh. Bd. 6, S. 473. — MARCIANO, GUARRERO: Über zwei Fälle von Hebrascher Prurigo hereditär-syphilitischen Ursprungs. Arch. latino-americ. de pediatr. Vol. 16. 1922. Ref. Zentralbl. f. Haut- u. Geschlechtskrankh. Bd. 7, S. 66. — MARFAN, A., B.: Diagnostique de la syphilis congénitale des nouveau-nés et des nourissons. Les signes cliniques de certitude. Presse méd. 25. April—Mai 1923. — MARTIN, G.: Pemphigus de la conjunctive et hérédo-syphilis. Ann. d'oculist. Tome 158. 1921. Ref. Zentralbl. f. Haut- u. Geschlechtskrankh. Bd. 2, S. 101. — MEIROWSKY, E. und PINKUS, FELIX: Die Syphilis. Kurzes Lehrbuch der gesamten Syphilis mit besonderer Berücksichtigung der inneren Organe. VIII, 572 S. Berlin: Julius Springer 1923. — MÉNÉTRIER et RUBENS-DUVAL: Recherches du spirochète chez un nouveau-né. Presse méd. 1906. 3. Januar. Zit. in La Syphilis 1906. — MINASSIAN, P.: Due casi di sifilide ereditaria tardiva. Giorn. ital. de derm. e sifilol. Vol. 66, H. 4, p. 1286 bis 1287. 1925. — MILIAN, G.: Fissures des lèvres et syphilis héréditaire. (Hôp. St. Louis. Paris.) Rev. franc. de dermatol. et de vénérol. Ann. 1, Nr. 11. 1925. (Ref. Zentralbl. f. Haut- u. Geschlechtskrankh. Bd. 19, H. 13—14. 5. Mai 1926.) — MONCORVO, M.: Le spirochète pallida dans la syphilis héréditaire. Rev. med. de St. Paulo. Oktober 1905. — MONNIER: Localisations pharyngiennes rares dans la syphilis héréditaire tardive. (Soc. franç. de laryngol.-otol. Sitzg. 1896.) Gaz. hebdom. de méd. et de chir. Nr. 43. 1896. — MRAĈEK, FRANZ: (a) Handbuch der Hautkrankheiten. 4. Bd., I. Hälfte. Wien: Alfred Hölder 1907. (b) Die Syphilis der Haut. S. 1—60. — MULZER: Die syphilitischen

114   R. Ledermann: Die kongenitale Syphilis der Haut und der Schleimhäute.

Eikrankungen in der Allgemeinpraxis. München: J. F. Lehmanns Verlag 1922. —
Neumann, Hans Otto: Das Auftreten von Hautekchymosen bei Lues congenita. Arch.
f. Gynäkol. Bd. 119. 1923. — Neumann, Isidor: (a) Syphilis. Spezielle Pathologie und
Therapie. Herausg. von Hermann Nothnagel. Bd. 23. Wien: Alfred Hölder 1896.
(b) Kind mit hereditärer Lues. Über die ganze Oberfläche des Körpers zerstreuter Pemphigus
syphiliticus. Bläschen in der Mehrzahl, vorwiegend papulöse Efflorescenzen. (Wien. Dermatol.
Ges. 14. IV. 1898.) Dermatol. Zeitschr. Bd. 5. 1898. — Oliver and Firmernd: Congenital
syphilis with vitiligo. (Chicago dermatol. soc. 17. I. 1923.) Arch. of dermatol. a. syphilol.
1923. Nr. 5, p. 713—714. — Pajares, J., Velasco: Cursillo de sifilis congenita. Madrid
1923. p. 104. — Paréano et Aronwald: Eczéma et Syphilis. Journ. de méd. de Paris.
Tome 43, p. 376. 1924. — Perrin: In Thèse E. Fournier. Paris 1918. Zit. bei Sendrail.
Ann. de dermatol. et de syphiligr. 1925. p. 544. — Péhu, M.: La syphilis infantile. Rev.
analytique. Journ. de méd. de Paris. Ann. 42, Nr. 36, p. 731. 1923. — Rasch: Dänische
med. Ges. 6. XII. 1921. Zit. bei I. Guszman, l. c. — Ravaut, Paul: (a) L'action des
traitements antisyphilitiques sur l'eczéma et diverses affections cutanées en rapport avec
des phénomènes de sensibilisation. (Die Wirkung der antiluetischen Behandlungen auf das
Ekzem und verschiedene Dermatosen, die mit Sensibilisierungserscheinungen zusammenhängen.) Bull. et mém. de la soc. méd. des hôp. de Paris. Ann. 38, Nr. 27, p. 1318.
1922. (b) Le terrain syphilitique. Son intervention fréquente dans la question de certaines
affections dites diathésiques (prurigo, eczéma, asthme). Monde méd. Tome 34, p. 167.
1924. — Raynaud: Unglaublicher Fall von Zerstörung durch hereditäre Lues. Journ. des
maladies cut. et syphil. Februar 1896. Nr. 2, S. 85. — Reischauer: Ein weiterer Spirochätenbefund bei hereditärer Lues. Dtsch. med. Wochenschr. Nr. 34. 1905. S. 1350. —
Rockwell, Henry Varney and R. C. Jamieson: Hereditary syphilis with unusual pigmentation. Journ. of cut. dis. Vol. 29, Nr. 1. 1911. — Sabouraud, R.: Sur les rapports de
la Pelade et de la syphilis surtout héréditaire. Presse méd. Année 29, Nr. 59. 1921. Ref.
Zentralbl. f. Haut- u. Geschlechtskrankh. Bd. 2, S. 442. — Salmon: Présence du spirochète
pallida chez un enfant syphilitique héréditaire. La syphilis 1905. p. 523. Soc. de biol. 20. V.
1905. — Saphier: Tertiäre kongenitale Lues. Münch. dermatol. Ges., Sitzg. v. 4. III. 1921.
Ref. Zentralbl. f. Haut- u. Geschlechtskrankh. Bd. 1, S. 463. — Šavnik, P.: Diffuse Haut-
infiltrate im sekundären Stadium der Lues. Arch. f. Dermatol. u. Syphilis. 1921. Bd. 136. —
Schäffer, Jean in Mikulicz, J. von und W. Kümmel: Die Krankheiten des Mundes.
3. Aufl. Neu bearb. von Werner Kümmel. VII, 320 S. Jena: Gustav Fischer 1912. —
Schaumann, I.: Lupus erythémateux et syphilis. Soc. franc. de dermatol. et syphil. 1924.
p. p. 168. — Schneider, Richard: Ein Beitrag zur Differentialdiagnose zwischen Lupus
und Lues hereditaria tarda. Dissertation: Jena 1895. — Scholtz, W.: Lehrbuch der Haut-
und Geschlechtskrankheiten für Studierende und Ärzte. Bd. 1. Geschlechtskrankheiten.
Leipzig: S. Hirzel 1913. — Sendrail, Marcel: Ichthyose et Syphilis héréditaire. Ann.
de dermatol. et de syphiligr. Tome 6, Nr. 8/9, p. 544—551. 1925. — Sergent, Ribadeau,
Dumas et Babonneix: Traité de Pathologie, Syphilis. Tome 2. Paris: Maloine 1921. —
Severi: Alopecia areolare syphilitica nel bambini. Riun. di soc. di dermatol. e sifilogr.,
Bologna. Vol. 6, p. 647—651. 1920. 1921. Ref. Zentralbl. f. Haut- u. Geschlechtskrank-
heiten. Bd. 6. 1923. — Shaw, E. A.: Bemerkungen über die Lokalisation des Treponema
pallidum in einem kongenitalem Gumma. Lancet. 2. Juni 1910. — Clément Simon:
Questions actuelles de Syphiligraphie suivies d'un index bibliographique de 2400 tra-
vaux de Syphiligraphie parus en 1923 et 1924. En français, anglais et allemand.
Paris. Amédée Legrand. Éditeur 1926. — Soldin, Max und Fritz Lesser: Beobachtungen am Reizserum syphilitischer Säuglinge. Dtsch. med. Wochenschr. Jg. 51,
Nr. 44, S. 1817—1819. 1925. — Schreiber, G.: Urticaire chronique rebelle chez un
hérédo-syphilitique méconnue, Guérison rapide par les frictions mercurielles. Bull.
de la soc. de pédiatr. de Paris. Ann. 23, Nr. 3/4, p. 118—120. 1925. — Stümpke:
Mehrere Fälle von Lues. Nordwestdtsch. dermatol. Vereinig., Hannover, Sitzg. v.
26. III. 1922. — Tanner, W. E.: Syphilitic ulceration on the tongue in a child.
Proc. of the roy. soc. of med. Vol. 115, Nr. 7, clin. sect., p. 21—22. 1922. — Thomson,
Oluf (Kopenhagen): Studien über die von der kongenitalen Syphilis bei dem Fetus
und dem neugeborenen Kinde verursachten pathologisch-anatomischen Veränderungen.
Verlag von Jacob Lund, Kopenhagen. 203 S. mit 9 Taf. Zit. im Arch. f. Dermatol. u.
Syphilis. Bd. 122. — Toroella, Mario A.: Un caso di acrocyanosi intermittente in bambino
eredo-luetico. Pediatria. Vol. 30. 1922. Ref. Zentralbl. f. Haut- u. Geschlechtskrankh.
Bd. 7, S. 417. — Trautmann, Gottfried: Die Krankheiten der Mundhöhle und der oberen
Luftwege bei Dermatosen mit Berücksichtigung der Differentialdiagnose gegenüber der
Syphilis. Zweite umgearb. u. erw. Aufl. XXII, 664 S. Wiesbaden: J. F. Bergmann 1911.
Vulovic, Sjabonnio: Über die Frühdiagnose der kongenitalen Syphilis durch Spirochäten-
nachweis in der Nabelschnur. Klin. Wochenschr. Bd. 2, S. 2235. Nr. 49. 1923. —
Verotti, G.: Fagedenismo cutaneo lupiforme (evoluzione da 50 anni) con deformità
diverse consecutive da sifilide ereditaria tardiva. Clin. dermosifilopat. Boll. de clin.

Année 38, Nr. 5, p. 133—137. Ref. Zentralbl. f. Haut- u. Geschlechtskrankh. Bd. 2, S. 303. — VIGNOLA-LUTATI, KARL: Beitrag zum Studium der skrofuloiden Adenopathien hereditär-syphilitischer Individuen. Arch. f. Dermatol. u. Syphilis. Bd. 120. — VILAS-BOAS, NETO: Der Lichen als erste Erscheinung der Heredo-Syphilis. Arch. dermo-sifiligr. Jg. 1921. Ref. Zentralbl. f. Haut- u. Geschlechtskrankh. Bd. 3, S. 526. — VOGLIETTA, PAOLIS: Einige seltene Abweichungen bei der Syphilis hereditaria, besonders an der Epidermis. Klinik derma-sifiliopat. d. R. univ. di Roma 1912. Jg. 30, H. 1, p. 35. Januar. — VORNS, MIGUEL: Lues hereditaria tarda. Lupusartiges tertiäres Syphilid d'emblée des Gesichtes und der rechten Warzenfortsatzgegend. Actas dermo-syphiliogr. Jg. 14. 1921/1922. — WAGNER, RICHARD: Wind- und Kälteurticaria bei Lues congenita. Dermatol. Wochenschr. Bd. 74, S. 192. — WEINSTEIN, D.: Lues hereditaria. (Ges. f. inn. Med. u. Kinderheilk. Wien, Sitzg. v. 12. X. 1922.) Wien. med. Wochenschr. Jg. 72, Nr. 44, S. 1803—1806. 1922. — WIEDEL, PAUL: Über einen Fall von geschwürig zerfallenem Gummi im Kehlkopf bei einem kongenital-syphilitischen Kinde von sechs Monaten. Dissertation: Berlin 1905. — WIGLEY, J. E. M.: An unusual ring-shaped syphilitic eruption in an infant: with photographs. Brit. journ. of dermatol. Vol. 35, Nr. 7, p. 281. 1923. — WITH (Kopenhagen): Kombination von Lupus erythematodes und Syphilis. (4. Kongr. d. nord. dermatol. Ver., 10.—12. VI. 1919.) Arch. f. Dermatol. u. Syphilis 1920. — ZAPPERT, I.: Die Klinik der hereditären Lues. Im Handbuch der Geschlechtskrankheiten. Herausg. von FINGER, JADASSOHN, EHRMANN und GROSZ. Bd. 3, 3. Teil. Wien: Alfred Hölder 1916. — ZEISSL, MAXIMILIAN v.: Lehrbuch der venerischen Krankheiten (Tripper, venerisches Geschwür, Syphilis). XI, 532 S. Stuttgart: Ferdinand Enke 1902. — ZIMMERMANN, ERNST: Ein außergewöhnlicher Fall von Syphilis hereditaria tarda. Dissertation: Straßburg 1896. — ZINSSER, F.: Syphilis und syphilisähnliche Erkrankungen des Mundes. Für Ärzte, Zahnärzte und Studierende. Berlin u. Wien: Urban & Schwarzenberg 1922. 154 S. Dritte erweiterte Auflage. — ZUNIGA, M. G.: Die luetische Sternfigur der Uvula, ein neues Symptom der angeborenen und erworbenen Syphilis. Rev. med. Cubana 1923. Nr. 7. Ref. Zentralbl. f. Haut- u. Geschlechtskrankh. Bd. 10, S. 199.

Die Besonderheiten der kongenital-syphilitischen Erkrankungen der inneren Organe (einschließlich des Zentralnervensystems) und des Bewegungsapparates.

Von

CARL HOCHSINGER-Wien.

Mit 47 Abbildungen.

Einleitung. Die angeborene Lues kann in allen ihren Verlaufsstadien, also beim Fetus, Neugeborenen und Säugling, dann im sog. neutralen und im späteren Kindesalter und noch darüber hinaus spezifisch-entzündliche Veränderungen in den inneren Organen, im Zentralnervensystem und am Bewegungsapparat zeitigen und durch die gesetzten Entzündungsprodukte *hemmend* auf die Gesamtentwicklung dieser Organe einwirken. Je nach dem Alter des befallenen Individuums — wir sprechen hier ausschließlich nur von Kindern und Jugendlichen —, der Wertigkeit und dem Grade der Wachstumsentwicklung der einzelnen ergriffenen Organe sind die durch die angeborene Syphilis hervorgerufenen Krankheitsbilder im klinischen und anatomischen Sinne verschieden und auch von ungleichwertigem Einfluß auf das Leben und den dauernden Gesundheitszustand des kongenital Luetischen. Die durch die angeborene Lues gesetzten Veränderungen in den inneren und Bewegungsorganen sind in der Regel von der einschneidendsten Bedeutung für die Gesamtentfaltung des Individuums, können aber mitunter Störungen verursachen, welche nicht immer auf den ersten Blick zu enträtseln sind. Es muß aber anderseits vorweggenommen werden, daß, wenngleich die erwähnten kongenital-luetischen Organerkrankungen zumeist klinisch wohl deutbare Bilder liefern, auch geringfügigere Veränderungen gerade in den inneren Organen, zumal in den *endokrinen Drüsen,* unterlaufen können, welche wachstumsstörend und entwicklungshemmend wirken, ohne gerade zur Zeit ihres aktiven Vorhandenseins besondere klinische Symptome auszulösen. Demzufolge ist der von A. FOURNIER seinerzeit aufgestellte Begriff einer „*hereditären Parasyphilis*" sehr ins Wanken gekommen. Alle Entwicklungsstörungen des kongenital Luetischen lassen sich zwanglos auf sichere, durch das aktive Lueskontagium gesetzte Gewebserkrankungen des *endokrinen Apparates* zurückführen, wovon später Beispiele angeführt werden sollen. Alle seinerzeit von HALLOPEAU als „heredoluetische Deuteropathien" namhaft gemachten und auf syphilotoxische Keimschädigung zurückgeführten Entwicklungsanomalien, wie anämische und atrophische Zustände im Säuglingsalter, retardiertes Körperwachstum, Infantilismus usw. können ebensogut durch die Annahme echt syphilitischer, schon in der Fetalperiode entstandener oder frühzeitig abgelaufener Veränderungen in den verschiedenartigsten Organen und Organgebilden, zumal den inkretorischen Drüsen, erklärt werden. Das dauernde Zustandsbild einer allgemeinen Entwicklungsstörung des kongenital Luetischen ist nur als der Endausgang der vormaligen luetischen Organerkrankung zu betrachten und es ist nicht notwendig, hier erst auf eine Depravation der syphilotoxisch beeinflußten Zeugungszellen der Ascendenten zu rekurrieren, ähnlich wie dies bei der Descendenz von durch Alkoholismus, Morphinismus, Saturnismus, Nikotinismus u. dgl. depravierten Ascendenten angenommen wird.

Auch wenn man, gleich mir, von der Anschauung ausgeht, daß die Lues congenita in weitaus überwiegender Zahl auf *germinativer Übertragung* beruht und durch Infektion der elterlichen Keimzellen mit einer *granulären Morphe* des Syphiliserregers vermittelt wird, bedarf es nicht erst der Zwischenschaltung einer syphilotoxischen Beeinflussung des Keimplasmas, um die so häufige Minderwertigkeit der kongenital Luetischen zu begreifen. Sobald der den Generationszellen implantierte granuläre Infektionskeim aus seinem Ruhestande erwacht, zur Vollspirochäte sich zu entwickeln und zu wuchern beginnt, entsteht das syphilitische Erkranken der Organe und Gewebe, welches zu mannigfachen Entwicklungsstörungen des befallenen fetalen oder kindlichen Organismus den Anlaß gibt. Daß des weiteren die früher als „*metaluetisch*" aufgefaßten und auch jetzt vielfach noch so benannten Erkrankungen des Zentralnervensystems infolge von angeborener Lues echte Spirochätensyphilis darstellen, genau so wie dies bei der akquirierten Lues der Fall ist, ist durch die Entdeckung von NOGUCHI und die Experimente von UHLENHUTH und MULZER, später von WILE, zur unumstößlichen Wahrheit geworden.

Besonders wichtig in dieser Hinsicht erscheinen mir die Ergebnisse einer tiefgründigen Arbeit des Münchener Pädiaters HUSLER, welcher nach sorgfältiger Auswertung eines großen Materiales der Münchener Kinderklinik, des Luesmateriales der Münchener Nervenklinik und der Gesamtliteratur zu dem Resultate kommt, „daß weder nach Qualität noch nach Quantität der Abweichungen sich eine blastophthore Wirkung der Lues dartun läßt".

Dies gilt besonders auch für die *Syphilis nervosa* im Gegensatz zu der weitverbreiteten Anschauung (namentlich französischer Autoren), welche eine besondere Disposition der Nachkommenschaft mit Lues nervosa behafteter Ascendenten für luetische Nervenerkrankungen annehmen. Hierbei wird vielfach den Syphilisspirochäten die Fähigkeit einer spontanen Umzüchtung in dem Sinne zugeschrieben, daß neurotrope Eigenschaften der Ascendenten auf die zweite oder dritte Generation mit ihnen übertragen werden.

In diesem Handbuche hat diese ganze Frage von zuständiger neurologischer Seite eine eingehende Bearbeitung gefunden. Hier sei nur darauf hingewiesen, daß HUSLER keimschädigende Einwirkungen der elterlichen Lues zwar nicht als unmöglich hinstellt, aber weit davon entfernt ist, stringente Beweise für eine solche Eventualität irgendwie oder irgendwo feststellen zu können. Vielmehr läßt sich bei einem Vergleiche luesfreier Descendenten von Syphilitikern mit Descendenten luesfreier Eltern kein gesetzmäßiges Auftreten bestimmter Störungen, weder nach Art noch Zahl feststellen. Auch ist keine Tatsache sicher erweisbar, aus welcher hervorgeht, daß die Nervenlues der Eltern eine erhöhte oder verminderte Gefährdung des Nervensystems der Nachkommenschaft — auch dieses letztere ist behauptet worden — involviert.

In den nachfolgenden Blättern soll nun eine zusammenhängende Besprechung der *Besonderheiten* der durch die angeborene Syphilis zustande kommenden *Erkrankungen der Eingeweide, des Zentralnervensystems und des Bewegungsapparates* geliefert werden, wobei selbstverständlich auch das *antenatale* Stadium, also die *fetale Lues* miteinbezogen werden muß. Es verdient besonders angemerkt zu werden, daß die leutischen Affektionen der drei erwähnten Organsysteme in der Fetal- und Säuglingsepoche, vom anatomischen Standpunkte betrachtet, ein zusammenhängendes Ganzes bilden, ebenso wie die gleichnamigen Organerkrankungen der neutralen und späteren Kindheitsepoche durchaus gleichartige pathologisch-anatomische und klinische Züge besitzen und gleichfalls unter einem zusammengefaßt werden müssen.

Im großen und ganzen sind die durch die angeborene Syphilis am Visceralapparat gesetzten anatomischen Veränderungen im Säuglingsalter identisch mit den im Fetalzustande vorfindlichen, wie denn überhaupt ein großer Teil der bei der extrauterin weiter lebenden luetischen Frucht bestehenden Luesmanifestationen aus der Intrauterinperiode in das Extrauterinleben überkommene Krankheitsvorgänge darstellen. Anders aber bei jener großen Anzahl von kongenital Luetischen, welche anscheinend gesund zur Welt kommen und in einem mehr weniger großen Abstand von der Geburt manifest erkranken. Hier treten Affektionen des *Eingeweidesystems* der Häufigkeit nach in den Hintergrund gegenüber den klinisch manifesten Lokalisationen im *Hautorgan* und *Knochensystem*. Wo sie aber in klinisch erkennbarer Weise vorhanden sind, geben sie dem Krankheitsverlauf ein eigentümlich schweres Gepräge und bedrohen gleichzeitig das Leben des befallenen Kindes in hohem Maße.

I. Die kongenitale Eingeweidesyphilis.

1. Die fetale Syphilis des Visceralapparates.

Die schwersten syphilitischen Veränderungen der *inneren Organe finden sich bei luetischen Feten und Neugeborenen.*

Bei der fetalen Syphilis handelt es sich immer um besonders schwere Infektion der Frucht, wobei tief eingreifende, mit *massenhafter Spirochätenwucherung* verbundene spezifische Erkrankungen des gesamten Visceralapparates zustande kommen, welche schon vom 5. Fetalmonat angefangen anatomisch deutlich erkennbar sind. Auffallend ist bei der fetalen Syphilis die beträchtliche Affinität des Infektionsstoffes zu den großen drüsigen Organen und den Wachstumsstellen des Knochensystems bei relativer Immunität der Haut, welche gerade wieder im extrauterinen Leben mit besonderer Vorliebe ergriffen wird. Dies ist entwicklungsgeschichtlich begründet, indem jene Organe, welche zur Zeit der Entfaltung des spezifischen Giftes im kindlichen Organismus eine besondere funktionelle oder Wachstumshyperämie zeigen, das Kontagium mit besonderer Intensität an sich raffen. Gelangt das Kontagium in einer früheren Fetalperiode zur Entfaltung, dann werden die drüsig angelegten inneren Organe (Leber, Lunge, Nieren, Pankreas) als besonders früh entwickelte Teile affiziert, später folgen wegen des dann rasch einsetzenden intensiven Längenwachstums des Fruchtkörpers Affektionen der Wachstumsstellen des Skeletts, das sind die Epiphysengrenzen der Röhrenknochen, während die Haut, welche sich im wesentlichen erst in den letzten Fetalmonaten drüsig differenziert und für ihre extrauterine Funktion vorbereitet, gewöhnlich erst zum Schlusse des Intrauterinzustandes oder erst extrauterin erkrankt.

Von großer Bedeutung für die *histologische Diagnose* der kongenitalen Syphilis ist das schon hervorgehobene, *massenhafte Vorkommen der Spirochaete pallida in den Organen und Sekreten von kongenital syphilitischen Kindern und Früchten.* Buschke und Fischer, Babes, Panea und Nigris, Brackmeyer, E. Hoffmann, Silitti fanden sie im Blute, einzelne Autoren auch im Urin von kongenital-syphilitischen Kindern und Schlimpert und Pasini zeigten, daß sämtliche Se- und Exkrete der kongenital-syphilitischen Kinder und Neugeborenen spirochätenhaltig und infektiös sind. BRACKMEYER fand das Sekret der Coryza syphilitica nach Reizung immer spirochätenhaltig. Auch im Meconium werden die Parasiten gefunden.

Die Organe syphilitischer Totgeburten, gleichgültig ob frisch oder faultot, sind von Spirochäten überschwemmt (Spirochätensepsis) — unabhängig davon, ob die untersuchten Organe erhebliche syphilitische Veränderungen aufweisen oder nicht. Wichtig ist der intracellulare Befund von Spirochäten in den Hoden (Abb. 1) und Eierstöcken Neugeborener (Abb. 2).

Bei Berücksichtigung des entwicklungsgeschichtlichen Standpunktes ist es ein leichtes, zu einer einheitlichen Auffassung bezüglich der Genese der

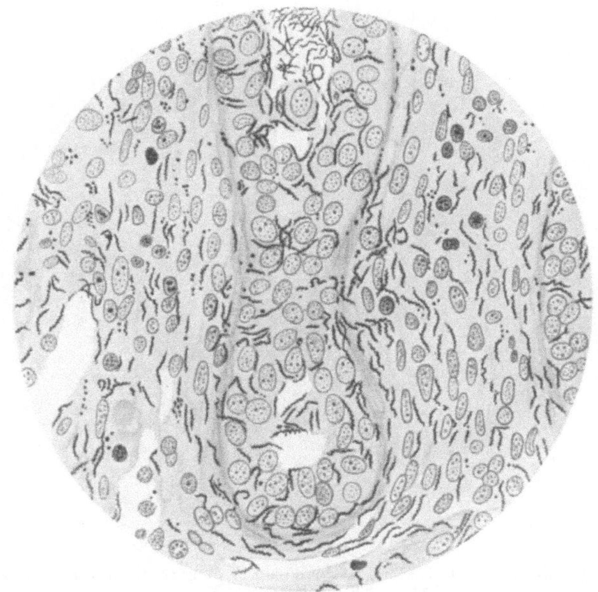

Abb. 1. Spirochäten im Hoden bei Orchitis eines kongenital-syphilitischen Kindes[1].
(Nach ERICH HOFFMANN.)
Starke zellige Wucherung zwischen den Hodenkanälchen. Die Spirochäten sind nicht nur zwischen den Infiltratzellen sondern auch zwischen den Epithelien der Hodenkanälchen und im Lumen derselben in großen Mengen nachweisbar.

Frühaffektionen bei der angeborenen Syphilis zu gelangen. Im Gegensatze zur akquirierten Syphilis ist der Grundtypus der kongenital-syphilitischen Frühaffektion der einer *diffusen, vom perivasculären Bindegewebe der kleinsten Gefäße* (Mesenchym) ausgehenden Zellwucherung, so daß wir bei Feten und jungen Säuglingen *nur selten solitäre Syphilome*, vielmehr hauptsächlich *diffuse Zellwucherungen und Entzündungen* finden. Auch ist das perivasculäre Bindegewebe der Hauptsitz der Spirochätenwucherung. Überdies bestehen innige Beziehungen zwischen den Spirochäten einerseits und den Blutgefäßen, Lymphdrüsen und Drüsenepithelien anderseits.

Es ist fehlerhaft, die visceralen und Knochenerkrankungen der Feten, Neugeborenen und Säuglinge als tertiäre, die Hautaffektionen als sekundäre den bei der akquirierten Syphilis vorkommenden Affektionen der betreffenden

---

[1] Die Abb. 1—4, 6—8 und 12 stammen aus ERICH HOFFMANN: Atlas der ätiologischen und experimentellen Syphilisforschung. Berlin: Julius Springer 1908.

Gewebe gleichzustellen. Der diffuse Charakter dieser kongenital-syphilitischen Frühaffektionen und ihr diffuses Durchwuchertsein von Spirochäten, gleichgültig wo immer die Affekte lokalisiert sind, spricht für eine einheitliche Genese derselben, ohne Möglichkeit einer Trennung zwischen Sekundär- und Tertiäraffektionen. Die entwicklungsgeschichtlich bedingte Prädilektion des im Fetus sich entfaltenden Kontagiums für jene Gewebsarten, welche sich während seiner Entfaltung einer besonders üppigen Vascularisation und Wachstumsentwicklung erfreuen, spricht dafür, daß es sich bei den kongenital-syphilitischen Früherkrankungen um eine gleichmäßig irritierende Wirkung des Giftstoffes handelt, welche dort am frühesten und wirksamsten ist, wo

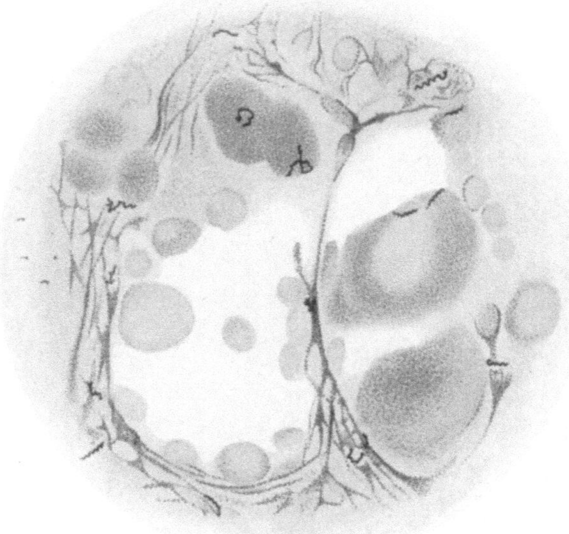

Abb. 2. Ovarium eines 7 Mon. alten Fetus mit Spirochäten in den Ovulis u. im interstitiellen Gewebe. (Nach Erich Hoffmann.)

der lebhafteste Säfteafflux stattfindet, welcher wieder als besondere endogene Reizquelle fungiert.

Das anatomische Bild der bei der angeborenen Frühsyphilis vorliegenden Veränderungen ist in allen Organen ein identisches. Die wesentlichsten Veränderungen findet man in *Leber, Lunge, Nieren, Nebennieren, Bauchspeicheldrüse, Milz, Thymus* und *an den Wachstumsstellen des Knochensystems.* Zweierlei Arten von Läsionen stehen im Vordergrunde:

1. *Diffuse, von den kleinsten Blutgefäßen ausgehende Zellwucherungen im interstitiellen Bindegewebe* der Organe mit ausgesprochener Tendenz zu späterer Schrumpfung. An den kleinen Blutgefäßen beginnt der Proliferationsprozeß manschettenförmig in den äußeren Wandschichten und schreitet regelmäßig nach außen gegen das interstitielle Bindegewebe, seltener gegen die Innenwand des Gefäßes vor, dann aber auch zur Obliteration führend. Auch den durch die angeborene Frühsyphilis veranlaßten Veränderungen am Knochensystem und in der Haut kommt derselbe Charakter zu, obgleich hier die Verhältnisse Texturen wegen der komplizierten Aufbauverhältnisse der in Betracht kommenden auf den ersten Blick nicht so durchsichtig sind, wie bei den Visceralorganen.

In allen befallenen Organen kann es stellenweise zu dichteren Zellanhäufungen kommen, welche auch mikroskopisch als kleine Knötchen erkennbar sind und vielfach als *miliare Syphilome* oder *miliare Gummata* bezeichnet werden (siehe später), aber keine echten Gummata sind.

Die diffuse Zellwucherung oder Hypertrophie des Mesenchymgewebes, welche ganze Organe syphilitischer Totgeburten bis zur Unkenntlichkeit der Parenchyme durchsetzen kann, wurde von KARVONEN als fetale Hemmungsbildung des Mesenchyms und nicht als entzündliche Erkrankung des Stützgewebes der in Entwicklung begriffenen Parenchyme, wie zunächst *ich*, dann HECKER und FRASER lehrten, aufgefaßt. Auch wurde von KARVONEN, dann von HECKER, TERRIER und ERDMANN auf die physiologisch besonders reichliche Durchsetzung der fetalen Parenchyme mit Rundzellen hingewiesen. Da jedoch diese Organe syphilitischer Feten, bei denen die genannte Zellwucherung des interstitiellen Bindegewebes oft sehr wesentlich ist, ein höheres Gewicht und Volumen zeigen als die nichtsyphilitischer, so kann an der pathologischen Bedeutung der Zellwucherungen, ganz abgesehen von deren Durchsetzung von Treponemen, im Sinne einer entzündlichen Proliferation nicht gezweifelt werden. EKEHORN betrachtet die Zellinfiltrationen als reaktive Abwehrerscheinungen gegenüber der Spirochätenwucherung. Wo diese fehlen, wie zumeist bei macerierten Früchten, besteht letal endende Spirochaetosis gravissima.

2. In den von den erwähnten Zellwucherungen befallenen Fetalorganen findet man eigenartige *Entwicklungshemmungen der Parenchyme. Mangelhafte Entwicklung* der MALPIGHIschen Körperchen, persistierende Epithelschläuche und -Röhren sowie Cystenbildungen in der Nierenrinde, abgeschnürte Parenchym- und

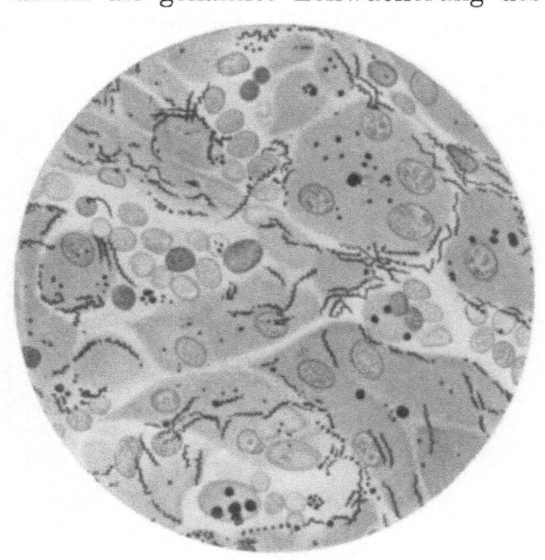

Abb. 3. Spirochäten in der Leber eines 8 Monate alten luetischen Fetus. (Nach ERICH HOFFMANN.) Die Leberzellen sind noch gut erkennbar und kernhaltig, in den Interstitien finden sich mononucleäre Rundzellen und rote Blutkörperchen. Die meist zwischen den Zellen gelegenen Sp. pallidae zeigen zum Teil gut erhaltene Windungen und typische Form; einige lassen aber kugelige Endkörperchen (Aufrollung) und Zerfall in Körnchen erkennen.

Epithelhaufen in Lunge, Leber, Nieren, Nebennieren, Pankreas und Gastrointestinum, cystöse, mit Epithel ausgekleidete Gebilde in der Thymus sind hier zu nennen. Eines ist sicher, daß die *Hyperplasie der bindegewebigen Anlagen* mit einer *Hypoplasie der parenchymatösen* Hand in Hand geht, über welche namentlich KIMLA ausführliche Daten geliefert hat. KARVONEN faßt diese Vorkommnisse als rückständige Phasen eines durch das Luesgift gehemmten Gewebsaufbaues auf, während wir als primäre anatomische Veränderung die interstitielle, durch die Spirochäteninvasion angeregte Entzündung betrachten, deren Folge erst die Hemmungsvorgänge sind. Hemmungserscheinungen zeigt auch das wachsende Knochensystem bei Feten und jungen Säuglingen, wovon noch später ausführlich die Rede sein wird.

Die kongenital - syphilitischen Veränderungen der fetalen Visceralorgane sind häufig auf makroskopischem Wege nicht festzustellen. Nur umfangreiche, herdförmige Zellinfiltrate und Schwielenbildungen liefern leicht diagnostizierbare Befunde. Sonst findet man nur eine *Volum-* und *Konsistenzvermehrung.*

am konstantesten in Leber und Milz, deren Gewicht im Verhältnis zum Gesamtgewichte bei syphilitischen Früchten größer ist als in der Norm. So verhält sich das Gewicht der Leber zum Gesamtgewichte der Frucht normalerweise wie 1:21,5, bei Lues wie 1:14,7, das der Milz normalerweise wie 1:325, bei Syphilis neonatorum wie 1:198.

Die *Leber* syphilitischer Feten zeigt immer die allerschwersten Veränderungen. Sie ist stets durchsetzt von reichlicher interstitieller Zellinfiltration, deren Gebundensein an den Gefäßapparat hier sehr deutlich ist. Auch die Spirochätenwucherung folgt dem perivasculären Bindegewebe (Abb. 3). Dabei ist die Leberoberfläche glatt, die Schnittfläche bräunlich gelb, ohne erkennbare Läppchenzeichnung, von mattem Speckglanze (sog. Feuersteinleber). Viel seltener ist eine den *Gallenwegen* folgende pericholangitische Zellwucherung mit Freibleiben der kleinsten Gallenwege, wobei auch Hämosiderosis in der Leber nachgewiesen wurde (Gruber). Häufig findet man in den sonst sehr blutreichen Organen

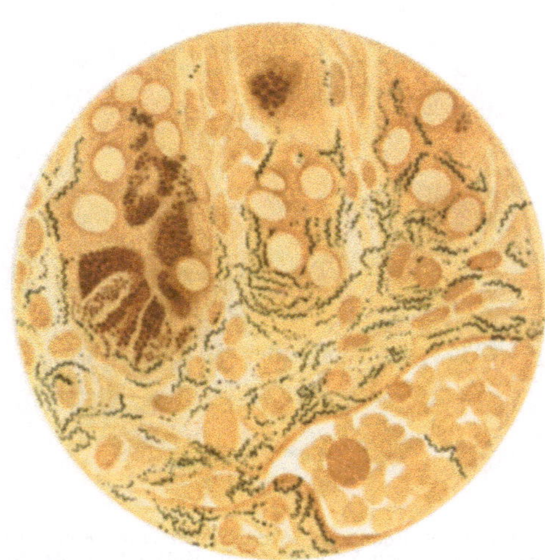

Abb. 4.   Magenwand einer kong.-syph. Totgeburt.
(Nach Erich Hoffmann.)
Zahlreiche Spirochäten in der Muscularis und innerhalb der Mucosa, besonders in den Blutgefäßwänden. Von Spirochäten umflochtene Fundusdrüsen.

hanfkorn- bis stecknadelkopfgroße gelbliche Herde, aus albuminös getrübten und nekrotisierten Leberzellen bestehend, die von herdförmig angeordneten Entzündungszellen umgeben sind. Nach Schneiders eingehenden Untersuchungen sind diese „miliaren Gummata" nichts anderes, als die Reaktionsprodukte einer lokalen Anhäufung zerfallender Spirochätenmassen im Lebergewebe. Protozoenähnliche und vielkernige epitheliale Riesenzellen wurden in der Leber luetischer Feten beschrieben (erstere von Jesionek und Kiolemonoglou, letztere von Borst, Herxheimer, Rössle), ohne aber für Leberlues spezifisch zu sein. Auch Phagocytose weißer Blutzellen in den Kupfferschen Sternzellen wurde gesehen (Stolz).

Selten finden sich bei der fetalen Lebersyphilis ausgebildete *Schrumpfungsvorgänge*. In der syphilitischen Schwiele fehlen die Spirochäten in der Regel vollkommen. Häufig kombiniert sich die diffuse Leberlues mit *indurativer Vergrößerung der Milz und des Pankreas*.

Anatomisches und klinisches Interesse beansprucht die besondere Form der Mitbeteiligung des *Magendarmtractus* an den Frühmanifestationen der Kongenitalsyphilis, welche in der Nosologie der akquirierten Lues kein Analogon besitzt (Abb. 4). Zwar weitaus seltener als andere Frühaffektionen innerer Organe, aber immerhin häufig genug findet man bei Obduktionen luetischer Neugeborener und junger Säuglinge *plattenförmige diffuse Infiltrate* in der Mucosa und Submucosa sowohl des *Magens* als des *Darmes*, aus syphilitischem Granulationsgewebe bestehend, mitunter auch exulceriert und mit speckigem Belage ausgestattet (Mraček, O. Chiari, Oberndorfer, Herxheimer, Bittner, Lochte). Viel häufiger noch ergibt die mikroskopische Untersuchung den arteriellen Gefäßen folgende diffuse Infiltrationen der Magen- und Darmwände. Plattenförmige Infiltrationen der Magenwände finden sich mit Vorliebe in der Nähe des Pförtners, und was den Darmtractus anbelangt, scheinen die Wände des Dünndarms besonders häufig affiziert, mitunter in Form von *ringförmigen* breiten Infiltraten (Syphilis annularis intestinalis nach MRAČEK). Das so häufige habituelle Erbrechen, die Schwerernährbarkeit und die dystrophischen Zustände mancher kongenital-syphilitischer Säuglinge finden durch diese anatomischen Sicherstellungen ausreichende Erklärung, ohne daß eine syphilotoxische Keimschädigung für die minderwertige Verdauungs- und Entwicklungsfähigkeit der befallenen Säuglinge angenommen zu werden braucht.

In den *Nieren* findet sich neben konstanter Anteilnahme des Gefäßapparates in Form einer diffusen perivasculären Infiltration *Entwicklungshemmung des*

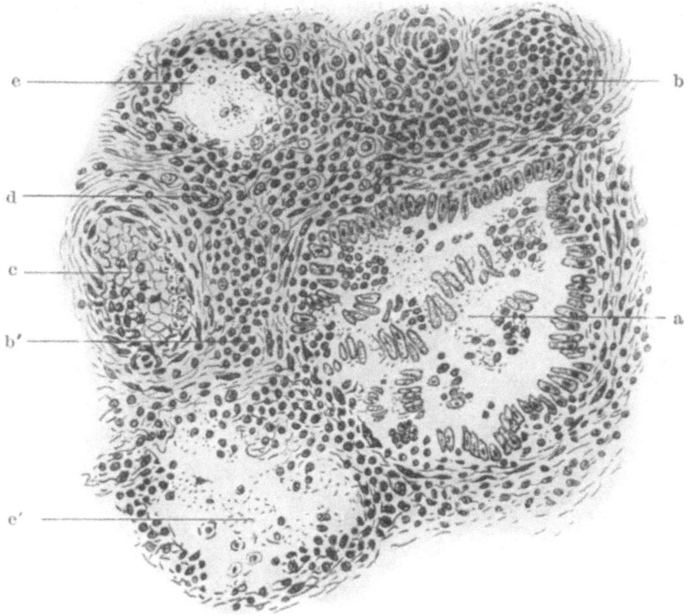

Abb. 5. Lunge einer syphilitischen Totgeburt aus dem 9. Lunarmonat. Pneumonia alba.
a Bronchus im diffus infiltrierten Lungengewebe, jeder Schleimhautstruktur bar. Das Epithel sitzt direkt auf dem in Wucherung begriffenen Bindegewebe auf. Abgestoßene Cylinderepithelien und Rundzellen frei im Hohlraum. b b' Zellherde, von konzentrischen Bindegewebsfasern umgürtet. Reste fetaler Epithelschläuche. c Größere Blutgefäße im Lungengerüste mit Wanderkrankung. d Kleine Arterie im infiltrierten Bindegewebe. e e' Alveolarräume mit desquamierten, in Verfettung begriffenen, zum Teile schon zerfallenen, zum Teile zu Platten vereinigten Epithelien vollgepfropft.
(Sammlung HOCHSINGER. Erstes öffentliches Kinder-Kranken-Institut in Wien.)

Rindenparenchyms mit rudimentärer Ausbildung der MALPIGHIschen Knäuel und des Kanalsystems, von welchen Veränderungen noch später gesprochen werden wird.

Charakteristische Veränderungen zeigt häufig die *Lunge*, welche bei syphilitischen Neugeborenen infolge gleichmäßiger Durchsetzung mit lymphoiden Rundzellen oft ein dem Sarkomgewebe ähnliches Aussehen gewinnt (ZIEGLER). Innerhalb der interstitiellen Zellinfiltration finden sich Reste von fetalem Lungengewebe aus einer früheren Entwicklungsepoche in Form von herdförmigen Anhäufungen cylindrischer oder kubischer Epithelien oder Epithelschläuchen eingesprengt. Eine andere Veränderung beruht auf einer massenhaften Desquamation von in fettig-körnigem Zerfall begriffenen Alveolarepithelien in die

Lungenbläschen in Verbindung mit zelliger Wucherung im interalveolären Lungengerüste, woraus eine gleichmäßig weißgraue Verfärbung der befallenen Lungenteile und ein eigentümlich homogenes weißgelbes Aussehen ihrer Schnittfläche resultiert (Pneumonia alba, s. Abb. 5 u. 6).

Ribbert unterscheidet drei anatomische Formen der kongenitalen Lungensyphilis mit fließenden Übergängen.

1. *Die interstitielle*, makroskopisch wenig charakteristische *Luespneumonie* mit diffuser Infiltration der Bronchial-, Alveolar- und Gefäßwandungen ohne nennenswerte Beteiligung der epithelialen Elemente, wobei die Lunge nur voluminöser und fester erscheint.

2. Die von Virchow im ersten Bande seines Archivs beschriebene *Pneumonia alba*, bei welcher die Lungen auf der Schnittfläche ganz das Aussehen

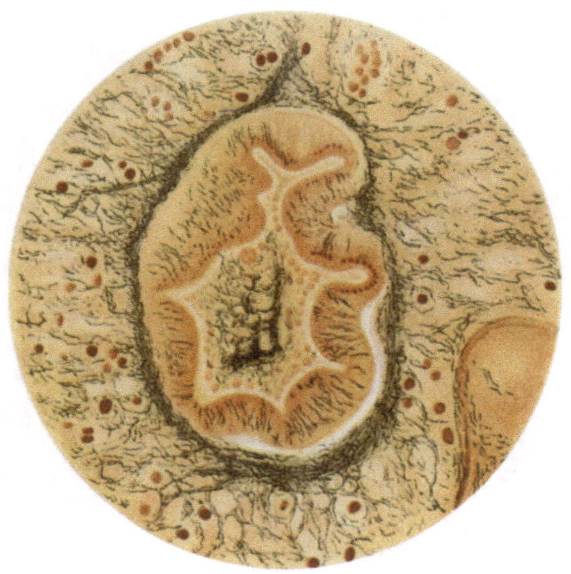

Abb. 6. Spirochäten bei Pneumonia alba (Übersichtsbild). (Nach Erich Hoffmann.)
In den Alveolarsepten und Alveolen, in den Wandungen der Blutgefäße und der kleineren Bronchen zahlreiche Spirochäten. In der Mitte ein kleiner Bronchus, dessen Lumen von mononucleären Zellen völlig ausgefüllt ist. Schon bei dieser schwachen Vergrößerung erkennt man die ungeheuren Spirochätenmassen, welche geradezu einen schwarzen Ring in der Bronchialwand bilden.

einer Pneumonie im Stadium der weißen Hepatisation darbieten. Die befallenen Partien sind, selbst wenn die Kinder stundenlang gelebt haben, luftleer. *Ausstopfung der Lungenbläschen mit abgestoßenen Alveolarepithelien* ist die Ursache dieser Form der Luespneumonie, welche sich aber ausnahmslos immer mit diffus interstitiellen Entzündungsformen kombiniert.

3. *Herdweise Infiltrationsbezirke*, in der Größe zwischen miliarer Knötchen- und Taubeneidimension schwankend, vielfach in zentraler Nekrose begriffen, wobei es sich im mikroskopischen Bilde der Hauptsache nach um interstitielle Wucherungsprozesse handelt, in denen die Lungenbestandteile schließlich untergehen.

Mit solchen Veränderungen ausgestattete Lungen können auch mit zur Welt gebracht werden, daher auch geatmet haben und finden sich ausnahmsweise auch noch bei syphilitischen Säuglingen nach mehrtägiger Lebensdauer. Nicht zu übersehen ist jedoch, daß auch Pneumonien anderer Art bei luetischen Neugeborenen vorkommen können.

Mikroskopisch nachweisbare *Nierenveränderungen* bei fehlendem makroskopischem Befunde gehören zu den konstantesten Organbefunden syphilitischer Neugeborener. Sie spielen sich hauptsächlich in der subkapsulären „neogenen" Zone der Nierenrinde ab, in welcher unfertige Glomeruli und geschlängelte, mit Cylinderepithel ausgestatteten Röhren nebst cystischen Hohlräumen und hämatopoetischen Zellhaufen als Ausdruck fetaler Wachstumshemmung gefunden werden (STROEBE, SPANUDIS, ZIEGLER, HOCHSINGER, KARVONEN, STOERK, ZENONI, SCHLOSSMANN). Daneben finden sich, ähnlich wie in der „Feuersteinleber", diffuse herdförmige Zellinfiltrationen, vorwiegend in der Rinde aber auch im Mark, in der Regel dem Verlaufe von Blutgefäßen folgend. Getrübte Epithelien in den Tubulis, zwischen welchen Rundzelleninfiltration sichtbar ist, sind nicht selten erkennbar.

Das häufige Auftreten klinisch nachweisbarer Nephritis bei luetischen Säuglingen ist wohl in den geschilderten fetalen luetischen Nierenstörungen begründet und stellt, wie KARVONEN mit Recht bemerkt, nur eine Weiterentwicklung fetaler syphilitischer Nierenprozesse dar. Von der luetischen Säuglingsnephritis wird noch später die Rede sein.

Zu den selteneren kongenitalluetischen Organaffektionen gehören *Herzerkrankungen*. MRAČEK fand unter 150 obduzierten luetischen Früchten nur viermal, HECKER unter 100 nur einmal interstitielle Myokardveränderungen. Knötchenbildungen von speckig weißer Farbe erwiesen sich stets als herdweise Zellinfiltrationen mit Nekrose und perivasculären Zellwucherungen (FUTREIN, MRAČEK), in welchen

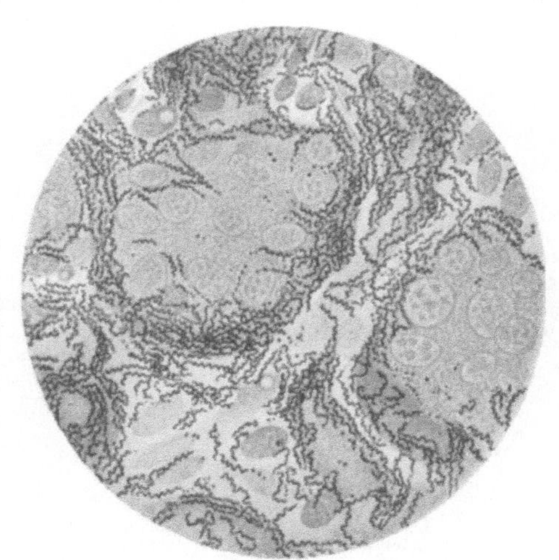

Abb. 7. Spirochäten im Pankreas einer kongenitalsyphilitischen Totgeburt. (Nach ERICH HOFFMANN.) Das leicht gequollene, von stärker gefüllten Gefäßen durchzogene und junges, etwa reichlicher entwickeltes Bindegewebe wimmelt geradezu von Spirochäten, die aber nur in spärlicher Zahl sich auch zwischen die Zellen der Acini verfolgen lassen.

BUSCHKE und FISCHER reichliche Treponemenansiedlung feststellen konnten.

MÖRK, KASTENS, SHUKOWSKY fanden bei kongenital-syphilitischen Kindern fibröse Verdickung der *Eierstöcke*, Zellinfiltrationen in den Gefäßen der *Tubenschleimhaut* und interstitielle Verdichtung des stark vergrößerten *Uterus*. Erkrankung des *Hodens* in Form von makroskopisch sichtbarer Bindegewebsverdichtung ist im Fetalzustande selten. KASTENS fand unter 791 Sektionen nur 21mal makroskopische Veränderungen dieses Organs.

Cystöse Bildungen in der *Thymus*, welche mit einem eiterähnlichen Sekret gefüllt sind (DUBOIssche Abscesse) und Abschnürungen epithelialer Räume der fetalen Thymusanlage darstellen, sollen nach CHIARI, nicht wie früher geglaubt wurde, luetische, sondern banale Entwicklungsstörungen darstellen. Wenngleich solche Vorkommnisse auch bei luesfreien Neugeborenen erhoben wurden, beruht ihr häufiges Auftreten bei Lues wahrscheinlich doch auf bindegewebiger Abschnürung und dadurch bedingter cystischer Entartung von früh gebildeten Organpartien (HAMAR).

Auch im *Zentralnervensystem* luetischer Feten finden sich ganz ähnliche, auf diffusen perivasculären Zellwucherungen beruhende Entzündungsvorgänge wie in den besprochenen Visceralorganen. Speziell im fetalen Gehirn wurden von Treponemen durchsetzte Erweichungsherde wiederholt beschrieben.

Die Affektionen des *Knochensystems* werden an anderer Stelle zusammenhängende Darstellung finden.

Relativ häufig, wenngleich seltener als Leber-, Lungen- und Knochenaffektionen sind anatomisch nachweisbare Veränderungen am *Pankreas* luetischer Feten und Neugeborener (Abb. 7). Nach den Untersuchungen und Beschreibungen von Stoerk und Schmincke handelt es sich dabei um eine *diffuse interstitielle Pankreatitis*, bei welcher die frühzeitig im Fetalzustande einsetzende Bindegewebshyperplasie hemmend auf die Differenzierung des Drüsenparenchyms wirkt. Übergänge zwischen makroskopisch kaum noch merklichen und schweren, die Organstruktur bis zur Unkenntlichkeit verwischenden Veränderungen kommen vor, verbunden mit erheblicher Konsistenz-, Gewichts- und Größenzunahme des Organs. Die Schnittfläche läßt in schweren Fällen ein blasses, schwieliges Gewebe ohne Läppchenzeichnung erkennen. Die mikroskopische Untersuchung ergibt charakteristische Arterienveränderungen und miliare Nekrosen, wie in der Leber luetischer Früchte und mehr minder hochgradige *Rückständigkeit der Entwicklung des Drüsenparenchyms*. Das *Inselgewebe* zeigt bei leichter affizierten Organen normales Verhalten, in schwerer veränderten Drüsen ist auch dieses rückständig entwickelt und durch Bindegewebsschwielen in Anlage und Konfiguration gestört.

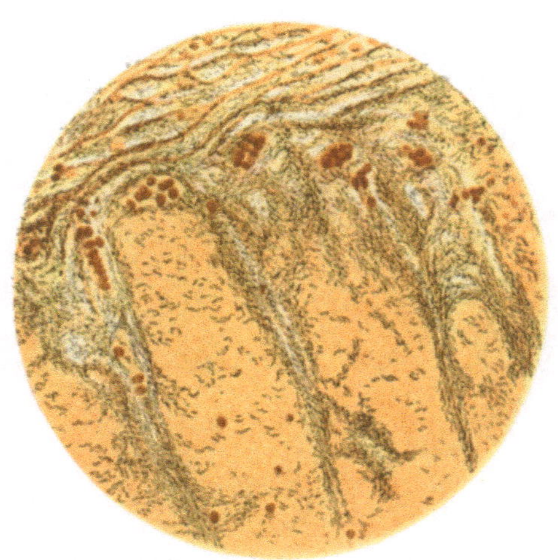

Abb. 8.
Nebenniere einer kongenital-syphilitischen Totgeburt. Ungeheure Spirochätenmengen in den äußeren Schichten der Rinde und in der Kapsel und deren Septen. Perivasculäre von Spirochäten durchsetzte Infiltrate an der Grenze zwischen infiltriertem Mark und Rinde. (Nach Erich Hoffmann.)

Auch Proliferationszustände des Insel- und tubulären Epithels schließen sich an die vasculären und interstitiellen Veränderungen an, durch welche abenteuerliche Formationen im mikroskopischen Bilde zustande kommen.

Besonders wichtig und namentlich für die Erklärung des relativ häufig bei Kongenital-luetischen in späterer Lebenszeit zu beobachtenden Infantilismus und Schwachsinnes bedeutungsvoll ist die besondere Affinität der Spirochaeta pallida zu den *Nebennieren* des Fetus („Infantilisme surrénal" der Franzosen), welche fast ausnahmslos eine besonders intensive Durchwucherung von Syphiliserregern und daneben auch immer anatomische Veränderungen aufweisen, die zwischen Hyperämie mit leichter Bindegewebsvermehrung und dichter diffuser Infiltration mit Nekroseherden und anämischen Infarkten schwanken (Huber, Thomas, Gulecke, Kokubo, Esser). Simmonds und Landau fanden daneben dichte perihypernephritische Bindegewebswucherung und Hemmungsbildung der Marksubstanz, deren chromaffiner Anteil oft aus zusammenhanglosen Zellhaufen bestand (Abb. 8).

Was für die Nebenniere gilt, läßt sich ohne weiteres auf alle anderen *inkretorischen Drüsen* übertragen. Auf diese Weise erklären sich auch ohne Zuhilfenahme besonderer „syphilotoxischer Keimschädigungen" die so häufig vorliegenden Wachstums- und Entwicklungsstörungen bei Kongenital-luetischen, deren endokrine Drüsen während der Floritionsepoche der Lues congenita praecox sicherlich nicht weniger in Mitleidenschaft gezogen werden als die übrigen Visceralorgane und das Knochensystem. Allerdings darf nicht übersehen werden, daß auch die *Geschlechtsdrüsen* bei der Lues congenita praecox durch die histologische Untersuchung sehr häufig nicht bloß spirochätenhaltig, sondern auch diffus erkrankt befunden wurden, was auf die in diesen Organen zur Bildung gelangenden Hormone und somit auch auf die ganze somatische und psychische Entfaltung des Kongenital-luetischen wohl einen mächtigen Einfluß zu nehmen imstande ist.

In der *Hypophyse* luetischer Neugeborener wurden ganz ähnliche anatomische Veränderungen von SIMMONDS gesehen, wie in der Nebenniere, während JEDLICKA zwar bei einem luetischen Neugeborenen Erythroblasteninseln in der Hypophyse fand, in sieben anderen und auch in dem vorerwähnten Falle aber makro- und mikroskopische Integrität des Organs erkannte.

Der *syphilitische Fruchttod* kann in jeder Periode des Intrauterinlebens eintreten, ist aber zwischen dem 6. und 7. Schwangerschaftsmonate am häufigsten. Die größte Mehrzahl der luetischen Totgeburten wird in faultotem Zustande (Maceration) ausgestoßen. Fast alle macerierten Früchte sind luetisch. Nach GRÄFENBERG sind $80^0/_0$ der faultot geborenen Früchte spirochätenhaltig. Vor der 16. Woche wird kein spirochätenhaltiger Embryo ausgestoßen. Auch enden $92^0/_0$ aller syphilitischen Schwangerschaften mit faultoten Früchten. A. FOURNIER fand unter 522 luetischen Graviditäten 230mal Abortus. LE PILEUR unter 414 solcher Schwangerschaften 154 Abortus oder Totgeburten, COFFIN unter 28 Graviditäten 27 tote Frühgeburten. Habitueller Abortus ist in einer ziemlich großen Zahl der Fälle auf Lues zurückzuführen, doch ergab eine von KEHRER zusammengestellte Statistik von 1541 Frühgeburten nur in $7^0/_0$ positive Seroreaktion der Mutter.

Während bei den luetischen Totgeburten aus der ersten Schwangerschaftshälfte anatomische Veränderungen an der Frucht nicht immer deutlich und nur dann nachweisbar sind, wenn man zum Vergleiche histologische Präparate gleichalteriger syphilisfreier Feten heranzieht, fehlen niemals Veränderungen bei Früchten aus der zweiten Hälfte. Auch sind im 4.—7. Lunarmonat abgestorbene Früchte im Gegensatz zu älteren macerierten sehr häufig spirochätenfrei. Für die erstere Form des Fruchttodes ist schwere Allgemeinvergiftung, besonders aber frühzeitige Spirochätenwucherung und eventuell Erkrankung der Placenta verantwortlich zu machen. Durch frühzeitig eintretende placentare Gefäßalterationen, Granulationswucherungen, Schwielenbildungen und Zottenschrumpfung, welche die Blutzirkulation erschweren, wird die Lebensfähigkeit des Fetus untergraben.

Abgesehen von den schon geschilderten spezifischen Veränderungen können luetische Tot- und Frühgeburten Entwicklungsstörungen aller Art zeigen, so Spina bifida, Anencephalie, Hasenscharte, Klumpfüße, angeborene Herzfehler und Monstrositäten aller Art.

Häufig ist die Ursache der syphilitischen Früh- und Totgeburten *Hydramnios* als Folge einer frühzeitig entstehenden *Phlebitis der Nabelvene*, welche wieder mit spezifischen Veränderungen der Placenta in Zusammenhang steht.

Veränderungen an der *Placenta* bilden ziemlich häufige Befunde bei der fetalen Syphilis. Nach GRÄFENBERG ist positiver Spirochätenbefund in der Placenta höchstens bei $40^0/_0$ der untersuchten luetischen Früchte anzutreffen.

Die Spirochäten finden sich auch da nur spärlich, nur ausnahmsweise im mütterlichen Anteile und liegen vorwiegend in der Muskelschichte der Zottengefäße. Konstant findet man sie mit Hilfe der Levaditifärbung in der *Nabelschnur*, und zwar ausschließlich in der Wand der *Nabelvene*, am dichtesten in der Media. Auch in der Ascitesflüssigkeit zweier totgeborener Kinder mit peritonitischen Veränderungen fand Gräfenberg zahlreiche Spirochäten (fetale syphilitische Peritonitis).

Die *Nabelschnur* enthält in der Nähe des Hautnabels besonders zahlreiche, das Gefäßbindegewebe durchsetzende Spirochäten. Diese Tatsache versuchte Vulovic zu diagnostischen Zwecken auszunutzen, indem er den durch Ausschaben der Nabelvenenwand in der Nähe des Kindesnabels gewonnenen Detritus auf Spirochäten untersucht und bei negativem Spirochätenbefunde Lues ausschloß, gegen welche Schlußfolgerung sich Erich Hoffmann allerdings zur Wehr setzte.

Hand in Hand mit der Spirochätenwucherung geht *leukocytäre Infiltration* der Nabelgefäßwandungen, zumal am fetalen Ende der Nabelschnur. Das von L. F. Meyer, Guggenheim, Rietschel, R. Fischl und auch von *uns* gesehene *Nabelulcus* bei luetischen Säuglingen ist kein echtes syphilitisches Geschwür, sondern ein eiternder Nabel bei einem luetischen Kinde mit *provozierter diffuser Infiltration und Spirochätenemanation*.

Mit zunehmender Entfernung vom Hautnabel nimmt die Zahl der Spirochäten ab. Fällt die Spirochätenuntersuchung des der Frucht unmittelbar anliegenden Anteiles der Nabelschnur negativ aus, so ist nach Gräfenberg das Kind ohne kongenitale Syphilis zur Welt gekommen.

Die *syphilitische Placenta* ist voluminös, schwerer als normal. Sie ist blaß, zeigt deformierte Lappen, häufig von gelblicher Farbe, der *Nabelstrang selbst ist hart und verdickt*. Histologisch findet man im Placentarparenchym überdies diffuse oder knotenförmige Zellanhäufungen und ausgebreitete Herde von fettig degeneriertem Gewebe. In der Nabelschnur findet man nicht selten perivasculäre spirochätenhaltige Infiltrate und charakteristische Gefäßerkrankungen, welche bei sonst zweifelhafter Ursache des Fruchttodes zur Diagnose der angeborenen Syphilis führen können (Oluf Thomsen).

Im übrigen beachte man die oben mitgeteilten Angaben Gräfenbergs.

Es muß hier daran erinnert werden, daß die *Nabelarterien* nur innerhalb des Körpers eine Adventitia besitzen. Die stets von der Adventitia ausgehende Vasculitis umbilicalis tendiert von innen nach außen, ist von Spirochätenwucherung durchsetzt und entwickelt teils exsudative, teils produktive Veränderungen in den Gefäßwänden. Letztere spielen sich nie außerhalb des Fruchtkörpers ab. Hier scheint eine Mitteilung Ekehorns von Interesse, welcher bei 5 luetischen Feten eine von der Vasa vasorum ausgehende diffuse Entzündung der Adventitia im gesamten *caudalen Arterienbogen* (Aa. iliaca communis, iliaca interna und umbilicalis) histologisch nachweisen konnte.

Auch die lebend und noch ohne klinische Zeichen der Lues geborenen Descendenten luetischer Zeuger weisen sehr häufig eine durch allgemeine Körperschwäche charakterisierte *Minderwertigkeit* auf. Unter 48 in den Jahren 1900 und 1901 lebend geborenen syphilitischen Kindern der Klinik Tarnier hatten 14 normales Gewicht (nicht unter 3250 g), 38 abnorm geringes, darunter 15 weniger als 2500 g. Das abnorm geringe Gewicht solcher Früchte ist um so auffallender, als bei denselben stets schwere viscerale Affektionen bestehen, welche zu einer Erhöhung des Gewichtes der großen Drüsen führen.

2. Die viscerale Säuglingslues.

Einige orientierende Bemerkungen von allgemeiner Bedeutung seien vorausgeschickt. Gerade in der Säuglingsepoche sind *viscerale Erkrankungen relativ häufig klinisch erkennbar* — gar nicht zu reden davon, daß alle an Lues congenita verstorbenen Säuglinge anatomisch erkennbare viscerale Affektionen mit massenhafter Spirochätenwucherung zeigen.

Ich selbst habe seinerzeit bei 263 kongenital-luetischen Säuglingen *klinische* Erhebungen über die verschiedenen lokalisatorischen Manifestationen der Lues gepflogen und den Visceralapparat 50 mal, das Knochensystem 95 mal, die Haut in 254, die Nasenschleimhaut in 260 Fällen an den Erstausbrüchen der angeborenen Lues in klinisch nachweisbarer Weise beteiligt gefunden. Besonders erwähnenswert erscheint mir der Umstand, daß initiale klinisch nachweisbare Visceral- und Knochensyphilis sich in überwiegender Anzahl bei luetischen *Erstgeburten* ausfindig machen ließen. So entfallen 42 von den 50 Säuglingen mit manifester Visceralsyphilis meines Materials auf Erstgeburten und 64 von den 95 klinisch offenkundigen Osteochondritisfällen waren gleichfalls Erstgeborene, woraus hervorgeht, daß die erste Kindergeburtenreihe durchschnittlich viel schwerer von der Lues congenita in Mitleidenschaft gezogen wird, als die späteren Zeugungsprodukte.

Einleitend soll auch noch bemerkt werden, daß die mit klinisch manifesten *visceralen* und *cerebralen Frühaffektionen* behafteten Luessäuglinge mit einer besonders *schlechten Prognose* zu bedenken sind, während die isolierten luetischen *Knochenerkrankungen* der Frühepoche eine ausgezeichnete Prognose gestatten. So hatten wir — allerdings in der Vorsalvarsanzeit — unter 46 Fällen von kongenitaler Frühsyphilis mit klinisch festgestellten Leberaffektionen in 16 Fällen (32%) letalen Ausgang zu verzeichnen. Desgleichen wurde unter 35 Fällen von rezenter syphilitischer Hydrocephalie nur 16mal Heilung, 6mal Ausgang in Idiotie und 13mal Exitus letalis gesehen. Gegensätzlich hierzu verhalten sich die osteochondritischen Frühprozesse. Selbst die schwersten, mit Epiphysenlösung und Pseudoparalyse einhergehenden Formen geben äußerst günstige Heilresultate. Ich habe seinerzeit über 98 derartige schwere Fälle von kongenitalluetischer Scheinlähmung der Extremitäten berichtet, von welchen 77 geheilt wurden. Wenn solche Säuglinge verstarben, handelte es sich immer um gleichzeitigen Mitbestand visceraler Lues oder akuter interkurrenter Erkrankungen. Aus den vorliegenden Literaturberichten scheint nicht hervorzugehen, daß in dieser Hinsicht durch die neuen Behandlungsmethoden der Lues eine Änderung eingetreten ist, zumal gerade bei rezenter schwerer visceraler Neugeborenensyphilis die Salvarsanbehandlung nach meiner Erfahrung eher kontraindiziert und die interne Protojoduret-Darreichung das einzige anfänglich zu empfehlende Heilverfahren darstellt. Ich für meinen Teil kann über ein Vergleichsmaterial nicht berichten, da im letzten Dezennium schwere Säuglingslues mit visceralen Frühmanifestationen an meiner Anstalt so gut wie nicht mehr vorgekommen ist.

Bei luetischen Säuglingen kommen neben den Symptomen der parietalen Lues zahlreiche Symptome zur Beobachtung, welche auf eine Mitbeteiligung innerer Organe schließen lassen. Es seien nur die auch jüngst von dem Pariser Pädiater MARFAN herausgegriffenen, wenn auch etwas übertrieben bewerteten Vorkommnisse genannt: Albuminurie, Melaena, Anorexie, habituelles Erbrechen bei normal durchgängigem Pylorus, mangelhaftes Wachstum trotz zureichender Nahrungsaufnahme, enteritische und Seifenstühle, Thymushyperplasie, sehr frühzeitiges Auftreten von adenoiden Vegetationen, Asthma thymicum, sehr frühes Erscheinen von Craniotabes rachitica, dann die cerebralen Reizerscheinungen, von welchen noch später die Rede sein wird und angeborene Mißbildungen verschiedenster Art. Daraus ergibt sich die Forderung, einerseits jedes kongenital-luetische Kind genauestens intern zu untersuchen, anderseits aber — eingedenk der Möglichkeit einer exanthemlosen Kongenitalsyphilis — bei verdächtigen oder unaufgeklärten cerebralen und visceralen Symptomen immer nach Lues zu fahnden, bzw. die serologische Untersuchung vorzunehmen. Allerdings ist gerade Marfan und in seiner Gefolgschaft auch Lemaire zuweit gegangen, da sie jede Splenomegalie, namentlich bei Speisäuglingen und jede Kraniotabes als luetisch erklären und dementsprechend behandeln.

Es erscheint, wie schon wiederholt erwähnt wurde, überflüssig, heute noch von *syphilotoxisch* bedingten oder durch *direkte Keimschädigung* hervorgerufenen allgemeinen Entwicklungsstörungen kongenital-luetischer Individuen zu sprechen, da doch direkte Spirochätendurchwucherung mit offenkundigen anatomischen Veränderungen in allen möglichen inkretorischen Drüsen und den Darmwandungen des luetischen Neugeborenen beschrieben worden sind. Auch Husler konnte, wie schon eingangs erwähnt, weder auf Grund kritischer Erwägungen noch auf Grund von Familienbeobachtungen sichere Beweise für eine blastophthore Einwirkung des Luesgiftes erbringen. Es sei hier an die mit den diffusen entzündlichen Erkrankungen der Visceralorgane parallel laufende Mitaffektion der Nebennieren, des Pankreas, der Geschlechtsdrüsen, des Knochenmarks, der Hypophyse erinnert. Es liegt nahe, anzunehmen, daß auch bei extrauterin weiterlebenden Kongenital-luetischen diffuse Veränderungen innerhalb der inkretorischen Drüsen vor sich gehen, welche das Normalwachstum und die normale Entwicklung der somatischen und psychischen Persönlichkeit des befallenen Individuums sehr beeinflussen. So erklären sich die wiederholt durch positive Wassermannbefunde als kongenital-luetisch deklarierten Fälle von hypothyreotischem Infantilismus und von Dystrophia adiposo-genitalis (Hutinel und Stevenin, M. Simmonds, Vaglio, Rolleston) und von Raynaudscher Krankheit. Auch die von Rotschild seinerzeit als „Athrepsie pseudosyphilitique" beschriebene Form von primärer Säuglingsatrophie, welche sich ohne nachweisbare Ernährungsfehler entwickelt, hat sich nach neueren französischen und eigenen Untersuchungen in der Überzahl der Fälle als echte Lues entpuppt. So fanden bei primär debilen Säuglingen Leroux-Labbé in $66^0/_0$, Joltrain in $59^0/_0$, Detré in $48^0/_0$, Lacapare-Laurent in $35^0/_0$, Barbier in $33^0/_0$ positive Serumreaktion. Wenngleich bei Neugeborenen der Wassermannreaktion durchaus nicht immer jener beweisende Wert für die Luesdiagnose zukommt wie in späteren Lebensepochen, da es bei Neugeborenen auch unspezifische Reaktionen gibt, so ist die hier zutage kommende hohe Verhältniszahl von positiven Reaktionen doch von größter Bedeutung für die Aufklärung des Problems der vormals als para- und metasyphilitisch erklärten Entwicklungsstörungen der Säuglinge.

Das Vorherrschen diffus entzündlicher, perivasculär fortschreitender Infiltrationen ist auch noch in der Säuglingsepoche erkennbar und stellt, wie sich O. Heubner seinerzeit klassisch ausdrückte, ein „Hineinragen" fetaler Luesformen in die Extrauterinperiode dar. Immerhin sind auch viscerale Gummen bei Säuglingen beschrieben worden, immer mit diffusen Infiltrationen verknüpft: von Ambrus (Lunge, Leber, Nieren, Epiphysen), Kraus, Aschoff, Ribbert und v. Hansemann (Lungen). Hier muß auch daran erinnert werden, daß Säuglingslues, wenn auch außerordentlich selten, sich mit *kongenitaler Tuberkulose* kombiniert (eigene Beobachtung), und daß käsige Knoten und diffuse Verkäsungen in kindlichen Lungen, Lebern und Testikeln nur dann als rein luetische Produkte anerkannt werden dürfen, wenn sie sich tuberkelbacillenfrei erweisen.

Ich selbst habe in der Vorspirochätenzeit bei einem am 16. Lebenstage verstorbenen schwer luetischen Säugling dessen innere Organe und Lymphdrüsen von zahlreichen knotenförmigen und diffusen Verkäsungsherden durchsetzt waren, einen Ausnahmefall von gummatöser Visceralsyphilis vor mir zu haben geglaubt, bis die bakterioskopische Untersuchung das massenhafte Vorhandensein von Tuberkelbacillen in allen käsigen Produkten und somit eine *Kombination von angeborener Lues und kongenitaler Tuberkulose* erkennen ließ. Wahrscheinlich gehört in dieselbe Kategorie ein unter dem Titel „Generalisierte Syphilis miliaris" von MORLOT und ABEL beschriebener Fall, wo bei einem Säugling multiple, zum Teil verkäste Granulationsherde in den inneren Organen ohne Spirochätengehalt (!) gefunden wurden.

Der *klinische Nachweis einer visceralen Säuglingslues* stützt sich in erster Linie auf das Vorhandensein von *Leber- und Milzschwellung* bei *positiver Serumreaktion.* Das Vorhandensein von Albuminurie und Cylindrurie spricht für Mitbeteiligung der *Niere*, obwohl merkwürdigerweise manche Fälle von anatomisch erwiesener angeborener Nierensyphilis ohne Harnbefund verlaufen sind. LANGE hat unter 100 an der Frankfurter Kinderklinik beobachteten Fällen von Säuglingslues in 55% viscerale Veränderungen nachweisen können, und zwar waren Milz und Leber 55 mal vergrößert, 11 mal bestand daneben Nephritis mit positivem Harnbefund und 4 mal Lues cerebrospinalis. Während, wie schon früher hervorgehoben wurde, in unseren Landen viscerale Säuglingssyphilis der Zahl nach im Abnehmen begriffen ist, scheint, nach zahlreichen neueren Literaturberichten zu schließen, diese Manifestation der angeborenen Syphilis in anderen Gebieten, zumal jenseits des Ozeans, an Häufigkeit zuzunehmen.

Eine gewisse Rolle in der pädiatrischen Literatur spielt das *habituelle Erbrechen* als ein Symptom der Säuglingslues. Ich persönlich habe nicht die Überzeugung gewonnen, daß dieser Zustand bei Luetikern wesentlich häufiger vorkommt, als bei luesfreien Säuglingen, obwohl MARFAN und LEMAIRE bei 33% aller habituellen Speisäuglinge sichere Lueszeichen, bei 22% sogar positiven Wassermann gefunden haben wollen. Es wäre aber denkbar, daß hier luetischhydrocephalische, gastro-intestinale und viscerale Reizzustände als auslösende Momente in Frage kommen, durch welche die Häufigkeit dieses Symptoms bei Lues-Säuglingen erklärbar ist.

Affektionen des Respirationsapparates. Das frühzeitigste klinische Symptom der angeborenen Lues ist die *Coryza syphilitica*, ihrem Wesen nach eine *diffuse, hyperplastische Entzündung der Nasenschleimhaut*, welche ein spirochätenhaltiges Sekret liefert, sehr häufig schon während des Intrauterinzustandes beginnt und daher mit auf die Welt gebracht werden kann, nicht ohne dann von angeborenen Entwicklungsstörungen des Nasenskeletts begleitet zu sein. Ihr konstantes Vorkommen bei der kongenitalen Frühsyphilis als mit auf die Welt gebrachtes oder in den ersten Lebenstagen hervorkommendes Leiden widerlegt einerseits die Annahme von GRÄFENBERG, die Coryza des luetischen Säuglings sei einem durch Infektion intra partum entstandenen Primäraffekt gleichzusetzen, anderseits auch die Anschauung von RIETSCHEL, welcher für die erst im Extrauterinleben manifest werdenden Fälle von Säuglingslues eine gewaltsame Einpressung von Spirochäten in den Fruchtorganismus während der Austreibungsperiode der Geburt als möglich annimmt. Gerade die Rhinitis luetica neonatorum in ihrer nahezu unfehlbaren Konstanz, gleichviel ob andere Luesmanifestationen mit auf die Welt gebracht werden oder erst extrauterin in Erscheinung treten, ist ein Paradigma der diffusen syphilitischen Infiltrationsprozesse, welche der fetalen Lues eigentümlich und entwicklungsgeschichtlich wohl begründet sind. Sie hat ebenso wie die diffuse Lungen- und Darmsyphilis der Neugeborenen kein Analogon in den Darbietungsformen der Lues acquisita.

Die große Vorliebe der Fetalsyphilis für die nasale Lokalisation ist entwicklungsgeschichtlich leicht zu erklären. Während in den frühesten Fetalperioden die eigentlichen Sinnesorgane der Nase in unscheinbarer Weise als kleine Grübchen und Rinnen gebildet werden, tritt erst nach dem 3. Fetalmonat ganz allmählich jene wichtige Umwandlung des Organes ein, welche die Adaptierung der Nase als „respiratorische Vorkammer des Atmungsapparates" (Hertwig) für das Extrauterinleben bezweckt. Diese Umbildung wird durch die Tendenz beherrscht, die Oberflächen der Geruchshöhlen möglichst umfangreich zu gestalten. Dementsprechend tritt eine bedeutende Vergrößerung der Nasenhöhlen ein. Die Vergrößerung betrifft aber keineswegs die der Geruchsfunktion dienenden Partien, sondern es soll durch *möglichste Oberflächenausdehnung und reichliche Vascularis tion der Schleimhautfläche*, sowie durch die *Entwicklung von Schleimdrüsen* ein Organ gebildet werden, welches, ohne Rücksicht auf die späterhin zu leistende Geruchsfunktion, im extrauterinen Leben dem Atmungsprozesse in der Hinsicht dienstbar wird, die vorbeistreichende Luft zu wärmen und zu befeuchten und schädliche Staubpartikel an den feuchten Flächen zu fixieren. Durch diese Bestimmung wird die mächtige Entwicklung des Geruchsorganes beim Menschen und den höheren Wirbeltieren erklärt, insbesondere aber ist die Entwicklung der Nasenmuscheln mit ihrem reichen Drüsen- und Gefäßkörper durch diese Funktion begründet. Die Nasenmuscheln sind nichts anderes als Ausstülpungen der Nasenschleimhaut zum Zwecke der Oberflächenvergrößerung der Mucosa. Nach dem Gesagten erblicken wir in dem häufigen Auftreten einer fetalen Erkrankung der Nasenschleimhaut nur eine Stütze und eine Bekräftigung unserer Theorie der kongenital-syphilitischen Frühaffektionen. Die Nasenschleimhaut ist am Ende der Fetalperiode vielleicht die am höchsten vascularisierte Schleimhaut des Fruchtorganismus. Denn nur infolge eines exzeptionell großen Blutreichtums kann sie dazu befähigt sein, die Funktion der Vorwärmung und Anfeuchtung der Atmungsluft unmittelbar nach der Geburt sofort zu leisten. Und durch ihre große Oberflächen-, Gefäß- und Drüsenentwicklung am Ende der Fetalperiode, welche Momente einen erhöhten Saftstrom und Wachstumsafflux während des Intrauterinzustandes bedingen, ist die große Häufigkeit ihres Erkrankens noch während der Fetalperiode unter dem Einflusse der angeborenen Lues zu erklären.

Gewiß trägt auch die bedeutende Oberflächenausdehnung und Vascularisation der Nasenschleimhaut sehr viel zu der großen Häufigkeit und frühzeitigen Entstehung der syphilitischen Coryza im *extrauterinen* Leben bei. Vor allem aber kommen im extrauterinen Leben die *Reizungen mechanischer, chemischer und thermischer Natur* in Frage, welche die Nasenschleimhaut des geborenen Kindes beim Atmungsprozeß, sozusagen vom ersten Atemzuge angefangen, kontinuierlich treffen. Sind nun Organe mit besonderer Blutfülle und hoher funktioneller Inanspruchnahme bei syphilitischen Feten und Neugeborenen schon an und für sich prädisponiert für die Lokalisation eines diffusen Entzündungsprozesses, so steigert sich die Erkrankungstendenz ins Ungemessene, wenn sich, wie bei der Nasenschleimhaut, diese funktionellen Vorgänge mit *kontinuierlichen Reizwirkungen* von außen her kombinieren. So kommt es, daß die Einwirkungen des respiratorischen Luftstromes auf die Nasenschleimhaut, welche bei normalen Neugeborenen fast immer ohne jeden Schaden ertragen werden, bei syphilitischen schon hinreichen, um eine diffus-entzündliche Erkrankung in Szene zu setzen. Auf dem Zusammenwirken des im Fetus wuchernden Syphilisparasiten mit besonders intensiver physiologischer Hyperämie, besonderer Oberflächenausdehnung und intensiver funktioneller Inanspruchnahme der Nasenschleimhaut nebst den Irritationen externer Art durch mechansiche, thermische und chemische Einflüsse des Luftstromes, beruht demnach die große Konstanz und das frühzeitige Auftreten der Rhinitis hyperplastica bei der kongenitalen Syphilis der Säuglingsperiode.

Ich will es nicht unterlassen, gleich an dieser Stelle darauf aufmerksam zu machen, daß die Mucosa der *unteren Muschel* jene Region der Nasenschleimhaut des kongenitalsyphilitischen Säuglings ist, welche am allerintensivsten und frühesten erkrankt. Auch dieser Umstand findet in unserer entwicklungsgeschichtlichen Theorie der kongenital-syphilitischen Frühaffektionen eine ganz einfache Erklärung. Die Schleimhautüberzüge der unteren Muscheln der Neugeborenen sind die einzigen Nasenpartien desselben, welche mit *Schleimdrüsen* in erheblicher Menge ausgestattet sind. In den anderen Territorien der Nasenschleimhaut entwickeln sich die Drüsenkörper erst viel später im postfetalen Leben. Somit knüpft sich an die untere Muschelregion der Nase schon im Intrauterinzustande eine bedeutendere formative Tätigkeit, als an die übrigen Partien der Nasenschleimhaut: die Ausgestaltung eines funktionierenden Drüsenepithels. Im extrauterinen Leben hinwiederum sind die Schleimhautüberzüge der unteren Muscheln von Haus aus eben wegen ihres Drüsenbelages und der damit verbundenen Drüsenfunktion, die Stellen der intensivsten funktionellen Tätigkeit, alles Umstände, welche einen erhöhten Saftafflux zu diesen Teilen und sohin eine intensivere Attraktion des Syphilisvirus nach sich ziehen. Es wiederholt sich hier ganz dasselbe, was wir für die Erklärung der diffusen syphilitischen Visceral- und Hautaffektionen im ersten Bande unserer „Studien über die hereditäre Syphilis" seinerzeit auseinandergesetzt haben.

Ganz besonders ist aber die Analogie zwischen der diffusen Erkrankung der Muschelschleimhaut und den diffusen Infiltrationen der Haut in den Plantar- und Palmarregionen in die Augen springend. Ebenso wie die Plantar- und Palmarhaut des Neugeborenen wegen ihrer frühzeitig vollendeten und besonders reichlichen Ausstattung mit Drüsen eine besondere Prädilektion für die syphilitische Entzündung erkennen läßt, ebenso verhält es sich auch mit der Schleimhaut der unteren Muscheln, welche frühzeitiger und intensiver mit Schleimdrüsen versehen ist als die übrigen Regionen der fetalen Nasenschleimhaut.

Ich möchte diese entwicklungsgeschichtliche Erklärung der Coryza syphilitica neonatorum nicht abschließen, ohne vorher auf zwei bisher in ihrer Bedeutung nicht gewürdigte Momente hingewiesen zu haben, welche geeignet sind, meine Auffassung auf das kräftigste zu unterstützen. Das erste Moment ist darin gelegen, daß die Nasenschleimhaut des kongenital-syphilitischen Säuglings sozusagen *ganz isoliert* erkrankt, indem sich die benachbarten Schleimhäute des Rachens, Mundes, Mittelohres und der Conjunctiva niemals an den diffusen syphilitischen Infiltrationsprozessen beteiligen. Insbesondere kann nicht nachdrücklich genug betont werden, *daß die Mundrachenhöhle des Neugeborenen und Säuglings im Frühstadium der Kongenitalsyphilis stets frei von diffusen syphilitischen Entzündungsprozessen* befunden wird, im Gegensatze zur Nase, welche ausnahmslos erkrankt. Wie anders, wenn nicht durch die früher herangezogenen entwicklungsgeschichtlichen und irritativen Momente, welche der Nasenschleimhaut eine besondere Oberflächenausdehnung und funktionelle Inanspruchnahme beim Neugeborenen zuerkennen und welche bei den benachbarten Schleimhäuten eben nicht vorhanden sind, wäre diese Tatsache zu erklären!

Das zweite Moment bezieht sich auf die Divergenz zwischen akquirierter und kongenitaler Frühsyphilis rücksichtlich der Zeitfolge der Schleimhauterkrankungen. Während das *Vorausgehen der Coryza vor dem Exanthem* zum gesetzmäßigen Verlauf der angeborenen Syphilis gehört, werden Erkrankungen der Nasenschleimhaut vor dem Exanthemausbruch bei der erworbenen Syphilis nicht beobachtet. Und wenn späterhin während des Sekundärstadiums die Mucosa der Nasenhöhle in Mitleidenschaft gezogen wird, dann ist eine solche Affektion der Nasenmucosa keine isolierte Schleimhautveränderung, sondern nur Teilerscheinung eines generellen spezifischen Katarrhs der Mund-, Nasen- und Rachenhöhle. Daraus geht hervor, daß die Nasenschleimhaut mit dem Wegfall der entwicklungsgeschichtlichen Prädisposition die Bevorzugung für die Lokalisation des Syphilisgiftes verliert.

Mein eigenes klinisch verwertetes Untersuchungsmaterial beläuft sich auf etwa 800 Fälle von kongenitaler Lues. Ich weiß mich keines Falles zu entsinnen, in welchem bei manifester angeborener Frühsyphilis die *Rhinitis hyperplastica* vermißt worden wäre.

Unter 173 Fällen von Coryza syphilitica, welche in meinen Protokollen genauer beschrieben erscheinen, ließen sich 65 Fälle bezüglich des Zeitpunktes des ersten Auftretens der Coryza verwerten:

In 38 Fällen war die Coryza angeboren (bzw. bald nach der Geburt bemerkt worden),

in 5 Fällen erschien sie 1 Woche
,, 4 ,, ,, ,, 2 Wochen
,, 4 ,, ,, ,, 3 ,,
,, 2 ,, ,, ,, 4 ,, nach der Geburt;

mithin standen zu Beginn der Erkrankung 53 von diesen 65 Kindern im ersten Lebensmonate; die übrigen 12 verteilten sich auf die 5., 6. und 7. Lebenswoche.

Die Affektion beginnt immer mit Schwellung der Nasenschleimhaut besonders an den unteren Muscheln, anfangs ohne Sekretion und ist später von zäher, zu Krustenbildung neigender oder blutig-eitriger Absonderung begleitet. Charakteristisch ist das schnüffelnde, später mit Schleimrasseln in der Nase verbundene Atmungsgeräusch, welches nicht selten par distance die Diagnose der Lues congenita gestattet. Die behinderte Nasenatmung hat eine Erschwerung des

Saugaktes zur Folge, wobei behufs Erleichterung des Atmungsgeschäftes der Kopf häufig nach rückwärts in einer opisthotonischen Haltung fixiert wird.

Die Rhinitis kann im Schwellungsstadium ohne jede Eiterung ablaufen oder auch progressiv werden, zu Ulcerationen führen, ja das knorpelige und knöcherne Nasengerüst ergreifen, zur Septumperforation führen und bleibende Gestaltveränderungen der äußeren Nase nach sich ziehen.

Zunächst wäre hier zu nennen die *Stumpfnase*, Folge einer narbigen Retraktion des knorpeligen und häutigen Teiles. Ist die knorpelige Nasenscheidewand in toto verschrumpft, so kann eine dauernde Verunstaltung der Nase resultieren und die häutige Nase bildet nur einen kurzen Anhang des Nasenskelettes mit nach aufwärts gerichteten Nasenlöchern (Bocknase). Ist das knöcherne Septum durch Rarefizierung und Ulceration oder durch Entwicklungshemmung verkleinert, dann entsteht die durch ein Eingesunkensein des Nasenrückens ausgezeichnet sog. *Sattelnase*. Auch *Perforationen* der knöchernen und knorpeligen Nasenscheidewand und des harten Gaumens kommen bei der angeborenen Frühsyphilis vor. Nicht unerwähnt soll bleiben, daß eine Anzahl von kongenital-syphilitischen Kindern schon *mit verbildeten Nasen zur Welt kommt*, und zwar mit abnorm kleinen oder mit abnorm flachen Nasen (angeborene *Mikrorhinie* und *Hyperplathyrhinie*). Das Charakteristische dieser Nasen liegt darin, daß der Nasenrücken eigentümlich breit und tief zwischen die Orbitae versenkt erscheint und daß die beiden Nasenbeine sich am Nasenrücken unter einem sehr stumpfen Winkel vereinigen. Die Ursache für diese angeborenen Nasenverbildungen ist in einer auf fetaler Erkrankung beruhenden *Entwicklungsstörung* der knorpelig angelegten Nasenscheidewand und Schädelbasis zu suchen.

Es kann hier nicht nachdrücklich genug darauf aufmerksam gemacht werden, daß es ein Irrtum ist zu glauben, jede eingesunkene Nase eines kongenital-syphilitischen Säuglings beruhe auf Nekrose oder Perforation der Scheidewand. Ganz besonders aber muß rücksichtlich des letzterwähnten Punktes, nämlich der Septumperforationen darauf hingewiesen werden, daß dieselben nur dann einen entscheidenden Einfluß auf die Nasenform des Säuglings gewinnen können, wenn sie am oberen Rande des Septums gelegen sind, so daß sie höchstens eine schmale Knorpelbrücke nach oben zu über sich tragen. Dann kann der Nasenrücken durch die Perforation selbst zum Einsinken gebracht werden. Ein solches Ereignis habe ich aber bei meinen Perforationsfällen nie feststellen können. Stets befand sich die Perforationslücke, der Höhe nach gerechnet, in der Mitte des knorpeligen Septum, und zwar mehr im vorderen Anteile desselben. Sowohl alle mit Perforation behafteten als auch sehr viele perforationsfreie Säuglinge hatten ganz analoge Formveränderungen der äußeren Nase aufzuweisen, nämlich Eingesunkensein des Nasenrückens und Retraktion der häutigen Nase, Beweis genug, daß die Ursache der Nasendeformitäten in anderen Momenten als in Nekrosevorgängen an der Nasenscheidewand gelegen sein kann. Als solche hätten wir vor allem anzuführen die Einschmelzung und Resorption von Knorpel- und Knochenpartien durch die langdauernde und tiefgreifende diffuse syphilitische Entzündung des Naseninnern und Schrumpfungsvorgänge des Septumsknorpels.

Ein anderes bisher nicht gewürdigtes Moment, welches das frühzeitige Einsinken der Nase beim syphilitischen Schnupfen der Säuglinge sehr begünstigt ist in *entwicklungsgeschichtlichen* Verhältnissen begründet. Es muß hier daran erinnert werden, daß die ganze Nasenscheidewand im Fetalzustande ein Knorpelgebilde darstellt und daß die nachmals knöcherne Nasenscheidewand vom Pflugscharbein und der senkrechten Platte des Siebbeins gebildet wird. Aber beim neugeborenen Kinde ist der Septumanteil des Os ethmoidale noch nicht verknöchert.

Nach E. Zuckerkandl beginnt die Ossification der Lamina perpendicularis des Siebbeines erst mit dem 6. Monate an der Crista galli und schreitet von oben nach unten vor. Im dritten Lebensjahre erreicht die Platte als solides Knochengebilde den Vomer, aber noch lange Zeit bleibt zwischen Vomer und Perpendikularplatte eine Knorpelschicht eingelagert. Aus diesen kurzen Bemerkungen geht hervor, daß der cartilaginöse Anteil der Nasenscheidewand in der intrauterinen und der frühesten extrauterinen Lebenszeit relativ viel ausgedehnter ist als in späteren Lebensperioden, und daß daher Entzündungsprozesse, welche die Septumschleimhaut im Intrauterinzustande ergreifen, viel folgenschwerer für die Beschaffenheit des Septum sein werden als solche, die erst später, wenn die Verknöcherung der Nasenscheidewand bereits abgeschlossen ist, auftreten. Insbesondere kann man sich leicht vorstellen, daß auch noch im postfetalen Leben die Ossification und das Wachstum der Nase durch die diffuse syphilitische Erkrankung gehemmt werden kann.

Unter diesen Umständen verliert auch die Tatsache, daß luetische Neugeborene Formanomalien der Nase mit auf die Welt bringen können, alles Rätselhafte. Und zwar handelt es sich hier hauptsächlich um angeborene Kleinheit der Nase ohne eigentliche Deformität: angeborene *Mikro- und Hyperplatyrhinie.* Es kann nicht wundernehmen, wenn durch eine frühzeitige intrauterine Erkrankung der Nasenschleimhaut, welche mit dem Perichondrium des Septumknorpels in innigster Verbindung steht, Wachstumsstörungen der knorpeligen Teile des fetalen Nasengerüstes veranlaßt werden, welche sich im Extrauterinzustande durch abnorm geringe Höhe der Nasenscheidewand zu erkennen geben. Die Nasenscheidewand fällt unter solchen Umständen zu kurz und zu niedrig aus, daher wird auch der Deckknochen für ein solches Septum flacher angelegt werden müssen als unter normalen Verhältnissen; das Kind wird mit abnorm kleiner Nase mit einem abnorm flachen Nasenrücken geboren werden. Ob, wie Schmincke meint, eine fetale Chrondritis luetica der knorpelig angelegten basalen Schädelgebilde, welche eine Verkürzung der Schädelbasis und mittelbar auch eine Einziehung des Nasenrückens bedingen könnte, dabei eine Rolle spielt, mag dahingestellt bleiben (Analogie mit der Nasenform bei kongenitaler Athyreose.) Das Charakteristische dieser Nase liegt darin, daß der Nasenrücken eigentümlich breit und tief zwischen die Orbitae versenkt erscheint und daß sich die beiden Nasenbeine am Nasenrücken unter einem sehr stumpfen Winkel vereinigen. Eine weitere Folge dieser Anomalie ist auch eine abnorme Kleinheit der ganzen knorpeligen Nase und der Nasenlöcher.

Rachen- und Kehlkopfaffektionen. Gegensätzlich zu dem frühzeitigen Erkranken der Nasenschleimhaut gehören kongenital-luetische Affektionen der Pharynx- und Larynxschleimhaut späteren Epochen der Säuglingsperiode, hauptsächlich aber erst dem späteren Kindesalter an, stellen also zumeist Rezidivmanifestationen der Lues congenita dar. Allerdings liegt eine Beobachtung von Zuniga aus Cuba vor, welcher als regelmäßigen Befund bei der Säuglingslues, und zwar noch *vor* dem Ausbruch des Exanthems, ein *sternförmiges,* mehrere Millimeter im Durchmesser haltendes *Geschwürchen* an der Vorderfläche der *Uvula* beschreibt. In unseren Breiten ist ein solches Phänomen aber gänzlich unbekannt.

Zu den Rezidivmanifestationen der angeborenen Frühsyphilis stellen *Larynxaffektionen* ein nicht unbedeutendes Kontingent. Dabei handelt es sich zumeist um knotenförmige oder papulöse Wucherungen an der Epiglottis und dem Schleimhautüberzuge der Stimmbänder, welche geschwürig zerfallen und später zur Narbenbildung Anlaß bieten können. Wir selbst sahen bei einem $1^1/_2$jährigen kongenital-syphilitischen Kinde die Oberfläche der Stimmbänder und Epiglottis mit kondylomatösen Wucherungen dicht bedeckt.

Die Kehlkopfsyphilis der ersten Kindheit führt oft zu einem *croupähnlichen Symptomenbild,* wird auch tatsächlich nicht selten mit Croup verwechselt und veranlaßt mitunter die Anwendung der Intubation oder Tracheotomie, um vor dem Erstickungstode zu schützen. Im dritten und vierten Lebensjahre

ist angeborene Kehlkopflues relativ selten, um in der Epoche der Spätsyphilis
wieder an Häufigkeit zuzunehmen. Das wesentlichste Symptom ist Heiserkeit,
bis zur kompletten Stimmlosigkeit sich steigernd, ohne nachweisbaren Katarrh
der tieferen Luftwege.

Eine seltene Rezidivmanifestation der Lues congenita praecox besteht in
einer *diffusen sklerosierenden Glossitis*, welche v. DUERING bei endemischer Lues
wiederholt beobachtet hat und welche auch von mir dreimal gesehen wurde.
Hierbei findet man die Zunge entweder in toto vergrößert, aus dem Munde
hinausragend, ähnlich wie bei Myxödem, wobei der ganze muskuläre Anteil
derselben gleichmäßig verdickt, die Zunge selbst aber nicht ödematös und auch
nicht schmerzhaft ist. Eine andere Form der sklerosierenden kongenital-
syphilitischen Glossitis äußert sich durch *circumscripte größere Knoten*, welche
ein Drittel bis drei Viertel des Zungenparenchyms okkupieren können. Derartige Verhärtungen der Zunge kommen im Kindesalter fast immer nur bei
Lues vor.

Angeborene Lungensyphilis. Diese Manifestationsform der Lues congenita
kommt bei überlebenden luetischen Säuglingen als Residuum der Fetal-
erkrankung mitunter, wenn auch selten zur Beobachtung. In der Regel beruhen
Lungeninfiltrationen luetischer Säuglinge auf Sekundärinfektionen mannig-
faltiger Art oder auf Tuberkulose. In anatomischer Hinsicht unterscheidet sich
die Luespneumonie der Säuglinge in keinem wesentlichen Belange von dem
anatomischen Bilde der fetalen Lungensyphilis.

Von Wichtigkeit scheint mir die Erwähnung des Umstandes, daß zwischen
den anatomischen Befunden bei der Lungensyphilis der Säuglinge und den
klinischen Erscheinungen *keine Kongruenz* besteht. Weder erhebliche Schall-
dämpfung noch auffallende auscultatorische Erscheinungen weisen auf die
schweren Veränderungen hin, welche mitunter durch die Obduktion festgestellt
werden. Aber immer besteht ein hoher Grad von Cyanose und Dyspnoe trotz
Fehlens objektiver pneumonischer Erscheinungen, so daß das Vorhandensein
der ersterwähnten Symptome bei luetischen Säuglingen immerhin die Diagnose
einer syphilitischen Pneumonie nahelegt.

Diese anscheinend paradoxen Befunde sind dennoch wohl begründet.
Während die fetale Lungensyphilis wegen der ausgebreiteten interstitiellen
und desquamativen Veränderungen weite Gebiete des Lungengewebes zur Luft-
aufnahme, also zum Atmungsgeschäft, völlig untauglich macht und daher ein
extrauterines Weiterleben gar nicht zuläßt, handelt es sich bei den syphilitischen
Lungenerkrankungen der Säuglinge niemals um ausgedehnte Gebiete völlig
luftleeren Lungengewebes, sondern vornehmlich um interstitielle Veränderungen,
welche die alveolären Hohlräume wohl verengen aber nicht aufheben. Aus
solchen Veränderungen der Säuglingslunge resultieren aber keine wesentlichen
perkutorischen und auscultatorischen Symptome, wohl aber liegt es auf der
Hand, daß die infolge der interstitiellen Zellwucherung eintretende Kompression
zahlreiche Bronchiolen und Alveolen zu Dyspnoe und Cyanose führen muß.

Die klinisch nachweisbaren durch objektive Symptome charakterisierten
Lungenaffektionen luetischer Säuglinge sind demnach in der überwiegenden
Mehrzahl der Fälle *nicht* luetische, sondern anderweitige Pneumonieformen,
zu denen luetische Säuglinge besonders disponiert sind. Nicht zu übersehen
ist auch das Vorkommen angeborener oder im Säuglingsalter erworbener *Tuberkulose* bei *Kongenital-luetischen*. Wie selten luetische Pneumonien bei Säuglingen
vorkommen, geht aus einer Zusammenstellung von N. MILLER aus dem Mos-
kauer Findelhause hervor, welcher in dem Dezennium 1880—1890 unter 14 411
Fällen von Säuglingspneumonie (mit letalem Ausgang und Obduktionsbefund)
nur in $0{,}7\%$ kongenital-syphilitische Lungenprozesse ausfindig machen konnte.

Leberaffektionen. Die kongenital-syphilitischen Erkrankungen der *Leber*
im Säuglingsalter unterscheiden sich in anatomischer Hinsicht wenig von den
früher besprochenen Veränderungen des Organs beim Fetus und Neugeborenen,
nur daß tumorartige Syphilomknoten, beträchtliche Schwielenbildung und
Abschnürung größerer Parenchymanteile durch geschrumpftes interstitielles
Zellinfiltrat schon häufiger angetroffen werden (LEREBOULLET) (Abb. 9).

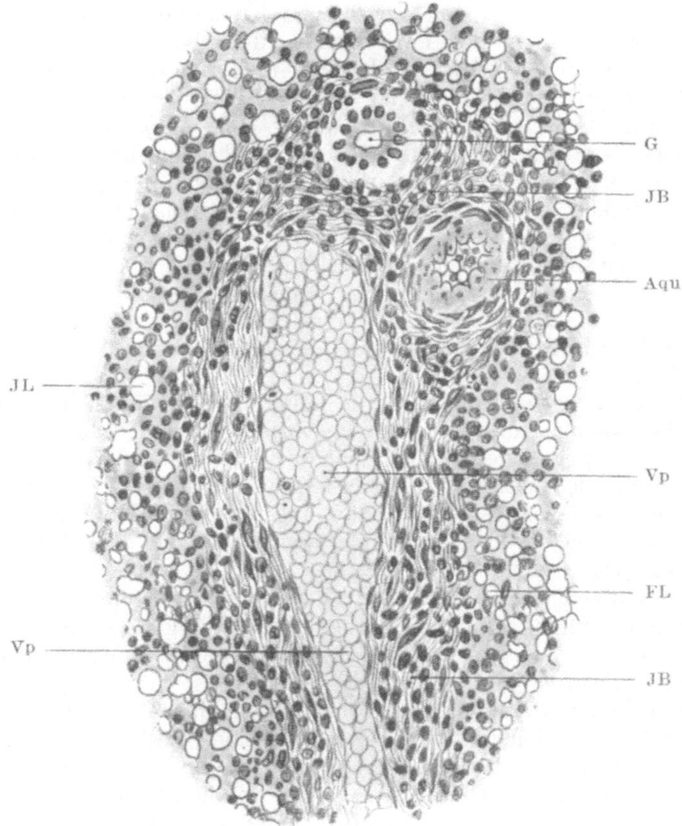

Abb. 9. Diffuse syphilitische Leberentzündung mit fettiger Infiltration des Leberparenchyms.
5-monatiges kongenital-syphilitisches Kind. Verdichtung und zellige Infiltration des interstitiellen Bindegewebes (J B). Bei V p Querschnitt eines Pfortaderastes rings von infiltriertem
Bindegewebe umgeben. Bei Aqu ein quer getroffener Leberarterienast mit perivasculitischer und
vasculitischer Erkrankung und gewuchertem Endothel. Der Gallengang G frei von entzündlicher
Wucherung. Die zellige Wucherung greift in das acinöse Gefüge des Leberparenchyms über und
durchsetzt dasselbe allenthalben (J L). Das Leberparenchym ist fettig infiltriert, die Leberzellen
sind zum größten Teile zugrunde gegangen, nur wenige, schwach gefärbte Leberzellenkerne sind
zu entdecken. Alauncarmin-Präparat. Vergrößerung 500fach.

Die Lebererkrankung kann sich beim Säugling als *frische diffuse interstitielle
Affektion.* wobei das Organ geschwellt, jedoch von weicher Konsistenz ist (diffuse
Lebersyphilis) oder auch als *indurative Entzündung mit Bindegewebswucherung*
und fühlbarer Konsistenzvermehrung manifestieren. Ausgang in cirrhotische
Verkleinerung beobachtet man im Säuglingsalter nur sehr selten, ist aber auch
schon bei einem 5 Tage alten Luetiker anatomisch nachgewiesen worden (SEIKEL).
Auch konnte ich niemals Ascites bei der diffusen Lebersyphilis der Säuglinge
feststellen, während sowohl Ikterus als auch Ascites bei Leberlues im späteren
Kindesalter nicht selten sind.

Das wichtigste klinische Symptom der diffusen Lebersyphilis des Säuglings ist *Leberschwellung*. Ich fand dieselbe bei 31% der kongenital-syphilitischen Säuglinge, und zwar stets in Verbindung mit *Milzschwellung* wechselnden Grades. Finkelstein hat in seinem Material von kongenital-luetischen Säuglingen nur bei $12^1/_2$% der Fälle Leberintumescenz gefunden, E. Kraus sogar nur bei 1,8% der Säuglinge, was sicher viel zu niedrig gegriffen ist. Wohl ist zuzugeben, daß Leberschwellung beim Säugling auch durch Stauung, Fettinfiltration u. dgl. entstehen kann und daß die Leber beim Kleinkinde auch normalerweise unter dem Rippenbogen in der Parasternal-, Mamillar- und Axillarlinie um mehr als 1 cm hervorragen kann. In den ersten beiden Lebensjahren überragt das Organ den Rippenbogen mamillar um 1—2, in der rechten Axillarlinie um 3—5 cm und ist in Ausnahmefällen sogar erst im 6. Lebensjahre völlig vom Rippenbogen verdeckt. Daraus resultieren wohl die großen Schwierigkeiten der Diagnose einer Leberschwellung im frühen Kindesalter. Allein ein Vergleich der Häufigkeit erheblicher Leberprominenzen bei syphilisfreien und luetischen Kindern zeigte mir, daß ein mehr als 1 cm betragendes Hervorragen der Leber über den Rippenbogen in der Mamillarlinie bei kaum 3% syphilis-unverdächtiger Säuglinge des ersten Lebenssemesters gegen 31% bei luetischen vorkommt, woraus die syphilitische Natur solcher Lebervergrößerungen, selbst wenn keine klinisch nachweisbare Verhärtung des Organs besteht, zur Genüge erwiesen erscheint.

Bei wirklicher Lebervergrößerung im Säuglingsalter findet man übrigens die rechte Oberbauchgegend bei genauem Zusehen immer etwas vorgewölbt und den rechten Rippenbogen höher stehend als den linken.

Besondere, auf die luetische Leberschwellung zurückführbare Symptome, insbesondere auch Ikterus, fehlen im Säuglingsalter nahezu immer, entgegen den oft schweren anatomischen Veränderungen, welche das Organ bei der Nekropsie darbietet.

Neben den einfachen diffusen Leberschwellungen kongenital-syphilitischer Säuglinge, welche unter antisyphilitischer Behandlung fast immer prompt zurückgehen, existiert, wie schon erwähnt, noch eine andere seltene klinische Form, die *hyperplastisch-indurative*, bei welcher das Organ mitunter einen großen Teil des Bauchraumes okkupiert und als ein harter, an der Oberfläche oft unebener Körper tastbar ist. Von dieser Affektion befallene Kinder kommen in der Regel schon mit den fertigen Veränderungen der Leber zur Welt, zeigen einen aufgetriebenen, von sichtbaren ausgedehnten Subcutanvenen durchzogenen Leib (Caput medusae), einen derben Milztumor, mitunter auch Ikterus und Ascites. Die Lebensdauer der von dieser Form der angeborenen Lebersyphilis befallenen Säuglinge ist in der Regel nur eine kurze.

Von neueren Autoren wurde mit Sicherheit festgestellt, daß die angeborene Frühsyphilis sowohl *atrophische* als auch *hypertrophische biliäre Cirrhosen* zu inszenieren vermag. Allerdings darf man diese Diagnose beim Säugling nur bei positivem serologischen Blutbefund stellen, denn sicher gibt es viel zahlreichere Fälle von nichtluetischer als von luetischer Lebercirrhose im Säuglingsalter (Bossert, Cornelia de Lange, eigene Fälle). Vielfach wurde auch angeborener Ikterus infolge *Obliteration und Agenesie der Gallenwege* auf angeborene Lues zurückgeführt, mit Unrecht, wenn andere Erscheinungen von Lues bei den betreffenden Neugeborenen und Säuglingen vermißt werden. Mitunter verläuft die Leberlues verdeckt durch das Bild einer myeloischen oder lymphatischen Leukämie (Stuhl, Smith). Hingegen ist ein genetischer Zusammenhang der Gaucherschen und Bantischen Krankheit mit Lues congenita nicht erwiesen.

Von O. Chiari, Beck u. a. wurde bei Neugeborenen eine *gummöse Entzündung der großen Gallenwege* mit Ausgang in Schrumpfung, Schwielenbildung und

Gallenstauung beschrieben. SCHÜPPEL hinwiederum hat auf das Vorkommen von *schrumpfender Peripylephlebitis* bei syphilitischen Früchten hingewiesen. Wichtig ist, daß alle diese mit persistierendem Ikterus verlaufenden Lebervergrößerungen, welche vielfach mit Unrecht als durch Syphilis bedingt betrachtet wurden, mit auf die Welt gebracht werden, während die erst im Extrauterinleben manifest werdenden Leberschwellungen kongenital syphilitischer Säuglinge in der Regel *ohne Ikterus* verlaufen und bei rechtzeitig in Angriff genommener Behandlung auch rasch in Heilung übergehen.

Milztumor. Zu den konstanten Symptomen der Säuglingssyphilis gehört der *Milztumor*. In anatomischer Hinsicht sind zwei Formen von luetischer Milzvergrößerung beim Säugling zu unterscheiden. 1. Die *einfache Hypertrophie* und 2. die wirkliche *Splenitis* (PARROT). Selbst bei leicht affizierten Kindern fehlt palpable Milzschwellung in den ersten Lebensmonaten nie. Sie bildet im Vereine mit allgemeiner Blässe und Nasenverstopfung in exanthemlosen Fällen mitunter das einzige offenbare Luessymptom. In der Regel ragt der untere Milzpol bei luetischen Säuglingen zwei bis drei Querfinger unter dem Rippenbogen hervor, jedoch gibt es hier auch Fälle von ganz exorbitanten Milzschwellungen, welche unter dem Bilde und mit dem Blutbefunde der *Anaemia pseudoleucaemica infantum* einhergehen. Der syphilitische Milztumor ist immer mit Leberschwellung verbunden.

Der luetische Milztumor der Säuglinge ist gegenüber dem rachitischen durch größere Dimension und Härte und selbstverständlich durch sein frühzeitigeres Auftreten unterschieden. Gar nicht selten findet man bei der Palpation des unteren Milzpoles luetischer Säuglinge Rauhigkeiten und Unebenheiten, welche von *perisplenitischen Entzündungsprozessen* herrühren. In seltenen Fällen läßt sich palpatorisch und auscultatorisch bei Atembewegungen des Säuglings ein *Knistern* und eine Art *Reibegeräusch* wahrnehmen, welches aber nach eingeleiteter antisyphilitischer Behandlung immer sehr rasch verschwindet. L. F. MEYER vergleicht dieses Geräusch recht naturgetreu mit dem Schneeballenknirschen, d. h. mit dem Gefühl, welches man empfindet, wenn man einen Schneeballen in der Hand zerdrückt oder auf harten Schnee tritt.

Gegen Ende des ersten und während des zweiten Lebensjahres entwickelt sich häufig, wie schon angedeutet, infolge syphilotoxischer Reizung des hämatopoetischen Apparates das Bild der Anaemia *pseudoleucaemica* infantum mit mächtiger *Splenomegalie*, wobei die Milz als harter Körper die ganze linke Bauchhälfte okkupieren und mit der Spitze in das Becken hinunterreichen kann. Die Affektion ist immer von beträchtlicher Lebervergrößerung begleitet. In vielen Fällen von Milz- und Leberintumescenz angeboren-syphilitischer Kinder überwiegt die Leberschwellung um ein bedeutendes die Milzvergrößerung. Hier darf man die Koinzidenz einer wirklich syphilitischen Erkrankung der Leber mit indurativer Hyperplasie der Milz annehmen, während der erstgeschilderte Typus der Anaemia pseudoleucaemica zugehört.

Affektionen der Lymphdrüsen. Die für die akquirierte Syphilis charakteristische *Polyadenitis torpida* findet bei der angeborenen Frühsyphilis eine Analogie in dem häufigen, aber keineswegs konstanten *Auftreten allgemeiner Drüsenschwellung* während oder bald nach der *Eruptionsperiode*. Daß aber auch schon im Intrauterinzustande Veränderungen in den Lymphdrüsen bestehen, beweist ein von H. KURZ obduzierter 44 mm langer Fetus, dessen vergrößerte Mesenterial- und Lungendrüsen in den Sinusräumen Endothelwucherung mit Verfettungsvorgängen, ferner Leukocytenhaufen mit zentraler Nekrose und Spirochätenansammlung erkennen ließen. Nach BARTEL und STEIN findet man in den erkrankten Lymphknoten syphilitischer Säuglinge Zurücktreten der Lymphocyten und Zunahme des Bindegewebes und der Endothelien mit Phagocytose.

Wenn man die Inguinal- und Axillargegenden etwas älterer kongenital-syphilitischer Säuglinge abtastet, so kann man sich unschwer von dem Vorhandensein leichter Drüsenvergrößerung und Drüsenverhärtung überzeugen. COMBY beschreibt eine besondere Form der kongenitalen Säuglingslues „à forme ganglionaire". Viel wichtiger aber ist, daß unter dem Einflusse der angeborenen Frühsyphilis bei Säuglingen Drüsenkörper an Stellen zum Vorschein kommen, an denen normalerweise keine Lymphdrüsen zu palpieren sind, so in den *Cubitalgegenden* und an den *Seitenteilen des Thorax* im 4. oder 5. Intercostalraume, die letzterwähnte Lokalisation allerdings viel seltener als die erstbezeichnete. Besonders häufig werden die bei normalen Säuglingen und Kleinkindern nicht tastbaren Cubitaldrüsen palpabel. Die auffallende Prädilektion der Cubitaldrüsen erklärt sich aus ihrer *Nachbarschaft zu der Epiphyen-Diaphysenverbindung des unteren Humerusendes*, welche die häufigste Lokalisation der syphilitischen Osteochondritis darstellt. Auch regionäre Drüsenschwellungen sieht man bei der angeborenen Lues, welche nicht allein von ulcerösen Hautaffektionen abhängig sind, sondern auch an Gliedmaßen, welche nur von Knochenaffektionen befallen sind, zum Vorschein kommen können. Alle hier besprochenen Drüsenvergrößerungen bewegen sich nur in engen Grenzen. Die befallenen Lymphknoten überschreiten selten Bohnengröße *(Mikropolyadenitis)*. Anders verhält es sich mit den *Drüsenvergrößerungen bei den Rezidiven* im zweiten bis vierten Lebensjahre, wenn sie sich an kondylomatöse Efflorescenzen anschließen. Hier entstehen mitunter haselnußgroße, nicht zu Vereiterung tendierende Knoten in den zugehörigen Drüsenregionen.

Veränderungen des Blutbildes. Auf den häufig möglichen Nachweis von *Spirochäten im strömendem Blute* Neugeborener ist schon hingewiesen worden. Sehr selten gelingt aber der Spirochätennachweis im Blute älterer Säuglinge. Eine besondere Ausnahme bildet ein von SILITTI beschriebenes, 50 Tage altes mit Leber- und Milztumor behaftetes Lueskind, bei welchem *zahllose Spirochäten* im frischen Blutpräparate aufzufinden waren. Besonders charakteristische anderweitige *morphologische Veränderungen des Blutes* bestehen beim luetischen Säugling trotz der oft sehr beträchtlichen fahlen Blässe seiner Hautdecke nicht. Auch betont NITSCHKE aus der Säuglingsstation von ERICH MÜLLER in Berlin, daß die Säuglingslues auch in schweren Fällen auf die Hämoglobin- und Erythrocytenwerte keinen entscheidenden Einfluß ausübt, hingegen besteht Tendenz zu *Leukocytose lymphocytotischen Charakters* und ein Vorwalten der Jugendformen der polynucleären Leukocyten. Eine auffallende *Beschleunigung der Senkungsgeschwindigkeit* der Erythrocyten im Citratblut bei manifest luetischen Säuglingen wurde von BÄZOLD und GYÖRGY gefunden (19—38 Minuten gegen $1^3/_4$—$2^1/_4$ Stunden beim Normalsäugling).

Das Blutbild zeigt bei der luetischen Säuglingsanämie die Eigentümlichkeiten *der sekundären alimentären Anämieformen*, obwohl die luetische Säuglingsanämie sich schon im ersten Lebenssemester kundgibt, die alimentäre hingegen in der Regel erst gegen Ende der Säuglingsepoche auftritt. Auch die Anaemia pseudoleucaemica des Luetikers ist, ebenso wie beispielsweise die des Rachitikers, eine sekundäre Anämie und das hierbei zutage tretende Blutbild erklärt sich zwanglos durch die ganz bedeutende Reaktionsfähigkeit des Mark- und lymphadenoiden Gewebes im Säuglingsalter; daher die häufigen Befunde von Poikilocytose, Polychromatophilie, Normoblasten- und Myelocytenvermehrung, Leukocytose und Megalosplenie (R. FISCHL, KLEINSCHMIDT, NAEGELI, GRAWITZ, JAPHA, ASCHENHEIM, BENJAMIN).

Nicht selten sind auch hohe Grade von polynucleärer Leukocytose und Lymphocytose (auch ohne besonders ausgebildete Milzhyperplasie), welche ein leukämieartiges Blutbild vortäuschen können (BENJAMIN, FINKELSTEIN). Die

Hämoglobin- und Erythrocytenzahlen sind stets subnormal und bleiben es auch noch lange während der Behandlung (NITSCHKE, POGORSCHELSKY). Aus alledem geht nur hervor, daß das morphologische Blutbild des luetischen Säuglings schwer gestört ist, daß aber kein für Lues congenita charakteristisches statuiert werden kann.

Nierenaffektionen. Sicherlich kommt bei kongenital-syphilitischen Säuglingen — und zwar vorwiegend im exanthematischen Stadium — ein der *akuten Nephritis* analoges Krankheitsbild vor, welches unter antisyphilitischer Behandlung zurückgeht. Ich selbst, dann BRADLAY, OEDMANSON und FINKELSTEIN haben schon vor vielen Jahren derartige Fälle gesehen. Im übrigen ist Albuminurie und Cylindrurie bei angeboren-syphilitischen Säuglingen häufig von komplizierenden, schweren Darmstörungen abhängig, ohne darum mit luetischen Nierenveränderungen im Zusammenhange stehen zu müssen, deren Existenz, wie schon früher angegeben wurde, heute von keiner Seite mehr bezweifelt wird (HECKER, HOCHSINGER, SCHLOSSMANN, KARVONEN, STROEBE, STOERK). Unbedingt notwendig ist daher die Vornahme der Harnuntersuchung bei jeden luetischen Säugling, bevor er in Behandlung genommen wird. Wiederholt wurde, wenn nephritische Symptome erst während der Behandlung erkannt wurden, toxische Quecksilber- oder Arsennephritis — unserer Ansicht nach nicht immer mit Recht — angenommen, da die gewöhnlichen, bei der Säuglingslues in Frage kommenden Hg- und As-Mengen die Nieren absolut nicht schädigen. Nicht dasselbe gilt von den *Wismutpräparaten*, welche bei luetischen Säuglingen nierenschädigend wirken können und daher eher vermieden werden sollen.

In anatomischer Hinsicht findet man nebst den für die angeborene Frühsyphilis charakteristischen diffusen, an das Gefäßbindegewebe geknüpften interstitiellen Zellinfiltrationen, parenchymatöse Veränderungen der Nierenepithelien und Hemmungsbildung der Glomeruli in der Nierenrinde. Allerdings läßt sich, wie FALCI betont, keine einheitliche Charakteristik der kongenital-frühsyphilitischen Nierenveränderungen aufstellen.

Forschungen im letzten Jahrzehnt haben unsere Kenntnisse über den *Verlauf der luetischen Säuglingsnephritis* außerordentlich erweitert. HUTINEL hat in 18 unter 33 Fällen von früh infantiler akuter Nierenentzündung positiven Wassermann gefunden, ohne darum allemal eine luetische Nephritis anzunehmen. Vielmehr macht er eine erhöhte Empfindlichkeit der Nieren luetischer Säuglinge verantwortlich. Diese Ansicht widerlegt sich durch meine zahlreichen klinischen und auch durch die Befunde von HINTZELMANN, REUSS, LANGE und HECKER aus der letzten Epoche, bei welchen es sich um wenige Tage oder Wochen alte Kinder mit hämorrhagischem Harnbefund, Albuminurie mit Cylindrurie und allgemeinen Ödemen handelte, welche auf innerliche Behandlung mit Jodquecksilber zur Heilung gebracht werden konnten. Ich selbst konnte schon im Jahre 1898 vier derartige Fälle im ersten Teile meiner „Studien über die hereditäre Syphilis" beschreiben, nachdem früher schon BRADLEY (1871) und AUDEOUD (1896) über solche Vorkommnisse berichtet hatten. ELSE KIRSCH-HOFFER, FINKELSTEIN, HAHN, REUSS, M. FRANK, MENDELSOHN haben bei mehrtägigen, noch unbehandelten Kindern, bei welchen die früher als mögliche Nephritisursache häufig angenommene Quecksilbereinverleibung nicht in Frage kam, Nephritis mit Ödemen gefunden.

Nach den Untersuchungen von M. FRANK handelt es sich bei der luetischen Nierenaffektion der Säuglinge in der Regel nicht um eine echte Glomerulonephritis, sondern entweder um die von VOLHARD als septische Herdnephritis bezeichnete Nierenerkrankung oder auch um die rein parenchymatöse, als „Nephrose" bezeichnete Form, welche im Gegensatze zur ersterwähnten Erkrankungsart der Niere eine recht ungünstige Prognose beim luetischen Säugling bietet.

Recht auffallend ist der in der Regel negative Spirochätenbefund im Harn trotz der histologisch stets nachweisbaren reichlichen Durchsetzung der luetischen Säuglingsnieren mit Treponemen. Dabei erscheinen die Nieren bei der Obduktion makroskopisch sehr häufig auf den ersten Blick gar nicht oder nur sehr wenig verändert.

Geschlechtsdrüsen. Sehr häufig ist die angeborene *Hodensyphilis* bei Neugeborenen und Säuglingen. Der Prozeß beginnt immer mit kleinzelliger Infiltration des perivasculären Bindegewebes, welches allmählich zu Hypertrophie des interstitiellen Stützgewebes und später zu Schrumpfung desselben führen kann. Viel seltener sind *echte Hodengummata* im Säuglingsalter. In klinischer Hinsicht erweist sich der luetische Säuglingshoden immer vergrößert und hart. Gewöhnlich ist er gleichmäßig gerundet. Sehr viel seltener ist die Oberfläche uneben oder gar höckerig. Dabei muß bemerkt werden, daß gerade in den Hoden syphilitischer Neugeborener sehr häufig Spirochäten in großer Menge sowohl im Stützgewebe als auch in den Hodenkanälchen vorhanden sind bei völligem Fehlen spezifischer anatomischer Veränderungen in diesen Organen. Fast immer besteht bei der luetischen Orchitis der Säuglinge gegensätzlich zu der Hodentuberkulose auch *Hydrocele.*

Sehr viel seltener ist beim Neugeborenen und Säugling die syphilitische *Nebenhodenentzündung,* welche dann nahezu immer mit einer gleichartigen Affektion des Testikels verbunden ist. Nur ganz ausnahmsweise kommt isolierte luetische Nebenhodenentzündung im frühen Kindesalter bei gesunden Hoden vor. Die Hodensyphilis ist nach meinen Erfahrungen bei luetischen Feten und Neugeborenen viel häufiger histologisch anzutreffen, als sie bei Säuglingen klinisch nachzuweisen ist.

Von französischer Seite ist eine häufige Beziehung zwischen der *Säuglingshydrocele* und kongenitaler Syphilis auch bei negativem Hodenbefunde ermittelt worden, was in unserem eigenen Materiale nicht zum Vorschein gekommen ist. Salés und Vallery-Radot fanden bei 20 von 115 Luessäuglingen, also in $17^0/_0$ der Fälle einen Wasserbruch. Vaglio fand dieses Ereignis 24mal unter 55 Fällen ($48^0/_0$) mit häufig positivem Wassermann im Punktat. Eine oft unscheinbare spezifische Orchitis wird als Ursache angenommen.

Affektionen des Kreislaufapparates. Klinische Erscheinungen von seiten des *Zirkulationsapparates* werden nur selten durch kongenital-luetische Affektionen im Säuglingsalter veranlaßt, obwohl parenchymatöse, fibröse und herdförmige Erkrankungen des Herzmuskels und Endokards (größtenteils wandständig) anatomisch beobachtet sind. Hier sei nur angedeutet, daß das *Myokard* angeboren-syphilitischer Säuglinge sehr häufig von *spirochätenhaltigen koagulationsnekrotischen Herden,* welche früher fälschlich für Gummen gehalten wurden, durchsetzt erscheint (Citron) und daß außerdem noch, wie Winogradow berichtet, Veränderungen an den anatomischen Herzganglien vorkommen, welche zu plötzlichem Tod luetischer Säuglinge führen können. Auch ist von Friedländer letal endende luetische Säuglingsmyokarditis, welche intra vitam zu Herzdilatation und systolischer Geräuschbildung Anlaß gab, beschrieben worden, während Tichomiroff ein der Angina pectoris ähnliches Krankheitsbild bei einem luetischen Säugling gesehen hat. Ob und inwieweit die Entstehung angeborener Vitia auf Lues congenita zurückgeführt werden kann, ist eine strittige Frage. Von Pott und Stefans wird ein überwiegender diesbezüglicher Einfluß angenommen, was mit meinen einschlägigen Erfahrungen nicht übereinstimmt. Destruktive valvuläre Prozesse werden durch Lues congenita in keiner Lebensepoche hervorgerufen.

Die *Nabelblutungen* kongenital-syphilitischer Neugeborener beruhen viel häufiger auf Wanderkrankung der Nabelgefäße, welche die Kontraktion der-

selben verhindert, als auf septischer Infektion. Bei kongenital-luetischen Säuglingen kommen als Blutungsursache überdies noch in Betracht Gefäßzerreißungen
in den verschiedensten Körperorganen: so hämorrhagischer Pemphigus, Rhinitis
haemorrhagica, Darmblutungen unter dem Bilde der Malaena neonatorum,
Vorkommnisse, welche zur Aufstellung des Begriffes der „*Syphilis haemorrhagica
neonatorum*" geführt haben. Über das Verhältnis zwischen Blutungen bei
Neugeborenen und Lues gibt eine Statistik WILSONS Aufschluß. Unter 45 Fällen
von Blutungen Neugeborener waren 10 luetisch, 6 davon hatten Nabelblutungen.
SHUKOWSKY fand bei einem von Metrorrhagie befallenen Neugeborenen syphilitische Erkrankungen der Uterusgefäße.

Die eigentliche *Endarteriitis syphilitica* findet sich gewöhnlich erst in der
zweiten Hälfte der Säuglingsperiode ausgebildet, betrifft dann vorzüglich die
Hirnarterien und gibt zu encephalomalacischen Herden Anlaß. TAKAHASHI
hat, neben thrombosierenden Epithelwucherungen Rundzelleninfiltration in
der Media und Adventitia, narbige Schrumpfung der Arterienwand und hyaline
Degeneration innerhalb der Gefäßwandschichten in den Hirnarterien finden
können. Mehrfach ist generelle Erkrankung der mittleren und kleinen Arterien
im Säuglingsalter beobachtet worden (BERGHINZ). RACH und WIESNER fanden
in 60—70% aller Fälle von angeborener Frühsyphilis spirochätenfreie entzündliche Zellwucherungen im Bereiche der Adventitia und Media mittlerer Arterien,
von welchen die juvenile Arteriosklerose abzuleiten ist. LAURITZ-MELCHIOR,
WIESNER, BRUHNS, THOENES, CITRON, RÉBAUDI u. a. beschrieben bei angeborener
Frühsyphilis Entzündung der Aortenmittel- und Innenhaut *(Mesaortitis productiva)* mit Beteiligung der Vasa vasorum, Befunde, deren luetische Natur
von SCHARPFF und STOLKIND allerdings angefochten wurde. Sklerotische Veränderungen an den peripheren Arterien makroskopischer Art wurden im übrigen
von VEROCAY bei einem $5^{1}/_{2}$ Monate alten Luetiker festgestellt. Die luetischen
Wucherungsvorgänge innerhalb der Gefäßwände des Fetus und Säuglings
haben deshalb leichtes Spiel, weil die Intima der Gefäße noch sehr wenig ausgebildet und das elastische Gewebe noch außerordentlich rückständig ist.

Kongenital-syphilitische Säuglinge zeigen häufig *ausgedehnte Schädelvenen*,
welche jedoch nicht wie A. und E. FOURNIER meinen, auf einer syphilitischen
Dystrophie der Venen, sondern auf hydrocephalischen Erkrankungen des
Schädelinneren beruhen. Ebenso sind medusenhauptähnliche Ausdehnungen
der Hautvenen am Stamme von spezifischen cirrhotischen Lebererkrankungen
abhängig. Als ein neues Symptom angeborener Säuglingslues hat übrigens
der Spanier BERETERVIDE eine Verbreiterung der Aorta ascendens hingestellt
und beteuert, daß eine Vergrößerung des Aortendurchmessers über 1,5 cm
beim Kleinkinde ein konstanteres und sichereres Luessymptom sei als die
positive Blutreaktion (?).

3. Tardive Visceralerkrankungen bei der angeborenen Lues.

Die kongenital-syphilitischen Erkrankungen der Visceralorgane nach Ablauf
der Säuglingsperiode zeigen gegensätzlich zu den Produkten der angeborenen
Frühsyphilis sehr häufig rein *gummösen Charakter* in Form von *solitären Syphilomen*, welche sowohl in den parenchymatösen, als auch den lymphatischen
Organen und an den Schleimhäuten vorkommen können. Dabei ist nicht zu
übersehen, daß kongenital-syphilitische Kinder — offenbar wegen ihrer durch
frühzeitige spezifische Entwicklungsstörungen der Parenchyme zustande gekommenen Minderwertigkeit der Organe — zu allen möglichen inneren und
Infektionserkrankungen besonders disponiert sind und daß dort, wo nicht schon
in der ersten Eruptionsepoche eine tilgende Behandlung angewendet wurde,

interkurrente Erkrankungen neue Syphilisausbrüche provozieren können. Relativ häufig ist im späteren Kindesalter *knotenförmige Lebersyphilis*. Auch *Schrumpfniere*, als Folge schrumpfender Syphilome der Niere kommt im späteren Kindesalter zur Beobachtung. Im allgemeinen sind in unseren Landen auf Syphilis congenita tarda beruhende interne Erkrankungen (vom Nervensystem abgesehen) relativ selten. So fand Schrumpf unter 4280 männlichen Patienten 414mal interne Lues, unter welchen sich aber nur 0,72% auf kongenitale Syphilis zurückführen ließen. Anders in den Tropenländern, wo die Lues congenita tarda mit tödlich verlaufenden internen Erkrankungen ein großes Kontingent stellt. Ein sehr bequemes und besonders für die Landpraxis zu empfehlendes Mittel zur Aufdeckung des luetischen Charakters zweifelhafter interner Erkrankungen im späteren Kindesalter bietet die *Luetinprobe* nach Noguchi, deren Bedeutung von amerikanischen Autoren besonders hoch eingeschätzt wird (Hanes). Während ich in früheren Jahren, mit dem Merckschen Präparate arbeitend, mehrfach bei symptomlosen, aber immer noch seropositiven Kongenital-luetischen eine negative Luetinreaktion gefunden habe, konnte ich mich gerade im letzten Jahre bei Verwendung des aus dem Wiener serotherapeutischen Institut bezogenen Luetin von der außerordentlichen Zuverlässigkeit dieses Präparates in bezug auf die diagnostische Verwertbarkeit überzeugen. So fanden sich positive Luetinreaktionen bei negativem Wassermann und Meinicke in zwei Fällen von cerebralen Herderkrankungen, dann bei zwei Fällen von Schädelhypertrophien mit olympischer Stirne und schließlich lieferten zwei anscheinend völlig gesunde Kinder einer von uns 30 Jahre vorher wegen kongenitaler Lues behandelten Mutter eine positive Luetin- bei negativer Seroreaktion (Lues congenita der dritten Generation?).

Sicherlich aber liegt der Wert der Luetinreaktion bei der Lues congenita nicht so sehr darin, latente Lues congenita zu entlarven, als vielmehr Organerkrankungen von sonst zweifelhafter Provenienz als luetische zu deklarieren, was allerdings durch die Wassermann- und Flockungsreaktionen ebenso zuverlässig bewerkstelligt wird. de Villa und Ronchi fanden die Luetinreaktion bei der Lues congenita in 49%, die Wassermannprobe in 81% positiv. Eine ganz nebensächliche Bedeutung kommt der Klausnerschen Pallidinreaktion bei der angeborenen Spätsyphilis zu.

Späte Lungenaffektionen der angeborenen Lues kommen sehr selten vor und unterscheiden sich weder in klinisch-diagnostischer noch in anatomischer Hinsicht von denen der akquirierten Lues. Verwechslungen mit schrumpfenden Tuberkuloseformen sind um so eher möglich, als bei diesen letzteren Kochsche Bacillen im Auswurf vollkommen fehlen können, anderseits aber auch Lungentuberkulose indurativen Charakters bei noch seropositiven Kongenital-luetischen vorkommt (eine eigene Beobachtung).

Mehrfach ist das *kombinierte Vorkommen von Lungensyphilis und -tuberkulose* bei tardiver kongenitaler Lues verzeichnet und das Auftreten von dichten Schwielenbildungen und Schrumpfungsvorgängen in tuberkulösen Lungen kongenital-syphilitischer Individuen auf diese Symbiose bezogen worden. Auch eine der Entwicklung schwerer tuberkulöser Einschmelzungsvorgänge zuwiderlaufende Tendenz der kongenital-syphilitischen Beeinflussung wurde in der bei der Lues congenita tarda vorwaltenden Neigung zu Schrumpfungsvorgängen erblickt, ganz ähnlich, wie wir einen die Entwicklung schwerer Rachitis hemmenden Einfluß der hyperostosierenden Tendenz der kongenitalen Frühsyphilis feststellen konnten — trotz der besonders häufigen Kombination zwischen Rachitis und kongenitaler Lues. Daher scheue man sich nicht, kongenital-luetische Tuberkulöse, falls ihr Allgemeinzustand nicht zu sehr gelitten hat, bei positive m klinischem oder serologischem Luesbefunde antiluetisch zu behandeln, gleichwie wir auch luetische Rachitiker mit günstiger Wirkung auf die Rachitis antisyphilitisch angehen.

Mit großer Vorsicht ist eine aus dem Jahre 1923 stammende Mitteilung zweier argentinischer Autoren (ACUNA und GARRAHAN) aufzunehmen, welche unter 31 an *Asthma bronchiale* leidenden Jugendlichen 21mal positive Seroreaktion fanden, aber durch spezifische Therapie *keine* günstige Beeinflussung des Asthmaleidens erzielen konnten. Hier dürfte eine zufällige Kombination zwischen der neuropathischen Asthmadisposition und der kongenitalen Lues im Spiele gewesen sein.

Unter den durch Syphilis congenita tarda bedingten *Eingeweideerkrankungen* nehmen, was Häufigkeit anbelangt, *Leberaffektionen* den ersten Rang ein, obwohl die hier in Betracht kommenden Störungen sich nicht von denjenigen unterscheiden, welche die Tertiärperiode der akquirierten Syphilis hervorbringt. Das *großknotige Lebergumma, die diffuse bindegewebige hypertrophische Cirrhose* und die aus einer Kombination dieser beiden Zustände hervorgehende, charakteristische *gelappte Leber*, sind hier zu erwähnen. Die in Frage kommenden Leberveränderungen verbinden sich immer mit Milzhyperplasie, sehr häufig auch mit Icterus und Ascites und können, wie von mir selbst mehrfach beobachtet und in der Literatur beschrieben wurde, bei rechtzeitiger Diagnose und Behandlung in vollkommene Heilung übergehen. Auch *Pylephlebitis* und *-thrombose* mit akutem Verlauf, mit Milztumor und Caput medusae bei positiver Serumreaktion und mit raschem Ausgang in Heilung durch spezifische Therapie wurde von SCHEER bei einem $6^1/_2$jährigen, kongenital-luetischen Kinde beobachtet.

Manche Fälle von infantiler *Schrumpfniere* und *amyloider Degeneration der Nieren* mögen im Kindesalter auf Syphilis congenita tarda beruhen. Sicherlich steht auch *Diabetes insipidus* infantum häufig mit Syphilis congenita in Zusammenhang. Auch eine spätsyphilitische indurative und gummöse *Hodenerkrankung* ist wiederholt beobachtet worden. Bekannt ist auch die bei kongenitaler Lues vorkommende *paroxysmale Hämoglobinurie*. Einen einzig dastehenden Fall von chronischer luetischer *Blasenblutung* bei einem 6jährigen Knaben mit positiver Serumreaktion und Ausgang in Heilung durch kombinierte Hg-Salvarsanbehandlung hat RIES beschrieben.

Orthostatische Albuminurie ist bei älteren Kongenital-luetischen ein häufiges Vorkommnis. STUEMPKE fand sie in 6 von 46 Fällen. ARNOLD fand diese Albuminurieform in $70^0/_0$ aller kongenital-syphilitischen älteren Kinder, was bei der noch später zu besprechenden besonderen Empfindlichkeit des Gefäßnervensystems der Spätluetiker nicht zu verwundern ist.

Trotz der auffallend häufigen Befunde schwer affizierter *Bauchspeicheldrüsen* bei luetischen Neugeborenen ist die *Zuckerkrankheit* nur selten bei der kongenitalen Spätsyphilis gesehen worden. Fälle von FOURNIER, MÉRY, DAY, und neuestens von MILANI sind hier zu nennen und die Äußerung NOORDENS zu erwähnen, daß er bei 8 Vätern zuckerkranker Kinder Lues nachweisen konnte.

Bezüglich der Erkrankungen des *Zirkulationsapparates* bei der Syphilis congenita tarda sei darauf hingewiesen, daß sowohl eine *Aortitis gummosa*, als auch *Arteriosklerose* und *Phlebosklerose*, dann auch Erscheinungen der RAYNAUDschen *Krankheit* bei kongenital-syphilitischen Kindern sich finden. Auch Herzaffektionen, und zwar myokarditische ebenso wie endokarditische, kommen bei angeborener Spätsyphilis zur Beobachtung. Es sind ferner luetische Aortenaneurysmen, vornehmlich die Brustaorta betreffend, im Kindesalter wiederholt beobachtet worden. Doch spielt gerade die kongenitale Syphilis nicht jene große Rolle bei der Entstehung von Erkrankungen des Herzens und der großen Gefäße wie die erworbene. BERETERVIDE hält eine *Aortenbreite* von mehr als

10 mm bei Kindern zwischen dem 2. und 8. Lebensjahre und über 13 mm bei 8—14jährigen für ein pathognomonisches Lueszeichen. Daß bei kongenitaler Lues auch isolierte luetische *Venenerkrankungen* vorkommen, ist wiederholt beschrieben worden, zuletzt von Verotti (Periphlebitis beider Venae saphenae, Heilung durch Hg-Ns-Behandlung). Auf die besondere Affinität der Lues congenita zu den mittleren und kleineren Hirngefäßen wird noch besonders hingewiesen werden.

Hyperplasien des adenoiden Gewebes im Nasenrachenraum sind bei kongenital-syphilitischen Kindern sehr häufige Befunde, ohne daß denselben charakteristische Eigentümlichkeiten in diagnostischer Hinsicht zukommen, und zwar hypertrophiert häufig nicht allein die Luschkasche Tonsille, sondern auch der übrige Teil des adenoiden Schlundringes, die Gaumenmandeln und das adenoide Lager am Zungengrund. In dem letzterwähnten Gebiete können bei der Syphilis congenita tarda zwei diametral entgegengesetzte Affektionen vorkommen: *glatte Atrophie* und *adenoide Hypertrophie*.

Wegen der großen Häufigkeit der adenoiden Wucherungen im Nasenrachenraum bei älteren kongenital-syphilitischen Kindern finden sich bei den letzteren fast immer die *jugularen, submaxillaren und cervicalen Lymphknoten* vergrößert, worin natürlich keine spezifisch luetische Drüsenerkrankung erblickt werden darf. Doch kommen auch solche bei der angeborenen Spätsyphilis tatsächlich vor. Eine gewisse Neigung zu *Drüsenvergrößerung* besteht überhaupt bei älteren luetischen Kindern, so daß auch an Orten, welche normalerweise keine fühlbaren Lymphknoten aufweisen, solche zum Vorschein kommen. Übrigens können auch aus der frühen Kindheit herrührende *Cubitaldrüsenschwellung* bis in die Pubertätsepoche palpabel bleiben, zumal wenn eine laxe Behandlung des Falles vorgelegen war.

Neben diesen einfachen Drüsenhypertrophien kommt aber das *echte Drüsengumma*, wenn auch nicht gerade häufig, im Kindesalter vor.

Dasselbe tritt nach meinen Erfahrungen in zwei Verlaufsweisen auf: Entweder unter dem Bilde einer isolierten Anschwellung einer einzigen Drüse oder eines Drüsenpaketes, welches sich hart und schmerzlos erweist und nur geringe Erweichungstendenz zeigt, oder es kommt an allen Lymphknoten tragenden Regionen zu Hypertrophien, ähnlich der Polyadenitis des Sekundärstadiums der akquirierten Lues, nur daß bei der infantilen Spätlues die Drüsenkörper größere Dimensionen gewinnen.

Wenn es sich um isolierte Knotenbildungen handelt, was bei subakuten Lymphknotenaffektionen häufiger ist, dann ist die Differentialdiagnose gegenüber tuberkulösen Lymphdrüsen nicht immer leicht. In der Regel bestehen jedoch bei der angeborenen Spätlues Stigmata, welche zur Diagnose verhelfen. Sonst wäre auf das beträchtlichere Hervortreten einer dichten Periadenitis bei den luetischen Formen ein gewisser Wert zu legen, durch welche ein Konfluieren mehrerer aneinander liegender Drüsen zu einem Knoten bedingt wird. Auch mächtige, tumorartige multilokuläre Drüsenpakete, ähnlich wie bei der Hodgkinschen Krankheit können auf Lues congenita tarda beruhen (Weill, Bertoye und Bernheim). Histologisch sind Langhanssche Riesenzellen, Endothelwucherung und Gefäßveränderungen in den luetischen Drüsentumoren gefunden worden (Weill und Bernheim).

Ganz verschieden ist der Verlauf eines eventuellen Drüsenzerfalles bei gummöser und bei tuberkulöser Adenitis. Beim Zerfall des syphilitischen Drüsengummas verwächst eine umschriebene Stelle der Geschwulst mit der Haut, die letztere zerfällt rasch in größerem Umfang und es entsteht nach Entleerung der charakteristischen Gummaflüssigkeit ein Geschwür mit allen Eigentümlichkeiten des syphilitischen. Die gummöse Drüsensyphilis der Kinder ist ein äußerst dankbares Objekt der modernen antisyphilitischen Therapie, was in diagnostischer Hinsicht von nicht zu unterschätzender Bedeutung ist.

Im Gegensatze zur großen Häufigkeit von *Milzschwellung* bei der angeborenen Frühsyphilis steht die große Seltenheit dieser Veränderung bei der Lues congenita tarda, obowhl in neuerer Zeit gerade die Splenitis bei der BANTIschen *Krankheit* von mehreren Autoren, darunter O. CHIARI und MARCHAND, mit angeborener Syphilis in Zusammenhang gebracht wurde. Ein besonders charakteristischer Fall, ein 11jähriges Mädchen mit positivem Blutbefund betreffend, bei welchem vier Jahre zuvor Leberlues bestanden hatte, wurde von BOOM veröffentlicht.

Hodenerkrankungen sind im Gegensatz zu den Vorkommnissen in den Frühperioden der Lues congenita bei der Tardivlues selten und bieten keine Besonderheiten gegenüber den gummösen Orchitisformen der Lues acquisita. Wiederholt sahen wir bei infantil gebliebenen Kongenital - luetischen auffallende Unterentwicklung der Keimdrüsen und des gesamten äußeren Genitales. Über *Ovarialerkrankungen* spätsyphilitischer Natur fehlen Literaturberichte.

Eine Reihe von Vorkommnissen bei kongenitaler Tardivsyphilis spricht für eine Mitbeteiligung der *inkretorischen Drüsenapparate*, was nach den anatomischen Feststellungen aus ihrer Frühperiode (s. dort) an Nebennieren, Thymus, Pankreas, Hoden nicht wundernehmen kann. Nun liegen auch Befunde von spezifischen Erkrankungen der *Hypophyse* mit Spirochätenanhäufungen in den Infiltrationsbezirken vor (SIEMENS und SCHMIDT, SABAREANU), so daß die bei älteren kongenital-luetischen Individuen nicht allzu selten beobachteten hypophysären Symptomenkomplexe der Dystrophia adiposo-genitalis, des Infantilismus und Eunuchoidismus, des Diabetes insipidus, ferner auch Gesichtsfeldeinschränkung (NONNE) wohl zu verstehen sind. Nach Analogie mit den klinisch nachweisbaren Hodenaffektionen ist auch ein Rückschluß auf das Vorkommen analoger *Ovarialaffektionen* wohl berechtigt, woraus sich verspätete Pubertätsentwicklung, lange anhaltender infantiler Habitus, Amenorrhöe bei weiblichen Kongenital-luetischen zwanglos erklären läßt.

Nasenaffektionen. Was die Nase anlangt, kann bei der tardiven Kongenitalsyphilis ebenso wie bei der akquirierten Tertiärsyphilis eine diffuse Knochen- und Beinhauterkrankung des ganzen Nasenskelettes oder Gummabildung innerhalb der knorpeligen oder knöchernen Nasenscheidewand oder am Boden der Nasenhöhle das primäre Leiden darstellen, welchem durch Aufbruch Ulceration der Schleimhaut nachfolgen kann. Doch kommen auch an der Schleimhaut des knorpeligen und häutigen Nasenteiles umschriebene Knotenbildungen vor, welche zur Geschwürsbildung Anlaß geben. Am häufigsten ist wohl die Ostitis gummosa des knöchernen Septumteiles, deren erstes Symptom in einer hartnäckigen Nasenverstopfung besteht. Aber auch gummöse Ostitis der Choanen mit Knochensequestration ist beschrieben (GAILLARD und PITRE). Die gummösen Geschwürsvorgänge gehen immer mit reichlicher Eiter- und Krustenbildung einher. Tritt nicht rechtzeitig eine rettende Therapie in Aktion, so kommt es zu tief greifenden Geschwüren der Schleimhaut und zu Perforation der Nasenscheidewand oder am Nasenboden und zu Nekrosen an den beteiligten Partien des Siebbeines und Oberkieferknochens.

Die Endausgänge solcher nasaler Zerstörungsprozesse werden bei der Besprechung der Stigmata der angeborenen Lues Erwähnung finden.

Ein häufiger Befund bei kongenital-luetischen Kindern zwischem dem 6. und 15. Lebensjahre ist die *atrophische Rhinopharyngitis* oder *Ozaena*. Gummöse Knotenbildungen im *Zungenparenchym* mit und ohne Ulceration kommen bei der Lues congenita tarda ebenso wie bei akquirierter Tardivsyphilis vor.

Sehr häufig und sehr charakteristisch erkranken die *Gaumen- und Rachengebilde* bei der Syphilis congenita tarda. Zunächst möchte ich den *syphilitischen*

Tophus des harten Gaumens, der in der Regel in der *Raphe* desselben vorspringt, erwähnen, ein zum Unterschiede von den reinen Schleimhautaffektionen der Syphilis congenita tarda recht schmerzhaftes Übel, welches eine Vorstufe der ulcerösen Gaumenperforation darstellt. Weiterhin kommen am Gaumensegel und innerhalb der Gaumenbögen Gummen vor, welche zu tiefgreifenden Geschwüren und zu Perforationen führen können. Der Lieblingssitz ist die Insertionsstelle der Uvula und der Mittelteil des vorderen Gaumenbogens, woselbst zunächst schmerzlose Anschwellungen entstehen, welche sich anfänglich bloß durch einen eigentümlichen Gaumenton beim Sprechen, ähnlich wie beim Tonsillarabsceß verraten, den Schlingakt jedoch kaum behindern. Erst wenn Geschwürsbildung oder gar Perforation eingetreten ist, machen sich die bekannten Funktionsstörungen beim Sprechen und Schlingen bemerkbar.

Umschriebene oder diffuse Schwellungen entstehen auch an der Schleimhaut der *Epiglottis* und des *Larynx,* welche wegen der das Sprechen und die Atmung behindernden Störungen von großer Wichtigkeit sind und unter vier verschiedenen Typen verlaufen können: 1. Hyperplasie mit Geschwürs- und Narbenbildung; 2. Hypertrophien mit papillären Wucherungen, besonders häufig am Kehlkopfeingang und Kehldeckel; 3. tumorartige Hyperplasien; 4. gleichmäßige diffuse Infiltrationen. Der Kuriosität halber sei das von Cuneo-Domingo beschriebene Vorkommen einer — wahrscheinlich aus einem erweichten Gumma hervorgegangenen — *Tracheocele* bei einem kongenital-syphilitischen Individuum erwähnt (Heilung nach Aufbruch unter Salvarsanbehandlung).

Sowohl die im Nasenrachenraume als auch die im Larynx und in der Trachea auftretenden spätsyphilitischen Geschwüre besitzen eine große Tendenz zur Bildung von schrumpfenden Narben. Demnach gehören narbige Verwachsungen des Gaumensegels mit der hinteren Rachenwand, Verschrumpfungen des Kehldeckels, Verengerungen des Kehlkopfes und der Luftröhre, welch letztere in therapeutischer Hinsicht wohl zu den schwierigsten Affektionen zählen, zu den sehr charakteristischen Residuen der Syphilis congenita tarda im späteren Kindesalter. Bei Stimmveränderungen älterer syphilitischer Kinder, welche keine lokale Kehlkopfaffektion zeigen, muß an eine *syphilitische Neuritis* der Kehlkopfnerven gedacht werden.

II. Kongenital-luetische Erkrankungen des Nervensystems.

Vorbemerkungen. Das Zentralnervensystem, einschließlich seiner Hüllen, kann bei kongenital-luetischen Individuen in jeder beliebigen Epoche der Kindheit spezifisch erkranken. Nur in der frühesten Kindheit besteht ein gewisser Parallelismus zwischen Lues nervosa und den sonstigen Luesmanifestationen, insofern als die auf das Zentralnervensystem bezüglichen klinischen Erscheinungen sich vorwiegend an die erste exanthematische Eruption oder an die Rezidivausbrüche der Lues congenita in der Säuglingsepoche knüpfen. Hier spielt die Koinzidenz der Epoche des intensivsten Hirnwachstums mit der Entfaltung des Luesvirus die maßgebende Rolle, welche in den späteren Kindheitsepochen in Wegfall kommt. Nicht immer aber sind die ersten Ausbrüche der Lues congenita praecox exanthematischer Natur. Das Fehlen solcher Erscheinungen allein darf daher von der Luesdiagnose nicht unter allen Umständen abhalten. Denn zweifellos gibt es, wenn auch selten, Fälle von *sicherer exanthemloser Lues congenita praecox,* welche sich lediglich in den inneren Organen, einschließlich des Zentralnervensystems, abspielt, so daß das Vorkommen einer mehr weniger isolierten kongenital-luetischen Frühaffektion des nervösen Zentralapparates durchaus nicht in Abrede zu stellen ist (Heubner, Hochsinger). Das sog. Spiel- oder neutrale Kindesalter, etwa vom 3. bis zum 7. Lebensjahre, erweist sich als relativ wenig von frischen cerebrospinalen Luesmanifestationen befallen, das Schulalter, also die Epoche der Lues congenita tarda, liefert wieder ein größeres Kontingent an frischen luetischen Affektionen des Zentralnervensystems, was mit der nun intensiver in den Vordergrund tretenden geistigen Betätigung des Kindes in Zusammenhang steht.

In der letzterwähnten Lebensperiode, mitunter auch schon während des Spielalters, zeigen Kongenital-luetische, namentlich solche, deren Lues praecox übersehen oder keiner ausgiebigen Dauerbehandlung teilhaftig wurde, Zeichen von *genereller Neuropathie mit Facialisphänomen, psychischer Übererregbarkeit und Minderwertigkeit des Zentralnervensystems*. Besonders häufig ist mir bei älteren kongenital-luetischen Kindern, aber auch schon bei drei- und vierjährigen, das Auftreten von *habituellem Kopfschmerz* mit typischen *Migräneanfällen* vorgekommen, wobei ich aber hervorheben möchte, daß es sich hier sicherlich nicht immer um eine rein funktionelle Neurose handelt, daß vielmehr diese Kopfschmerzen vormals luetischer Kinder sehr häufig organisch bedingte, auf ein Zusammenwirken von *Schädelhypertrophie* mit *Hydrocephalie* beruhende Störungen darstellen. Über das Vorkommen von *Epilepsie, Idiotie* und echten *Psychosen* bei Kongenital-luetischen wird noch später kurz berichtet werden. LEO HAHN hebt mit Recht das häufige Vorkommen vago- und sympathikotonischer Symptomenkomplexe bei Tardivsyphilitikern, namentlich aber auch das Auftreten von angiospastischen Pectoralkrisen und retinaler Krampfischämie (KRAUPA) hervor, welche ich ganz besonders häufig in der Pubertätsepoche beider Geschlechter beobachtet habe. Es soll gleich hier angemerkt werden, daß spezifisch antiluetische Behandlung gegen die eben erwähnten Gesundheitsstörungen nur wenig wirksam ist.

Wiederholt wurde bei kongenital-luetischen Kindern paralytischer oder tabischer Eltern das frühzeitige Auftreten schwerer Erkrankungen des Zentralnervensystems mit entsprechenden Liquorveränderungen oder bloßes Vorkommen von Anisokorie, träger oder fehlender Pupillenreaktion beschrieben. Von manchen Autoren wurde dies auf eine besondere vererbte Empfänglichkeit des Zentralnervensystems für die Syphilisspirochäte zurückgeführt, was aber durchaus nicht feststeht. Denn auch ohne die angegebene Beeinflussung sind spätsyphilitische Affektionen des Zentralnervensystems häufige Vorkommnisse. Wir selbst fanden bei eigenen Untersuchungen eines in 4—24jähriger Dauerevidenz geführten Materiales von 204 Kongenital-luetischen folgende Störungen im Zentralnervensystem am Ende der Beobachtung:

1. Habituelle Migräne bei 14 Kindern.
2. Auffallende Nervosität bei 36 Fällen.
3. Einen hysterischen Symptomenkomplex 5mal.
4. Idiotie 10 mal.
5. Isolierte Pupillenstarre bei 4 Kindern.
6. Hochgradigen Hydrocephalus in 9 Fällen.
7. Epilepsie in 6 Fällen.
8. Cerebrale Lähmungen 2mal.
9. Dementia paralytica 2mal.
10. Tabes dorsalis 1mal.

Allerdings stammt diese Statistik aus der Vorsalvarsan- und Vorwassermannzeit mit noch unvollkommenen Behandlungsmethoden. Ich kann mich aber heute des Eindrucks nicht mehr erwehren, daß solche Affektionen des Zentralnervensystems bei den Kongenital-luetischen, welche in den Frühstadien den modernen Behandlungsmethoden unterzogen wurden, sehr viel seltener geworden sind, so daß ich mich mutatis mutandis ganz der von GENNERICH rücksichtlich der akquirierten Lues des Zentralnervensystems geäußerten Anschauung anschließe, daß eine unvollkommene Behandlung der Säuglingssyphilis für das nachmalige Auftreten schwerer Nervenlues besonders prädisponiert.

1. Die angeborene Frühsyphilis des Zentralnervensystems.

a) **Das Zentralnervensystem des Säuglings** ist viel häufiger, als allgemein angenommen wird, Sitz spezifischer Veränderungen. Wer Gelegenheit hat, beim Säugling die ersten Luesausbrüche zu beobachten, der wird fast niemals cerebrale Symptome im Eruptionsstadium vermissen, auf welche noch später zurückzukommen sein wird. Ebenso findet der Anatom bei der Nekropsie luetischer Säuglinge, zumal wenn histologische Untersuchungen vorgenommen werden, fast immer meningeale, mitunter auch encephalitische Veränderungen, und zwar auch bei anscheinend nervengesunden Säuglingen. Und endlich deuten die ungemein zahlreichen positiven Liquorbefunde schon in frühem Säuglingsalter auf ein frühzeitiges organisches Mitergriffensein des nervösen Zentralapparates durch die kongenitale Lues. Zumal weist der *regelmäßige Befund einer Liquorpleocytose* beim luetischen Säugling auf den konstanten Mitbestand einer meningealen Luesaffektion hin. Tezner fand in 55% der untersuchten Luessäuglinge Liquorveränderungen und Kundratitz konnte schon bei 5- und 6-wöchigen luetischen Kindern positiven Liquorbefund erheben. Stets sind auch Liquormengen und Liquordruck erhöht (Arena), der Eiweißgehalt des Liquor braucht dabei nicht vermehrt zu sein.

Es wurde des weiteren nachgewiesen, daß selbst bei negativem Blut-Wassermann ein positives Ergebnis der Liquoruntersuchung nicht selten ist. Dort wo aber bei Säuglingen cerebrale Symptome vorliegen, fehlt niemals eine Veränderung der Cerebrospinalflüssigkeit nach einer oder der anderen der 4 bekannten Reaktionen hin. Auch wurden wiederholt Spirochäten in der Cerebrospinalflüssigkeit luetischer Säuglinge gefunden. Sehr gewöhnlich sind gleichzeitig mehrere dieser Reaktionen positiv. Am bedeutsamsten scheint uns ein *positiver Ausfall der Wassermannreaktion* im Liquor, weil er mit Sicherheit auf das Vorhandensein einer Lues nervosa schließen läßt. Nach Annahme zahlreicher Autoren ist ein positiver Wassermann-Liquor im frühen Kindesalter von übler Vorbedeutung und involviert die Gefahr einer späteren Erkrankung des Zentralnervensystems.

Von besonderen Ausnahmefällen (Pachymeningitis haemorrhagica) abgesehen, ergibt die Lumbalpunktion bei luetischen Säuglingen einen vollkommen klaren Liquor, sehr häufig mit erhöhtem Eiweiß- und konstant vermehrtem Lymphocytengehalt.

Ein Parallelismus zwischen Liquor-Wassermann und anderen Reaktionen ist nicht vorhanden. Sehr häufig fehlt der Liquor-Wassermann, trotzdem alle übrigen Liquorproben positiv sind. Frank konnte durch die Goldsolreaktion bei kongenital-luetischen Säuglingen viel häufiger positiven Liquor nachweisen, als mit allen übrigen gebräuchlichen Proben, und zwar auch in Fällen ohne jedes auf das Zentralnervensystem hinweisende Symptom. In einer aus allerjüngster Zeit stammenden Untersuchungsreihe, 155 Lueskinder betreffend, war bei positivem Liquor-Wassermann auch die Goldsolreaktion positiv. Bei 20% noch unbehandelter Kinder bestand positiver Liquor-Wassermann, dabei mit einer einzigen Ausnahme auch positiver Blut-Wassermann (Gutfeld und Gertrud Meyer).

Bezüglich der Häufigkeit der positiven Liquorreaktion bei luetischen Säuglingen gehen, wie eben erwähnt, die Zahlen der Autoren auseinander. Kundratitz fand unter 45 kongenital-syphilitischen Kindern 32mal, das ist in 71% normalen Liquor und 9 mal einen positiven Wassermann. Tezner hingegen fand unter 83 kongenital-luetischen Kindern 36mal, das ist in 43,3% positiven Befund. Unter diesen Kindern waren 41 Säuglinge mit 56,1% positivem Liquor, wobei der Wassermann nur 11mal positiv und 6mal die einzige positive Reaktion war. JEANS, weiter MIKIEWICZ und PROGULSKI konnten bei kongenital-luetischen Kindern verschiedenen Alters in 33% aller Fälle Symptome von seiten des Zentralnervensystems mit positivem Liquorbefund erheben.

Eine andere Frage ist die, ob und inwieweit die positiven Liquorbefunde mit Affektionen des Zentralnervensystems in der frühesten Lebensepoche zusammenhängen und ob dieselben eine prognostische Bedeutung quoad Nervensystem für die spätere Zeit besitzen. Ich halte es für unrichtig, wenn über positive Liquorbefunde trotz Fehlens von cerebralen Symptomen berichtet wird, denn, wie schon eingangs hervorgehoben wurde, zeigt jeder kongenital-luetische Säugling während der Eruption der ersten Luesmanifestationen untrügliche Zeichen einer meningealen Reizung, welche allerdings oft sehr rasch abklingt, daher dem untersuchenden Arzte nicht immer zur Kenntnis kommt, wohl aber auf den Liquor wirkt, dessen Pleocytose nach GENNERICH ein untrügliches Zeichen meningealer Infektion bedeutet. Die nur in wenigen Ausnahmefällen fehlenden, sich frühzeitig einstellenden und lange Zeit erkennbaren, wenn auch oft geringfügigen Schädelveränderungen hydrocephalischen Charakters sprechen gleichfalls für eine frühzeitige Mitaffektion der Meningen, daher Pleocytose in keinem Falle von frischen Luesausbrüchen beim Säugling vermißt wird. Bei manifesten meningealen Prozessen erreicht diese Pleocytose mitunter besonders hohe Grade [2200 Zellen- (KUNDRATITZ)], aber auch nach Neosalvarsaninjektion erscheint mitunter, selbst bei Fehlen von cerebralen Symptomen, vorübergehend eine provozierte beträchtliche Lymphocytose, was zu beherzigen ist.

Sehr interessante Belehrung erfahren wir über das Verhältnis der positiven Liquorreaktionen zur Neurolues bei der Syphilis congenita aus einer amerikanischen Publikation neueren Datums von JEANS und SIDNEY J. SCHWAB. Unter 56 liquorpositiven luetischen Kindern besaßen *32 manifeste Erscheinungen von Neurolues*, 9 Kinder hatten nur Pupillensymptome. Bei den Kindern unter 2 Jahren fand sich 9mal Meningitis, 5mal Hydrocephalus, ebenso oft auch Epilepsie, 4mal Hemiplegie, 1mal Tetraplegie, 5mal Idiotie. Bei den mehr als 2 Jahre alten Kindern bestand 1mal Hydrocephalus, 1mal Meningitis, 8mal Epilepsie, 5mal Hemiplegie, 2mal Paraplegie, 3mal Tetraplegie, 3mal Lues cerebrospinalis, 4mal Opticusatrophie, 1mal Tabes, 5mal Paralyse, 5mal Idiotie.

Nicht unerwähnt bleibe eine Mitteilung von DOLLINGER und SCHWABACHER aus dem Kaiserin Augusta Viktoria-Hause in Berlin, welche bei drei Säuglingen mit Meningitis epidemica und negativem Blut-Wassermann, bei denen die Obduktion das Fehlen jeglicher luetischer Erkrankung ergab, positive Liquorbefunde erhoben, was auf einen Lipoidzerfall im erkrankten Zentralnervensystem zurückgeführt wird. Selbstverständlich sind derartige isolierte Befunde nicht geeignet, die große Bedeutung der positiven Liquorreaktionen im Säuglingsalter zu entkräften.

Alles spricht dafür, daß bei der Lues congenita schon ganz frühzeitig eine *Liquor- und Meningealinfektion* erfolgt, viel ausgiebiger und frühzeitiger als bei den Früherkrankungen der Lues acquisita, deren große Bedeutung für die Entstehung luetischer Cerebrospinalerkrankungen der Spätperiode von GENNERICH und GÄRTNER in eingehenden Publikationen gewürdigt wurde, auf welche aber hier nicht näher eingegangen werden kann.

GENNERICH leitet alle syphilitischen Erkrankungen des Zentralnervensystems von einer sekundär-syphilitischen Meningitis ab, welche schon jahrelang als latenter Prozeß bestanden hat. Wenn, trotz der nahezu ausnahmslos bei Lues congenita praecox bestehenden, klinisch und durch Liquor-Pleocytose feststellbaren serösen Meningitis, Tabes und Paralyse relativ selten nachfolgen, so ist dies aus der viel durchgreifenderen Wirkung der Salvarsantherapie beim Säugling, welcher sein geringes Körpermaterial mit einer geringen Liquormasse zur Durchdringung gegenübersteht, zu erklären, wobei noch die im Vergleich zum Körpergewicht des Säuglings angewendeten viel größeren Salvarsanmengen

(0,03 pro Kilo Körpergewicht) als beim Erwachsenen eine erhebliche Rolle spielen. Wohl aus demselben Grunde ist das sog. *Neurorezidiv* nach Salvarsankuren ein bei der angeborenen Frühsyphilis unbekanntes Ereignis, weil die in therapeutische Verwendung gezogenen relativ hohen Salvarsandosen entsprechend der großen Toleranz des Säuglingsorganismus für dieses Mittel, genügen, um auch das Zentralnervensystem desselben mit dem sterilisierenden Heilstoff voll zu imprägnieren.

   b) **Anatomische und klinische Daten.** Eine kurze Übersicht über die *anatomischen Befunde*, welche am Zentralnervensystem Kongenital - luetischer vorkommen, sei hier angeführt. Am häufigsten sind bei der angeborenen *Frühsyphilis* die *weichen Hirnhäute* ergriffen, deren arterielle und venöse Gefäße Wanderkrankungen in allen ihren Schichten darbieten können (Rach, Königstein, Weil, Wohlwill). Besonders häufig ist eine *seröse Meningitis* mit Vermehrung der subarachnoidealen und Ventrikelflüssigkeit. Seltener, aber immerhin häufig genug, besteht die Kombination einer *Meningo-Encephalitis* (Weil). Häufige Befunde sind auch *thrombotische Hirnprozesse* mit weißer Erweichung, welche zumeist auf *Endophlebitis obliterans* beruhen. Daneben kommen allerdings auch *marantische Sinusthrombosen* zur Beobachtung, welche von der schweren Kachexie der betreffenden Luessäuglinge abhängen, mit der Lues selbst aber nichts zu tun haben müssen. Auch knötchenförmige, der tuberkulösen ungemein ähnliche, disseminiert - gummöse Leptomeningitis ist beschrieben worden, hingegen sind *isolierte Hirngummen* in der frühen Kindheit ganz außerordentlich selten und kommen nur in späteren Lebensaltern häufiger zur Beobachtung. Ganz vereinzelt ist der von Seikel erhobene Befund mehrfacher, schüsselförmig vertiefter spirochätenhaltiger Ulcerationen an der Innenfläche der Seitenventrikel bei einem am 5. Lebenstage verstorbenen luetischen Neugeborenen.

   Die schweren vasculären Erkrankungsvorgänge luetischer Früchte bedingen eine besondere Brüchigkeit der Gefäßwände, daher meningeale und cerebrale *Blutungen* bei luetischen Neugeborenen häufige Befunde sind, während durch Gefäßlues bedingte Hirnblutungen im späteren Kindesalter zu den selteneren Vorkommnissen zählen. Aus der äußerst wechselvollen Kombination der verschiedenen luetischen Krankheitsprozesse ergeben sich die verschiedenartigsten klinischen Bilder. *Spastische Hemiplegien* und *Diplegien* sind bei älteren luetischen Kindern häufig. Krankheitsbilder, welche an die *multiple Sklerose*, die *diffuse Hirnsklerose*, die Friedreichsche *Ataxie* erinnern, gehören hierher. Aber auch im Fetalzustande abgelaufene und mit Narbenbildung ausgeheilte meningeale und encephalitische Luesformen können die Grundlage mehr minder schwerer cerebraler Symptomenkomplexe im postfetalen Leben abgeben. Durch spezifische Erkrankung der *Hyphophyse* oder hydrocephalische Druckwirkung auf diese Drüse kann das Symptomenbild der Dystrophia adiposo-genitalis, psychischer Infantilismus, Diabetes insipidus zustande kommen (Nonne).

   Viel seltener sind das *Rückenmark* und das *periphere Nervensystem* von der kongenitalen Lues befallen. Isolierte kongenital-luetische *Rückenmarksaffektionen* sind in den Frühstadien der kongenitalen Lues große Raritäten. In späteren Lebensepochen finden sie sich wohl, immer aber nur in Kombination mit Hirnerkrankungen; auch die Krankheitsbilder und die ihnen zugrunde liegenden anatomischen Veränderungen der sog. *Metalues* fehlen nicht in der Reihe der Affektionen des nervösen Zentralapparates bei der kongenitalen Lues.

   Unseren Erfahrungen zufolge sind in den letzten Jahren schwerere luetische Erkrankungen des Zentralnervensystems jenseits der Säuglingsepoche seltener geworden, wohl eine Folge der modernen Behandlungsmethoden der angeborenen Frühsyphilis, bei welcher bis zum Verschwinden der Wassermann-Reaktion und noch darüber hinaus, intensive therapeutische Einwirkungen durchgeführt werden, welche ein Sichverkriechen der Treponemen nach dem Zentralnervensystem hin unmöglich machen.

Eine besondere Eigentümlichkeit der kongenital-luetischen Affektionen des Nervensystems besteht darin, daß mehr noch als bei der akquirierten Lues die verschiedensten Gebiete des nervösen Zentralapparates *gleichzeitig* befallen sein können und daß auch die verschiedensten anatomischen Darbietungsformen (Gefäßerkrankungen, Erweichungszustände, diffuse Sklerosen, Gummabildung, exsudative und plastische Meningitis) gleichzeitig bestehen können. Auch auf primären Entwicklungshemmungen infolge von Keimschädigung beruhende anatomische Veränderungen werden von verschiedenen Autoren der angeborenen Lues zur Last gelegt, eine Anschauung, mit welcher ich mich aus schon früher dargelegten Gründen heute nicht mehr recht befreunden kann. Bemerkenswert ist in dieser Hinsicht ein Fall von SOLOVTZOFF mit vollständigem Kleinhirndefekt in Verbindung mit anderen somatischen Entwicklungshemmungen bei einem luetischen Neugeborenen. STRÄUSSLER fand bei einem an juveniler Paralyse verstorbenem Kinde Größenverminderung des Kleinhirns um Zweidrittel des Normalen, daneben angeborene Kleinheit der Medulla und des Rückenmarks, Hypoplasie der CLARKEschen Säulen. Ähnliche Hypoplasien fand CORNELIA DE LANGE am Rückenmark luetischer Säuglinge aus den ersten Lebenswochen (s. auch später).

Vielfach werden bei an Lues verstorbenen Säuglingen meningitische und meningoencephalitische Befunde erhoben, welche intra vitam nicht vermutet worden waren (WOHLWILL). Anderseits kommen aber auch bei luetischen Säuglingen Konvulsionen mit JACKSONschem Typus, Contracturen, Hemiparesen vor. RACH konnte bei einem Luessäugling während eines Krampfanfalles bei der Lumbalpunktion einen spirochätenhaltigen Liquor zutage fördern. STÖBER, ZAPPERT, STRANSKY, SCHILLER und ich konnten durch antiluetische Therapie Meningitiden, welche unter dem Bilde der tuberkulösen Basilarmeningitis verliefen, zur Ausheilung bringen. Doch bleibt solche Heilung nicht immer eine dauernde, wie ein von STRANSKY und SCHILLER mitgeteilter Fall lehrt, bei welchem es nach ausgeheilter Meningitis zu einer Hirnblutung kam, welche mit Cystenbildung im rechten Parietallappen endete. Zweifellos beruhen zahlreiche Fälle von früh entwickelten epileptiformen *Krampfbildern* und von *Nystagmus* auf meningoencephalitischen Prozessen luetischer Natur, dennoch scheinen mir die Mitteilungen von LAFON und ARGANARAZ, welche in 90% aller kindlichen Nystagmusfälle kongenitale Lues vermuten, sehr übertrieben.

c) **Hydrocephalus und seröse Meningitis.** Es wurde schon hervorgehoben, daß Affektionen des Zentralnervensystems während der Eruptionsperiode der Säuglingssyphilis viel häufiger sind als allgemein angenommen wird, aber weit seltener die Hirnsubstanz als die Meningen und nur ausnahmsweise das Rückenmark betreffen. Sie manifestieren sich klinisch zunächst durch große Unruhe und Schlaflosigkeit mit nächtlichen Schreianfällen (Signe de *Sisto* der Franzosen) und abnorme Reizbarkeit der gesamten Nervensphäre in Verbindung mit erhöhter *Fontanellenspannung.* Die häufigste in Betracht kommende Affektion ist eine *Meningitis serosa interna* und *externa* mit vasculärer Erkrankung der Arachnoidea und der Plexus choroidei, welche unter dem Bilde des Hydrocephalus acutus verläuft. Sehr häufig entwickelt sich diese Affektion während oder im Anschluß an den ersten Exanthemausbruch oder gelegentlich eines Rezidivausbruches der angeborenen Syphilis. Sehr selten ist der syphilitische Hydrocephalus angeboren. In der Mehrzahl der Fälle dürfte es sich um einen *Hydrocephalus communicans hypersecretorius* und nicht um einen Hydrocephalus occlusivus handeln (IBRAHIM).

In der Regel erreichen die kongenital-syphilitischen Wasserköpfe nicht den enormen Umfang der nichtsyphilitischen, doch kommen ausnahmsweise auch ballonförmige Schädelausdehnungen mit positivem Blutbefunde (Cozzolino), namentlich bei der angeborenen Form der syphilitischen Hydrocephalie, zur Beobachtung. Nach Ibrahims Erfahrungen hängt eine kleine Zahl von angeborenen Hydrocephalien mit elterlicher Lues zusammen, ohne daß die Kinder sonstige Lueszeichen oder positive Blutbefunde zeigen.

Bei den erst im Extrauterinleben entstehenden Formen wirkt eine frühzeitig auftretende luetische Hyperostose der Schädelkapsel einer allzu intensiven Schädeldehnung entgegen. Nur die gespannte und emporgehobene Fontanelle, die mäßige Vergrößerung des Kopfes und der Visus hydrocephalicus mit der charakteristischen Bulbusstellung (luetische Glotzaugen) und die auffallende *Ektasie der Schädelvenen* berechtigen zur Diagnose des Wasserkopfes, welcher hier sehr häufig ein *Hydrocephalus in Miniaturausgabe* ist (Abb. 10 u. 11).

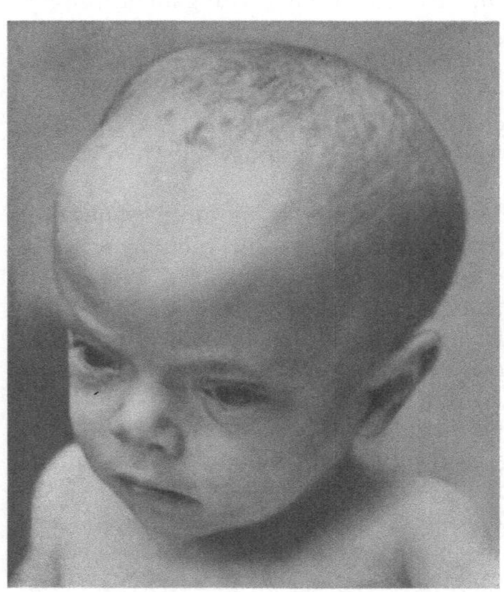

Abb. 10. **Hydrocephalus syphiliticus in Miniaturausgabe.** 10 monatiges Kind.

Der syphilitische Wasserkopf der Säuglinge kann stürmisch unter einem meningitischen Bilde ganz akut auftreten oder schleichend ohne wesentliche Funktionsstörungen seitens des Zentralnervensystems zum Vorschein kommen. Finkelstein bemerkt mit Recht und ganz im Sinne eines von mir schon vor Jahrzehnten vorgetragenen Gedankenganges, daß Krampfzustände und andere schwere Nervensymptome, welche während der Eruptionsperiode der kongenitalen Syphilis entstehen, auf flüchtigen hydrocephalischen Ergüssen beruhen. Hierfür sprechen die häufig konstatierbare, mit dem sonst recht elenden Zustande des Kindes disharmonierende erhöhte Fontanellenspannung, in Verbindung mit prall dilatierten äußerlich sichtbaren Schädelvenen, die durch Lumbalpunktion feststellbare intraspinale Drucksteigerung und die bei frischer Säuglingslues so häufigen Liquorveränderungen, insbesondere die *Pleocytose,* auf welche schon hingewiesen wurde.

Neben der Meningitis serosa interna findet sich bei kongenital-syphilitischen ganz jungen Säuglingen mitunter eine durch *blutig tingierten oder schokoladebraun verfärbten Liquor* charakterisierte *Pachymeningitis haemorrhagica,* welche in der Mehrzahl der Fälle auf traumatisch bedingter Rhexis spezifisch erkrankter meningealer Gefäße beruht (Husler, Pfaundler). Im späteren Säuglingsalter kommen meningeale Blutungen auch durch Stauung infolge von Phlebosklerosen und -thrombosen zustande. Bei primär blutigem Liquor ist das Punktat später oft *bernsteingelb* und gibt starke Gallenfarbstoffreaktion. Des ferneren finden sich encephalitische und meningitische, diffuse und circumscripte Veränderungen und spezifische Gefäßaffektionen mit konsekutiven Gewebsstörungen, auf die hier nicht näher eingegangen werden kann. Nur die Tatsache verdient Erwähnung, daß hydrocephalische Schädelausdehnung bei der angeborenen Lues auch durch Prozesse der letzterwähnten Art hervorgerufen werden kann. Wenn der Hydrocephalus lange Zeit mit Lähmungs- oder Contracturerscheinungen verläuft, dann liegt demselben immer eine komplizierende Hirnaffektion zugrunde. Umgekehrt sind vielfach Fälle von anatomisch festgestellter luetischer Meningoencephalitis mit spirochätenhaltigem Exsudat und subpialen Blutergüssen trotz völlig negativem klinischen Befund bei Säuglingen beschrieben worden (RACH).

Die Erfahrung, daß eine große Anzahl von Hydrocephalusfällen des Kindesalters auf Lues beruht, macht für jeden Einzelfall die serologische Blutprobe, die Liquoruntersuchung und selbstredend auch die Anwendung der antisyphilitischen Therapie zur Pflicht. An der Klinik JAMMAS in Neapel wurde unter 85 Fällen von chronischem Hydrocephalus nur zweimal Lues vermißt. In der

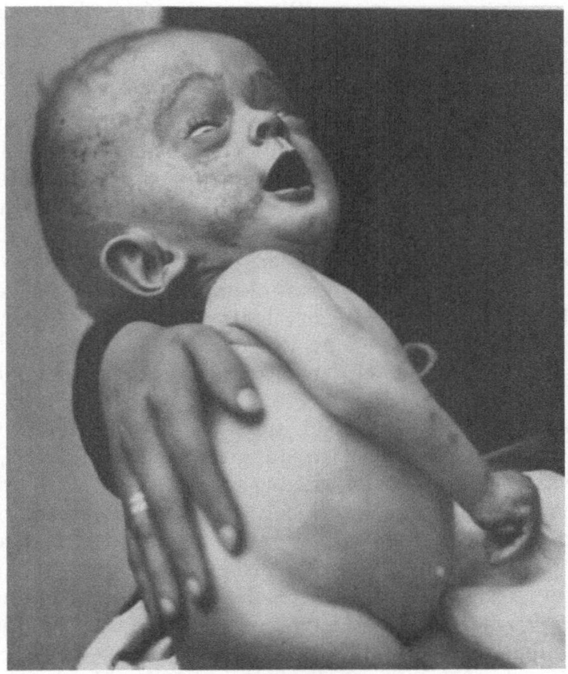

Abb. 11. Hydrocephalus syphiliticus mit charakteristischer Bulbusstellung bei einem mit Osteochondritis, spindelförmiger Auftreibung des rechten Ellbogengelenkes und Pseudoparalyse behafteten Säugling.

Tat gelingt es in sehr vielen Fällen, durch eine solche Behandlung in Verbindung mit systematisch durchgeführten Lumbalpunktionen frische Hydrocephalusfälle binnen kurzem zur Heilung zu bringen, oder doch in ihrer Weiterentwicklung aufzuhalten. Nur die Ballonschädel trotzen auch bei Luetikern jeder antiluetischen Behandlung.

Bei den vorhin erwähnten Miniaturhydrocephalien der Säuglinge findet man starke Prominenz der Fontanelle, hydrocephalische Stellung der Bulbi, aber nur kurz dauerndes Dehiszieren der Schädelnähte, Überwiegen des Hirnschädels über den Gesichtsschädel. Der Schädelumfang ist aber dabei in der Regel nicht auffallend vergrößert. Dafür sind aber die Schuppenknochen frühzeitig eburneiert, die Nahtränder bald verwachsen, die Tubera, besonders die frontalen prominent. An der Schädelwölbung zwischen den Tubera parietalia besteht in der Regel schon in der zweiten Hälfte des ersten Lebensjahres eine mehr weniger tiefe mediane Einsenkung.

Es muß hier die Tatsache registriert werden, daß bei kongenital-luetischen Kleinkindern ein der *tuberkulösen Basilarmeningitis* ungeheuer ähnliches Krankheitsbild vorkommt, welchem auch das anatomische Substrat einer vorwiegend basal lokalisierten gummösen Meningitis zugrunde liegt (German, Finkelstein), welches aber in der Vorwassermannepoche diagnostische Schwierigkeiten zu bereiten vermochte. Erbrechen, Nackensteifigkeit, die schon erwähnten nächtlichen Schreianfälle, Schlummersucht, Pulsverlangsamung, Reflexsteigerung und erhöhte Fontanellenspannung leiten dieses Krankheitsbild ein, welches im wesentlichen auf einer durch spezifische Gefäßerkrankung angeregten serösen Exsudation in den Ventrikeln und Subarachnoidealräumen beruht. Aber es ereignen sich bei kongenital-luetischen Kleinkindern auch Symptomenkomplexe, welche einer *Konvexitätsmeningitis* vollkommen entsprechen. Es ist um so schwieriger, im Einzelfalle trotz Liquoruntersuchung eine Entscheidung zu treffen, weil tatsächlich eine nicht unerhebliche Anzahl syphilitischer Kinder wirklich an tuberkulöser Basilarmeningitis stirbt, was auf ihre große Disposition für tuberkulöse Infektion zurückzuführen ist. Aber selbst bei sichergestellter luetischer Meningitis ist nicht immer, selbst bei energischester antiluetischer Behandlung, Heilung zu erzielen. Es darf eben nicht vergessen werden, daß seröse Ergüsse in die Hirnventrikel und Subarachnoidealräume bei kongenital-luetischen Kindern nicht immer bloß auf einer relativ harmlosen, vom inneren Periost des Craniums angeregten Entzündung der Meningen beruhen, sondern daß vielfach auch diffuse syphilitische Erkrankungen der meningealen und der Hirngefäße und der Hirnsubstanz selbst (Meningoencephalitis) vorliegen, welche nicht mehr reduktionsfähig sind und im Vereine mit den übrigen destruierenden luetischen Prozessen in inneren Organen trotz ausgiebigster Behandlung unaufhaltsam zum Tode führen (Ziehen).

In einer Reihe von Fällen schließt sich an einen initialen Symptomenkomplex, welcher dem der tuberkulösen Basilarmeningitis sehr ähnlich ist, ein Stadium der Apathie an, während der Schädelumfang und die Fontanelle rasch an Größe zunehmen, mit einem Worte, es kann sich an ein akutes meningitisähnliches Stadium das Bild eines chronischen, langsam wachsenden Hydrocephalus anschließen, welcher endlich doch noch zur Ausheilung gelangt. Etabliert sich die luetische Entzündung in der Gegend der Sella turcica, dann kann späterhin ein hypophysärer *Symptomenkomplex* in Verbindung mit Hydrocephalus und *Idiotie* zum Vorschein kommen und stabil verharren (Bonett, Babonneix und Carette).

Bei den syphilitischen Hydrocephalien zeigt sich der Erfolg der Behandlung, welche in *systematisch allwöchentlich einmal durchzuführenden Lumbalpunktionen* in Kombination mit einer spezifischen Therapie zu bestehen hat, in der Regel schon nach wenigen Wochen. Eines der auffallendsten Symptome ist das Einsinken der Stirnfontanelle, was auf eine Aufsaugung des entzündlichen Flüssigkeitsergusses im Schädelinnern hinweist. Ossifiziert die Stirnfontanelle kurz nach Ablauf des intrakraniellen Entzündungsvorganges, dann bleibt häufig eine trichterförmige Einsenkung an Stelle der vormaligen Stirnfontanelle lange Zeit zurück. Indem nämlich in einem gewissen Zeitpunkte während der Resorption der hydrocephalischen Flüssigkeit die vormals gespannte und vorgewölbte Fontanelle einsinkt, werden auch die den Stirn- und Scheitelbeinen angehörigen Fontanellen- und Nahtränder eingezogen. Dies in Verbindung mit der luetischen Hyperostose der Stirn- und Scheitelbeinhöcker, von welchen noch später die Rede sein wird, bedingt eine Vertiefung der Sagittalnahtregion am Schädeldach gegenüber den Tubera und liefert die Grundlage für die Entwicklung des sog. *Caput natiforme* von Parrot.

Isolierte *Erkrankungen des Rückenmarks* bei der Syphilis congenita praecox mit sicheren klinischen Zeichen sind bisher nicht beobachtet; doch liegen anatomische Befunde von GILLES DE LA TOURETTE und GASNE vor, welche Gefäßwanderkrankungen und interstitielle Zellwucherung, sowie diffuse Erkrankungen der Rückenmarkshäute sowohl bei kongenital-syphilitischen Neugeborenen als auch bei älteren Säuglingen fanden. Die Angabe von DE PETERS über spinale Lähmungen spezifischer Art bei kongenital-syphilitischen Säuglingen sind mehr als zweifelhaft. Beachtung hingegen verdienen die Befunde von SIBELIUS und CORNELIA DE LANGE, welche bei angeborener Syphilis der Neugeborenen auffallende Entwicklungsstörungen der Spinalganglienzellen fanden. Die letzterwähnte Autorin konstatierte bei zwei luetischen Säuglingen aus den ersten Lebenswochen abnorme Kleinheit des Rückenmarksquerschnittes und Verminderung der Ganglien im Hals- und Brustmark ganz ohne Degenerationserscheinungen, nebst pialen, meningitischen und meningomyelitischen Veränderungen.

2. Kongenitale Lues des Zentralnervensystems in späterer Kindheit.

Während im Säuglingsalter die luetische Erkrankung des Zentralnervensystems vorwiegend im Hydrocephalus und der denselben veranlassenden meningealen Reizung zum Ausdruck kommt, herrscht in den *späteren Kindheitsepochen* kein bestimmter Typus in dieser Richtung vor, vielmehr können die verschiedenartigsten Teile des nervösen Zentralapparates in der verschiedenartigsten Form und Kombination in jedem beliebigen Alter ergriffen werden. Auch hier sollen nur die *Besonderheiten der luetischen Affektionen des Zentralnervensystems* nach Ablauf der Säuglingsperiode hervorgehoben werden, da im großen und ganzen alles, was sonst von den Beziehungen der akquirierten Lues zum Zentralnervensystem gilt, auch rücksichtlich der angeborenen Lues auf das Kindesalter Anwendung findet und alle diesbezüglichen Vorkommnisse bei der akquirierten auch bei der kongenitalen Lues in Erscheinung treten können.

Wir haben schon hervorgehoben, daß das sog. neutrale Kindesalter arm an selbständig auftretenden frischen cerebrospinalen Luesmanifestationen ist, betonen aber, daß die Ausläufer der hydrocephalisch-meningealen Affektionen der Säuglingssyphilis sich gerade in dieser Altersperiode um so deutlicher in Form von *Intelligenzstörung* und *Krampfzuständen* zur Geltung bringen. Daneben können aber auch Symptomenbilder auftreten, deren anatomische Grundlage bereits in der Säuglingsperiode gegeben war, ohne in dieser Lebensperiode klinische Kennzeichen geliefert zu haben. Hierher gehören die *spastischen Hemi- und Diplegien* mit schleichendem Verlaufe, viele Fälle von JACKSON-*Epilepsie* und *cerebraler Kinderlähmung*. Nur ein Vorkommnis ist hauptsächlich der Kindheitsepoche des Spielalters eigentümlich: das Vorkommen von *Hemiplegien* mit immerhin akutem, jedoch nicht stürmischem Einsetzen, welchen thrombotische, endarteriitische und phlebosklerotische intracerebrale Vorgänge zugrunde liegen. Diese Erkrankungsform beginnt in der Regel unter Konvulsionen und Bewußtseinstrübung, verläuft aber im Gegensatz zur infantilen Encephalitis fieberlos und ohne vorhergehende meningeale Reizsymptome, so daß man, wie ZAPPERT sehr zutreffend hervorhebt, ,,solche Kinder bereits am Tage nach Einsetzen der Lähmung als ambulatorische Patienten in der Poliklinik antreffen kann". Diese luetische Hemiplegie des Kleinkindesalters stellt eine äußerst schwere Erkrankungsform dar, denn sie führt trotz richtiger Erkenntnis und zweckentsprechender Behandlung sehr häufig zu irreparablen Funktionsstörungen: Idiotie, persistierender Sprachstörung und dauernden Lähmungszuständen der befallenen Gliedmaßen.

Auch einzelne Fälle von *Hirngumma* mit ausgesprochenen Tumorerscheinungen und rein gummöse Meningitiden kommen im Kleinkindesalter vor.

Zahlreich sind die syphilitischen Erkrankungsformen des Nervensystems in der *späteren Kindheit*. Ein kurzer Überblick soll hier gegeben werden.

Gummöse und encephalitische Herdaffektionen, Sklerosen und Exsudationsvorgänge isolierter oder disseminierter Art sind das Substrat der angeborenen Hirnsyphilis in der späteren Kindheit. Zunächst sind zu nennen spastisch-hemiplegische oder diplegische Krankheitsbilder (Littlesche Krankheit), mitunter unter dem Bilde einer akuten Encephalitis, welche erst durch Anamnese und Blutprobe in ihrer wahrhaften Wesenheit erkannt wird. Nach König beruhen 7°/₀ der Fälle von cerebraler Kinderlähmung auf Lues. Die meisten früher als *spastische Spinalparalysen* kongenital-luetischer Natur beschriebenen Fälle, welche sich durch allmählich hervortretende spastische Paresen der Unterextremitäten oder aller vier Gliedmaßen charakterisierten, sind nicht rein spinale Erkrankungsformen, sondern cerebrospinale Erkrankungen, bei welchen Degenerationen der motorischen spinalen Bahnen sich an primäre luetische cerebrale Prozesse anschließen. Daher reflektorische Pupillenstarre, Akkommodationsschwäche und Intelligenzdefekte bei solchen Kindern entweder Hand in Hand mit den spastischen Erscheinungen sich entwickeln oder, was leicht zu Täuschungen Anlaß geben kann, erst im späteren Verlaufe des Nervenleidens zum Vorschein kommen. Hierher gehören sechs von Marfan beschriebene Fälle spastischer Paraplegie mit Pupillenstarre und allmählich auftretenden Intelligenzdefekten und ein obduzierter und von Mensi beschriebener Fall von *spastischer Tetraplegie* bei einem 8jährigen Kongenitalluetischen mit Pupillenstarre und Intelligenzstörung, bei welchem diffuse chronische Leptomeningitis und sklerotische Herde in verschiedenen Gebieten des Gehirns und Rückenmarks vorlagen.

Während Oppenheim, Zappert, Bouché und viele andere Autoren der Anschauung sind, daß die echte Friedreichsche *Ataxie* mit Lues congenita nichts zu tun hat, daß vielmehr die unter dem Bilde der erwähnten Nervenkrankheit verlaufenden kongenital-luetischen Fälle auf Kombinationen von meningoencephalomyelitischen Herden luetischer Natur beruhen, halten Sträussler und Linder daran fest, daß auch die anatomischen Veränderungen der echten Friedreichschen Ataxie (hypoplastisches Rückenmark und Kleinhirn mit Degeneration der Hinterstränge und Kleinhirnseitenstrangbahnen) durch Lues congenita zustande kommen können. Auch scheint ein sicherer Fall von kongenital-luetischer *Heredoataxie cerebelleuse* (P. Marie) bei einem 6¹/₂jährigen Kind in der Publikation von Allen Star vorzuliegen.

Relativ häufig entstehen bei Lues congenita tarda, sehr viel seltener bei Säuglingen und Kleinkindern Symptomenkomplexe, welche auf *isolierte tumorartige Syphilome* hinweisen. Die diesbezügliche durch positiven Blutbefund verifizierte klinische Kasuistik ist heute schon eine recht ansehnliche, aber auch die anatomische verfügt über zahlreiche Fälle von Hirngummen bei kongenitalluetischen Kindern in den verschiedensten Gebieten des Zentralnervensystems. Die Diagnose des Hirngummas ist dann leicht, wenn Tumorerscheinungen mit positivem Blut- oder Liquorbefund kombiniert sind.

Isolierte Rückenmarkserkrankungen in der Spätperiode der angeborenen Lues sind, abgesehen von der *Tabes dorsalis* außerordentlich selten. Selbst die an sich auch recht seltene luetische Spondylitis scheint nach Jürgens und meinen eigenen Erfahrungen die Medulla spinalis selbst nie in Mitleidenschaft zu ziehen. Nur ganz vereinzelte Fälle von *Myelitis transversa* lassen sich auf Lues congenita zurückführen. Sonst sind myelitische und myelomeningitische Veränderungen, wie schon erwähnt, in der Regel mit cerebralen Symptomen kombiniert. Zwei ältere von Déjérine veröffentlichte Fälle von kongenitaler spastischer *Tetraplegie* und ein von Friedmann im Jahre 1892 publizierter Fall von rezidivierender spastischer Spinalparalyse, könnten eventuell als Beispiele isolierter kongenital - luetischer Spinalerkrankung angesehen werden. Auch die von HORSTMANN beschriebenen Fälle von Paraplegia inferior (5, 14 und 17 Jahre alt), welche durch Neosalvarsaninjektionen restlos geheilt worden waren, gehören vielleicht in diese Gruppe.

Lähmungen peripherer Art und *Neuritiden* sind, abgesehen von der Neuritis optica und den isolierten Augenmuskellähmungen, welche an anderer Stelle dieses Werkes abgehandelt werden, sehr selten durch kongenitale Lues bedingt. Einzelne als periphere Lähmungen ex Lue congenita in der Literatur verzeichneten Fälle halten einer strengen Kritik nicht stand und dürften eher in das Gebiet der *nucleären Affektionen* zu verweisen sein, welche hie und da durch angeborene Lues zustande kommen. ZIEHEN betont das Vorkommen von nucleären *Aplasien* bei Kongenital - luetischen, welche auf Entwicklungshemmungen beruhen, denen wieder nucleäre Prozesse gegenüberstehen, welche auf arteriosklerotische und phlebosklerotische Vorgänge zurückzuführen sind.

Sowohl genuine als auch JACKSONsche *Epilepsie* sind bei Lues congenita tarda wiederholt beobachtet worden. Ich fand genuine Epilepsie sechsmal unter 263 Fällen von Dauerbeobachtungen kongenital-syphilitischer Kinder. Nach BRATZ und LUTH sind ungefähr $50^0/_0$ der Epileptiker kongenital-luetisch. BABONNEIX und DAVIS haben vielfach bei Epileptikern positive Blutreaktion oder klassische Stigmata der angeborenen Lues gefunden, so daß sie immer bei epileptischen Kindern zur Einleitung einer antiluetischen Kur raten, durch welche es ihnen wiederholt gelang, die Kinder von ihren Anfällen zu befreien, wogegen allerdings einzuwenden ist, daß nicht jeder auf Jod oder Hg reagierende Fall von Epilepsie darum auch ein luetischer sein muß. Übrigens sind sicherlich eine gewisse Zahl von anscheinend genuinen Epilepsiefällen auf luetische innere Schädelhyperostosen zurückzuführen, so daß solche Fälle eigentlich eher in das Gebiet der symptomatischen Epilepsie gehören und darum auch durch antiluetische Kuren günstig beeinflußt werden (NONNE). Jene sicheren kongenital-luetischen Fälle unter den Epileptikern, deren Krampfzustände einer spezifischen Therapie gegenüber refraktär bleiben, werden mehrfach als Träger eines durch originäre Keimschädigung in seiner Entwicklung beeinträchtigten Zentralnervensystems angesprochen, dessen Krampfbereitschaft in seiner Minderwertigkeit begründet ist. Halbseitige klassische Krampfzustände, sog. JACKSONsche Epilepsie, sind ein häufiges Begleitsymptom kongenital-luetischer cerebraler Krankheitsformen und namentlich als Begleitsymptom corticaler Erkrankungen und meningoencephalitischer Herde von großer diagnostischer Bedeutung.

Es besteht kein Zweifel, daß sich bei kongenital-luetischen Individuen das klinische Bild der *multiplen Sklerose* herausbilden kann. Bestritten ist nur, ob diesem Symptomenbild auch der anatomische Prozeß der multiplen Sklerose zugrunde liegt oder ob durch Disseminierung syphilitischer encephalomyelitischer Herde ein der multiplen Sklerose analoges Krankheitsbild hervorgerufen wird. Im ersteren Falle könnte man daran denken, daß echte multiple Sklerose als Zufallsbefund bei angeborener Lues vorliegt (ZIEHEN), andernfalls, daß die multiple Sklerose sowohl in anatomischer als auch in klinischer Hinsicht auf kongenitaler Lues beruhen könnte   A. FOURNIER und MONCORVO sind nachdrücklichst für diese letztere Auffassung eingetreten. Ich selbst kenne ein jetzt 17jähriges kongenital-luetisches Mädchen, dessen Säuglingslues von mir selbst gesehen und behandelt wurde, welches seit 5 Jahren an einem langsam fortschreitenden cerebrospinalen Krankheitsprozeß laboriert, welcher von Okulisten und Neurologen als typische multiple Sklerose diagnostiziert wird (bei jetzt negativem Blut- und Liquor-Wassermann), und welches gegen antiluetische

Kuren jedweder Art sich refraktär verhält. Ähnliches gilt von Symptomenbildern *bulbärer* und *nucleärer* Natur, welche bei Kongenital-luetischen auch schon gesehen und beschrieben worden sind.

Ein Einzelsymptom bedarf noch der besonderen Erwähnung: die *reflektorische Pupillenstarre*. Diese Störung besteht bei Lues congenita tarda oft jahrelang als *isoliertes Symptom* von seiten des Zentralnervensystems, allerdings in der Regel in Verbindung mit anderweitigen Stigmen der angeborenen Syphilis (Goldreich). Wir sahen diese Anomalie mitunter bestehen, ohne von weiteren cerebralen Affektionen gefolgt zu sein, zumeist aber bildet sie das Erstsymptom einer später in Erscheinung tretenden tieferen luetischen Erkrankung des nervösen Zentralapparates Der Liquorbefund ist hier fast immer positiv, besonders häufig ist dabei *isolierter Liquor-Wassermann* (Pappenheim).

Auch in der neutralen und späteren Kindheit kommt, wenn auch viel seltener als in der Säuglingsepoche, syphilitische *Meningitis acuta und chronica* mit allen klinischen Attributen einer echten Meningitis zur Beobachtung. A. Fournier, Böttiger, Barbier und Grassier, neuestens auch Mallardi und viele andere haben solche Fälle, welche ganz ähnliche Symptomenkomplexe zeigten wie die tuberkulöse Basilarmeningitis, richtig erkannt und durch antisyphilitische Kuren vollständig geheilt. Bei Konvexitätsmeningitis machen sich Jacksonsche Krampfattacken geltend, welche übrigens häufig das erste Prodromalsymptom echter Hirnlues darstellen.

In einer aus dem Jahre 1902 stammenden Publikation hat Brüning über eine Serie von 65 *Choreafällen*, darunter 5 Kongenital-luetische, berichtet. Namentlich von französischen Autoren, insbesondere von Babonneix wurde später eine ätiologische Beziehung der Lues congenita zur Chorea angenommen, was wohl mit vollem Recht von Koplik, Zappert, Ibrahim und mir abgelehnt wurde. Daß eine Salvarsankur als eine besonders intensive Arsenkur gegen Chorea erfolgreich angewendet werden kann, liegt auf der Hand und spricht durchaus nicht für einen genetischen Zusammenhang der Chorea mit Lues congenita.

Sehr groß ist das Kontingent, welches die angeborene Syphilis den sog. *Defektpsychosen* abgibt, selbst wenn die mit effektiver Hirnlues und paralytischer Demenz verknüpften Intelligenzstörungen ausgeschlossen werden. Fraglich ist nur hierbei, ob diese Intelligenzdefekte auf frühzeitiger Erkrankung des endokrinen Systems oder auf einer durch Keimschädigung erzeugten Entwicklungsstörung des Gehirnes beruhen, oder ob in frühester Kindheit abgelaufene spezifische Meningealaffektionen diesen schädigenden Einfluß auf die psychische Evolution des Kindes nehmen. Ich neige mich der letzteren Annahme zu, weil bei genauer Betrachtung alle imbecillen Kongenital-luetiker charakteristische Schädelveränderungen zeigen, welche auf einer frühzeitig abgelaufenen diffusen syphilitischen Schädelperiostitis beruhen, durch welche die Hüllen des Gehirnes wohl in Mitleidenschaft gezogen werden können. Der Miniatur-Hydrocephalus mit der rasch eintretenden eburneierenden Schädelhyperostose und dem dadurch zustande kommenden räumlichen Mißverhältnis zwischen Schädelinhalt und Schädelkapsel, das häufige Verknüpftsein dieser Schädelform mit nervösen Reizerscheinungen und habituellem Kopfschmerz u. dgl. ist wohl die Grundlage dieser in der Regel allmählich sich herausbildenden Defektpsychosen. Unter den von mir in mindestens 4jähriger Evidenz gehaltenen 265 Kindern meiner großen Luesstatistik befanden sich 10, welche bei ihrer letzten Vorstellung als idiotisch oder imbecill befunden wurden. Bei allen diesen Fällen entstand die Imbecillität auf dem Boden einer frühzeitig aufgetretenen Hydrocephalie. Dabei sind leichtere Schwachsinnsformen, sog. Debile, von mir gar nicht berücksichtigt, aber von anderen Autoren auch ins Auge gefaßt worden. Werden auch diese leichten Formen mitgerechnet, dann kommt man zu sehr hohen Prozentzahlen der Luetiker unter den psychisch Defekten. ERICH MÜLLER konnte in 60, HUSTEN in 50% der kongenitalluetischen Kinder Schwachsinnsymptome finden. Interessant ist der Bericht der Ärztin GERTRUDE MAYER aus E. MÜLLERs Institut in Berlin-Rummelsburg, denn hier handelt es sich um 120 in Dauerevidenz geführte, nach allen Regeln moderner Luesbehandlung beeinflußte Kinder. Dennoch blieben nur 44% in völlig normaler Intelligenz, in 46% bestand leichte, in 8% starke Intelligenzveränderung, in $2,4\%$ komplette Idiotie. Die Wassermann- und Liquoruntersuchungen in den Idiotenanstalten ergaben in $3\text{—}30\%$ positive Resultate bei Idiotenkindern. A. FOURNIER, O. HEUBNER und ich gehörten wohl zu den ersten, welche auf den Zusammenhang zwischen dem kindlichen Schwachsinn und der angeborenen Syphilis hingewiesen haben. Der Annahme ZIEHENS von der Existenz eines kongenital-parasyphilitischen Schwachsinns stehen die frühmeningealen Reizsymptome mit der Liquorpleocytose bei der Lues congenita praecox als abmahnendes Moment gegenüber.

Zu erwähnen ist, daß auch bei der *mongoloiden Idiotie* positive Blutbefunde vorliegen (NONNE, STEVENS). LEMAIRE verzeichnet sogar in 10 von 21 beobachteten Mongolismusfällen luetische Ätiologie (von COMBY bestritten), was mit meinen Beobachtungen nicht übereinstimmt. Ich selbst fand einmal einen mongoloiden Säugling mit frischem exanthematischem Ausbruch der kongenitalen Lues behaftet, möchte aber glauben, daß hier kein genetisches Junctim, sondern ein zufälliges Zusammentreffen vorliegt.

Relativ häufig findet man *moralischen Schwachsinn*, seltener ausgesprochene *Phobien* (BARBÉ und DÉNÉCHAU) bei Descendenten luetischer Eltern, und zwar auch ohne daß bei den befallenen Individuen gerade manifeste Luessymptome vorher gesehen worden waren. Von Interesse ist, daß sich diese ethische Defektuosität in der Regel erst um die Zeit der Pubertät einstellt, während in der Periode der Kindheit sehr häufig nur Symptome einer reizbaren Schwäche des Nervensystems angedeutet waren und daß solche Individuen auch negative Liquorreaktionen haben können. Hier liegt möglicherweise eine durch *luetische Keimschädigung* entstandene psychische Minderwertigkeit vor, so daß NONNE mit seiner Behauptung vielleicht recht hat, daß die serologische Untersuchung der Idiotenkinder viel zu geringe Zahlen für den Zusammenhang von kongenitaler Lues und Idiotie ergibt, daß vielmehr erst die Untersuchung der Eltern, die serologische Familienuntersuchung nach PLAUT die richtige Verhältniszahl zum Ausdruck bringen könnte.

Wenngleich infolge des gelungenen Nachweises von Spirochäten im *Paralytikergehirn* durch NOGUCHI und durch die sich daranknüpfenden Arbeiten von UHLENHUTH, MULZER, JAHNEL, WILE die Schranken zwischen den früher als *metaluetisch* bezeichneten Nervenkrankheiten — *Tabes* und *progressive Paralyse* — und den übrigen Cerebrospinalprozessen in ätiologisch-genetischer Hinsicht definitiv gefallen sind, bedarf die Besprechung dieser beiden syphilogenen nervösen Zentralerkrankungen, gerade in bezug auf ihr Verhältnis zur angeborenen Lues, dennoch einer gesonderten Zusammenfassung. Denn gerade bei der juvenilen Tabes und Paralyse ist die geringe therapeutische Beeinflußbarkeit durch antiluetische Kuren besonders in die Augen springend und die schon im Fetalzustand angeregte generelle Minderwertigkeit des Zentralnervensystems, auf deren Boden diese tief- und weitausgreifenden spirillogenen Degenerationsprozesse sich erst entwickeln, auch anatomisch festgestellt (TRAPET, STRÄUSSLER, RONDONI).

Die pathologische Anatomie der infantilen Tabes und Paralyse unterscheidet sich in keinem wesentlichen Punkt von der der Erwachsenen. Nur daß bei diesen beiden Erkrankungen neben den charakteristischen anatomischen Veränderungen Hypoplasien des Kleinhirns und Rückenmarks gesehen wurden. Von Klienenberger ist ein Fall von kongenitalem Balkenmangel bei juveniler Paralyse beschrieben worden.

Sehr interessant ist die wiederholt mitgeteilte Tatsache, daß die sog. metaluetischen nervösen Zentralerkrankungen sich öfter bei kongenital-luetischen Kindern eingestellt hatten, deren Väter an einer solchen Affektion litten, woraus auf eine besondere Überempfindlichkeit des originär in seiner Entwicklung geschädigten Nervensystems des Sprößlings zu schließen ist. Pilcz fand bei der direkten Nachkommenschaft von Müttern, welche während der Gravidität an Lues cerebrospinalis oder Taboparalyse litten, die abnorm hohe Mortalität von $50^0/_0$ im ersten Lebensjahre, ziemlich häufig späteres Auftreten von Defektpsychosen, nur selten kongenitale Frühsyphilis.

Beide Geschlechter partizipieren in gleichem Verhältnis an der juvenilen Tabes und Paralyse. Die Kombination dieser beiden Affektionen an einem und demselben Individuum ist bei der kongenitalen Lues vielleicht noch häufiger als bei der akquirierten der Erwachsenen. Von allen Seiten wird darauf hingewiesen, daß bei den jugendlichen Tabo-Paralytikern mangelhafte oder unvollkommene Behandlung der kongenitalen Frühsyphilis festgestellt werden kann (vier eigene Fälle, welche sich immer und immer wieder der Behandlung entzogen hatten), und daß unverhältnismäßig viele einschlägige Fälle — wegen unerkannter kongenitaler Frühsyphilis — niemals antiluetisch behandelt worden waren. Ein besonderer Prüfstein für die Bewertung der modernen Behandlungsmethoden der angeborenen Frühsyphilis wird in der Feststellung liegen, ob bei Anwendung derselben die sog. metaluetischen Späterkrankungen des Zentralnervensystems gänzlich vom Schauplatz verschwinden werden oder nicht.

Tabes dorsalis. Dydynski hat schon im Jahre 1900 auf Grund eines eigenen Falles und anderer in der Literatur niedergelegter Fälle als Besonderheiten der Kindertabes auf den Beginn der Erkrankung mit *enuretischen Blasenstörungen* und das lange Fehlen von Ataxie hingewiesen. Gerade durch diese Eigentümlichkeiten, welche auch von allen späteren Beobachtern, insbesondere Marburg, Gumpertz, Zappert, Ibrahim u. v. a., hervorgehoben wurden und auch in meinen Fällen zutrafen, wird die Frühdiagnose der Tabes im Kindesalter sehr bedeutend erschwert. Hingegen stehen okulopupilläre Symptome im Vordergrund. In $80^0/_0$ der Fälle entsteht *Sehnervenschwund* (Barkan) und reflektorische Pupillenstarre wird fast niemals vermißt. Patellar- und Achillessehnenreflexe fehlen fast immer. Seltenere Symptome der Kindertabes sind: lanzinierende Schmerzen, Anästhesien und Parästhesien, Gürtelschmerzen, gastrische Krisen und Arthropathien. Die juvenile Tabes ist viel seltener als die Paralyse, gibt sich in der Regel erst in späteren Kinderjahren kund, wenngleich auch schon Fälle mit ausgesprochenen Symptomen im 5. und 6. Lebensjahre gemeldet wurden, verläuft äußerst schleppend, im allgemeinen auch mild und ist nur durch die schweren Sehstörungen, welche mit dem Leiden verknüpft sind, für den Träger von ominöser Bedeutung. Einen meiner kongenital-luetischen Tabiker, welchen ich im Jahre 1905 in der Gesellschaft der Ärzte in Wien als zwanzigjährigen Infantilen vorstellte, konnte ich noch 8 Jahre später, mit schwerer Aorteninsuffizienz behaftet, welcher er dann erlag, wieder sehen. Die tabischen Symptome bestanden damals in Pupillenstarre, Neuritis optica mit beträchtlicher Sehstörung, Fehlen der Sehnenreflexe und gerinfügiger Ataxie. Er arbeitete bis wenige Wochen vor seinem Tode in einer Tischlerwerkstätte.

In differentialdiagnostischer Hinsicht kommt die Friedreichsche *hereditäre Ataxie* besonders deswegen in Betracht, weil das Vorkommen dieser

Erkrankungsform bei Kongenital-luetischen mit positivem Blutbefund, wie schon früher erwähnt wurde, nicht in Abrede zu stellen ist. Wenngleich diesen beiden Affektionen die Ataxie und Areflexie eigentümlich ist, unterscheiden sie sich doch durch das Fehlen der Opticusatrophie und Enuresis bei der FRIEDREICHschen Krankheit und das Fehlen des Nystagmus und der Sprachstörungen bei der Tabes dorsalis.

Progressive Paralyse. Sie ist im Kindesalter viel häufiger als die juvenile Tabes und tritt zeitiger als diese auf. Der früheste Beginn fiel gegen das Ende des 4. Lebensjahres (Fall von TAKÉOUCHI). Im 6. Lebensjahre standen die von ZAPPERT und WERSILOW mitgeteilten Fälle. Sie bevorzugt das männliche Geschlecht. In einer aus dem Jahre 1920 stammenden ausgezeichneten Monographie über juvenile Paralyse berichtet TONI SCHMID-KRAEPELIN bereits über 54 publizierte Fälle. In anatomischer Hinsicht besteht keine Differenz gegenüber der akquirierten Lues Erwachsener. In klinischer Hinsicht unterscheidet sich die auf angeborener Lues beruhende Paralyse nach PERITZ durch langsameren Verlauf, durch vorwiegende Erscheinungen der Demenz und prominente Kombination mit tabischen Symptomen. Der Beginn läßt sich nicht immer genau feststellen, da, wie schon erwähnt, eine große Zahl kongenital-luetischer Kinder von Haus aus schwachsinnig sind. Im Vordergrund der Krankheitsbilder stehen die psychischen Symptome der fortschreitenden Verblödung, welche durch auffallende Herausbildung ethischer Defekte eingeleitet wird. Allmählich stellt sich Zurückgehen der Schulleistungen, mürrisches, verdrossenes Wesen, Apathie und Gedächtnisschwäche ein, während Halluzinationen und Größenwahnideen zu den seltenen Symptomen der juvenilen Paralyse gehören. *Epileptiforme* und *apoplektiforme Anfälle* mit aphasischen Störungen, paralytische Ohnmachtsanfälle sind häufige Erscheinungen bei der jugendlichen Paralyse, welche bisher — also vor Inauguration der WAGNER-JAUREGGschen Malariatherapie — durchschnittlich nach 4jähriger Dauer zum Tode führten.

Allerdings steht ein heute 24 Jahre alter kongenital-luetischer Paralytiker, welchen ich seit seiner 6. Lebenswoche kenne und dessen Paralyse seit seinem 7. Lebensjahre manifest wurde, noch immer in meiner Evidenz. Er wurde wiederholt an der Klinik WAGNER-JAUREGG zuerst mit Tuberkulin, dann mit Typhusvaccine, zuletzt auch mit Malaria behandelt. Seine Demenz besserte sich nach jedem Behandlungszyklus. Er lebte lange Zeit als harmlos Dementer im Kreise seiner Familie und half bei der häuslichen Arbeit mit. Nunmehr befindet er sich seit 4 Monaten in einer Irrenanstalt. Sein luetischer Vater, ein Metzger, starb an Paralyse.

Von somatischen Symptomen wären besonders zu erwähnen: frühzeitig vorhandene Pupillenstarre, gesteigerte Patellar-Sehnenreflexe, Sprachstörungen bis zum vollständigen Versagen des Sprachvermögens, Schlingbeschwerden, Facialis- und Beinparesen. Eigentümliche Störungen der Mimik, unmotiviertes Grimassieren, Zungentremor, Intentionszittern treten hinzu. Die Kinder gehen entweder in einem paralytischen Anfall oder an interkurrenten Erkrankungen, mitunter auch an Decubitus nach längerem Krankenlager zugrunde. Es ist zu hoffen, daß auch bei der infantilen Paralyse die WAGNER-JAUREGGsche Malariabehandlung sich ebenso glänzend bewährt, wie bei der gleichnamigen Erkrankung der höheren Lebensalter.

III. Die Erkrankungen der Knochen und Gelenke bei der angeborenen Syphilis.

Knochenerkrankungen gehören zu den häufigsten klinischen und anatomischen Manifestationen der angeborenen Frühsyphilis. In Form der luetischen Osteochondritis findet sie sich nahezu bei allen luetischen Feten und Neugeborenen und läßt sich bei diesen auf röntgenologischem und mikroskopischem Wege nachweisen. Thomsen fand sie in 86% aller syphilitischen Neugeborenen seines 142 Fälle umfassenden Materiales. Diesem Autor zufolge werden sämtliche knorpelig präformierten Skelettgebiete und die Knochenkerne ausnahmslos in Mitleidenschaft gezogen. Die Erkrankung der knorpelig angelegten Teile der langen Röhrenknochen beginnt immer schon im Intrauterinzustande, die der rein bindegewebig angelegten Skeletteile fast immer erst extrauterin. Daher ist die Wegnersche *Osteochondritis epiphysaria* immer eine *fetal* entstandene Erkrankung, während die *diffuse hyperostosierende Schädelperiostitis* immer eine *extrauterin* herausgebildete Luesmanifestation beim Säugling darstellt.

1. Die kongenital-syphilitische Osteochondritis und die luetische Pseudoparalyse der Säuglinge.

a) **Anatomische und röntgenologische Besonderheiten.** Die innige Beziehung zwischen dem Gift der angeborenen Lues und dem Knochensystem des Fetus ist bakteriologisch durch die große Affinität der Spirochaete pallida für die osteogenen Texturen des Fetus erwiesen und durch die Spirochätenbefunde von Bertarelli, Volpius, Levaditi, Beitzke, Thomsen, Hedrén, Löhe und neuestens Paul Schneider in osteochondritischen und periostalen Krankheitsprodukten klargestellt. Diese intensive Affinität ist aus der mächtigen und eigenartigen Wachstumsweise des Skeletts zu erklären, welches die Eigentümlichkeit hat, nicht gleichmäßig, sondern appositionell, und zwar entweder durch Knorpelmetaplasie (enchondral) oder durch periostalen Anwuchs sich zu entwickeln. Diejenigen Teile des Knochensystems, an welchen intrauterin die intensivsten Wachstumsvorgänge stattfinden, attrahieren das im fetalen

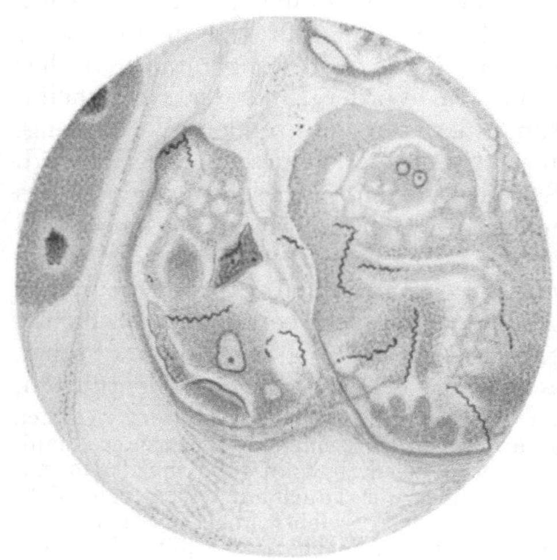

Abb. 12.
Spirochäten in den Markräumen bei Osteochondritis.
(Nach Erich Hoffmann.)
Quergetroffene Markräume aus der Verknöcherungszone des Epiphysenknorpels, innerhalb deren Spirochäten mit typischen Windungen.

Organismus zirkulierende Syphilisgift besonders, und so kommt für den Fetus und jungen Säugling die prädilektorische Affinität des Treponema pallidum zu den Epiphysengrenzen der langen Röhrenknochen zustande. Daher finden sich auch, wie Paul Schneider zeigte, die größten *Spirochätenansammlungen* beim luetischen Neugeborenen und Fetus in den primären Knorpelmarkräumen, in den *Ossificationszonen*, im Knorpelmark und an der Ossificationsbucht des Perichondrium (Abb. 12). Demselben Autor verdanken wir auch die Kenntnis der Tatsache von dem *Eindringen der Spirochäten in die Knochenkörperchen* bei der kongenitalen Frühsyphilis und ihrem Verbleiben in denselben, während sie aus anderen Knochengewebsteilen allmählich verschwinden. Hierin liegt wohl ein Fingerzeig zur Erklärung der besonderen Vorliebe kongenital-syphilitischer Rezidive für das Knochensystem des heranwachsenden Individuums. Nicht unerwähnt bleibe hier die gelungene Luesübertragung auf Affen durch Verimpfung von Knochenmark eines einmonatigen luetischen Kindes (Sacurane), ein neuerlicher Beweis für die hohe Infektiosität der Produkte der Lues congenita praecox überhaupt.

Bei den kongenital-syphilitischen Erkrankungen der Epiphysenknorpel des Fetus und Neugeborenen stehen im Vordergrunde *Störungen in der Metaplasie*

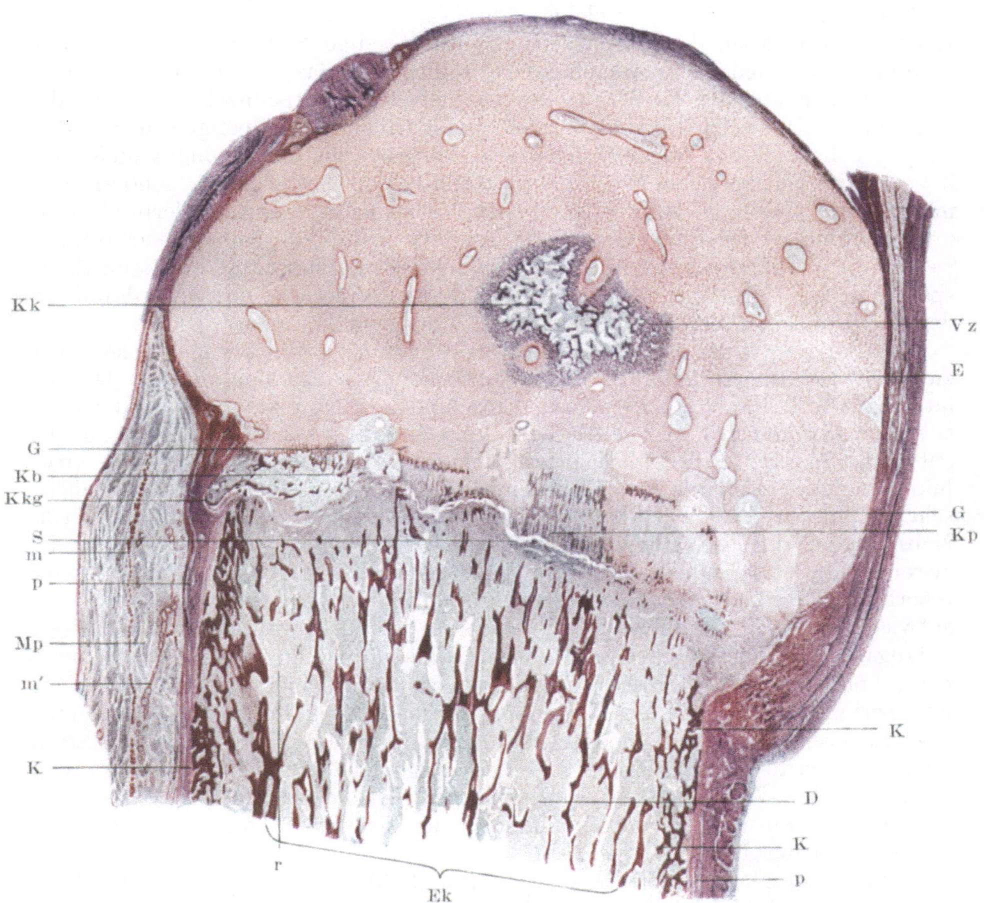

Abb. 13. Sagittaler Längsschnitt durch die proximale Tibia-Epiphyse eines 7 wöchigen kongenital-syphilitischen Kindes mit multipler Epiphysenlösung und Extremitätenlähmung. (Hämalaun-Eosin.) Vergrößerung 10 fach.

E Epiphyse. D Diaphyse. In der Epiphyse zahlreiche auffallend weite Markräume und bei Kk in der Bildung begriffener Knochenkern, der von einer abnorm breiten Verkalkungszone (Vz) mit engen Markräumen umgeben ist. Bei G subchrondrale Granulationswucherung, die fast die ganze Verkalkungszone in unregelmäßiger Weise substituiert hat, im Stadium der faserigen und schleimigen Metamorphose. Reste von Knochenbälkchen bei Kp in dem subchondralen Substitutionsgewebe. Bei S eine wellenförmig verlaufende vielfach unterbrochene Spalte an der Grenze zwischen Epi- und Diaphyse innerhalb des Granulationsgewebes. Das Periost (P) verdickt und an der Knochen-Knorpelgrenze (Kkg) eingefaltet. Bei K an Stelle eines soliden Kompaktamantels ein dicht verkalktes großmaschiges periostales, gegen die enchondrale Spongiosa hin vielfach unterbrochenes Osteophyt. Der endochondrale Knochen (Ek) durch eine dichte Markwucherung hochgradig rarefiziert, an einzelnen Stellen bei r fehlt jedes knöcherne Balkenwerk. Mp = M. popliteus mit discoidem Zerfall der Fibrillen. Bei m m' relativ wenig verändertes Muskelgewebe.

der Knorpelgrundsubstanz um die intrachondralen Markräume herum, dann *abnorme Wucherung der Knorpelzellen, Nekrosevorgänge* innerhalb des Knorpels, *intrachondrale Spaltbildungen* und *pathologische Verkalkungsvorgänge* (Abb. 13).

In der Zone der subchondralen Markraumbildung treten zunächst hyperämisch entzündliche Vorgänge auf, bei gleichzeitiger *Umwandlung des jüngsten*

Spongiosamarkes in Granulationsgewebe und Fehlen von Osteoblastenbelegen. Vorher haben sich häufig schon Konsistenzveränderungen des Markes an den Diaphysenenden unter Rückbildung der Vascularisation eingestellt. Im Reparationsstadium verwandelt sich das Mark an der Knochenknorpelgrenze zunächst in fasriges Bindegewebe.

Nach M. B. Schmidt, welcher, ähnlich wie seinerzeit Kassowitz, den Knorpelmarkgefäßen der Epiphysen eine selbständige Stellung gegenüber den subepiphysären Knochenmarkgefäßen beimißt, geht das subchondrale Granulationsgewebe aus der Konfluenz des wuchernden Knorpelmarkes in den absteigenden Knorpelgefäßkanälen und nicht aus dem Spongiosamark der Diaphyse hervor. Es handelt sich nach Schmidt bei den Spongiosadefekten in der Granulationsschicht nicht um Rarefikation bestehender, sondern um mangelhafte Bildung vollwertiger Spongiosaspangen. Durch Verbreiterung und Konfluenz der mit Granulationsgewebe erfüllten Knorpelmarkräume, welche die Verkalkungszone in unregelmäßiger Weise substituieren, kann dann späterhin, wie Rosinski und ich gezeigt haben, eine scheinbare Verdopplung der provisorischen Verkalkungszone zum Vorschein kommen.

Die Störungen der *periostalen und perichondralen Ossification* beziehen sich zunächst auf die subperiostale und subperichondrale Entwicklung von Granulationsgewebe, durch welche es zur Einschmelzung von kompakter Knochensubstanz kommt. Durch nachträgliche Verkalkung dieses Granulationsgewebes entsteht abnorme Hyperostose, ja vielfach mehrschichtige Schalen- oder Sargbildung um den primären Knochen herum, welcher in der neugebildeten Knochenschale nicht selten so eingebettet erscheint, wie eine Zigarrenspitze in ihrem Etui. Nebst dieser diffusen ossifizierenden Periostitis kommt auch eine chondrifizierende in Betracht, namentlich in der Gegend der Epiphysengrenzen, wenn innerhalb derselben eine Kontinuitätstrennung in Vorbereitung oder bereits entwickelt ist. Hier kann es, genau so wie bei echten Frakturen, zu wahrhafter, anfangs knorpeliger, später knöcherner Callusbildung kommen. Es ist noch nicht völlig geklärt, ob diese hyperplastische, diffuse luetische Periostitis der Frühperiode immer von der Epi-Diaphysenverbindung ihren Ausgang nimmt oder auch selbständig am Knochenschafte auftreten kann. Thoenes und Reger konnten überdies auf röntgenologischem Wege das häufige Mitbestehen von rarefizierenden Vorgängen tief im Innern der Knochenschäfte feststellen, während F. I. Lang auch Hämatombildung in der Markhöhle luetischer Säuglingsknochen bei der Nekropsie nachwies.

Makroskopisch lassen sich nach Wegner (1870) *drei Stadien* der Osteochondritis unterscheiden, welche in einer 1915 erschienen Arbeit Löhes überflüssigerweise in sechs Stadien aufgeteilt wurden. Im ersten Stadium Wegners ist die Verkalkungszone des Knorpels verbreitert und unregelmäßig gestaltet, durch größere Dichtigkeit und hellere Farbe vom bläulich schimmernden Knorpel und der stark hyperämischen Spongiosa abstechend. Das zweite Stadium ist durch Etablierung einer breiten, der provisorischen Verkalkungszone angehörigen, mörtelartigen Zwischenschicht zwischen Epiphysenknorpel und Diaphyse ausgezeichnet (Abb. 14). Im dritten Stadium folgt anschließend an den hyalinen Knorpel diaphysenwärts eine ganz unregelmäßig begrenzte, mehrere Millimeter breite Lage einer graugelblich gefärbten mörtelartigen, sehr dichten Masse (verbreiterte, unregelmäßig gestaltete Knorpelverkalkung). An diese schließt sich in Form einer graugelblichen oder graurötlichen Schicht von verschiedener Breite und geringer Konsistenz das eigentliche syphilitische Granulationsgewebe (subchondrales Gumma nach Orth), von dem früher die Rede war und das sich gegen die Spongiosa zu allmählich verliert. Nicht ohne Grund plädiert Thomsen dafür, die beiden ersten Stadien Wegners in ein Stadium zusammenzufassen und sie dem durch die Bildung des subchondralen Granulationsgewebes charakterisierten dritten Stadium WEGNERS gegenüberzustellen. Durch die wenig resistente subchondrale Granulationsmasse zwischen Epi- und Diaphyse ist der natürliche Zusammenhang zwischen Epiphyse und Diaphyse gestört, häufig derart, daß der Schaft des Knochens nur mehr durch das verdickte Periost mit der Epiphyse zusammengehalten wird. Bei solchen Säuglingen genügen schon geringe äußere Einwirkungen, ja auch der einfache Muskelzug, um die Epiphyse vom Knochenschafte zu trennen; es kommt zur *Epiphysenlösung*.

Die Anfangsstadien der Osteochondritis sind grob makroskopisch in der Regel nicht zu erkennen, wohl aber durch röntgenologische und mikroskopische Untersuchung festzustellen.

Bezüglich der anatomischen Verhältnisse bei der *kongenital-syphilitischen Epiphysenlösung* ist, wie ich schon 1904 ausgeführt habe und EUGEN FRAENKEL 1911 bestätigen konnte, daran festzuhalten, daß sie im wesentlichen eine *Fraktur* ist, welche entweder im subchondralen Granulationsgewebe oder, bei Nekrosevorgängen in der Säulenzone des Knorpels, innerhalb dieser Säulenzone stattfindet, nachdem vorher eine quer verlaufende Auffaserung Platz gegriffen hat. Konsistenzverminderung, traumatische Einwirkungen und Muskelzug sind die ursächlichen Momente, daher die kongenital-syphilitische Epiphysenlösung stets nur an den langen Röhrenknochen, niemals aber an den Rippen und kurzen Röhrenknochen zu finden ist, wobei bemerkt zu werden verdient, daß mikroskopisch charakterisierte Veränderungen an den Rippenknorpelepiphysengrenzen, entsprechend den beiden ersten Stadien der WEGNERSCHEN Osteochondritis, bei luetischen Feten und Neugeborenen niemals vermißt werden.

Bei rechtzeitiger Erkennung der luetischen Natur der Epiphysenlösung und dementsprechender antiluetischer Behandlung erfolgt ohne Intervention chirurgischer Maßnahmen rasche Heilung und Konsolidierung. In seltenen, lange unerkannt gebliebenen Fällen, bei welchen der Periostmantel an den Lösungsstellen nicht mehr standhalten konnte, tritt Deviation der Bruchenden und Heilung in verunstalteter Form ein, am ehesten noch im Bereiche der distalen Vorderarmepiphyse, wie ich dies in meinen ,,Studien über die hereditäre Syphilis, II. Teil" beschrieben und abgebildet habe. Auch bei der von ERLACHER beschriebenen ,,Gabelhand" kongenital-luetischer Kinder handelt es sich um Ausheilung gegeneinander verschobener Vorderarmepi- und Diaphysen.

Die *Reparationsvorgänge* bei der *Heilung* der Osteochondritis epiphysaria gehen vom Perichondrium und Periost an der Epi-Diaphysengrenze aus. Da man bei abheilenden Epiphysenlösungen vielfach eine Verdrängung des subchondralen Granulationsgewebes durch periostale Knochen- und Knorpelwucherung wahrnehmen kann, liegt es nahe, daran zu denken, daß, wenn einmal die Epi-Diaphysengrenze seitlich durch feste periostale Knochenmasse verankert

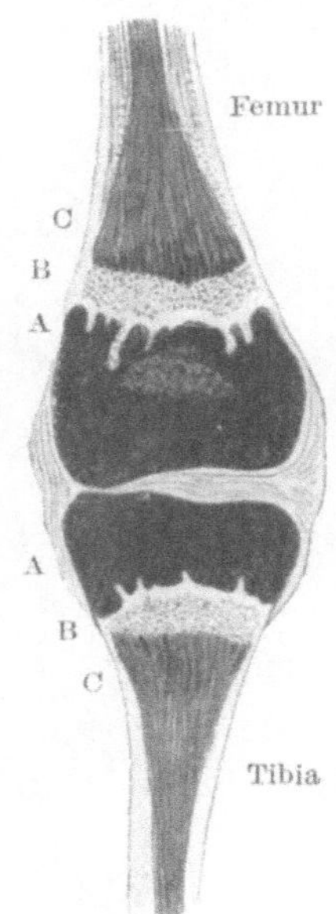

Abb. 14. Sagittalschnitt durch das Kniegelenk einer macerierten hereditär-syphilitischen Frucht aus dem letzten Lunarmonat mit WEGNERscher Osteochondritis. (II. Stadium.) A verbreiterte unregelmäßige Verkalkungszone mit zackigen Ausläufern in den hyalinen Knorpel. B sehr breite Markraumzone mit Granulationsgewebe. C Hyperämische Spongiosaschicht, der Markraumschicht anliegend.

und das subchondrale Granulationsgewebe zerfallen und aufgesaugt ist, vom Knorpel aus sich eine neue Proliferationsschicht einstellt, in welcher sich unter Zuhilfenahme der Blutgefäße der nächstgelegenen Spongiosamarkräume die

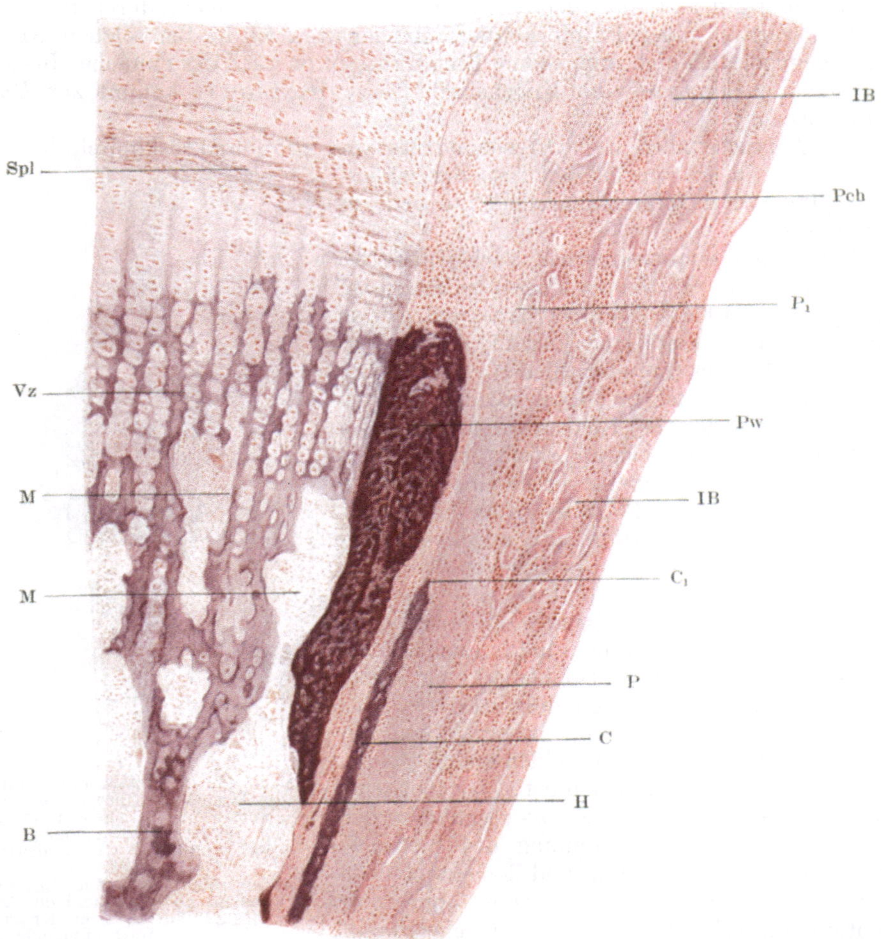

Abb. 15. Dorsoplantarer Längsschnitt durch die Epiphysengrenze der Grundphalange des Zeige-fingers bei syphilitischer Phalangitis eines 3 wöchigen Säuglings. (Hämalaun-Eosin.) Vergr. 80 fach. Bei G das verdickte Periost der Endphalange, das bei P₁ in das Perichondrium des epiphysären Anteiles übergeht, welch letzteres durch intensive Zellwucherung substituiert ist, so daß Faser- und Cambiumschicht des Periostes nicht zu trennen ist. Das infiltrierte und hyperämische extra-periostale Bindegewebe IB geht in das wuchernde Perichondrium ohne Grenze über. Bei Spl Spalt-linien innerhalb des Knorpels an der Grenze der Säulen- und Verkalkungszone, die mit dem wuchern-den perichondralen Granulationsgewebe in Verbindung stehen. Bei Pw dichte verkalkte periostale Wucherung. Die Verkalkungszone Vz ist sehr bedeutend verbreitert, durch balkenlose große Mark-räume (M) an vielen Stellen gänzlich unterbrochen. Das an der Appositionszone gebildete Balken-werk B entbehrt jeder osteoiden Metaplasie und verharrt in rein knorpeligem Zustande. In der Spongiosa selbst befinden sich große Herde (H) gänzlich balkenfreien Spongiosamarkes. CC₁ eine dünne Spange eines periostalen chondroiden Gewebes.

endochondrale Ossification allmählich wieder in Gang setzt. Die zahlreichen Fälle meines klinischen Materiales, bei welchen nach abgelaufener Epiphysen-lösung und jahrelanger weiterer Beobachtung der betreffenden Kinder keine Wachstumsanomalie der vormals befallenen Extremitäten zu beobachten war, können im Sinne einer solchen Auffassung verwertet werden.

In ganz seltenen Fällen ist schon im Fetalzustand die Osteochondritis epiphysaria bis zur Epiphysenlösung gediehen, so daß, wie ich in meinen „Studien über die hereditäre Syphilis, II. Teil" beschrieben habe, eine luetische Frucht

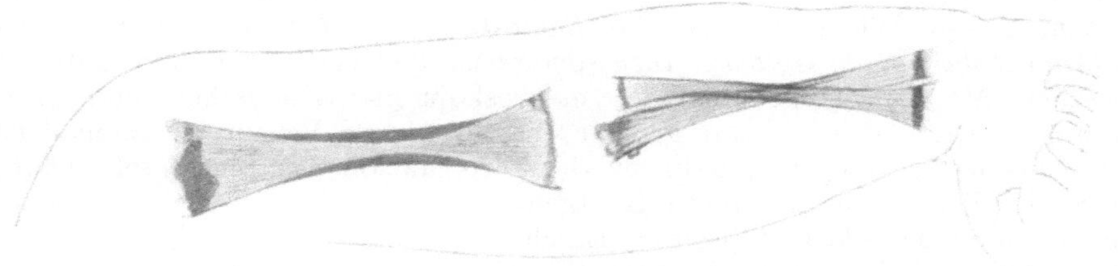

Abb. 16. Halbschematisches Röntgenbild der oberen Extremität einer kongenital-syphilitischen Totgeburt. Im proximalen Ende des Humerus und den distalen Enden der Vorderarmdiaphysen bedeutende Verbreiterung der Verkalkungszone mit zackigen Ausläufern gegen die Epiphyse. Am distalen Oberarmende hinter der ziemlich stark rarefizierten Verkalkungszone starke Aufhellung des Diaphysenschattens. (Natürl. Größe.)

mit schlotternden Epiphysenverbindungen aller langen Röhrenknochen zur Welt gebracht wird. Dieser Zustand darf aber nicht mit dem Prozeß verwechselt werden, welcher auf *Osteogenesis imperfecta* oder, wie ich ihn bezeichnet habe, „*Osteopsathyrosis fetalis*" beruht, bei welchem die Früchte mit zahlreichen frischen oder auch ausgeheilten Knochenbrüchen *innerhalb* der Diaphysen geboren werden. Ein von BONNET beschriebener solcher Fall betraf allerdings wahrscheinlich eine luetische Frucht, ohne daß deshalb diese Osteopsathyrose luetischer Natur sein mußte.

Einzig dastehend ist der Bericht über einen von COMMANDEUR und EPARVIER beschriebenen Fall einer achtmonatlichen luetischen Frühgeburt, welche mit einer fistelnden subepiphysären Ostitis und Fraktur der linken Tibia zur Welt kam, dann aber durch Arsenobenzol vollkommen geheilt wurde.

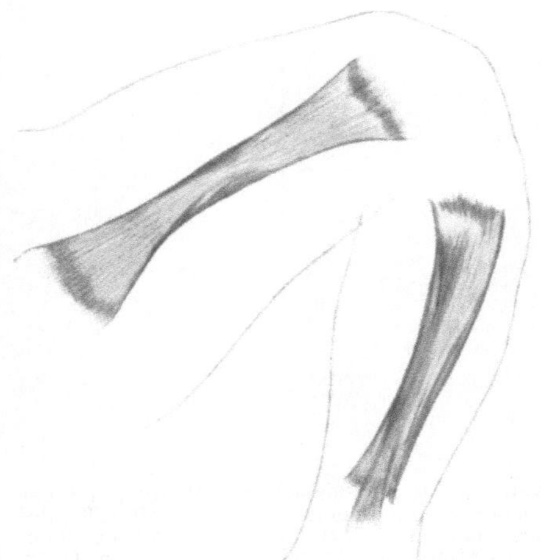

Ganz ähnliche intrachondrale und periostale Erkrankungsvorgänge wie die langen Röhrenknochen zeigen die *kurzen*. Hier kommen Störungen in der endochondralen Ossification, diaphysäre Rarefizierungsvoränge und auch charakteristische periostale Affektionen zur Beobachtung (Abb. 15). Epiphysenlösung und Erkrankung der kleinen Gelenke fehlen aber konstant.

Abb. 17. Röntgenbild der unteren Extremität eines syphilitischen Neugeborenen. Verbreiterung der Verkalkungszone, nach den Epiphysenknorpeln zu zackige ausgefranste Beschaffenheit. (Natürl. Größe.)

Wichtig ist, daß im ersten Lebensjahre bei der angeborenen Syphilis *Gelenksaffektionen große Seltenheiten* sind, im zweiten Lebensjahre aber bereits gelegentlich vorkommen, und zwar hauptsächlich an den großen Extremitäten-, selten an den Wirbelgelenken. Gelenkeiterungen bei syphilitischen Säuglingen beruhen immer auf *Mischinfektionen*. Verwechslungen zwischen gonorrhoischen und pyämischen Gelenkentzündungen mit angeborener syphilitischer Osteochondritis sind in der Vor-Wassermannepoche sicher häufig vorgekommen und dies um so mehr, als auch bei den erwähnten Gelenkserkrankungen lähmungsartige Haltungsanomalien an den Gliedmaßen zur Beobachtung kommen, wie sie von der osteochondritischen Pseudoparalyse bekannt sind.

Von großer Wichtigkeit ist die *Radioskopie der kongenital-syphilitischen Affektionen des Knochensystems.* Insbesondere ist die Überlegenheit der röntgenologischen Methodik gegenüber der makroskopisch-anatomischen und grobklinischen Untersuchung von größter diagnostischer Bedeutung, zumal bei Totgeburten und jungen Säuglingen die Seroreaktion des Blutes sehr häufig im Stiche läßt, während durch Röntgenuntersuchung des Skeletts positive Ergebnisse zutage gefördert werden können. Denn

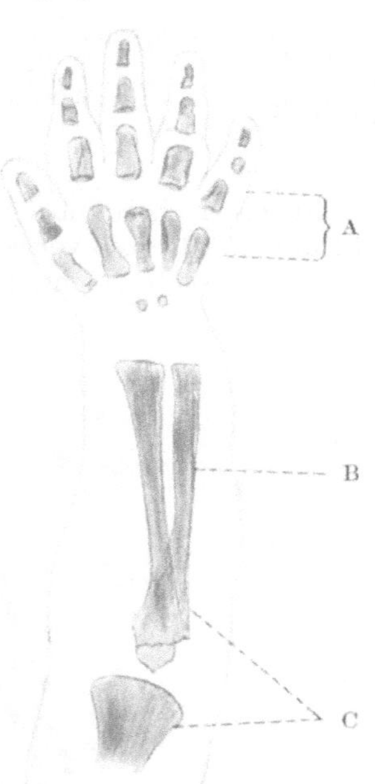

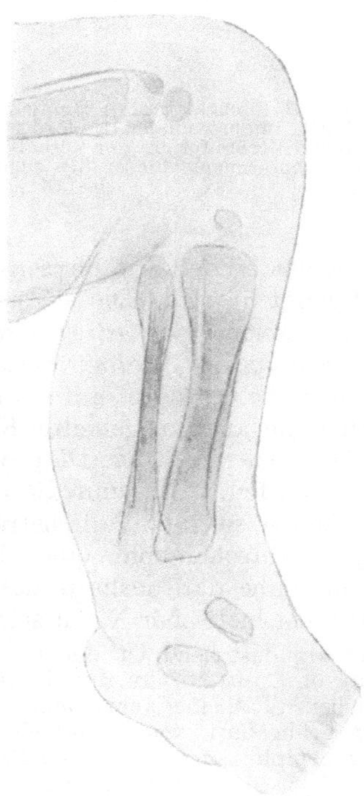

Abb. 18. Halbschematisches Röntgenbild der l. Oberextremität eines 2¹/₂ Monate alten Kindes mit genereller Erkrankung des ganzen Knochensystems und Pseudoparalyse beider Oberextremitäten. Phalangitis und Erkrankung der langen Röhrenknochen endostaler und periostaler Natur. A rarefizierende Ostitis der kurzen Röhrenknochen mit Auftreibung und Aufhellung. B diffuses periostales Osteophyt an den Vorderarmknochen. C Auftreibung und Rarefizierung an den Diaphysenenden. (Sammlung HOCHSINGER.)

Abb. 19. Röntgenbild der l. unteren Extremität eines 2 Monate alten, mit multipler Epiphysenlösung behafteten kongenitalsyphilitischen Kindes. Deutlich ist ersichtlich die abrupte Unterbrechung der Diaphysenschatten und das vollkommene Fehlen der Verkalkungszone an den langen Extremitätenknochen. Daneben periostales Osteophyt an den Diaphysen. (Sammlung HOCHSINGER.)

die Osteochondritis syphilitica ist, wie ich zum erstenmale im Jahre 1902 auf der Naturforscherversammlung zu Karlsbad demonstriert habe, im Röntgenbilde bei älteren Feten und Neugeborenen regelmäßig an allen langen Röhrenknochen nachweisbar, und man kann Verbreiterung der Verkalkungszone und unregelmäßig zackige Beschaffenheit derselben an luetischen Fetenleichen regelmäßig feststellen (nach THOMSEN frühestens Ende des 5. Fetalmonats) (Abb. 16, 17).

Auch bei lebenden kongenital-syphilitischen Säuglingen gelingt es sehr oft, *generelle Affektionen des Knochensystems* osteochondritischer und periostaler Natur an den langen und kurzen Röhrenknochen röntgenologisch nachzuweisen, welche keine klinischen Symptome verursacht haben (Abb. 18). So haben insbesondere Eugen Fraenkel, Pick und Béla mit verfeinerten röntgenologischen Methoden feststellen können, daß alle *knorpelig präformierten* und auch viele platte, periostal wachsende Knochen des luetischen Fetus und Neugeborenen an dem spezifischen Prozeß beteiligt sind, welcher sich eng an die Wachstumsentwicklung der Einzelteile des Skeletts anschließt. Béla konnte schon bei einem

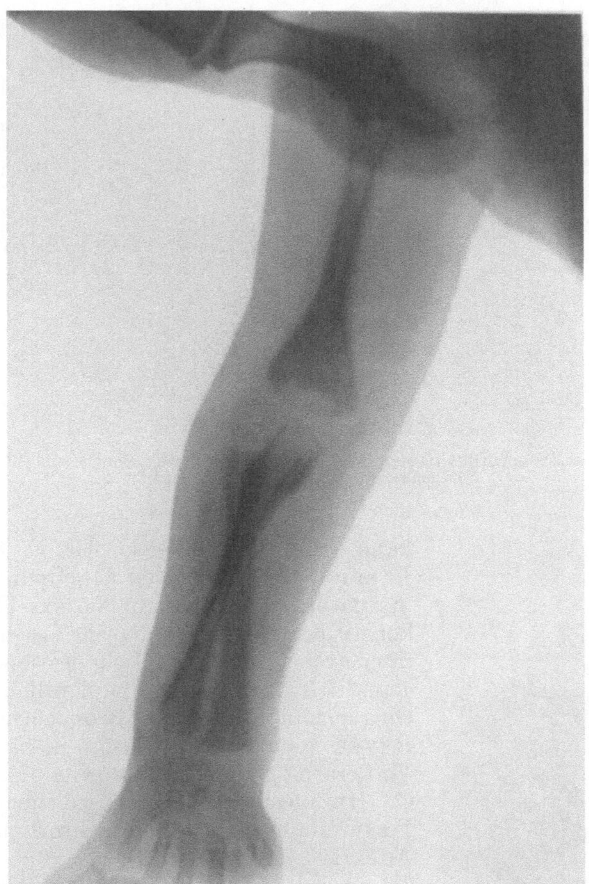

Abb. 20. Osteochondritis an sämtlichen Epiphysen einer Oberextremität. Aufhellung der spindelförmig aufgetriebenen Diaphysenenden.

26 cm langen Fetus an allen endochondralen Ossificationen (Phalangen, Schädelbasis, Sacrum, usw. usw.) charakteristische röntgenologische Anomalien erkennen.

Die *kongenital-syphilitische Pseudoparalyse* (siehe später) hat in den bis jetzt von mir untersuchten Fällen immer radioskopisch wahrnehmbare Veränderungen am Knochensystem aufgewiesen, welche teils in Aufhellung des Diaphysenschattens, teils in periostaler Hyperostose, teils in Knochenblähung am Metaphysenende bestanden. Bei veritabler *Epiphysenlösung* zeigt sich eine periostale entzündliche Kalkablagerung am Diaphysenende, welche auf die Epiphyse übergreift und ganz unregelmäßige Schattenbilder derselben hervorbringen

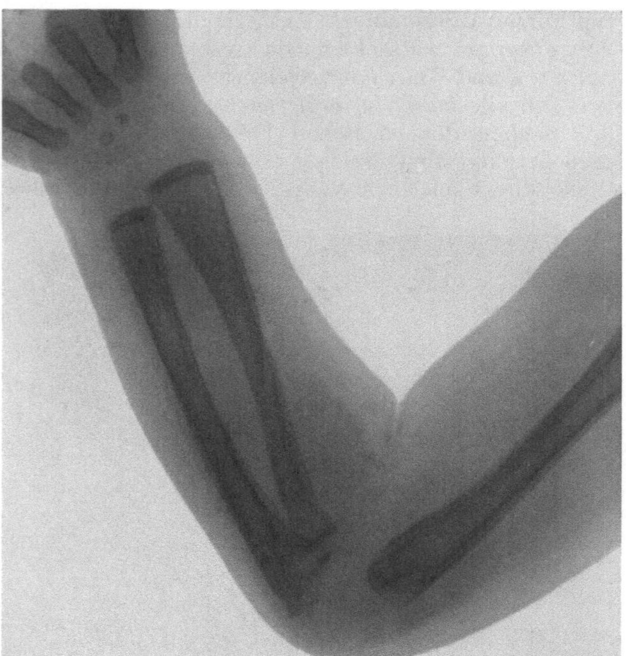

Abb. 21. Diffuse Osteoperiostitis der Oberarm- und Vorderarmknochen in Verbindung mit Osteochondritis im Ellbogengelenk.

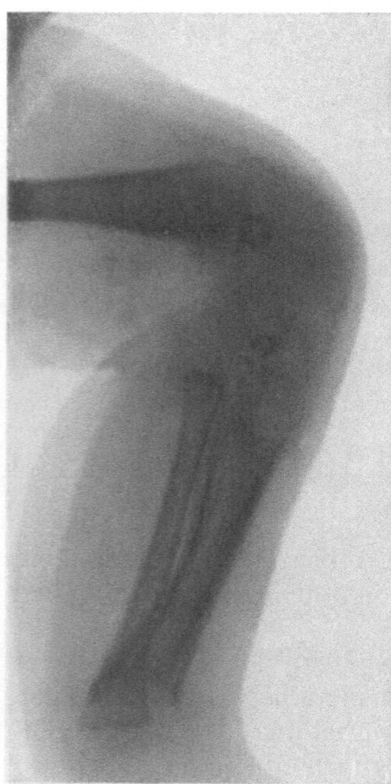

Abb. 22.
Ausgebreitete Rarefizierung am proximalen Diaphysenende der Tibia mit diffuser Periostitis.

kann. Ich habe ebenso wie E. Fränkel und Barbier vom klinischen Standpunkte und auch in anatomischer Hinsicht die das Ellbogengelenk konstituierenden Epiphysen als häufigste und intensivst ausgebildete Lokalisationen der Osteochondritis gefunden, namentlich die distale Oberarmepiphyse, eine Beobachtung, die auch Reyer gemacht hat. Thoenes hält die distalen Vorderarmepiphysen, Wegner, M. B. Schmidt, O. Heubner hingegen bezeichnen die distale Femurepiphyse als prädilektorischen Sitz der Affektion (Abb. 19—24).

Es soll nicht unerwähnt bleiben, daß die Röntgenbilder der Osteochondritis luetica im Stadium der Epiphysenlösung und die der Barlowschen Krankheit große Ähnlichkeit besitzen. Die Trümmerfeldzone unterhalb der Epiphyse und die periostale Schalenbildung beim Barlow zeigen ganz analoge Bilder wie die luetisch osteochondritische Epiphysenlösung. Doch kommt im Initialstadium des Barlow die subperiostale Hämatombildung um die Epiphyse herum, welche erst späterhin von periostaler Wucherung gefolgt ist, zur Anschauung. Im übrigen ist die Osteochondritis luetica eine den ersten Lebenswochen und -monaten aus-

schließlich zukommende Affektion, während die BARLOWsche Krankheit erst
der späteren Epoche des Säuglingsalters und dem Kleinkindesalter angehört
und selbstredend eine negative Reaktion des Blutserums bietet.

Von großer Bedeutung ist das Vorkommen von *Muskelerkrankungen* an den
Extremitäten bei der angeborenen Frühsyphilis. Man findet immer *spezifische Blutgefäßerkrankungen* in den affizierten Muskeln, in denen sowohl
interstitielle, als auch parenchymatöse und degenerative Veränderungen nachzuweisen sind. Dabei sind die Nervenfasern in den von mir untersuchten
Fällen immer intakt geblieben (Abb. 25). In der Regel geht die Myositis
vom entzündeten Periost aus, doch kann sie auch selbständig auftreten, was

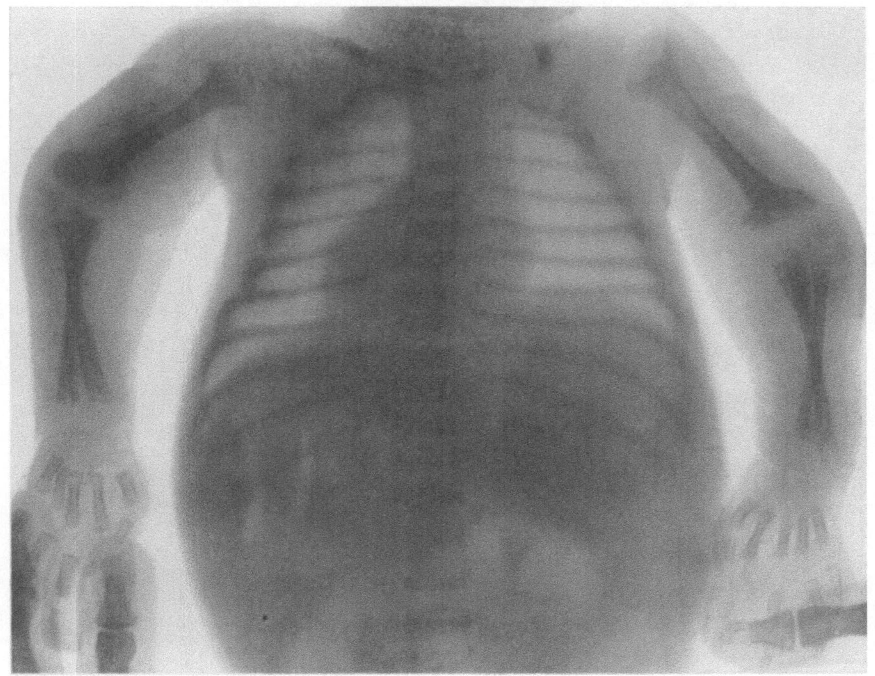

Abb. 23. Hochgradige Osteochondritis an sämtlichen Epiphysenverbindungen beider Oberextremitäten mit Pseudoparalyse und pilzförmiger Auftreibung aller Diaphysenenden (Callusbildung um die
gelösten Epiphysenstücke). (Dreimonatiger Säugling.)

allerdings neuestens von THOENES bestritten wird, da dieser Autor isolierte
degenerativ-entzündliche Veränderungen, wie ich sie an den Extremitätenmuskeln
kongenital-luetischer Säuglinge gefunden habe, auch sonst gesehen haben will,
was aber durchaus nicht gegen die luetische Genese der Muskelveränderungen
in meinen Fällen, sondern nur dafür spricht, daß auch andere schwere Säuglingskrankheiten zu ähnlichen diffusen Muskelaffektionen führen können. Absolut
feststehend aber ist, daß auch bei ganz geringfügigen periostalen Veränderungen
Lähmungszustände auftreten können, welche durch vom Periost fortgeleitete,
schwere diffuse luetische Myositis hervorgerufen sind, wie ein von mir im
Jahre 1905 in der Wiener Gesellschaft für Kinderheilkunde demonstrierter
Fall beweist.

Gewarnt muß jedoch vor der vorschnellen Gumma-Diagnose werden bei
diffusen Schwellungen und Knotenbildungen im *Kopfnicker* Neugeborener.

Selbst bei syphilitischen Kindern handelt es sich hier immer um *traumatische, während des Geburtsaktes entstandene Hämatome.*

b) **Symptomatologie und Diagnostik.** In grob *klinischer Hinsicht* sind allemal nur jene Knochenerkrankungen der Frühperiode erkennbar, bei welchen das *Periost* mitbeteiligt ist. Die subtileren Veränderungen an der Knochenknorpelgrenze entziehen sich dem palpatorischen Nachweise und können nur auf radioskopischem Wege aufgedeckt werden.

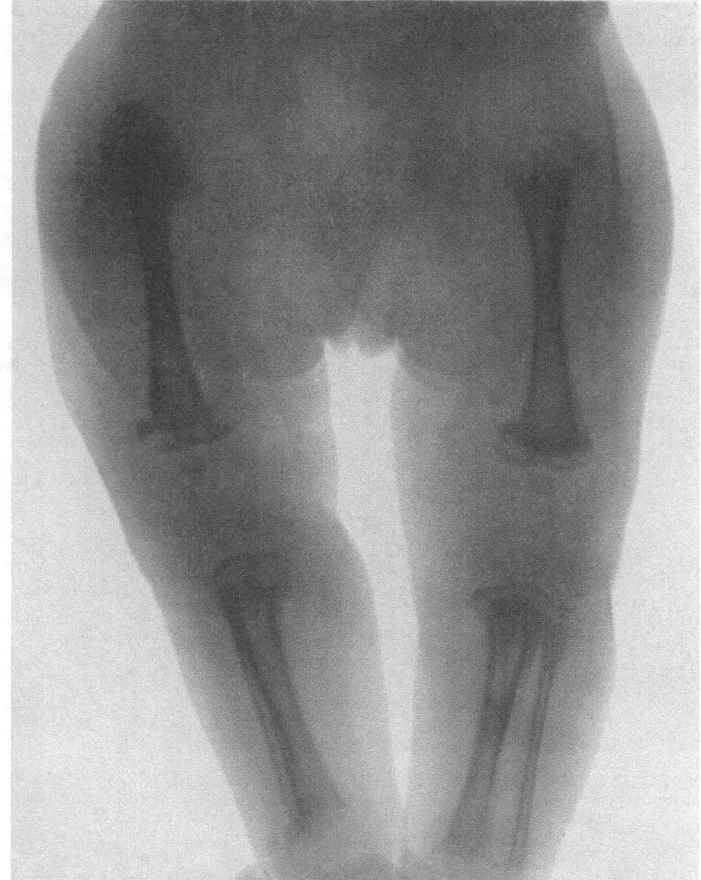

Abb. 24. Dasselbe wie Abb. 23, die unteren Extremitäten betreffend.

Sehr häufig zeigt sich bei der *radioskopischen* Untersuchung rezent luetischer Säuglinge das ganze Knochensystem in toto verändert, während nur einzelne Knochen in grobklinischer Hinsicht pathologische Erscheinungen bieten.

Im Vordergrunde des klinischen Bildes der kongenital-luetischen Skeletterkrankungen stehen *Auftreibungen der Epiphysengrenzen der langen Röhrenknochen und Bewegungsstörungen.*

Die Auftreibungen, welche *spindelförmig* von der Diaphyse zur Epiphyse hin fortschreiten, betreffen hauptächlich das Periost und die umgebenden Weichteile. Das Periost erscheint verdickt, sulzig infiltriert, in verschiedenen Schichten mit ossifizierenden oder chondrifizierenden Wucherungen durchsetzt.

Sehr häufig sind sämtliche Sehneninsertionen und alle die Diaphysenenden umgebenden Muskelbäuche zu einer entzündlich veränderten, gleichmäßig versulzten Masse zusammengebacken (Abb. 13, 25, 26 und 27).

Solche Auftreibungen können in der Umgebung eines oder mehrerer Gelenke sich befinden. Weitaus am häufigsten sind die Ellbogengelenke affiziert. Die geschwellten Partien zeigen fast immer erhebliche Schmerzhaftigkeit.

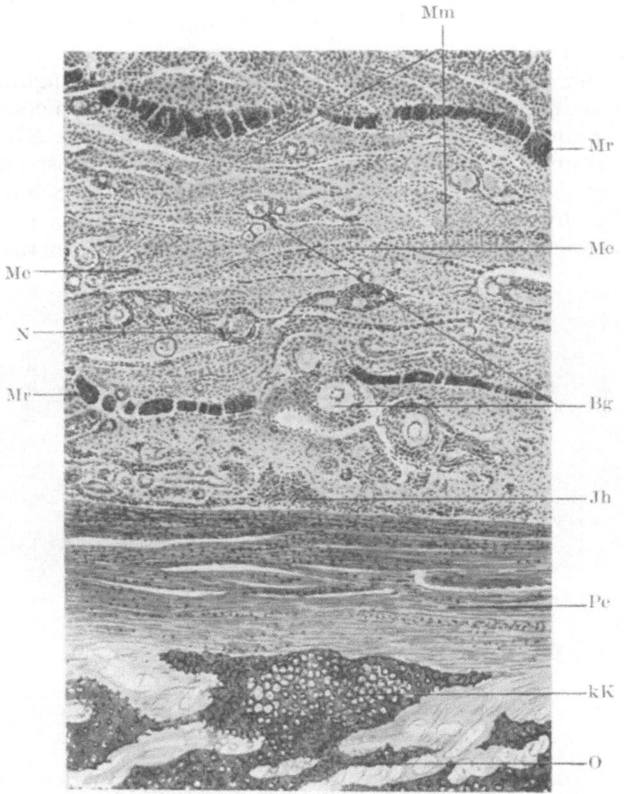

Abb. 25. Längsschnitt durch den Musc. tibialis posticus unterhalb der oberen Tibiaepiphyse eines 2 Monate alten kongenital-syphilitischen Kindes in Verbindung mit dem Periost und einer periostalen entzündlichen Wucherung. O verkalktes Osteoid, in der entzündeten Cambiumschichte des Periostes entstanden, kK Knorpelcallus, chondroide Wucherung innerhalb periostaler entzündlicher Knochenneubildung. Pe gequollene und ödematöse Faserschicht des Periosts mit klaffenden Lücken zwischen den elastischen Faserzügen. Jh Infiltrationsherde von Rundzellen, vom entzündeten Periost nach der Muskulatur zustrebend, deren Sarkolemm in hochgradigem Zerfall begriffen ist. Bg Blutgefäße mit perivasculärer Entzündung und Intimawucherung. Me entzündete und in diskoidem Zerfall begriffene, längs und schräg getroffene Muskelbündel mit infiltriertem Perimysium (Pm). Mr Reste erhaltener, noch wenig veränderter Muskulatur. N normale Nervenfaserquerschnitte.

Was die *Bewegungsstörungen* bei der angeborenen Säuglingssyphilis anbelangt, so kommen *paralytische* und *spastische* Zustände vor. Die letzteren wären als *syphilitische Hypertonie* der Säuglinge zusammenzufassen. Solche hypertonische Haltungsformen können als Folge einer syphilitoxisch bedingten Steigerung der normalen Hypertonie der Säuglinge oder als hydrocephalisch bedingt in Erscheinung treten und bewirken Flexions- und Adduktionscontracturen der Gliedmaßen. Diese generellen, die Gesamtmuskulatur des Säuglings betreffenden Hypertonien beruhen demnach weder auf einer primären Osteonoch auf einer primären Myopathie, sondern auf zentral bedingter Muskelversteifung. Trotzdem kann auch diese Form der Hypertonie Unbeweglichkeit der Extremitäten veranlassen, ist aber selbstredend ein spastischer Zustand im Gegensatze zu der ossal bedingten PARROTschen *Pseudoparalyse*, welche eine *schlaffe Armlähmung* mit mehr oder minder ausgeprägter Schmerzhaftigkeit infolge von syphilitischen Knochen- oder Muskelentzündungen darstellt. Wichtig ist, daß bei syphilitischen Knochenauftreibungen und Epiphysenlösungen an den unteren Extremitäten fast immer *Contractur*, an den oberen Extremitäten immer *schlaffe Lähmung* besteht, was von den meisten Autoren völlig übersehen wurde.

Demnach können an einem und demselben luetischen Säugling oder Neugeborenen gleichzeitig an den verschiedenen Gliedmaßen verschiedene Haltungsanomalien vorkommen. *Von Haus aus ist jeder syphilitische Säugling hypertonisch.* Entsteht an einem Schulter- oder Ellbogengelenk eine osteochondritische Epiphysenlösung, dann wird die Muskelhypertonie durch die Schmerzhaftigkeit der gelösten Epiphysenstücke ausgeschaltet und die befallene Oberextremität gelangt in paralytische Haltung, während die übrigen Gliedmaßen in Beuge-

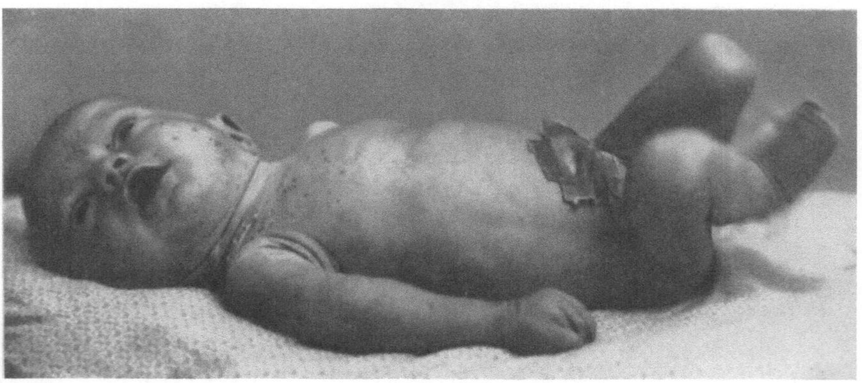

Abb. 26. Pseudoparalyse der rechten Oberextremität, spindelförmige Auftreibung der Ellbogengelenksepiphysen. Die Kniegelenke in tonischer Beugecontractur.

contractur verharren. Diese Beugecontractur wird zu schmerzhafter Beugesteifheit an den *unteren* Extremitäten, sobald Epiphysenlösung an den das Hüft- oder Kniegelenk konstituierenden Knochenenden eintritt, kurz: *an den oberen Extremitäten äußert sich die Epiphyseolysis immer als schlaffe Lähmung, an den unteren Extremitäten findet man wohl in der Regel vollkommene Unbeweglichkeit, niemals aber Muskelschlaffheit.*

Diese differenten Attitüden der Ober- und Unterextremitäten bei der luetisch-osteochondritischen Epiphysenlösung der Säuglinge erklären sich auf sehr einfache Weise durch die differenten anatomischen Beziehungen zwischen den Epiphysen und dem Muskelapparate an den oberen und unteren Extremitäten. Die Flexorenwirkung ist bei den Oberextremitäten, weil sich die Beugemuskeln hier direkt an den Epiphysenknorpeln ansetzen, mehr an die Epiphysenstücke selbst, an den Unterextremitäten hingegen, wo die Flexoren mit den Epiphysen in keiner direkten Insertionsverbindung stehen, an die Diaphysen gebunden. Dementsprechend wird sich ein mit Funktionsausschaltung verbundenes direktes Übergreifen des Entzündungsprozesses von der Lösungsstelle der Epiphysen auf die Beuger nur an den Oberextremitäten zur Geltung bringen. Dazu kommt noch das instinktive Bestreben des Säuglings, eine Distraktion oder mechanische Insultierung der erkrankten Epiphysengrenzgebiete zu vermeiden, was an den oberen und unteren Gliedmaßen ganz entgegengesetzte Haltungsmaßnahmen zur Folge haben muß. Die Hebung der Oberextremität im Schultergelenk besorgen Deltoides und Biceps. Der erstere überdeckt die Schulterwölbung und einen großen Teil der lateralen Gebiete des Oberarmkopfes, der letztere zieht, mit seinem langen Kopfe fest der Oberarmepiphyse anliegend, im Sulcus intertubercularis durch das Schultergelenk hindurch. Eine Kontraktion dieser Muskeln müßte bei vorhandener Epiphysenlockerung am Humeruskopf schmerz-

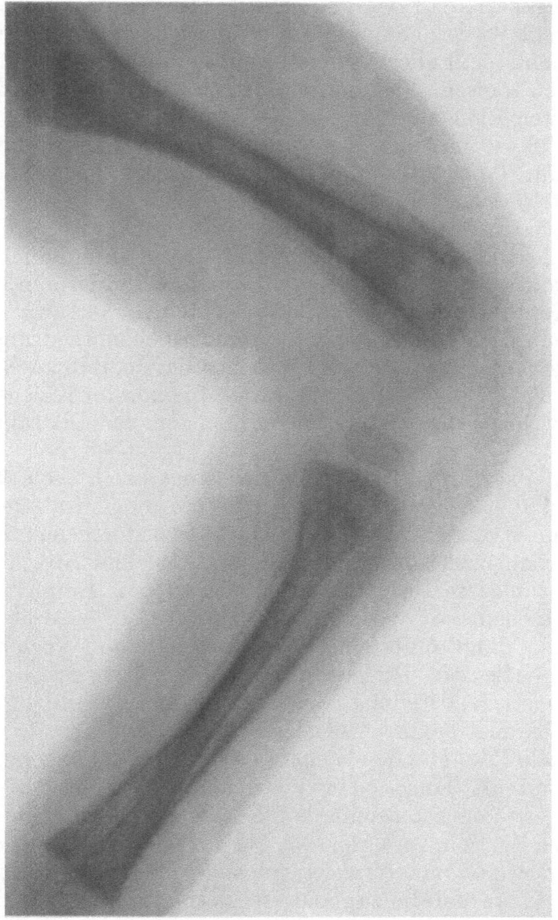

Abb. 27. Diffuse hyperostosierende Periostitis des Ober- und Unterschenkels eines 6 Monate alten luetischen Säuglings. Auftreibung der Kniegelenksenden und Verkalkung der distalen Oberschenkelepiphyse, Rarefizierung des distalen Diaphysenendes des Oberschenkels. Röntgenbild.

hafte Sensationen auslösen, welche nur durch vollkommene Muskelerschlaffung ausgeschaltet werden können. Daß aber an den Oberextremitäten auch die Funktion der Extensoren bei der syphilitischen Pseudoparalyse der Säuglinge zumeist ausgeschaltet wird, erklärt sich, wenn man in Erwägung zieht, daß der mächtigste Streckmuskel, der Triceps, am Olecranon ulnae, also gerade an der Spitze der proximalen Vorderarmepiphyse, sich inseriert und, falls er sich kontrahiert, die Epiphyse von der Diaphyse wegziehen würde. Dazu kommt noch, daß die Trochlea, beim Neugeborenen gleichbedeutend mit der unteren Humerusepiphyse und Lieblingssitz der Osteochondritis, sowohl bei aktiver Beugung als bei Streckung des Ellbogengelenkes infolge ihrer eigentümlichen Artikulation zwischen dem Olecranon und Processus coronoideus ulnae immer hin und her geschoben werden müßte. Daraus geht hervor, daß das beste Mittel, schmerzhafte Sensationen seitens der in Lösung begriffenen oder schon gelösten Epiphysenverbindungen an den Oberextremitäten zu verhindern, in der *automatischen Erschlaffung* der Gesamtmuskulatur gelegen ist.

Ganz gegenteilig liegen aber die Verhältnisse an der *Unterextremität*. Wenn man sich daran erinnert, daß der Femurkopf, also die proximale Epiphyse des Oberschenkels, nicht in der Femurachse, sondern in Winkelstellung zur Achse mit dem Hüftgelenk artikuliert, so ist es klar, daß eine Ruhigstellung der Epiphyse nur durch tonische Flexion im Hüftgelenk herbeigeführt werden kann, an welcher in erster Linie der Ileopsoas beteiligt ist. Da aber dieser Muskel mit der Femurepiphyse nirgends in direkte Berührung tritt, sondern von den Lendenwirbeln zum Trochanter minor zieht, also die obere Femurepiphysengrenze überbrückt, so ist keine Möglichkeit gegeben, daß die obere Femurosteochondritis auf die Insertionsfasern des M. ileopsoas übergreift. Vielmehr wird derselbe reflektorisch, wie bei jeder anderen entzündlichen Alteration des Hüftgelenks kontrahiert. Dasselbe gilt von den Adductoren, welche gleichfalls in keinem Kontakt mit dem Femurkopfe stehen. Ist aber die Gliedmaße im Hüftgelenk krampfhaft flektiert, dann muß auch notgedrungen das Kniegelenk in Beugung verharren — ganz abgesehen davon, daß auch für die distale Femur- und proximale Tibiaepiphyse die starre Flexion im Kniegelenk diejenige Haltung ist, bei welcher die Epiphysen am meisten vor Distraktion geschützt sind.

Meiner zuerst ausgesprochenen und neuestens auch von Thomsen und P. Schneider akzeptierten Ansicht nach beruht die kongenital-luetische Pseudoparalyse nur auf einer vom Periost auf die Muskulatur fortgeleiteten spezifischen Entzündung. Werden beispielsweise die Supinatoren und Strecker des Vorderarmes, welche in innigster Insertionsbeziehung zu den Epiphysenstücken des Ellbogengelenkes stehen, von der Myositis mitergriffen, so daß ihre Funktion ausgeschaltet wird, dann muß eine Handstellung zum Vorschein kommen, welche durch Palmarflexion, Pronation und ulnarwärts gerichtete Abduction auffällt, ähnlich jener Handstellung, welche durch geburtshilfliche Verletzungen des internen Anteils des Plexus cervicalis zustande kommt. R. v. Peters hat diese „*Flossenstellung*" der Hände als charakteristisch für kongenitale Säuglingssyphilis erklärt und als Folge einer luetischen Affektion des Rückenmarks hingestellt, welche er — ohne anatomischen Nachweis — bald in die Vorderhörner, bald in die vorderen Wurzeln verlegte, *während wir unentwegt an der rein periostalmyogenen Genese der erwähnten Haltungsanomalie festhalten*. Es wäre nämlich ganz unverständlich, warum die supponierte luetische Spinalaffektion so häufig sich gerade nur die den Vorderarm- und Handmuskeln entsprechenden Vorderhörner und Vorderwurzeln ganz symmetrisch aussuchen und dabei andere Teile des Rückenmarks unberührt lassen sollte.

Die Möglichkeit des Vorkommens von schlaffen *zentralen Lähmungen* bei der angeborenen Frühsyphilis ist zwar nicht vollkommen in Abrede zu stellen, doch muß darauf hingewiesen werden, daß die bis jetzt mitgeteilten Befunde für die Aufstellung einer spinalen Ätiologie der kongenital-syphilitischen Bewegungsanomalien der Säuglinge nicht genügen. In den meisten Fällen mit angeblich cerebrospinaler Ätiologie handelt es sich entweder um einfache Entbindungslähmungen mit oder ohne Syphilis oder um toxisch bedingte Dauerspasmen, welche auch bei syphilisfreien Kindern vorkommen können. Die schlaffen Armlähmungen kongenital-luetischer Säuglinge erinnern vielfach an die durch periphere Plexuslähmung zustande kommenden Bilder, wobei nicht immer eine besondere Schmerzhaftigkeit der befallenen Gliedmaßen vorliegen muß. Es gibt lähmungsartige Bilder bei kongenital-syphilitischen Säuglingen, bei welchen die ganze obere Extremität wie gelähmt, geradezu pendelnd, erscheint, dann wieder Bilder, bei denen der Typus einer Oberarmlähmung mehr in den Vordergrund tritt und schließlich solche, bei denen eher ein Unterarmtypus der Lähmung zu konstatieren ist.

Nach meinen Untersuchungen sind diese Lähmungsbilder immer nur die Folge von *Muskelerkrankungen* und daher je nach der Funktionsweise der entzündeten Muskelinsertionen verschiedenartig. Da die Muskelaffektion, wenn keine hochgradige Periosterkrankung vorliegt, durchaus nicht schmerzhaft zu sein braucht, ist das mitunter zu beobachtende Fehlen erheblicher Schmerzen bei der Pseudoparalyse wohl erklärt. Lähmungsbilder mit dem Typus der KLUMPKE-DÉJÉRINEschen Paralyse (Mitbeteiligung der okulopupillären Faserzüge) gehören nicht zum Bilde der osteogen bedingten syphilitischen Bewegungsstörungen der Säuglinge, sind vielmehr, wenn sie sich bei angeboren-syphilitischen Neugeborenen und Säuglingen vorfinden, auf *obstetrikale Plexuslähmungen* zu beziehen.

Die PARROTsche *Scheinlähmung* befällt in der Regel Kinder zwischen der ersten und sechsten Lebenswoche, wird übrigens in unseren Ländern von Jahr zu Jahr seltener. Zumeist sind die befallenen Kinder schon von Exanthem ergriffen, mitunter geht die Scheinlähmung der Hauteruption voraus. In einer kleinen Reihe von Fällen bildet die Pseudoparalyse im Verein mit Nasenkatarrh die einzige klinische Manifestation der Lues. Gewöhnlich tritt das Lähmungsbild plötzlich in Erscheinung, mitunter noch bevor die Auftreibungen der Gelenkenden an den Armknochen erkennbar sind.

Manchmal geht der Schwerbeweglichkeit durch ein bis zwei Tage eine erhöhte Empfindlichkeit der Oberextremität und Temperatursteigerung voraus. Schwellungen an den Knochenenden kommen in der Regel erst allmählich zum Vorschein, nachdem Schmerzhaftigkeit und erschwerte Bewegungsfähigkeit mehrere Tage bestanden haben. Gewöhnlich erfolgt Knochenauftreibung, welche sich mit Weichteilschwellung verbinden kann, an den distalen Oberarm- und proximalen Vorderarmenden, seltener sind die proximalen Oberarm- und distalen Vorderarmenden ergriffen. Dabei wird die befallene Gliedmaße zumeist in toto empfindlich und verharrt vollständig schlaff und unbeweglich auf ihrer Unterlage. Der Oberarm wird in der Regel eng an den Thorax angehalten. Dabei ist die elektrische Erregbarkeit der Nerven immer vollkommener erhalten. Bei Nadelstichen erkennt man an den reflektorisch ausgelösten Fingerbewegungen, daß der Arm des Kindes nicht wirklich gelähmt ist. Die osteogene luetische Scheinlähmung ist bei richtiger Diagnose und entsprechender Behandlung nie von langer Dauer. Sie schwindet gewöhnlich schon nach zweiwöchiger antisyphilitischer Behandlung. Selbst in Fällen von Epiphysenlösung, welche sich durch besondere Empfindlichkeit der Knochen und fühlbare Crepitation zwischen Diaphyse und Epiphyse, später durch Calluswucherung zu erkennen gibt, bedarf es keiner anderen als der antiluetischen Behandlung, um die Affektion zu vollständiger Heilung ohne Formveränderung der Gliedmaßen zu bringen. Gipsverbände sind überflüssiger Ballast. Wird die Lähmung und Epiphysenlösung nicht rechtzeitig erkannt und behandelt, dann kann Spontanheilung mit winkliger Knickung und dauernder Deformität erfolgen.

Nach meinen Erfahrungen ist die große Bevorzugung des ersten Lebensvierteljahres seitens der syphilitischen Scheinlähmung in die Augen springend.

Unter 98 Fällen meines Materials entfielen 73 ($= 75^0/_0$) auf die ersten 3 Lebensmonate. Aber auch schon beim Neugeborenen und in den ersten Lebenstagen
sah ich diese Luesmanifestation. Das zweite Lebensvierteljahr war nur mit 13,
das dritte mit 8 und das vierte nur noch mit $4^0/_0$ beteiligt. Zu bemerken ist,
daß nur in einem Bruchteile der in Frage kommenden Fälle die Epiphysenlösung
durch passive Verschieblichkeit oder Crepitation zwischen Epi- und Diaphyse
nachweisbar ist. In der Regel ist nur die reaktive periostale Auftreibung am
Diaphysenende zu palpieren, welche zumeist sehr deutlich entwickelt und äußerst
schmerzhaft ist und nur in ganz seltenen Fällen, namentlich kurz nach dem
Eintritt der Dehiscenz noch wenig ausgesprochen zu sein braucht.

Affektionen der kurzen Röhrenknochen. Phalangitis. Kongenital-syphilitische
Erkrankung der *Phalangen, der Mittelhand- und Mittelfußknochen* bei Säuglingen
waren vor den Untersuchungen des Verfassers nur äußerst selten beschrieben.
Die Phalangenerkrankung, die im Säuglingsalter weit häufiger an den Fingern
als an den Zehen auftritt, betrifft *ausschließlich die Knochen*, niemals die Weich-

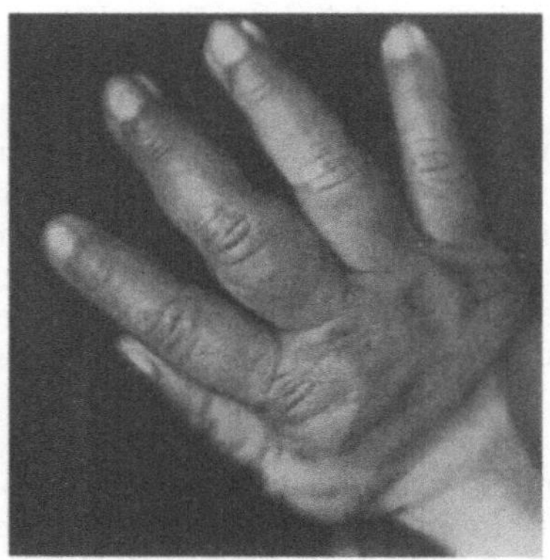

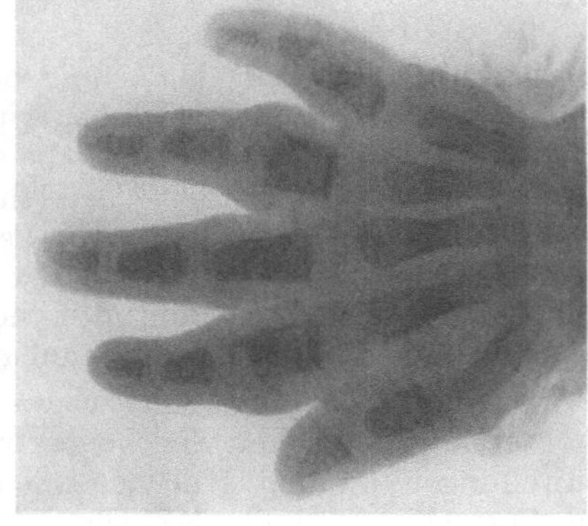

Abb. 28. Phalangitis luetica. Auftreibung der
Grundphalangen des zweiten und dritten Fingers.
Flaschenform.
(Aus Feer: Diagnostik der Kinderkrankheiten.
3. Aufl. Berlin: Julius Springer 1924.)

Abb. 29. Diffuse rarefizierende Ostitis an sämtlichen Grundphalangen und Metacarpusknochen,
deren Knochensubstanz aufgetrieben und gebläht
erscheint. Flaschenform der Finger.

teile der Finger und Zehen und beginnt stets an den Grundphalangen, die auch
im weiteren Verlaufe der Erkrankung intensiver affiziert erscheinen als die
distalen Phalangen.

Das Aktinogramm der erkrankten Phalangen zeigt eine dreifache Schattie-
rung: eine mäßige Aufhellung des Grenzstreifens zwischen Epi- und Diaphyse,
eine bedeutendere der Diaphyse und eine dunkle, schmächtige, aber scharf
abgesetzte Randschattierung, entsprechend der Compacta des Knochens. Dabei
erscheint die Knochensubstanz der Breite und der Länge nach abnorm aufgetrieben. Alles dies weist unleugbar darauf hin, daß es sich bei der Phalangitis
im pathologisch-anatomischen Sinne um eine *diffuse rarefizierende Ostitis* der
Phalangenknochen handelt, die — nebenbei bemerkt — viel häufiger vorkommen
dürfte, als man gewöhnlich auf Grund einer bloß klinischen Untersuchung
anzunehmen geneigt ist (Abb. 15, 28, 29 und 30).

In klinisch-diagnostischer Hinsicht ist von Wichtigkeit: das prädominierende
Ergriffensein der Grundphalangen, das Ausbleiben von Eiterung oder Perfo-
ration nach außen, die Neigung zu spontaner Restitution und der subakute
Verlauf der Erkrankung. Die schmerzlos sich entwickelnde, zunächst das erste

Fingerglied, und zwar ausschließlich den Knochen betreffende Intumescenz verleiht dem Finger die Form einer Flasche, Miterkranken der distalen Phalangen die eines Spielkegels oder Kegelstutzes. Dabei erscheint der Finger sowohl verbreitert als verlängert. Die Weichteile partizipieren an der Erkrankung nicht, nur die Haut kann durch mechanisch zustande kommende Dehnung glänzend, gespannt und leicht rosig gefärbt, manchmal auch etwas verdünnt erscheinen. Am häufigsten erkrankt der Zeigefinger. Die Affektion pflegt multipel, aber nicht symmetrisch zu sein. Charakteristisch für die kongenital-syphilitische Phalangitis der Säuglinge ist ferner das vollkommene Intaktbleiben der Gelenke in der Umgebung des erkrankten Fingergliedes. Die Affektion gehört zu den Frühmanifestationen der angeborenen Syphilis und entwickelt sich schleichend, ohne zu Funktionsstörungen Anlaß zu bieten.

Die kongenital - syphilitischen Fingererkrankungen jenseits des ersten Lebensjahres weisen nicht mehr den bisher besprochenen charakteristischen und feststehenden Typus auf; hier kann es zu Destruktion mit Aufbruch und Eiterung, sowie zu Miterkrankung der Gelenke und Weichteile kommen.

Differentialdiagnostisch kommt nur die *Spina ventosa scrofulosa vel tuberculosa* in Betracht, besonders dann, wenn etwa nur die Grundphalange eines Fingers oder sonst eine Phalange isoliert erkrankt wäre. Hier müssen Anamnese, Alter des Kindes, etwa vorhandene anderweitige Syphilissymptome, besonders die charakteristische Nasenerkrankung, dann verschiedene anatomische Verlaufsmomente (Ausbleiben von Eiterung, Caries

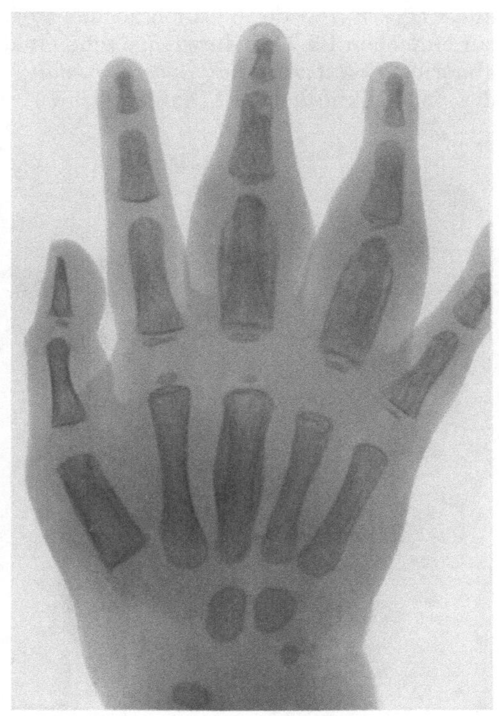

Abb. 30. Phalangitis und Metacarpuserkrankung im Stadium der Reparation. Periostale Mantelbildung um die Grundphalangen des 3. und 4. Fingers und der 3. Grundphalange.

und Nekrose, Freibleiben der Haut), sowie die Form der Phalangenerkrankung (Knopfform der skrofulös, Oliven- oder Kegelstutzform der syphilitisch erkrankten Phalange) zu Rate gezogen werden. Auch wird Auftreten der Erkrankung im frühesten Säuglingsalter oder das Ergriffensein sämtlicher Phalangen oder der Grundphalangen aller Finger, bzw. der Grundphalangen mehrerer Finger usw. stets für Syphilis sprechen. Besonders maßgebend wird gerade hier das Röntgenbild und ein evtl. positiver Ausfall der Seroreaktion sein. Allerdings darf nicht übersehen werden, daß Doppelinfektionen mit Lues und Tuberkulose auch schon im zartesten Kindesalter vorgekommen sind. Völlige Klarheit wird in zweifelhaften Fällen nur der positive oder negative Erfolg einer antisyphilitischen Behandlung bringen.

2. Affektionen des Schädelskeletts.

Der *Schädel* kongenital-syphilitischer Säuglinge kann in vierfacher Weise
verändert sein:

1. Es können echte *rachitische Veränderungen* vorliegen, welche sich durch
Erweichung der Knochensubstanz im Bereiche der Schuppenteile und an den
Nahträndern zu erkennen geben. Dies ist in den ersten beiden Lebensmonaten
ein häufiger Fall (s. a. später). 2. Nicht ganz so häufig begegnet man im frühen
Säuglingsalter einer Veränderung, welche auf eine *frühzeitig entstandene periostale Hyperostose* der Schädelknochen zurückzuführen ist und sich im Gegensatz
zur einfachen Rachitis durch eine schon in den ersten Lebensmonaten auftretende
abnorme *Protuberanz der Tubera frontalia und parietalia* bei auffallender Härte
der Schädelknochen und Nahtränder zu erkennen gibt. 3. Eine dritte Art von

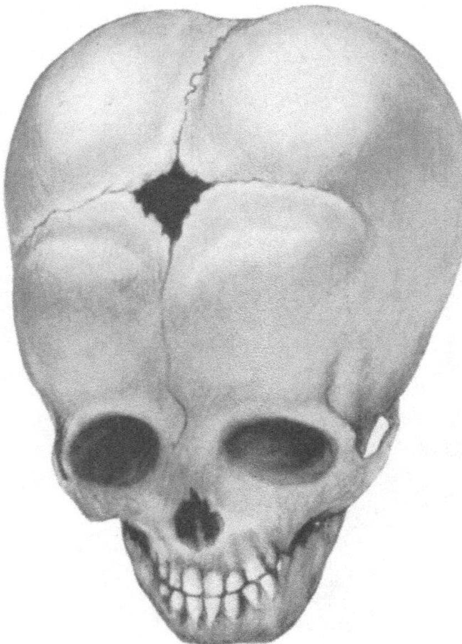

Abb. 31. Skelett eines natiformen
Schädels, Ansicht von vorne.

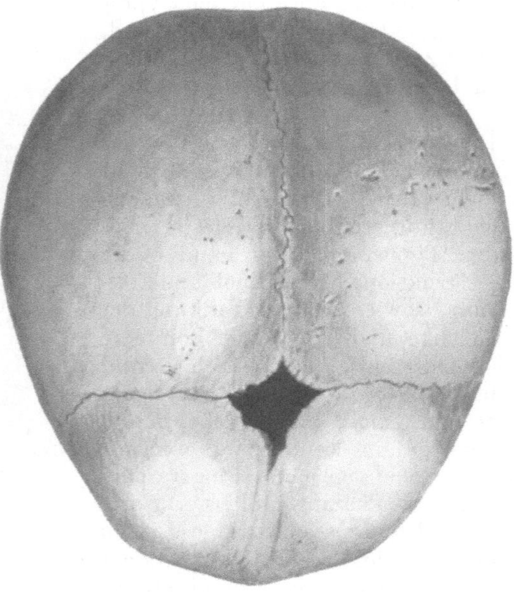

Abb. 32. Dasselbe wie Abb. 31, Ansicht von oben.
(Aus E. Fournier: Syphilis hereditaria tarda.)

angeboren-syphilitischen Veränderungen am Schädelskelette der Säuglinge
besteht in einer *spezifisch entzündlichen Erkrankung der Schädelknochen*, welche
sich anfänglich durch Bildung von isolierten oder auf größere Gebiete sich er-
streckenden kraniotabesartigen Erweichungsherden an den Stirn- oder Seiten-
wandbeinen mit nachfolgenden *periostalen Auftreibungen* in der Umgebung,
und durch Rarefizierung der Knochensubstanz bis zum völligen Schwunde zu
erkennen gibt. Es ist dies die seltenste Form der Schädelknochenerkrankung
bei luetischen Säuglingen, welche durch flächenhafte Usuren (Caries sicca) mit
umgebendem Knochenwall ausgezeichnet ist und den Namen „*flächenhafte
usurierende Schädelsyphilis*" verdient. Ein von R. Fischl jüngst demonstrierter
Fall von Kraniotabes am Stirnbein eines kongenital-luetischen Säuglings gehört
hierher und deckt sich vollkommen mit einem von mir in meinen „Studien
über die hereditäre Syphilis", II. Teil, S. 462 geschilderten Fall. Auch in Leop.
Molls Wiener Säuglings-Klinik sah ich kürzlich einen solchen Fall. Aus
Pommers anatomischen Untersuchungen geht hervor, daß bei dem hier in

Frage kommenden Prozeß weder die Faserschicht des Pericraniums noch die Dura überschritten wird.

4. *Der Hydrocephalus der ersten Kindheit* ist, wie schon im Abschnitt über die Lues congenita cerebrospinalis hervorgehoben, in einer großen Anzahl von Fällen durch angeborene Lues bedingt, welche zu entzündlichen Veränderungen an den weichen Hirnhäuten und Plexus und zu intrakraniellen Gefäßerkrankungen, das Bild einer tuberkulösen Meningitis vortäuschend, führen kann. Vielfach gibt eine spezifische diffuse innere Periostitis der Schädelknochen den Anstoß zur Fortleitung des Entzündungsprozesses auf die Meningen. Der syphilitische Hydrocephalus der Säuglinge hat mit der rachitischen Pseudohydrocephalie wohl eine oberflächliche Ähnlichkeit, kann aber im Säuglingsalter von derselben unterschieden werden.

Innige Beziehungen bestehen zwischen angeborener Lues und Rachitis.

Unter den kongenital - luetischen Kindern ist die Rachitis etwas *häufiger* als unter den luesfreien. Die Rachitis setzt bei luetischen Säuglingen zeitiger ein, läuft aber rascher ab als bei nicht syphilitischen und führt bei bestehender Syphilis nur selten zu hochgradigen Skelettverbildungen.

Der *Schädelumfang* angeborensyphilitischer Säuglinge ist wegen der durch die Syphilis angeregten intensiven Knochenapposition an den Wachstumszentren der Schuppenknochen, aber auch wegen stärkerer irritativer Sekretion von Ventrikelflüssigkeit, während des ganzen ersten Lebensjahres größer als bei normalen Kindern, während des ersten Lebenssemesters auch größer als bei rachitischen und wird erst im zweiten Lebenssemester von den rachitischen

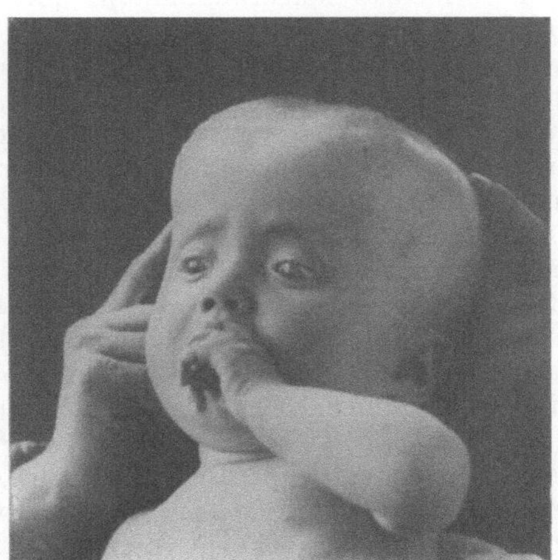

Abb. 33. Luetisches Caput natiforme mit Hydrocephalus. (Nach FEER.)

Schädeln an Größe übertroffen. Die Folge davon ist eine eigentümliche Formanomalie der Schädeloberfläche, welche durch das Hervortreten der Stirn- und Scheitelbeinhöcker ausgezeichnet ist, während zwischen den letzteren eine mehr weniger tiefe Furche zurückbleibt.

Diese von PARROT als „*Caput natiforme*" bezeichnete *Schädelanomalie ist nur dann mit Sicherheit auf angeborene Lues zurückzuführen, wenn sie bereits in den ersten Lebensmonaten deutlich entwickelt und mit einer abnormen Härte der Kopfknochen bei großem Kopf und einer relativ kleinen Fontanelle verbunden ist.* Dieselbe Kopfform kommt aber auch ohne Syphilis bei Rachitikern, aber erst im zweiten und dritten Lebensjahre vor (Abb. 31, 32 und 33).

Nur wenn das Caput natiforme in Verbindung mit Makrocephalie ohne erhebliche rachitische Thorax- und Extremitätenveränderungen vorhanden ist, spricht dies unbedingt für angeborene Lues. Umgekehrt ist die Kombination von hochgradigen rachitischen Extremitätenverbildungen mit der genannten Kopfform beinahe ein Ausschließungsgrund für die luetische Ätiologie, weil erfahrungsgemäß luetische Kinder nur ganz ausnahmsweise schwer rachitisch werden.

3. Syphilis und Rachitis.

Zwischen *Rachitis* und *Lues congenita* bestehen *Wechselbeziehungen*, welche schon seit Jahrzehnten, und zwar in ganz verschiedenem Sinne erörtert wurden. Die Lues congenita praecox bewirkt, ganz wie die Rachitis, nicht lokal isolierte, sondern generelle Veränderungen am gesamten Skelett des Säuglings, sie veranlaßt, ebenso wie die Rachitis, an den Epiphysengrenzen der Röhrenknochen und am Schädelskelette die augenfälligsten Veränderungen, sie führt zu Auftreibungen der Knochenenden und zu Difformitäten der Schädelkapsel ebenso wie die Rachitis. Auch in histologischer Hinsicht besteht bei beiden Knochenerkrankungen ein Stadium, in welchem die mikroskopischen Bilder an den Epiphysengrenzen große Ähnlichkeiten zeigen — es ist das allererste, besonders an den Rippenepiphysen ersichtliche, als *Reizstadium* zu bezeichnende Anfangsstadium —, in welchem bei beiden Erkrankungen reichliche Gefäßneubildung und vermehrte Markraumbildung im *Epiphysenknorpel* besteht und die der Osteochondritis luetica eigentümliche Verbreiterung der Verkalkungszone noch ebensowenig vorhanden ist, wie die der Rachitis zugehörige Verbreiterung der Säulenzone des Epiphysenknorpels. Die Ähnlichkeit dieser Anfangsbilder geht so weit, daß Tschistowitsch seinerzeit Kassowitz den Vorwurf machte, er habe kongenital-luetische Epiphysenaffektionen an den Rippen Neugeborener mit rachitischen im mikroskopischen Bilde verwechselt.

Anders im klinischen Bilde. Die luetische Osteochondritis an den Extremitätenknochen kann mit Rachitis nicht verwechselt werden, und erzeugt an den Rippenknorpelepiphysen niemals die knopfförmigen Auftreibungen wie die Rachitis, ganz abgesehen von den charakteristischen differenten Röntgenbildern beider Arten von Skeletterkrankungen. Rippenknorpelschwellungen bei luetischen Säuglingen beruhen daher immer auf mitbestehender Rachitis, *wie denn überhaupt kein luetischer Säugling der Rachitis entgeht.* Auf dieser fundamentalen Tatsache beruht auch die verhängnisvolle, von Parrot im Jahre 1881 inaugurierte Irrlehre, welche neuerlich von Marfan und Lemaire, wenn auch in etwas gemilderter Form vorgebracht, aber von Cozzolino mit vollem Recht energisch bekämpft wird, daß nämlich die Rachitis allemal auf kongenitaler Lues beruht, während die Verhältnisse, wie wir weiter unten ausführen werden, ganz anders liegen.

Vor allem muß daran erinnert werden, daß zwischen den Kalkbindungsverhältnissen der osteogenen Gewebe bei Lues congenita und Rachitis diametrale Gegensätze vorliegen. Bei der luetischen Osteochondritis wird, im Gegensatz zur Rachitis, welche durch Unfähigkeit des Knochenknorpelgewebes die angebotenen Mineralsalze zu adsorbieren und zu fixieren ausgezeichnet ist, der Mineralkomplex in den Wachstumszonen wohl festgehalten, aber der mitwirkende spezifische Entzündungsreiz verhindert den richtigen Aufbau der inkrustierten Gewebsbestandteile. So entsteht nur ein brüchiges Mauerwerk, aber kein architektonisch gefügter haltbarer Bau. Das Bindeglied zwischen beiden Arten der Knochenaffektion ist die beiden gemeinsam *initiale irritative Hyperämie* der osteogenen Texturen und des subchondralen Spongiosamarkes sowie die Verankerung der primären Reizzustände an den Stellen des lebhaften Knochenwachstums. So kann die initiale luetische Reizhyperämie *rachitisfördernd* wirken, keineswegs aber *rachitiserzeugend* in dem extremen, neuerdings von Marfan und Lemaire angenommenen Grade und Sinne.

Unserer Überzeugung nach ruft die kongenitale Syphilis allein niemals Rachitis hervor. Sie kann dies nur in Verbindung mit den auch sonst bei der Ätiologie der Rachitis maßgebenden Schädlichkeiten bewirken. Diese Noxen haben aber dort ein leichtes Spiel, wo der Boden bereits durch den akuten,

von der angeborenen Lues herrührenden hyperämischen Reizzustand der osteogenen Gewebe in günstiger Weise vorbereitet ist. So kommt es, daß die Rachitis
bei syphilitischen Kindern frühzeitiger und noch häufiger auftritt, als bei nicht
syphilitischen und daß die rachitischen Erweichungs- und Knorpelschwellungs-
vorgänge bei Luetikern zwar frühzeitiger auftreten, aber rascher verschwinden
als bei luesfreien Rachitikern. Denn, wenn sich auch anfangs die syphilitische
Hyperämie mit der durch Rachitis hervorgerufenen Reizung der osteoplastischen
Texturen summiert und daher rascher die der Rachitis eigentümlichen Frühaffektionen inszeniert, so wird auf der anderen Seite das Weiterschreiten schwerer
rachitischer Veränderungen durch die bald hervortretende *hyperostosierende
Wirkung des syphilitischen Knochengewebsreizes* paralysiert.

So kommt es, daß die allerschwersten Rachitisgrade, welche sich durch eine
erst spät auftretende Lokomotionsfähigkeit, durch hochgradige Biegsamkeit,
durch Verkrümmungen und Infraktionen der Extremitätenknochen charakterisieren und insbesondere die Rachitis tarda bei kongenital-syphilitischen Kindern
so gut wie gar nicht auftreten. Der rachitische Prozeß erlischt nämlich aus
den vorhin klargelegten Gründen, wenn er unter Mitwirkung der angeborenen
Lues zustande gekommen ist, früher als unter gewöhnlichen Verhältnissen.
So wird es auch verständlich, warum man bei syphilitischen Kindern jenseits des
ersten Lebensjahres nur selten mehr floride Rachitis findet. Hingegen zeigen
solche Kinder sehr häufig Thorax- und Schädelveränderungen im Stadium der
Eburneation, welche wir sonst nur bei viel älteren Kindern mit abgelaufener
Rachitis beobachten.

Das gleichzeitige Vorhandensein von rachitischen und echten syphilitischen
Veränderungen am Knochensystem eines und desselben Kindes haben wir des
öfteren beobachtet. Wir sahen bei etwas älteren Säuglingen mit syphilitischer
Pseudoparalyse wiederholt rachitische *Kraniotabes* und charakteristischen
rachitischen Rosenkranz, fanden dann allerdings, daß nach therapeutisch
bedingtem Ablauf der Syphiliserscheinungen die rachitischen Symptome mitunter
sehr rasch verschwanden.

In einer anderen Reihe von Fällen schwanden die syphilitischen Knochenaffektionen prompt unter Quecksilberbehandlung, ohne daß aber die mit-
bestehende Rachitis beeinflußt wurde. Hier mußte, anschließend an die Quecksilberbehandlung, die Phosphorlebertrantherapie in Anwendung gebracht werden,
um auch die rachitischen Symptome zum Schwinden zu bringen.

An dieser Stelle muß noch mit einigen Worten auf die Differentialdiagnose
zwischen *rachitischer Kraniotabes* und der schon früher erwähnten *usurierenden
flächenhaften Schädelsyphilis des Säuglings* rekurriert werden. Die letztere befällt
nie das klassische Lokalisationsgebiet der Kraniotabes rachitica, nämlich die
Umgebung des Höckers der Hinterhauptsschuppe, sondern ergreift mit Vorliebe die Stirn- und Seitenwandbeinschuppen in ihren Höckergebieten. Wohl
kann man auch bei der flächenhaften Schädelsyphilis des Säuglings im Bereiche
der erkrankten Partien mitunter das eigentümliche, der rachitischen Kraniotabes zugehörige Pergamentknittern wahrnehmen. Allein die durch die angeborene Lues hervorgerufenen Einschmelzungsvorgänge bewirken schon nach
kurzem Bestande eine besondere Rauhigkeit der Knochenoberfläche, welche im
Gegensatze zu der völlig glatten Oberfläche der rachitisch-kraniotabischen
Malacien steht. Wenn dann der reaktive periostale Knochenwall gebildet ist,
kann eine Verwechslung mit rachitischer Kraniotabes nicht mehr unterlaufen.

Ob es berechtigt ist, einen Terminus „Pseudorachitis syphilitica" aufzustellen, wie dies von CAZIN und ISCOVESCO geschehen ist, mag dahingestellt bleiben. Die so bezeichneten Fälle lassen sich meines Erachtens in

drei Gruppen einteilen. Es sind zum Teile Fälle von wirklicher florider Rachitis ohne Lues, zum Teile ältere syphilitische Kinder mit rachitischen Skelettverbildungen, also Resten der abgelaufenen Rachitis, oder aber es handelt sich um Kinder mit wirklicher echter Spätsyphilis des Knochensystems ganz ohne Rachitis, aber mit rachitisähnlichen Difformitäten. Nach dem, was wir erörtert haben, kann es keinem Zweifel unterliegen, daß rachitische Skelettveränderungen bei kongenital-syphilitischen Kindern und vormals kongenitalluetischen Erwachsenen zu den allergrößten Häufigkeiten gehören. Selbstverständlich werden auch die Reste ehemaliger Rachitis sehr häufig an dem Träger bis in die spätere Kindheit und in das erwachsene Alter hinein noch aufzufinden sein. Daher geht es nicht an, aus Verkrümmungen der Tibien, aus Genu valgum und Unregelmäßigkeiten der Rippenkurvaturen, Schädelasymmetrien, rachitischen Beckenanomalien (Demelin) u. dgl. ohne andere Gründe die retrospektive Diagnose der Lues congenita zu stellen oder aber solche Knochenanomalien, wenn sie bei syphilitischen Kindern vorkommen, als Pseudorachitis syphilitica zu erklären. Was die Schädeldeformation anbelangt, so ist, wie schon früher erwähnt, *das Cranium natiforme* Parrots unseren Erfahrungen zufolge nur dann für angeborene Syphilis pathognomonisch, wenn es bereits im ersten Lebensjahre voll ausgebildet zur Entwicklung gekommen ist (s. a. S. 183).

Was die Veränderungen an den *Tibien* anbelangt, so sind nach unserer Erfahrung charakteristisch für Syphilis nur diejenigen, bei welchen es sich um eine Hyperostose und gleichmäßige Auftreibung der Crista an der Oberfläche des Knochens handelt. Die Crista verliert dabei ihre kantige Beschaffenheit, verbreitert sich, rundet sich ab, verliert den Charakter eines Knochenrandes und verschwimmt in der abgerundeten Oberfläche der übrigen Tibia. Auch eine isolierte hyperostotische Auflagerung auf der vorderen Fläche der Tibia ist ziemlich charakteristisch für Syphilis und erweckt mitunter den Eindruck einer rachitischen Verkrümmung. In diesen Fällen besitzt der Knochen bloß eine *scheinbare* Krümmung. In Wirklichkeit hat er seine Achse wohl bewahrt, er ist nicht wirklich gebogen, wie bei Rachitis, sondern er zeigt nur eine bedeutende diaphysäre Knochenauflagerung an seiner vorderen Fläche, welche eine Konvexität der letzteren vortäuscht. Die Crista selbst ist dabei verdickt und der Quere nach abgeplattet. Diese Veränderung der Tibia findet sich allerdings erst bei älteren Kindern. Ihre Besprechung gehört daher eigentlich in die Abhandlung über die Lues congenita tarda, wo ihrer übrigens noch Erwähnung getan werden soll. Ich habe sie nie vor dem 5. Lebensjahre gesehen. Sehr häufig ist sie mit langdauernden, anfallsweise exacerbierenden Schmerzen verbunden. Häufig findet man gleichzeitig noch halbweiche Tophi an der Vorderfläche, mitunter auch Narben und eitrig zerfallene Stellen an der Hautdecke, welche darauf hinweisen, daß das Ganze ein gummöser Prozeß ist, und nichts mit Rachitis zu tun hat. Solche Fälle sind natürlich wahre Knochensyphilis, und zwar kongenitale Spätsyphilis des Knochensystems, welche hier eigentlich nur erwähnt werden mußte, um zu zeigen, wie wenig berechtigt es ist, einen Terminus „Pseudorachitis syphilitica" in die Pathologie einzuführen, wenn demselben eine typisch-gummöse Form der Knochensyphilis zugrunde liegt. Das letzte Wort in differentialdiagnostischer Hinsicht wird selbstverständlich immer die serologische Untersuchung zu sprechen haben.

4. Spätsyphilitische Veränderungen des Knochensystems.

Man unterscheidet eine *diffuse hyperplastische Ostitis* und *Periostitis* und eine *gummöse Erkrankungsform* in der Spätperiode der angeborenen Syphilis, wobei zu bemerken ist, daß beide Knochenerkrankungsformen nicht bloß gleichzeitig bei einem und demselben Individuum, sondern auch an einem und demselben Knochen vorkommen und fieberhaft verlaufen können.

Die hyperplastische Knochenerkrankung kann das *ganze Skelett* ergreifen (LANNELONGUE) und sowohl am Schädel als auch an den platten und an den Röhrenknochen zahlreiche sichtbare periostale Auftreibungen nach sich ziehen. Solche Fälle habe ich wiederholt beobachtet. Immer handelte es sich hierbei um die Endausgänge vollkommen übersehener angeborener Frühsyphilis. Sie geben schlechte Heilungschancen.

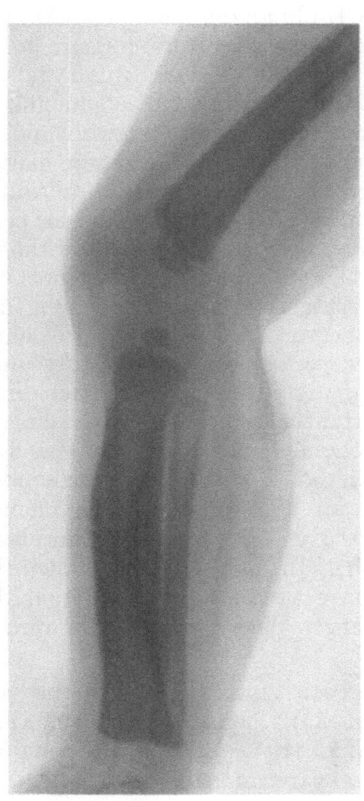

Abb. 34. Diffuse Periostitis der Tibia.
Frische Schalenbildung um die Compacta.

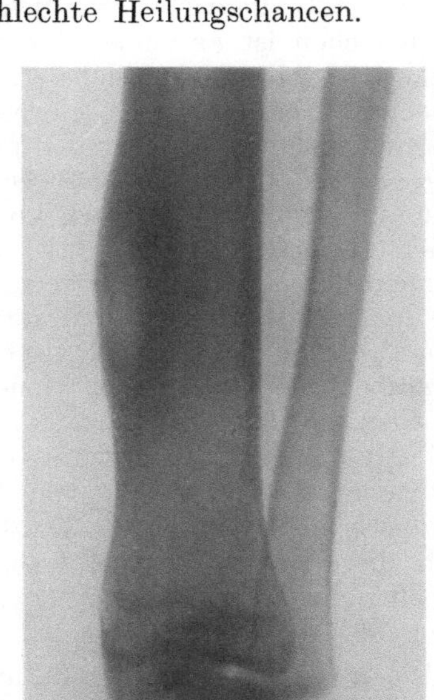

Abb. 35. Frischer Tophus
an der vorderen Tibiafläche im unteren Drittel.

Hyperplastische Prozesse an den *Schädelknochen* sind bei der angeborenen Spätsyphilis unvergleichlich seltener als in den Frühperioden der Erkrankung. Mit Vorliebe werden die *Röhrenknochen*, und zwar besonders häufig die *Schienbeine* ergriffen, deren spätsyphilitische Affektion ein ganz charakteristisches Krankheitsbild liefert, welches bei Besprechung der Syphilis-Rachitisfrage schon angedeutet wurde (Abb. 34). Im allgemeinen kommen alle in der Tertiärperiode der akquirierten Syphilis zu beobachtenden Knochenerkrankungsformen auch bei der kongenitalen Tardivsyphilis vor. LANNELONGUE und ETIENNE halten die sog. PAGET*sche Knochenkrankheit*, eine diffuse, kontinuierlich fortschreitende und schließlich alle Skeletteile okkupierende, hyperostosierende Periostitis für nichts anderes als angeborene Syphilis des Knochensystems. In meinen

Protokollen sind 4 solche Fälle, zwei im 4., einer im 5. und einer im 6. Lebensjahre entstanden, verzeichnet. Ein ähnlicher Fall wurde kürzlich von Richter und Pick in der Berliner medizinischen Gesellschaft vorgezeigt, wobei als röntgenologische Differenz zwischen echtem „Paget" und der luetischen Erkrankung die rein periostale Lokalisation der Hyperostosen hervorgehoben wurde.

Wie schon erwähnt sind die *Tibien* die am häufigsten befallenen Knochen. Zunächst entstehen an der Crista tibiae *halbweiche, sehr druckempfindliche Auftreibungen,* über welchen die Haut nicht selten leicht gerötet und empfindlich ist, dabei bestehen nicht selten spontane Schmerzen in den unteren Gliedmaßen, welche sich bei Bewegungsversuchen noch wesentlich steigern. Dieses erste Stadium der Affektion, in welchem schubweise neue Tophi an den Schienbeinkanten auftreten können, kann monatelang dauern oder aber rasch abklingen, ja im Anfangsstadium zu Verwechslungen mit Erythema nodosum Anlaß geben. Das zweite Stadium ist das eigentliche *hyperostotische Stadium.* Die Schienbeine sind in toto aufgetrieben, verdickt, die Kante des Knochens ist verschwunden. Der Knochen ist an seiner Vorderseite abgerundet und mit fühlbaren harten Höckern oder Rauhigkeiten besetzt. Der Knochen ist in seiner Totalität erkrankt. Anatomisch beruht diese Deformität auf fortwährender Anbildung neuer periostaler Knochenschalen um den primären Knochen herum. Auch die Markhöhle ist in vielen Fällen auf große Strecken hin verstrichen und durch dichte Knochensubstanz ausgefüllt. Vielfach kommt es zu Verlängerung und Verbiegung der Tibien (Harry, Moses, Finckh, Wieting und Chable) mit sehr ausgesprochener Konvexität nach vorne. Hier scheint nebst der periostalen Hyperostose auch eine hyperplastische enchondrale Ossification an den Epiphysengrenzen unter dem Einflusse des syphilotoxischen Reizes stattzufinden, sonst wären die oft ganz abenteuerlichen Elongationen der Unterschenkel nicht zu erklären. Der Knochen gewinnt die Gestalt eines *Türkensäbels* oder, wenn die ossifizierende Periostitis an der Vorderkante um vieles die an den übrigen Tibienflächen bestehende überwiegt, die von Hutchinson und A. Fournier beschriebene „*Säbelscheidenform*" (Abb. 37, 38, 39, 46, 47). In den meisten Fällen ist auch die *Fibula* diffus hyperostosiert. Selbstverständlich können auch die Knochen der Oberextremität in ganz gleicher Weise verändert werden (Abb. 36, 40, 41, 47).

Die anatomischen Veränderungen beziehen sich zunächst immer nur auf die subperiostalen Anteile der Compacta (Abb. 35), bemächtigen sich aber, wenn die Therapie nicht rechtzeitig dazwischen tritt, auch der Spongiosa und der Markhöhle, so daß der ganze Knochen späterhin sklerosiert (Abb. 37 bis 39).

Seltene Knochenveränderungen bei der angeborenen Spätsyphilis sind *rarefizierende, zu Knochenusur führende Periostitiden,* obwohl sie gelegentlich an der Schädeloberfläche vorkommen und zu flächenhafter Resorption des Knochens mit Entwicklung von Rauhigkeiten an der Oberfläche führen können.

Genau wie bei der akquirierten Tertiärsyphilis entstehen mitunter bei der angeborenen Spätlues isolierte *knotenförmige periostale Auftreibungen,* und zwar sehr häufig ganz akut, sozusagen über Nacht, wieder mit besonderer Vorliebe an den Schienbeinen, aber auch an den Knochen der Oberextremitäten, dann an den Schädelknochen, dem Brustbein, den Rippen, Schlüsselbeinen und Schulterblättern. Anfangs handelt es sich um halbweiche, druckempfindliche Geschwülste, welche von einem hyperostotischen Knochenwall umgeben sind und im späteren Verlaufe entweder unter Zurücklassung von Vertiefungen abheilen oder aufbrechen und sich in speckig belegte, grubenförmig vertiefte *Geschwüre* verwandeln, welche unter Zurücklassung mehr weniger adhärenter Narben ausheilen.

Mitunter sind in die hyperostotischen Gebiete röntgenologisch feststellbare Gummen eingesprengt. Sitzt der gummöse Prozeß zentral, so kann es unter dem Bilde einer chronischen Osteomyelitis zu Knochennekrose kommen.

Auch an den *kurzen Röhrenknochen* kommen spätsyphilitische Erkrankungen vor. Sie zeigen jedoch nicht mehr den typischen Verlauf der Säuglingsphalangitis mit Bevorzugung der Grundphalangen der Finger, sondern

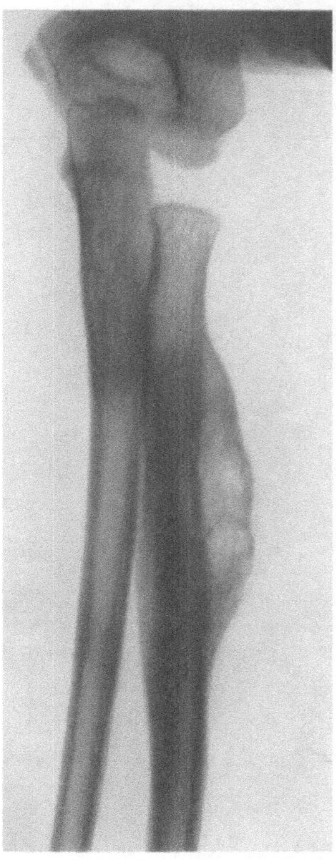

Abb. 36. Halbweiches subperiostales Gumma am proximalen Vorderarmdrittel.

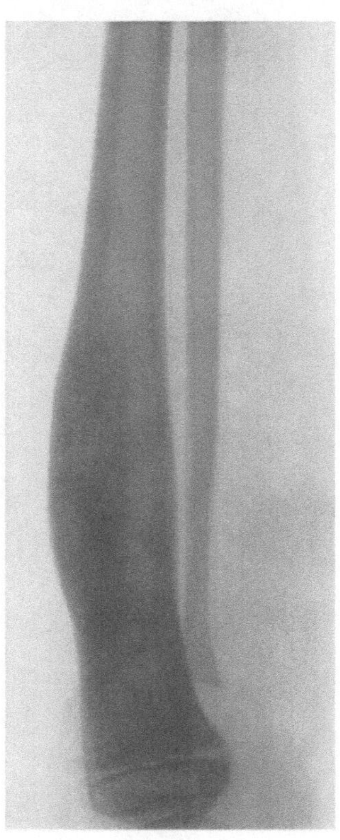

Abb. 37. Periostitis hyperplastica im unteren Drittel der Tibia.

treten in regelloser Weise an den Phalangen-, Mittelhand- und Fußwurzelknochen auf.

Die Erkrankungen des Nasen- und *Gaumengerüstes* der angeborenen Spätsyphilis unterscheiden sich nicht von denen der akquirierten. Perforative Knochenerkrankungen, bei der Syphilis congenita praecox selten, sind hier häufige Befunde, allerdings wohl nur bei übersehener und in ihren ersten Ausbrüchen nicht oder unvollkommen behandelter kongenitaler Lues.

Nicht selten führt die angeborene Syphilis bei älteren Kindern zu *Verlängerung der luetisch erkrankten Extremitätenknochen*. Besonders auffallend ist das mitunter zu beobachtende Längerwerden einer Unterextremität, eine Art partieller Riesenwuchs, wobei die betreffenden Knochen plumper und mit rauhen

Oberflächen ausgestattet erscheinen (Abb. 35 u. 37). Vielfach sind der Entwicklung solcher Knochenveränderungen monate- und jahrelang heftige, namentlich nächtliche Knochenschmerzen vorausgegangen.

Bei der Syphilis congenita tarda kommen echt syphilitische *Gelenkerkrankungen* von ganz bestimmtem Typus vor. Nach DUNLOP sind 70⁰/₀ aller chronischen Gelenkkrankheiten der Kinder durch Syphilis bedingt. Die Kniegelenke

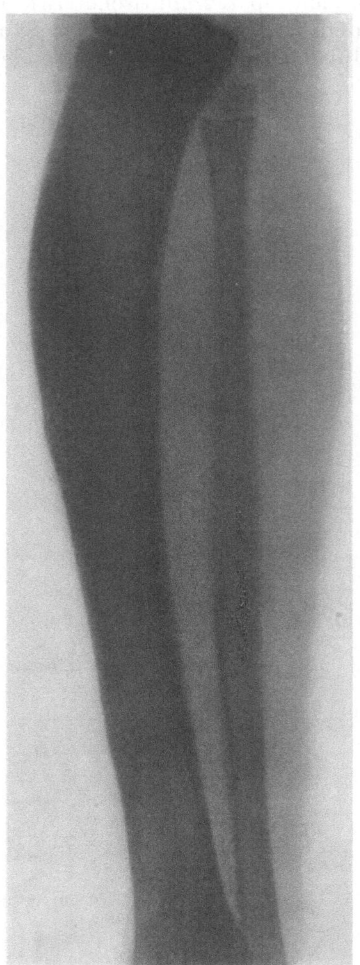

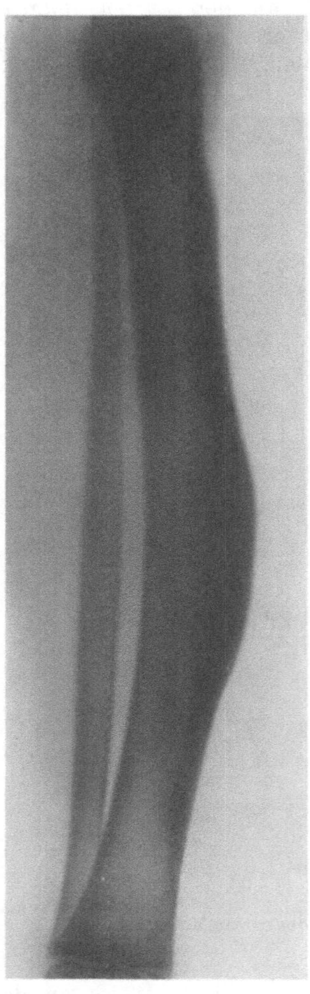

Abb. 38. Beginnende Säbelscheidenbildung der Tibia. Konvexitätsbildung im oberen Drittel.

Abb. 39. Dasselbe wie Abb. 38. Konvexitätsbildung im mittleren Drittel.

sind am häufigsten befallen und können auch noch im Jünglings- und Mannesalter von angeborener Spätlues ergriffen werden. Nach meiner Erfahrung sind zwei Haupttypen zu unterscheiden:

1. *Gelenkaffektionen ohne Mitbeteiligung des Knochens und Knorpels* und 2. *solche mit Auftreibung der Knochenenden.*

Die erste Gruppe zerfällt in zwei Unterabteilungen: a) *einfacher Hydrops der Gelenke* ohne wesentliche Verdickung der Gelenkkapsel, der Schleimbeutel und Sehnenscheiden. Diese Affektion verläuft selbst bei stärkerem Synovialerguß fieberlos, verursacht den Kindern wenig Schmerzen, ist fast ausschließlich an den Knie- und Sprunggelenken lokalisiert und veranlaßt, abgesehen von leichtem Ermüden und Schwere in den Beinen, nur geringe Funktionsstörungen.

b) *Synovitis hyperplastica.* Hier findet man die Gelenkkapsel, die Schleimbeutel samt den Sehnenscheiden sulzig verdickt. Gewöhnlich sind hör- und fühlbare Reibegeräusche in den Gelenken nachweisbar. Auch die Phalangeal- und Knorpelgelenke, dann die kleinen Gelenke an den Unterextremitäten können in Mitleidenschaft geraten, es kann eine auf sämtliche Körpergelenke

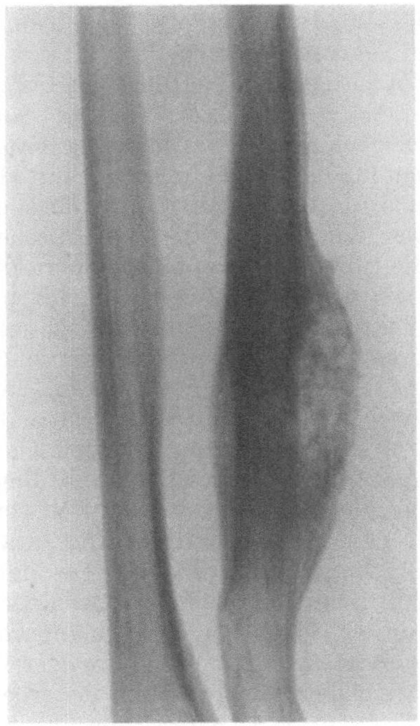

Abb. 40. Periostales Gumma, den Radius umgürtend, bei Syphilis tarda in frischer Entwicklung.

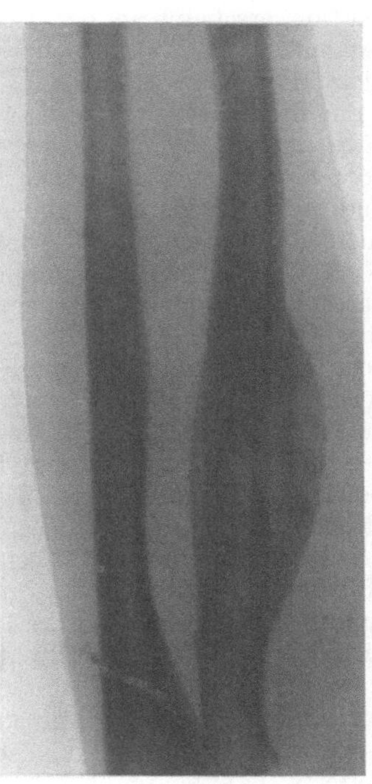

Abb. 41. Dasselbe wie Abb. 40 in Verknöcherung übergehend.

— die Wirbelgelenke nicht ausgeschlossen — sich beziehende hyperplastische Arthromeningitis zustande kommen.

Im allgemeinen entwickeln sich die bisher erwähnten Formen der artikulären Tardivlues langsam und schleichend. Ausnahmsweise kann dies aber auch ganz akut unter dem Bilde eines *akuten Gelenkrheumatismus* einsetzen, von welchem die luetische Polyarthritis nur durch die geringe Schmerzhaftigkeit, das geringere Fieber und das Fehlen einer Hautrötung über den befallenen Gelenken unterschieden ist — ganz abgesehen von dem Vorhandensein einer positiven Seroreaktion. Ob wirklich eine febrile Arthropathia suppurativa ohne *pyogene Mischaffektion* bloß durch die Syphilisspirochäte hervorgerufen werden kann (FATON), scheint mir sehr zweifelhaft. Das Gelenkpunktat ergibt bei den tardiv luetischen Arthropathien in der Regel eine positive Wassermannreaktion, ebenso aber auch das Punktat des gesunden Gelenks eines Luetikers (POEHLMANN).

2. Auch die zweite Gruppe der namhaft gemachten Gelenkaffektionen läßt sich in zwei Unterabteilungen bringen.

a) *Kombination von Hydarthros mit Auftreibung der Gelenkenden* der Röhrenknochen, wohl die häufigste Form der durch Syphilis congenita tarda veranlaßten Gelenksstörungen, ein der Arthritis deformans nicht unähnliches klinisches Bild darstellend, welches mitunter bloß an den Fingergelenken in Erscheinung tritt. Wichtig ist, daß die aufgetriebenen Knochenenden nicht druckempfindlich sind. Auch zeigt das Röntgenbild hier keine periostalen Schalenbildungen wie bei den Diaphysenaffektionen.

b) Eine *unter dem Bilde eines Tumor albus* maskierte Erkrankung. Diese Affektion erscheint in der Regel nur *monartikulär*, ist schmerzhaft und mit Bewegungseinschränkung verbunden, wie die tuberkulöse Form des Tumor albus. Hier kann es zum Aufbruche und zu Nekrose kommen.

Für den Kinderarzt ist es von besonderer Wichtigkeit, die klinischen *Unterschiede zwischen tuberkulösen (skrofulösen) und syphilitischen Gelenk- und Knochenaffektionen* zu kennen, obwohl das entscheidende Wort in dieser Frage immer erst durch die serologische Untersuchung gesprochen wird. Im allgemeinen ist cariöser Aufbruch bei tuberkulösen Affektionen außerordentlich viel häufiger als bei angeborener Syphilis. Des ferneren sind die syphilitischen Knochenaffektionen minder empfindlich als die tuberkulösen und behindern die Gebrauchsfähigkeit der Gliedmaßen weniger als die letzteren. Auch fehlt bei Knochensyphilis der späteren Kindheit das hektische Fieber und die schwere Kachexie der Knochentuberkulose. Bei zur Vereiterung gelangenden Affektionen kann die Art der Mitbeteiligung der Haut zur Differentialdiagnose führen. Der eigentümliche Charakter der Hautveränderung bei skrofulöser Caries ist maßgebend. Die violette Verfärbung und die Art der Perforation, die vielfachen Fistelbildungen und die schwammigen Granulationen sprechen unbedingt für Tuberkulose und fehlen bei Lues. Dennoch gibt es Fälle von chronisch verlaufenden infantilen Osteo- und Arthropathien, in welchen die Differentialdiagnose zwischen Tuberkulose und Syphilis congenita tarda erst aus dem positiven oder negativen Erfolg einer antisyphilitischen Behandlung erschlossen werden kann. Gerade bei den Knochenprozessen läßt die Wassermannsche Reaktion mitunter im Stich, ganz abgesehen davon, daß ein positiv reagierender Luetiker eine tuberkulöse Gelenk- oder Knochenerkrankung erwerben (Roberts, Trèves) und sohin trotz positiver Seroreaktion an einer tuberkulösen Knochen- oder Gelenkaffektion leiden kann. Über kombiniertes Vorkommen von kongenital-luetischen und tuberkulösen Knochenerkrankungen wird namentlich von französischen Autoren berichtet.

Wenn es sich um Knochenauftreibungen ohne Eiterung handelt, wäre bezüglich der Lokalisation noch einiges zu erörtern. Im allgemeinen erkranken die *Schädelknochen* häufiger syphilitisch als tuberkulös und hier wiederum mit Vorliebe die Stirn- und Seitenwandbeine an ihren Höckern. Nur das Schläfe- und Jochbein und der Processus mastoideus werden häufiger von tuberkulösen Prozessen als von syphilitischen heimgesucht. Affektionen des Hinterhauptbeines hinwiederum sind bei Kindern in der Regel syphilitischer Natur. Seit der Einführung der Wassermannschen Reaktion ist die Differentialdiagnose zwischen Syphilis tarda und Tuberkulose der Knochen selbstverständlich bedeutend vereinfacht worden.

Fast gar nicht bekannt ist die *kongenital-luetische Spondylitis*, wiewohl diese Manifestation bei Lues tarda acquisita wiederholt beschrieben wurde. Es fehlen mir zwar anatomische Befunde aus der ersten Kindheit, welche an der Wirbelsäule Veränderungen des endochondralen Knochenwachstums belegen könnten, obwohl es nach den schon zitierten röntgenologischen Befunden von

Béla und Schmincke (S. 171) außer Zweifel steht, daß mikroskopische Anomalien an allen endochondral wachsenden Skelettpartien, die Wirbelkörper mitinbegriffen, vorkommen. Was ich aber bisher in 7 Fällen feststellen konnte, ist eine klinisch erkennbare *Mitbeteiligung der Wirbelsäule* bei weitverbreiteten kongenital-luetischen Knochenerkrankungen etwas älterer Kinder, und zwar befielen diese Knochenaffektionen stets die Halswirbelsäule und das oberste Drittel der Brustwirbelsäule. Es handelte sich in allen Fällen um Kinder zwischen dem 3. und 7. Lebensjahre, deren Lues congenita oder positive Seroreaktion feststand und die gleichzeitig mit anderen ossalen Luesrezidiven an Steifigkeit und Unbeweglichkeit der Halswirbelsäule erkrankten und eine diffuse Schwellung zu beiden Seiten der Halswirbelsäule bei normal tastbaren Dornfortsätzen erkennen ließen. Die Empfindlichkeit war niemals eine so bedeutende wie bei der tuberkulösen Spondylitis; auch konnte ich niemals einen eigentlichen, auf einen einzigen Wirbel sich beschränkenden winkeligen Gibbus wahrnehmen. Nach der Schwellung und Auftreibung zu schließen, müßte es sich hier um einen Prozeß handeln, welcher teils als *diffuse Periostitis*, teils als eine *Synovitis der Zwischenwirbelgelenke* aufzufassen ist. *In keinen der erwähnten Fälle bestanden spinale Symptome.*

Einer der interessantesten Fälle war der eines $1^3/_4$ Jahre alten Kindes, welches, nebst einer klassischen multiplen syphilitischen Arthritis der großen und kleinen Extremitätengelenke, eine vollständig steife Wirbelsäule mit sichtbarer Schwellung in der Umgebung der drei letzten Halswirbel erkennen ließ.

Daß es sich in meinen Fällen nicht etwa um eine zufällige Kombination zwischen tuberkulöser Spondylitis und Lues, sondern um wirkliche syphilitische Spondylitis handelte, geht aus dem prompten Behandlungserfolg hervor, welcher in allen Fällen eintrat. Unter spezifischer Jodquecksilberbehandlung — die Fälle fielen alle noch in die Vorsalvarsanzeit — schwanden stets die spondylitischen Symptome gleichzeitig mit den anderen syphilitischen Knochenaffektionen bei den betreffenden Kindern ohne jede orthopädische Maßnahme.

Interessant ist die Beobachtung von Stöhr, welcher in der Wiener pädiatrischen Gesellschaft einen 7 Wochen alten, mit zahlreichen luetischen Knochenauftreibungen behafteten Säugling vorzeigte, der einen spondylitischen Gibbus im Bereiche des 7. bis 9. Brustwirbels hatte.

Ähnliches wird von Leredde bei einem 14jährigen Kranken mit syphilitischen Eltern berichtet, welcher 3 Jahre lang an einer eine Lumbago vortäuschenden schmerzhaften Versteifung der Lendenwirbelsäule litt und nach Aufklärung der luetischen Ätiologie durch Salvarsan-Hg-Behandlung prompt geheilt wurde.

IV. Stigmata der angeborenen Syphilis.

In einer großen Zahl von Fällen hinterläßt die angeborene Syphilis *dauernde Erkennungszeichen*, welche gerade in der zweiten Kindheit besonders deutlich werden, während ein Teil derselben in späteren Lebensperioden verloren gehen kann oder verwischt wird. Diese Stigmata können sich beziehen auf allgemeine Entwicklungsstörungen, auf Narben an der äußeren Haut, gewisse Skelettveränderungen und die sog. Hutchinsonsche *Trias*.

1. Allgemeine Entwicklungsstörungen (Hypotrophien) machen sich besonders während der Pubertätszeit geltend, in welcher sehr häufig syphilogener Infantilismus mit Mikrosomie und retardierter Geschlechtsentwicklung zur Erscheinung kommt.

Dieser kongenital-syphilitische Infantilismus, welcher im Sinne neuerer Forschungsergebnisse auf pluriglandulären endokrinen Schädigungen in frühester Lebenszeit beruht, unterscheidet sich von anderweitigen Mikrosomien durch die nur selten fehlende Kombination mit sicheren Symptomen noch vorhandener oder ehemaliger Lues und durch positive Sero- oder Luetinreaktion. Hier sei nochmals auf das mehrfach mitgeteilte Vorkommen positiver Wassermannproben bei Mongolismus, Myxödem und hypothyreotischen Störungen anderer Art hingewiesen (Nobécourt, Pardo und Pereira), ohne daß eine antiluetische Behandlung mehr Hilfe bringen konnte.

2. *Narben*. Die ulcerösen angeborenen Hautaffektionen hinterlassen Narben, deren Sitz und Konfiguration sehr häufig, auch ohne Kenntnis einer vormaligen angeborenen Frühsyphilis, die retrospektive Diagnose der angeborenen Lues ermöglicht. Von Bedeutung sind die radiär gestellten peribuccalen, perinasalen und perianalen Narben und die Narbenbildung an der Gaumen-, Rachen- und Kehlkopfschleimhaut. Eines der wichtigsten Narbensysmptome sind radiäre

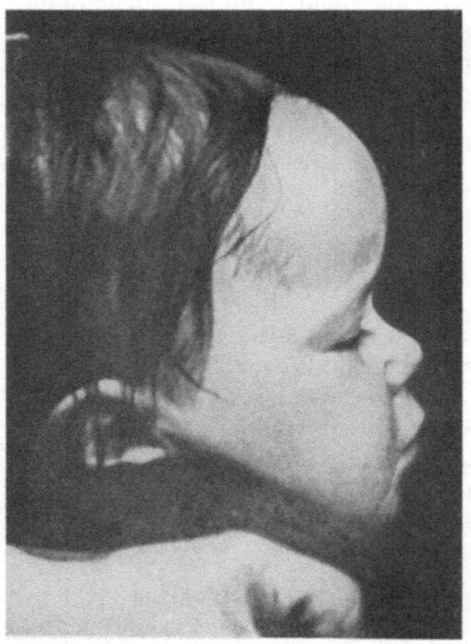 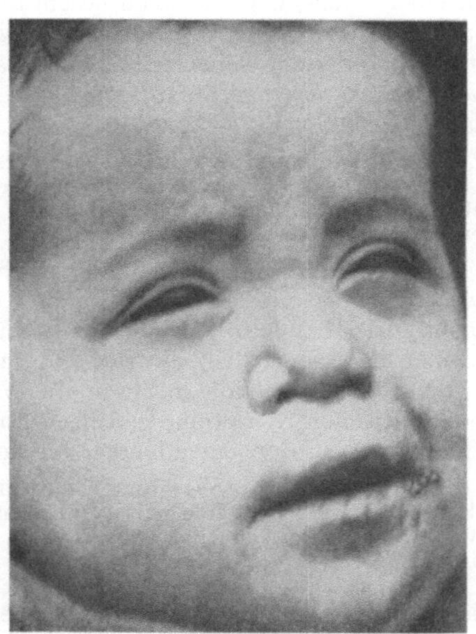

Abb. 42. Olympische Stirn.   Abb. 43. Stirnhöcker.
(Aus Fournier: Beiträge zur Diagnose der Syphilis hereditaria tarda.)

Narben, von den Mundlippen in die Gesichtshaut übergreifend, wobei die Lippensäume selbst in toto heller und gefältet erscheinen (Abb. 43, 45).

3. *Skelettveränderungen*. Sowohl die in den ersten Lebensjahren als auch die in späterer Kindheit entstehenden Knochenerkrankungen lassen dauernde Veränderungen am Skelette in Form von Knochendeformitäten zurück, welche besonders im Kindesalter eigentümliche Charaktere zeigen.

Hierher gehören Schädeldeformitäten, deren wichtigste, das *Caput natiforme* Parrots, wiederholt erwähnt wurden. Hier handelt es sich um Auftreibungen der Tubera frontalia et parietalia und Verbreiterung des Querdurchmessers des Schädels, wobei eine mehr weniger tiefe Furche, ähnlich der Interglutäalfurche, an der Schädeloberfläche entsteht. Häufig ist auch eine starke Vorwölbung des ganzen abnorm hoch und breit angelegten Stirnbeines mit besonders stark gewölbten Höckern, von frühester Kindheit andauernd vorhanden (*olympische* Stirne), wenn nämlich der hydrocephalisch geblähte Schädel in dieser geblähten Form rasch eburneiert und hypertrophiert, wobei die Stirnfontanelle und die Schädelnähte auffallend rasch zur Verödung gelangen (Abb. 42 und 43). Häufig sind gerade die Träger solcher Köpfe Idioten. Auch *Schädelasymmetrien* kommen zur Beobachtung, die aber nicht immer mit Sicherheit auf angeborene Syphilis, viel eher auf mit Rachitis kombinierte luetische Schädelhyperostose zurückzuführen sind. Auch *hydrocephalische* und *mikrocephalische* Kopfformen und der sog. Turmschädel kommen bei angeboren-luetischen Individuen vor. So fanden sich als Endergebnisse frühzeitig behandelter Lueskinder aus dem Berlin-Rummelsberger Waisenhause unter 127 einschlägigen Fällen (s. a. S. 161) 3mal Mikrocephalie, 7mal Turmschädel, 2mal Olympierstirne, 2mal Caput natiforme, 1mal Spitzkopf, 19mal Sattelnase.

Dauernde Veränderungen sieht man häufig am *Nasenskelett*. *Stumpfnase, Sattelnase, Lorgnettennase und Bocknase* bleiben dauernd bestehen.

Die erstgenannte Anomalie ist ausgezeichnet durch Abplattung und Verbreiterung der Nasenwurzel unmittelbar unterhalb ihres Abganges vom Stirnbein (Abb. 44). Die zweite Anomalie besteht in einer tiefen Einsenkung des Nasen-

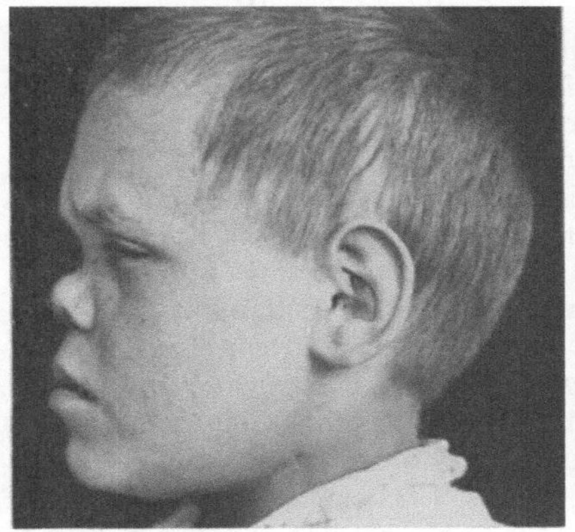

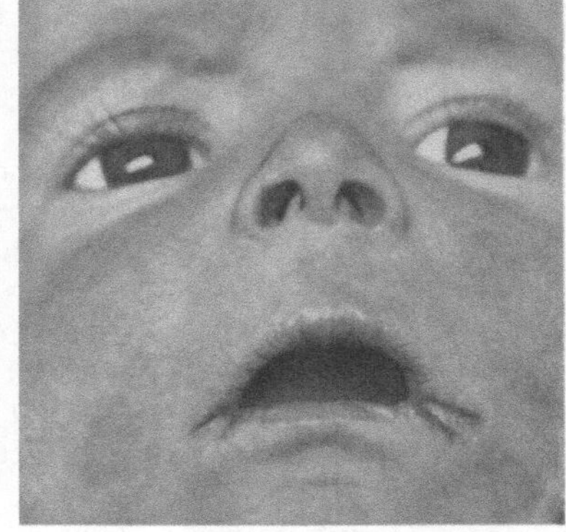

Abb. 44. Tief eingesunkene Sattelnase mit aufgewippter Nasenspitze und olympischer Stirne.

Abb. 45. Sattelnase und radiäre Mundwinkelnarben.

(Aufnahmen der Akademischen Kinderklinik Düsseldorf.)

rückens mit Retraktion der Nasenspitze und Aufwärtskehrung derselben, so daß die Nasenlöcher eine Direktion schief nach vorne und oben gewinnen (Abb. 45). Bei der Lorgnettennase (A. FOURNIER) ist das untere Nasensegment gleichsam herabgesunken und scheint aus dem oberen Segment hervorzutreten, ähnlich wie die Okularstücke eines Theaterperspektives. Bei der Bocknase scheint das knöcherne Nasengerüst vollkommen zu fehlen und die Nasenflügel und Nasenlöcher heben sich, ähnlich wie die Nase eines Ziegenbockes, unvermittelt aus dem Gesichte ab.

Aus dem Zusammenwirken der prominenten Stirnhöcker mit vertiefter Lage der Oberkieferknochen ergibt sich bei seitlicher Betrachtung mitunter eine sichel- oder halbmondförmige Profillinie Die Spitzen des Halbmondes werden von der prominenten Stirne und dem Kinn gebildet, der tiefer liegende Oberkiefer bildet die Konkavität der Sichel oder des Halbmondes (KRAUPA, KRÄPELIN). Auch der Typus eines „Vogelgesichtes" mit spitzer, ohne Winkelbildung von der Stirne abgehenden Nase, schmaler Oberlippe und spitzem Kinn kommt mitunter vor (LEINER).

Weitere bleibende Deformitäten finden sich an den *Schienbeinen* in Form von Verdickungen und Höckern an der Crista und in Form der Säbelscheidenform, welche bereits Seite 188 erwähnt wurde (Abb. 46, 47). Daß die von Nonne bei kongenital Luetischen häufig angetroffene als *„scapula scaphoidea"* bezeichnete Formanomalie des Schulterblattes nicht so sehr auf luetische als vielmehr auf frührachitische Ossificationsstörungen zurückzuführen ist, scheint nur in hohem Grade wahrscheinlich.

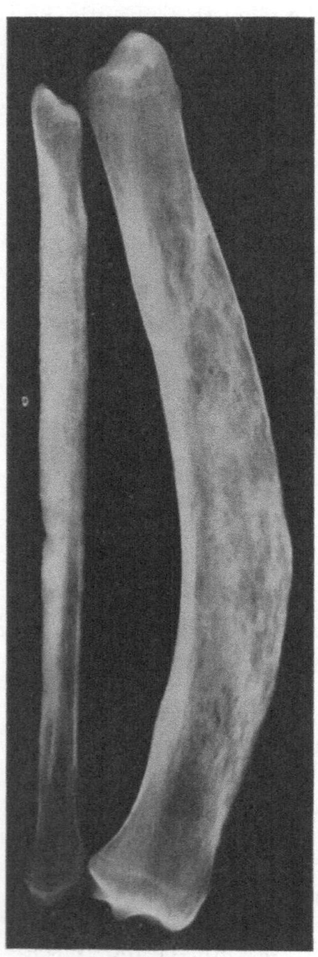

Abb. 46. Säbelscheidenform der hyperostosierten Tibia bei Syphilis congenita tarda. (Aus Meirowsky und Pinkus: Die Syphilis. Berlin: Julius Springer 1923.)

Über die sog. Hutchinsonsche Trias (Zahndeformitäten, Keratitis parenchymatosa und nervöse Taubheit) wird an anderer Stelle dieses Werkes berichtet werden (s. die monographischen Bearbeitungen „Syphilis und Auge" von Igersheimer, „Syphilis und Ohr" von Alexander und „Zahndeformitäten" von Kranz in diesem Bande des Handbuches für Haut- und Geschlechtskrankheiten). Nur bezüglich der Bedeutung der sog. Hutchinsonschen Zahnanomalie für die Diagnose der angeborenen Syphilis seien mir auch an dieser Stelle einige Worte gestattet, indem gleichzeitig auf zwei kürzlich von *mir* erfolgte ausführlichere Publikationen in dieser Frage verwiesen wird[1]).

Der Hauptcharakter der Hutchinsonschen Zahnanomalie besteht bekanntlich in einem *halbmondförmigen Ausschnitt an der Schneidekante der mittleren oberen Schneidezähne des bleibenden Gebisses*. Dabei handelt es sich nicht um einen Bruch oder eine Usur des freien Zahnrandes, sondern lediglich um eine *Entwicklungshemmung*. Nahezu ausnahmslos besteht gleichzeitig auch eine Stellungs- und Formanomalie des Gesamtzahnes, indem die befallenen Incisivi nach der Zahnschneide hin konvergieren, an der Schneide schmäler sind als am Halse und abgerundete Ecken an der freien Kante besitzen (Pflockzahn). Dieselbe Anomalie zeigen auch manchmal gleichzeitig die mittleren unteren, seltener auch die seitlichen Schneidezähne.

Es kann nun gar keinem Zweifel unterliegen, daß diese Zahnanomalie in der überwältigenden Mehrzahl bei Kongenital-luetischen angetroffen wird — dann aber immer in Verbindung mit sonstigen Symptomen oder Stigmen der Lues congenita. Daneben kommen aber, wenn auch sehr selten, Kinder mit Hutchinson-Zähnen ohne Spur von sonstigen Lues-Stigmata und mit negativer Seroreaktion zur Beobachtung (drei eigene Fälle und Fälle von Kranz und Heymann). Auf Grund dieser Vorkommnisse und der unanfechtbaren Tatsache, daß kein kongenital-luetischer Säugling der Rachitis entgeht, deren schädigender Einfluß auf die Dentition wohl bekannt ist, bin ich zu dem Resümee gelangt,

---

[1]) Siehe den Artikel: „Ist die Hutchinsonsche Zahnanomalie beweisend für angeborene Syphilis ?" (Wien. med. Wochenschr. 1924) und die Monographie: „Mund- und Zahnkrankheiten bei Säuglingen und im Kindesalter" in dem im Erscheinen begriffenen „Handbuch der Zahnheilkunde". 4. Aufl. Wien 1926.

daß die HUTCHINSONsche Zahnanomalie nur auf dem Wege der Rachitis zustande
kommt. Und daß gerade die mittleren oberen Schneidezähnen befallen werden,
erklärt sich aus der zeitlichen Koinzidenz der Rachitisflorition bei Luetikern

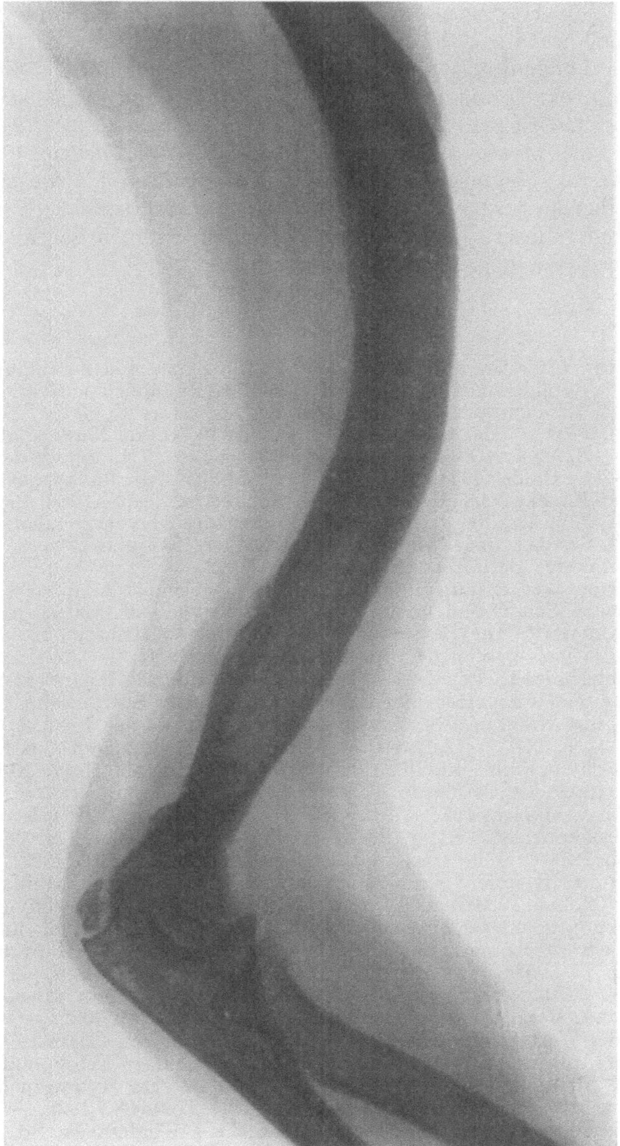

Abb. 47. Hochgradig verkrümmter Humerus bei Syphilis congenita tarda.
(Aus MEIROWSKY und PINKUS: Die Syphilis.)

mit der Dentifikation der erwähnten Zahnkeime (zweiter extrauteriner Lebensmonat). Dort, wo die fragliche Zahnanomalie *isoliert* ohne sonstige luetische
Stigmata vorkommt, beweist sie daher nur, daß schwere Rachitis mit frühzeitigem
Beginn vorhanden war und ist bei negativer Seroreaktion für die Diagnose
einer kongenitalen Tardivsyphilis nicht zu verwerten.

Schließlich sei hervorgehoben, daß eine der HUTCHINSON*schen Spät-Trias* in diagnostischer Hinsicht vollkommen gleichwertige Symptomentrias auch in der ersten Kindheit bei Kongenital-luetischen besteht, auf welche ich wiederholt aufmerksam gemacht habe. Sie kommt viel häufiger zur Anschauung als der HUTCHINSONsche Symptomenkomplex und gehört dem 2. bis 5. Lebensjahre an. Ich möchte sie gegensätzlich zur HUTCHINSON*schen Spät-Trias* als **kongenital-syphilitische Früh-Trias** benennen. Sie setzt sich aus folgenden drei Komponenten zusammen: 1. *Deformitäten des Schädelskelettes* (Caput natiforme, Olympierstirne, Sattelnase). 2. *Radiäre Narben vom Lippenrot und von den Mundwinkeln ausgehend.* 3. *Tastbare Cubitaldrüsen.* Das letztgenannte Stigma verschwindet am frühesten, die beiden erstgenannten bleiben mitunter bis weit über die Pubertätsepoche hinaus erkennbar. Die Träger dieser Symptomentrias zeigen nach unseren Erfahrungen ausnahmslos positive Seroreaktion des Blutes.

Literatur.

Aus der älteren Literatur über das abgehandelte Thema sind hervorzuheben:

HEUBNER: Die Syphilis im Kindesalter. GERHARDTs Handbuch der Kinderkrankheiten. Tübingen 1896. — HOCHSINGER: Studien über die hereditäre Syphilis. 2 Teile. Wien: Deuticke 1898 u. 1904. — BRESLER, JOHANNES: Erbsyphilis und Nervensystem. Leipzig: S. Hirzel 1904. — ZAPPERT: Die Klinik der hereditären Lues. Handbuch der Geschlechtskrankheiten. Wien: Hölder 1911, dann die Monographien über die angeborene Lues von HOCHSINGER und ZAPPERT im Handbuch der Kinderkrankheiten von PFAUNDLER und SCHLOSSMANN, 1., 2. u. 3. Aufl., ferner das Handbuch der Nervenkrankheiten im Kindesalter von BRUNS, CRAMER und ZIEHEN. Berlin: Karger 1912 und PERITZ: Nervenkrankheiten im Kindesalter. Berlin: Fischer-Kornfeld 1912.

In den zitierten Werken ausführliche Literaturangaben bis zum Jahre 1920.

In die folgenden Seiten sind im wesentlichen Arbeiten seit 1920 eingereiht.

ACUNA u. GARRAHAN: Die Beziehungen des Asthmas zu Tuberkulose und Lues congenitalis. Arch. latino - americ. de pediatria. Vol. 17, 1920. — ALEXANDER: Pachymeningitis haemorrhagica bei kongential-syphilitischen Kindern. Monatsschr. f. Kinderheilk. Bd. 21. — AMBRUS: Gummatöse Säuglingssyphilis. Jahrb. f. Kinderheilk. Bd. 101. — ARENA: Beitrag zum Studium des Liquor cerebrospinalis bei der Erblues des Säuglings. Pediatria. Vol. 32. 1924. — ARGANARAZ: Erblues und Nystagmus. Ref. Zentralbl. f. Haut- u. Geschlechtskrankh. Bd. 16. 1925. — AUDRAIN: Syphilitische Keimschädigung. Bull. de la soc. franç. de dermatol. Tome 28. — AUDRY et CHATELIER: Syphilitische Endokrinide. Ann. de dermatol. et de syphiligr. 1922. — BAB: Erkrankungen der endokrinen Drüsen bei kongenitaler Syphilis. Zeitschr. f. Geburtsh u. Gynäkol. Bd. 60. — BABONNEIX: Chorée et syphilis. Gaz. des hôp. civ. et milit. Tome 91. 1923. — BABONNEIX et DAVID: Lues und Epilepsie. Gaz. des hôp. civ. et milit. 1919. — BARBÉ et DENÉCHAU: Erbsyphilis und Phobien. Paris méd. Tome 13. 1923. — BÄZOLD: Senkungsgeschwindigkeit bei luetischen Säuglingen. Münch. med. Wochenschr. 1922. — BERETERWIDE: (a) Ein neues Symptom der angeborenen Lues beim Kind. Ref. Zentralbl. f. Haut- u. Geschlechtskrankheiten. Bd. 11. 1924. (b) Aortitis und kongenitale Lues. Arch. de méd. des enf. Tome 22. 1924. — BERGSTRAND: 2 Fälle von Lebersyphilis. Acta paediatrica. Bd. 2. 1923. — BLÜHDORN: Meningitis serosa. Münch. med. Wochenschr. 1922. — BOAS, HARALD: Das Verhältnis der Wassermannreaktion bei der Syphilis ignorée. Dermatol. Wochenschr. 1918. — BONNET: Intrauterine Frakturen beider Beine bei einem Erbsyphilitischen. Lyon méd. Tome 132. 1920. — BONNETT, BABONNEIX et CARETTE: Hydrocephalus mit Fettsucht. Bull. et mém. de la soc. méd. des hôp. de Paris. Tome 38. 1922. — BOSSERT: Zur Frage der Lebercirrhose im Säuglingsalter. Monatsschr. f. Kinderheilk. Bd. 14. — BRACKMEYER: Über Spirochätenbefunde bei Lues der Neugeborenen. Dermatol. Wochenschr. Bd. 78. — BRELET: Spinalflüssigkeit bei der Syphilis hereditaria. Gaz. des hôp. civ. et milit. Tome 97. — BREUER: Liquorbefund bei behandelten kongenital-syphilitischen Kindern. Dtsch. med. Wochenschr. 1921. — BUSCHKE u. GUMPERT: S. kong. u. innere Sekretion. Klin. Wochenschr. 1925. Nr. 2. — CALICETI: Ein Fall von luetischer Mastoiditis. Arch. ital. di otol., rinol. e laringol. Vol. 34. 1923. — CANELLI: Die Dentition bei Syphilis congenita. Riv. di clin. pediatr. Vol. 21. 1923. — CASPER: BANTIsche Krankheit. Zentralbl. f. Haut- u. Geschlechtskrankh. Bd. 8. 1922. — CASSOUTTE: Perakute heredosyphilitische Meningitis bei einem zweijährigen Mädchen. — CHABLE: Verlängerung der Unterschenkel bei Lues congenita tarda. Korresp.-Blatt f. Schweizer Ärzte. 1916. — COMMANDEUR et

Eparvier: Ostitis syphilitica bei der Geburt bereits fistelnd. Ref. Zentralbl. f. Haut-
u. Geschlechtskrankh. Bd. 14. 1924. — Cozzolino: (a) Hydrocephalus. Ref. Arch. f.
Kinderheilk. Bd. 66. (b) Lebersyphilis. Pediatria. Vol. 25. — Cramer: Handbuch der
Nervenkrankheiten von Bruns, Cramer und Ziehen. Berlin 1912. — Cuneo-Domingo:
Tracheocele bei Erblues. Prensa méd. argentina. 1924. Ref. Zentralbl. f. Haut- u. Geschlechtskrankheiten. Bd. 16. 1925. — Demelin: Heredosyphilis und Beckenrachitis.
Journ. des praticiens. Tome 37. 1923. — Deutschländer: Zur luetischen Genese angeborener Defektbildungen. Dermatol. Wochenschr. 1920. — Dollinger und Schwabacher: Liquor bei Meningitis epidemica. Monatsschr. f. Kinderheilk. Bd. 22. — Drachter:
Juvenile Paralyse. Monatsschr. f. Kinderheilk. Bd. 21. — Dwyer: Ein Kind mit kongenitaler Syphilis und Diabetes insipidus, welches das Symptom einer Läsion der Corpora
striata darbot. Zentralbl. f. Kinderheilk. Bd. 16. 1924. — Dutsch: Angeborene Lungensyphilis. Virchows Arch. f. pathol. Anat. u. Physiol. Bd. 119. — Duyvis: Syphilis congenita
und Imbecillität. Inaug.-Diss. Amsterdam 1920. — Eason: The anaemia of syph.
Brit. med. journ. 1921. — Ekehorn: Die syphilitische Vasculitis der Nabelgefäße bei Neugeborenen. Virchows Arch. f. pathol. Anat. u. Physiol. Bd. 242. 1923. — Erlacher:
Gabelhand bei kongenitaler Lues. Arch. f. klin. Chirurg. Bd. 125. 1923. — Falci: Über
die angeborene Syphilisniere. Virchows Arch. f. pathol. Anat. u. Physiol. Bd. 247. 1923.
— Fatou: Die Gelenkprozesse bei der Syphilis hereditaria tarda. Bull. méd. 1924. Année
38. — Fischl, R.: Kraniotabes. Wien. klin. Wochenschr. 1924. Jg. 37. — Fletcher:
Viscerale Heredosyphilis. The Lancet. 1921. Nr. 5091. — Frank: Untersuchungen des
Liquor cerebrospinalis bei kongenitaler Lues. Monatsschr. f. Kinderheilk. Bd. 25. —
Frank, M.: Beitrag zur Kenntnis der Nierenerkrankungen bei kongenitaler Syphilis.
Zeitschr. f. Kinderheilk. Bd. 33. — Fraser: Viscerale Syphilis hereditaria. Journ. of
the Americ. med. assoc. Vol. 77. — Friedländer: Myokarddegeneration bei angeborener
Lues. Arch. of pediatr. 1921. — Gärtner, W.: Das Fehlen der oberen lateralen Schneide-
zähne nach der kongenitalen Syphilis. Dermatol. Wochenschr. 1921. — Gaillard et
Pitre: Seltene Formen nasaler Syphilis. Ann. des maladies de l'oreille, du larynx., du
nez et du pharynx. Tome 43. 1924. — Gennerich: Die Syphilis des Zentralnerven-
systems. 2. Aufl. Berlin 1922. — Goldreich: Pupillenstarre. Monatsschr. f. Kinderheilk.
Bd. 21. — Grätz: Liquorbefunde bei älteren luetischen Kindern. Arch. f. Dermatol. u.
Syphilis. Bd. 139. — Gruber, Georg: Angeborene Lebersyphilis. Dermatol. Wochenschr.
Bd. 79. — Gruber, Georg B.: Die pathologische Anatomie der Lebersyphilis. Arch. f.
Dermatol. u. Syphilis. Bd. 143. 1923. — Guerrichio: Meningitis acuta syphilitica, Syphilis
hereditaria tarda in der 2. Generation. Policlinico. Vol. 31. 1924. — Guggenheim:
Über syphilitisches Nabelulcus. Zeitschr. f. Kinderheilk. Bd. 33. — Gutfeld und
Gertr. Meyer: Liquoruntersuchungen bei syphilitischen Kindern. Arch. f. Kinderheilk.
Bd. 75. 1925. — Hahn, Leo: Herz- und Gefäßstörungen bei Lues congenita. Zentralbl.
f. inn. Med. 1921. — Hallez: Symptome der Syphilis congenita. Progr. méd. Bd. 49. 1922.
— Hanes. Luetinreaktion. Americ. journ. of the med. sciences. Vol. 150. — Hammar:
Mikroskopische Analyse des Thymus in Fällen von Lues congenita. Beitr. z. pathol. Anat.
u. z. allg. Pathol. Bd. 66. 1920. — Haxthausen: Gummöse Ostitis bei einem Säugling.
Ann. des maladies vénér. Tome 18. 1923. — Hensen: Über einige kongenital-luetische
Stigmata. Dtsch. med. Wochenschr. Bd. 50. 1924. — Horstmann: Meningomyelitis
luetica. Dtsch. Zeitschr. f. Nervenkrankh. Bd. 66. — Husler: (a) Pachymeningitis haemor-
rhagica interna bei angeborener Syphilis. Monatsschr. f. Kinderheilk. Bd. 16. (b) Über
Lues nervosa und über idio- und parakinetische Syphiliswirkungen in der Descendenz.
Zeitschr. f. Kinderheilk. Bd. 37. — Hutinel: (a) Chronische Nephritis bei Syphilis hereditaria. Arch. latino-americ. de pediatria. Vol. 16. 1922. (b) Die Nephritiden bei angeborener Syphilis. Arch. de méd. des enfants. Tome 25. (c) Hérédosyphilis. Nourrisson.
Tome 11. — Hutinel et Stevenin: Hereditäre Syphilis und Dystrophien. Arch. de méd.
des enf. Tome 23. 1920. — Ibrahim: Syphilis des Nervensystems. Handbuch der Kinderheilkunde von Pfaundler und Schlossmann. 3. Aufl. 1924. — Janes und Schwab:
Liquoruntersuchungen bei kongenital-syphilitischen Kindern. Arch. of pediatr. Vol. 40.
— Jeans: Cerebrospinale Beteiligung bei Syphilis hereditaria. Americ. journ. of dis. of
child. Vol. 18. — Jeans and Sidney-J. Schwab: Hereditäre Nervenlues. Arch. of pediatr.
Vol. 40. 1923. — Jedlicka: Lues der Hypophyse. Ref. Zentralbl. f. Haut- u. Geschlechtskrankheiten. Vol. 14. 1924. — Kassowitz, Karl: Schmelzhypoplasien der Zähne. Zeitschr.
f. Kinderheilk. Bd. 38. 1924. — Kirsch-Hoffer, Else: Zur Kasuistik der Nephritis luetica
im Säuglingsalter. Monatsschr. f. Kinderheilk. Bd. 22. — Königstein und Spiegel:
Liquor bei Syphilis congenita. Zentralbl. f. d. ges. Neurol. Bd. 62. — Koplik: Chorea
und Syphilis congenita. Arch. of pediatr. Vol. 33. — Kranz: Hutchinson-Zähne. Zentralbl.
f. klin. Med. 1921. — Kraupa: (a) Zur Diagnose der angeborenen Lues. Dermatol. Wochenschrift. 1921. (b) Zur physiognomischen Kenntnis der Syphilis in der 2. und 3. Generation.
Zentralbl. f. inn. Med. 1920. — Kundratitz: Über Lues congenita. Jahrb. f. Kinderheilk.
Bd. 101. — Kurz, H.: Zur pathologischen Anatomie der Syphilis congenita der Lymph-

drüsen. Schweiz. med. Wochenschr. Bd. 54. 1924. — Lacapène: La syphilis des indigènes de l'Afrique du nord. Ann. des maladies vénér. 1922. — Lafon: Nystagmus bei Syphilis congenita. Ann. d'oculist. Année 83. — Lang, F. J.: Zur Kenntnis der Knochenhämatome bei einem rachitischen und luetischen Säugling. Münch. med. Wochenschr. 1924. Jg. 71. — Lange: (a) Viscerale Kongenitalsyphilis. Jahrb. f. Kinderheilk. Bd. 90. (b) Zur Klinik der Säuglingssyphilis. Jahrb. f. Kinderheilk. Bd. 90. — de Lange, Cornelia: (a) Beitrag zur Histopathologie des Rückenmarks bei angeborener Syphilis. Acta paediatr. Bd. 3. 1924. — (b) Laennecsche Cirrhose. Monatsschr. f. Kinderheilk. Bd. 14. — Lemaire: Mongolisme et syphilis hereditaria. Bull. de la soc. de pédiatr. de Paris. Tome 22. — Lereboullet: (a) Die Leber bei Syphilis und Tuberkulose des Kindesalters. Progr. méd. Tome 50. 1922. — (b) Heredosyphilis und Tuberkulose. Progr. méd. Tome 51. 1923. — Leredde: (a) Über einen nicht erkannten Fall von Neurosyphilis bei einem Kranken mit syphilitischen Eltern. Bull. de la soc. franç. de dermatol. 1924. (b) Das Blutbild der Syphilis hereditaria. Bull. de la soc. franç. de dermatol. 1922. — Lers: Syphilis congenita. Edinburgh med. journ. Vol. 13. — Liebers und Maas: Neurologisch-serologische Untersuchungen aus einer Idiotenanstalt. Monatsschr. f. Psychiatrie u. Neurol. Bd. 56. 1924. — Linder: Lues congenita unter dem Bilde einer hereditären Ataxie. Jahrb. f. Kinderheilk. Bd. 100. 1921. — Liougas: Kongenital-syphilitische Polyarthritis. Bull. de la soc. de pédiatr. de Paris. Tome 2. — Louste et Rougier: Gelenkaffektionen bei Syphilis congenita tarda. Rif. med. Vol. 29. 1923. — Lyon: Noch ein Fall von einseitigem Hutchinsonschem Zahn. Ann. de dermatol. et de syphiligr. Tome 4. 1923. — Mallardi: Ein Fall von syphilitischer Meningitis. Pediatria. Vol. 28. 1920. — Marfan: Diagnostik der Syphilis congenita der Neugeborenen und Säuglinge. Presse méd. 1923. (b) Diagnose der angeborenen Syphilis. Presse méd. Tome 31. 1923. — Marfan et Lemaire: Habituelles Erbrechen bei Lues congenita. Nourrisson. Tome 10. — Mebane: Die Zähne in der Kindheit. Americ. journ. of dis. of childr. Vol. 27. 1924. — Mendelsohn: Über einen ungewöhnlichen Verlauf der Lues congenita im Säuglingsalter. Münch. med. Wochenschr. 1920. — Mensi: Beitrag zum Studium der hereditären Syphilis des Nervensystems. Riv. di clin. pediatr. 1919. — Merklen et Mivielle: Kongenital-syphilitischer Hydarthros. Bull. de la soc. de pédiatr. de Paris. Tome 20. 1922. — Meyer, L. F.: (a) Die Perisplenitis als brauchbares Symptom der kongenitalen Syphilis. Berl. klin. Wochenschr. Bd. 58. (b) Zum Problem der kongenitalen Syphilis. Monatsschr. f. Kinderheilk. Bd. 24. — Mikiewicz und Progulski: Liquorbefunde bei Lues congenita. Monatsschr. f. Kinderheilk. Bd. 23. — Milani: Diabetes bei Lues hereditaria. Rif. med. Vol. 39. 1923. — Morlot und Abel: Generalisierte Syphilis miliaris bei einem Kind. Rev. méd. de l'est. Tome 51. 1823. — Mouriquand: Atypische Hutchinsonsche Zähne. Lyon méd. Tome 132. 1923. — Moyano: Jugendliche Paralyse. Prensa méd. argentina. Vol. 10. 1923. — Nicholson: Die hereditäre Syphilis in der Gynäkologie. Prensa méd. argentina. Vol. 9. 1923. — Nicolas, Massia et Dupasquier: Die Syphilis des Zwischenkiefers. Ann. de dermatol. et de syphiligr. 1922. — Nobécourt: Syphilis und Hypotrophie in der Kindheit. Journ. des praticiens. Tome 37. 1923. — Nobécourt et Nadal: Häufigkeit der Tuberkulose bei kongenital-syphilitischen Kindern. Bull. de la soc. de pédiatr. de Paris. 1923. — Nonne: (a) Kongenital-luetische Zähne bei syphilogenen Nervenkrankheiten. Dtsch. Zeitschr. f. Nervenheilk. Bd. 81. (b) Über die hypophysäre Form der Hirnlues, besonders der kongenitalen. Dtsch. Zeitschr. f. Nervenheilk. Bd. 74. 1922. (c) Syphilis und Nervensystem. 4. Aufl. Berlin 1922. — Oppenheim: Lehrbuch der Nervenkrankheiten. 6. Aufl. Berlin 1913. — Palacio: Polycystische Nierendegeneration und Syphilis hereditaria. Zentralbl. f. Haut- u. Geschlechtskrankheiten. Bd. 8. 1923. — Pardo y Pereira: Über den Einfluß der Erblues bei den Endokrinopathien. Pediatria española. Vol. 13. — Paul, F.: Aneurysma der Bauchaorta auf kongenital-syphilischer Grundlage. Virchows Arch. f. pathol. Anat. u. Physiol. Bd. 240. 1922. — Pentagna: Lebersyphilis. Pediatria. Vol. 25. — Pflüger, Hans: Ein Beitrag zu den Zahnveränderungen bei Syphilis congenita. Klin. Wochenschr. Bd. 2. 1923. — Pied, Henri: Deux nouveaux cas de mal de Pott syph. Ann. de dermatol. et de syphiligr. Tome 4. 1913. — Pilcz: Die weiteren Lebensschicksale von Kindern, welche während des Bestehens einer mütterlichen Geistes- oder Nervenkrankheit geboren wurden. Jahrb. f. Psychiatrie u. Neurol. Bd. 43. — Rach: Meningoencephalitis bei Lues congenita. Jahrb. f. Kinderheilk. Bd. 75. — Remijnse: Zungengeschwür bei angeborener Syphilis. Nederlandsch tijdschr. v. geneesk. Vol. 68. — Richter, Paul Friedr. und Ludwig Pick: Deformierende syphilitische Ostitis. Berlin. med. Ges. 6. II. 1923. — Ries: Hereditäre Blasensyphilis. Monatsschr. f. Kinderheilk. Bd. 16. — Roberts: Die Bedeutung der kongenitalen Syphilis bei Gelenkkrankheiten. Americ. journ. of surg. Vol. 37. — Rolleston: Endokrine Drüsen und Syphilis congenita. Lancet. 1921. Nr. 5088. — Rosentull: Syphilis unter den Kalmücken. Dtsch. med. Wochenschr. 1924. — Salés et Vallery-Radot: Hydrocele bei Säuglingen und Erbsyphilis. Nourrisson. Tome 11. 1923. — Scheer: Pylothrombose bei kongenitaler Lues. Monatsschr. f. Kinderheilk. Bd. 20. — Schmincke: Pachymeningitis haemorrhagica. Zeitschr. f. Kinderheilk. Bd. 19.

— Schrumpf: Die Häufigkeit syphilitischer Erkrankung in der inneren Med. Dtsch. med. Wochenschr. 1918. — Seikel: Ependymitis ulcerosa und Riesenzellenleber bei Lues congenita. Zentralbl. f. pathol. Anat. u. allg. Pathol. Bd. 33. — Shipley, Pearson, Weech and Corner: Röntgendiagnose der Lues congenita. Bull. of Johns Hopkins hosp. Vol. 32. — Silitti: Luische Septikämie bei einem Säugling. Pediatria. Vol. 31. — Simmonds: Die Nebenniere bei Syphilis congenita. Virchows Arch. f. pathol. Anat. u. Physiol. Bd. 118. — Smith, C.: Zahnanomalien bei kongenitaler Lues. Arch. of dermatol. a. syphilol. Vol. 8. 1923. — Stefano: Angeborener Herzfehler und kongenitale Syphilis. Pediatria. Vol. 28. — Stichel: Fehlen der oberen seitlichen Schneidezähne. Dermatol. Wochenschr. 1921. — Stöhr: Luetischer Gibbus bei einem Neugeborenen. Wien. med. Wochenschr. Bd. 73. 1923. — Stokes and Boyd: Demonstration noch nicht durchgebrochener Hutchinsonscher Zähne im Röntgenbilde. Journ. of the Americ. med. assoc. Vol. 80. 1923. — Stolkind: Hereditär-syphilitische Aortitis. Brit. journ. of childr. dis. Vol. 17. 1919. — Stolz: Histologischer Leberbefund bei einem Fall von Lues congenita. Mitt. d. Ges. f. inn. Med. u. Kinderheilk., Wien. Bd. 21. 1922. — Takahashi: Hirngefäßerkrankungen bei angeborener Syphilis. Virchows Arch. f. pathol. Anat. u. Physiol. Bd. 232. — Takéouchi: Fall von infantiler progressiver Paralyse. Arch. de méd. des enf. Tome 27. — Tezner: Über Liquorbefunde bei kongenital-syphilitischen Kindern. Monatsschr. f. Kinderheilk. Bd. 22. — Thoenes: (a) Über Aortitis luet. neonat. Zeitschr. f. Kinderheilk. Bd. 33. (b) Zur Kenntnis des Skelettsystems bei Säuglingssyphilis. Arch. f. Kinderheilk. Bd. 70. — Tichomirroff: Pseudoangina pectoris bei Syphilis congenita tarda. Ref. Zentralbl. f. inn. Med. 1917. — Tixier: Bemerkungen zur kongenitalen Syphilis. Bull. de la soc. de pédiatr. de Paris. Tome 21. 1923. — Trèves: Syphilis hereditaria tarda et tuberculoses chirurgicales. Bull. de la soc. de pédiatr. de Paris. Tome 21. — Vaglio: Störung der Drüsen mit innerer Sekretion und kongenitale Lues. Pediatria. Vol. 23. — Verrotti: Spätlokalisationen im Gefäßsystem bei Erbsyphilis. Giorn. ital. d. malatt. vener. e d. pelle. Vol. 64. 1923. — Verocay: Arterienerkrankungen bei angeborener Lues. Frankfurt. Zeitschr. f. Pathol. Bd. 24. — de Villa e Ronchi: Über den diagnostischen Wert der Cutireaktion bei Syphilis hereditaria. Pediatria. Vol. 31. — Vulovic: Über die Frühdiagnose der kongenitalen Syphilis bei der Geburt durch Spirochätennachweis in der Nabelschnur. Klin. Wochenschr. Bd. 2. 1923. — Weil: Großhirnbefunde bei hereditär-syphilitischen Säuglingen. Jahrb. f. Kinderheilkunde. Bd. 68. — Weill, E. und M. Bernheim: Die Drüsenveränderungen bei der kongenitalen Syphilis. Journ. de méd. de Lyon. Tome 5. 1924. — Weill, Bertoye et Bernheim: Ein Fall von hereditärer Spätsyphilis der Lymphdrüsen. Lyon. méd. Tome 132. 1923. — White, Park and Veeder Borden: Angeborene Syphilis des Nervensystems. Americ. journ. of dermatol. a. syphilol. Vol. 6. — Wohlwill: Angeborene Syphilis des Nervensystems. Arch. f. Psychiatrie u. Neurol. Bd. 59. — Wollstein and Bartlett: Hirntumoren im frühen Kindesalter. Americ. journ. of dis. of childr. 1923. — Zenoni: Myelopoiese in der subcorticalen Zone der Nieren und Nierenbecken bei Erbsyphilis. Giorn. ital. d. malatt. vener. e d. pelle. Vol. 64. 1923. — Ziehen: Hirngumma, nucleare Aplasien in Bruns, Cramer, Ziehen. — Zuniga: Die luetische Sternfigur der Uvula. Ein neues Symptom der angeborenen und erworbenen Lues. Rev. méd. Cubana. 1923. Nr. 7.

Über die Beteiligung des Auges bei kongenitaler Lues[1].

Von

JOSEF IGERSHEIMER-Frankfurt a. M.

Mit 12 Abbildungen.

A. Allgemeines.

Eine Reihe allgemeiner Fragen aus der Syphilispathologie können an Patienten mit angeborener Lues des Auges studiert und gefördert werden. Diese mögen hier vorangestellt werden.

Da ist zunächst die Tatsache, daß bei Feten und Neugeborenen häufig zahlreiche Spirochäten in den verschiedensten Teilen des menschlichen Auges und seiner Adnexe (mit Ausnahme der Linse und des Glaskörpers) gefunden wurden (SCHLIMPERT, BAB, WAETZOLD, CATTANEO u. a.). Die von den Lueserregern besiedelten Augenteile können dabei anatomisch intakt sein oder Entzündungserscheinungen aufweisen. Schwer durchseuchte Früchte werden im allgemeinen wohl nicht am Leben bleiben, dagegen werden diejenigen Neugeborenen und ebenso auch die Augen, die nur im mäßigen Grade Spirochäten enthalten, durchkommen und diese Augen bilden demnach Spirochäten-Schlupfwinkel, ebenso wie es von Drüsen, vom Knochensystem u. a. bekannt ist. Speziell von Interesse ist, daß die Spirochäten nicht selten in der völlig *klaren* Hornhaut nisten. Wielange sie hier lebensfähig bleiben, ist nicht genau bekannt, es ist aber durchaus denkbar, daß sie in kleiner Zahl viele Jahre überstehen und schließlich mit zu der Auslösung der spezifischen parenchymatösen Hornhautentzündung beitragen. Man muß sogar mit der Möglichkeit rechnen, daß die in den Augenmembranen schlummernden Parasiten auch für den allgemeinen Organismus nicht ohne Bedeutung sind.

Die Keratitis parenchymatosa tritt meistens erst im Spätstadium auf. Gelegentlich kann die kongenitale Spätlues, wie das gerade wieder Beobachtungen bei der Keratitis parenchymatosa lehren, noch im 3., 4. ja 5. Lebensjahrzehnt zutage treten. Man muß bei solchen späten Ausbrüchen gewiß auch an die Möglichkeit einer erworbenen Kindersyphilis denken, klinische und serologische Familienuntersuchung wird in der Lage sein, zu entscheiden, ob es sich um angeborene oder erworbene Lues handelt. Gerade am eigenen Material habe ich mehrfach Gelegenheit gehabt, Fälle von frischer Keratitis parenchymatosa noch im 3., 4. Lebensjahrzehnt und später zu beobachten, bei denen abgesehen von der Augenerkrankung nur die Wassermannreaktion im Blut positiv war; gelegentlich versagte sogar auch diese Reaktion und dennoch mußte man eine

---

[1] Es handelt sich bei dieser Bearbeitung nur um eine kurze Übersicht. Genaueres wird meine im gleichen Handbuch (Bd. XVII/2) erscheinende monographische Darstellung von „Syphilis und Auge" bringen.

angeborene Syphilis annehmen, da die Mutter oder die Geschwister des Patienten zweifellose klinische oder serologische Zeichen von Lues aufwiesen.

Es ist auf diese Weise auch möglich, gerade bei Augenkranken ein gewisses Material zu der sozialhygienisch wichtigen Frage über Quantität und Qualität der *Nachkommenschaft Erbsyphilitischer* zu sammeln. TREACHER COLLINS fand bei 12 verheirateten Frauen mit Keratitis parenchymatosa 60 Kinder und 5 Frühgeburten, 26 Kinder starben in den ersten Lebensjahren, 34 blieben am Leben. Von den 34 waren zur Zeit der Untersuchung 25 gesund. Ich selbst fand bei 19 kongenital-luetischen Frauen mit frischer oder alter Keratitis parenchymatosa 28 lebende Kinder; 4 Kinder waren klein gestorben, 3mal waren Frühgeburten (oder Aborte), 1mal Totgeburt vorgekommen. Die größten Zahlen teilte SIDLER-HUGUENIN mit. Er konnte bei der Verfolgung von 250 erbsyphilitischen Patienten nur 50 Ehen ausfindig machen; 14 Ehen waren kinderlos (28%) und aus den 36 übrigen Ehen waren nur 65 Kinder mit Sicherheit zu eruieren. Die auffallend kleine Zahl erklärt sich zwar zum Teil aus dem Patientenmaterial (vielfach nicht seßhafte Arbeiterkinder), weiter aber aus dem frühzeitigen Tod vieler kongenital-luetischer Patienten, ferner gingen viele der Patienten wegen ihrer schwächlichen Konstitution keine Ehe ein und schließlich ist die Fruchtbarkeit der Ehen Erbsyphilitischer sehr stark herabgesetzt. Es kann also kein Zweifel sein, daß die Lues über die nächste Generation hinaus ihre unheilvollen Folgen auswirkt. Es fragt sich, ob sie sich direkt auch auf die *dritte Generation übertragen* läßt.

Ein in jeder Beziehung vollgültiger Beweis ist bei dieser Frage meist nicht anzutreten. Ich selbst bin aber überzeugt, daß z. B. folgende, eigene Beobachtung ganz im Sinne der Übertragung auf die dritte Generation spricht, da ich die Familienverhältnisse einigermaßen übersehen konnte. Es handelt sich um eine 44jährige Frau mit typischer, linksseitiger Keratitis parenchymatosa, die als Kind am rechten Auge erkrankt war und von damals her Synechien sowie eine typische Chorioretinitis anterior darbot. Ihre Mutter gab an, daß ihre ersten vier Graviditäten mit Totgeburten endeten und daß die Patientin das erste, lebende Kind war. Die Patientin mußte also als kongenital-luetisch betrachtet werden und der späte Ausbruch der Keratitis parenchymatosa spricht dafür, daß sie sogar im 44. Lebensjahr noch an der Lues congenita litt. Die Schwester der Patientin wies einen Pfeffer- und Salzfundus auf, der Mann der Patientin dagegen war stets gesund und hatte negative Wassermannreaktion. Von den *Kindern* der Patientin nun hatte eines mit 17 Jahren Keratitis parenchymatosa durchgemacht und die andere, sonst gesunde, jetzt 15jährige Tochter wies eine starke, positive Wassermannreaktion auf.

In der augenärztlichen Literatur mehren sich in den letzten Jahren hierher gehörige Fälle; ganz besonders vertritt aber NONNE die Ansicht, daß die Syphilis congenita in der dritten Generation häufiger sei, als im allgemeinen angenommen werde.

Bei dieser Frage der Lues in der dritten Generation spielt naturgemäß immer die Skepsis eine Rolle, ob die angeblich kongenital-luetische Mutter ihre Syphilis auch tatsächlich „ererbt" hat, aber auch in den Fällen, bei denen die angeborene Syphilis der Mutter sicher ist, tritt das Problem auf, ob die kongenital-luetische Mutter noch eine Lues akquiriert haben könnte, und es muß uns deshalb die Frage beschäftigen, ob bei dem gleichen Individuum eine angeborene *und* erworbene Syphilis vorkommt. Diese Frage läßt sich auch wieder an Augenpatienten studieren. Es ist eine allgemeine Erfahrung, daß die Keratitis parenchymatosa fast nur bei kongenitaler Lues vorkommt. Bei größerem Material figuriert aber immerhin in 1—3% auch die akquirierte Lues als ätiologischer Faktor. Faßt man gerade diese seltenen Fälle näher ins Auge, so zeigt sich, daß hier mit überraschender Häufigkeit außer der akquirierten Lues auch eine angeborene Syphilis sicher oder wahrscheinlich ist (IGERSHEIMER). Ich habe selbst bis jetzt drei solche Beobachtungen gemacht. Zerstreut finden sich aber in der Literatur weitere Angaben von HUTCHINSON, MENDEL, KOLETA, RÖSSLER, ROLLET und GRANDCLÉMENT. Meine erste Beobachtung lag folgendermaßen:

Adolf Schmi. Kr. 85/1911, 21 Jahre alt, leidet seit fünf Wochen an Keratitis parenchymatosa. 1909, also vor zwei Jahren, Ulcus durum am Penis; zwei Monate nach dem Primäraffekt Ulcerationen am Hals. Keine sicheren Zeichen kongenitaler Lues; Untersuchung der Mutter ergibt aber Leukoplakie und die 31jährige Schwester, die mit 20 Jahren „dicke Knie" gehabt hat, weist ebenfalls positive Wassermannreaktion auf.

Die Beobachtungen sind nicht nur von Wichtigkeit für die ganze Auffassung der Entstehung der Keratitis parenchymatosa, sondern auch von allgemein-syphilidologischem Interesse und sind in der Zwischenzeit auch durch experimentelle Untersuchungen von BROWN und PEARCE insofern gestützt, als diese gezeigt haben, daß eine zweite Infektion bei noch nicht abgelaufener Erstinfektion entgegen der bei Lues angenommenen Infektionsimmunität für den Körper schädlich sein kann.

Bevor nun in die Erörterung der speziellen Pathologie eingetreten wird, sei kurz zusammengefaßt, welches die spezifischen Erscheinungen am Auge in den *verschiedenen Lebensperioden bei kongenitaler Lues* sind. Dabei ist festzustellen, daß im *Säuglingsalter* gelegentlich Conjunctivitis in Analogie zur Rhinitis, ferner Iritis, Papillitis und Papilloretinitis vorkommen. In vereinzelten Fällen wurde auch Keratitis parenchymatosa sogar schon in der Fetalzeit beobachtet.

In den *ersten Kinderjahren* ist wohl die Haupterkrankung die Chorioretinitis, ferner steigt die Zahl der Fälle von Keratitis parenchymatosa. Auch bei den Affektionen der tränenabführenden Wege spielt die Syphilis eine nicht unerhebliche Rolle.

In der *Spätperiode der kongenitalen Lues* ist die Haupterkrankung die Keratitis parenchymatosa. Mit dieser kombiniert oder allein sind die Zeichen von *Nervenlues* zu konstatieren (Pupillenanomalien, Opticuserkrankungen, Augenmuskellähmungen). Die Chorioretinitis befindet sich meist im Narbenstadium, es kommen aber auch in dieser Periode Nachschübe vor. Auch in diesem Alter muß bei Erkrankungen der tränenabführenden Wege auf Syphilis geachtet werden. Sonstige Leiden stellen Ausnahmen dar. Auf die Einzelheiten wird im speziellen Kapitel eingegangen.

B. Spezielles.

Lider und Bindehaut.

Ganz gelegentlich wird bei kongenital-luetischen Kindern über einen *Primäraffekt* am Lid berichtet. So beobachteten u. a. ROLLET und GRANDCLÉMENT bei einem 7jährigen, kongenital-luetischen Mädchen eine Anschwellung am Lidrand, der sich später auch eine Keratitis parenchymatosa hinzugesellte. Der klinische Befund sprach in diesem Fall ganz für Primäraffekt (indurierte Basis, Ulceration und starke Schwellung der regionären Drüsen). Sekundärerscheinungen wurden allerdings nie beobachtet. Von sonstigen, syphilitischen Lidprozessen bei kongenitaler Lues hat HUTCHINSON *Rhagaden* an den Lidwinkeln analog denen am Mund beschrieben. Er betrachtete auch das Ausfallen der Cilien im Säuglingsalter als ein für angeborene Syphilis verdächtiges Zeichen. *Syphilitische Lidgeschwüre* wurden gelegentlich, zum Teil als Folge papulöser, meistens wohl als Folge gummöser Prozesse beobachtet. VON MICHEL verweist auf Beobachtungen von LAWRENCE, STORP, WEDL. Er selbst gibt eine Beobachtung bei einem 11jährigen Mädchen wieder, bei dem die Diagnose auf ein Fibrom gestellt war, während die mikroskopische Untersuchung auf ein Gumma hindeutete. Coluzzi (zit. nach Schreiber) will sogar noch bei einer 25jährigen Frau als Zeichen einer angeborenen Syphilis eine Erkrankung der Lidhaut beobachtet haben, die klinisch große Ähnlichkeit mit der amyloiden Degeneration dargeboten hatte. Der *Pemphigus* syphiliticus der Haut findet sich ausnahmsweise auch an den Lidern. Ich sah einen derartigen Fall bei einem 11 monatlichen luetischen Kind, das an Hals, Stirn, Ohrmuscheln, Oberlid sowie auch sonst am Körper Pemphigusblasen aufwies, während merkwürdigerweise Fußsohlen und Handteller frei waren. Am Auge bestand außerdem noch Keratomalacie. Die Frage, ob es sich um einen syphilitischen oder andersartigen Pemphigus handelt, kann evtl. durch Spirochätenbefund in den Blasen geklärt werden. Der sog. Pemphigus conjunctivae (essentielle Bindehautschrumpfung) hat wohl meistens mit Lues nichts zu tun, auffallenderweise fand ich aber mehrfach positive Wassermannreaktion und gelegentlich auffallende Besserung durch Salvarsan. Man muß also immerhin auch an luetische Ätiologie denken. Als Rarität kommt auch eine *Tarsitis luetica* vor.

Die luetischen *Erkrankungen der Bindehaut* beschränken sich wohl im wesentlichen auf die Säuglingszeit. Nicht ganz selten sieht man eine an sich unspezifisch aussehende Conjunctivitis, die mit der Rhinitis wohl in Parallele zu setzen ist und die ohne lokale Therapie auf antiluetische Therapie schnell abheilt. Kubik sowohl wie Weiss konnten in der erkrankten Bindehaut Spirochäten nachweisen. In dem Kubikschen Fall bestand neben der Bindehauterkrankung noch eine parenchymatöse Keratitis und Iritis.

Auch papulöse und gummöse Bildungen wurden an der Conjunctiva ganz gelegentlich beobachtet. Bei Syphilis haemorrhagica neonatorum besteht infolge Erkrankung des Gefäßsystems Neigung zu Blutungen in die Haut, die Schleimhäute und inneren Organe. Kudisch (zit. bei Groenouw) sah bei einem zwei Tage alten Kind eine so heftige, unstillbare Blutung aus den Bindehäuten beider Augen auftreten, daß das Kind nach $2^{1}/_{2}$ Wochen starb. In der Conjunctiva bulbi zeigen sich bei kongenitalen Spätsyphilitikern manchmal phlyktänenoder tuberkulidähnliche Gebilde, deren Zusammenhang mit der Lues einmal daraus hervorzugehen scheint, daß sie häufig gemeinsam mit der Keratitis parenchymatosa auftreten (Igersheimer), ferner daraus, daß die Pirquetreaktion in solchen Fällen oft negativ ausfällt und schließlich daraus, daß Weve in einem hierher gehörigen Fall Spirochäten — allerdings nicht in den Bindehautgebilden sondern in gleichzeitig bestehenden Granulationen auf der Hornhaut — nachweisen konnte.

Tränenwege.

Die an sich sehr seltene *Dacryoadenitis* luetica wurde gelegentlich auch bei kongenitaler Lues beobachtet. Wood gibt an, daß er unter mehreren hundert *Tränendrüsen* auch 10 von kongenital-luetischen Kindern untersucht habe: regelmäßig habe er Veränderungen in beiden Drüsen derart nachgewiesen, daß sie viel härter und größer waren als normale. Es bestand eine interstitielle Entzündung und Wucherung und bei den etwas älteren Säuglingen auch eine erhebliche, kleinzellige Infiltration im Drüsenparenchym. Die Gefäßwände waren nicht krankhaft verändert. Bei Giulinis 18jähriger Patientin entwickelte sich im Anschluß an die indolente Vergrößerung der linksseitigen Tränendrüse eine Keratitis parenchymatosa, und nach einiger Zeit trat auch an der rechten Seite ein ähnlicher Tumor mit folgender Keratitis parenchymatosa auf. Die Geschwulst der Tränendrüse bildete sich trotz spezifischer Behandlung erst nach Monaten zurück.

Viel häufiger als die Erkrankungen der Tränendrüse sind bei luetischen Kindern Erkrankungen der *tränenabführenden Wege* zu finden. Seit langem bekannt sind Tränenträufeln und Eiterungen des Tränensacks bei Sattelnase, sowie bei sonstigen, spezifischen Knochenerkrankungen in der Gegend des Tränennasenkanals. Ich konnte aber darauf hinweisen, daß auch bei Abwesenheit derart schwerer Knochenveränderungen Dacryostenose mit Epiphora, blande Tränensackblennorrhöen, Tränensackfistel, Dacryocystitis und Tränensackphlegmone im Kindesalter zwischen 2.—14. Jahr gar nicht selten auf Lues beruhen. Nase und Knochen können dabei völlig intakt gefunden werden, manchmal aber sind Veränderungen in der Nase rhinologisch nachzuweisen, ohne daß sie jedoch einen spezifischen Charakter zu haben brauchen. Spirochäten konnten in evtl. vereiterten, exstirpierten Tränensäcken bisher nicht nachgewiesen werden. Antiluetische Behandlung ist bei phlegmonösen Prozessen aussichtsreicher als bei blanden Blennorrhöen. Recht häufig wurden andere Erkrankungen der Augen, vor allem die spezifische Chorioretinitis, aber auch Keratitis parenchymatosa neben den Erkrankungen der Tränenwege festgestellt. Auf diese Erkrankungen der Tränenwege haben früher auch schon in Frankreich Chaillous, Terson, Antonelli die Aufmerksamkeit gelenkt. Die Tränensackeiterung der Neugeborenen hat im allgemeinen mit Lues nichts zu tun.

Cornea.

Die spezifische Erkrankung der Hornhaut stellt die charakteristischste Form kongenital-luetischer Augenaffektion dar. Ja man kann sagen, daß die typische Keratitis parenchymatosa mit ganz seltenen Ausnahmen pathognomonisch für angeborene Syphilis ist, so daß sie bei der Diagnose der Gesamterkrankung unter Umständen eine wesentliche Rolle spielt. Diese von Hutchinson zuerst festgestellte Tatsache ist in der Ära der modernen Untersuchungsmethoden in ungeahnter Weise bekräftigt und bestätigt worden. Eine typische Hutchinsonsche Trias (Keratitis parenchymatosa, Hutchinsonsche Zähne und Labyrinthtaubheit) ist heutigentags gar nicht mehr häufig zu beobachten, während die spezifische Keratitis allein oder mit einer der beiden anderen Stigmata kombiniert noch häufig genug vorkommt.

Die parenchymatöse Erkrankung der Hornhaut spielt sich, wie der Name bereits sagt, im Parenchym ab und läßt mit seltenen Ausnahmen die Oberfläche der Hornhaut intakt, während die Hinterfläche miterkranken, ja sogar zuerst erkranken kann. Die Affektion beginnt meist mit ciliarer Injektion und einer am Limbus corneae einsetzenden Trübung, die sich im Lauf von Tagen oder Wochen über die anderen Teile der Hornhaut vorhangartig ausbreitet (Abb. 1). Die diffuse Trübung kann so intensiv werden, daß man sie mit einem Milchglas verglichen hat. Sie kann aber andererseits auch weniger dicht und diffus sein und mehr aus einer Anzahl tiefgelegener Infiltrate bestehen. Meistens entwickeln sich vom Rand aus tiefe Gefäße in das Innere der Hornhaut, die Keratitis avasculosa ist selten. Der Reizzustand ist oft ein sehr erheblicher, kann aber auch völlig fehlen.

Viel seltener ist die Trübung zuerst in der Mitte der Hornhaut lokalisiert: diese zentral sitzende Trübung kann unter Umständen dauernd den Rand frei lassen und Scheiben- oder Ringform annehmen (Abb. 2). In wieder anderen Fällen beginnt die Erkrankung an der Hornhautrückfläche mit Veränderungen des Endothels, wie sie Vogt in einem Fall mit der Spaltlampe genauer verfolgen konnte und erst allmählich gesellen sich zu diesen Endothelveränderungen entzündliche Prozesse in der Hornhautgrundsubstanz hinzu. Schließlich können die ersten Prozesse auch in der Sklera liegen, so daß die Hornhaut mehr sekundär betroffen wird.

Wie der Beginn aber auch sei, auf dem Höhepunkt der Krankheit hat der Hornhautprozeß in seiner rein parenchymatösen Lagerung ein typisches Gepräge (Abb. 1). Die Hornhautoberfläche spiegelt, ist glatt oder wenigstens nur gestippt. Ist die Gefäßentwicklung stark, so kann diese pannöse Entwicklung die Färbung der an sich getrübten Hornhaut wesentlich beeinflussen (Lachsfarbe).

Die Entzündung ist in der Mehrzahl der Fälle doppelseitig, wenn auch der Zeitpunkt der Erkrankung beider Augen recht weit auseinander liegen kann.

Die Rückbildung der Hornhauttrübung geschieht meistens vom Rand her und nimmt Wochen, ja viele Monate und länger in Anspruch, nicht selten bleibt eine dauernde Trübung bestehen. „Tiefe Gefäße" sind öfters während des ganzen Lebens mit dem Lupenspiegel nachweisbar (HIRSCHBERG).

Iris und Ciliarkörper sind in Form von hinteren Synechien und Präcipitaten, seltener von Knötchenbildungen besonders dann an dem Hornhautprozeß

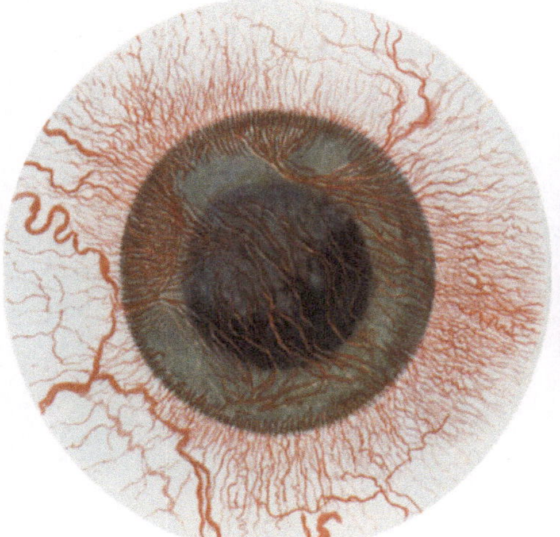

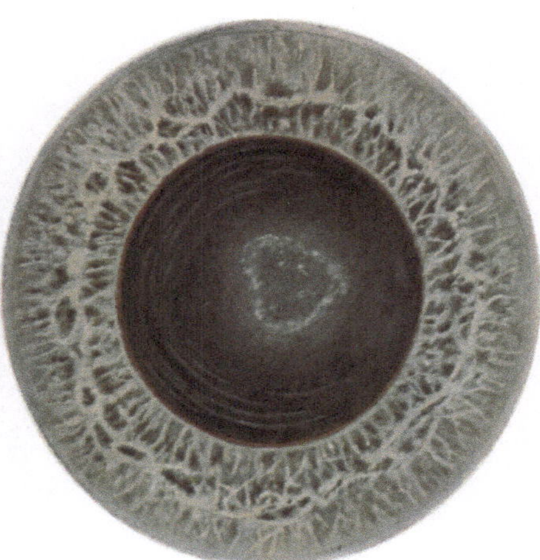

Abb. 1. Typische Keratitis parenchymatosa. Abb. 2. Keratitis annularis
mit zirkulärer Faltenbildung.

beteiligt, wenn dieser sich an oder nahe der Hinterfläche abspielt. Die spezifische Chorioretinitis anterior ist ebenfalls häufig bei Patienten mit Keratitis parenchymatosa zu finden, meistens allerdings im pigmentierten Narbenstadium, da ihre Entstehung in den meisten Fällen in die frühe Kindheit zu verlegen ist.

Nicht selten gehen mit dem Hornhautprozeß Veränderungen des Augendrucks einher, besonders Drucksteigerungen, seltener Druckerniedrigungen. Erkrankungen der Conjunctiva, Retina, des Opticus usw. sind Komplikationen, die mit dem Hornhautprozeß selbst nicht direkt zusammenhängen, sondern nur als koordinierte Prozesse auf derselben Grundlage aufzufassen sind.

Das bevorzugte *Lebensalter* für das Auftreten der parenchymatösen Keratitis ist das 6. bis 20. Lebensjahr, ausnahmsweise kommt sie bereits im fetalen Leben vor, nicht häufig in den ersten Lebensjahren, manchmal aber auch noch im dritten und vierten Lebensjahrzehnt, ja sogar noch später. Bei der Feststellung, daß es sich in so späten Jahren noch um den Ausdruck einer *kongenitalen* Lues handelt, ist eine klinische und serologische Familienuntersuchung notwendig, die sich auch dann empfiehlt, wenn die Wassermannreaktion bei den Parenchymatosakranken, wie das gelegentlich einmal vorkommt, negativ ist.

Die Erkrankung kommt beim männlichen und weiblichen Geschlecht ziemlich gleich häufig vor, beim weiblichen mit einer gewissen Bevorzugung der Entwicklungsjahre.

Die Erkrankung hat abgesehen von ihrem diagnostischen Wert noch besonderes Interesse dadurch, daß sie der antiluetischen Behandlung gegenüber so auffallend resistent ist. Man hat deshalb sich vielfach mit ihrer Pathogenese beschäftigt. Diese ist bis auf den heutigen Tag noch nicht restlos geklärt, doch spielen die Spirochäten wohl zweifellos bei dem Zustandekommen der Erkrankung eine, wenn auch noch nicht im einzelnen völlig festgestellte Rolle. In diesem Sinne spricht der häufige Befund von Spirochäten in der Cornea kongenitalluetischer Feten und Neugeborener, der gelegentliche Spirochätenbefund in der parenchymatös erkrankten Hornhaut (E. v. Hippel, Clausen, Igersheimer, Weve) sowie die Tatsache, daß bei experimenteller Spirochätendurchseuchung so häufig ein parenchymatöser Hornhautprozeß zustande kommt. Näheres

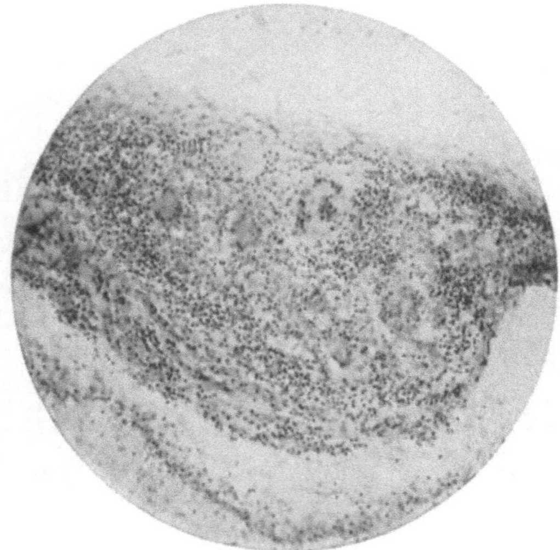

Abb. 3. Lymphocytäre Infiltration und Riesenzellen in der Aderhaut bei Keratitis parenchymatosa. (Nach einem Präparat von E. v. Hippel.)

über diesen letzteren Prozeß siehe bei Igersheimer: v. Graefes Arch. f. Ophth. Bd. 109, S. 265. 1922.

Die Therapie wird eine spezifische sein müssen, wenngleich die Wirkung der Specifica, ganz gleich ob es sich um Quecksilber, Salvarsan, Wismut oder Jod handelt, auf den Hornhautprozeß meistens keine direkt nachweisbare ist; aber man will ja nicht nur die Hornhauterkrankung, sondern den ganzen Menschen behandeln. In manchen, leider nicht sehr häufigen Fällen hat man den Eindruck, daß der Hornhautprozeß auf die spezifische Behandlung schneller als sonst zurückgeht.

Von sonstigen, allgemeinen Behandlungsmethoden kommt die unspezifische, parenterale Eiweißtherapie in Betracht, ferner bei Kindern, die abgesehen von kongenitaler Lues tuberkulöse Erscheinungen aufweisen, Tuberkulintherapie. Von lokalen Mitteln wird abgesehen von lokaler Wärmeapplikation und subconjunctivalen Injektionen Bestrahlungstherapie empfohlen (Röntgenstrahlen, besonders aus der Rolletschen Klinik, Höhensonne bei Keratitis avasculosa von Hensen). Chirurgische Methoden kommen auch in Anwendung, besonders mehrfache Punktionen der Vorderkammer. Trepanationen der getrübten

Hornhaut sind dagegen selten von Erfolg begleitet, dagegen kann bei zentralem Sitz *alter* Trübungen Iridektomie am Platz sein und bei noch ausgedehnteren, dichten, alten Trübungen kann Hornhautplastik unter Umständen sehr Nützliches stiften (LÖHLEIN, ELSCHNIG, ASCHER).

Von sonstigen Hornhautprozessen, bei denen die Lues congenita eine mehr indirekte Rolle spielt, wären die *Keratomalacie* und die *Keratitis neuroparalytica* zu nennen.

Iris und Ciliarkörper.

Iritische Prozesse bei kongenitaler Lues werden, wenn man von der Erkrankung der Iritis bei Keratitis parenchymatosa absieht, nicht häufig beobachtet. Ähnlich wie ALEXANDER, FUCHS u. a. möchte ich glauben, daß die Lues congenita vorwiegend nur bei Erkrankungen der Regenbogenhaut im *Säuglingsalter* eine besonders große, ätiologische Rolle spielt. In leichteren Fällen erkennt man die Erkrankung an der Verfärbung der Iris und an hinteren Synechien. Die Fälle, die ich selbst in den ersten Kinderjahren beobachtet habe, zeichnen sich fast alle durch ihre Schwere und große Neigung zu Exsudaten (Hypopyon, auch öfters Hyphaema, Glaskörpertrübungen) aus, wobei der Reizzustand des äußeren Auges in einem Gegensatz zur Schwere der Erkrankung stehen kann. Die Exsudatbildung in der Iris kann so stark werden, und eine derart gelbliche Farbe annehmen, daß ein Gliom unter Umständen vorgetäuscht wird (Pseudo-

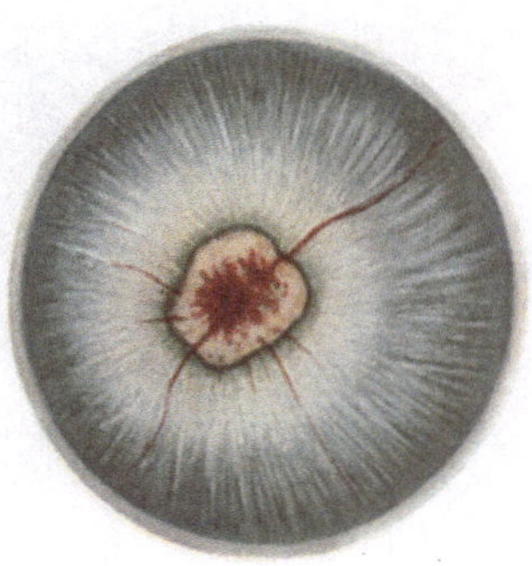

Abb. 4. Pupillarexsudat (Pseudogliom) bei luetischem Säugling.

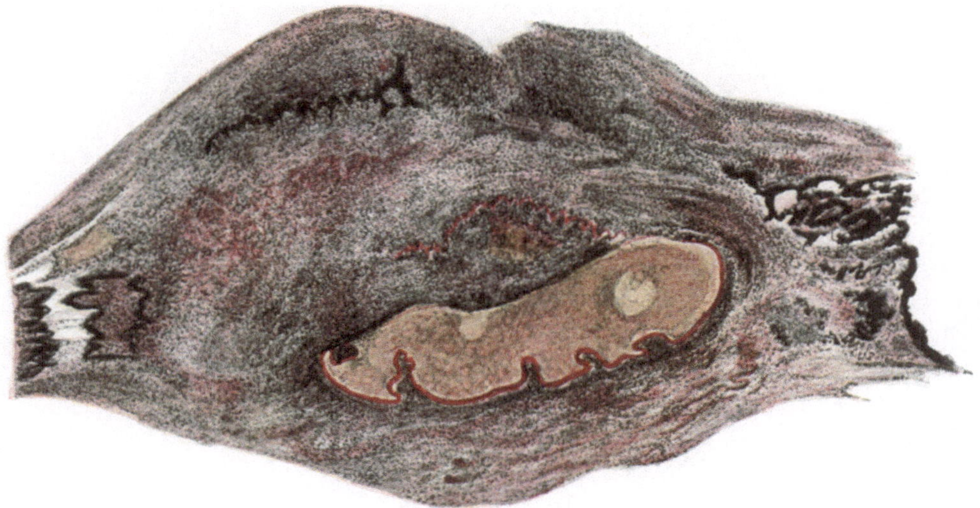

Abb. 5. Großes Pupillarexsudat mit fast völligem Untergang der Iris. Die Infiltrationsmassen haben die Linsenkapsel zerstört (peitschenschnurartige Aufrollung) und sind in das Innere der Linse eingedrungen.

gliom). Klinische und anatomische Illustrationen zu diesem Kapitel finden sich in meiner Monographie Syphilis und Auge. (Dieses Handbuch Bd. XVII/2.) Die anatomische Untersuchung solcher Augen ergibt knötchenförmige Zellanhäufung der Iris mit Lymphocyten, Plasmazellen, auch Leukocyten, Arrosion

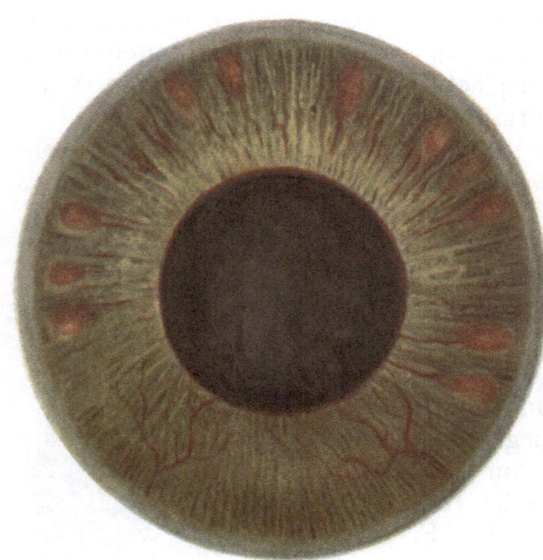

Abb. 6. Knötchenbildung in der Iris
bei Keratitis parenchymatosa.

der Linsenkapsel mit Zerstörung der Linse und Einwanderung von Entzündungszellen in die Linse, Exsudation in die Vorderkammer, unter Umständen auch Blutungen, dabei manchmal endo- und perivasculitische Prozesse der Irisgefäße.

Spirochäten wurden von SABRAZÈS und DUPÉRIÉ bei einem 6 monatlichen Fetus mit Iridocyclitis in der Aderhaut, der Iris und dem Glaskörper festgestellt, andererseits sind aber oft beim Fetus Spirochäten in der Iris zu finden (SCHLIMPERT, BAB, WAETZOLD), ohne daß eine gewebliche Veränderung festzustellen ist.

Auch in dem späteren Stadium der angeborenen Syphilis kommen Zeichen von Iridocyclitis, wenn auch nicht häufig, in der Form DESCEMETScher Beschläge vor, wobei unter Umständen auf dem einen Auge die Beschläge, auf dem anderen eine ausge-

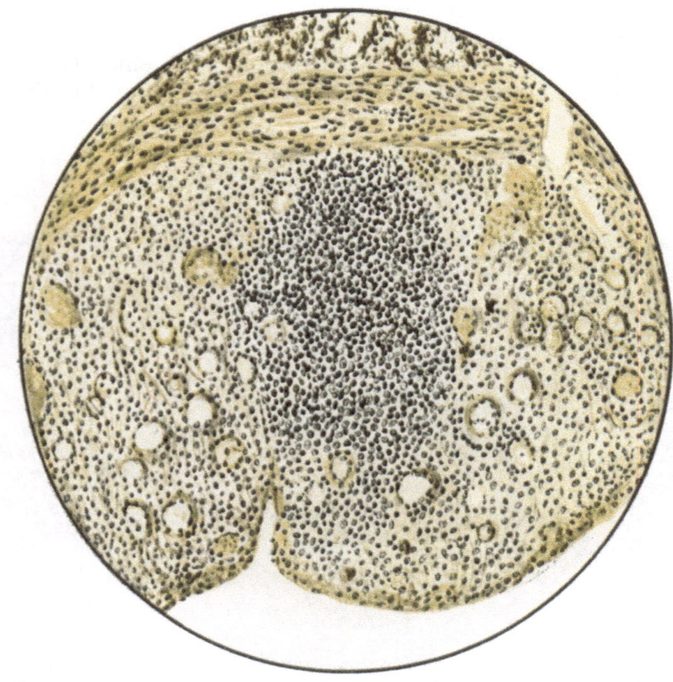

Abb. 7. Irisknötchen bei Iridocyclitis auf kongenital-luetischer Grundlage.

sprochene Keratitis parenchymatosa zu finden ist. Von neuerem Erkenntnisstandpunkt aus ist allerdings mit der Möglichkeit zu rechnen, daß es sich in solchen Fällen nicht um echte Präcipitate, sondern um endothelogene Wucherungen an der Hornhauthinterfläche handelt. Bei sonstigen Iridocyclitis-fällen Erwachsener mit Lues congenita muß auch immer an andere Ätiologie, besonders Tuberkulose gedacht werden.

Knötchen in der Iris, die sich bereits klinisch dokumentieren, wurden gelegentlich von ALEXANDER, DORELL, HIRSCHBERG, WICHERKIEWICZ, IGERS-HEIMER beobachtet, teils mit, teils ohne gleichzeitig bestehende Keratitis parenchymatosa. Die vordere Augenkammer kann dabei getrübt sein; nach Abheilung des Knötchens bleibt unter Umständen in der Iris eine atrophische Stelle zurück, die besonders gut bei Durchleuchtung mit der SACHSschen Lampe sichtbar gemacht wird. Selten kann die gummöse Umgestaltung der Iris so stark werden, daß eine stark verdickte, schwammige, zum Teil mit großen, grau-gelblichen Massen besetzte Iris resultiert, wie bei der Beobachtung von LIEBRECHT. Da in diesem Falle histologisch Nekrosen nicht bestanden, so muß man wohl mehr von einem papulösen als von einem gummösen Prozeß sprechen.

Diese knötchenförmigen Irisveränderungen scheinen der antiluetischen Therapie zugängiger zu sein als die sonstigen Prozesse an der Iris bei kongenitaler Lues.

Chorioidea und Retina.

Die Chorioretinitis beim Säugling äußert sich in ihrer typischen Form in der Weise, daß meist in der Peripherie des Fundus reichliche, kleine, gelbe und

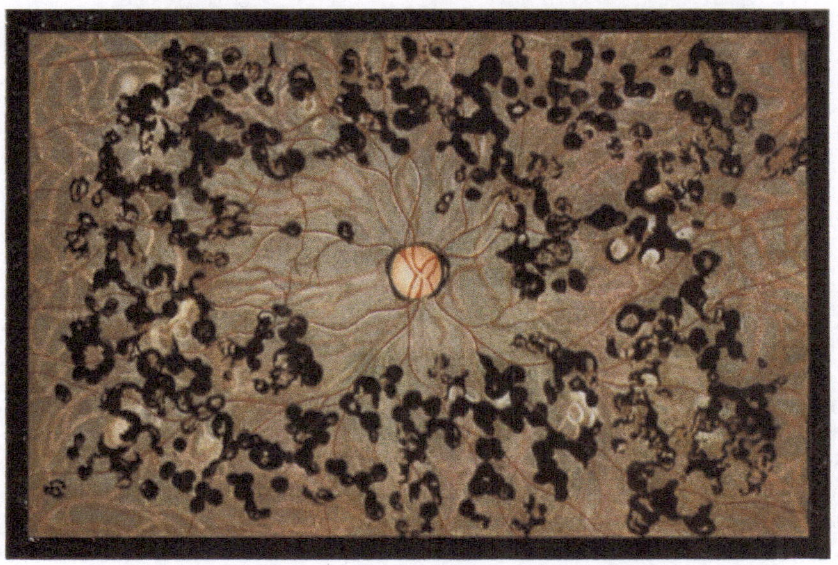

Abb. 8. Typische kongenital-luetische Aderhauterkrankung.
(Nach SIDLER-HUGUENIN: Beitr. zur Augenheilk. Bd. VI.)

gelbweiße Herde auftreten. Sie können zum Teil konfluieren und dem Fundus auf größere Strecken eine fast weißliche Farbe verleihen. Die Untersuchung eines Säuglings auf solche peripheren Veränderungen gestaltet sich oft sehr schwierig und bedarf einer gewissen Übung und einer erheblichen Hilfe seitens des Wartepersonals. Aber selbst bei Erfüllung dieser Vorbedingungen ist es meistens nicht möglich, die Peripherie nach allen Richtungen hin abzusuchen, wenn man nicht zur Narkose greifen will. Bereits in den ersten Kinderjahren erfolgt die Umwandlung einer solchen frischen Chorioretinitis in den pigmentierten Zustand und es entwickeln sich dann die charakteristischen Typen der Chorioretinitis anterior, wie sie vor allem von Haab und Sidler-Huguenin beschrieben und abgebildet wurden. Es ist mir kaum ein Zweifel, daß der Beginn dieser Chorioretinitis meistens in die sekundäre Periode der kongenitalen Lues, also in die ersten Kinderjahre zu verlegen ist, wenn auch in vielen Fällen die Erkrankung erst in späteren Jahren bei einer zufälligen Untersuchung des Auges oder bei Zunahme von Sehstörungen oder während einer Keratitis parenchymatosa entdeckt wird. Ob auch bereits fetal eine solche Chorioretinitis specifica vorhanden sein kann, ist noch nicht sicher erwiesen; die Beobachtung von Ohanian an einem 18 Tage alten Kind spricht allerdings in diesem Sinne. Schlimpert konnte bei seinen histologischen Untersuchungen schon im Fetalleben schwere Aderhautveränderungen und vor allem starke Rundzelleninfiltration feststellen.

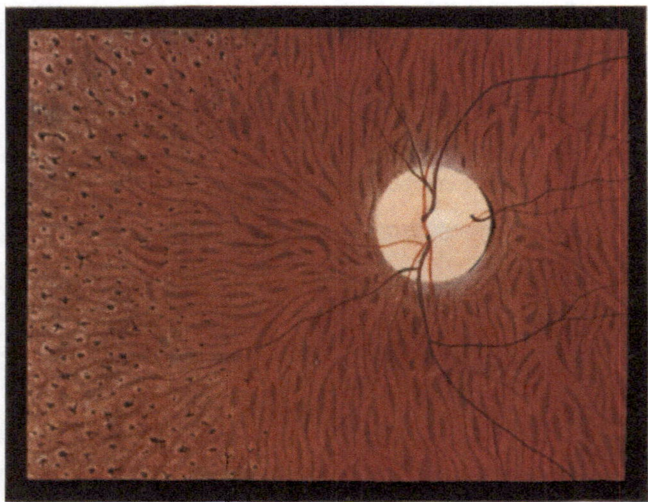

Abb. 9.   Typische kongenital-luetische Aderhautveränderung.   Feinfleckige pigmentierte Form.

Die verschiedenen Typen der Chorioretinitis anterior (peripherica), wie sie praktisch im allgemeinen in Erscheinung treten und von hoher pathognomonischer Bedeutung sind, dokumentieren sich in folgender Form:

Der von Sidler-Huguenin als Typus I bezeichnete, besonders von Haab, später auch von Oeller vorzüglich bildnerisch wiedergegebene „Pfeffer- und Salz- oder Schnupftabakfundus" besteht in einer Mischung feinster gelbrötlicher Fleckchen mit punktförmigen Pigmentherden. In der Peripherie kann der Hintergrund einen bleigrauen Unterton haben, und es ist nicht selten, daß sich hier neben den ganz feinen Sprenkelungen auch etwas größere, gelbliche und schwärzliche Herdchen finden. Meistens besteht die Erkrankung nur in der Äquatorgegend des Bulbus, erstreckt sich aber manchmal auch auf den hinteren Pol. Wichtig ist, daß man eine Verwechslung mit normalerweise vorkommenden Sprenkelungen, wie sie besonders bei blonden Individuen vorkommen, vermeidet. Die Prognose dieses Typus ist im großen ganzen günstig, der Zustand häufig stationär, nur bei schweren Fällen kommt es allmählich zu einer sekundären Opticusatrophie. Nachtblindheit kann ganz fehlen.

Häufiger noch ist der Typus II. Hier handelt es sich um gröbere, gelbe bis gelb-rötliche Herde, die in den meisten Fällen selbst Pigmentierungen aufweisen oder mit Pigmentherden untermischt sind. Dazwischen können sich Herde befinden, die man als Chorioidealatrophien bezeichnen muß, da sie die Sklera nackt zutage treten lassen. Diese Form von Chorioretinitis ist ganz besonders häufig bei den Patienten zu finden, die an Keratitis parenchymatosa leiden oder später daran erkranken. Die Prognose dieses Typus II ist auch meistens günstig, auch er ist oft stationär. Dehnen sich aber die Veränderungen mehr über den Fundus aus, so kann es zu erheblicher Herabsetzung des Visus kommen, der Lichtsinn kann leiden und auch ein typisches Ringskotom kann auftreten. Gelegentlich kommt es nach jahrelanger Pause zu einer Progression des Hintergrundprozesses, worauf besonders HIRSCHBERG hingewiesen hat.

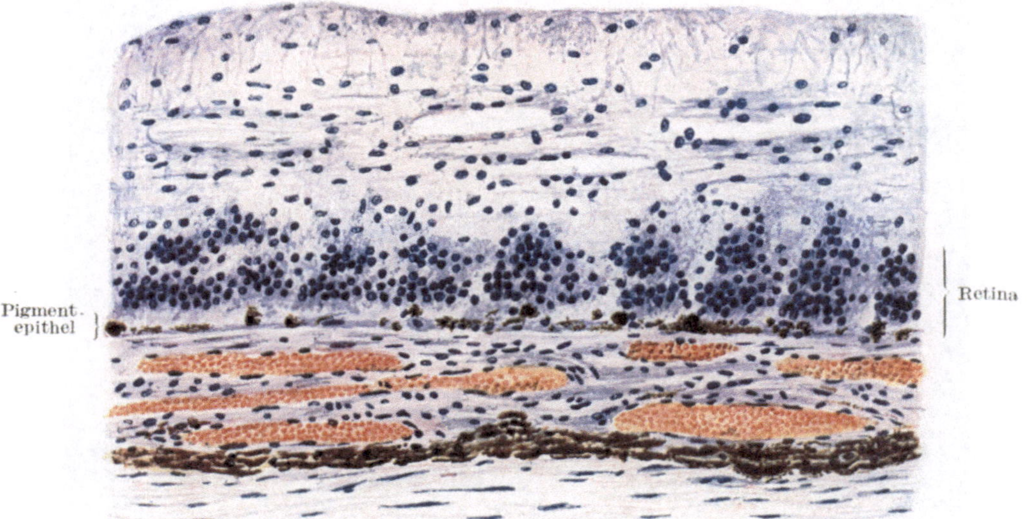

Abb. 10. Veränderungen des Pigmentepithels. Untergang der Stäbchen und Zapfen.
(Anatomische Grundlage des „Pfeffer und Salz"-Fundus.)

Eine schwerere Form der Chorioretinitis stellt derjenige Typus dar, der unter dem Bild der Retinitis pigmentosa auftritt. Bei Fällen von Retinitis pigmentosa muß deshalb, besonders wenn Aderhautveränderungen vorhanden sind, auf Lues gefahndet werden. In einem von mir anatomisch untersuchten Fall einer Panophthalmitis bei Lues congenita bestand in der Peripherie der Netzhaut das typische Bild der Degeneration von Stäbchen und Zapfen mit Einwanderung von Pigment in die Netzhaut. Die echte, familiäre Retinitis pigmentosa hat aber mit Lues nichts zu tun.

Der letzte Typus SIDLER-HUGUENINS besteht aus weißlichen, oft zusammenfließenden Fleckchen, die am Rande leicht pigmentiert sind und zunächst sich meist in der Peripherie des Augenhintergrundes finden, um dann evtl. mehr nach der Mitte vorzuschreiten. Dieser seltenere Typus geht meistens ohne Funktionsstörungen einher.

Gelegentlich kommen aber auch noch andere Ausdrucksformen kongenitalluetischer Hintergrundsveränderungen vor, z. B. Chorioretinitis centralis, feinfleckige Chorioretinitis circumpapillaris, Kombination von Chorioretinitis mit endo- und perivasculitischen Prozessen an den Netzhautgefäßen.

Die von ANTONELLI, SENN u. a. beschriebenen, angeblich spezifischen „rudimentären Stigmata" am Augenhintergrund (starke Pigmentanlagerung an die Papille, auffallender Mangel des Pigmentepithels, Chagrinierung der Aderhaut usw.) sind nicht sicher genug, um ätiologisch Verwendung finden zu können.

Die Therapie der Chorioretinitis hat nur bei den Formen im frühen Kindes-

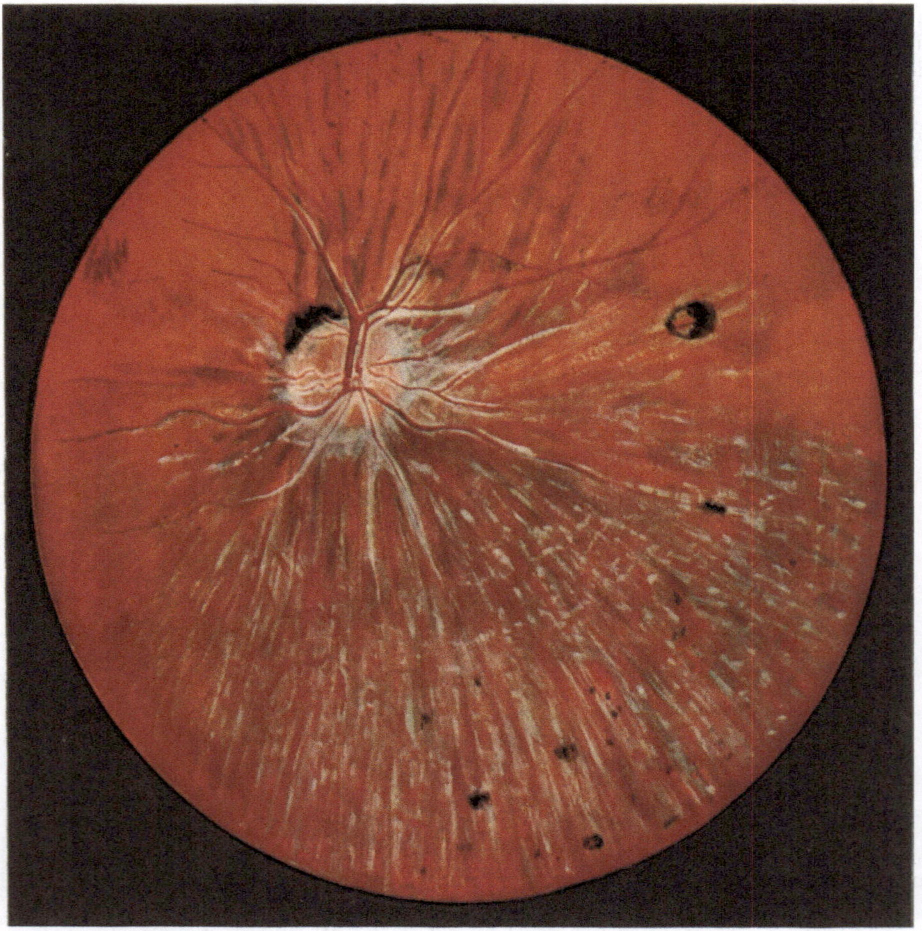

Abb. 11. Chorioretinitis, Endo- und Perivasculitis bei kongenitaler Lues.

alter Aussicht auf Erfolg, bei den älteren dagegen wird sie wohl selten Nutzen bringen.

Alleinige Erkrankungen der Netzhaut ohne Beteiligung der Aderhaut spielen sich vorwiegend an den Gefäßen ab. In dem schon oben erwähnten, histologischen, eigenen Fall von Panophthalmitis bestand um die Netzhautgefäße herum eine sehr typische, plasmazelluläre Infiltration. Gelegentlich kommen auch embolische und thrombotische Prozesse an den Netzhautgefäßen vor; auch die Retinitis proliferans kann sich im Anschluß an entzündliche Prozesse der Netzhaut entwickeln.

Glaukom.

Ein eigentliches Glaucoma syphiliticum gibt es wohl nicht. Es kommen aber glaukomatöse Zustände im Anschluß an Keratitis parenchymatosa, Iritis, thrombotische Vorgänge im Gebiet der Zentralgefäße, vielleicht sogar bei reiner Chorioretinitis anterior (MEISSNER) vor, insofern kann also indirekt die Lues congenita auch zu Glaukom führen.

Opticus.

Die neuritische Opticuserkrankung kann sich auf Grund angeborener Lues ganz ähnlich verhalten wie bei akquirierter Lues. HIRSCHBERG hat bereits 1890 an mehreren luetischen Säuglingen eine Verschwommenheit der Papillengrenzen beschrieben. Der Sehnerv erschien dabei oft etwas graurötlich, und es bestand in seinen Fällen stets eine gleichzeitige Erkrankung der Netzhaut oder sonstiger Augenhäute. Ob HIRSCHBERG den Sehnerv auch öfters isoliert erkrankt gefunden hat, geht aus den Publikationen nicht hervor. Durch eine Anzahl von Veröffentlichungen aus der NEUMANNschen Kinderklinik (JAPHA, SPIRO, OBERWARTH, L. HEINE) wurde dann die Aufmerksamkeit darauf gelenkt, daß bei kongenital-luetischen Säuglingen häufig eine Neuritis optica gefunden werde (nach L. HEINE unter 60 Patienten 55 mal). Kein anderes Symptom komme bei der kongenitalen Lues in solcher Häufigkeit vor wie dieses. JAFFA behauptete außerdem, daß er in einer ganzen Anzahl von Fällen Atrophia nervi optici habe entstehen sehen. Die Neuritis optica gehe auf Grund antiluetischer Behandlung meistens gut zurück. Auch MOHR und BECK sahen häufig ausgesprochene Papillitis.

Meine *eigenen* Feststellungen auf diesem Gebiet stehen in einem wesentlichen Gegensatz zu den geschilderten Beobachtungen der pädiatrischen Kollegen und ähnlich meinen eigenen Feststellungen sind auch die Befunde FEHRS. Die Optici sind allerdings in der Tat bei kongenital-luetischen Kindern häufig auffallend blaß und die Grenze der Papille ist nicht selten etwas verschwommen. Die die Papille umgebende Netzhaut ist ebenfalls auffallend hell. Auf Grund klinischer und anatomischer Untersuchung kann ich aber behaupten, daß ein degenerativer Vorgang an dem Sehnerv, ebenso wie papillitische Vorgänge bei diesen Säuglingen sehr selten sind und daß die auffallende Blässe auf Anämie beruht und durch antiluetische Behandlung sich bald bessert. Ganz gelegentlich kommen aber zweifellos papillitische Prozesse beim Säugling vor, die auch unter Umständen in Atrophie übergehen können. Einen solchen Fall illustriert eine eigene, histologische Untersuchung (Abb. 12.)

Entzündliche Prozesse des Sehnerven in älteren Stadien kongenitaler Lues sind nicht häufig. Sie kommen aber in Form einer Papillitis sowie als retrobulbäre Neuritis mit zunächst normaler Papille, die dann erst im Laufe der Krankheit abblaßt, vor. Besonders im Gedächtnis ist mir ein Knabe, der völlig blind in die Klinik gebracht wurde und bei dem sich eine beiderseitige Papillitis mit mäßiger Prominenz (2—3 Dioptrien) fand. Der Junge sah sehr elend aus, litt häufig an Schwindelerscheinungen und seit einiger Zeit an Kopfschmerzen und Erbrechen. Man mußte an Tumor oder Tuberkulose denken, es stellte sich aber als Ursache seiner Gesamterkrankung eine Lues congenita heraus. Die spezifische Kur brachte eine ganz erhebliche Besserung des Allgemeinbefindens, der Junge blühte auf, die Ohnmachtsanwandlungen und Schwächeanfälle verloren sich völlig. Die Erscheinungen am Auge gingen zwar nicht schnell, doch im Lauf von $1^1/_2$ Monaten derart zurück, daß der Visus nahezu normal wurde, während die Papillen eine Abblassung der temporalen Hälfte zeigten. Es muß im übrigen bei retrobulbärer Neuritis, auch wenn es sich um eine kongenital-luetische Patientin handelt, stets daran gedacht werden, ob nicht eine multiple Sklerose vorliegt, da diese Sehnervenerkrankung in $70^0/_0$ der Fälle auf multipler Sklerose beruht. Der Befund des Liquor wird die Differentialdiagnose meist entscheiden.

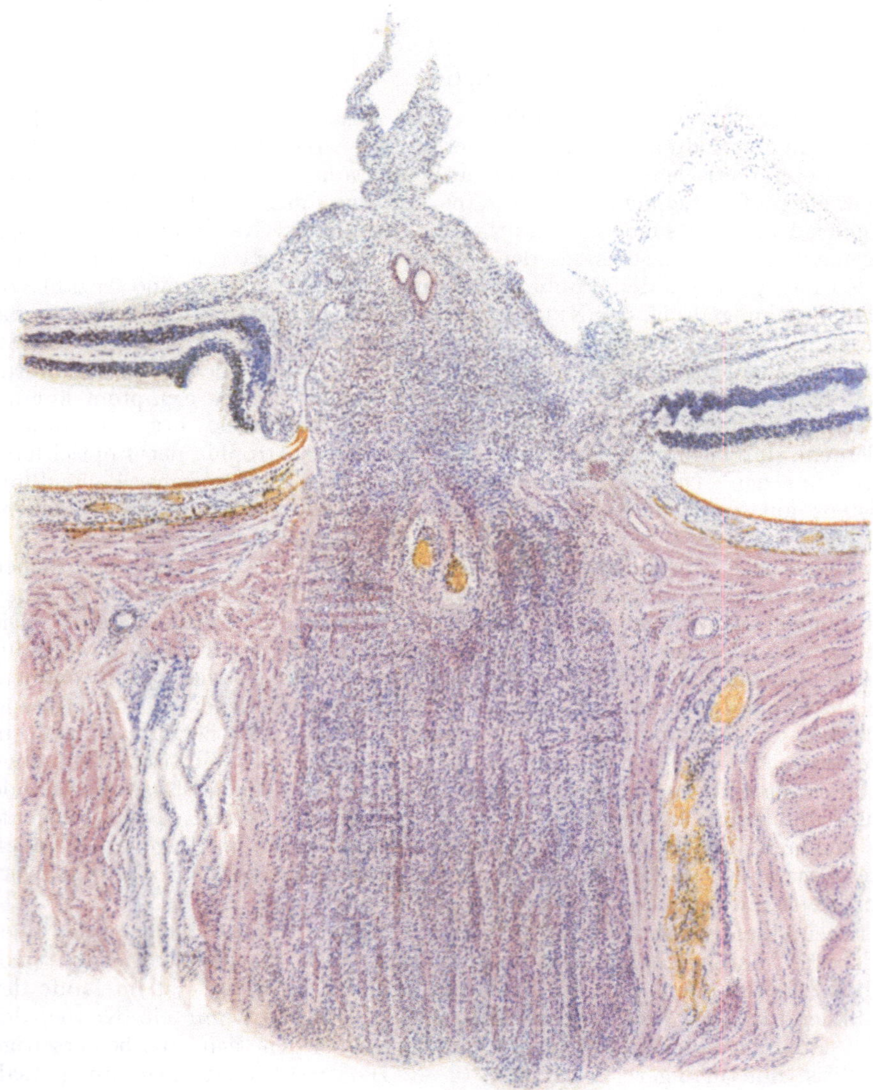

Abb. 12.   Papillitis bei Lues congenita.

Diesen entzündlichen Prozessen im Sehnerv wird im allgemeinen eine spezifische Meningitis an der Basis zugrunde liegen. Ophthalmoskopisch kann in solchen Fällen auch eine scharfrandige Opticusatrophie zustandekommen, als Ausdruck einer absteigenden Degeneration bei einem neuritischen Prozeß im intrakraniellen Abschnitt des Sehnerven. Die Symptome der Meningitis selbst können sich auf Kopfschmerzen beschränken.

Daß ein auf kongenitaler Lues beruhendes Gumma eine intrakranielle Drucksteigerung hervorruft und damit auch zu einer Stauunsgpapille führen kann, ist theoretisch denkbar, wird aber in der Praxis sicher sehr selten vorkommen.

Von sonstigen luetischen Erkrankungen des Gehirns ist noch die nicht ganz seltene Lues der Hypophyse zu nennen (SIMMONDS, NONNE u. a.); öfters wurde im Leben bei solchen Patienten Polyurie und Dystrophia adiposo-genitalis festgestellt, selten dagegen akromegalische Erscheinungen. Wenn sich Augenerscheinungen hinzugesellen, so würden diese bei längerem Bestand der Hypophysenaffektion zu bitemporaler Hemianopsie und einer Druckatrophie der Sehnerven führen. Wenn man die Veröffentlichungen von Hypophysenerkrankungen bei Lues durchsieht, so kann man insofern vielleicht gegenüber anderen hypophysären Erkrankungen eine Besonderheit feststellen, als mehrfach eine Stauungspapille (Papillitis?) bestand, ferner nicht selten Lähmungen der Augenmuskeln (besonders partielle Oculomotoriuslähmungen), Pupillenanomalien und auch chorioretinitische Veränderungen abgesehen von den rein hypophysären Symptomen wie bitemporale Hemianopsie vorhanden waren. DE SCHWEINITZ hebt noch hervor, daß sich gelegentlich auch bei diesen Affektionen keine bitemporale Hemianopsie, sondern mehr eine uncharakteristische Einengung des Gesichtsfeldes oder sogar zentrales Skotom fand. Diagnostisch wichtig ist auch, daß CALHOUN bei negativer Wassermannreaktion im Liquor positiven Befund in der Ventrikelflüssigkeit feststellte. Auch NONNE schildert eine Beobachtung mit negativen Liquorreaktionen, bei der die genauere Familienforschung doch die Lues klarstellte.

Stets muß aber auch daran gedacht werden, daß hypophysäre Symptome sowohl durch einen luetischen Prozeß an der Basis als auch durch einen Hydrocephalus internus vorgetäuscht werden können. Die Klinik nimmt, besonders fußend auf den Beobachtungen HOCHSINGERS u. a. die Syphilis als wichtige Ursache des chronischen Hydrocephalus internus an, doch handelt es sich nach den Beobachtungen von KNÖPFELMACHER und LEHNDORFF sowie KNÖPFELMACHER und SCHWALBE nicht um die Formen, die zu dem Ballonschädel führen. Der Hydrocephalus kann auch eine einfache Druckatrophie des Opticus zustandebringen.

Ebenso wie ganz gelegentlich eine Meningitis luetica an der Basis zu Affektionen des Chiasma führen kann, so können in anderen Fällen die Tractus optici beide oder isoliert ergriffen werden und ihre Schädigung kann zu homonymer Hemianopsie Veranlassung geben. Unter Umständen können auch Gefäßveränderungen der Gehirngefäße Blutungen und damit homonyme Hemianopsie bedingen, doch sind das zweifellos große Seltenheiten.

Genuine atrophische Prozesse am Sehnerven kommen bei juveniler Tabes oder Paralyse vor. Aus der Literatur geht hervor, daß die Opticusatrophie sehr viel häufiger (etwa in $50^0/_0$) und frühzeitiger als bei der Metalues auf akquirierter-luetischer Grundlage eintritt. Allerdings handelt es sich wahrscheinlich bei manchen hierher gehörigen Beobachtungen um pseudotabische Prozesse oder Kombinationen von Metalues und Lues cerebrospinalis. Die Opticusatrophie kombiniert sich nicht selten mit Mydriasis und totaler Pupillenstarre.

Pupillen- und Akkommodationsanomalien.

Pupillen- und Akkommodationsanomalien sind bei kongenitaler Lues häufiger, als gewöhnlich angenommen wird, kommen aber oft nicht zur Beobachtung, da besonders die Pupillenstörungen meist ohne Sehstörungen einhergehen. Die Ausdrucksformen der Veränderungen sind folgende:

1. die isolierte reflektorische Pupillenstarre,
2. absolute Pupillenstarre,
3. Ophthalmoplegia interna,
4. isolierte Akkommodationsparese,
5. Mischformen.

Die typische *reflektorische Pupillenstarre* scheint bei der Lues congenita sehr selten vorzukommen. Sie ist nach den strengen Anforderungen BEHRs nicht allein dadurch charakterisiert, daß bei prompter Konvergenzreaktion die Lichtreaktion, sowohl die direkte wie die indirekte, aufgehoben oder sehr träge ist, sondern weiterhin dadurch, daß die sensiblen, sensorischen und psychischen Reaktionen frühzeitig fehlen oder herabgesetzt sind, während die Pupillenunruhe erst später erlischt. Auch die Enge der Pupille (Miosis) gehört zur Definition.

Häufiger als die reflektorische ist die *absolute Pupillenstarre*, die auch als absolute Pupillenträgheit imponieren kann, wenn sowohl die Lichtreaktion als auch die Konvergenzreaktion ganz träge auszulösen sind. Außer Encephalitis gibt es wenig andere ätiologische Faktoren, die bei jugendlichen Individuen absolute Pupillenstarre hervorrufen.

Die häufigste Störung bei Lues congenita ist die *Ophthalmoplegia interna*. In einer ganzen Anzahl von Fällen beobachtete ich diese bei Patienten, die gleichzeitig vorher oder nachher an Keratitis parenchymatosa litten, einer Erkrankung, die auch bei den Patienten mit absoluter Starre mehrmals zur Beobachtung kam. Infolge des Entzündungszustandes im vorderen Bulbusabschnitt wird die Pupillenanomalie oft genug übersehen. DEUTSCHMANN hat wohl als erster auf diese nicht seltene Kombination aufmerksam gemacht; ich selbst habe sie 1913 bereits genauer besprochen.

Die Ophthalmoplegia interna bei angeborener Lues zeichnet sich gegenüber der bei akquirierter Lues dadurch aus, daß die Störung meistens doppelseitig und die Pupillenstarre meistens vollständig ist, während die Akkommodation ganz oder nur teilweise gelähmt ist.

Nicht ganz selten kann man an einem Auge absolute Starre, am anderen Ophthalmoplegia interna bei demselben Patienten feststellen.

Die Pupillen sind sowohl bei der absoluten Starre wie bei der Ophthalmoplegia interna übermittelweit, öfters von ungleicher Größe und entrundet.

Die *isolierte Akkommodationsparese*, zu der sich im Lauf mehrerer Jahre keinerlei Pupillenanomalie hinzu gesellte, konnte ich nur in einzelnen Fällen bisher beobachten.

KUHLMANN schildert noch einen weiteren Typus von Pupillenanomalien, die *paradoxe Konvergenzreaktion*. Es bestand bei seinem kongenital-luetischen Patienten beiderseits Akkommodationslähmung und Lichtstarre, während bei Konvergenz die Pupillen sich erweiterten. Unter antiluetischer Behandlung wurde die vorher maximal weite Pupille etwas enger und verengerte sich auch auf Konvergenz, die rechte dagegen reagierte auch später auf Konvergenz mit Erweiterung.

Die meisten bisher besprochenen Veränderungen stellen sich erst im Laufe der Kindheit ein, gelegentlich scheint aber auch Pupillenstörung auf kongenital-luetischer Grundlage bereits bei der Geburt zu bestehen.

Der Sitz der Pupillenstörungen findet sich bei kongenitaler Lues wohl meistens im zentrifugalen Abschnitt der Pupillenbahnen. Immerhin scheint aber bei infantiler Tabes oder Taboparalyse auch typischer Argyll-Robertson vorzukommen.

Erkrankungen des Augapfels sind bei Patienten mit Pupillenstörungen recht häufig zu finden, vor allem die Keratitis parenchymatosa, Chorioiditis anterior, Opticusatrophie.

Selbstverständlich dürfen die durch Erkrankungen des Zentralnervensystems ausgelösten Pupillenstörungen nicht mit Pupillenanomalien verwechselt werden, die auf Grund von Irisatrophie nach Iritis oder Keratitis parenchymatosa auftreten. Bemerkenswert ist nur, daß auch bei echten Pupillenstarren atrophische Prozesse in der Iris vorkommen, die aber keineswegs einen spezifischen Charakter haben (WILBRAND, SIEGRIST, DUPUIS-DUTEMPS, BEHR, IGERSHEIMER).

Auffallend sind die Unterschiede in den Pupillenweiten bei Paralyse der Erwachsenen und bei juveniler Paralyse.

	Progressive Paralyse der Erwachsenen	Juvenile Paralyse
Mydriasis	21%	72%
Isolierte Lichtstarre	57%	17%
Absolute Starre	34%	67%
Keine Pupillenveränderungen . .	9%	11%

STÖCKER, von dem diese Zahlen stammen, bringt den auffälligen Unterschied in Abhängigkeit mit der von ALZHEIMER gemachten Beobachtung, daß man bei juveniler Paralyse im Gegensatz zu der der Erwachsenen die schwersten paralytischen Veränderungen in den zentralen Hirnteilen, besonders den Stammganglien, Thalamus und Brücke findet. Reine Hinterstrangserkrankungen bei Lues congenita scheinen recht selten zu sein.

Das Schicksal der Kongenital-luetischen mit den genannten Pupillenphänomen ist nach mehrfacher Richtung hin gefährdet, einmal durch das Auftreten sonstiger Augenerkrankungen, und andererseits durch den Ausbruch anderer Affektionen des Zentralnervensystems. Abnorme Pupillen sind bei kongenitaler Lues manchmal nur Rudimente eines nervösen Prozesses, manchmal das Zeichen einer bestehenden Erkrankung und in vielen anderen Fällen ein Menetekel für die Zukunft ganz wie bei der erworbenen Syphilis. Die Prognose wird sich sehr wesentlich aus dem Befund des Liquor ergeben; bei stark positiven Reaktionen wird sie zweifellos sehr viel schlechter sein als bei schwach positiven oder negativen, aber auch bei negativen Reaktionen kann man wohl nicht mit absoluter Sicherheit dafür einstehen, daß der Nervenprozeß völlig abgelaufen sei.

Die Therapie der Pupillen- und Akkommodationsstörungen schafft wohl nur höchst selten Besserung oder gar Heilung. Trotzdem wird man, um ein Weiterschreiten des Nervenprozesses möglichst hintanzuhalten, mit spezifischer Behandlung vorgehen müssen und wird dabei besonders in den Fällen, wo es sich um Lues cerebrospinalis handelt, auch öfters greifbare Resultate erzielen. Die Tatsache, daß bei meinen eigenen Beobachtungen die kongenitale Lues niemals in den ersten Lebensjahren festgestellt oder behandelt war, läßt vermuten, daß die behandelten Lueskinder seltener an Nervenleiden erkranken und darum die Forderung gerechtfertigt erscheinen, alle Kinder mit kongenitaler Lues, ob mit oder ohne manifeste Symptome bei positiver Wassermannreaktion energisch und intermittierend zu behandeln.

Augenmuskellähmungen.

Lähmungen der äußeren Augenmuskeln bei angeborener Syphilis sind recht selten. Allerdings muß man auch damit rechnen, daß bei sehr jungen Kindern manche Lähmungen unbeobachtet bleiben und daß auch vielleicht mancher

Fall von später wieder vorübergehender Lähmung als einfaches Schielen angesprochen wird.

Die häufigste Augenmuskellähmung ist die *Oculomotoriusparese;* unter den Fällen von partieller Oculomotoriusparese sind diejenigen am häufigsten, die als einziges Lähmungssymptom eine Ptosis aufweisen, wobei allerdings öfters andere Hirnnerven, die nichts mit einer Augenmuskellähmung zu tun haben, mitgelähmt sind.

Nächst dem Oculomotorius ist der Abducens am häufigsten beteiligt, während eine isolierte Trochlearisparese sicher ungemein selten ist.

Kombinationen von Lähmungen verschiedenartig innervierter Augenmuskeln, die wir als Ophthalmoplegien bezeichnen, sind gelegentlich bei Lues congenita auch beobachtet worden, so z. B. in einem Fall von Lawford das gleichzeitige Auftreten einer linksseitigen Oculomotorius- und Trochlearislähmung.

Die einseitigen Fälle von Augenmuskellähmungen verhalten sich zu den doppelseitigen etwa wie 3: 1, trotzdem spricht der klinische Befund dafür, daß wir noch häufiger als bei der erworbenen Lues Veränderungen an der Schädelbasis als Ursache der Lähmungen finden. Unter den obduzierten und beschriebenen Fällen tritt besonders häufig die Erkrankung der Gehirngefäße hervor, mit oder ohne Zeichen basaler Meningitis (Mattisohn).

Die Augenmuskellähmungen finden sich im Unterschied zur akquirierten Lues auffallend häufig im Frühstadium, also in den ersten Lebensjahren, wurden aber gelegentlich auch noch im 2. u. 3. Lebensjahrzehnt beobachtet.

Komplikationen von seiten des Bulbus, besonders Chorioretinitis sind nach Uhthoff nach kongenitaler Lues häufiger als bei akquirierter. Selten sind sonstige tertiäre Erscheinungen wie ulcerative Hautprozesse oder Zerstörungen im Nasenrachenraum.

Die Tatsache, daß bei der Lues congenita die Augenmuskellähmungen meistens mit anderen, cerebralen Erscheinungen kombiniert angetroffen werden, ist geeignet, die Erkrankung prognostisch sehr ernst zu nehmen.

Nystagmus.

Vor einigen Jahren konnte ich an Hand einer größeren Anzahl von Beobachtungen darauf hinweisen, daß die kongenitale Syphilis bei Nystagmus an nichtamblyopischen Augen im Kindesalter als auslösende Ursache entschieden eine Rolle spielt.

Die Form des Nystagmus war bei meinen Fällen eine sehr verschiedene; abgesehen von einem wohl sehr seltenen Fall, bei dem es sich um ausgesprochen dissoziierten Nystagmus handelte, bestand im übrigen sowohl Pendel- als Rucknystagmus. Sonstige Veränderungen im Auge, vor allem ophthalmoskopischer Art, die für die Erklärung des Nystagmus herangezogen werden könnten, fanden sich nicht. Sehvermögen, Lichtsinn und Farbensinn waren ebenso normal wie der Vestibularapparat, der häufiger geprüft wurde.

Daß es sich um ein zufälliges Zusammentreffen von Nystagmus und Lues gehandelt haben soll, ist unwahrscheinlich, da man bei einigen Kindern meiner Beobachtungsreihe, besonders bei sehr jungen, eine ausgesprochene Wirkung spezifischer Behandlung auf den Nystagmus beobachten konnte.

Es scheint, daß der gesteigerte Hirndruck für die Auslösung des Nystagmus nicht gleichgültig ist, wie das auch schon Heine festgestellt hat und daß vielleicht die Lues auf dem Umweg einer Steigerung des Hirndrucks den Nystagmus zu Wege bringt.

Ob die Fälle von Nystagmus, bei denen außerdem Veränderungen des Augenhintergrundes spezifischer Natur zu finden sind, mit den Formen ohne Augenhintergrundsveränderungen zusammengehören oder andersartig ausgelöst werden, muß dahin gestellt bleiben.

Orbita.

Nach BIRCH-HIRSCHFELD gehören von 78 von ihm zusammengestellten Fällen von orbitaler Syphilis nicht weniger als 15 dem ersten und 4 dem zweiten Lebensjahrzehnt an.

Die Syphilis der Orbita tritt genau wie bei der akquirierten Lues in 2 Hauptgruppen auf: 1. als Periostitis des Orbitalrandes, 2. als syphilitische Affektion in der Tiefe der Orbita. Beide Lokalisationen können sich aber kombinieren.

Für den Prozeß in der Tiefe der Augenhöhle sprechen vor allem Exophthalmus mit Schwerbeweglichkeit des Augapfels, dessen entzündliche Genese öfters aus der Schwellung und Rötung der Lider sich ergibt; von sonstigen Komplikationen können Erkrankungen des Sehnerven sowie der Augenmuskeln bestehen.

Der Verlauf der orbitalen Syphilis hängt sehr wesentlich von dem Moment des Eintretens der spezifischen Therapie ab. Wird der Prozeß verkannt, so wird der in der Tiefe wachsende, entzündliche Tumor nicht nur am Auge durch die Lähmung der verschiedenen Nerven schwere Veränderungen hervorrufen, sondern auch durch Unterminierung der Knochen und Durchbruch in die angrenzenden Höhlen oder gar in das Schädelinnere, schwere, evtl. tödliche Komplikationen schaffen.

Die Differentialdiagnose gegenüber anderen Prozessen in der Tiefe der Orbita ist oft nicht leicht, heutigentags aber durch den Ausfall der Wassermannreaktion zweifellos bedeutend einfacher als früher. In früherer Zeit, wo gummöse Prozesse an sich sehr viel häufiger waren, waren nicht nur die nächtlich sich steigernden Kopfschmerzen, sondern auch die besonders von GOLDZIEHER beschriebenen periostalen Wucherungen an den Gesichts- und Schädelknochen sowie sonstige luetische Erscheinungen am Körper zur Diagnose wesentlich; außerdem unterstützt der Ausfall der antiluetischen Therapie die ätiologische Auffassung. Es ist schon gelegentlich ein Fall operativ angegangen worden, der sich später als luetisch bedingt entpuppte.

Doppelseitige Orbitaltumoren syphilitischer Natur sind besonders bei Kindern beschrieben worden und betreffen wohl im wesentlichen kongenital-luetische (SCHOTT, WALTER, GOLDZIEHER).

Syphilis und Blindheit.

Es ist eine altbekannte Tatsache, daß die Gonorrhöe in der Form der Blennorrhoea neonatorum in erschreckender Weise zur Besiedlung der Blindenanstalten beiträgt. Aber auch die Syphilis und besonders die kongenitale stellt ein nicht unerhebliches Kontingent von Blinden oder zum mindesten von solchen, die durch ihr Augenleiden so schwer geschädigt sind, daß sie praktisch Blinden gleichkommen. Durch Untersuchungen von WIDMARK, IGERSHEIMER, VELHAGEN an Insassen von Blindenanstalten hat sich ergeben, daß etwa 8—14$^0/_0$ der Jugendblinden durch ein syphilitisches Augenleiden ihre Sehkraft ganz oder großenteils verloren haben. Ähnlich lauten auch neuere, englische Zahlen von LAWSON. BISHOP-HARMAN kommt bei Blinden im Schulalter sogar zu einer Quote von 40$^0/_0$ auf Kosten der Lues congenita, doch muß man wohl annehmen, daß unter diesen Zöglingen von Blindenschulen noch ein wesentlicher Prozentsatz später wieder so weit sehfähig wird, daß die Sehkraft für das praktische Leben genügt.

Als Erkrankungen, die zu hochgradiger Schwäche oder Erblindung führen und auf luetischer Basis beruhen können, haben zu gelten: Hornhautaffektionen, vor allem die Keratitis parenchymatosa, dann aber auch manche Fälle von Keratomalacie, die zu Durchbruch der Hornhaut und Phthisis bulbi führen, weiterhin besonders bösartige Fälle von Chorioretinitis und Retinitis proliferans (evtl. mit Ablatio retinae), sowie Opticusatrophie. Daß die Lues zu echten Mißbildungen, die ja einen wesentlichen Teil der Jugendblinden sehunfähig macht, führt, ist heute angesichts moderner Vererbungsforschung ausgeschlossen, dagegen kann in seltenen Fällen eine fetale Entzündung des Auges zu Phthisis bulbi führen und so z. B. einen Mikrophthalmus congenitus vortäuschen.

Literatur.

Alexander: Syphilis und Auge. Wiesbaden 1889 und 1895. — Antonelli: (a) Pathologie nasolacrymale dans la syphilis héréditaire. Arch. d'opht. Tome 28, 599. 1909. (b) Les stigmates ophthalmoscopiques de la syphilis héréditaire. Paris 1897. — Ascher: Zur Keratoplastikfrage. Arch. f. Ophth. 1922. — Bab: Spirochätenbefund im menschlichen Auge. Dtsch. med. Wochenschr. 1906. 1945. — Behr. Zur Physiologie und Pathologie des Lichtreflexes der Pupille. Arch. f. Ophth. Bd. 86, S. 468. 1913. — Birch-Hirschfeld: Die Krankheiten der Orbita. 2. Aufl. 1909. Graefe-Saemisch. — Calhoun: Ocular manifestations in a case of hypophyseal syphilis. Americ. jorun. of ophth. Vol. 5, p. 952. 1922. — Cattaneo: Augenveränderungen und Spirochätenbefund bei fetaler Lues. Ann. di ottalmol. Vol. 52, p. 414. 1924. Ref. Zeitschr. f. d. ges. Ophth. Bd. 14, S. 314. 1925. — Chaillous: Tränenträufeln bei einem hereditär-luetischen Kind. Clin. opht. 1909. 213. — Clausen: Ätiologische, experimentelle und therapeutische Beiträge zur Kenntnis der Keratitis interstitialis. Arch. f. Ophth. Bd. 83, S. 399. 1912. — Deutschmann: Über Ophthalmoplegia interna im Kindesalter. Deutschmanns Beitr. z. Augenheilk. 1912. H. 81, S. 19. — Dorrel: A drawing showing unusual of the iris in congenital syphilis. Transact. of the ophth. soc. of the Kingdom. Vol. 31, p. 47. 1911. — Dupuy-Dutemps: Sur une forme spéciale d'atrophie de l'iris et cours du tabes et de pupille. Ann. d'oculist. Tome 133, p. 455. 1905. — Elschnig: (a) Operationslehre. Graefe-Saemisch. (b) Demonstration zur durchgreifenden Plastik. Ber. d. ophth. Ges. 1920. S. 331. — Giulini: Beiträge zur luetischen Entzündung der Tränendrüse. Inaug.-Diss. Erlangen 1914. — Goldzieher: Über Syphilis der Orbita. Vossius Abh. Bd. 4. 1902. — Groenouw: Beziehung des Auges zu Allgemeinleiden. Handb. v. Graefe-Saemisch. 2. Aufl. — Haab: Einige seltene Augenspiegelbilder. Festschr. f. Helmholtz 1891. — Harman: Causes and prevention of blindness. Americ. journ. of ophth. 1921. 824 and Brit. med. journ. 1921. 727. — Heine: Über die Höhe des Hirndrucks bei einigen Augenkrankheiten. Münch. med. Wochenschr. 1914. — Heine, L.: Beitrag zur Prognose und Symptomatologie der hereditären Lues im Säuglingsalter. Jahresber. f. Kinderheilk. Bd. 71, S. 328. 1910. — Hensen: Über die Behandlung der Keratitis parenchymatosa avasculosa durch Höhensonne. Zeitschr. f. Augenheilk. 1924. Bd. 52, S. 104. — Hippel, E. v.: Über Keratitis parenchymatosa und Ulcus internum corneae. Arch. f. Ophth. Bd. 68, S. 354. 1908. — Hirschberg: (a) Über spezifische Hornhautentzündung. Dtsch. med. Wochenschr. 1888. Nr. 25. (b) Über Entzündung der Netzhaut und des Sehnerven infolge angeborener Lues. Dtsch. med. Wochenschr. 1906. S. 746. (c) Über die Netzhautentzündung bei angeborener Lues. Dtsch. med. Wochenschr. 1895. Nr. 26 u. 27. — Hochsinger: (a) Studien über die hereditäre Syphilis. Wien 1898. (b) Syphilis. Pfaundler - Schlossmann, Handb. d. Kinderheilk. Leipzig 1906. — Hutchinson: Syphilis. London 1885. — Japha: Über Neuritis optica bei hereditärer Lues. Sitzungsber. Dtsch. med. Wochenschr. 1905. S. 281. — Igersheimer: (a) Entstehung der luetischen Keratitis parenchymatosa. Arch. f. Ophth. Bd. 85. 1913. (b) Syphilis und Auge. Julius Springer 1918. — Knöpfelmacher und Lehndorff: Serumreaktion bei hereditärer Lues. Wien. med. Wochenschr. 1908. 12 u. Med. Klinik 1909. Nr. 40. — Knöpfelmacher und Schwalbe: Hydrocephalus und Lues. Zeitschr. f. Kinderheilk. 1912. Bd. 3. — Koleta: Demonstration. Zentralbl. f. Augenheilk. Bd. 35, S. 367. 1911. — Kubik: Über Spirochätenconjunctivitis bei kongenital-luetischen Neugeborenen. Klin. Monatsbl. f. Augenheilk. 1921. S. 66, 69. — Kuhlmann: Paradoxe Konvergenzreaktion der Pupille. Klin. Monatsbl. f. Augenheilk. Bd. 72, S. 409. 1924. — Lawford: Paralysis of ocular muscles in congenital syphilis. Ref. Zentralbl. f. Augenheilk. Bd. 14, S. 346. 1890. — Lawson: The causes and prevention of blindness. Lancet 1922. p. 1292. — Liebrecht: Iritis gummosa bei Lues hereditaria. Klin. Monatsbl.

f. Augenheilk. Bd. 29, S. 184. 1891. — Löhlein: Eine erfolgreiche Methode der Hornhaut-transplantation. Arch. f. Augenheilk. Bd. 67, S. 398. 1910. — Mattissohn: Über einen Fall von Ophthalmoplegia totalis unilateralis bei hereditärer Syphilis und über Augenmuskel-lähmungen auf gleicher Basis. Inaug.-Diss. Leipzig 1912. — Mendel: Über einen Fall von Sekundärglaukom nach Keratitis diffusa e lue congenita. Zentralbl. f. Augenheilk. Bd. 22, S. 249. 1898. — Mohr und Beck: Papillitis als Frühsymptom der Lues congenita. Zeitschr. f. Augenheilk. Bd. 30, S. 495. 1913. — Nonne: (a) Hypophysenerkrankungen. Dtsch. med. Wochenschr. S. 1338. 1916. (b) Syphilis und Nervensystem. 5. Aufl. 1924. Verlag S. Karger. — Oeller: Atlas seltener ophthalmoskopischer Befunde 1906. 5. Liefer. — Rollet und Grandclement: Kératite syphilitique gommeuse. Bull. de la soc. d'ophth. de Lyon, 3 ième année, 31. Ref. Jahresber. Bd. 40, S. 659. 1909. — Rössler: Demonstration. Das Verhältnis der Keratitis parenchymatosa zur akquirierten Lues. Ref. Klin. Monatsbl. f. Augenheilk. Bd. 53, S. 243. 1914. — Schlimpert: Pathologisch-anatomische Befunde an den Augen bei 2 Fällen von Lues congenita. Dtsch. med. Wochenschr. 1906. S. 1942. — Schott: Periostitis syphilitica mit gummösen Wucherungen in beiden Augenhöhlen usw. Arch. f. Augenheilk. Bd. 7, S. 94. — de Schweinitz: Über die Augensymptome bei Hypo-physenerkrankungen auf Grund erworbener Syphilis. Arch. of ophth. Vol. 50. Nr. 3, p. 203. 1921. — Senn: Retino-Chorioiditis rudimentalis e lue congenita. Arch. f. Augenheilk. Bd. 44, p. 147. 1901. — Sidler-Huguenin: (a) Über die hereditär-syphilitischen Augen-hintergrundsveränderungen nebst einigen allgemeinen Bemerkungen über Augenerkran-kungen bei angeborener Lues. Deutschmanns Beitr. Bd. 6, H. 51, S. 1. 1904. (b) Über die Augensyphilis in der zweiten Generation. Schweiz. med. Wochenschr. Jg. 51, Nr. 3, S. 49. 1921. — Siegrist: Irisatrophie bei Pupillenstarre. Diskuss. Heidelberg. Bericht 1901, S. 43. — Simmonds: Über syphilitische Erkrankungen der Hypophyse, insbesondere bei Lues congenita. Dermatol. Wochenschr. Bd. 58, S. 104. 1914. — Stöcker: Über eigenartige Unterschiede im Pupillenverhalten bei progressiver Paralyse der Erwachsenen und der sog. juvenilen Paralyse. Ref. Klin. Monatsbl. f. Augenheilk. Bd. 53, S. 233. 1914. — Treacher-Collins: Über die Kinder von Patienten, die an interstitieller Keratitis gelitten haben. Ophth. hosp. Rep. Bd. 15, S. 3. 1903. — Uhthoff: Augensymptome bei der Syphilis des Zentralnervensystems. Graefe-Saemisch. 2. Aufl. 1911. — Velhagen: Blindheitsur-sachen. Hygieneausstellung Dresden 1911. — Walter: Doppelseitiges Gumma der Augen-höhle nebst Sektionsbefund. Klin. Monatsbl. f. Augenheilk. 1895. S. 8. — Waetzold: Zur Topographie der Spirochaete pallida im Auge bei hereditärer Syphilis. Dtsch. med. Wochen-schrift 1923. S. 11. — Weve: Ein Fall von Keratitis parenchymatosa nodularis bei Lues congenita mit Nachweis von Spirochaeta pallida. Heidelb. Bericht 1924. S. 288. — Wicher-kiewicz: Pseudogumma iridis auf traumatischer Basis. Klin. Monatsbl. f. Augenheilk. Bd. 32, S. 278. 1894. — Widmark: Über die Bedeutung der venerischen Krankheiten als Ursache der Erblindung. Widm. Mitt. a. d. Augenklinik zu Stockholm 1902. H. 4, S. 121.

Kongenitale Syphilis und Ohr.

Von

GUSTAV ALEXANDER-Wien.

Charakteristische anatomische Teilbefunde haben gezeigt, daß grundsätzlich die Veränderungen des Ohres bei der kongenitalen und bei der akquirierten Lues übereinstimmen, so daß es sich bei der ersteren nur um eine intrafetal die Frucht befallende Erkrankung handelt. Dagegen gibt es auch unterscheidende Merkmale. Zumindest kann das Gehörorgan bei der kongenitalen Lues anatomische Veränderungen aufweisen, die bei anderer Lues nicht vorkommen, und auch Einzelheiten der Funktionsprüfung weisen auf Unterschiede hin.

Das *innere Ohr* bei kongenitaler Lues muß als minderwertig angesehen werden. Es erkrankt häufig. Die Erkrankung gibt in vielen Fällen einen eigenartigen klinischen charakteristischen Befund und häufig eine sehr ungünstige Prognose. Nach der Zeit des ersten Auftretens sind bei kongenitaler Lues Ohraffektionen zu verzeichnen, die sich bereits am Neugeborenen finden und solche, die erst später auftreten. Von den letzteren kann man für einige annehmen, daß das Ohr des kongenital-luetischen Kindes nur prädisponiert ist für das Auftreten der Erkrankung. Für andere Fälle ist zuzugeben, daß die Ohraffektion latent bestanden hat, um im Kindesalter erst manifest zu werden. In allgemein-pathologischer Beziehung stimmt die letzte Erkrankungsform mit den kongenital auftretenden, nicht luetischen Ohraffektionen überein, manche sogar so weitgehend, daß hier selbst bei nachgewiesener Lues der Eltern die unvermittelte luetische Ätiologie der beim Kind auftretenden Ohrerkrankung fraglich bleibt, oder zu verneinen ist. Dies gilt sowohl für alle Formen, die dem Otosklerosetypus folgen, als auch für Innenohraffektionen. Die Häufigkeit von kongenital-luetischen Ohraffektionen macht, bezogen auf die Gesamtzahl von Ohrenkranken (berechnet nach dem Ambulantenprotokoll) 1—2% aus. Nachdem aber sowohl Fälle mit sehr geringer Schwerhörigkeit, als auch die Fälle von kongenital-luetischer Taubheit zu einem erheblichen Teil den Arzt nicht aufsuchen, weiters bei manchen Ohrenkranken die kongenital-luetische Ätiologie unentdeckt bleiben kann, ist dieser Prozentsatz eher zu niedrig gegriffen. Auf ältere Berechnungen in der Literatur, die in Handbüchern wiederholt mitgeteilt worden sind, und die überaus schwanken oder außerordentlich gering sind, was sich nur aus mangelhafter Feststellung der Ätiologie erklärt, gehe ich nicht ein.

BLOHMKE möchte in der kongenitalen Lues eine metaluetische Erkrankung mit degenerativ-atrophischen Prozessen sehen, die durch Endarteriitis luetica mit nachfolgenden Ernährungsstörungen entstanden sind und dementsprechend auch in der Salvarsanära der Therapie sehr schwer zugänglich erscheinen. Die Ansicht BLOHMKES ist abzulehnen. da seit dem Nachweis von Spirochäten bei Paralyse und Tabes der Begriff der Metalues überhaupt den Inhalt verloren hat. Auch bei kongenitaler Lues sind im Stamm des Octavus und im Innenohr Spirochäten nachgewiesen worden (MANASSE u. a.).

Für die Feststellung der Häufigkeit der Ohraffektionen bei kongenitaler Lues selbst fehlt die Grundlage für eine statistische Berechnung. Vor allem bleibt ja die Anzahl der normalen Kinder, bei welchen beide Eltern oder ein Elternteil luetisch infiziert ist, unbekannt. Eher kann man zu einer Zahl gelangen, wenn man alle kongenital-luetischen Kinder zusammenzieht, die wegen irgend eines Gebrechens zum Arzt gebracht werden. Ich habe diesbezügliche Umfragen an der Kinderklinik und an der Klinik für Hautkranke und Syphilis angestellt. Unter diesen Kindern zeigen etwa $20\,^0/_0$ Ohrerkrankungen. Ein Teil dieser Ohraffektionen stellt jedoch nur interkurrente Affektionen dar, eben nur Ohrerkrankungen an kongenital-luetischen Kindern. Subtrahiere ich diese von der Gesamtzahl, so bleiben ungefähr $15\,^0/_0$ übrig. Dieser Anzahl muß ich, um zu einem verläßlichen Prozentsatz zu gelangen, die im selben Zeitraum beobachteten kongenital-luetischen Ohrfälle meiner eigenen Abteilung hinzufügen, soweit sie als Ohrkranke nur meine Abteilung und nicht die Kinderabteilung aufgesucht haben. Danach gelangt man zu einer Summe von $25\text{—}30\,^0/_0$ kongenital-luetischer Ohraffektionen.

Bei den Berechnungen über die Häufigkeit der kongenital-luetischen Ohraffektionen selbst ist es zweckmäßig, sich auf die Innenohraffektionen zu stützen, weil sie im Auftreten, Symptomen und Einzelheiten der Funktionsprüfung die luetische Ursache mit Sicherheit feststellen lassen. Entzündliche Mittelohrerkrankungen bleiben durchaus fraglich, die katarrhalischen Mittelohraffektionen in einem Teil der Fälle. Geht man nun bei den Innenohraffektionen regelmäßig den Weg, daß man bei diesen Kindern einen genauen neurologischen und Augenbefund und den Wassermann im Blut und Liquor cerebrospinalis feststellt, so kommt man zu immerhin verläßlichen Zahlen. Danach finde ich die kongenital-luetischen Innenohraffektionen bei beiden Geschlechtern annähernd gleich häufig. Ähnliches findet SCHLITTLER (unter 33 Fällen 16 männliche, 17 weibliche). O. BECK findet das Verhältnis von 3 weiblichen zu 2 männlichen, GRADENIGO 5:2, HABERMANN 12:4, MINOS gar 10:2 (zit. nach O. BECK), was sich doch nur mit einem Übersehen männlicher Erkrankungsfälle erklären läßt.

Das erste Auftreten der Ohrsymptome findet O. BECK zwischen dem 8. und 20. Lebensjahr. Die SCHLITTLERsche Statistik, die auch das Material HOPMANNS einschließt, weist aus: Bis zum 10. Lebensjahr $39,4^0/_0$, vom 10.—20. Lebensjahr $48,4^0/_0$, vom 20.—30. Lebensjahr $12,1^0/_0$.

Die Grenzen für das Spätauftreten sind ziemlich fixiert und liegen beim 30. Lebensjahr (O. BECK). Geht man von der HUTCHINSONschen (1863) Trias aus, so liegt es nahe, die Augen-, Ohr- und Zahnerkrankung zu vergleichen. 1. In welchem Prozentsatz die Trias überhaupt voll auftritt oder nur zwei oder ein Symptom. 2. In welcher zeitlichen Aufeinanderfolge oder sonstigen zeitlichen Beziehung die Symptome hervortreten. 3. In welchem Grade, wenn wir sie als leicht, mittel oder schwer gegeneinander abheben. Bei dieser letzteren Einteilung kann man die Zahnerkrankung, durch welche das Individuum ja nie sehr schwer geschädigt wird, außer acht lassen und es ist dann nur zu berechnen, in welchem Prozentsatz der hauptsächlich geschädigte Sinnesapparat das Ohr, das Auge oder beide darstellt.

Besonders in den Fällen, in welchen die Ohraffektion als kongenital-luetische Spätaffektion auftritt, sucht man nach einem auslösenden Moment. In vielen Fällen liegt dieses in einem akuten Allgemeininfekt. Als Beispiel führe ich folgenden Fall an:

Kongenitale Lues. Beiderseitige Cochlearisaffektion manifest geworden nach Scharlach. — Jod intern. Hg-Inunktionen. Galvanisation des Octavus. Phytin. — Bleibende Besserung der Hörschärfe.

Debora K., 12 Jahre.

Anamnese: Pat. hat bis zum 7. Lebensjahre gut gehört. In diesem Jahre machte das Kind Scharlach durch; im Anschlusse daran hat sich das Hörvermögen rasch verschlechtert. Nie Ohrenfluß, nie Ohrenschmerzen, kein Fieber, kein Erbrechen, kein Schwindel. Mutter der Pat. normalhörend, die Mutter hat einmal abortiert. Unter sieben Geschwistern hört eine 16jährige Schwester der Pat. seit Jugend schlecht.

Status praesens: Trommelfellbefund beiderseits normal. Hörschärfe beiderseits V 5—6 m, v $^1/_4$—$^1/_2$ m [1]). Die Funktionsprüfung ergibt eine Erkrankung des schallperzipierenden Apparates. Labyrinth normal. Wassermann (Abteilung Nobl) bei zweimaliger Prüfung komplett positiv.

Therapie: Jod intern. Hg-Inunktionen. Galvanisation des Octavus, später Phytin.

Verlauf: Nach ungefähr vier Wochen ergibt sich eine Hörschärfe von beiderseits V 8—9 m, v $^3/_4$ m.

Epikrise: In diesem Falle hat sich die Innenohrschwerhörigkeit im Anschlusse an Scharlach entwickelt. Der bei mehrmaliger Untersuchung komplett positive Wassermann läßt den Fall als kongenitale Lues erkennen. Außer der Ohrerkrankung finden sich an dem Kinde keinerlei Zeichen von kongenitaler Lues. Der Scharlach hat zum Manifestwerden bzw. zur Verschlechterung des bis dahin geringgradig bestandenen Ohrenleidens geführt. Aus der unter antiluetischer Behandlung erfolgten Besserung ergibt sich mit Sicherheit die kongenital-luetische Ätiologie der Ohraffektion. Infektiöse nichtluetische Neuritiden des Octavus, die mitunter durch Scharlach verursacht werden, sind nach fünfjährigem Bestande therapeutisch keiner Besserung der Hörschärfe zugänglich.

Auch im folgenden Fall ist die Ertaubung einem akuten Infekt gefolgt.

Berta St., 13 Jahre alt, geboren in Wien 1904. Anamnese vom 4. 6. 1917: Pat. war bis zum 9. Lebensjahr vollständig gesund, und ist in diesem Jahr unmittelbar nach einer Infektionskrankheit (vermutlich Scharlach) ertaubt (wurde wenige Monate später stumm) und erlitt eine Verminderung des Sehvermögens. Im Januar 1917 entwickelte sich am rechten Vorderarm eine Geschwulst, die zur Versteifung des Ellbogengelenks führte. Pat. kann nur wenig lesen (Buchstaben, aber keine Worte) und nicht schreiben, erinnert sich nur mangelhaft an Worte (Bezeichnungen, Farben usf.) aus der Zeit vor ihrem 9. Lebensjahr. Der Vater ist an Irrsinn gestorben (Paralyse?), eine Schwester der Pat. ist geisteskrank. Die Untersuchung ergab bei normalem otoskopischen Befund komplette Taubheit beiderseits und labyrinthäre Unerregbarkeit. Ein Gumma des rechten Vorderarms, Visus beiderseits hochgradig herabgesetzt, sie vermag geschriebene Buchstaben zu lesen, Lesen von Worten ist ihr unmöglich. Die Behandlung (Neosalvarsan-Hg) blieb erfolglos.

In anderen Fällen tritt die Innenohraffektion im Anschluß an eine Mittelohrentzündung auf. Hier ist der Fall Marie B. zu erwähnen (Tischlergehilfentochter, 10 Jahre alt, aus Wien).

Anamnese: Mutter angeblich gesund, Vater lungenkrank. Pat. ist das vierte Kind. Vorher eine Totgeburt und zwei Abortus. Sie wurde gesund geboren und hat als Neugeborene, wie der Arzt konstatierte, keine luetischen Symptome geboten. Im ersten Lebensjahr Rachitis, im fünften Masern ohne Ohraffektion. Ein Jahr später (1914) Ohrenschmerzen und Ohrenfluß, sowie beiderseitige Augenerkrankung. Sie wurde an meiner Abteilung behandelt. Nach etwa einer Woche klang die Mittelohrentzündung ab und das Hörvermögen wurde normal. Im Sommer 1915 bemerkte die Mutter eine Abnahme der Hörschärfe, weshalb sie das Kind neuerlich auf meine Abteilung brachte. Zu dieser Zeit ergab sich eine beiderseitige kongenital-luetische Innenohraffektion und Maculae corneae. Wassermann bei Mutter und Tochter ++. Trotz Hg-Kur nahm das Hörvermögen allmählich ab und erlosch im Sommer 1918 gänzlich. Bis dahin hat Pat. fünf Schmierkuren durchgemacht, ausgiebig Jod intern genommen und vier intramuskuläre Neosalvarsaninjektionen bekommen. Die letztere Medikation wurde abgebrochen, weil Schwindel und Enuresis aufgetreten ist. Sonst hat Pat. nie über Schwindel und Kopfschmerzen zu klagen.

Status praesens vom 21. 1. 1919: An beiden Augen Maculae corneae, entrundete Pupillen, Synechien der Iris (Residuen einer abgelaufenen Keratitis und Iritis). Typische Hutchinsonsche Zahndefekte, Verdickung des rechten Tibiarandes nach abgelaufener Periostitis. Beide Trommelfelle retrahiert, rechtes serös durchtränkt, linkes mattgrau. Es besteht beiderseits Taubheit ohne Hörreste. Geringer kombinierter Nystagmus beim Blick nach links. Mäßige Gleichgewichtsverminderung und beiderseitige labyrinthäre Unerregbarkeit. Wassermann bei Mutter und Tochter ++. Weitere Neosalvarsanbehandlung und auch eine spätere Malariabehandlung sind wirkungslos geblieben.

Die in der Pubertät einsetzende Innenohrschwerhörigkeit führt oft trotz Behandlung perakut zur Ertaubung. So kam am 4. III. 1921 die 14jährige Anna H. zu uns, mit folgender Anamnese: Die Eltern und elf Geschwister sind angeblich gesund. Pat. wurde vor acht Wochen plötzlich am linken Ohr

---

[1]) V = Umgangssprache, v = Flüstersprache.

schwerhörig, seit wenigen Wochen auch rechts, seit zehn Tagen ist sie beiderseits vollständig taub. Vater, Mutter und elf Geschwister sind gesund, die Pat. war früher selbst stets ohrgesund und bis auf eine angeblich entzündliche, 1920 operierte Schwellung am linken Oberschenkel auch sonst nicht krank gewesen. Die Untersuchung am 4. III. gibt bei normalem otoskopischen Befund Taubheit ohne Hörreste und labyrinthäre Unerregbarkeit. Der Wassermann im Blut und Liquor war negativ. Die Behandlung (30. III. bis 27. VI. 15 Myrioninjektionen; am 20. IV. 0,15 Salvarsan intravenös; nach der Salvarsaninjektion ist Ikterus aufgetreten) blieb ohne Erfolg.

Viel mehr als bisher ist der kongenitalen Lues in Taubstummen- und Blindenanstalten, in den Versorgungshäusern für erwachsene Taube und Blinde und in den Taubblindenanstalten Aufmerksamkeit zu widmen. In all diesen Anstalten wird die Erkrankung am Sinnesapparat als etwas Abgeschlossenes betrachtet. Man kümmert sich nicht weiter darum, und doch bilden alle diese Anstalten Fundgruben für unentdeckte und unbehandelte kongenitale Lues.

Ein erheblicher Prozentsatz der Taubheit beruht auf kongenital-luetischer Ätiologie (FISCHER und SOMMER) und unter den Taubblinden findet sich bis zu 35 % kongenitaler Lues (BRÜHL, ALEXANDER, FISCHER und SOMMER).

Als Beispiele seien folgende Zöglinge des Taubblindenheimes in Wien erwähnt:

Anna Koz., geboren 1907 in Pisek in Mähren. Lues congenita auris internae lateris utriusque. Seclusio et occlusio pupillae utriusque, cicatrices corneae. Anamnese vom 12. 5. 1920: In früher Kindheit Masern ohne Folgeerscheinungen. Hat eine gesunde Schwester. Das Kind war bis zum Alter von sechs Jahren gesund. Zu dieser Zeit ist es durch eine Augenerkrankung in kurzer Zeit beiderseits erblindet. Ein Jahr später setzte eine progrediente Schwerhörigkeit ein, die zur vollständigen Taubheit führte. Pat. ist geistig normal geblieben, bildungsfähig, lacht und weint wie ein normales, hat große Freude an Erzählungen, Rätseln, faßt alles sehr gut auf, kann im Zahlenraum bis 100 kopfrechnen. Pat. ist wißbegierig, sehr empfindlich, leicht gerührt und mitfühlend. Sie liest und schreibt die Blindenschrift gut, auch mit der Schreibmaschine. Ohne Schreibmaschine schreibt sie kurrent und lateinisch mit großen Buchstaben. Sie spricht in typischer schwerfälliger Taubstummenartikulation, unterhält sich rege mit ihrer Umgebung, auch mit den anderen Taubblinden. Sie ist in Handfertigkeiten geübt und schneidert Puppenkleider.

Status praesens vom 12. 5. 1920: Schwächliches Kind, von zartem Knochenbau und gering entwickelter Muskulatur. Standhöhe: 127 cm, Sitzhöhe 65,5 cm, Gewicht 25 kg.

Innerer Befund: Rechts unten Lungengrenze unverschieblich in der Höhe des unteren Randes der IV. Rippe (vielleicht nach Grippe). Über der Lunge vorne rauhes Vesikuläratmen.

Augenbefund: Am linken Auge Narben nach sklerosierender Keratitis; kleines Kolobom nach außen oben, durch Linsentrübung verstellt. Auf dem rechten Auge optisches Kolobom nach oben. Beiderseits Maculae corneae. Beiderseits seclusio et occlusio pupillae. Rechts Fingerzählen in $^1/_2$ m Entfernung; ebenso große Druckschrift nahe dem rechten Auge gelesen.

Ohrbefund: Beide Trommelfelle trüb, matt. Auropalpebraler Reflex beiderseits negativ, kein Spontannystagmus, labyrinthäre Reflexerregbarkeit negativ. Es besteht bedeutende Gleichgewichtsverminderung. Unvermögen auf einem Bein zu stehen, beim Rückwärtsgehen mit geschlossenen Augen Schritthemmung mit Gefahr des Hinstürzens.

Kehlkopfbefund: Kräftige, normal entwickelte Stimmbänder.

Vortretende Tubera frontalia. Drüsenschwellung im Nacken. Seborrhoea capitis.

Pat. kann nicht genaue Auskunft geben, ob dargebotene Substanzen angenehm oder unangenehm riechen; empfindet den Geruch von Asa fetida als angenehm. Geschmackssinn gut entwickelt; bloß der Begriff „bitter" scheint ihr nicht geläufig zu sein.

Pat. reagiert auf Berührungs- und Schmerzreize, kann sie auch richtig lokalisieren. Keine Störungen der Tiefensensibilität. Babinsky negativ. Reflexe beiderseits gleichmäßig auslösbar.

Nasenschleimhaut chronisch verändert, produziert Schleim und Eiter.

Wassermann komplett positiv.

Eine länger fortgesetzte intensive Neosalvarsanbehandlung blieb ohne jeden Erfolg.

Ein zweiter, hierher gehöriger Fall ist Franz Hom., geboren 1906 in Wien. Diagnose: Lues congenita, Lues organi auditus, Keratitis parenchymatosa oculi utriusque (optische Iridektomie). Anamnese vom 13. 5. 1920: Der Vater, Maurergehilfe, ist vor Görz 1916 gefallen. Pat. war bis zum 12. Lebensjahr gesund, im September 1918 bemerkte die Mutter eine Augenentzündung (Keratitis parenchymatosa). Sie zeigte sich zuerst am rechten, dann am linken Auge; gleichzeitig trat Schwerhörigkeit auf. Er stand dann vom 20. 9. 1918 bis 4. 1. 1919 und vom 13. 2. 1919 bis 21. 7. 1919 in Spitalbehandlung (im Rudolfsspital). Die Mutter ist gesund. Ein Abortus. Zwei Brüder sind gesund. Bei der Aufnahme in das Taubblindenheim in Wien XIII, am 21. 7. 1919, zeigt er sich körperlich dem Alter entsprechend entwickelt. Sieht noch auf kurze Abstände, obzwar undeutlich. Taubheit fast vollständig.

Status praesens vom 13. 5. 1920: Körperlich gut entwickelt. Standhöhe 140,5 cm, Sitzhöhe 73 cm, Gewicht $35^{1}/_{2}$ kg. Intern ohne Befund. Auge: Auf beiden Augen scheibenförmige, zentral gelegene Trübung der Hornhaut, auf dem linken Auge zum Teil mit oberflächlicher Bläschenbildung (sekundäre Degeneration). Beiderseits Keratitis parenchymatosa. Fingerzählen in $^{1}/_{2}$ m auf jedem Auge. Optische Iridektomie am rechten Auge empfohlen.

Ohrbefund: Normale Trommelfelle. Auropalpebraler Reflex beiderseits negativ, kein Spontannystagmus, Labyrintherregbarkeit θ. Latente Gleichgewichtsverminderung infolge von Labyrinthausfall. Adenoide Vegetationen. Kehlkopf normal.

Stalaktitenzähne, einzelne Treppenzähne, mäßige periostale Auftreibungen an beiden Tibien. Pat. riecht und schmeckt die dargebotenen Substanzen und entscheidet den Geruch und Geschmack vollkommen richtig.

Berührungs- und Schmerzempfindung intakt, ebenso die Tiefensensibilität. Babinsky negativ. Reflexe beiderseits gleich.

Geistiger Zustand: Pat. ist umgänglich, gutmütig und verträglich, spielt und unterhält sich gerne, spricht aus sich selbst heraus, die Sprache hat aber schon alle Merkmale der Sprache der später Ertaubten. Durch das Ohr kann man sich mit ihm nicht verständigen. Er ist intelligent, hat die Schulbildung von vier Volksschulklassen, beherrscht die Tastsprache und die Blindenschrift, kann große Druckschrift lesen und in großen Buchstaben an der Tafel schreiben. Pat. lacht herzlich wie ein normales Kind und weint hörbar mit Tränen. Die Sprache ist besser als bei seinem Eintritt.

Wassermann komplett positiv, Neosalvarsan-Hg-Kur ohne Erfolg.

In diesem Fall sind trotz Behandlung die anfänglich vorhandenen Hörreste vollständig untergegangen.

Ich habe in mehreren Fällen beobachtet, daß man in Taubstummenanstalten dem Auge viel zu wenig Beachtung schenkt. Man begnügt sich mit gelegentlicher Brillenverabfolgung. Dagegen bleibt die Keratitis parenchymatosa bei den Taubstummen oft lange unerkannt. Es wird keine antiluetische Behandlung durchgeführt! Der Taubstumme wird nach und nach schwachsichtig, ist wenige Jahre nach Verlassen der Taubstummenanstalt berufsunfähig und kann als taubblind enden. Bei der Berufswahl der Taubstummen wird auf die Prognose von Sehgebrechen viel zu wenig Rücksicht genommen. Da klinisch manche Formen der hereditär-degenerativen Taubheit (die durch die Retinitis pigmentosa bedroht ist) von der kongenital-luetischen oft nicht getrennt werden können und die Elternanamnese hier meist versagt, ist es unumgänglich nötig, daß an den taubstummen Zöglingen in den zweifelhaften Fällen der Wassermann im Blut und Liquor festgestellt und auf Grund der ermittelten Ätiologie des Leidens eine energische Behandlung durchgeführt wird. Dem Vorurteil, daß die Lues eine Schanderkrankung ist, muß gerade in den Anstalten energisch an den Leib gerückt werden, da sonst die kongenital-luetischen Taubstummen in ihrer Stellung als Schüler und später in ihrer sozialen Position einen überflüssigen Schaden davontragen. Aber auch bei der Berufswahl der Taubstummen ist die kongenitale Lues in Anbetracht der bis zum 30. Lebensjahr bestehenden Gefahr der Augenerkrankung zu beachten.

Hutchinson hat 1863 das vergesellschaftete Auftreten der Ohr-, Augen- und Zahnerkrankung bei kongenitaler Lues festgestellt und als Symptomentrias hervorgehoben. Die Augenveränderungen treten häufiger im Alter von 7—18 Jahren auf als früher (Keratitis parenchymatosa, Iritis, Chorioiditis). Die kongenital-luetischen Zahnveränderungen zeigen sich mehr an den Zähnen der zweiten Dentition als am Milchgebiß. Sie finden sich in geringerem Grad häufig entwickelt, als hochgradige Störung aber nur in etwa $1/4$ der Fälle von kongenitaler Lues. Die kongenital-luetischen Kinder sind meist unterlang, untergewichtig, schmächtig, machen den Eindruck von Unterernährung und Anämie.

Von vier kongenital-luetischen, taubstummen Kindern waren alle untergewichtig; drei sind im Wachstum zurückgeblieben, darunter eines um 14 cm, nur eines ist um 1 cm länger als normal. Der Augenbefund ergab nur bei einem einen normalen Befund, eines ist hypermetropisch, bei dreien ist die Sehschärfe herabgesetzt, ein Umstand, der in der Schule nicht ohne Bedeutung ist. Bei zweien bestehen chronische Veränderungen im Nasen- und Rachentrakt. Sämtliche vier Fälle von kongenital-luetischer Taubheit sind als mindere Schüler zu bezeichnen. Mehrfach ist schlechte Artikulation, Ungeschicklichkeit, Faulheit vermerkt, nur einer ist im Turnen geschickt und körperlich elastisch. Bei sämtlichen vier Kindern wurde eine antiluetische Kur in Form einer kombinierten Hg-Salvarsankur durchgeführt. Ein wesentlicher Erfolg bezüglich des Hörvermögens ist ausgeblieben, doch kam das nicht überraschend, da ich die Kur auf der Grundlage des positiven Wassermann als Präventivkur angesehen habe und von diesem Standpunkte wird dieselbe im nächsten Schuljahre auch wiederholt werden.

Der Schädel zeigt Dellen, Vortreibungen, auffallende Stirnhöcker, die Oberkiefer sind meist klein und flach, die Nase ist gesattelt. Bei luetisch-eitrigen Prozessen in der Nase und den Nebenhöhlen finden sich auch eitrige Erkrankungen in den Nebenhöhlen und in der Mund-Rachenschleimhaut. Dazu kommen Anämie und Vulnerabilität des Zahnfleisches, Rhagaden an den Mundwinkeln. Die ausgeheilten Fälle zeigen entstellende Narben bzw. vernarbte Defekte am harten und weichen Gaumen, an den Lippen usw. Zu erwähnen sind noch die serösen und eitrigen Gelenkentzündungen (besonders Knie, Finger, Ellbogen), charakteristische Knochenauftreibungen an der Tibia und Drüsenschwellungen. Schon HUTCHINSON fand die Keratitis parenchymatosa ungleich häufiger als die Ohrerkrankung, unter 102 Fällen von Keratitis parenchymatosa nur 15 mal Taubheit.

Die HUTCHINSON-Trias ist keineswegs stets entwickelt. Nach einer neuerlichen Zusammenstellung der Fälle finde ich alle drei Symptome in etwa $25^0/_0$. Innenohraffektion und Zahndeformität in ungefähr $10^0/_0$, Augen- und Innenohraffektion in $40^0/_0$ und Innenohraffektion als isolierte Krankheit in $25^0/_0$. Die Innenohraffektionen lassen sich nun in drei Gruppen bringen: 1. Fälle von isolierter Cochlearisaffektion. 2. Fälle von isolierter Labyrinthaffektion. 3. Fälle von kombinierter Cochlearis- und Labyrinthaffektion.

Eine Reihe von Fällen mit gleichzeitigem Einsetzen der Ohr- und Augenaffektion teilt SOMMER mit:
In einem Fall entwickelte sich akute, nahezu vollständige Ertaubung und Erblindung trotz energischer antiluetischer Behandlung. Dabei bestand Herabsetzung der labyrinthären Drehreaktion mit kalorischer Unerregbarkeit. In einem anderen Fall zeigte sich bei normalem Cochlearis labyrinthäre Untererregbarkeit. In einem dritten Fall bestand Innenohraffektion mit sekretorischem Mittelohrkatarrh, dabei verminderte Dreh- und aufgehobene kalorische Reaktion. In einem vierten Fall bestand abnorme Pupillenreaktion und Argyll-Robertson, normaler Cochlearbefund, aufgehobene labyrinthäre Drehreaktion und kalorische Untererregbarkeit. Endlich in einem Fall von neuritischer Sehnervenatrophie bei intaktem Cochlearis einseitige labyrinthäre hochgradige Untererregbarkeit.

BECK findet die vollentwickelte Symptomentrias relativ selten entwickelt, SCHLITTLER unter 33 Fällen 5 mal $(15,1^0/_0)$ und HOPMANN 5 mal. Es ist aber eine interessante Tatsache, daß gerade die Hutchinsonzähne bei Kranken nicht gefunden werden, die kongenital-syphilitische Symptome von seiten des Nervensystems zeigen. Unter 28 männlichen und 34 weiblichen Patienten, die die verschiedensten luogenen Erkrankungsformen des Nervensystems auf hereditärer Basis zeigten und die von SCHACHERL und BECK auf Blutwassermann und Liquorreaktionen auf das genaueste untersucht wurden, konnten nicht in einem einzigen Fall die typischen Zahndeformitäten gesehen werden, eine Tatsache, auf die schon früher von SCHACHERL hingewiesen wurde. Unter

37 von Beck beobachteten Fällen konnte nur 5 mal die vollentwickelte Symptomentrias festgestellt werden (Beck).

Die leichtgradigen isolierten Cochlearisaffektionen werden häufig an Fällen beobachtet, die kein anderes kongenital-luetisches Symptom zeigen. Isolierte kongenital-luetische Labyrinthaffektionen stellen, wie ich schon gelegentlich einer früheren Arbeit fand, in etwa $^1/_4$ der Fälle die einzige luetische Erkrankung des Falles dar. Ungefähr $6^0/_0$ aller kongenital-luetischen Kinder weisen eine hochgradige Affektion des Innenohres auf. Bei $20\text{—}25^0/_0$ sind leichtgradige Erkrankungen des Innenohres zu finden mit Ohrensausen bei normaler oder gering herabgesetzter Hörschärfe, mit leichten labyrinthären Reizerscheinungen oder ohne solche.

Schwere kongenital-luetische Innenohraffektionen entwickeln sich bereits intrauterin. Das Kind wird taub geboren. Die Taubheit ist in ungefähr $60^0/_0$ der Fälle mit labyrinthärer Unerregbarkeit verbunden. Verhältnismäßig häufig ist eine im frühen Kindesalter manifest werdende leichtgradige Innenohrschwerhörigkeit bei kongenitaler Lues. Sie nimmt in der Mehrzahl der Fälle bis zur Pubertät überhaupt nicht oder nur wenig zu, kann aber im Alter von 18—20 Jahren akut progredient werden.

Bei akutem Beginn der Innenohraffektionen setzen die cochlearen und Labyrinthsymptome gleichzeitig (s. o.) ein, meist sofort in hohem Grade, d. h. mit bedeutender Schwerhörigkeit und starken labyrinthären Reizerscheinungen. Manche Fälle folgen dem Typus der luetischen Panotitis mit schweren Innenohrsymptomen und katarrhalischen oder entzündlichen Veränderungen im Mittelohr. Das Trommelfell ist durchfeuchtet, in der Peripherie gerötet, mitunter zeigt sich der rote Promontoriumschimmer (Schnierer).

Über einen Fall, in welchem die Labyrintherkrankung vergesellschaftet mit einer Mittelohrerkrankung auftrat, berichtet Habermann. Habermann ist der Ansicht, daß in diesem Falle eine periostale oder Knochenentzündung in der Gegend der Labyrinthfenster als Ursache für die behinderte Schalleitung anzusehen ist. Er führt auch die Kopfschmerzen, an welchen die Patientin 14 Tage vorher litt, auf eine circumscripte, nicht eitrige Entzündung zurück.

Nach Siebenmann kann die Schwerhörigkeit bei Kongenital-Luetischen auf zwei Arten entstehen: erstlich durch Übergreifen einer schweren, eitrigen Mittelohrentzündung, die bei kongenital-syphilitischen Säuglingen verhältnismäßig oft auftreten soll, auf das Innenohr. Diese Erkrankungsform bietet anatomisch nichts für Syphilis Charakteristisches; es handelt sich um eitrige, in der Mehrzahl der Fälle wohl um tuberkulöse Mittelohrprozesse. Eine zweite Gruppe umfaßt nach Siebenmann Fälle, die ohne wesentliche Beteiligung des Mittelohres unter dem mehr oder weniger vollkommenen Bilde des Hutchinsonschen Symptomenkomplexes ertaubt sind.

Charakteristische anatomische Veränderungen sind bisher nicht festgestellt worden. Unter anderem wurde gefunden Steigbügelankylose, Hyperostosen am inneren Gehörgang, Knochenneubildung im inneren Ohr (Walter und Downie) als Ausgang von Innenohrentzündung. Wiederholt hat man Innenohrblutungen festgestellt (Baratoux, Panse), deren ätiologische Bedeutung jedoch durchaus fraglich ist. Endlich entzündliche Prozesse an den Meningen, am Nervus octavus (Mayer, Hofer), Verzögerung und Störung der Ossification der Innenohrkapsel (Hofer), Bindegewebsneubildung in den perilymphatischen Räumen (Manasse). Mayer fand eine Reihe von meningitischen Veränderungen im inneren Ohr und nebenher eitrige Mittelohrprozesse. Siebenmann hebt die Ähnlichkeit des anatomischen kongenital-luetischen Innenohrbefundes mit den postmeningitischen Innenohrveränderungen hervor. Bei kongenital-luetischen Kindern soll auch eine spezifische interstitielle Entzündung des Octavus auftreten können (MAYER). Vom Nerv pflanzt sich der entzündliche Prozeß in das innere Ohr fort. Die meningitischen Veränderungen sollen bei kongenitaler Lues nach MAYER lange Zeit latent bestehen können, bis sie unter Auftreten von Innenohrschwerhörigkeit oder Taubheit plötzlich manifest werden. Weitere Literatur bei BECK, SOBERNHEIM, ALEXANDER.

BECK schließt aus der Tatsache, daß bei kongenital-luetischer Taubheit der galvanische Nystagmus durch Octavusreizung bei Stromdurchleitung quer durch den Schädel noch auslösbar ist, daß bei der kongenital-luetischen Innenohraffektion die primären Veränderungen in das periphere Innenohr zu verlegen sind und gibt an, daß er unter 12 Fällen von kongenital-luetischer Taubheit 11mal bei 4 Milliampère deutlichen Nystagmus erhielt. Nur einmal erst bei 10 Milliampère. Ich kann diesen Befund nicht ganz bestätigen, ich habe bei kongenital-luetischer Taubheit deutlichen galvanischen Nystagmus nie unter 7—8 Milliampère auslösbar gefunden. Diese Reaktion ergibt sich aber, solange der Octavus nur noch irgendwelche erregbare Fasern enthält, auch bei Krankheiten, die primär unzweifelhaft den Octavus ergreifen.

Endlich sind die Untersuchungen von BECK und SCHACHERL zu erwähnen. BECK und M. SCHACHERL haben bei der Untersuchung des Liquor cerebrospinalis von Patienten mit Innenohrerscheinungen und Keratitis parenchymatosa keine wesentlichen Abweichungen feststellen können. „Die Pandyreaktion war in allen 13 untersuchten Fällen negativ, von den vier männlichen Kranken war Nonne-Appelt zweimal negativ, zweimal fraglich positiv. Bei zwei männlichen Kranken erschien die Lymphocytenzahl auf zehn vermehrt, bei den weiblichen Kranken bestand nur einmal eine Vermehrung bis vierzehn Zellen. Die Kolloidreaktionen ergaben bei den männlichen Kranken einmal, bei den weiblichen Kranken zweimal positiven Ausfall. Bei den männlichen Kranken fanden sie in 75% negativen Liquorwassermann, bei den weiblichen in 100%. Aus diesen Untersuchungen ergibt sich, daß jene Fälle, die überhaupt Abweichungen von der Norm zeigen, dies nur in äußerst geringem Grade tun und die obere Grenze des Normalen nicht beträchtlich überschreiten. Es kann also nach dem Liquor sämtlicher Ohrenfälle auf keinerlei Aktivität oder Intensität eines luetischen Prozesses am Zentralnervensystem oder an den Meningen geschlossen werden. „Es ist also der Octavus nur scheinbar betroffen, in Wirklichkeit sind es die Bindegewebselemente des inneren Ohres. Da aber auch die Keratitis parenchymatosa eine Bindegewebserkrankung darstellt und die HUTCHINSONzähne in letzter Linie auch auf eine mesodermale Störung zurückzuführen sind (obgleich das Email ektodermal ist), so wird man die kongenitale Ohrsyphilis von der kongenitalen Syphilis des Nervensystems vollständig trennen müssen. Sie ist eine kongenitale Bindegewebssyphilis. Die Beteiligung des Acusticus ist als Nervenerkrankung sui generis bei diesen Fällen nur scheinbar" (O. BECK).

Sonst finden sich Innenohraffektionen bei Lues congenita tarda. Sie treten dann an einem vorher intakten Innenohr auf, meist handelt es sich um eine akute Verschlechterung oder plötzliche Zerstörung eines schon vorher erkrankten Innenohrs, bzw. des Hörnerven. Diese Erkrankungsform tritt in der Pubertät auf, mitunter im Anschluß an durchgemachte nichtluetische Erkrankungen, u. a. an psychische Traumen (O. BECK). In einzelnen Fällen dürfte bei älterer kongenitaler Lues die Endarteriitis luetica den Angriffspunkt für die Innenohr- und Octavusaffektion abgeben. Bei den Ohrerkrankungen an Lues congenita tarda überwiegen weibliche Kranke und beiderseitige Affektionen (GRADENIGO, HABERMANN, HOPMANN, ALEXANDER). Mit zunehmendem Alter vermindert sich bei kongenitaler Lues die Gefahr der Innenohraffektion, schwere Fälle über dem 40. Lebensjahr sind sehr selten.

Symptome und Befund: Die cochlearen Affektionen treten oft ohne Prodrome auf, gelegentlich sind sie mit Ohrschmerzen und heftigen subjektiven Geräuschen verbunden. Das Mitergriffensein des Labyrinthes drückt sich in Schwindelanfällen und Gleichgewichtsstörungen aus, die in Stärke und Häufigkeit variieren. Das Trommelfell ist normal oder durchfeuchtet oder es zeigt sich ein roter Promontorialschimmer. Bei Katarrhen oder Eiterungen bestehen die entsprechenden Veränderungen.

Isolierte kongenital-luetische Labyrinthaffektionen mit pathologisch veränderter Reflexerregbarkeit können ziemlich lange latent bestehen und symptomlos zur Entwicklung gelangen. Diese Fälle sind prognostisch ungünstig. Endlich beobachtet man Fälle von kongenital-luetischer Ohraffektion vom Osteosklerosetypus mit rotem Promontorialschimmer und dem Funktionsbefund einer Erkrankung des inneren Ohres.

Die *Funktionsprüfung* ergibt die Einzelheiten einer Erkrankung des inneren Ohres, fast ausnahmslos mit Teilbefunden, durch welche die Erkrankung als kongenital-luetische diagnostiziert werden kann:

Bei der kongenital-luetischen Innenohraffektion wird eine unverhältnismäßige starke Verkürzung der Kopfknochenleitung angegeben. Schon Moos war die verhältnismäßig bedeutende Herabsetzung der Knochenleitung bei den kongenital-luetischen Innenohraffektionen bekannt. Sie tritt in Fällen, in welchen die Hörschärfe nur gering herabgesetzt ist, als bedeutende Verkürzung der Kopfknochenleitung für alle Töne ganz auffallend zutage.

Beck möchte die Verkürzung der Kopfknochenleitung mit normalem Gehör bei Lues auf eine Erhöhung des endokraniellen Druckes zurückführen. C. Stein hat experimentell die Zirkulationsverhältnisse im Schädelinnern bei venöser Stauung untersucht, und dabei der Liquordruck nach Knoll gemessen und geschrieben und eine Druckerhöhung festgestellt. Stein und Cemach haben sodann einer größeren Anzahl von Versuchspersonen eine Stauungsbinde um den Hals gelegt, in keinem einzigen Fall aber konnte unter der Anwendung der Stauungsbinde, also während der Liquordrucksteigerung, eine Verkürzung der Kopfknochenleitung festgestellt werden. Damit erscheint die Becksche Erklärung der Verkürzung der Kopfknochenleitung bei Lues als nicht zutreffend. Stein und Cemach möchten für manche Fälle von kongenitaler und akquirierter Lues zur Erklärung der Verkürzung der Kopfknochenleitung auf Residuen einer entzündlichen luetischen Erkrankung der Schädelknochen oder auf pachymeningitische Vorgänge zurückgreifen; für eine Anzahl von Fällen ist auf die Endarteriitis luetica zu verweisen. Möglicherweise handelt es sich um eine Verschiebung der Reizschwelle im cochlearen Apparat ganz analog der mitunter bei kongenitaler Lues auftretenden Verschiebung der labyrinthären Reizschwelle.

Wodak hat die Kopfknochenleitung vor und nach Lumbalpunktion gemessen. Er konnte in keinem Falle das Verschwinden einer bestehenden Verkürzung finden, dreimal blieb die Kopfknochenleitung gleich, in zwei Fällen ist eine Verkürzung nach Lumbalpunktion aufgetreten. Diese Befunde sprechen gleichfalls gegen die Annahme Becks, daß die Verkürzung der Kopfknochenleitung auf endokranielle Druckerhöhung zurückzuführen sei.

Junger bestätigte das von O. Beck für kongenitale Lues beschriebene Verhalten des negativen Ausfalles der kalorischen und der Drehreaktion bei normaler galvanischer Reaktion des Labyrinthnerven. Aus diesem Verhalten wurde der Schluß gezogen, daß die kongenitale Lues im Bindegewebsapparat des Sinnesepithels des inneren Ohres ihren Angriffspunkt findet, während der nervöse Apparat selbst verschont bleibt. Dieser Frage haben Brunner und Junger außerdem Versuche mit Kombinationsreizung, und zwar Galvanisierung und Kalorisieren des Ohres gewidmet. Sie gaben der Versuchsperson die Anode z. B. ans rechte Ohr, die Kathode in die Hand und schaltet einen sehr schwachen Strom ein, der noch nicht Nystagmus erzeugt. Durch die Anodenwirkung am rechten Ohr wird aber ein Reizzustand des Nerven verursacht, der die Tendenz zu einem Nystagmus nach links zur Folge hat. Spritzt man nun in das rechte normale Ohr 2—3 ccm kalten Wassers, so tritt Nystagmus viel früher und deutlicher ein als bei Einwirkung des kalten Wassers allein. Brunner und Junger nahmen nun an, daß in den Fällen, in welchen die kalorische Reaktion negativ ist, in welchen sie aber bei gleichzeitiger Galvanisation positiv wird, eine partielle Erkrankung des Labyrinthnerven vorliege. Dieser Versuch ist in den Fällen von kongenitaler Lues negativ ausgefallen, so daß man auch auf Grund dieses Versuches den Sitz der Veränderungen bei kongenital-luetischer Innenohraffektion eher in das periphere Sinnesorgan zu verlegen hat. Bei kongenital-degenerativer Taubheit finden sich nun die gleichen Verschiedenheiten in der Labyrintherregbarkeit wie bei kongenital-luetischer Innenohraffektion, bzw. Taubheit. Darnach ist zu erwarten, daß dem Erkrankungsprozeß bei der kongenitalen Lues des Innenohres ebenso verschiedene anatomische Bilder zugrunde liegen müssen, wie bei den Fällen von hereditär-degenerativer Taubstummheit.

Der zweite charakteristische Befund ist das positive Fistelsymptom ohne Fistel (HENNEBERT, BUYS, ALEXANDER), das ohne bekannte Ursache sich einstellt, bis zur Dauer von drei Monaten kontinuierlich oder periodisch nachweisbar bleibt, und auf die durch die Lues verursachten Veränderungen der labyrinthären Reizschwelle zurückgeführt werden muß. Bei kongenitaler Lues wird an Gehörorganen, welche in keiner Weise eine eitrige Veränderung nachweisen, der Kompressions- und Aspirationsnystagmus auslösbar. Dieses Fistelsymptom geht mit charakteristischem heftigem, grobschlägigem Nystagmus und mit Schwindel einher. Oft wird das Symptom von den Kranken oder von ihrer nächsten Umgebung entdeckt an der Tatsache, daß beim Reinigen des äußeren Gehörgangs mit dem mit dem feuchten Handtuch überdeckten Finger oder durch zufälligen Verschluß der Gehörgangsöffnung durch Andrücken des Tragus plötzlich Schwindel und unwillkürliche zuckende Augenbewegungen auftreten. Die Untersuchung ergibt, daß das Fistelsymptom sowohl für Kompression als Aspiration, mitunter nur für eine von beiden und da auch nur periodenweise auslösbar ist. Als Ursache dieser Erscheinung wird angenommen eine Herabsetzung der Reizschwelle (Erhöhung der Erregbarkeit der peripheren labyrinthären Nervenendstellen infolge der luetischen Neurotitis interna). Möglicherweise kommt aber auch eine chronische endokranielle Drucksteigerung in Betracht als Folge einer luetischen Meningitis oder Meningoencephalitis.

Beim GELLÉschen Versuch wird auch durch maximale Druckerhöhung oder -verminderung nur die Reizschwelle des Cochlearapparates, nicht aber die des Labyrinthes erreicht. Um den Drucknystagmus und Druckschwindel bei kongenitaler Lues zu erklären, kann man eine durch die luetische Innenohraffektion gegebene Druckerhöhung im Gesamtinnenohr annehmen. Fügt man nun die experimentelle Druckerhöhung in diesen Fällen hinzu, so wird die labyrinthäre Reizschwelle mit Leichtigkeit erreicht und es treten der durch die Druckerhöhung auslösbare Schwindel und der Nystagmus um so deutlicher hervor. Als Ursache für die Erhöhung des Innenohrdruckes kann man die luetische Innenohraffektion allein ansehen oder die Fortleitung eines endokraniellen Überdrucks infolge von luetischer Meningoencephalitis in das innere Ohr.

O. BECK faßt die Atypien in der labyrinthären Reflexerregbarkeit der kongenital-luetischen Erkrankungen folgendermaßen zusammen: a) als leichte, bzw. schwere Ansprechbarkeit für kalorische und Drehreize, b) als eine Diskrepanz zwischen diesen beiden Reaktionen am selben Ohr.

Im übrigen finden sich bei kongenital-luetischer Innenohraffektion alle Abnormitäten der Labyrintherregbarkeit, die bei akquirierter Lues gesehen werden.

Die *Diagnose* der kongenital-luetischen Natur von Ohraffektionen ist nicht schwierig. Die sonstigen kongenital-luetischen Zeichen, die Teilsymptome der HUTCHINSONschen Trias und der in der überwiegenden Mehrzahl der Fälle positive Wassermann läßt die Ätiologie des Leidens sofort erkennen. Charakteristisch ist ferner das Auftreten der Erkrankung im Kindesalter, die rasche Entwicklung der Erscheinungen und die oben erwähnten Eigentümlichkeiten des Ohrbefundes, endlich die Familienanamnese (Abortus, große Kindersterblichkeit, Frühgeburten) und die Untersuchung der Eltern. Von den allgemeinen körperlichen Kennzeichen seien noch erwähnt alle Formen von Infantilismus, Schädeldeformitäten, Stigmen an Haut und Schleimhäuten (Narben), Gelenksentzündung, Zahnmißbildungen und Augenaffektionen.

Differentialdiagnostisch kommen in Betracht die idiopathische Hörnervenatrophie, die vererbte meist leichtgradige Innenohrschwerhörigkeit und die atypische Otosklerose.

Behandlung: Bei schweren Affektionen sofort Neosalvarsan, bei leichten und akuten Fällen zuerst Quecksilber, dann Salvarsan, bei chronischen Fällen Neosalvarsan direkt. Tritt unter Neosalvarsanbehandlung eine Verschlechterung des Ohrzustandes ein, so soll die Behandlung mit Quecksilber fortgesetzt und erst nach 4—5 Wochen neuerlich Salvarsan angewendet werden. Im übrigen wird man bei der Auswahl der sonstigen antiluetischen Mittel [Quecksilber und Jodpräparaten (Jodeisensyrup), Jodbadekuren (Bad Hall, Lipik)] und ihrer Dosierung die Einzelheiten des Falles, Körperbeschaffenheit usf. zu berücksichtigen haben. Im übrigen ist zu empfehlen Galvanisation des Octavus (2—4 Milliampère), Pilocarpin- und anderweitige Schwitzkuren. Schließlich kommt noch eine roborierende Allgemeinbehandlung in Betracht (Lebertran, Eisen, Arsen, Guberquelle, Levicowasser, Landaufenthalt usf.).

Vom prophylaktischen Standpunkt hat die antiluetische Behandlung Gravider Bedeutung und die Präventivbehandlung kongenital-luetischer Säuglinge und Kinder, auch wenn luetische Zeichen an ihnen nicht festzustellen sind.

O. Beck, dem sich Blohmke anschließt, meint: „Leute mit nur einseitiger Taubheit und einem Konversationsgehör auf dem anderen Ohr unter einem Meter sind immer von der Salvarsanbehandlung auszuschließen, da der etwaige Erfolg in keinem Verhältnis zu dem Risiko steht. Mittelschwere und leichte Hörstörungen sind erst nach ausgiebiger Vorbehandlung mit Quecksilber und Jod, versuchsweise mit kleinen Salvarsandosen zu behandeln.

Wanner fand, daß das Salvarsan keine Besserung des Hörvermögens bringt, im Gegenteil bei den schweren Fällen sich Verschlechterungen ergeben. Nager, der ursprünglich derselben Meinung war, hat neuerdings verschiedentlich deutliche Besserung der Hörweite nach Salvarsananwendung zu verzeichnen. Scheibe und Herzog äußern sich ungünstig. Siebenmann und Kander (Karlsruhe) haben neben wenigen Mißerfolgen recht viel Gutes gesehen. Voss tritt bei kongenital-luetischer Innenohraffektion für die Salvarsanbehandlung ein, trotzdem er selbst nur unbefriedigende Erfolge zu verzeichnen hat. Denker berichtet über günstige Erfolge. O. Beck, Hayke, Leidler, Pogany und Dobrowolsky haben ungünstige Erfahrungen. Nach Schlittler soll die Kur fortgesetzt werden bis zum dauernden völligen Umschlag der Wassermann-reaktion, um vor Rezidiven einigermaßen sicher zu sein. Sie hat als gemischte Kur möglichst früh einzusetzen (Sobernheim).

Schlittler empfiehlt folgende Kur (zit. nach Sobernheim):

1. Kur: Alle 6—8 Tage eine intravenöse Salvarsan- (bzw. Neosalvarsan-) Injektion, Anfangsdosis 0,005 bis 1,05, je nach dem Alter steigende Dosen, evtl. bis 0,3—0,45; im ganzen bei Kindern 1—2 g Salvarsan (bis 3,0 g Neosalvarsan), bei Erwachsenen bis 4,0 g (bis 5,0 g Neosalvarsan). — Damit wird kombiniert Hydrargyrum salicylicum, 10% Emulsion in Oleum paraffini, bei Kindern bis total 9 g, bei Erwachsenen bis 15 g intramuskulär alle 6—8 Tage.

2. und evtl. weitere Kuren: Bis die Wassermannreaktion dauernd negativ bleibt bei gleicher Dosierung von Salvarsan, bzw. Neosalvarsan und Queck-silber in Zwischenräumen von 4—6 Monaten. Inzwischen bleibt der Patient dauernd unter ohrärztlicher Kontrolle. Das Gehör wird zunächst wöchentlich, später monatlich geprüft und bei erneuter Gehörabnahme sofort wieder Salvar-san bzw. Neosalvarsan appliziert.

Schlittler empfiehlt das Salvarsan wie ich prophylaktisch in allen Fällen von kongenital-luetischer Augenerkrankung, die ja der Innenohraffektion häufig voranzugehen pflegt.

Gegenwärtig müssen wir bei der großen Verantwortung, die bei Behandlung von luetischen Innenohraffektionen auf uns lastet, an der kombinierten Salvarsan-Hg-Kur noch festhalten. Unsere Zurückhaltung ist auch dadurch bedingt, daß ja in der Frage der Salvarsanbehandlung und der Dosierung überhaupt lebhafte Gegensätze bestehen, auf die SOBERNHEIM verweist:

„So schreibt ERICH HOFFMANN-*Bonn*: „Das allein wesentliche und wichtigste Mittel für die Frühheilung ist das Salvarsan. Quecksilber hat zwar keine frühheilende Wirkung, es unterstützt aber die Kur und bewirkt zweifellos einen besseren Dauererfolg. Trotz mehrfacher Versuche, das Quecksilber aufzugeben, sind wir in der Klinik immer wieder wegen irgendwelcher unliebsamen Erfahrungen zur kombinierten Kur zurückgekehrt." Er empfiehlt große Dosen im Gegensatz zu ARNDT, der vorsichtiges Einschleichen mit kleinen Salvarsandosen vorzieht zur Herabsetzung der Gefahren des Mittels. Gerade diese „Käscherdosen" (KOLLE) scheinen HOFFMANN gefährlich zu sein, besonders für Leber und Nervensystem. Diese kleine Dosen seien weder durch wissenschaftliche experimentelle, noch durch klinische Erfahrungen gerechtfertigt und die Zahl der Salvarsanschädigungen soll bei ihnen auch keineswegs besonders gering sein.

Während BONNHOEFER die Gefahren des Salvarsans für das Nervensystem gering einschätzt, hält es BUSCHKE für gefährlich, da zu geringe Dosis das Nervensystem schädige, zu hohe Dosis hingegen Salvarsanschädigungen hervorriefe. Auch führt er Zunahme der schweren Frühfälle auf das Mittel zurück. — v. WASSERMANN will das nicht allergische Gewebe (Primäraffekt) nur mit Salvarsan behandelt wissen zur Bekämpfung des Erregers, auch im Sekundärstadium kann auf Salvarsan aus demselben Grunde nicht verzichtet werden. Im Spätstadium, dem Stadium der Allergie, tritt das erkrankte Gewebe in den Vordergrund und somit Jod in seine Rechte. — FRITZ LESSER tritt für reine Salvarsanbehandlung ein, als Abortivheilung empfiehlt er große Dosen (3 × 0,6) im Zeitraum von 8 Tagen, „das Dogma der kombinierten Kur müsse fallen" (zit. nach SOBERNHEIM).

In einem Fall von kongenital-luetischer, schon längere Zeit bestehender Innenohraffektion wurde anläßlich einer akuten weiteren Verschlechterung der Hörschärfe und des Auftretens von Schwindel eine Malariabehandlung nach WAGNER-JAUREGG durchgeführt. Es trat vorübergehende geringe Besserung der Hörschärfe ein, nach acht Tagen war der Stand der Hörschärfe vor der Malariabehandlung erreicht und eine Kontrolluntersuchung zeigt, daß auch jetzt, d. h. nach $1^1/_2$ Jahren die Hörschärfe unverändert geblieben ist, keine Schwindelanfälle auftreten, eine weitere Zunahme des Prozesses somit nicht erfolgte. Die Patientin, ein neunjähriges, zartes Mädchen wurde zur Malariabehandlung in meine Abteilung aufgenommen und hat die Malariabehandlung ohne über das Nötige hinausgehende Beschwerden vertragen.

Verlauf und Prognose: In der Minderzahl bleiben die Innenohraffektionen stationär. Einzelne, besonders leichte Fälle bessern sich und heilen mit bleibender guter Hörschärfe aus, doch wird die Hörschärfe nie wieder vollständig normal. Überwiegend sind Fälle von allmählicher oder akuter Verschlechterung bis zum Grade der Taubheit. Je länger in schweren Fällen die Latenz und je stürmischer die sonstigen Erscheinungen gewesen sind und je jünger der Patient ist, um so ungünstiger ist die Prognose. Kasuistik siehe SOBERNHEIM, HABERMANN, ALEXANDER.

Prognose: Von vorübergehender häufiger Besserung abgesehen, ist in den schweren, fortgeschrittenen Fällen eine chronische oder akute Verschlechterung zu befürchten. Im günstigsten Fall ist ein Stationärbleiben der Hörschärfe zu erwarten. Besserungen der Hörschärfe in schweren Fällen sind nur ausnahmsweise durch Behandlung zu erzielen und dauernd zu erhalten. Aus all dem geht hervor, daß die kongenital-luetischen Innenohraffektionen möglichst rasch und in frischem Zustand der Behandlung zugeführt werden sollen. Auch sind Besserungen eher bei der Lues congenita tarda zu erwarten. Bei diesem Stande der Tatsache ist das Eingehen auf die in der Literatur niedergelegte Kasuistik nicht überflüssig (zit. nach Sobernheim). Krumbein erzielte in einem Fall von dreimonatlicher Dauer keine Besserung, in einem von acht Monaten Beseitigung der subjektiven Beschwerden und Besserung der Hörschärfe, in einem, etwa ein Jahr bestehenden Falle, eine offensichtliche Besserung des Gehörs. Lang, Piolti, Joseph und Siebert erreichten schnelle Besserung bei Lues congenita tarda und Ernö erzielte bei einem vor drei Tagen plötzlich einsetzenden spezifischen Ménièreschen Symptomenkomplex eine Heilung in sieben Tagen, die nach fünf Monaten noch rezidivfrei war. Bei vorher vergeblich mit Quecksilber und Jod behandelten spezifischen Labyrinthstörungen erzielten teils wesentliche Besserung, teils Heilung Emery, Sellei, Neisser, Falta u. a. Eine Reihe Autoren benutzt das Salvarsan ohne Einfluß. Leidler sah plötzliche wesentliche Verschlechterung bei kongenitaler Lues mit Acusticuserkrankung. In den neuesten Arbeiten spricht Lund von nur geringfügiger Beeinflussung der kongenitalen Labyrinthlues durch antiluetische Behandlung, während die sehr eingehenden und interessanten Ausführungen von Schlittler aus der Siebenmannschen Klinik doch immerhin zeigen, daß zweckmäßig und zeitig angewandte Behandlung so beachtenswerte Resultate liefert, daß der oft vorherrschende Nihilismus aufgegeben werden sollte.

Schlittler fand bei kongenitaler Lues an vorgeschrittenen Fällen von mehr als einjähriger Dauer in $35^0/_0$ eine therapeutische Besserung der Hörschärfe, in $51^0/_0$ keine Änderung, in $14^0/_0$ eine unbedeutende Verschlechterung. Die Fälle von akuter Ertaubung sind auch bei sofort einsetzender Behandlung hoffnungslos. In 16 Fällen von frischer Erkrankung des Hörorgans mit Ausschluß von Ertaubung kam Schlittler zu folgendem therapeutischen Ergebnis: 12 Besserungen, 2 Verschlechterungen, 2 Gleichbleiben.

Die kongenital-luetischen, isolierten Cochlearisaffektionen ergeben in ungefähr einem Drittel der Fälle Aussicht auf therapeutische Besserung, besonders wenn die Erkrankung keinen hohen Grad erlangt hat und nicht lange besteht.

Unmittelbar kongenital-luetische *Mittelohrveränderungen* sind bisher nicht nachgewiesen worden. Klinisch sieht man neben den verschiedenen Formen der Säuglingsotitis mitunter schwerverlaufende, eitrige, gelegentlich hämorrhagische Mittelohrentzündungen. Sie entstehen in Fällen mit kongenitalluetischen Nasen-Rachen-Veränderungen und werden mittelbar durch diese letzteren auf dem Wege von Sekundärinfektion verursacht. Interessanter sind die exsudativen Mittelohrkatarrhe. Dieselben sind mitunter von den gewöhnlichen, nicht luetischen Exsudativkatarrhen nicht unterschieden, zuweilen scheinen sie jedoch spezifischer Natur und Teilerscheinung einer luetischen Mittel- und Innenohraffektion zu sein (Panotitis luetica serosa bei Lues congenita). In diesen Fällen tritt nach Resorption oder Entleerung des Exsudats nur eine unwesentliche oder überhaupt keine Besserung der Hörschärfe zutage und es wird allmählich eine meist progredient verlaufende Innenohraffektion manifest.

Verlauf: Der verhältnismäßig ungünstige Verlauf der akuten eitrigen Mittelohrentzündung bei den frühgeborenen oder durch die luetische Allgemeinerkrankung heruntergekommenen kongenital-luetischen Säuglingen und den zumeist anämischen, in der Ernährung und im Wachstum zurückgebliebenen kongenital-luetischen Kindern ist nicht überraschend. Mitunter entwickeln sich ausgedehnte Knochennekrosen, ohne daß jemals akute Symptome, die das Übergreifen der Entzündung auf den Knochen angezeigt hätten, aufgetreten wären.

In der Literatur sind zahlreiche Fälle bekannt, in welchen arge Knochenzerstörungen bestanden haben (s. ALEXANDER [a], S. 167). Die schweren und chronischen Fälle folgen in ihrer geringen Heilungstendenz und in dem schleichenden Verlauf in der sehr ungünstigen Beeinflussung des Allgemeinzustandes der tuberkulösen Mittelohreiterung.

Bei akuter eitriger Otitis bei kongenitaler Lues schließt sich an die Eiterung oft ein chronisches katarrhalisches Stadium an mit allen objektiven Zeichen und subjektiven Beschwerden des chronischen Tubenverschlusses. Auch konsekutive atrophisierende Prozesse im Innenohr sind nicht selten (s. o.).

Syphilitische Exantheme der *äußeren Ohrregion* (maculöse und papulöse Syphilide) werden im Säuglings- und frühen Kindesalter beobachtet. Sie zeigen sich als Infiltrate, Schwellungen und Quellung der Epidermis. Papeln am hinteren Insertionsrand der Ohrmuschel und am Warzenfortsatz können entstellende Narben und Veränderungen der Position der Ohrmuschel hinterlassen. Die Syphilide des äußeren Gehörgangs sind mit hochgradiger entzündlicher oder organischer Veränderung des äußeren Gehörgangs verbunden. Maculöse Syphilide im äußeren Gehörgang zeigen sich in Form von gelbroten oder rotbraunen und scharf begrenzten oder zusammenfließenden Flecken (BARATOUX, HABERMANN). Syphilitische Papeln ergeben sich in Form hanfkorn- bis erbsengroßer Schwellungen, sie sind im Zentrum gewöhnlich etwas eingesunken und von macerierter Epidermis bedeckt. Fötide, nässende Papeln (breite Kondylome) zeigen sich mitunter an der Hinterfläche der Ohrmuschel und am Warzenfortsatz. Bei eitrigem Zerfall dieser letzteren kann das Perichondrium oder der Knorpel zugrunde gehen, mit dem Ergebnis einer mehr oder minder bedeutenden Deformation der Ohrmuschel. Das pustulöse oder bullöse Syphilid findet sich an kongenital-luetischen Neugeborenen oder Säuglingen verhältnismäßig oft. Hierbei bilden sich hanfkorn- bis kirschengroße, schlaffe Blasen mit eiterähnlichem Inhalt. Meist öffnen sich die Blasen spontan, worauf die Blasenwand eintrocknet und braungefärbte Krusten hinterläßt (BARATOUX und PARROT). Schwerverlaufende Syphilide an Neugeborenen bilden gewöhnlich nur die lokale Teilerscheinung eines allgemeinen pustulösen oder bullösen Syphilids, das in einem hohen Prozentsatz der Fälle schon in frühem Säuglingsalter zum Tode führt.

Literatur.

ALEXANDER, A.: Die Erkrankungen des Nervus octavus im Frühstadium der Lues und die Beeinflussung des Nerven durch unsere kombinierte Quecksilber-Salvarsankur. Dermatol. Wochenschr. 69. 1919. — ALEXANDER, G.: (a) Die Syphilis des Gehörorgans. Wien: A. Hölder 1915. (b) Weitere Studien über den durch Kompression und Aspiration auslösbaren labyrinthären Nystagmus. Monatsschr. f. Ohrenheilk. u. Laryngo-Rhinol. Bd. 44. 1910. S. 941. (c) Zur Frage der luetischen Erkrankungen des Labyrinthes und des Hörnerven. Wien. klin. Wochenschr. 1911. Nr. 13. (d) Die Syphilis des Gehörorgans. Handb. d. Geschlechtskrankh. 1916. 3. 2. Teil. — ALEXANDER, G. und C. FISCHER: Eos. 1920. — ASAI: Beiträge zur pathologischen Anatomie des Ohres bei Lues hereditaria. Wiesbaden: J. F. Bergmann 1908. — BÁRÁNY: (a) Jahrb. f. Psychoanalyse. 1907. S. 373. (b) Monatsschr. f. Ohrenheilk. 1. 1920. — BECK: Erbsyphilis und akustischer Ohrapparat. Med. Klinik 1916. Nr. 12, S. 305. — BECK, O.: (a) Über Erkrankungen des inneren Ohres und deren Beziehung zur Wassermannschen Reaktion. Monatsschr. f. Ohrenheilk. u. Laryngo-Rhinol. 1910. S. 28. (b) Österr. otol. Ges. 31. 10. 1910. (c) Österr. otol. Ges. 28. 11. 1910. (d) Über transitorische Fasererkrankung des Nervus vestibularis bei mit E. H. behandelten Kranken. Med. Klinik. Bd. 6, Nr. 50, S. 1969. (e) Österr. otol. Ges. 27. 2. 1911. (f) Syphilis als Ursache isolierter retrolabyrinthärer Vestibularerkrankungen. Monatsschr. f. Ohrenheilk. u. Laryngo-Rhinol. 1911. S. 514. (g) Dtsch. otol. Ges. 2. 6. 1911. (h) Österr. otol. Ges. 26. 5. 1911. (i) Österr. otol. Ges. 26. 7. 1911. (k) Österr. otol. Ges. 30. 10. 1911. (l) Über Knochenleitung bei Lues. Monatsschr. f. Ohrenheilk. u. Laryngo-Rhinol. 1913. H. 8. (m) Österr. otol. Ges. 22. 6. 1914. (n) Österr. otol. Ges. 26. 10. 1914. (o) Erbsyphilis und akustischer Ohrapparat. Med. Klinik. 1916. Nr. 12. (p) Österr. otol. Ges. 31. 3. 1919. (q) Dtsch. otol. Ges. 1913. (r) Monatsschr. f. Ohrenheilk.

u. Laryngo-Rhinol. 26. 5. 1913. (s) Med. Klinik. 1910. Nr. 50. (t) Otiatrische Indikationen und Kontraindikationen für die Salvarsanbehandlung der Syphilis. Münch. med. Wochenschrift 1912. (u) Allgemeine Pathologie der Lues des Ohres. Handb. d. Hals-, Nasen- u. Ohrenheilk. Herausg. v. A. Denker und O. Kahler. Bd. 6. Berlin: Julius Springer, München: J. F. Bergmann 1926. (v) Die Syphilis des Nervensystems (ausschließlich Tabes und Paralyse) von Prof. Dr. Otto Marburg. Separatabdruck der Wien. med. Wochenschr. Nr. 13 u. 14. 1926. — Beck und Kerl: Monatsschr. f. Ohrenheilk. u. Laryngo-Rhinol. 1920. Hf. 6. — Beck und Popper: Kongreßbericht. Wiesbaden 1922. — Beck und Schacherl: Arch. f. Ohrenheilk. u. Laryngo-Rhinol. Bd. 109. H. 1. — Bénesi, O.: Kompressions- und Aspirationsnystagmus (Fistelsymptom) bei kongenitaler Lues bei sonst intaktem Mittel- und Innenohr. Österr. otol. Ges. 31. 3. 1919. — Bier: Mitt. a. d. Grenzgeb. d. Med. u. Chirurg. H. 2 u. 3. 1900. — Blohmke, A.: Luetische Erkrankungen des Gehörorgans. Passows Beiträge 19. 1918. — Bondy, G.: Österr. otol. Ges. Dezember 1909. — Brühl, Gustav: (a) Über Taubblinde. Passows Beiträge I. (b) Ein histologisch untersuchter Fall von Neuritis acustica syphilitica. Passows Beiträge 1919. — Brünning, Walter: Zur Frage der Schädigungen des Nervus acusticus bei frischer Lues. Arch. f. Ohren-, Nasen- u. Kehlkopfkrankh. 109. H. 1. — Buys: Un nouveau cas des labyrinthite heredo-syph. presentant de syndrome de Hennebert. Arch. internat. de laryngol., otol.-rhinol. et broncho-oesophagoscopie. Tome 32, Nr. 1, p. 125. 1911. — Delbanco und Zimmern: Med. Klinik 1920. Nr. 15. — Denker-Brünings: Lehrbuch. 4. und 5. Aufl. 1920. — Fischer, J. und J. Sommer: Beziehungen von Auge und Ohr bei Taubstummen und bei Taubstummblinden. Zeitschr. f. Hals-, Nasen- u. Ohrenheilk. Bd. 11. 1925. — Forschner: Österr. otol. Ges. November 1922. — Gatscher und Kyrle: Vorläufige Mitteilung über Vestibularuntersuchungen. Wien. klin. Wochenschr. 1919. Nr. 20. — Gerber: Die Behandlung der Hals-, Nasen- und Ohrenkrankheiten mit Salvarsan und anderen Arzneimitteln. Passows Beiträge 7. — Gerstmann, J.: Die Malariabehandlung der progressiven Paralyse. Springer 1925. — Gradenigo: (a) Ohrenerkrankungen bei hereditärer Syphilis. Arch. f. Ohren-, Nasen- u. Kehlkopfheilk. Bd. 32, S. 89. (b) Arch. f. Ohren-, Nasen- u. Kehlkopfheilk. Bd. 27, S. 105. (c) Arch. f. Ohren-, Nasen- u. Kehlkopfheilk. Bd. 38, p. 310. (d) Sklerose des Mittelohres usw. 66. Naturf. u. Ärzteversamml. — Grünberg, Karl: Pathologie und Klinik der Lues des inneren Ohres. Zeitschr. f. Laryngol., Rhinol. u. ihre Grenzgeb. Bd. 13. H. 1/2. — Güttich, Alfred: Die Untersuchung des Ohrlabyrinths als Hilfsmittel bei der Diagnostik der Lues. (Nach einem am 25. 11. 1920 in der Hufelandschen Gesellschaft gehaltenen Vortrag.) Berl. klin. Wochenschr. 1921. S. 277. — Haike und Wechselmann: (a) Berl. klin. Wochenschr. 1911. Nr. 13. (b) Berl. klin. Wochenschr. 1911. Nr. 16. — Hennebert: (a) Réactions vestib. dans les labyrinthes héredo-syph. Arch. internat. de laryngol., otol.-rhinol. et broncho-oesophagoscopie. 1909. (b) Ein neues Symptom der heredo-syphilitischen Labyrinthitiden. Belg. Ges. f. Ohrenheilk. 21. Jahresversamml. Gent, März 1911. — Herzog: Kritisches zur Verkürzung der Kopfknochenleitung bei normalem Gehör. Münch. med. Wochenschr. 1913. Nr. 1/2. — Hofer, J.: (a) Beiträge zur pathologischen Anatomie des Ohres bei kongenitaler Lues. Arch. f. Ohren-, Nasen- u. Kehlkopfheilk. Bd. 80. (b) Kasuistische Beiträge zu den Erkrankungen des Nervus octavus infolge Schädigung durch Lues, Salvarsan und Nicotin. Wien. med. Wochenschr. 1921. Nr. 25. — Hopmann: Kasuistische Beiträge zur Frage der Schwerhörigkeit und Taubheit auf Grund von Syphilis hereditaria tarda. Zeitschr. f. Ohrenheilk. u. f. Krankh. d. Luftwege. Bd. 51, S. 31. — Hutchinson: (a) A clinical mem. on certain diseases of the eye and ear etc. London 1863. (b) Syphilis. Leipzig 1896. — Junger, I.: (a) Methodik und klinische Bedeutung der galvanischen Prüfung des Labyrinthes. Monatsschr. f. Ohrenheilk. u. Laryngo-Rhinol. Jg. 56, S. 451. 1922. (b) Die Reaktionsbewegungen des Körpers bei galvanischer Prüfung des Labyrinthes. Zeitschr. f. Hals-, Nasen- u. Ohrenheilk. Bd. 3. Kongreßber. 1922. S. 225. — Knapp: (a) Ererbte syphilitische Ohrenleiden. Zeitschr. f. Ohrenheilk. u. f. Krankh. d. Luftwege. Bd. 9, S. 145. (b) Kondylome des Gehörgangs. Zeitschr. f. Ohrenheilk. u. f. Krankh. d. Luftwege. Bd. 8. — Knoll: Sitzungsber. d. kais. Akademie d. Wiss. in Wien. 19. — Kobrak: (a) Untersuchungen des Nervus octavus bei rezenter Lues; Erregbarkeit vor und am Ende einer kombinierten Quecksilber-Salvarsankur. Passows Beitr. 14, H. 1/2. 1920. (b) Untersuchungen des Nervus octavus usw. Passow-Schäfers Beitr. Bd. 14. 1920. (c) Zur zufälligen Frühdiagnose der Lues. Med. Klinik. Nr. 7. 1920. — Köhme: Salvarsan-Statistik (zit. nach Sobernheim). — Leidler: Österr. otol. Ges. November 1909. — Löwenstein: Zur Frage der Syphilisrezidive nach Salvarsan und Neosalvarsan. Dermatol. Zeitschr. 1921. — Lund, Robert: (a) Neurolabyrinthitis syphilitica. Habilitationsschrift Kopenhagen 1920. Ref. Internat. Zentralbl. f. Ohrenheilk. Bd. 18, H. 9/10. (b) Zit. nach Internat. Zentralbl. f. Ohrenheilk. Bd. 18, H. 9. — Mayer, O.: (a) Histologische Untersuchungen zur Kenntnis der Entstehung der Taubheit infolge angeborener Syphilis. Arch. f. Ohren-, Nasen- u. Kehlkopfheilk. Bd. 77. (b) Wien. klin. Wochenschrift 1911. Nr. 2. — Meirowsky und Leven: Mißlungene Abortivbehandlung der sog.

primären seronegativen Lues. Münch. med. Wochenschr. 1920. Nr. 36. — Meyrowski: Dtsch. med. Wochenschr. 1920. Nr. 11. — Moos: (a) Über pathologische Befunde im Ohrlabyrinth bei sekundärer Syphilis. Virchows Arch. f. pathol. Anat. u. Physiol. Bd. 69, S. 313. (b) Zeitschr. f. Ohrenheilk. u. f. Krankh. d. Luftwege. Bd. 13, S. 157. — Mygind: (a) Syphilitische Ohrenleiden. Dän. Ges. Februar 1917. (b) Verhandl. d. dänisch. Ges. Oktober 1916. — Nathan, E.: Neurorezidiv nach kombiniert behandelter seronegativer Primärsyphilis. Münch. med. Wochenschr. 1921. H. 16. — Neumann: (a) Österr. otol. Ges. 1907. (b) Österr. otol. Ges. 28. 11. 1910. (c) Österr. otol. Ges. 30. 10. 1911. (d) Österr. otol. Ges. 30. 1. 1911. (e) Monatsschr. f. Ohrenheilk. u. Laryngo-Rhinol. Bd. 41. — Okonogi: Über Labyrintherkrankungen und deren Symptomenkomplex bei hereditärer Spätsyphilis. Inaug.-Diss. Tübingen 1895. — Oppenheim: Berl. klin. Wochenschr. 1888. Nr. 53. — Oppenheim und Siemerling: Arch. f. d. ges. Psychol. Bd. 20. — Politzer: Lehrbuch der Ohrenheilkunde. 5. Aufl. 1908. — Rhese: Die Verkürzung der Knochenleitung bei der visceralen Lues mit besonderer Berücksichtigung der primären Lues. Med. Klinik 1919. Nr. 2. — Rhoden und Kretschmann: Arch. f. Ohren-, Nasen- u. Kehlkopfheilk. Bd. 23. 1886. — Rosenstein: Arch. f. Ohrenheilk. 65. — Ruttin, E.: Zur Differentialdiagnose der Labyrinth- und Hörnervenerkrankungen. Zeitschr. f. Ohrenheilk. u. f. Krankh. d. Luftwege. Bd. 57, H. 4. 1908. — Schlitttler, E.: Zur Pathologie und Therapie der kongenitalen Labyrinthsyphilis mit besonderer Berücksichtigung der Salvarsanbehandlung und ihrer Erfolge. Passow-Schäfers Beiträge 16, H. 2/3. Februar 1921. — Schmiegelow: Arch. f. Ohren-, Nasen- u. Kehlkopfheilk. Bd. 27, S. 67. — Schnierer, J.: Das rote Promontorium und der opake Promontorialfleck. Monatsschr. f. Ohrenheilk. u. Laryngo-Rhinol. 1925. — Schubert: (a) Schwartzes Handbuch. Bd. 2, S. 420. 1893. (b) Arch. f. Ohren-, Nasen- u. Kehlkopfheilk. Bd. 22, S. 75. — Siebenmann: (a) Grundzüge der Anatomie und Pathogenese der Taubstummheit. Wiesbaden: J. F. Bergmann 1904. (b) Sitzung der Vereinigung schweiz. Hals- u. Ohrenärzte. Ref. Zentralbl. 16. — Siemerling: Arch. f. d. ges. Psychol. Bd. 20. — Sobernheim: Soll man Syphilis des inneren Ohres mit Salvarsan behandeln? Zentralbl. f. Hals-, Nasen- u. Ohrenheilk. Bd. 2, H. 1, S. 1. 1923. — Sommer, Ignaz: Die Lues der Sinnesorgane. Arch. f. Dermatol. u. Syphilis. Bd. 149. 1925. — Stein, C.: Über die Zirkulationsverhältnisse im Schädelinnern bei venöser Stauung und ihre Beziehungen zu den Ohrgeräuschen. Arch. f. Ohren-, Nasen- u. Kehlkopfheilk. Bd. 86. 1911. — Stein und Cemach: Zur Frage der Verkürzung der Kopfknochenleitung bei Lues. Festschr. f. Urbantschitsch. Monatsschr. f. Ohrenheilk. u. Laryngo-Rhinol. 1919. — Voss: Hör- und Gleichgewichtsstörungen bei Lues. Dtsch. otol. Ges. Stuttgart, Mai 1913. — Wanner: (a) Der Schwabachsche Versuch bei Erkrankungen des inneren Ohres auf luetischer Grundlage. Zeitschr. f. Ohrenheilk. u. f. Krankh. d. Luftwege. Bd. 75, S. 150. (b) Diskussionsbemerkung auf der Vers. d. dtsch. otol. Ges. 1913. — Wanner und Gudden: Die Schalleitung der Schädelknochen bei Erkrankungen des Gehirns und seiner Häute. Neurol. Zentralbl. Nr. 19, S. 883. — Wittmaack: Zeitschr. f. ärztl. Fortbild. 1912. Nr. 17. — Wodak, E.: Zur Funktionsprüfung des Gehörorganes luetischer Individuen. Monatsschr. f. Ohrenheilk. u. Laryngo-Rhinol. Jg. 54, S. 337. 1920. — Zeissl, M. v.: Gibt es Salvarsanschädigungen des Hör- und Sehnerven oder nicht? Berl. klin. Wochenschr. 1919. Nr. 7.

Zahndeformitäten bei angeborener Syphilis.

Von

P. KRANZ-München.

Mit 14 Abbildungen.

Literarhistorische Übersicht. Zahndeformitäten bei angeborener Syphilis sind neben anderen immer wiederkehrenden Folgeerscheinungen dieser Erkrankung seit nahezu 100 Jahren immer und immer wieder beobachtet und beschrieben worden. HUTCHINSONS Verdienst bleibt es, als erster diese sog. Stigmen für kongenitale Lues genauer umrissen zu haben und FOURNIER, Vater und Sohn, haben durch ihre speziell den Zahnanomalien im Gefolge dieser Erkrankung gewidmeten Publikationen das Augenmerk weiter wissenschaftlicher Kreise auf die Zahnformen gerichtet und durch die Schilderung ihrer mannigfachen Einzelbeobachtungen der Zahnverhältnisse bei Luetikern und bei anderen Patienten manche Belehrung und Aufklärung gebracht.

Tatsächlich bildete für nicht wenige Ärzte das Schlagwort ,,HUTCHINSON-*Zahn*", das FOURNIER geprägt und in die wissenschaftliche Debatte geworfen hat, lange Zeit die einzige Brücke, die die Ärzte mit der Zahnheilkunde, wenigstens nach der wissenschaftlichen Seite, verband.

In diesen beiden Syphilisforschern haben wir zugleich auch die Vertreter der extremsten Richtungen in der Wertung der einzelnen Zahndeformitäten als Zeichen für kongenitale Lues. Zwischen den Definitionen, die diese beiden Autoren von den nach ihrer Ansicht für Lues congenita pathognomischen Zahnformen gegeben haben, sehen wir noch heute, und zwar nicht nur in der dermatologischen, sondern vor allem auch in der zahnärztlichen und pädiatrischen Literatur, die Ansichten hin- und herschwanken.

Um die Widersprüche in den gleich folgenden Resultaten selbst der allerneuesten Forschungen begreiflich zu machen, füge ich die Thesen dieser beiden ausgezeichneten Kenner und Forscher auf dem Gebiete der Syphilis und speziell der kongenitalen, welche die Zahnveränderungen betreffen, hier ein.

Zuvor möchte ich aber noch auf ein Moment hinweisen, das nach meiner Meinung für die Wertung der Resultate, namentlich der klinischen Forschung, von weittragender Bedeutung zu sein scheint: es darf nicht übersehen werden, ob sich das Untersuchungsmaterial aus den Patienten einer dermatologischen, einer psychiatrischen, einer pädiatrischen oder zahnärztlichen Klinik zusammensetzt, denn die außerordentlichen Meinungsverschiedenheiten bezüglich der absoluten Häufigkeit verschiedenster Zahnveränderungen als begleitende Nebenbefunde bei den verschiedenen Erkrankungen sind deshalb nicht so tragisch zu nehmen, weil sie durch die Selbstauslese des Zahnarztes, des Ohrenarztes, des Augenarztes, des Dermatologen oder des Psychiaters jeweils ganz verschieden gewertet werden.

Wir lesen bei HUTCHINSON (ob und welche Zähne für Lues congenita pathognomisch sind): „Die Frage entscheiden die aus der zweiten Dentition stammenden *oberen inneren Schneidezähne*, und ein Arzt, der die verschiedenen Zahndeformitäten nicht kennt, kann sich viel Irrtümer ersparen, wenn er seine Aufmerksamkeit ausschließlich diesen wenigen Zähnen zuwendet. Bei Heredosyphilis sind diese Zähne gewöhnlich kurz und schmal, haben senkrechte Einbuchtung an der Schneidekante und abgerundete Ecken. Horizontale Rinnen und Furchen, die ebenfalls häufig sind, stehen aber für gewöhnlich in gar keinem Zusammenhang mit Syphilis hereditaria. Werfen wir die Frage auf, ob dieser Typus der Zähne für Syphilis hereditaria pathognomisch ist, so kann ich unbedingt darauf antworten: Wenn diese gut entwickelt sind, dann halte ich sie für pathognomisch. In vielen Fällen habe ich diesen Typus so schwach entwickelt gefunden, daß nur ein Verdacht rege wurde, aber die Sache nicht entschieden werden konnte; wenn dieser *(Zahntypus)* aber wohl entwickelt auftrat, habe ich immer Ursache gehabt, an diesen Zusammenhang zu glauben. Sind die oberen mittleren Schneidezähne in ihrem Wachstum zurückgeblieben, haben sie an ihrem freien Rand eine einzige zentrale halbmondförmige Ausbuchtung, so ist die Diagnose Syphilis beinahe sicher. Auch die unteren Schneidezähne haben gar nicht selten jenen charakteristischen Zwergwuchs und ausgefransten Rand; doch haben diese Erscheinungen keinen Wert, wenn die charakteristischen Zeichen der oberen inneren Schneidezähne fehlen." Auf dem internationalen medizinischen Kongreß in London 1881 gibt HUTCHINSON noch einmal eine kurze Zusammenfassung seiner Beobachtungen über die Zahnveränderungen an den Schneidezähnen bei der kongenitalen Lues und sucht damit mancherlei durch seine früheren Veröffentlichungen entstandenen Irrtümer zu klären. Er schließt seine Bemerkungen mit den Worten: „Auch an den anderen Zähnen können Eigentümlichkeiten bemerkt werden, die dann die Diagnose bestätigen helfen. Aber *bei Abwesenheit der an den oberen zentralen Schneidezähnen beschriebenen Eigenheiten* kann man sich nicht auf sie verlassen und um nicht Veranlassung zu weiteren Irrtümern zu geben, will ich sie lieber nicht mehr erwähnen."

A. FOURNIER hat seinen Standpunkt zur Frage der Zahnanomalien in Beziehung zur kongenitalen Lues eingehend besprochen und die von ihm für pathognomisch gehaltenen Formen bildlich wiedergegeben. Er ist weit über die HUTCHINSONschen Feststellungen hinausgegangen und hat mit seinen Beschreibungen, die ich hier wörtlich anführe, keineswegs zu einer Klärung der Frage beigetragen. Er unterscheidet:

1. *Entwicklungshemmungen*, die sich meist nur bei der ersten Dentition zeigen, und zwar gewöhnlich das ganze Zahnsystem, zuweilen nur die Schneidezähne betreffen.

2. *Erosionen* der Zähne, beruhend auf sehr frühzeitiger Wachstumsstörung des Zahnkeims.

3. *Mikrodontismus*, d. h. ein abnormes Kleinbleiben der Zähne.

4. *Amorphismus*, d. h. Abweichungen von dem Typus, zu dem der Zahn seiner Lage nach gehören sollte.

5. *Leichte Verwundbarkeit* des Zahnsystems, durch welche dasselbe allen Schädigungen gegenüber sich viel weniger widerstandsfähig zeigt als normale Zähne und infolgedessen schon sehr früh von der Caries befallen wird, und endlich

6. *Abnormitäten*, vorzugsweise in der Art der *Implantation*, so daß z. B. die Zähne durch mehr oder minder weite Zwischenräume voneinander getrennt sind, und nicht in normaler Richtung, sondern konvergent zueinander stehen.

Diesen beiden grundlegenden Beschreibungen reihen sich in bunter Folge aus den verschiedenen medizinischen Disziplinen kasuistische Beiträge, Statistiken, pathohistologische, bakteriologische und klinische Studien an, in denen einmal die Reihe der für Lues sprechenden Zahnanomalien noch erweitert und auch auf die Veränderungen an den Milchzähnen ausgedehnt werden, des weiteren solche, die selbst *alle* Zahndeformitäten und sogar die *Stellungsanomalien* als für kongenitale Syphilis verwertbar ansprechen; dann wiederum solche, die den Hutchinsonschen Zahn nur, wenn er als Teil der Trias mit auftritt, als pathognomisch für Lues halten — dies ist die meist geltende Auffassung. Wieder andere, die ebenso wie die kongenitale Lues jede andere Allgemeinerkrankung für die Entstehung von Zahnanomalien verantwortlich machen; sodann solche, die die ätiologische Bedeutung der Syphilis für Zahnanomalien für ausgeschlossen halten, und zuletzt solche, die den Zahndeformitäten eine pathognomische Bedeutung überhaupt absprechen.

Bei Hochsinger lesen wir: ,,Sicherlich kommt die in Rede stehende Zahndeformität bei hereditär syphilitischen Individuen vor und wahrscheinlich sind auch die von Hutchinson für die Entstehung dieser Zahnanomalien abgegebenen Erklärungen, Ernährungsstörung des Zahnkeims unter dem Einfluß der syphilitischen Erkrankung, ganz richtige. Allein denselben schädigenden Einfluß, welchen die Syphilis auf den Zahnkeim nehmen kann, können auch die anderen akuten oder chronischen Infektionen oder Allgemeinerkrankungen gewinnen, wenn sie sich vor dem Durchbruch der bleibenden Zähne eingestellt haben. So ist insbesondere die Hutchinsonsche Zahndeformität bei gesunden und sicherlich syphilisfreien Individuen und bei Kindern mit frühzeitig akquirierter Syphilis von Welander und mir gesehen worden.

Die Hutchinsonsche Trias kommt wohl bei hereditär Syphilitischen häufig vor, beweist aber die hereditäre Lues nicht in einwandfreier Weise.‘‘

Neuerdings schreibt K. Hochsinger: ,,Die Hutchinsonsche Zahnanomalie ereignet sich in der überwiegenden Anzahl der Fälle bei kongenital Luetischen und ist immer mit anderweitigen Zeichen manifester oder latenter, tardiver Lues verknüpft. Dort, wo sie isoliert, ohne sonstige luetische Stigmata vorkommt, beweist sie nur, daß schwere Rachitis mit frühzeitigem Beginn vorhanden. *Sie entwickelt sich sowohl bei luetischen als auch bei luesfreien Kindern nur auf dem Boden frühzeitig einsetzender schwerer Rachitis, ist daher an sich für Lues congenita nicht beweisend.‘‘*

Paschkis hat Hutchinsonsche Zähne bei kongenitaler Lues nur selten, dagegen bei Rachitis und Skrofulose öfter gesehen. Er schließt sich den Anschauungen vieler Kinderärzte an, die berichten, daß *derartige Entwicklungsanomalien öfters bei kongenital-syphilitischen Kindern vorkommen, jedoch nicht häufiger als bei rachitischen und skrofulösen Kindern,* bei denen diese Erscheinung etwas ganz Gewöhnliches ist. Nach ihm stammen selbst die bei sicher kongenital-luetischen Kranken beobachteten Hutchinsonschen Zahndeformitäten von einer bei kongenitaler Lues niemals ausbleibenden Schädel- bzw. Kieferrachitis. Man dürfe bei Vorkommen dieser Anomalie nur dann auf Lues schließen, wenn außer solchen Zähnen Gummaknoten im weichen Gaumen bzw. Narben zu finden seien, oder wenn die Mutter zur kritischen Zeit an Lues erkrankt war.

Neumann, dem wir eine ganz ausgezeichnete Abhandlung über die Zahnanomalien verdanken, hat neben verschiedenen anderen Autoren (Blaschko, Fischl, Parrot, Gaucher, Fournier, Birkenthal) seinerzeit auch den Erosionen an den Milchzähnen eine größere Bedeutung als Diagnostikum für kongenitale Syphilis beigemessen, ist aber, wie uns sein Schüler Oberwarth berichtet, ganz davon abgekommen.

Oberwarth, der gleich Neumann die Hutchinsonschen Zahnmißbildungen auf Grund seiner Erfahrungen für eines der wichtigsten und zuverlässigsten Dokumente der kongenitalen Syphilis hält, gibt eine glänzende Beschreibung der pathognomischen Formen, die uns neben der Hutchinsonschen die Richtschnur bei den später folgenden kritischen Betrachtungen sein soll. Die Deformität bietet nach ihm folgendes Bild: ,,*Die Zähne sind verkümmert an Länge und Breite und sind durch Lücken voneinander getrennt. Die seitlichen Ränder stehen nicht rechtwinklig zur Schneide, sondern konvergieren nach der Schneide zu. Die Konturen sind abgerundet. Der Zahn gewinnt hierdurch Ähnlichkeit mit einem Pfahl oder Pflock* und kann wohl auch mit einem Schraubenzieher verglichen werden. *Auf dem Durchschnitt ähnelt er mehr einem Oval als wie der normale Zahn einem Rechteck.* Oft ist der distale Teil der Zahnkrone verändert, indem eine halbmondförmige Ausbuchtung der Schneide entsteht. Gleichzeitig kann ein flaches Grübchen auf dieser Vorderfläche der Krone vorhanden sein, das in diese Kerbe ausläuft. *Die halbmondförmige Schneide ist besonders augenfällig und wird vielfach als wichtiges Kriterium angegeben. Es ist aber wohl zu beachten, daß sie gänzlich fehlen oder nur angedeutet sein kann, vor allem aber, daß eine ähnliche halbmondförmige Usur auch bei Zähnen vorkommt, die nicht infolge von Syphilis verändert sind.* Derartige Verwechslungen scheinen am häufigsten vorzukommen. Es sei nochmals betont, daß *nur das Aussehen der ganzen Krone maßgebend sein darf.* ,,*Eine halbmondförmige Ausbuchtung an der Schneide bei sonst normaler Konfiguration des Zahnes und normaler Stellung im Kiefer ist niemals auf Heredosyphilis zu beziehen.“*

Pfaundler, Lesser und Bloom halten nur diejenigen Zahnanomalien für pathognostisch, welche an den inneren oberen Schneidezähnen vorhanden sind. Diese hat Pospelow im ersten wie im zweiten Glied der Nachkommenschaft luetisch Infizierter beobachtet; nach Nonne kommen sie sogar im dritten Glied vor. Parrot ist der Ansicht, daß für alle Zahndeformitäten die kongenitale Lues verantwortlich sei.

Poor, Moussons, Brocar und ebenso Baginsky berichten, daß sie den Hutchinson-Zahn nur selten bei kongenitaler Lues gesehen haben, und daß er nach ihrer Meinung für eine Statistik nicht in Betracht komme. Poor rät, ihn für pathognomonisch zu halten, wenn er gemeinsam mit den anderen für kongenitale Lues typischen Erscheinungen (Trias) auftritt.

Heubner spricht in seinem Lehrbuch die Meinung aus, daß diese Zahnanomalien ebenso wie die Keratitis parenchymatosa, die zentral bedingte Taubheit und die chronische Kniegelenkentzündung wohl auch durch andere Ursachen als durch die ererbte Syphilis entstehen könnten und Goldreich hält sogar die Trias für kein sicheres Diagnostikum für Lues.

Ebenso urteilen Busch und Henoch. Nach Moro ist der symptomatische Wert der Zahnanomalien durch sorgfältige Nachuntersuchungen wesentlich erschüttert worden. Finkelstein äußert sich folgendermaßen: „Die Wertschätzung der Zahndeformität wird dadurch beeinträchtigt, daß darüber, welche Form als pathognomisch zu gelten habe, keine völlige Einheit besteht. Es kommen bei hereditär Syphilitischen mancherlei Wachstumsstörungen und sonstige Veränderungen der Zähne vor, und andererseits vermögen andere Ernährungsstörungen analoge Bilder zu erzeugen.“

Smith zweifelt daran, daß aus diesem Grunde die Diagnose auf kongenitale Syphilis aus Zahnanomalien allein gestellt werden könne. Es gibt nach seiner Ansicht nur wenige Anomalien, die als echte Hutchinson-Zähne angesprochen werden können, aber viele obere Incisivi, die er in die Klasse der Hutchinson-ähnlichen eingereiht wissen will. Ein fast ebenso häufiger Defekt ist nach ihm an den 6-Jahr-Molaren festzustellen: „die Form ihrer Kauflächen mit den vielartig gestalteten Defekten haben ihnen den Namen „Mulberry-*Molar*“ eingetragen. Es soll Diagnostiker geben, die diesen Veränderungen mehr Wert beilegen als den Hutchinson-Anomalien.“ Smith teilt diesen Standpunkt nicht, da die 6-Jahr-Molaren sehr oft im späteren Leben gar nicht mehr vorhanden sind und so eine ernsthafte Handhabe zur sicheren Diagnose nicht bieten.

In der Diskussion führt Mitchell den Carabellischen *Höcker* der ersten Molaren als wichtiges diagnostisches Hilfsmittel bei kongenitaler Syphilis an, dem Highman auf Grund eines von ihm angeführten Falles widerspricht. Er hat den überzähligen Höcker am 6-Jahr-Molaren bei seinen Untersuchungen ebenso häufig bei nicht belasteten Kindern gefunden und warnt davor, die Diagnose auf kongenitale Syphilis allein aus Zahnanomalien zu stellen: „wohl aber sollen sie die Aufmerksamkeit des Arztes auf sich lenken und ihr Vorkommen ihn bestimmen, sorgfältige Untersuchungen anzustellen.“

D'Alise hält den Hutchinson-Zahn für außerordentlich selten und hat ihn ebenso bei luesfreien Individuen feststellen können. Seine Schlußfolgerung geht dahin, daß die Zahnhypoplasien nicht ausschließlich von Erbsyphilis herrühren, daß sie, wenn auch selten, bei Tuberkulose, Adenoidismus, „Ausschlagserkrankungen“ usw. vorkommen können. Nach ihm sind die Zahnhypoplasien syphilitischen Ursprungs *durch die dunkelgraue Farbe des hypoplastischen unteren Teiles und das charakteristische zernagte Aussehen* von jenen durch andere Krankheiten erzeugten Hypoplasien zu unterscheiden.

Sutton mahnt bei der Diagnose „Hutchinson-Zahn“ zur Vorsicht. Er wendet sich gegen den sehr allgemein gewordenen Gebrauch des Ausdruckes „notched tooth“ = Zahn mit halbmondförmigem Defekt, da dieser nach seiner Ansicht nur dazu angetan ist, Verwirrung zu schaffen. *Nur die kleine faßförmige abgerundete Form ist nach ihm als wirkliches Charakteristikum gegenüber allen anderen Formen anzusehen.*

Ähnlich spricht sich Mebane aus; er betont: Wenn irgend auch nur ein kleiner Zweifel darüber herrscht, ob ein Zahn ein richtiger Hutchinson-Zahn ist, so ist er für gewöhnlich keiner. Die Milchzähne sind niemals diagnostisch verwertbar und kein authentischer Fall von Hutchinson-Zähnen ist bei den Milch-Incisivi bekannt geworden. Die pflock- oder meißelförmigen oberen bleibenden mittleren Schneidezähne sind nach ihm eine nicht erbliche Abnormität und kein pathognomisches Zeichen für kongenitale Syphilis. Er betont, daß nur in einem kleinen Prozentsatz der Fälle von kongenitaler Lues Hutchinsonsche Zähne vorhanden waren und hält deshalb andere beständigere Kennzeichen, wie eine gründliche Anamnese und die Laboratoriumsforschung, für die Diagnosestellung für viel wertvoller.

Den sog. Carabellischen Höcker erklärt er für ein atavistisches Überbleibsel, das keinerlei Bedeutung besitzt.

Sehr eingehend hat sich Zinsser mit dem Studium der Zahnanomalien bei kongenitaler Lues beschäftigt; er hält sowohl den Hutchinson-Zahn wie vor allen Dingen die Hypoplasie der Kaufläche der 6-Jahr-Molaren für kongenitale Syphilis geradezu für pathognomonisch. Die ganz symmetrische zentrale Caries aller ersten Molarzähne ist nach ihm immerhin recht verdächtig auf eine kongenitale Syphilis.

Wie weit auch die zahlreichen sonst noch vorkommenden Unregelmäßigkeiten in Form und Stellung der Zähne (wie Haifischzähne, gedrehte Zähne, Asymmetrien, Dislokationen, Mikrodontismus, Fehlen einzelner Zähne oder ganzer Zahngruppen, persistierende Milchzähne usw.) mit Syphilis in Zusammenhang zu bringen sind, ist nach Zinsser zweifelhaft.

Flügel hält *Formveränderungen* der Zähne stets, jedoch *Hypoplasien des Schmelzes* und des Dentins *niemals* für *pathognomisch* für *angeborene* Syphilis.

Heymann hat im ganzen 5162 Kinder untersucht und dabei folgende Feststellungen machen können: „Im ganzen fand ich bei 45 Kindern, also etwa in 0,7% Zahnanomalien, die auf kongenitale Lues verdächtig waren und von diesen wiederum nur 6 mit typischem Hutchinson-Zahn. 3 dieser Kinder hatten eine positive Wassermannreaktion und von diesen wieder litten 2 zugleich an zentraler Taubheit und eines an Keratitis parenchymatosa.“ Als typische Hutchinsonsche Zähne spricht Heymann diejenigen an, die neben ausgesprochener Olivenform deutliche halbmondförmige Ausbuchtungen der Schneidekanten mit meist abgerundeten Ecken zeigen.

Heymann faßt die Resultate seiner Untersuchungen dahin zusammen, „daß die Hutchinsonschen Zähne häufig bei kongenitaler Lues vorkommen“. Er sagt weiter: „Ich möchte aber davor warnen, auf Grund des Vorhandenseins der Hutchinsonschen Anomalie allein die Diagnose „kongeitale Lues“ zu stellen, falls nicht andere sichere Anzeichen einer luetischen Erkrankung vorhanden sein sollten, da ich auch ebensoviel typische Fälle, die mit dieser Anomalie behaftet waren, gefunden habe, bei denen eine Lues nicht nachzuweisen war. Ebenso erscheinen mir auch die Hypoplasien der Kauflächen der 6-Jahr-Molaren durchaus nicht als ein sicheres, mindestens nicht ein häufiges Anzeichen von kongenitaler Lues, wie Zinsser und andere Autoren behaupten, da nach meinen Untersuchungen nur in einem der von mir untersuchten Fälle Lues sicher nachgewiesen ist.“

Kraupa äußert sich dahin, daß der Streit, ob Hutchinson-Zähne auch beim Gesunden vorkommen können, müßig sei, weil die Physiognomie der Träger solcher Zähne einer Kritik des Kenners standhalten müßte, denn die negative Wassermannreaktion könne allein keinen Beweis bilden. Diese Frage sei ebenso müßig wie die, ob es möglich ist, daß eine Keratitis parenchymatosa auf anderer als luetischer Grundlage entstehen könne, was trotz Hutchinson und Hirschberg manche augenärztliche Lehrbücher immer noch für einen kleinen Prozentsatz gelten lassen wollen.

Jeder Fall von Keratitis parenchymatosa, jeder Träger auch nur eines einzigen typischen Hutchinson-Zahnes ist nach Kraupa kongenital-syphilitisch.

Um eine Übersicht über die bei kongenitaler Syphilis vorkommenden Zahndeformitäten zu gewinnen, hat sie Kraupa folgendermaßen gruppiert:

1. *Unregelmäßigkeiten in der Zahnstellung.*
2. *Fehlen einzelner Zähne.*
3. *Verkümmerung der Zähne.*
4. Hutchinson-*Zahntypen: a) der Schneidezähne, b) der Eckzähne.*

Neuerdings berichtet Mandelbaum über das einseitige oder beiderseitige Fehlen der seitlichen Schneidezähne bei Patienten, bei denen sicherlich Lues in der Ascendens vorhanden war.

Sichel hält das Fehlen der oberen lateralen Schneidezähne ebenfalls für ein brauchbares Hilfsmittel für die Anamnese bei kongenitaler Lues. Er sieht darin einen Hinweis, nach weiteren Zeichen der kongenitalen Lues zu fahnden.

Nach Kraupa stellt Fehlen der lateralen oberen Schneidezähne an sich nur den höchsten Grad der kongenitalen luetischen Verkümmerung dieser Zahngruppen dar. Er behauptet, daß kein einziges kongenital-luetisches Gebiß seitliche obere Schneidezähne aufweist, die nicht von der Norm abweichen.

Ein weiteres neues Stigma glaubt Pflüger in einer knospenförmigen Veränderung des ersten Molaren bei kongenital Luetischen gefunden zu haben. Nach ihm handelt es sich bei diesen Veränderungen nicht um Schmelzhypoplasien, sondern der Zahn ist ähnlich wie der Hutchinson-Zahn in der ganzen Zahnform verändert. Die Basis der Kronen ist normal breit, während sich die Krone zur Kaufläche hin verjüngt; dadurch liegen die nur mangelhaft ausgebildeten Kauhöcker eng beieinander. Es macht den Eindruck, als habe sich die Krone des Zahns nicht zu ihrer vollen Größe entfaltet; er hat dieser Zahnveränderung deswegen den Namen *„Knospenform“* gegeben. „Sowohl auf dem Querschnitt wie auch auf dem Längsschnitt weicht die Zahnform von der des normalen Zahnes ab. Während der Querschnitt des normalen Molaren ein schiefwinkliges Viereck darstellt, nähert sich der Querschnitt eines syphilitisch veränderten Molaren einem Kreise. Der Unterschied im Längsschnitt geht am besten aus beifolgendem Schema hervor.

Während der normale Molar seinen kleinsten Durchmesser am Zahnhals und seinen größten im Bereich der Kauhöcker hat, ist es bei der Knospenform gerade umgekehrt: die Zahnbasis bildet hier den größten Durchmesser." . . .

Trotz des relativ seltenen Vorkommens der Knospenform glaubt PFLÜGER und mit ihm NONNE dieser charakteristischen Zahnveränderung doch eine hohe pathognomonische Bedeutung beimessen zu dürfen. Zum Schluß erwähnt PFLÜGER, daß MOON bereits eine typische Formveränderung der ersten Molaren bei kongenitaler Lues folgendermaßen beschrieb: „Reduced in size and dome-shaped trough the dwarfing of the central tubercle of each cusp" (klein und kuppelförmig infolge Wachstumshemmung jeder Spitze).

LEPLAT spricht auch die häufig an den Zähnen, speziell an Schneidezähnen zu beobachtenden weißen oder gelb-weißen Flecken als ein Stigma für kongenitale Lues an.

CAVALLAROS sehr eingehende Untersuchungen scheinen zu zeigen, daß in der Tat alle überhaupt beobachteten und beschriebenen Formen von Zahn- und Kieferveränderungen bei Lues congenita vorkommen: Sein Resumée lautet ähnlich dem KRAUPAS:

1. Bei hereditär syphilitisch Belasteten wurden die folgenden verschiedenen Zahnstigmata gefunden: Erosionen der Zahnkrone, Höckererosionen und HUTCHINSON-Zähne; weißliche Streifen und Flecken, Entwicklungs- und Durchbruchsstörungen, Infantilismus der Zähne, Mikrodontismus, Beständigkeit der Milchzähne, Anomalien der Struktur, der Form, der Zahl, der Stellung und der Farbe; vollständiges oder teilweises Fehlen von Zähnen und Zahnanlagen, frühzeitige Caries, frühzeitiger Zahnverlust, Zwischenräume, Diastema und folgende Kennzeichen an den Kiefern: Malokklusion, schlechte Artikulation der Zahnbögen, Prognathie, dachförmig hoher oder ganz flacher Gaumen.

2. Die Zahnstigmata sind die häufigsten charakteristischsten, bleibendsten und untrüglichsten Zeichen der Stigmata der Erbsyphilis.

3. Die Erosionen sind systematisch ausgebildet; sie finden sich an der gleichen Stelle der entsprechenden Zähne. Daneben haben sie eine besondere Prädilektion für manche Zähne (die HUTCHINSONsche Erosion an den oberen mittleren Schneidezähnen, die horizontalen Grübchen an den unteren Schneidezähnen, die Höckeratrophien der Eckzähne und ersten Molaren.

4. Die Zahnstigmata gehören nicht ausschließlich der zweiten Dentition an, sie werden ebenso häufig bei den Milchzähnen vorgefunden. Einige Fälle von Zahnstigmata sind in der dritten Generation beobachtet worden.

5. Die Kauflächenerosionen der Milchmolaren, besonders der zweiten, sind sehr häufig, und wir haben hauptsächlich diese bei unseren Untersuchungen gefunden.

6. Die Zahnveränderungen, wie wir sie bei idiotischen oder geistig zurückgebliebenen Kindern fanden, stellen einen vollkommen anderen Typus gegenüber dem dar, den wir bei den Hereditärsyphilitikern fanden, HUTCHINSON-Zähne, systematische Läsionen, horizontale Grübchen, Zahninfantilismus und Kauflächenerosionen der Milchmolaren sind kennzeichnend für Erbsyphilitiker, während bei Idioten vertikale Grübchen und Megalodontismus beobachtet werden.

7. Die Zahnstigmata werden selten für sich allein gefunden (wir haben nur 3 von 56 Fällen beobachtet); sie sind für gewöhnlich mit anderen Kennzeichen am Kopf oder mit anderen hauptsächlichen Stigmata vereint.

8. Eine enge Beziehung zwischen den Faktoren der HUTCHINSONschen Trias, besonders zwischen Zahn- und Augenveränderungen, wurde sehr häufig festgestellt.

In 56 Fällen von Zahnläsionen fanden wir Augenläsionen 35- und Ohrläsionen 12mal.

9. Die anatomische und pathologische Untersuchung der Zahnkeime und der syphilitischen Zähne ergab die folgenden charakteristischen Symptome: Strukturen, welche klinisch mit den Höckeratrophien übereinstimmen, Schmelz- und Dentinveränderungen, interprismatische und interglobuläre Zwischenräume, abgerundete Inseln; ferner Granulationsherde, die auf die Schneidekanten während der Zeit ihrer Entwicklung in größerer Ausdehnung einwirken.

10. In den Zahnkeimen macerierter und zweifellos syphilitischer Feten wurden folgende Veränderungen gefunden: Endovasculitis, Perivasculitis, Blutungen und kleinzellige Infiltrationen.

11. Die Spirochaeta pallida ist reichlichst in den Zahnkeimen in der Nähe der Dentinalcap (kappenförmiges Stadium nach AHRENS) in der Nähe der Gefäße oder ihrer Wände gefunden worden.

12. Die Zahnstigmata hängen von einer Hauptkrankheitsursache ab, die ihren hemmenden Einfluß während der Zeit der Zahnentwicklung ausübt, d. h. der zweiten Hälfte des intrauterinen Lebens, und die große Ursache kann nur die Syphilis sein.

13. Die Anwesenheit von vasculären Störungen und der Spirochaeta pallida im Zahngewebe führt uns zur Annahme, daß die Zahnstigmata syphilitischer Natur sind und nicht nur indirekten syphilitischen Ursprungs.

14. Die Zahnstigmata sind von großem Wert für die Diagnose der hereditären Syphilis, da sie die Krankheit schon vor dem Erscheinen anderer Stigmata ankünden. HUTCHINSON-

Zähne, die Höckeratrophie der ersten bleibenden Molaren, die zahlreichen systematischen Läsionen der zweiten Dentition, ebenso wie auch der ersten, besonders an den Höckern der ersten Molaren, sind pathognomonisch für die Erblues.

In 23 von 56 Fällen wurden Hutchinson-Zähne gefunden.

15. Die Kieferknochenveränderungen besitzen, obgleich sie ziemlich oft bei Heredosyphilitikern angetroffen werden, nicht einen absoluten diagnostischen Wert.

16. Die spezifische Behandlung muß immer bei heredosyphilitischen Kindern mit Zahnstigmata vorgeschlagen werden, auch wenn diese Stigmata allein vorkommen oder ohne Verbindung mit anderen syphilitischen oder dystrophischen Kennzeichen sind.

Auch Pasini hält gleich Cavallaro die Frage der Spezifität der Hypoplasie für kongenitale Lues überhaupt für undiskutabel; auch er behauptet auf Grund seines bakteriologischen Befundes an einem *macerierten* Fetus, daß die Hypoplasie das Resultat einer unmittelbar an Ort und Stelle wirksamen Tätigkeit des in voll virulenter Aktion befindlichen spezifischen pathogenen Agens darstellt. Köhler bestätigt die Befunde von Pasini und Cavallaro hinsichtlich der Anwesenheit von Spirochäten in Zahnkeimen, wenn er sich auch den Folgerungen der beiden Autoren nicht anschließt. V. Groer und Kassowitz schreiben: „daß mit dem Nachweis der Spirochäten auch in den Zahnkeimen kongenitalluetischer Feten die Spezifität der Hutchinsonschen Zähne bei angeborener Syphilis erwiesen sei."

Wesentlich dürfte es noch sein, hier die Äußerungen von Buschke, Langer und Wassmund einzufügen, weniger weil wir etwa bei ihnen neue pathognomische Zahnformen kennen lernten, sondern weil wir uns mit ihrer Theorie noch bei der Besprechung der Pathogenese und Ätiologie eingehender zu beschäftigen haben werden.

Nach ihnen kommen als Stigmen für Lues congenita *nur* Veränderungen am *bleibenden* Gebiß in Frage; sie lehnen alle Veränderungen an den Molaren als Stigmen ab und lassen nur folgende Formen gelten:

„1. und dies ist die am meisten auftretende für Lues charakteristische Form, die Tonnenform der Schneidezähne, wobei der ganze Zahn, vor allem aber seine Ecken tonnenförmig abgerundet erscheinen. Es kann hierbei der Zahn eine scharfrandige untere Schneidekante haben, die der Kante eines Schraubenziehers ähnlich sieht und daher als Schraubenzieherform bezeichnet wird; oder aber die untere Schneidefläche ist halbmondförmig eingebuchtet, die sog. Halbmondform.

2. Als ein in der Entwicklung des Zahnes weiteres Stadium muß man eine Form ansehen, die sich dadurch kennzeichnet, daß neben oder ohne die halbmondförmige Einbuchtung der unteren Schneidefläche von ihrer Mitte eine auf der Schneidekante senkrecht stehende Incisur oder Einkerbung sich findet.

3. Nicht allzu selten findet sich in mehr oder weniger starker Ausbildung die Pflockform, d. h. eine Gestalt des Zahnes, die den Eindruck erweckt, als wäre der betreffende Zahn scharf abgesägt, nur daß man stets, worauf besonders zu achten ist, die untere platte Schneidefläche des betreffenden Zahnes mit Schmelz bedeckt findet. Während der größte Teil der Krone vollständig zu fehlen scheint, ragt unter dem Gaumen nur ein Drittel oder gar ein Viertel heraus, woraus naturgemäß ein offener Biß bei dem Kranken resultiert."

Zu diesen für kongenitale Lues charakteristischen und nach ihrer Ansicht unbedingt pathognomonischen Formen fanden sie als wichtigste und neue Tatsache, daß der unter normalen Verhältnissen gerade Rand des Zwischenkiefers bei kongenitaler Lues eine konkave Veränderung aufweist, die sie als den „konkaven Rand des Zwischenkiefers" bezeichnen, „den wir aber wohl besser den konkaven Zahnfleischrand nennen. Es ist uns nun gelungen, auch an mehreren Erwachsenen diese Beobachtungen nachzuprüfen, und es hat sich in der Tat gezeigt, daß der nach unten konkave Zahnfleischrand als durchaus pathognomonisch für kongenitale Lues anzusehen ist, und daß er ein Zeichen einer Hypoplasie des Zwischenkiefers darstellt".

Sie ergänzen ihre Beschreibung durch zwei Abbildungen. Nach ihren Feststellungen scheint es, als ob die ganze Frage nach der Entstehung der kongenital-luetischen Zahnveränderungen hierdurch eine gewisse Änderung erfahren hat und unsere Aufmerksamkeit mehr dem Zwischenkiefer als den Zähnen selbst gebührt, da ihre Veränderungen, d. h. also der sog. Typ der „Hutchinson-Zähne" nur eine sekundäre Erscheinung auf Grund der primären Störung im Zwischenkkiefer sind.

„Und zwar beobachten wir überall als selbstverständliches Resultat dieses Erkrankungsvorganges, daß der Zahnfleischsaum, der bei normalen Menschen eine gerade Linie bildet, infolge der Hypoplasie des Zwischenkiefers, wie es auch aus den Abbildungen ersichtlich ist, einen konkaven Rand bildet, der uns für die kongenital-luetische Zahnbildung durchaus pathognomonisch zu sein scheint. Jedenfalls haben wir ihn bisher bei allen kongenitalluetischen Kindern und Erwachsenen, soweit sie überhaupt irgendwelche Veränderungen typischer Art am Gebiß aufwiesen, nachweisen können."

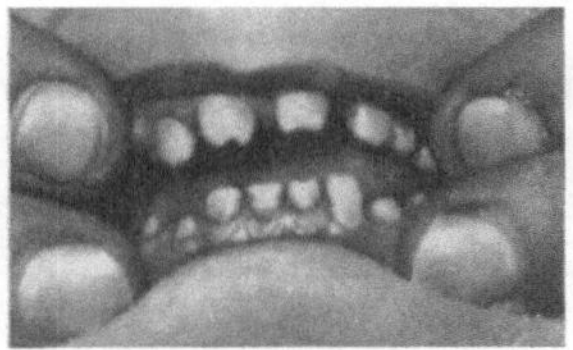

Abb. 1. Typischer HUTCHINSON-Zahn.

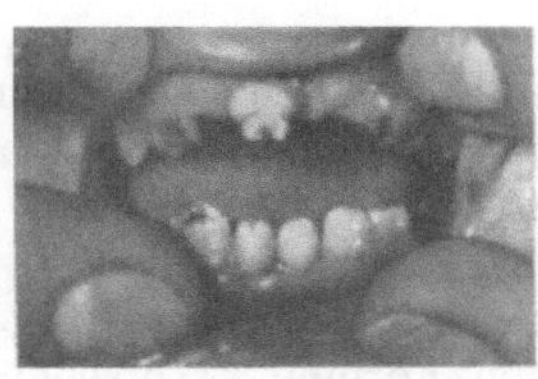

Abb. 2. Sog. Meißelform des oberen mittleren Incisivus. (Patient kongenital-luetisch.)

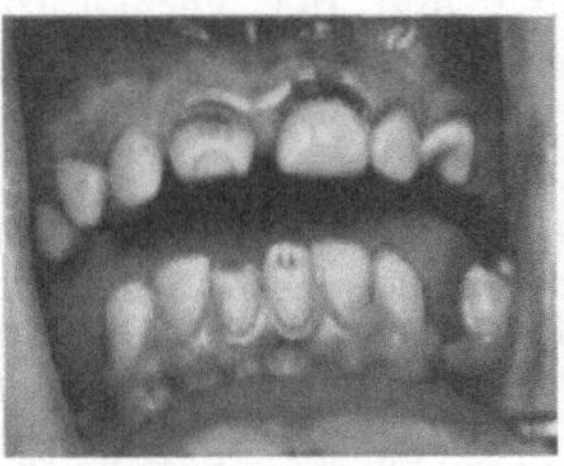

Abb. 3. R. Incisivus typischer Hutchinson, der linke Zahn künstlich. (Kongenitale Lues.)

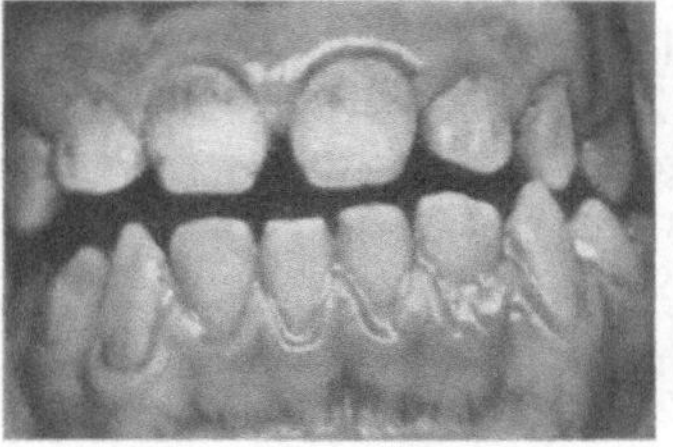

Abb. 4. Typische Faß- oder Tonnenform des mittleren oberen Incisivus, allerdings ohne die kerbige Einbuchtung, aber mit hypoplastischen Veränderungen an der Schneidekante. (Patient kongenital-luetisch.)

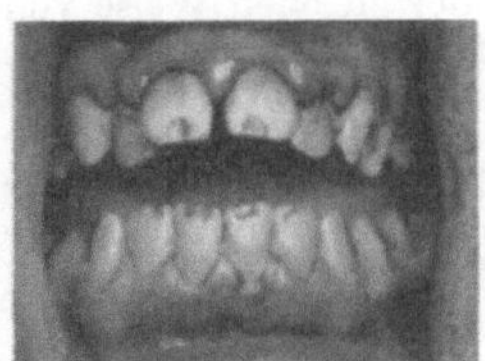

Abb. 5. Pseudo-HUTCHINSON-Zähne, die oft fälschlich als HUTCHINSON-Zähne angesprochen werden. (Patient vollkommen gesund.)

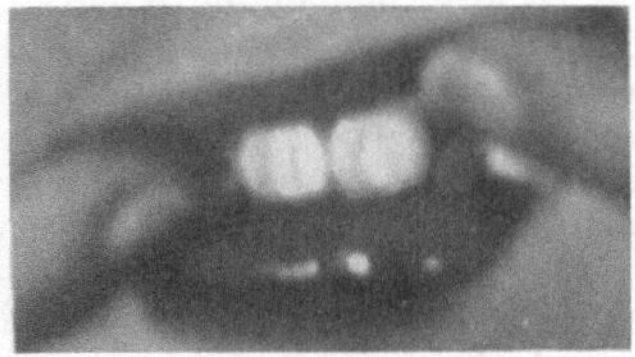

Abb. 6. LE PLATsche Flecken. (Halbschematisch.)

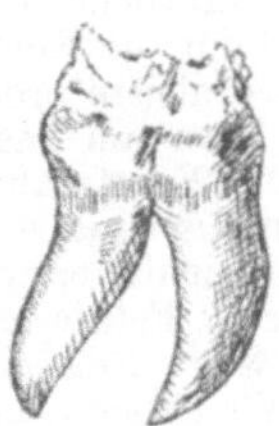

Abb. 7. Knospenform des Sechsjahrmolaren. (Als für kongenitale Lues typisch beschriebene Form.) (PFLÜGERsche Knospenform.)

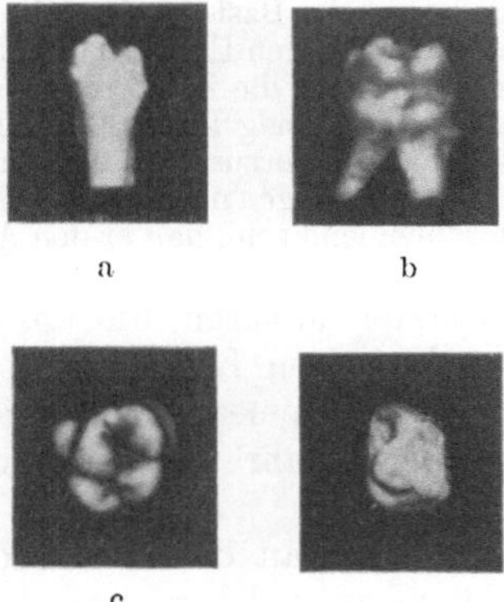

Abb. 8 a bis d. Carabellischer Höcker. Fünfter überzähliger Höcker.

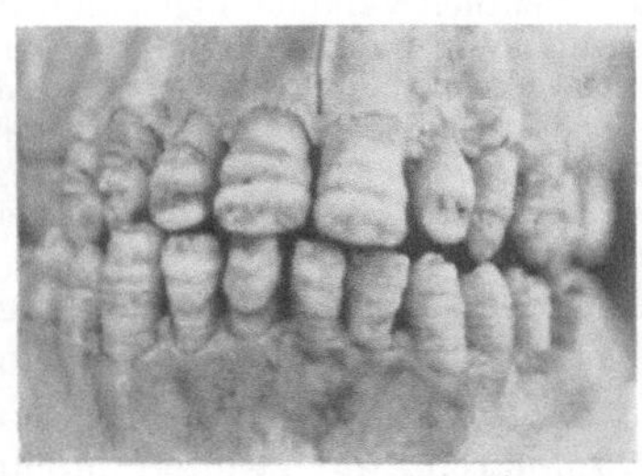

Abb. 9. Luesfreier Kretinenschädel mit ringförmigen, stufenförmigen Einschnürungen an sämtlichen Zähnen des Ober- und Unterkiefers, wie sie von manchen Autoren als für kongenitale Lues oder von anderen als für Rachitis typisch beschrieben werden.

Abb. 1—9. Zahnveränderungen bei kongenitaler Syphilis.

Das klinische Bild der Zahnveränderungen bei kongenitaler Syphilis. In der literarhistorischen Übersicht haben wir alle einzelnen für die kongenitale Lues vermeintlich typischen Zahn- und Kieferanomalien kennen gelernt und es erübrigt sich, die klinischen Bilder hier nochmals einzeln aufzuzählen.

Der Einfachheit halber füge ich eine Übersichtstafel (S. 247) ein, aus der die jeweiligen Formen zu ersehen sind.

Pathologie. Wie wir gesehen haben, stehen neben den vermeintlich spezifischen Formveränderungen bestimmter Zähne die Hypoplasien im allgemeinen im Vordergrund des Interesses.

Bevor ich auf die Besprechung der Pathologie und der vermeintlichen Ätiologie und Pathogenese der besprochenen Anomalien und Deformitäten der Zähne und Kiefer näher eingehe, schicke ich zum besseren Verständnis einige Daten aus der *normalen Entwicklungsgeschichte* voraus:

Bei der Entwicklung der Zähne ergänzen sich zwei Keimblätter, das Ektoderm und das Mesoderm, in der Arbeit, um schließlich ein einheitliches Gebilde, den fertigen Zahn, zu zeitigen. Der Zeitpunkt der ersten Zahnanlage ist nach Roese und Ahrens etwa der 34. Tag der Embryonalentwicklung bei einer Embryolänge von 11 mm. Wir sehen aus der sog. Zahnleiste sich zunächst die Milchzähne entwickeln, die etwa beim 10 Wochen alten Embryo alle gleichzeitig angelegt sind und deren Verkalkungsdaten sich ungefähr aus dem beigegebenen Schema ablesen lassen. Nach den neuesten Untersuchungen stimmen diese Daten nicht ganz; da die Untersuchungen aber noch nicht abgeschlossen sind, füge ich vorerst die alte Skala ein.

Ende des 4. Fetalmonats bei einer Embryonenlänge von etwa 14 cm beginnt die Zahnleiste am hinteren Ende hinter dem 2. Milchmolaren weiter zu wachsen und zeitigt in der 17. Fetalwoche die erste Anlage für den ersten bleibenden (6-Jahr)-Molaren. Der Zeitpunkt für die Entstehung des zweiten bleibenden Molaren, der in der gleichen Weise von der Zahnleiste produziert wird, liegt ungefähr im 9. bis 10. Monat post partum. Ähnlich wird etwa um das 5. Lebensjahr der 3. Molar, der sog. Weisheitzahn, gebildet.

Die Ersatzzähne = Wechselzähne (bleibende Incisiven, Eckzähne und Prämolaren) gehen aus einer sog. Ersatzleiste hervor, die ein Abkömmling der Zahnleiste ist, und zwar sehen wir die ersten Anlagen für die bleibenden Incisivi etwa in der 23., für die Eckzähne in der 24. Fetalwoche. Die ersten Prämolaranlagen zeigen sich zur Zeit der Geburt, während der zweite Prämolar erst etwa im 10. Lebensmonat angelegt wird.

Wir haben also zur Zeit der Geburt des Kindes neben der mehr oder weniger weit entwickelten Zahnanlage des Milchgebisses die Keime der Schneide- und Eckzähne und der ersten Molaren des bleibenden Gebisses, während die ersten Prämolaren gerade erst angelegt werden. Die Verkalkung der Zähne des bleibenden Gebisses, die uns bei den hier zu erörternden Streitfragen ganz besonders interessiert, ist aus dem nebenstehenden Schema zu ersehen (s. S. 249).

Danach ist zur Zeit der Geburt die Verkalkung der Milchschneidezahnkronen ziemlich vollständig, die der Eckzahn- und Molarenkronen gut zur Hälfte vollzogen. Da der Prozeß der Dentifikation an der Kuppe beginnt und ganz allmählich nach der Basis hin fortschreitet, kommen eventuell Veränderungen an den Milchschneidezähnen und den Höckern der Milchmolaren als kongenital-luetische Stigmen nicht in Frage. Denn ist die Zahnkrone einmal fertig entwickelt, d. h. sind Dentin und Schmelz gebildet, so vermag keine Erkrankung außer der Caries eine Veränderung in der Struktur des Zahnes hervorzurufen; der Einfluß der kongenitalen Lues soll aber, wie wir im Verlauf unserer Betrachtungen noch hören werden, falls er sich vor dem 8. Fetalmonat geltend macht, so einschneidend sein, daß er den Abort des Fetus zur Folge hat.

Es sind also zunächst die Schneidezähne und ersten Molaren, die uns hier interessieren, da deren Dentifikation im ersten und zweiten Lebensmonat beginnt. Erst im Verlaufe des zweiten und dritten Lebenssemesters ossifizieren die Prämolaren; die zweiten Molaren im dritten Lebensjahr und die dritten Molaren gar erst im zwölften.

Man ist dabei in der Lage, aus den Veränderungen an den Zahnkronen mit ziemlicher Genauigkeit den Zeitpunkt abzulesen, zu welchem irgend eine Schädigung den Zahnkeim getroffen hat. Mißbildungen an den Milchzähnen weisen auf Störungen in den Fetalmonaten hin. Veränderungen an der Kuppe des ersten bleibenden Molarzahns lassen einen schädigenden Einfluß zur Zeit der Geburt oder kurz darauf vermuten. Ist die Kuppe normal und sitzt die

Veränderung weiter unten, nach der Wurzel hin an der Krone, dann ist ein späterer Zeitpunkt der Störung anzunehmen.

Ähnlich verhält es sich in dieser Hinsicht mit Veränderungen vor allem an den mittleren Incisiven, die ja Zähne der gleichen Entwicklungsperiode sind.

Die histologischen Bilder von Schnitten und Schliffen derartiger hypoplastischer Zahnveränderungen zeigen im allgemeinen immer wieder dasselbe Bild. Es handelt sich um unverkalkte Stellen im Dentin, in Art von Interglobularräumen, die sich stellenweise über die ganze Anlage erstrecken,

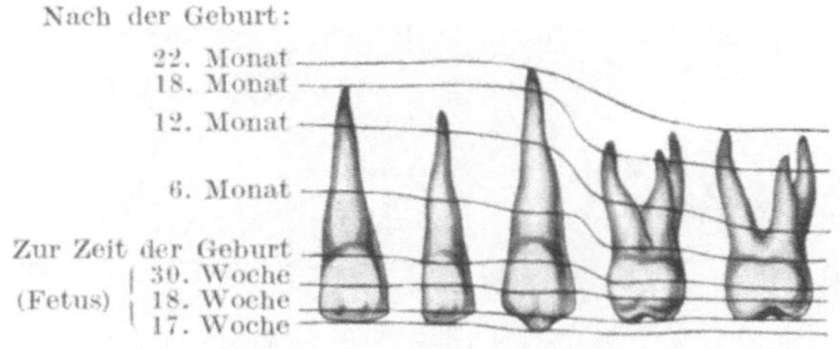

Abb. 10. Schema der Verkalkung des Milchgebisses.

um Spalträume im Schmelz und um pathologische Veränderungen in der Odontoblastenschicht, in der wir nicht nur Unregelmäßigkeiten in der Zahl und Stellung der Odontoblasten, sondern auch in ihrer Form deutlich erkennen können.

Der Schmelz zeigt ausgedehnte Veränderungen und Spaltbildungen zwischen den einzelnen Prismen, die nicht wie bei den normalen Zahnkeimen gerade verlaufen, sondern ausgefranst und gezackt sind; auch sind sie hier weit häufiger und erstrecken sich über größere Schmelzpartien.

Es kommt öfters vor, daß wir ausgesprochene Verkalkungsstörungen im

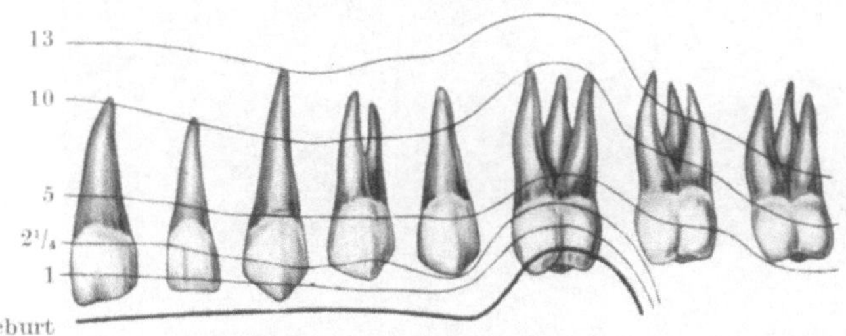

Abb. 11. Schema der Verkalkung des bleibenden Gebisses. (Nach RAUBER-KOPSCH.)
(Die bereits vollzogene Verkalkung der Höcker des 6-Jahrmolaren zur Zeit der Geburt, wie hier im Schema angegeben, wird von den meisten Autoren bestritten.)

Dentin haben, unregelmäßige Odontoblastenschichten, während wir an den Ameloblasten und an den Schmelzprismen nichts Pathologisches sehen; Veränderungen im Schmelz aber, ohne Dentinveränderungen, haben wir nie beobachtet. Auch haben wir feststellen können, daß es da wie dort zu inneren Strukturanomalien kommt, während die äußere Schmelzschicht verschont bleibt.

Wir haben wiederholt festgestellt, daß die Schmelzzellen noch lange Schmelzgrundsubstanz produzieren, während in der Odontoblastenschicht und in der Dentinbildung längst Unregelmäßigkeiten vorliegen.

Das sind die immer wiederkehrenden Bilder, die wir bei dem histologischen Studium der Hypoplasien vorfinden, ganz gleichgültig, ob es sich

um eine napf- oder tüpfelförmige, um eine ringförmige oder dellenförmige
Veränderung handelt, gleichgültig ob sie nur gewisse Partien des Zahnes oder die
gesamte Krone desselben betreffen.

Wie es nun möglich ist, daß an den einzelnen Zähnen immer wieder ganz
bestimmte Formveränderungen auftreten — ich denke hier an den sog. Hutchinson-Zahn, an die Pflock- und Meißelform der Schneidezähne, an die Zapfen-
zahnbildung, an die Knospenform der 6-Jahr-Molaren —, das wird sich vorerst

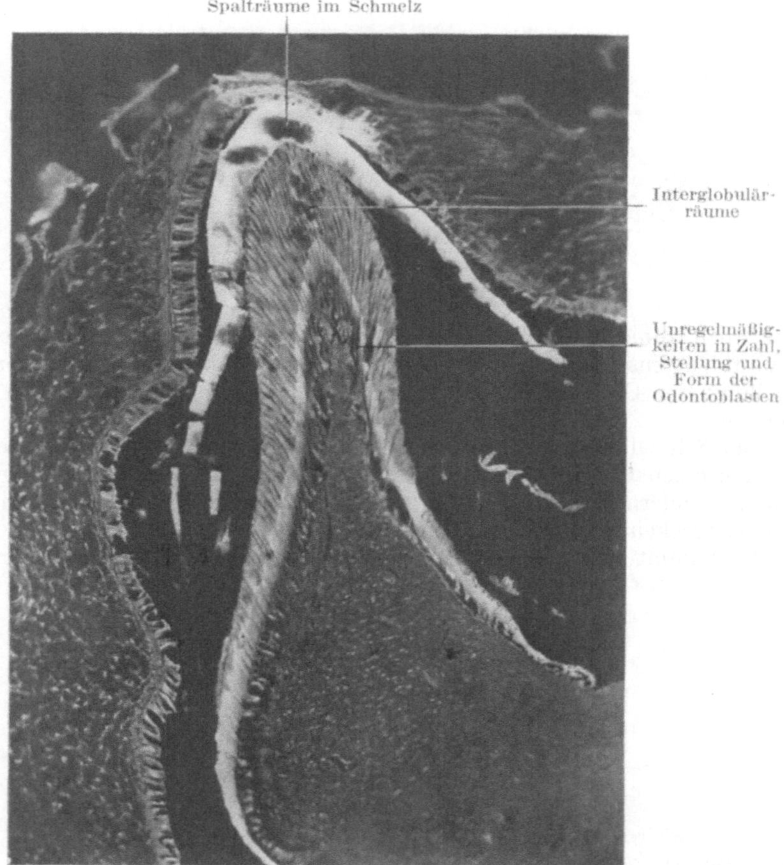

Abb. 12   Schnitt durch einen Zahnkeim eines Kongenital-Luetischen mit Veränderungen an den
inneren Drüsen (Thymussklerose).

nicht restlos klären lassen; immerhin will ich den Versuch einer Klärung nicht
unterlassen.

Pathogenese. Zunächst zur Pathogenese der Hypoplasien im allgemeinen:
Die verschiedenen Formen von Hypoplasien sind in erster Linie mit abhängig
von dem verschiedenen Verlauf der Schmelzprismen an den einzelnen Zähnen.
Sonst aber sind die Hypoplasien nichts anderes als der Ausdruck des verschiedenen Grades der Häufigkeit und Dauer *einer* schädigenden Einwirkung während
der Verkalkung des Zahnes, vielleicht auch zu verschiedenen Zeiten, die dementsprechend an der Bildung der Schmelzprismen mehr oder weniger eklatant
zum Ausdruck kommt und schließlich zu einer Veränderung der Schmelzbildner
führen kann. Wirkt also in der Bildungszeit der Schmelzprismen eine Noxe

früher oder später länger oder kürzer ein, so finden wir als Quittung auf diesen störenden Einfluß in der gleichen Ausdehnung am neugebildeten Zahn eine Hypoplasie vor.

Ähnlich wie im Schmelz wirken sich die Störungen auch in der Dentinbildung aus und wir haben auch hier die verschiedenartigsten Unregelmäßigkeiten zu verzeichnen, nur mit dem Unterschied, daß im Dentin evtl. im Laufe der Zeit bis zu einem gewissen Grad eine Reparation möglich, bei Schmelzanomalien aber ausgeschlossen ist.

Das als charakteristisch bekannte, gesetzmäßige, symmetrische Auftreten der Hypoplasien an allen Zähnen der gleichen Entwicklungsperiode läßt keinen Zweifel darüber zu, daß innige Beziehungen zwischen der Entstehung der Hypoplasie und der Verkalkung der Zähne bestehen und daß die Hypoplasie letzten Endes aufzufassen ist als das Resultat einer Störung von allgemeinem Charakter zur Zeit der Verkalkung der Zähne, was das mikroskopische Bild uns ebenfalls wieder bestätigt.

Diese Beobachtungen zeigen uns ohne weiteres, daß rein lokale Schädigungen, von denen eingangs verschiedentlich die Rede war, als Entstehungsursache vollkommen auszuschalten sind und daß von besonders pathognomischen Hypoplasieformen eigentlich nicht die Rede sein kann.

Wie gerade besonders typische Formen, z. B. der Zapfenzahn, der von ver

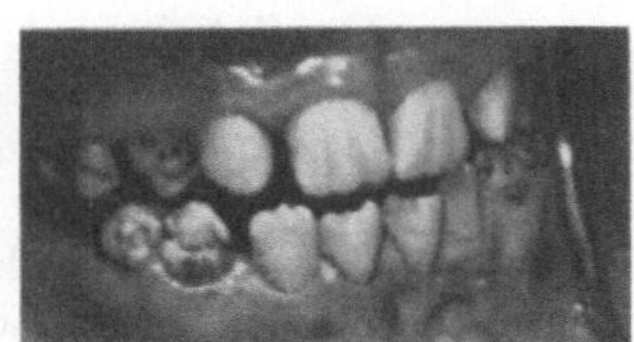

Abb. 13. Der normale Schneidezahn
kurz nach dem Durchtritt.
Dreiteilung und gut ausgeprägte Spitzen.

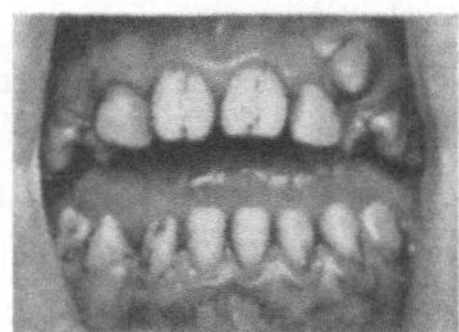

Abb. 14. Fehlende mittlere Komponente.
Charakteristische Faßform und Einkerbung
an der Schneidekante.
(Kongenital-luetischer Patient.)

chiedenen Autoren ja auch für kongenitale Lues als pathognomisch angesprochen wird, entsteht, darüber hat uns CHRIST an Hand von klinischen Beobachtungen eine eingehende, auch illustrierte Beschreibung gegeben. Nach seinen Beobachtungen, die sich mit den unseren vollkommen decken, geht hervor, daß wir uns den Aufbau einer Schneidezahnkrone z. B. aus mehreren, zumeist drei Komponenten, welche eine gewisse morphologische Selbständigkeit besitzen, zusammengesetzt denken müssen.

Es kann nun unter pathologischen Verhältnissen eine beliebige seitliche Komponente des Kronenaufbaus mangeln, oder es können beide seitliche fehlen; je nachdem werden wir mehr oder minder deutlich ausgesprochene Zapfenzähne vor uns haben.

Ähnlich denken wir uns den Vorgang bei der Pathogenese des HUTCHINSON-Zahnes und wir wollen versuchen, ihn durch die beigegebenen Photogramme zu illustrieren.

Auf dem einen Bild (Abb. 13) sind deutlich die drei Komponenten des frisch durchgebrochenen oberen mittleren Incisivus zu erkennen, auf dem anderen Bild (Abb. 14) ist ebenso deutlich zu sehen, wie die beiden seitlichen Komponenten voll und ganz zur Ausbildung gekommen sind, die mittlere aber nicht entwickelt ist. Eine deutliche Rinne ist an der Stelle der fehlenden mittleren Komponente vorhanden. Es resultiert aus dem Fehlen der mittleren Partie die Einkerbung an der Schneidekante und zugleich auch die faßförmige Gestalt der Krone des mittleren Incisivus.

Für alle abgebildeten und bereits eingangs beschriebenen Formveränderungen der Zähne den Versuch einer Klärung zu machen, müssen wir vorerst ablehnen; jedenfalls werden aber diese Verschiedenheiten der Formen in den Partien der gleichen Entwicklungsstufe der Zähne verschiedener Gruppen, z. B. das Auftreten einer Reihe von Grübchen an den Schneidezähnen und das gleichzeitige Auftreten von flächenförmigen Hypoplasien an den Spitzen der ein- und mehrhöckerigen Zähne, vielleicht auch der Knospenform am 1. Molaren sich durch den verschiedenen Verlauf der Schmelzprismen bei den jeweiligen Schneidezähnen oder Molaren oder Prämolaren erklären lassen; denn während die Prismenbündel bei den Schneidezähnen ausgebreitet, einzeln nebeneinander gelagert sind, laufen dieselben an den Spitzen der ein- und mehrhöckerigen Zähne nach einem Punkt zusammen, näher aneinander, sogar übereinander gelagert. Entsprechend lagern sich dann natürlich auch in den pathologischen Fällen die Grübchen an den Schneidezähnen nebeneinander, dagegen an den Höckern dicht neben und übereinander, sie konfluieren und durch die Verschmelzung der verschiedenen Grübchen entsteht dann notwendig ein flächenförmiger Defekt.

Die Schwere der Noxe, die Dauer ihrer Wirkung und der Zeitpunkt des Beginnes ihrer schädigenden Wirkung müssen natürlich mitgewertet werden.

So ist, wie schon Berten betonte, wohl zu verstehen, daß alle Formen von Hypoplasien letzten Endes als aus dem einfachen Grübchen entstanden und nur als der Ausdruck der größeren oder geringeren Häufigkeit und der längeren oder kürzeren Dauer einer die Verkalkung der Zähne beeinflussenden Störung von allgemeinem Charakter zu betrachten sind, bestimmt noch durch die den verschiedenen Zähnen eigne Lagerung der Prismen.

Ätiologie. Fast ebenso widersprechend und vielseitig wie die Ansichten der einzelnen Autoren hinsichtlich der Bedeutung der verschiedenen Zahnanomalien für die Diagnose kongenitaler Lues sind, so verschieden sind auch die Meinungen über die Ätiologie der Hypoplasien und Zahndeformitäten.

Die strittige Frage, welche Erkrankung zur Bildung der einzelnen der vorgenannten Zahnanomalien führt, wäre zunächst zu trennen in die beiden hauptsächlichen Unterfragen: Sind es Allgemeinerkrankungen oder sind es lokale Schädigungen, die diese Zahnveränderungen zeitigen?

Die Zahl der Anhänger der Theorie der rein lokalen Ursachen ist keine sehr große, und so wollen wir versuchen, diese Frage zuerst zu erledigen. Wir hätten in diesem Falle nur mit bakteriellen resp. protozoischen oder rein traumatischen Einflüssen zu rechnen; die ebenfalls noch angeschuldigten medikamentösen Schädigungen (Calomel und andere frühzeitige Quecksilberkuren) brauchen wir wohl nicht zu diskutieren.

Höchstens wäre evtl. noch die von Buschke und seinen Schülern Langer und Wasmund bereits zitierte Theorie hier mit zu besprechen; aus äußeren Gründen will ich darauf aber erst am Schluß der ätiologischen Betrachtungen eingehen.

Lokale Entstehungsursachen. Wenn wir unsere bisherigen Erörterungen über die Hypoplasien berücksichtigen, so müssen wir eigentlich ohne weiteres sagen, wie auch schon angedeutet, daß eine rein lokale Schädigung als Entstehungsursache vollkommen auszuschalten ist. Das charakteristische Bild für die Hypoplasien zeigt uns stets alle Zähne der gleichen Entwicklungsperiode mit Hypoplasien versehen, und darin liegt unseres Erachtens schon der *Beweis* gegen die Theorie einer Bildung von Hypoplasien durch lokale, speziell infektiöse Ursachen, denen namentlich in neuerer Zeit wieder das Wort geredet wird.

Die von Cavallaro, Pasini u. a. für die Entstehung des Hutchinson-Zahnes, sowie von Hypoplasien überhaupt verantwortlich gemachte Spirochäte in loco kann nie so systematisch die Zähne der gleichen Entwicklungsperiode befallen, daß sie sich nur in jenen Partien auswirken würden, die die bleibenden Incisiven einnehmen, daß sie etwa nur in den Oberkieferfortsatz eindringen und den Unterkiefer verschonen würde, ganz abgesehen davon, daß wir bei 20 von uns sezierten und untersuchten kongenital-luetischen Feten, resp. Kindern bis zu fünf Jahren, auch solchen mit den verschiedenartigsten Veränderungen in den Zahnkeimen und an den Zähnen, in keinem Zahn oder Zahnkeim Spirochäten gefunden haben. Wären ferner die Zahnanomalien tatsächlich durch die Wirkung der Spirochaeta pallida in loco veranlaßt, so hätten wir bei dieser dann relativen Häufigkeit der Spirochätenansiedlung im Kiefer sicher auch eine häufigere syphilitische Kieferknochenerkrankung zu verzeichnen, und man würde nicht der wiederholt ausgesprochenen Ansicht begegnen, daß z. B. der Unterkiefer ganz immun sei gegen syphilitische Erkrankung.

Auch die von Walkhoff auf Grund der Kochschen experimentellen Rachitisarbeit aufgestellten Theorie, in der er in der Wertung der Resultate weit über die Kochschen Thesen hinausgeht, und auch wieder der lokalen Wirkung der Spirochäte bei der Entstehung des Hutchinson-Zahnes das Wort redet, kann nicht anerkannt werden. Walkhoff schreibt: ,,Die Schmelzanomalien lassen sich durch Einwanderung der Mikroorganismen in die Gewebe im Sinne Kochs und durch die dadurch verursachten Schädigungen der im Aufbau begriffenen Gewebe erklären. Die in Form und Kolonien sich in letzteren entwickelnden Mikroorganismen werden zunächst lokale Störungen hervorrufen, und je umfangreicher diese Ansiedlungen werden, um so stärker müssen die Ameloblasten und die Odontoblasten in ihrer Tätigkeit von jenen beeinflußt werden.''

Jedenfalls ist noch keineswegs ein Beweis für diese Behauptungen erbracht; sie erscheinen vielmehr ebenso unwahrscheinlich wie die Hypothese von einer lokalen Einwirkung der Spirochaeta pallida bei der Bildung der Hutchinsonschen Anomalie. Die von Koch beschriebenen Zahnveränderungen haben auch in keiner Weise etwas mit Hypoplasien zu tun, und Koch hat es auch gar nicht versucht, sie damit in Verbindung zu bringen.

Es·wären von lokalen Ursachen vielleicht noch ausgedehnte Munderkrankungen zu erwähnen mit anschließenden größeren Abscessen; derartige Erkrankungen kommen aber im jugendlichen Alter im Vergleich zu den in Rede stehenden Hypoplasien so selten vor und treten vor allem auch nicht so systematisch auf, daß sie als ätiologischer Faktor in Betracht kämen; ebensowenig auch eine traumatische Ursache.

Nach all diesem scheinen die Schädigungen der Zähne bei kongenitaler Syphilis nicht spezifischer Natur, sondern nur eine Folge einer schweren Allgemeinerkrankung des Fetus zu sein.

Weit schwieriger ist es, sich in den zahlreichen Allgemeinerkrankungen zurechtzufinden, die neben der Lues congenita für die Entstehung der Hypoplasien verantwortlich gemacht werden; die Entstehung der Hypoplasien auf allgemeine Ernährungsstörungen zurückzuführen, wie dies von den meisten Autoren geschieht, ist ein bequemer Ausweg; es müssen da aber schon präzisere Angaben gemacht werden, wenn uns die Theorie in der Erforschung der Ursachen der Hypoplasie voranbringen soll.

Nach Kassowitz kann 1. die Mißbildung des Zahnschmelzes, soweit sie zonenförmig auftritt, auf eine in das korrespondierende Alter des Individuums, nämlich dasjenige der Anlage des betr. Zahnsegementes fallende Entwicklungs- und Wachstumsstörung des Gesamtorganismus bezogen werden.

2. Die größte Rolle spielen hierbei akute, schwere, fieberhafte Infektionskrankheiten, in erster Linie Masern, dann Pneumonien und Pertussis.

3. Die Rachitis, mehr noch die Tetanie, aber auch Syphilis und Tuberkulose treten in ihrer ätiologischen Bedeutung hinter den akuten Infektionskrankheiten zurück.

4. *Die Zahnschmelzhypoplasie bietet demnach zwar einen sicheren Fingerzeig für eine abgelaufene schwere Entwicklungsstörung in einem bestimmten Lebensalter, sie ist aber kein Residuum einer spezifischen Krankheit;* eine solche kann daher nur anamnestisch erhoben, nicht katamnestisch erschlossen werden.

Nach Busch sind Eklampsie, Meningitis und schwere Anfälle von Erstickung, wie sie z. B. durch Keuchhusten im ersten Lebensjahre hervorgerufen werden können, die hauptsächlichsten Erkrankungen, welche „Erosionen" hervorrufen können. Daß solche häufig bei kongenital-luetischen Kindern zu finden sind, erklärt er damit, daß diese den vorher erwähnten Erkrankungen noch mehr ausgesetzt sind als nicht luetische. Andere, selbst hochfieberhafte Erkrankungen im ersten Lebensjahre wie Masern und Scharlach, können gleichfalls die Ausbildung der bleibenden Zahnkrone störend beeinflussen, hinterlassen jedoch nur dann typische Erosionen, wenn sie mit Krampfanfällen vermischt sind. Nach Busch werden sämtliche Zähne der gleichen Bildungszeit in Mitleidenschaft gezogen, und zwar am häufigsten die Zähne, deren Kronen sich am frühesten bilden.

Magitot führt die Zahnanomalien, auch den Hutchinsonschen Typus nicht ausgeschlossen, auf die während der Dentition ablaufende Eklampsie der Kinder zurück, und zwar geradezu mit Ausschluß der kongenitalen Syphilis.

Daß, wie die Lues, ebenso irgendeine Erkrankung, die das Individuum zur Zeit der Entwicklung der Zähne befällt und zu einer allgemeinen Ernährungsstörung führt, Schmelzdefekte verursachen kann, betonen Berten, Walkhoff, Dieck, Eichler u. a.

Zinsser faßt seine langjährigen Forschungen über die Entstehung und Bedeutung der vermeintlichen kongenital-luetischen Zahnveränderungen wie folgt zusammen:

1. Hutchinsonsche Zähne und vor allem die Hypoplasie der Kaufläche der $\frac{1}{1}M\frac{1}{1}$ (Fourniersche Zähne) müssen durch eine um die Zeit der Geburt, jedenfalls nicht nach dem 3.—4. Lebensmonat einwirkende Schädigung verursacht sein.

2. Als Schädigung kann eine lokale spezifische Erkrankung in Betracht kommen, doch ist es wegen der gleichwertigen symmetrischen Erkrankung aller in Frage kommenden Zahnteile nicht gerade wahrscheinlich (Ausnahme bilden die einseitigen Hutchinsonschen Zähne).

Es wird also wahrscheinlich

3. entweder eine allgemeine schwere Krankheit oder Ernährungsstörung oder Intoxikation die Hypoplasien verursachen, oder

4. eine Dysfunktion der endokrinen Drüsen derselben zugrunde liegen.

5. Der Zeitpunkt der Entstehung der Hypoplasien, namentlich derjenigen an der Kaufläche der ersten Molaren um die Zeit der Geburt, schließt zwar Rachitis oder Scharlach oder sonstige schwere Erkrankungen nicht aus, macht aber ihre Beteiligung weniger wahrscheinlich. Auch die Tetanie kommt bei weitem am häufigsten zu einem späteren Zeitpunkt vor.

6. Daß die Syphilis eine häufige Ursache der fraglichen Hypoplasien ist, kann nicht geleugnet werden.

Neben der Luestheorie hat sich in der Hauptsache die Rachitistheorie durchgesetzt, bis dann vor etwa 15 Jahren eine neue Theorie auftauchte, die aber in diesem Zusammenhang vielleicht von den beiden vorgenannten nicht so schroff zu trennen ist: daß nämlich die Entstehung der Hypoplasien mit der Dysfunktion der Drüsen mit innerer Sekretion in Zusammenhang steht. Namentlich ist es die Tetanie, die immer wieder von den verschiedensten Autoren als ursächliches Moment angesprochen wird.

Wollen wir auch die Vertreter dieser Theorien kurz zu Worte kommen lassen, bevor wir kritisch Stellung zu den einzelnen nehmen.

Nach Hochsinger „kann es keinem Zweifel unterliegen, daß die beschriebene Zahnanomalie (gemeint ist der Hutchinson-Zahn) in überwältigender Majorität bei kongenital Luetischen angetroffen wird. Dann aber bestehen immer auch anderweitige Symptome oder wenigstens Stigmata der angeborenen Syphilis, insbesondere charakteristische Lippennarben, Hornhautveränderungen, Schädel- und Nasendeformitäten u. dgl., so daß auch ohne das Vorhandensein der Hutchinsonschen Zähne die Lues feststellbar ist. Daneben kommen aber, wenn auch sehr viel seltener, Kinder mit typischen Hutchinsonschen Zähnen ohne Spur von sonstigen Luesstigmata zur Beobachtung und ich verfüge (in meinen Protokollen) über drei derartige Fälle mit negativer Wassermannscher Reaktion und ohne sonstiges auf Lues hinweisendes Kennzeichen. Auch Heymann berichtet über ein solches Ereignis (ebenso Kranz).

Das aber erscheint von großer Wichtigkeit. Denn die Mitteilungen von HUTCHINSON, FOURNIER sen. und jun., später von H. NEUMANN und OBERWARTH in Berlin stammen aus einer Zeit, in welcher die serologische Luesprobe noch unbekannt war. Hier wurde aus dem Vorkommen der HUTCHINSONschen Zahndeformität bei kongenital-luetisch Stigmatisierten der Schluß gezogen, daß jedes mit dieser Zahnanomalie behaftete Kind auch wirklich luetisch sei. Ich habe schon in früheren Publikationen, und zwar im Jahre 1898, in meinen „Studien über die hereditäre Syphilis, I. Teil", dann in meiner Abhandlung „Über die Mund- und Zahnkrankheiten bei Säuglingen und im Kindesalter" im SCHEFFschen Handbuch der Zahnheilkunde im Jahre 1909 berichtet, daß ich HUTCHINSONsche Zahndeformität in vollkommen *luesfreien* Familien meiner Privatpraxis *ohne Spur von luetischer* Vererbung angetroffen habe und darauf hingewiesen, daß ich die fragliche Zahnanomalie auch bei sichergestellter akquirierter Kindersyphilis gefunden habe, nicht ohne dabei zu erwähnen, daß schon WELANDER und PELLIZZARI Analoges gesehen hatten. In diesen Fällen fehlten selbstverständlich sonstige Stigmata der kongenitalen Lues, die Zahndeformität bestand sozusagen als isoliertes Symptom.

Wenn nun jetzt bei Fällen von isolierter HUTCHINSONscher Zahnanomalie, ohne daß vorher eine antiluetische Therapie eingegriffen hat, eine verneinende Seroreaktion gefunden wird, so ist dieses Moment von besonderer Bedeutung, weil die Lues congenita tarda selbst bei sorgfältiger und energischer Behandlung durch ein ungemein zähes Festhalten an der Wassermannreaktion ausgezeichnet und es daher nicht anzunehmen ist, daß unbehandelte Fälle von Lues congenita tarda mehrfach negativ reagieren sollten. Aber die 3 Kinder meiner Beobachtung waren vormals schwer rachitisch gewesen und zeigten auch zur Zeit ihrer Vorstellung in meinem Ambulatorium rachitische Skelettdeformitäten.

Dies ist nun der springende Punkt! Schon im Jahre 1898 schrieb ich auf Grund meiner eigenen und der KASSOWITZschen Erfahrungen den Satz nieder: Es ist für mich nicht zweifelhaft, daß heredoluetische Kinder erst auf dem Umwege der Rachitis von der fraglichen Zahnaffektion Besitz ergreifen. Heute, nach dem negativen Ausfall der Wassermannprobe bei meinen drei Fällen von isolierter HUTCHINSONscher Zahnanomalie, welche durchwegs schwere Rachitiker waren, bin ich völlig davon durchdrungen, daß die HUTCHINSONschen Zahndeformitäten, ebenso wie die meisten anderen Entwicklungsstörungen des Gebisses auf Rachitis zurückzuführen sind, selbst wenn sie bei offenkundigen Luetikern angetroffen werden. *Entgeht doch, wie ich in meinen vorerwähnten Studien ausführlich erörtert habe, kein kongenital-luetischer Säugling der Rachitis!* Ja! Ich habe gefunden, daß die *Heredoluetiker besonders frühzeitig an Schädelrachitis erkranken und nahezu ausnahmslos innerhalb des ersten Vierteljahres kraniotabische Stellen am Hinterhaupte zeigen, welche allerdings gerade bei Heredoluetikern besonders rasch und ausgiebig wieder erhärten, ja geradezu hyperostosieren.*

A. FOURNIER hat die Rachitis als Ursache der in Rede stehenden Zahndeformität deshalb ausgeschlossen, weil er — im Banne älterer Anschauungen — die Entstehungszeit der Rachitis erst auf die Zeit gegen Ende des ersten Lebensjahres verlegte, in welcher allerdings die Bildung der Dentinkappe über den Keimanlagen der bleibenden Schneidezähne längst vollendet ist, die Rachitis daher keinen Einfluß auf die Dentifikation gerade dieser Zahnkeime nehmen konnte. Hier hat aber FOURNIER geirrt!

Die Rachitis entsteht immer schon im ersten Lebenssemester, ja sehr häufig schon im ersten Lebensvierteljahr, und besonders frühzeitig, wie wir gehört haben, wenn Lues congenita mit im Spiele ist.

Aus dem Umstande, daß kongenital *Luetische* besonders frühzeitig von Rachitis ergriffen werden, daß also gerade bei den Heredoluetikern frischer Rachitisausbruch mit der Dentifikation der mittleren oberen Schneidezähne viel häufiger zusammentrifft als bei luesfreien Säuglingen, erklärt sich in ungezwungener Weise das wesentlich häufigere Vorkommen der HUTCHINSONschen Anomalie bei kongenital Luetischen als bei luesfreien Rachitikern".

Die Zusammenfassung dieses hervorragenden Kenners der Rachitis und der Lues congenita deckt sich in vielem mit den Resultaten meiner Studien über Zahnanomalien und spez. über den HUTCHINSON-Zahn. Wenn auch HOCHSINGER hinsichtlich der letzten Ursache für die Entstehung der Rachitis sich einer positiven Meinungsäußerung enthält, so schreibt er doch: „Wer auch in der Rachitisätiologie den endokrinen Drüsen eine führende Rolle beimißt, wird letzten Endes die Entstehung der HUTCHINSONschen Zahnanomalie mit inkretorischen Störungen in Zusammenhang bringen, wie KRANZ dies bereits 1912, (1914 und erneut und eingehend 1920 und 1921) getan hat und wie wir neuerdings auch bei NOBL und REMENOVSKY lesen können."

ESCHERICH und FLEISCHMANN behaupten. daß die Schmelzhypoplasien ausschließlich die Folge von Funktionsstörungen der Epithelkörperchen in früher

Kindheit sind; für die Veränderungen im Dentin macht Fleischmann die Rachitis verantwortlich.

Die Versuche Erdheims, der bei Ratten nach Exstirpation der Epithel-körperchen konstant Schmelzhypoplasien an den Nagezähnen auftreten sah, gaben die Unterlagen für die Forschungen der beiden Autoren.

Unsere Betrachtungen über die Pathologie und die Pathogenese der Zahndeformitäten haben uns gezeigt, daß wir letzten Endes bei allen Formen immer wieder dasselbe pathohistologische Bild vor uns haben, und daß alle Formen schließlich auf die Grundform, das Grübchen, zurückzuführen sind, verursacht durch eine Störung allgemeinen Charakters zur Zeit der Verkalkung der Zähne, und vor allem, daß wir wohl gelegentlich Störungen im Dentin ohne Veränderungen im Schmelz zu Gesicht bekommen können, daß wir aber Veränderungen am Schmelz ohne Dentinveränderungen nie finden.

Die Dentinveränderungen bei Rachitiszähnen lassen sich durch die Analogie zwischen Knochen und Dentin ohne weiteres erklären, für die Schmelzveränderungen aber — der Schmelz ist ja ein Gebilde sui generis, ektodermalen Ursprungs — war eine Erklärung nicht ohne weiteres gegeben. Fleischmann suchte nach einer besonderen Ätiologie, und er glaubte auf Grund seiner klinischen und histologischen Studien streng scheiden zu können zwischen rachitischen (Dentin) Veränderungen und Zahnveränderungen (am Schmelz), für welche die Tetanie, d. h. die der Tetanie zugrundeliegende Einwirkung, verantwortlich zu machen sei. Wenn seine Lehre lange unwidersprochen blieb, so waren nicht zuletzt seine ausgedehnten Untersuchungen und die beigegebenen instruktiven Bilder die Veranlassung, seine Rachitistheorie vorläufig ungeprüft anzuerkennen und sogar zu propagieren. Systematische Studien zur Erforschung der Ursachen der Zahn- und Kieferdeformitäten an einem reichlichen klinischen Material zeigten uns, daß von einem Gegensatz zwischen der Rachitis- und der Tetanietheorie nicht die Rede sein kann. Treffen wir doch einesteils die beiden gar so häufig vergesellschaftet, andernteils aber auch bald mit dieser, bald mit jener Krankheit allein gepaart Hypoplasien im Schmelz und Dentin immer wieder und in derselben Form an.

Wenn nun auch bis heute morphologische Grundlagen fehlen, welche die pathogenetische Abhängigkeit der Rachitis von einer bestimmten Blutdrüse zur Sicherheit erheben, so begegnen wir in der Literatur immer mehr der Ansicht, daß endokrine Störungen ein Hauptfaktor bei der Entstehung der Rachitis sind, und zwar werden abwechselnd die Schilddrüse, Nebenschilddrüse, der Thymus und auch die Nebennieren dafür verantwortlich gemacht und die von Klose beschriebenen thymektogenen Knochenbilder sowie die Erfolge mit Hypophysenfütterung bei Rachitis, die Klotz beschreibt, lassen an einem ursächlichen Zusammenhang nicht mehr zweifeln.

Wir haben uns in der Hauptsache mit dem Studium der Hypoplasien, ihrer Pathogenese und Ätiologie beschäftigt und festgestellt, daß ihre Entstehung nicht von Störungen der Epithelkörperchen allein, sondern von der Dysfunktion irgendwelcher inneren Drüsen abhängig ist; wir müssen auf Grund experimenteller und klinischer Studien, pathohistologischer und bakteriologischer Untersuchungen neben Funktionsstörungen der Epithelkörperchen solche der Schilddrüse, des Thymus, der Keimdrüsen und der Hypophyse mit verantwortlich machen.

Nach unseren Beobachtungen kommen alle die eingangs von den verschiedenen Autoren als für Lues congenita beschriebenen Zahndeformitäten, auch der Hutchinson-Zahn, ebenso häufig bei luesfreien wie bei kongenital-luetischen Patienten vor. Wir fanden unter 60 kongenital-syphilitischen Patienten nur einmal einen typischen Hutchinsonschen Zahn, ebenso fanden wir aber auch einen solchen bei einem nicht syphilitischen Kranken. Hiernach kommt Syphilis als unmittelbares ursächliches Moment keineswegs in Betracht. Bei unseren mikroskopischen Untersuchungen haben wir nie Spirochäten in luetischen Zahnkeimen gesehen. Cavallaros, Passinis und Köhlers Spirochätenbefunde erklären wir damit, daß diese ihre Untersuchungen an Feten vornahmen, die an Spirochätensepsis zugrunde gegangen waren, bei denen also der ganze Körper mit Spirochäten überschwemmt war. Es müßten, wenn die Hutchinsonsche Deformität durch lokale Spirochätenwirkung hervorgerufen würde, mehr einzelne Zähne in unsymmetrischer Weise befallen sein, auch müßten dann mehr syphilitische Knochenerkrankungen vorkommen, und vor allem würde der Unterkiefer nicht in so auffallender Weise verschont bleiben. Bei Kindern mit Hypoplasien der Zähne beobachteten wir Wachstumsstörungen, auf die bereits Fournier hingewiesen hat, Schilddrüsenveränderungen, spät einsetzende Menses, rudimentäre Hoden und Krämpfe, und daraus ist der Schluß zu ziehen, daß auch für die Entstehung der Hutchinsonschen Zahnanomalie, ebenso wie für die Zahnhypoplasien überhaupt, Funktionsstörungen der inneren Drüsen verantwortlich zu machen sind.

Wenn auch der pathogenetische Mechanismus in weitaus den meisten Fällen vorerst noch nicht zu ergründen ist, so lassen sich engste Zusammenhänge zwischen Lues congenita und Allgemeinerkrankungen der verschiedensten Art — basierend auf Dysfunktionen im endokrinen Drüsenapparat — immer wieder feststellen. So wird in der Literatur der letzten Jahre die kongenitale Lues in Beziehung gebracht zur allgemeinen Dystrophie, zu Zwergwuchs, Epiphysenerkrankungen, Angio- und Trophoneurosen, Hypothyreoidismus, Pseudohermaphroditismus, Infantilismus, Dystrophia adiposo-genitalis, Eunuchoidismus.

Wegner beschreibt in seiner klassischen Abhandlung über kongenitale Knochensyphilis bei jungen Kindern 12 Fälle; darunter waren in 11 bedeutende Veränderungen der Leber und Milz zu beobachten; in einem Fall ein auffallend vergrößerter Thymus, ein Fall mit Nebenhodenerkrankung, in 3 Fällen waren die Nebennieren stark verändert und zweimal das Pankreas. Über die zugehörigen Zahnverhältnisse hat Wegner keinen Befund erhoben, wohl aber eine heute noch als vorbildlich geltende Beschreibung der syphilitisch veränderten Knochen gegeben. Wir sehen also unter 12 Fällen von kongenitaler Lues, abgesehen von den Veränderungen an Milz und Leber, siebenmal die inneren Drüsen in Mitleidenschaft gezogen.

Die von Wegner beschriebenen sehr starken Kalkinfiltrationen des Knorpels bei kongenital Syphilitischen sind wohl auch als eine Störung des Kalkstoffwechsels zu betrachten, für die zwar eine positive Ursache noch nicht gefunden ist, die aber hier wie auch bei der Rachitis jetzt mehr denn je auf Rechnung innersekretorischer Drüsenstörungen gesetzt wird. Das längere Unverkalktbleiben des Knorpels bei dem kongenital-syphilitischen Knochensystem ist dem Knorpelbild bei thymektomierten Hunden ähnlich. Vielleicht läßt sich die Verschiedenheit des Bildes hinsichtlich der Kalkablagerungen dahin erklären, daß diese außerordentliche Kalkablagerung bei der Lues auch darin bedingt ist, daß außer einer Überproduktion infolge innerer Drüsenstörungen bei Lues eine Gefäßarmut in der Knorpelknochengrenze vorliegt; es sterben dadurch die benachbarten Zellen ab; die Produktion der Kohlensäure wird herabgemindert und der Ablagerung der Kalksalze steht somit nichts mehr entgegen. Doch ist dies eine Hypothese, die einer genaueren Untersuchung bedarf.

Die zahlreichen Arbeiten über kongenital-luetische Veränderungen des Thymus von Dubois, Schridde, Bednar, Chiari, Ribbert, Eberle, Tuve, Hecker, Hennoch, Hammar, Hochsinger, Hennig u. a. zeigen uns, was ja auch Bab in einer Statistik angibt, daß die Erkrankung des Thymus bei kongenitaler Lues nicht so selten ist, wie Schlesinger annimmt.

Auch wir konnten bei unseren Untersuchungen sehr häufig einen pathologischen Thymusbefund erheben. Hecker hat in seinem Beitrag zur Histologie und Pathologie der kongenitalen Syphilis nachgewiesen, daß unter anderem die Nieren regelmäßig pathologisch verändert sind, ebenso typisch wie die Milz. Das Pankreas zeigt beständig eine Gewichtszunahme, auch der Thymus ist durch Verdickung der Bindegewebssepten und Kompression der Lobuli verändert.

Hübschmann beschreibt neben der stark veränderten syphilitischen Leber auch die Nebennieren und vor allem das Pankreas und die Schilddrüse als ganz enorm von Spirochäten befallen.

Thomson und Chivitz haben 15 Fälle von kongenital-luetischen Kinderleichen untersucht; immer war es das Pankreas, das die zahlreichsten Spirochäten enthielt. Es bestätigt sich damit, daß das Pankreas sehr früh und sehr intensiv unter angeborener Syphilis leidet. Faroy berichtet über Syphilis der Parotis und des Pankreas und glaubt, daß die durch die Lues herbeigeführten Veränderungen der beiden Organe vielleicht bei der Entwicklung der Kachexie eine Rolle spielen. Derselben Ansicht sind Oedmansson und Wagner. Zitron hat der Frühsyphilis der endokrinen Drüsen nur wenige Worte gewidmet; aber er berichtet doch, daß die Hälfte aller unbehandelten Fälle eine Schilddrüsenvergrößerung aufweist, von der er die angeblich syphilitischen Herzerkrankungen in der Frühperiode abhängig macht. Simmonds betont, daß es keine Seltenheit sei, die Hypophyse, und zwar den Vorderlappen, von der Syphilis befallen zu finden. Raudnitz führt den Fall eines plötzlichen Todes mit Dyspnoe und Cyanose auf eine Thymusblutung bei kongenitaler Lues zurück. Wir sehen hier die von Fournier als kongenital-luetisches viscerales Stigma angeführte Cyanose auch als durch eine innersekretorische Drüsenstörung bedingt beschrieben. Ebenso berichtet Vacher über Todesfälle bei kongenitaler Lues infolge Thymushyperplasie. Gerber beschreibt einige Fälle von Parotiserkrankung bei kongenitaler Lues. Trinchese hat in einer bakteriologisch-histologischen Abhandlung über kongenitale Lues die Nebennieren am häufigsten spirochätenhaltig gefunden, und zwar in 97,5$^0/_0$ aller Fälle; ebenfalls sehr häufig waren die Hoden und Ovarien pathologisch verändert. Köhler berichtet von Spirochätenbefunden in den Epithelkörperchen seiner luetischen Feten. Schneider, den Köhler als Gewährsmann anführt, schreibt mir, daß er histologische Veränderungen an den Epithelkörperchen nicht beobachtet habe und Spirochäten nur in den Fällen von Spirochätensepsis. Jesionek und vor allem Bab geben eine statistische Zusammenstellung über die innersekretorischen Störungen durch die Spirochaeta pallida. Wenn auch ihre Zahl gegenüber dem vorausgegangenen literarischen Überblick vielleicht noch zu niedrig gegriffen erscheint, kommen sie trotzdem zu einem ganz erheblichen Prozentsatz: In Pankreas 81%, Nebennieren 64%, Thymus 55%, Schilddrüse, Ovarien 46,2%, Hoden 50%.

M. B. Schmidt beschreibt bei kongenital Luetischen beobachtete hypophysäre Nekrosen. Paris und Saberéanu fanden bei infizierten Neugeborenen Spirochäten in der Hypophyse; Jaffé gibt als Ursache von Dystrophia adiposo-genitalis diffuse interstitielle Hypophysitis, Perhypophysitis, Gummen im Hypophysenstiel mit bindegewebiger Abheilung und daraus resultierender Behinderung des Abflusses der Inkrete an. Desgleichen konnte Jaffé spezifische Hodenveränderungen bei kongenital-luetischen Kindern feststellen.

Nach diesen literarischen Daten war es keineswegs verfrüht zu nennen, wenn wir bereits 1912 am Schluß unserer Untersuchungen über Zahnhypoplasien darauf hingewiesen haben, daß vielleicht für alle Hypoplasien die innersekretorischen Störungen als gemeinsame Ursache in Betracht kommen.

Josephson und Cederkreutz haben sich 1914 ebenfalls dahingehend geäußert, daß jedenfalls auch für die Hutchinsonschen Zahnanomalien die innere Sekretion als ätiologisch wichtig in Betracht kommt. Josephson glaubt „den Beweis, daß die Vermittlung des syphilitischen Virus durch die endokrinen Drüsen geht, teilweise darin erbracht zu sehen, daß es sichere Fälle von Syphilis gibt, wo die antiluetische Behandlung im Stiche läßt, dagegen Schilddrüsentherapie die Symptome zu beseitigen vermag". Er beschreibt zugleich einen Fall, wo eine Hemmung der Schilddrüsenfunktion (keine luetische) Formveränderungen der Zähne im Sinne Hutchinsons hervorgebracht hat. Cederkreutz geht sogar noch weiter: „daß die Syphilisspirochäte sich in den Drüsen des Körpers gern einnistet, ist bekannt, und darum kann man sich vorstellen, daß luetische Prozesse in irgendwelchen endokrinen Drüsen eine veränderte innere Sekretion hervorrufen können. In diesem Zusammenhang will ich auch als eine Hypothese die Möglichkeit hervorheben, daß jene Dystrophien an den Zähnen, welche man bei der kongenitalen Lues findet, ja, daß vielleicht die ganze Hutchinsonsche Trias Folgen innersekretorischer, von luetischen Drüsenveränderungen verursachte Störungen sein könnten".

Daß gerade die mittleren oberen Schneidezähne so häufig von den Hypoplasien befallen werden, hat nach unserer Ansicht seinen Grund darin, daß diese

Zähne als die ersten bleibenden Zähne nach den 6-Jahr-Molaren bald nach der Geburt *ossifizieren* und gerade in diesem Stadium Epithelkörperchenstörungen z. B. am häufigsten beobachtet und beschrieben werden, die diese Zahndeformitäten zu zeitigen vermögen, während die noch unverkalkten übrigen Zähne verschont bleiben. Eine Erklärung dafür, daß nur eine kleine Partie des Zahnes befallen wird, liegt wohl darin, daß die Störung in der Drüsenfunktion möglichwerweise nach einiger Zeit behoben oder die Schädigung in *einer Drüse* durch die *antagonistische* Wirkung oder die *vikariierende Tätigkeit* einer *anderen ausgeglichen* wird. Wir wissen ja, in wie mannigfacher Weise die Drüsen mit innerer Sekretion aufeinander eingestellt sind, und wie die Tätigkeit der einen vielfach von der Tätigkeit der anderen beeinflußt wird. Auf diese Weise kann womöglich durch Funktionsausgleich eine Regulierung des Kalkstoffwechsels vor sich gehen, und so kann es kommen, daß die zunächst gestörte Zahnentwicklung sowohl an den Incisiven wie an den Molaren und den übrigen Zähnen später einen normalen Verlauf nimmt.

Daß es die Lues congenita als solche nicht sein kann, die alle die verschiedenen vermeintlich typischen Zahn- und Kieferdeformitäten zeigt, haben wir durch die Gegenüberstellung unserer klinischen Untersuchungsresultate in einer Tabelle in der Monographie und durch nachfolgende Statistik zu beweisen versucht. Sie seien der Einfachheit halber hier wiedergegeben:

Tabelle 1. Zahnanomalien bei kongenitaler Lues[1]).

Patienten	Anzahl	Typischer HUTCHINSON-Zahn	Hypoplasien nach ZINSSER an den I. Molaren	Hypoplasien nach SABOURAND	Zahnmißbildungen	Mikrodontismus	Weiße Flecken und Streifen	Zwischenräume zwischen den oberen Incisiven	Veränderungen an den Schneidezähnen	Geriffelte Zähne a) horizontal	Geriffelte Zähne b) längs	Milchzahn-hypoplasien	Stellungs-anomalien	Verzögerter Durchbruch
Lues-patienten	60	1,66	16,66	1,66	13,33	3,33	—	10,—	38,33	10	—	17,65	20,—	25,—
Luesfreie Patienten	36	3,33	33,66	3,33	3,33	3,33	1	—	61,11	10	—	23,33	20,—	13,33
Luesfreie Kretinen	39	nicht besonders notiert	12,86 [2])	nicht besonders notiert	7,69	nicht besonders notiert	—	20,51	59,34	58,99 [3])	5,12 [3])	— [4])	51,25	5,12 [4])

In dieser Tabelle sind die einzelnen Zahnbefunde, die jeweils bei Luespatienten, luesfreien Patienten und luesfreien Kretinen erhoben wurden, prozentualiter zusammengestellt.

Die einzelnen als für kongenitale Lues typisch beschriebenen Formen von Hypoplasien finden wir bei den sicher „luesfreien" Patienten mindestens ebenso häufig und ausgesprochen, wie bei den Luespatienten.

Bei den luesfreien Kretinen übertreffen die Befunde an Zahn- und Stellungsanomalien die Befunde bei den Luespatienten um ein Bedeutendes.

Luespatienten mit normalen Zähnen waren 41,66% vorhanden.

Luesfreie Kretinen mit normalen Zähnen waren überhaupt nicht vorhanden.

---

[1]) Tabelle C aus KRANZ: Über Zahnanomalien bei kongenitaler Lues. Berlin 1920.

[2]) Bei den Kretinen waren fast alle Molaren cariös zerstört; deshalb der niedrige Befund bei ZINSSER-Anomalien.

[3]) CAVALLARO beschreibt die horizontalen Riffelungen als für Lues congenita typisch und die Längsriffelungen als besonderes Merkmal der Idiotie. Siehe luesfreie Kretinen.

[4]) Es waren unter den Kretinen nur 2 Kinder unter 15 Jahren. Milchzähne waren überhaupt nicht mehr vorhanden.

17*

Neuerdings nimmt Buschke mit seinen Schülern Langer und Wasmund spez. für die Entstehung des Hutchinson-Zahnes eine Schädigung in der Symphyse des Ober- und Unterkiefers an, analog den Epi- und Diaphysenstörungen an den Röhrenknochen, „wodurch das mittlere Dentikel der Schneidezähne in dem zuerst angelegten Teil der Schneidekante zugrunde geht, ohne zu verkalken, während die seitlichen Dentikel wieder ziemlich normal verkalken können". Die Veränderungen an den ersten Molaren bleiben dabei unerklärt.

Dem gegenüber möchten wir bemerken, daß Maxillare und Prämaxillare sich gegen Ende der 7. Fetalwoche in ihren alveolären Abschnitten knöchern vereinigen. Darauf verschmelzen die facialen Flächen, während die Processus palatini bis gegen Ende des 5. Fetalmonats getrennt bleiben, worauf auch sie sich langsam vereinigen (Felber). Jedenfalls ist die Vereinigung eine derart frühzeitige, daß ev. kongenital-luetische Einflüsse für eine primäre Störung kaum in Frage kommen; beim Menschen wie beim Affen bildet der Zwischenkiefer zur Zeit der Geburt durch seine knöcherne Verwachsung mit dem Oberkiefer stets ein einheitliches Ganzes. Und Kleinschmidt betont neuerdings, daß die von Buschke beschriebene Anomalie sehr selten vorkommen müsse.

Im übrigen sind die Anlagen der Zähne und ihre Entwicklung unabhängig von der Entwicklung der Knochen; das hat schon Kölliker festgestellt und schon er will vor allem die Unabhängigkeit des Schmelzkeimes und der Zahnbildung vor den knöchernen Teilen mehr hervorgehoben wissen.

Zwar haben sowohl der Kieferknochen als auch die Zähne ein ererbtes und selbständiges Bestreben zur typischen Formbildung. Es zeigt sich jedoch, daß der Zahn eine sehr große Aktivität gegenüber dem passiven Knochen geltend macht. Der Zahn besitzt als ein kompliziertes Hautgebilde eine intensivere Wachstumsenergie als die einfache bindegewebige Knochensubstanz und wenn auch der Knochen zuerst gebildet wird und so für die etwas später erscheinenden Zähne einen Schutzapparat abzugeben scheint, so ist doch die Zahnanlage als die primäre aufzufassen, die der sekundären Knochenanlage stets die erste Entwicklungsphase vorschreibt.

Da die Zähne ihre eigenen Wachstumsgesetze haben — sowohl in bezug auf embryonale Abstammung als auch auf die Funktion — so kann bei einer evtl. Hypoplasie des Kiefers wohl ein Platzmangel auftreten, der zu Stellungsanomalien der verschiedensten Art führt, niemals aber zu Zahndeformitäten; sehen wir doch auch häufig genug mangelhaft entwickelte Kiefer mit sehr großen und sogar mit überzähligen Zähnen.

Eine Behinderung der Zahnkeimentwicklung durch Raumbeengung gibt es nicht.

Franke sieht als Hauptursache für Stellungsanomalien im Frontzahnbereich des Oberkiefers die Tatsache an, daß die sehr früh angelegten (vielleicht zu großen) Dauerschneidezähne als Epithelabkömmlinge sich nicht mehr dem hypoplastischen Wachstum der bindegewebigen Knochensubstanz der Kiefer anschmiegen.

Er sagt: „Es mag ja etwas befremdend klingen, sich vorzustellen, daß die weichen Zahnsäckchen und die Zahnpulpa, die dazu noch von sehr zartem, lockeren Bindegewebe umhüllt sind, das starre Knochengewebe zu arrodieren imstande sein sollten; aber hier ist nicht der Härtegrad rein physikalischer Substanzen, sondern die Wachstumsenergie und die trophische Einwirkung der spez. Wachstumsreize lebenden Gewebes für das Übergewicht in der Wachstumsausbreitung ausschlaggebend.

Außerdem sind es endokrine und heterogene Reize, die außer den funktionellen Reizen das Kieferwachstum und die Entwicklung der Zähne fördern oder hemmen.

Wir können z. B. bei der Entwicklung der „Gewehre" des Keilers, wie bei der Entwicklung der Stoßzähne der Elefanten und der „Haken" bei den Hengsten ähnlich wie bei der Geweihbildung oder Gehörnbildung unbedingt den Einfluß der inneren Sekretion der Geschlechtsdrüsen als maßgebenden Faktor feststellen und es ist vielleicht der tiefere Grund zu Disharmonien zwischen Kiefer und Zähnen darin zu suchen, daß die Zähne von der Wirkung der inneren Sekretion gewisser Drüsen anders beeinflußt werden als die Kieferknochen.

Im übrigen sei hier angefügt, daß die Untersuchungen von FELBER, sowie die anderer Autoren darauf hinzudeuten scheinen, daß z. B. auch die Ursache für das Auftreten von Gaumenspalten in einer Anomalie der Zahnanlage zu suchen und zu finden sein wird; auch nach WARYNSKI darf die Spaltbildung als Folge von Zahnanomalien betrachtet werden, nicht umgekehrt.

Ich glaube, daß die Vorgänge bei der Entstehung von Zahnanomalien und speziell des HUTCHINSON-Zahnes eher in umgekehrter Richtung sich abspielen wie BUSCHKE annimmt; denn wie schon betont, bilden sich die Zähne ihre Alveolen selbständig und die fortschreitende Verkalkung der Zähne ist maßgebend für den Ausbau der Alveolen. Da ja die Milchschneidezähne kongenital Luetischer für gewöhnlich keinerlei Veränderungen aufweisen — BUSCHKE betont ja auch, daß solche keineswegs als kongenital-luetische Stigmen aufzufassen sind —, so ist anzunehmen, daß zur Zeit ihrer *Entwicklung* und vor allem der *Verkalkung* der Krone — diese spielt sich vom fünften Fetalmonat bis zum sechsten Postfetalmonat ab — die Entwicklung und Verknöcherung des Zwischenkiefers einen normalen Verlauf genommen haben, denn sonst müßten sich die vermuteten Störungen in der Bildung und Verknöcherung des Zwischenkiefers auch auf die Milchschneidezähne ausgedehnt haben. Betonen möchte ich auch hier noch, daß die Anlage der Ersatzzähne für die Schneide- und Eckzähne in besonderen Nebennischen lingual von den Zahnfächern der entsprechenden Milchzähne gelegen sind und daß die beiden Alveolen anfangs miteinander kommunizieren und erst später *gegen Ende des ersten Lebensjahres durch knöcherne Scheidewände voneinander getrennt werden.*

BUSCHKE hat mit seinen Schülern immer wieder beobachten können, daß, wo HUTCHINSON-Zahnformen vorhanden waren, sich auch Hypoplasien im Zwischenkieferbereich zeigten, und zwar war die Hypoplasie in der Mittellinie am stärksten; sie kann auch den Unterkiefer betreffen, doch ist sie hier seltener und weniger ausgebildet. Davon ausgehend ist er mit seinen Schülern, wie neuerdings auch HENSEN, zu der schon besprochenen Erklärung für die Entstehung der kongenital-luetischen Veränderungen an den Kiefern und Zähnen gekommen.

Nicht unerwähnt möchten wir hier lassen, daß der Oberkiefer — Maxillare und Prämaxillare sind hier nach unseren vorausgeschickten Betrachtungen als Einheit aufzufassen — in der Hauptsache in die Breite wächst durch Apposition in der Medianlinie.

Es wird sich natürlich jede Störung, die den Organismus in seiner Entwicklungsperiode trifft, im Oberkiefer in erster Linie in der mittleren Partie bemerkbar machen. Dieselben Störungen treffen natürlich auch die in diesem Bereich sich entwickelnden Incisiven, sowie alle Zähne der gleichen Entwicklungsperiode und so können wir dann als Quittung neben den Veränderungen an den Zähnen mehr oder weniger hypoplastische Veränderungen im Bereich des Zwischenkiefers beobachten. Sie sind natürlich im Zwischenkieferknochen weit seltener und nicht so markant wie an den Zähnen, weil dort im Laufe der Zeit vielleicht bis zu einem gewissen Grade noch ein Ausgleich möglich ist, während derartige Schädigungen am Zahn irreparabel sind. Das von BUSCHKE betonte bedeutend seltenere Vorkommen von Hypoplasieformen in der Median-

linie des Unterkiefers hat seine Ursache darin, daß hier die Apposition normaliter in der Hauptsache an den hinteren Kieferenden erfolgt; es wird also bei
gleichartigen Störungen hier nicht zu einer Hypoplasie in der Medianlinie
kommen, sondern es wird sich die Störung in einer Verkürzung des Unterkiefers
auswirken.

So erklären sich wohl auch die Feststellungen von DUPASQUIER, NICOLAS
und MASSIA, die es aber gar nicht versucht haben, die von ihnen neben den
typischen Zahnveränderungen beobachteten Erkrankungen in Form von Kiefer-
Hypo- und Aplasien als Ursache für die HUTCHINSON-Zähne anzusprechen.
Denn diese Autoren betonen ausdrücklich, daß neben der Wirkung der Spirochäte
in loco hauptsächlich innersekretorische Störungen für die Entstehung der
Zahnveränderungen verantwortlich zu machen sind.

Ähnlich äußert sich auch LYON, der für vereinzelt vorkommende anisochrone Fälle von HUTCHINSON-Zähnen eine lokale Schädigung des Zwischenkiefers oder des Zahnfollikels „möglicherweise" die Spirochäte als verantwortlich anspricht; die symmetrischen Dystrophien sprechen nach ihm aber für
endokrine Störungen.

KAFTAN hat auf meine Veranlassung die Nachprüfung der BUSCHKE-,
LANGER-, WASMUND-Thesen unternommen; sie ist allerdings noch nicht abgeschlossen. Als vorläufiges Resultat ist zu berichten:

„Eine unvollständige Aneinanderlagerung der Bildungskomponenten des
Zwischenkiefers in der Medianlinie konnten wir häufig röntgenologisch feststellen. Da wir diese Eigentümlichkeit sowohl bei Kongenital-luetischen wie
auch bei Nichtluetischen, spez. bei Rachitikern in relativ großer Zahl fanden,
erscheint es fraglich, ob hierin die Entstehungsursache der als typisch angegebenen HUTCHINSONschen Zahnformen zu suchen ist, zumal da wir Fälle mit
echten HUTCHINSON-Zähnen beobachten konnten, bei denen eine derartige
Bildungsstörung in der Mediannaht des Zwischenkiefers nicht zu erkennen war.
Es ist danach unwahrscheinlich, daß ein kausaler Zusammenhang zwischen der
Anomalie des Zwischenkiefers und der Zahndeformität besteht. In keinem der
Fälle gelang es uns, den klinischen Ausdruck für eine bestehende Zwischenkieferhypolasie, wie er von BUSCHKE, LANGER und WASSMUND als „konkaver Zahnfleischrand" beschrieben wird, einwandfrei festzustellen. Gegen die Möglichkeit,
daß überhaupt ein Entwicklungszusammenhang von Zwischenkiefer und oberen
Schneidezähnen besteht, in der Weise, daß Bildungsanomalien im Gebiet des
ersteren notwendig eine Veränderung der gewohnten Zahnform im Gefolge
haben, sprechen unsere Untersuchungen an Fällen, bei denen trotz deutlicher
Verkalkungsstörung im Zwischenkiefer die Schneidezähne durchaus wohlgebildet
waren.

Den von PFLÜGER als pathognomisch für Lues congenita angegebenen sog.
Knospenmolaren konnten wir in einem der Fälle beobachten. Die ersten Molaren
wiesen deutlich die von der Zahnhalsebene sich nach mastikal allseitig verjüngende Kronengestalt auf. Ein Urteil über die Spezifität dieser Anomalie
abzugeben, müssen wir vorerst ablehnen."

Daß der Zwischenkiefer häufiger als der übrige Kiefer von Syphilis befallen
wird, ist längst bekannt; es scheint, daß das Prämaxillare, das normaliter
mit seiner Entwicklung seine ursprüngliche Eigenart und Selbständigkeit verloren hat, dieselbe in pathologischen Verhältnissen um so deutlicher zeigt;
namentlich scheint es für kongenitale wie für erworbene Syphilis eine Prädilektionsstelle abzugeben, ähnlich wie die Tibia, die Clavicula oder das Sternum.

Allerdings sind es durchwegs Berichte von spätsyphilitischen Erscheinungen,
die wir immer wieder lesen; auch NICOLAS und seine Schüler schreiben ebenso
wie JUVIN, LANNOIS und GAILLARD in der Hauptsache von tertiär-luetischer

Erkrankung des Zwischenkiefers; die luetischen Erscheinungen am Os incisivum treten gewöhnlich erst bei Kindern mit 14 Jahren auf und es zeigen die Zähne, die mit den Sequestern ausgestoßen werden, keinerlei Veränderung.

Die bevorzugte Lokalisation am Zwischenkiefer wird von den meisten Autoren auf eine durch die Entwicklung bedingte Sonderstellung desselben zurückgeführt, die in der räumlichen Einkeilung oder in der schlechteren Gefäßversorgung ihre Ursache habe. Das ganze Arteriensystem soll bei den kongenital-luetisch erkrankten Kiefern einen infantilen Charakter bewahren, der in dem Fehlen jeglicher Anastomosen zwischen der Arteria alveolaris superior und der Arteria supraorbitalis zum Ausdruck kommt. Die ungenügende Blutversorgung soll das Zwischenkiefergebiet zu einem Locus minoris resistentiae gegen die Angriffe pathologischer Prozesse machen (DUBREUILH-CHAMBARDEL, FEIL, GAUDION, BERNARDEAU).

Diagnose. Von für kongenitale Lues typischen Zahndeformitäten zu reden, ist nach all dem nur bedingt richtig und *dies* nur, wenn es sich um die bereits von HUTCHINSON eingehend beschriebenen Veränderungen an den mittleren Incisiven handelt.

Auf Grund eines solchen Zahnbefundes sind wir noch keineswegs berechtigt, die Diagnose kongenitale Lues zu stellen. Nur wenn wir Zahndeformitäten zusammen mit der Keratitis parenchymatosa oder gepaart mit der Taubheit oder zusammen mit anderen für kongenitale Lues typischen Symptomen antreffen, ist für uns die Diagnose gesichert.

Andernfalls können diese Zahnveränderungen nur als mehr oder weniger wertvoller Fingerzeig bei der Untersuchung dienen.

Prognose. Die Prognose für diese vermeintlich typischen Zahndeformitäten (HUTCHINSON-ZAHN) ist keineswegs ungünstig. Diese Zähne sind zumeist außerordentlich widerstandsfähig und fallen selten der Caries anheim.

Ungünstig ist die Prognose für die übrigen von den verschiedensten Autoren *auch* für kongenitale Lues typisch beschriebenen Zahnveränderungen, speziell die hypoplastischen Veränderungen an den 6-Jahr-Molaren. Hier geben die zackigen Formen und napfförmigen Vertiefungen an den Zähnen die besten Retentionsstellen ab und so kommt es, daß wir gerade hier zuerst und weitgehend Zerstörungen feststellen können, die für den Patienten nach den verschiedensten Richtungen hin verhängnisvoll werden können.

Therapie. Therapeutisch kommen für den einmal durchgebrochenen Zahn nur zahnärztlich-konservierende Maßnahmen in Betracht, die hier wohl kaum interessieren.

Prophylaxe. Was prophylaktisch gesagt werden könnte, deckt sich mit dem, was über die prophylaktischen Maßnahmen bei kongenitaler Lues überhaupt zu sagen wäre; wesentlich aber ist, daß hier die Maßnahmen derart früh ergriffen werden müssen, daß sie noch vor Beginn der Verkalkung der Zähne (s. S. 249) zur Durchführung gelangen, wenn wir überhaupt auf Erfolg rechnen wollen.

Literatur.

ADLOFF: WALKHOFFS Cariestheorie und die Umformung der menschlichen Kiefer und Zähne seit der Diluvialzeit. Dtsch. Monatsschr. f. Zahnheilk. 1914. — AICHEL: Arch. f. Anat. u. Physiol. Suppl.-Bd. 1915. — ALBRECHT, D. ED.: (a) Hereditäre Syphilis und abnorme Zahnbildung. Dtsch. Vierteljahrsschr. f. Zahnheilk. Jg. 2, S. 83 ff. Vienna 1882. (b) Communication à la société médicale de Berlin. (c) Ann. de dermatol. et de syphiligr. (d) Communications diverses sur les dystrophies dentaires hérédo-syphilitiques. Année 1898—1905. (e) Dtsch. Vierteljahrsschr. f. Zahnheilk. 1862. — ALEXANDER: (a) Syphilis und Auge. Wiesbaden 1889. (b) Des altérations vasculaires dans les affections syphilitiques de l'oeil. Société des natural. et méd. Allem 1895. — D'ALISE, CORRADO: Zahnstigmata und der HUTCHINSON-Zahn bei Erbsyphilitikern. Rinasc. med. 1925. Jg. 2, No. 8.

— Amadei: Anomalien der Zahl der Zähne und die sie begleitenden Schädelanomalien beim Menschen. Virchows Arch. f. pathol. Anat. u. Physiol. Bd. 94. — Antonelli, A.: (a) Les stigmates ophthalmoscopiques rudimentaires de la syphilis héréditaire. Thèse de Paris 1897. (b) Contribution aux formes frustes de la syphilis héréditaire. Communication à la soc. de méd. de Paris. 1898. (c) Le stigmate oftalmoscopiche rudimentaire della sifilide acquisita. Arch. de oft. Vol. 6, fasc. 8. 1899. (d) Les stigmates ophtalmoscopiques de la syphilis héréditaire et atavique. Nouvelles contributions. Recueil d'ophtal. 1900. (e) A propos de l'étiologie et du traitement du tabes. Communication à la soc. de méd. et de chirurg. prat. 1902. (f) Frequenza e patogenesi dello strabismo negli eredo sifilitici. Frascati, Stab. Tip. Italiano. 1906. — Audry, Ch.: Ann. des maladies vénér. Tome 6. No. 1. 1916. — Augagneur: Étude sur la syphilis héréditaire tardive. Thèse de Lyon. 1899. — Bab: (a) Luetische Infektion in der Schwangerschaft und ihre Bedeutung für das Vererbungsproblem der Syphilis. Zentralbl. f. Bakteriol., Parasitenk. u. Infektionskrankh. Bd. 50. 1910. (b) Bakteriologie und Biologie der kongenitalen Syphilis. Zeitschr. f. Geburtsh. u. Gynäkol. Bd. 60. 1907. — Bacon: Affections hérédo-syphilitiques de l'oreille. Rev. mens. de laryngol., d'otol. et de rhinol. 1894. No. 9. — Ballet, Gilbert: La dentition au point de vue de la séméiologie des affections mentales. Traité de patholog. mentale. 1904. p. 94. — Balzer: Altérations du système dentaire dans la syphilis héréditaire tardive. Traité de méd., Brouardel et Gilbert. Tome 11, p. 538. — Barasch: Influence dystrophique de l'hérédité syphilitique. Thèse de Paris. 1896. — Baratoux, J.: De la syphilis de l'oreille. Rev. mens. de laryngol., d'otol. et de rhinol. Paris 1883. p. 289—332. — Barduzzi: La sifilide ereditaria tardiva. Milan 1896. — Barthélemy: (a) Para-hérédosyphilis de deuxième génération. Gaz. hebdom. de méd. et de chirurg. 1897. Aug. 29. (b) Société de dermatol. et de syphiligr. 1894. Nov. 13. (c) Analyse de la thèse inaugurale du Dr. E. Fournier. Ann. de dermatol. et de syphiligr. 1898. (d) Présentation d'un moulage de dents hérédo-syphilitiques. Discussion et description détaillée. Ann. de dermatol. et de syphiligr. 1898. p. 453. (e) Cpt. rend. du XII. congrès international de méd. Moscow 1897. Sect. VIII, p. 391. (f) Cpt. rend. du XIII. congrès international de méd. Paris 1900. Sect. de dermatol. et de syphiligr. p. 358. — Baumgartner: Dtsch. Monatsschr. f. Zahnheilk. 1911. Nr. 5. — Baume: Lehrbuch der Zahnheilkunde. 2. Aufl. Leipzig 1885. S. 170. — Behm: Un cas de syphilis héréditaire tardive des deux oreilles internes. Arch. f. Ohren-, Nasen- u. Kehlkopfheilk. Bd. 67, H. 5, S. 1. 1902. — Beretta: Asymmetrie in der Zahnbildung und im Zentralnervensystem. Neurol. Zentralbl. 1912. — Bertarelli, E.: (a) Il fatti acquisiti sulla eziologia della sifilide. La rassegna di terapia. Turin, January 1907. (b) Della recettività dei carnivori (cane) e dei ruminanti (pecora alla sifilide sperimentale. Comunicazione alla R. accad. di Torino. April 1907. — Berten: Dtsch. Monatsschr. f. Zahnheilk. 1895. Nr. 9, 10, 11, 12. — Besuier, M. Erneste: Ann. de dermatol. et de syphiligr. Tome 10. 1889. — Biedl: Innere Sekretion mit Einschluß der sog. Dentitio dertia. Dtsch. Monatsschr. f. Zahnheilk. Berlin 1886. — Birkenthal: Beiträge zur Kenntnis der Beziehungen der Krankheiten des Kindesalters zur Syphilis hereditaria. Berlin: Verlagsanstalt 1912. — Blachè, René: De la malformation des dents comme symptome de la syphilis chez les enfants. Extrait de l'union méd. 1879. January 21. — Black, G. V.: Operativ dentistry. Chicago-London 1908. — Blanc, Ed.: Étude critique et clinique sur les altérations dentaires attribuées à l'hérédo-syphilis. Mém. lue à la soc. des sciences méd. de Lyon. Assoc. typographique. 1886. — Bloom: Dermatol. Zeitschr. Bd. 21, H. 1. 1914. — Boenning, H. C.: Syphilis of the Mouth. Internat. dental journ. Vol. 26. 1905. — Bogrow: Arch. f. Dermatol. u. Syphilis. 1910; Dermatol. Zeitschr. 1911. Nr. 5. — Bokai, J. sen.: Orvosi Hetilap. 1865. Nr. 68. — Bonnet, Roy F.: Krankheitserscheinungen an den Zähnen und Kiefersyphilis. 1914. — Bouchut: De la syphilis comme cause de rachitisme et de malformation dentaire. 1883. p. 40 ff. — Broca: (a) Bull. de la soc. d'anthropologie. 1876. (b) Rev. d'anthropologie. 1877. — Broca, A.: Cliniques de chirurgie infantile. Série 2. 1905. Leçon 3, p. 47—51. (b) With one plate. 1. and 2. lessons (passim). — Broeckaert: La syphilis héréditaire de l'oreille. Bull. de la soc. belge d'otol. et laryngol. Tome 11, p. 54—64. Bruxelles 1896—97; Belg. méd. gand. Tome 11, p. 33—44. Haarlem 1897. — Brown: A system for the surgical correction of harelip and cleft palate. Dental cosmos. Vol. 25. July 1905. — Bruncher, J.: Essai sur les lésions de l'appareil auditif dans la syphilis congénitale et acquise. Nancy 1883. — Brunet, A.: Du système maxillo-dentaire dans l'hérédosyphilis. Thèse de Paris. 1901—1902. Nr. 118. — Bunon: (a) Expériences et démonstrations faites à la salpétrière. 1746. (b) Essai sur les maladies des dents. Paris 1743. Chap. 3, p. 54—73. — Burckhardt: Über die Mitbeteiligung des Gesichtsschädels bei Lues hereditaria tarda mit besonderer Berücksichtigung der Kiefer. Arch. f. Laryngol. Bd. 29. — Burgsdorfs, V.: De la transmission héréditaire de la syphilis à la troisième génération. Ann. de dermatol. et de syphiligr. January 1908. — Busch: Über die Entstehung der Erosionen an den Kronen der Zähne. Dtsch. med. Wochenschr. 1886. — Buschke und Langer: Über die Entstehungsweise und die Diagnose der Hutchinsonschen

Zähne bei Lues congenita. Münch. med. Wochenschr. 1925. H. 29. — Calderone: Giorn. ital. d. malatt. vener. e d. pelle. 1904. — Campana: Sifilide e sifilitici in un trienio di chlinica. 1900. — Capdepont, Ch.: Studio critico sull'erosione dentale. Paris. Giorn. di corrisp. pei dentisti. disp. 4, 6, 7. Milan 1906. — Capitan: Erosion dentaire chez le chien. Bull. de la soc. d'anthrop. 1883. — Cappelli, Jader e G. A. Gavazzani: L'azione del mercurio sulla spirochaeta pallida. Estratto dal giorn. ital. d. malatt. vener. e d. pelle. Vol. 4. 1907. — Castanié: De l'érosion ou des altérations des dents permanentes à la suite des maladies de l'enfance. Thèse de Paris. 1873. — Cavallaro: (a) L'odontologie. Vol. 40. II. 15. Dec. 1909. (b) The dental cosmos. 1908. No. 11. — Cazin v. Iscovesco: Rachitisme et syphilis. Arch. gén. de méd. 1883. — Cederkreutz: Praktische Ergebnisse auf dem Gebiet der Haut- und Geschlechtskrankheiten. 3. Jg. — Chambellan: Observations de syphilis héréditaire de l'oreille moyenne. Journ. de clinique et de thérap. inf. Tome 3, p. 372 ff. Paris 1894. — Charazac, J.: Considérations sur l'otite interne syphilitique. Rev. de laryngol., d'otol. et de rhinol. Tome 12, p. 369. Paris 1892. — Chiari: Dtsch. med. Wochenschrift. Nr. 34, S. 1662. 1913. — Chirivino: Osservazioni d'eredo-sifilide. Giorn. internaz. delle Sci. Med. Naples 1904. — Chompret: Malformations buccales dans l'hérédo-syphilis. Cpt. rend. du congrès internat. de méd. 1900. — Christ, Jos.: (a) Über die kongenitalen ektodermalen Defekte und ihre Beziehungen zueinander. Arch. f. Dermatol. u. Syphilis. Bd. 116, S. 683. 1913. (b) Zur Morphogenese der Zapfenzähne. Ergebn. d. ges. Zahnheilk. Bd. 4, H. 2, S. 134. 1914. — Cohn: Zahn- und Mundkrankheiten. Kursus der Zahnheilkunde, Berlin 1908. — Comby: (a) Le rachitisme. Paris 1892. (b) Traité des maladies de l'enfance. 5. édition. 1906. p. 158 ff. (c) Observation d'hérédo-syphilitique. Société de pédiatrie, séance du 19 déc. 1905. — Cotter, R. O.: Syphilis of the eye and ear. Atlanta med. and surg. journ. 3. ser., 1886—87. p. 289 ff. — Cozzolino, V.: La sifilide acquisita ed ereditaria dell'apparato uditivo. Lettura sulla medicina. Ser. 4. Lettura 9. Vallardi 1886. — Danlos: Hérédo-syphilis sans l'ésion dentaire. Ann. de dermatol. et de syphiligr. 1902. — Darbier: (a) Über ein neues Zahnsymptom der hereditären Syphilis. Ref. Münch. med. Wochenschr. 1905. (b) Stigmates dentaires de la syphilis héréditaire. Communications de la soc. d'ophthalmol., congrès 1903. Presse méd. May 9, 1903. p. 363; Bull. méd. 1903. p. 460. (c) Leçons de thérapeutique oculaire. Paris 1907. — Davasse, J.: Observations d'un cas de syphilis héréditaire. La syphilis. 1865. p. 336. — David: Théophile anomalies de l'appareil dentaire chez l'homme. Extrait de l'odontol. February 1885. — Davidsohn, E.: Über die Veränderungen an den Zähnen bei kongenitaler Lues. Zeitschr. f. Kinderheilk. Bd. 25. 1925. — Davidsohn, H.: Über die Hutchinsonschen Zähne. Dtsch. med. Wochenschr. 1920. H. 11. — Davidsohn, H. und E.: Weiterer Beitrag zur Frage des Hutchinsonschen Zahnes. Dtsch. med. Wochenschr. 1921. H. 36. — Delie, A.: Surdité et syphilis tertiaire tardive, acquise ou héréditaire. Ann. des maladies de l'oreille du laryngol. etc. Tome 19, p. 689, 817, 862. Paris 1893. — Demarquay: Bull. de la soc. de chirurg. 1871. — Deschamps: (a) De l'atrophie dentaire produite par la syphilis héréditaire chez l'enfant. Thèse de Paris. 1882. No. 302. (b) Surdité profonde hérédo-syphilitique. Dauphiné méd. Oct. 1893. Méd. moderne. Déc. 13. 1893. — Desmartin: Évolution infantile des dents hérédo-syphilitiques. Thèse de Paris. 1889. No. 265 (clinics, observations et illustrations). —Deutz, Ph.: Zeitschr. f. klin. Med. Bd. 36, H. 1 u. 2. — Dubreuil, Chambardel, Louis: Nécrose des 4 incisives supérieurs et de l'os incisif. Rev. belge de stomatol. 1924. Année 21, No. 1, p. 22—27. — Eberle: Über die kongenitale Lues der Thymus. Inaug.-Diss. Zürich 1894. — Edmunds and Brailey: Ophth. hospit. reports. Vol. 10. 1880—82. — Eichler: Dentition. Handb. d. Zahnheilk. von Dr. Schiff. Wien 1909. — Erdheim: (a) Frankfurter Zeitschr. f. Pathol. Bd. 7, H. 2. 1911. (b) Tetanie parathyreopriva. Mitt. a. d. Grenzgeb. d. Med. u. Chirurg. 1906. (c) Rachitis und Epithelkörperchen. Kais. Akad. d. Wiss., mathem.-naturw. Kl. Bd. 90. 1914. — Escherich, Th.: Die Tetanie der Kinder. Wien u. Leipzig 1909. — D'Espine et Picot: Traité élémentaire des maladies de l'enfance. p. 395. — Eyles: Inaug.-Diss. München 1911. — Faroy: Thèse de Paris. 1909. — Fauchard: Le chirurgien dentiste. 2 Vols. Paris 1728. 3 édit., Vol. 1, chap. 6. p. 99 ff. — Favre, Rebattu et Gaudon: Deux cas de syphilis de l'os incisif. Soc. méd. des hôpitaux, Lyon. Lyon méd. Tome 134, No. 47. 1924. — Feer: Münch. med. Wochenschr. 1904. Nr. 40. — Feiler: Die sog. zirkuläre Caries. O. Z. in Vortr. 1913. H. 29. — Felber, Paul: Anlage und Entwicklung der Maxillare und Prämaxillare. Gegenbauers Morphologisches Jahrbuch. Bd. 50. — Feulard, M. H.: Stigmates de syphilis héréditaire, cicatrices labiales, kératite, altérations dentaires. Ann. d. dermatol. et de syphiligr. 3. sér. 1896. — Finger: (a) Über die Nachkommenschaft der Hereditärsyphilitischen. Arch. f. Dermatol. u. Syphilis. Bd. 58. 1900. (b) Syphilis et maladies vénériennes. Paris 1900. (c) Handbuch der Geschlechtskrankheiten. Wien 1906—16. — Finger und Fournier: Die Vererbung der Syphilis. Wien. Klinik. 1899. — Finkelstein: Deutsche Klinik am Eingang des 20. Jahrhunderts. — Fleischmann: Österr.-ungar. Zeitschr. f. Zahnheilk. 1909, 1910. — Flügel, Kl. H.: Zahnanomalien bei kongenitaler Lues. Inaug.-Diss. Hamburg 1923. — Fortin, E.: Valeur diagnostique des malformations dentaires, observées chez les hérédo-syphilitiques. Thèse de Paris 1896. — Fournier: Dictionnaire en 60 Volumes, article „Dent“. Paris 1815. — Fournier, E.: (a) Syphilis héréditaire de 2. génération. Arch. f. Dermatol. u. Syphilis. Bd. 75. 1904. (b) Des stigmates dystrophiques de la syphilis héréditaire. Thèse de Paris, Rueff 1897—98. Nr. 391. (c) Contribution à l'étude des dystrophies de l'hérédo-syphilis de la seconde génération. Cpt. rend. du XIII. congrès internat. Paris 1900. (d) Dystrophies dentaires dans an cas d'hérédo-syphilis“. Communication faite au nom de M. Hallopeau. Ann. de dermatol. et de syphiligr. 1900. (e) Recherche et diagnostic de la syphilis héréditaire tardive. Masson 1907. p. 86—146. — Fournier, Prof.: (a) De l'influence dystrophique de la syphilis héréditaire. Med. moderne 1890. Recherches d'A. Robin sur l'analyse chimique d'os provenant d'enfants hérédo-syphilitiques. p. 20. Rapports du rachitisme avec la syphilis héréditaire. p. 50. (b) Le triade d'Hutchinson. La Presse méd. Mai 1895. (c) Syphilis héréditaire tardive; Dents syphilitiques. Ann. de dermatol. et de syphiligr. 1883. (d) Les affections para-syphilitiques. 1894. (e) L'hérédité syphilitique. 1891. (f) La syphilis héréditaire tardive. 1886. (g) Deux frères affectés de syph. héréd. tardive. Ann. de dermatol. et de syphiligr. 1898. — Fournier et Sauvineau: Troubles oculaires d'origine hérédo-syphilitique. Société de dermatol. et de syphiligr. Dezember 1896. — Franke, G.: Über Wachstum und Verbildung des Kiefers und der Nasenscheidewand. Leipzig 1921. — Fränkl, B.: Berl. med. Ges. 1897. — Frey: Monographie de la dent de six ans. Thèse de Paris 1896. Nr. 537. — Frolow: (a) Zahndystrophien bei hereditärer Syphilis. Arch. f. Dermatol. u. Syphilis. Bd. 77. (b) Russ. Journal f. Haut- u. vener. Krankheiten. Mai 1904. — Frugueille, C.: Contribution à l'étude des stigmates ophtalmoscopiques de la syphilis héréditaire. Rev. gén. d'opht. July 31, 1898. — Galezowski: (a) Des affections syphilitiques du globe oculaire et de leur traitement. Société d'ophtalm. de Paris 1890. (b) Des artérites syphilitiques rétiniennes. Société franç. de dermatol. et de syphiligr. June 9, 1896. — Galippe: (a) De l'interprétation de certaines anomalies dentaires. Ann. de dermatol. et de syphiligr. 1899. (b) Étude sur l'hérédité des maxillaires et des dents. Paris. (c) Cpt. rend. de la soc. de Stomatologie. Paris 1890. (d) Pathogénie des malformations dentaires: leur transmibilité héréditaire. Presse méd. March 14, 1899. — Gärtner, Adolf: Das Fehlen der oberen lateralen Schneidezähne und die kongenitale Syphilis. Inaug.-Diss. Kiel. Hyg. Inst. 1921. — Gastou: Article Syphilis in Traité des maladies de l'Enfance. 2. Tome 1. Masson. — Gastou, C. L.: (a) La syphilis héréditaire et l'hérédité syphilitique. Rapport au XV. Congrès internat. de méd. Lisbon 1906. (b) Conclusion du Rapport. Gaz. des hôp. civ. et milit. May 22, 1906. (c) Rapport in extenso. p. 167, 169. Imprimerie typograph. Décemb. 1906. — Gastou, Gosselin et Chompret: Dystrophies dentaires hérédo-syphilitiques. Ann. de dermatol. et de syphiligr. Tome 7, p. 1445. 1896. — Gaucher: Ann. des maladies vénér. Mai 1912. Société de dermatol. et de syphiligr. 1912. — Gaucher-Lacap et H. Bernard: Syphilis héréditaire tardive avec dystrophies dentaires; Syphilis cérébrale. Guérison. Ann. de dermatol. et de syphiligr. 1901. Observation clinique, suivie d'un examen dentaire très complet dû au Dr. Gires, dentiste. — Gaucher et Babonneix: Une famille d'hérédo-syphilitiques. Observation clinique. Ann. de dermatol. et de syphiligr. 1902. — Gaucher et Croissant: Société de dermatol. et syphiligr. 6. 1911. — Gaucher et Crouzon: Des troubles de la nutrition dans la syphilis. Journ. de physiol. et de pathol. gén. Nr. 1. 1902. Masson. — Gaucher, Druelle et Brin: Bull. de la soc. franç. de dermatol. 1910. Nr. 2. — Gerber: Handbuch für Geschlechtskrankheiten. Bd. 3, I. Teil. — Gierke: Münch. med. Wochenschr. Nr. 9. 1906. — Giuria, P. M.: (a) Formazione gemellata bilaterale dei denti incisivi superiori medii. Boll. d. R. accad. med. Genoa 1893. (b) Di un'ultra-formazione gemellata bilaterale dei denti incisive superiori medii. Boll. accad. med. Genoa 1894. — Goldreich: Zeitschr. f. Kinderheilk. 1912. S. 406. — Gottlieb: Schmelzhypoplasien und Rachitis. Wien. Vierteljahrsschr. f. Zahnheilk. 1920. H. 2. — Götzky: Zeitschr. f. Kinderheilk. Bd. 7, H. 1/2. 1913. — Gradenigo, G.: (a) Sclérose de l'oreille moyenne comme affection hérédo-syphilitique. Congr. otol. de Vienne. 1894. (b) Patologia e terapia dell' orecchio e delle prime vie aeree. 1903. — Gröffner: Verirrte Zähne in der Nase als Nebenbefund bei kongenitaler Lues. Münch. med. Wochenschr. 1904. — v. Gröher: Ergebn. d. inn. Med. 1914. S. 388. — Haan: Surdité bilatérale complète due à la syphilis héréditaire. St. Louis Courier of med. March 1884. — Hahn: Zentralbl. f. inn. Med. Jg. 42, S. 601. 1921. — Hallopeau et Ed. Fournier: Contribution à l'étude des atrophies cuspidiennes systematisées de la seconde dentition. Conclusions de recherches cliniques nombreuses faites dans un grand nombre d'hôpitaux d'enfants. Ann. de dermatol. et de syphiligr. 1902. — Hallopeau et Leredde: Société française de dermatol. et syphiligr. 7. 3. 1898. — Hallopeau et Teissière: Sur un cas de syphilis héréditaire (Observation). Ann. de dermatol. et de syphiligr. 1905. — Heath: Denti a favo e sifilitici. Dental Record. 1904. — Hecker, R.: Arch. f. klin. Med. Bd. 61. 1898. — de Heilly, M.: Syphilis héréditaire tardive. Ann. de dermatol. et de syphiligr. 1889. p. 867. — Helbig: Arch. f. Kinderheilk. Bd. 60—61. — Hennebert, C.: La syphilis de l'oreille. Clinique. Tome 11, p. 563ff. Brüssel 1897. — Hensen, N.: Über einige kongenital-luetische Stigmata. Dtsch. med. Wochenschr. Bd. 34. 1924. — HERMANIDÈS: Affections para-syphilitiques. Paris 1904. — HERMET, P.: Contribution à l'étude des surdités syphilitiques. 1894. — HEUBNER, O.: Lehrbuch der Kinderheilkunde. Leipzig 1911. — HEUSEL, GG.: Läßt sich eine in den Kinderjahren überstandene Rachitis in späterer Zeit noch an den Kiefern nachweisen? Zahnärztl. Rundschau. Nr. 20, S. 354. 1924. — HEYMANN: Über das Vorkommen und die Häufigkeit echter und falscher HUTCHINSON-Zähne. Arch. f. Dermatol. u. Syphilis. Bd. 135, S. 216. 1921. — HIPPEL: Über Keratitis parenchymatosa; klinische Untersuchungen. Graefes Arch. Bd. 42, H. 2. 1896. — HIRSCH-BERG, JULIUS: (a) Über die von J. HUTCHINSON beschriebene Zahnverbildung. Dtsch. med. Wochenschr. Nr. 43. 1924. (b) Über Netzhautentzündung bei angeborener Lues. Dtsch. med. Wochenschr. 1895. Nr. 26, 27. — HOCHSINGER: (a) Studien über die hereditäre Syphilis. Wien 1898 u. 1904. (b) 20 jährige Dauerbeobachtung eines Falles von angeborener Syphilis. Wien. med. Presse 1905. (c) Mund- und Zahnkrankheiten bei Säuglingen und im Kindesalter. Handb. d. Zahnheilk. Wien 1909. (d) Ist die HUTCHINSON-Zahnanomalie beweisend für angeborene Syphilis? Wien. med. Wochenschr. Jg. 74, Nr. 20. 1924. (e) Österr.-ungar. Vierteljahrsschr. f. Zahnheilk. 1897. — HOFFMANN, E.: Etat actuel de nos connaissances sur la microbiologie de la syphilis. VI. Congrès internat. de dermat. New York, Sept. 14, 1907. — HOFFMANN, E. und W. BRUNING: Gelungene Übertragung der Syphilis auf Hunde. Dtsch. med. Wochenschr. April 4. 1907. — HOLT, L. E.: The diseases of infancy nad childhood. — HUEBNER: Die luetischen Erkrankungen der Hirnarterien. Leipzig 1874. — HUEBSCHMANN: Berl. klin. Wochenschr. S. 797. 1906. — HUTCHINSON: (a) On the Influence of Hereditary Syphilis on the Teeth. Lancet. 1856 (Vol. 9, p. 449, Vol. 10, p. 187 to 294) a. 1863. (b) Medical Times. Vol. 1, p. 697. 1859. (c) Clinical lectures and reports by the med. and surg. Staff. of the London Hospital. Vol. 2, p. 172. 1865. (d) A clinical memoir of certain diseases of the Eye and Ear, consequent on Inherited syphilis. London 1868. (e) Opht. hospit. reports. Vol. 1, 2. 1858—1860. (f) Article „Constitution in system of medic. Edited by Reynolds, 2. edit. Vol. 1. London 1870. (g) Hereditary syphilis. Traduction P. HERMET, chez Lecrosnier et Delahaye. Paris 1884. (h) Syphilis. London 1887. p. 85. Diagnosis in late periods-the teeth; p. 328, Plate 6, Teeth of inherited syphilis. p. 420—423. On the importance of care in estimating the malformation of the teeth. p. 434—437. On the details of diagnosis of inherited syphilis by the teeth. (i) Transact. of the pathol. soc. of London. Vol. 9. 1859. (k) A clinical memoir London 1863. — HUTINEL: Maladies des enfants. Tome 2. Paris 1909. — HUTINEL et TIXIER: Rachitisme. — INTOSH, MAC.: Zentralbl. f. Bakteriol., Parasitenk. u. Infektionskrankh. Bd. 51, Nr. 1. — JAFFÉ: (a) Frankf. Zeitschr. f. Pathol. Bd. 27, S. 324. 1922. (b) Frankf. Zeitschr. f. Pathol. Bd. 26, S. 250. 1921. — JESIONEK: Handbuch der Geschlechtskrankheiten von FINGER. Bd. 3, S. 388. — JOHNSON: Dental Cosmos 1909. — JOSEPHSON: HUTCHINSONS Zähne als Ausdruck der Insuffizienz der Schilddrüse. Dermatol. Wochenschr. Bd. 58, Nr. 19. 1914. — JOVANE et FORTE: Il rachitismo è realmente una malattia del ricambio. Corriere Sanitario. Nr. 92. November 17, 1907. — JOVURIN, ANDRÉ: De la syphilis de l'appareil auditif. Thèse de Paris, Jan. 31. 1907. — JULLIEN: Malformation des maxillaires dans la syph. héréd. Ann. de dermatol. et de syphiligr. 1894. — KARCHER: Das Schicksal hereditär-luetischer Kinder. Arch. f. Dermatol. u. Syphilis. Bd. 63. 1901. — KARNOSH, LOUIS J.: Histopathology of Syphilitic Hypoplasia of the Teeth. Archives of Dermatology and Syphilology. January 1926, Vol. 13, p. 25—42. — KASSOWITZ, K.: Die Schmelzhypoplasien der Zähne als Index der Erkrankungen während der ersten Lebensjahre. Zeitschr. f. Kinderheilk. H. 3. 1924. — KASSOWITZ, M.: (a) Vorlesungen über Kinderkrankheiten im Alter der Zahnung. Wien 1892. (b) Praktische Kinderheilkunde. Berlin 1910. — KASSOWITZ, MAX: Studien über die hereditäre Syphilis. Wien 1898. — KLEINSCHMIDT, H.: Zähne und Zahnung. Jahreskurse für ärztliche Fortbildung. Jg. 16, H. 6. — KLOSE: Ergebnisse der Chirurgie u. Orthopädie. 1914. — KLOTZ: Monatsschr. f. Kinderheilk. Bd. 12, S. 540. 1913. — KÖHLER, L.: (a) Histologische Untersuchungen am kongenital-luetischen Zahnkeim. Dtsch. Monatsschr. f. Zahnheilk. 1903. (b) Über die Möglichkeit der Entstehung der HUTCHINSONschen Zähne. Dtsch. Monatsschr. f. Zahnheilk. 1913. — KRANZ, P.: (a) Dtsch. Monatsschr. f. Zahnheilk. 1912. H. 1. (b) Zahnheilkunde in Vorträgen. 1917. H. 32. (c) Bruns Beitr. z. klin. Chirurg. 1912 u. 1916. (d) Über Zahnanomalien bei kongenitaler Lues. Sammlung MEUSSER 1920. (e) Zur Ätiologie der Zahnstellungs- und Kieferanomalien. Österr. Zeitschr. f. Stomatologie. H. 11, Jg. 18. 1920. (f) Innere Sekretion. MISCH, Fortschritte der Zahnheilkunde. Bd. 1, Lfg. 5. Leipzig, Thieme 1924. (g) Über die HUTCHINSONschen Zähne. Dtsch. med. Wochenschr. Nr. 28. 1920. (h) Zentralbl. f. inn. Med. 1921. Nr. 51. — KRAUPA, ERNST: Zur Diagnose der kongenitalen Lues. Dermatol. Wochenschrift. Nr. 73. 1921. — KRAUPA, E. u. M.: Zur physiognomischen Erkenntnis der kongenitalen Syphilis in der zweiten und dritten Generation. Zentralbl. f. inn. Med. Jg. 41, Nr. 50. 1920. — KULENKAMPF: Die KRAUPAsche Lehre von der Physiognomie der Lues congenita. Klin. Wochenschr. 1923. — KURECK: Russ. Zeitschr. f. Haut- und venerischen Krankheiten. Bd. 22. 1911. — LANCERAU: Traité de la syphilis. 2. edit. p. 442. 1866, 1873, 1886. —

Langer und Wasmund: Klin. Wochenschr. Nr. 3. 1925. — Lannois, M. et R. Gaillard: Syphilis de l'os incisif. Ann. des maladies de l'oreille, du laryng. du nez, et du pharyn. Tome 43, Nr. 9. 1924. — Lawson, Dick: Abnormal conditions of mamel in cases of Malnutrition. — Leloir et Perrin: Note à propos de quelques cas de syphilis héréditaire tardive. Ann. de dermatol. et de syphiligr. 1868. p. 442. — Lemonnier: Observations clinique de syphilis héréditaire citée dans le rapport du Prof. Fournier. Acad. de méd. August 14, 1900. — Leplat: (a) Accidents de la syphilis héréditaire; Syphilis dentaire. Thèse de Paris. 1890. Nr. 122. (b) Arch. f. Dermatol. 1924. — Lereboullet: Ann. des maladies vénér. November 1915. — Lesné, Loederich et Viollet: (a) Irregolarità dentail in un sifilitico. Schweiz. Vierteljahrsschr. f. Zahnheilk. Zürich 1906. Nr. 2. (b) Un cas de syphilis héréditaire tardive; Anomalies exceptionelles d'importation des dents. Malade du service de Dr. Chauffard à l'Hôpital Cochin. Ann. de dermatol. et de syphiligr. 1904. — Levaditi: Annales Pasteur. 1906. p. 41. — Liesegang: Beiträge zur Kolloidchemie des Lebens. — Löhe, H.: Virchows Arch. f. pathol. Anat. u. Physiol. Bd. 20, S. 95. — Lopez, G.: Tre casi di sifilide del labirinto. Boll. de malatt. dell' orecchio, della gola e del naso. Vol. 1, p. 66—69. Florence 1888. — Magitot: (a) Dictionnaire encyclopédique des sciences médicales. Dechambre. Article „Dents". I'st series, Vol. 27, p. 116. (b) Traité de la serie dentaire. 1872. (c) Affection infantile à invasion brusque. Bull. Soc. de chirurgie. 1875. (d) Traités des anomalies du système dentaire chez l'homme et les mammifères. 1877. p. 269 ff. (e) Etudes cliniques sur l'érosion des dents, considerée comme signe rétrospectif de l'éclampsie infantile (syphilis dentaire de MM. Hutchinson et Parrot). Gaz. des hôp. civ. et milit. 1881. Résumée d'une communication faite au congrès des Sciences méd. de Londres, section des maladies des enfants. Aug. 5, 1881. (f) Bull. et mém. de la soc. de chirurg. Aug. 1882, Febr. 21, April 11, 21 et 25. 1883. (g) Syphilis héréditaire et rachitisme. Gaz. hebd. April 20. 1883. (h) Signes tirés des lésions trophiques des dents. Soc. de chirurgie. April 26. 1883. — Mahon: Le dentiste observateur. Paris. Annal. 6, p. 7—10. — Maire: Contribution à l'étude de l'érosion dentaire. Thèse de Paris. 1898. — Marfan: Le rachitisme dans ses rapports avec la déformation ogivale de la voute palatine et l'hypertrophie chronique du tissu lymphoïde du pharynx. Semaine méd. Sept. 18. 1907. — Marzocchi e Garra: Sulla spirochaeta pallida. Giorn. ital. delle malatt. vener. e. d. pelle. fasc. 6. 1905. — Matzenauer: Vererbung der Syphilis. Wien 1903. — Mau: Dtsch. med. Wochenschr. Jg. 49, S. 756. 1923. — Mauriac: Syphilis tertiaire et hérédo-syphilis. Paris 1890. p. 1105 ff. Lésions des dents dans la syphilis héréditaire. — Mayer: Manifestation insolite de syphilis héréditaire. N. Y. Jan. 1895. — Mebane, Donald c.: (a) Die Zähne in der Jugend. Americ. journ. of dis. of childr. Vol. 24, Nr. 3. 1924. (b) Mongolische Idiotie mit typischen Hutchinson-Zähnen. Americ. journ. of dis. of childr. Vol. 28, Nr. 4. 1914. — Mensinga: Internat. klin. Rundschau 1888. — Merville: Der diagnostische Wert der Zahndystrophien bei Heredo-Syphilis. Journ. de méd. de Paris 1914. — Meyer, E.: Contributions au diagnostic ophtalmoscopique des altérations des parois vasculaires dans la rétine. Rev. gén. d'Ophtalm. March 31, 1892. — Mibelli, V.: L'etiologia della sifilide. Corrriere Sanitario. Nr. 40. May 19, 1907. — Milian: (a) Un cas de syphilis héréditaire tardive: lésions dentaires. Ann. de dermatol. et de syphiligr. 1898. p. 450—456. (b) Diagnostic de la syphilis héréditaire tardive. Presse méd. March. 2, 1898. p. 2019. — Miller: Jahrbuch für Kinderheilkunde. Bd. 27. — Misch, J.: Lehrbuch der Grenzgebiete der Medizin und Zahnheilkunde. Bd. 1. Leipzig. — Moncorvo, Filho: Valore dei denti di Hutchinson nelle eredo sifilide. Brasil. med. Oct. 1903. — Montpellier, S.: Ein Fall von Zahnriesenwuchs. Ann. des maladies vénér. Nr. 2. 1924. — Moon: Monthly review of dental surgery. Traduit dand le Pregrès dentaire. 1877. — Motzer: Vergl. Betrachtungen über den Wert der verschiedenen Zahndystrophien als sicheres Zeichen von Lues congenita. Journ. de méd. de Paris. Tome 1, p. 41. 1922. — Müller: Gibt es pathognomische Kennzeichen der Lues hereditaria? Inaug.-Diss. 1898. — Napp: Zur Frage der Vererbung der Syphilis. Arch. f. Dermatol. u. Syphilis. 1904. — Neisser: Beiträge zur Pathologie und Therapie der Syphilis. Berlin 1911. — Neumann: Société de méd. int. de Berlin. Semaine méd. 1897. — Neumann, H.: (a) Zahnveränderungen. Volkmanns Samml 172. (b) Samml. klin. Vorträge. — Nicati: Revue mens. de méd. et de chirurg. 1878. p. 9. — Nicolas: Stato attuale degli studi sperimentali sulla sifilide. Congresso di Lione, August 27, 1906. — Nobl, G.: Wien. med. Wochenschr. Nr. 17 u. 18. 1911. — Nonne: Dtsch. Zeitschr. f. Nervenheilk. Bd. 74, H. 1/4. — Notthaft: Die Legende von der Altertumssyphilis. Leipzig: Engelmann 1907. — Oberwarth, E.: Zur Kenntnis der Hutchinsonschen Zähne; ein Beitrag zur Klinik der Heredo-Syphilis. Jahrbuch f. Kinderheilk. Bd. 66, Heft 2. — Oedmansson: Arch. f. Dermatol. u. Syphilis. Bd. 52. 1898. — Oro: Di una distrofia alveolo-dentaria da sifilide ereditaria. Giorn. intern. delle Sci. med. 1902. — Oste, K.: Berl. klin. Wochenschr. 1887. — Ostino, G.: (a) Le stenosi nasali in rapporto al servizio militare. Giorn. med. del R. Esercito, Sptember 1901. (b) La varietà morfologica adenoidea. Giorn. med. del R. Esercrito, Februar 1902. — Oudet: Dictionnaire en 30 vols, article „Dent". Paris 1835. — Panas, Dolbeau: Bull. soc. de chirurg. 1871. — Paré: Oeuvres. 1875. — Parreidt: (a) Über stehengebliebene

Milchzähne. Dtsch. Monatsschr. f. Zahnheilk. 1916. (b) Kompendium der Zahnheilkunde. — PARROT: (a) La rachitis et la syphilis héréditaire. Trans. internat. medical Congress-seventh session. London 1881. p. 36 etc. (b) Cliniques de l'Hospice des Enfants Assistés. (c) Communication faite à l'Association pour l'Avancement des sciences. Reims 1880. (d) Syphilis héréditaire et rachitisme. Communication à la soc. de chirurg. Januar 21, 1883. Progrès méd. (e) De la syphilis dentaire héréditaire chez les enfants. Gaz. des hôp. civ. et milit. 1881. (f) Atrophie syphilitique des dents. Journ. de méd. et de chirurg. prat. et Union méd. 1881. (g) La syphilis héréditaire et le rachitisme (publié par Troisier). Masson, 1886, 18 leçon. Altérations des dents, p. 141—161, with plates 21 et 22, p. 319. Mémoire, Une maladie préhistorique. p. 266—274. — PASINI: Österr. Zeitschr. f. Stomatol. H. 4. 1909. — PASINI, A.: (a) A proposito delle recenti osservazioni sui protozoi nella sifilide. Giorn. ital. d. malatt. vener. e. d. pelle. fasc. iti. 1905. (b) Lo stato attuale degli studi sperimentale sulla sifilide. Giorn. ital. d. malatt. vener. e. d. pelle. fasc. 11. 1907. — PAUTRIER: Importance de l'examen de la bouche dans les cas de syphilis douteux. Presse méd. Nr. 4. 1907. — PELLIZARI, C.: (a) Sifilide. Trattato ital. di patol. e terap. med. Vol. 1, p. 3. (b) Segni della sifilide ereditaria tardiva. (c) Tentativi di attenuazione della sifilide. Giorn. ital. d. malatt. vener. e. d. pelle. 1902. — PETERSEN, O.: Wratsch. Nr. 31. 1899. — PETZEL, W.: Die endokrinen Drüsen in ihrer Beziehung zu Zahn- und Kieferanomalien. Dtsch. med. Wochenschr. 1922. S. 231. — PFAUNDLER und SCHLOSSMANN: Handbuch. — PFEIFFER: Über die Zeit der Verkalkung der 6-Jahr-Molaren. Inaug.-Diss. Köln 1922. — PFLÜGER: (a) Eine für Lues congenita charakteristische Formveränderung (Knospenform) an den ersten Molaren. Münch. med. Wochenschr. Jg. 71, Nr. 19. 1924. (b) Die Zahnveränderungen bei Lues congenita. Sitzung des ärztl. Vereins Hamburg, 7. 10. 1924. Münch. med. Wochenschrift. Jg. 71, Nr. 45. 1924. — PIETKIEWICZ: Cpt. rend. à la soc. de stomatol. Paris 1891. — POINCY (DE): Syphilis héréditaire et acquise. Thèse de Paris 1887. — POLITZER, A.: Über Ohrsyphilis. Auszug aus seinem Lehrbuch der Ohrenheilkunde. Wien. med. Blätter. 1882. — POOR, F.: (a) Relationship of hereditary syphilis to imperfect dentition. Dental Cosmos. Vol. 44, p. 648. 1902. (b) Dystrophie der Zähne und die Diagnose der hereditären Syphilis. Dermatol. Zeitschr. 1902. — PREISWERK: Dtsch. Monatsschr. f. Zahnheilk. H. 9. 1911. — Presse médicale. Communications à diverses soc. March 14, 1889. Pathogénie des malformations dentaires; leur transmissibilité héréditaire. 1896. p. 291. Stigmates de syphil. héréditaire, altérations dentaires remarquables. — QAUIN, J.: Anatomia umana. Vol. lll, p. 1, fasc. 40, 41. Milano. — QUINET: A propos des dents syphilitiques. Bull. de l'acad. royale de méd. de Belgique 1879. — RADAELI: Ricerche sulla spirochaeta pallida nella sifilide acquisita ed ereditaria. Giorn. ital. d. malatt. vener. e d. pelle, fasc. 11. 1906. — RAMON y CAJAL: Treatise on histology. Philadelphia. — RATTIER, G.: Contribution à l'étude de l'érosion dentaire. Thèse de Paris. 1879. — RAUDNITZ: Arch. f. Kinderheilk. Bd. 4. 1883. — REDIER, JEAN: Contribution à l'étude des anomalies dentaires. Anomalies de nutrition. I. B. Baillère, Paris 1883. — REGNAULT, F.: Des malformations dentaires chez le singe. Soc. de biol. 1893. — RIBBERT: Frankf. Zeitschr. f. Pathol. Bd. 9, H. 2—3. 1912. — RIHA: Zur Unterzahl. Vierteljahrsschr. f. Zahnheilk. 1914. — RITTER: Kongenitale Lues. Dtsch. zahnärztl. Wochenschr. 1914. — RIVINGTON: Med. Times. 1872. Vol. 11, p. 433. — ROBIN: Des malformations dentaires chez les idiots, hystériques, et épileptiques. Thèse de Paris. 1900. Nr. 681. — ROBINSOHN, ISAK: Versuch einer einheitlichen morpho-biologischen Erklärung des normalen und pathologischen Wachstums der Zähne und des Kiefers. Zeitschr. f. Stomatologie. H. 5. 1924. — ROJO: Etiological study of some anomalies in Human Teeth. Dental Cosmos. Vol. 47, p. 681. 1905. — ROMNICIANO: Formes des syphilis héréditaire observées à l'hôpital des enfants de Bucarest de 1874 à 1896. Méd. moderne. 1897. — ROSATI, E.: Labirintite bilaterale da sifilide acquisita. Ann. di med. nav. e colon. Rome 1899. p. 152—160. — ROSENBACH: Syphilitische Knochen- und Gelenkerkrankungen bei hereditärer Syphilis. Handb. d. prakt. Med. 1901. — ROSTAINE: Les hérédo-syphilitiques prennent-ils la syphilis? Ann. des maladies vénér. 1907. Nr. 1. — ROTSCHUH: Syphilitische Familiengeschichten aus Zentralamerika. Berl. klin. Wochenschr. 1907. — ROUSSEL: Arch. f. Dermatol. u. Syphilis. 36. Loire médicale 15. Tome 3. 1894. — SABOURAUD: La presse méd. 22. 3. 1917. — SANCHEZ (ANTOINE NUNES-RIBEIRO): Observations sur les maladies vénériennes. Publiées par M. Andry, Paris 1875. p. 12—23, 161. — SCHACK: Dtsch. med. Wochenschr. Jg. 50, S. 434. 1924. — SCHEFF, JULIUS: Handbuch der Zahnheilkunde. Bd. 2, II. Abtlg. Wien 1892. — SCHICK, B.: Die physiologische Nagellinie des Säuglings. Jahrb. f. Kinderheilk. 1908. S. 67. — SCHÖNLANK: Beitrag zur Lehre von den Schmelzhypoplasien. Dtsch. Monatsschr. f. Zahnheilk. Bd. 38, H. 5. 1920. — SENISE, T: Sulle etero-infezioni. Corriere Sanitario. 1907. Nr. 80. — SICHEL, J.: Über das Fehlen der lateralen oberen Schneidezähne bei kongenitaler Lues. Dermatol. Wochenschr. Bd. 72. 1921. — SIEGERT: Myxödem im Kindesalter. Ergebn. d. inn. Med. Bd. 6. 1910 und Monatsschr. f. Kinderheilk. Bd. 4. 1906. — SIEMENS, H. W. und X. HUNOLD: Zwillingspathologische Untersuchung der Mundhöhle. Arch. f. Dermatol. u. Syphilis. Bd. 147, H. 3. 1924. — SILEX: Sur les signes pathognomiques de la syphilis congénitale. Soc. de méd. de Berlin. 1896. Bull. méd. et Semaine méd. 1896. — Simmonds, M.: Ergänzungsband 58 der Dermatol. Wochenschr. 1914. — Smitt, C. Morton: Beachtenswerte Zahnanomalien bei kongenitaler Lues. Arch. of dermatol. a. syphilol. Vol. 8, Nr. 6. 1923. — Sollier, A.: De l'état de la dentition chez les enfants, idiots, et arrières. Thèse de Paris 1887. — Sonnenberg: Ein Fall von hereditärer Syphilis in der 2. Generation. Dermatol. Zentralbl. Bd. 15. — Sotis, A.: Contributo clinico allo studio della sifilide dell'orecchio interno. Giorn. med. d. r. Esercito, Rome 1898. Vol. 16, p. 1010ff. — L. de St. Germain: Ann. de dermatol. et de syphiligr. 1890. — Stein: New York med. Record. 9. Sept. 1916. — Sternfeld, A.: Anomalien der Zähne. Handb. d. Zahnheilk. Bd. 1. 1909. — Stölzner, W.: Rachitis. Handb. d. Kinderheilk. Bd. 2, 2. Aufl. 1910. — Sutton, Irvin, C.: Das Erfordernis der Vorsicht bei der Diagnose Hutchinson-Zähne. Americ. journ. of syphilis. Vol. 9, Nr. 1. 1925. — Tandler und Gross: Wien. med. Wochenschr. S. 1409. 1923. — Taylor: Syphilitic Lesions of the Osseous System. New York 1875. — Thibièrge: Syphilis héréditaire tardive. Traité de médicine. Charcot-Bouchard. Tome 111, 2. edit., p. 430ff. 1899. — Thomson und Chiewitz: Bibliothek for Laegue. p. 157. 1906. — Tomes: (a) Traité de chirurgie dentaire, traduit par Darin 1875. (b) Diskussionsbemerkung zum Vortrag von Magitot. VIII. Internat. med. Kongr. London 1881. — Tomlinson: Cleft Palate: its Origin, Effect and Treatment. Dental Cosmos. Vol. 48. June 1906. — Toyofuku: Frankf. Zeitschr. f. Pathol. Bd. 7. 1911. — Trantas: Syphilis héréditaire tardive. Kératite interstitielle, choroidite ant. avec periphlébite rétinienne. Arch. d'Ophtalm. Jan. 1897. — Trinchese: Über den Zeitpunkt der luetischen Infektion des Fetus und dessen klinische Bedeutung. Beitr. z. Geburtsh. u. Gynäkol. 1913. — Troisfontaines: Hérédo-syphilis de 3. génération. Arch. f. Dermatol. u. Syphilis Bd. 63. — Tronchon, M.: Dentition hérédo-syphilitique chez l'enfant. Thèse de Paris 1897. — Truvet: Über die sog. Duboisschen Abscesse. Diss. Leipzig 1904. — Türkheim: Dtsch. Monatsschr. f. Zahnheilk. H. 10. 1914. — Urbantschitsch: Die Rachitis und ihr Einfluß auf das Milchgebiß. Österr. ungar. Vierteljahrsschr. f. Zahnheilk. Bd. 23, H. 4. 1907 u. Österr. ungar. Vierteljahrsschr. f. Stomatologie. 1910. — Vacher: Arch. f. Kinderheilk. 1911. — Valli: L'otite interna della sifilide ereditaria tardiva. Il sordomuto. 1892. — Vaquez: Ann. de dermatol. et de syphiligr. 1887. — Vas: Die weiteren Entwicklungs- und Gesundheitsverhältnisse der mit kongenitaler Lues behafteten Kinder. Jahrb. f. Kinderkrankh. 1912. — Vidal: La syphilis congénitale. Thèse d'Agri 1860. — Vogelewitz: Über die bleibenden Kennzeichen der hereditären Syphilis. Diss. Königsberg 1896. — Walkhoff: Dtsch. Monatsschr. f. Zahnheilk. 1895. H. 8. — Webster: A case of syphilitic affection of the labyrinth. Planet, April 15. 1883. — Wedl, C.: Pathologie der Zähne. Leipzig 1870. — Wegner: Virchows Arch. f. pathol. Anat. u. Physiol. Bd. 50. S. 305. — Weil, Mathieu, Pierre et George Villain: Fehlende Zahnanlagen von fast allen bleibenden Zähnen auf erb-syphilitischer Grundlage. Gaz. des hôp. civ. et milit. Jg. 98, Nr. 2. 1925. — Welander: Fehlerhafte Zahnbildung bei erworbener Syphilis. Arch. f. Dermatol. u. Syphilis. Bd. 36. — Wieland: Jahrb. f. Kinderheilk. Bd. 50. 1909. — Wieting: Dtsch. med. Wochenschr. Nr. 11. 1911. — Zinsser: (a) Über Zahnveränderungen bei kongenitaler Syphilis. Arch. f. Dermatol. u. Syphilis. 1913. (b) Zahnhypoplasien und Syphilis congenita. Münch. med. Wochenschr. Nr. 48. 1921. (c) Arch. f. Dermatol. u. Syphilis. 1912. S. 1233. (d) Syphilis und syphilisähnliche Erkrankungen des Mundes. Berlin 1921. — Zsigmondi: Österr. Zeitschr. f. Stomatol. 1908. H. 12. — Zuckerkandl: (a) Makroskopische Anatomie. Handb. f. Zahnheilk. Wien 1909. (b) Über rudimentäre Zähne. Med. Jahrb. 1885.

Die Diagnose der angeborenen Syphilis.

Von

LEO von ZUMBUSCH-München.

Um bei einem Menschen angeborene Syphilis feststellen zu können, genügt es in einer großen Zahl von Fällen nicht, ihn selbst zu untersuchen, sondern es müssen oft auch die Eltern, unter Umständen auch die Geschwister untersucht werden; auch die Anamnese kann hier eine viel größere Rolle spielen als bei der akquirierten Syphilis oder gar bei den Hautkrankheiten. Außerdem liegen bei Syphilis congenita die Dinge insofern ganz eigenartig, daß hier die wichtigste Aufgabe des Arztes darin besteht, schon vor der Geburt des Kindes auf die Gefahr aufmerksam zu sein, daß es mit Syphilis congenita zur Welt kommen könnte; denn gerade durch Maßnahmen vor der Geburt, in möglichst frühem Stadium der Schwangerschaft, kann am ehesten Unheil verhütet werden; darüber wird im Abschnitt über die Prognose zu sprechen sein (vgl. auch BOAS: Prophylaxe der kongenitalen Syphilis).

Wenn wir mit der Besprechung der Diagnostik bei den schwersten Fällen beginnen, so sind es die, welche mit dem Absterben der Leibesfrucht im Mutterleib enden; die Frucht wird dann oft erst nach geraumer Zeit in totfaulem (maceriertem) Zustand ausgestoßen. Dieses Ereignis tritt kaum vor dem fünften, meist nicht vor dem sechsten Schwangerschaftsmonat ein, bei Fehlgeburten vor dieser Zeit kommt daher Syphilis ätiologisch kaum in Betracht. Bei jedem Abortus vom fünften Monat an kann aber (zumal wenn die Frucht maceriert ist), der Verdacht auf Syphilis congenita nur dann entkräftet werden, wenn weder bei den Eltern, noch bei evtl. vorhandenen Geschwistern, noch an der Frucht selbst irgendwelche auf Syphilis deutende Symptome klinisch oder serologisch festgestellt werden können (Spirochäten in Organen). Am wichtigsten ist naturgemäß die Untersuchung der Mutter, abgesehen davon, daß z. B. bei der sehr oft unehelichen Herkunft des Kindes der Vater nicht erreichbar oder der angebliche Vater nicht der Erzeuger des Kindes ist. Allerdings darf nicht übersehen werden, daß auch die Untersuchung eines fälschlich als Vater bezeichneten Mannes von großem Wert sein kann, denn wenn er mit der Kindesmutter Geschlechtsverkehr hatte, und man findet ihn als syphilitisch, so wird damit immerhin einigermaßen wahrscheinlich gemacht, daß auch die Kindesmutter Syphilis habe. Wie man die Eltern zu untersuchen hat, gehört nicht in unser Thema, nur muß auf eine viel zu wenig beobachtete Tatsache hingewiesen werden, nämlich auf die relative Unverläßlichkeit der Serodiagnose um die Zeit der Geburt. Die Angaben der Autoren differieren hier stark, so fanden JEANS und COOKE nur in 63% positive Wa.R., ARZT zeigte eine Mutter mit zwei syphilitischen Kindern, alle drei mit negativer WaR., HALLEZ betont die geringe Verläßlichkeit der Wa.R., ebenso DOLLINGER und SCHWABACHER, v. SCHUBERT, dessen Angaben auch SACHS bestätigt und KILDUFFE, der großes Material bringt. Und wenn PANKOW meint, die Geburt sei eine günstige Zeit, latente Syphilis bei der Mutter serologisch nachzuweisen (daß sie beim Neugeborenen sehr unsicher ist, betont auch er), Edm. Hofmann die Wa.R. im Retroplacentarblut empfiehlt und Rietschel sich von obligatorischer Blutuntersuchung bei allen Geburten viel Gutes erwartet, so stehen unter anderem die Ergebnisse von Esch, sowie schon ältere von R. Müller dem entgegen.

Die Untersuchung der Frucht selbst ergibt wohl häufig spezifische Veränderungen, gerade an jüngeren Fehlgeburten fehlen sie aber sehr oft; wir können uns das wohl am besten durch die Annahme erklären, daß der Tod durch toxische Substanzen herbeigeführt wird; ob nebenher auch schon diagnostizierbare oder gar lebensbedrohende Krankheitsherde syphilitischer Art im Körper etabliert sind, ist von sekundärer Bedeutung. Auch die Veränderungen der Placenta und der Nabelschnur sind in diesem Stadium noch nicht so charakteristisch, wie dann, wenn die Frucht völlig oder nahezu ausgetragen wird. Öfters gelingt in der Frucht der Spirochätennachweis.

Auch spezifisch syphilitische, makroskopische, pathologisch-anatomische Veränderungen der Frucht können wir erst gegen das Ende der Schwangerschaft hin erwarten. Was nun die Symptomatologie der Syphilis congenita anlangt, muß zunächst festgestellt werden, daß es hier nicht, wie bei der akquirierten Syphilis ein primäres, sekundäres und tertiäres Stadium gibt. Das Primärstadium fehlt, da der Infektionsmodus ein anderer ist, Erscheinungen mehr entzündlichen Charakters dem Sekundärstadium entsprechend, und solche von gummösem Bau laufen am selben Kranken zugleich nebeneinander her, sie sind in mannigfacher Mischung vorhanden.

Die syphilitischen Herde, welche sich in der zweiten Hälfte und gegen das Ende des Intrauterinlebens entwickeln, können von unterschiedlicher Art sein, kein Organ ist immer frei. Die wichtigsten Orte aber, die am meisten ergriffen werden, sind, wie auch bei der akquirierten Syphilis die Haut, das Skelett und von den inneren Organen die Leber; im Gegensatz zur akquirierten Syphilis ist aber hier auch die Lunge nicht so selten beteiligt. Je nach dem Zeitpunkt, in dem sich Erkrankungen dieser Organe entwickeln, können sie bei der Geburt stärker oder schwächer ausgebildet sein; sie können aber auch im Mutterleib abheilen, so daß man nur mehr die Residuen zu Gesicht bekommt, wie z. B. Narben um den Mund als Reste von Rhagaden.

Die klinische Diagnostik der angeborenen Syphilis beim Neugeborenen zu schreiben, hieße die Klinik wiederholen; hier, wie bei der erworbenen Syphilis kann das Krankheitsbild höchst mannigfaltig sein. Wir müssen zwischen wahrscheinlichen und sicheren Symptomen unterscheiden, zwischen den eigentlichen syphilitischen Manifestationen und den indirekten Folgen der Krankheit. Letztere fallen dem geübten Beobachter vielfach zuerst in die Augen und veranlassen ihn, der Sache genauer nachzugehen.

So ist schon die Tatsache, daß ein Kind früher als am normalen Schwangerschaftsende zur Welt kommt, zumal wenn sich für die eingetretene Frühgeburt keine andere Erklärung finden läßt, ein Verdachtsmoment; man wird in jedem solchen Falle gut tun, an Syphilis zu denken, das Kind genau untersuchen, auch bei den Eltern mit der gebotenen Vorsicht nach Syphilis forschen. Bei verheirateten Eltern wird man mehr Erfolg und weniger Schwierigkeiten haben, wenn man den Vater examiniert, bei den Frauen ist weniger Verständnis zu erwarten, und wenn sie verstehen, ist das psychische Trauma weit größer. Anderseits ist es bei den Frauen leichter, Blut zur Wa.R. zu gewinnen, ohne Verdacht zu erregen.

Ebenso ist es geboten, an Syphilis congenita zu denken, wenn ein Kind, ohne daß eine andere Ursache gefunden wird, untergewichtig, anämisch, mager, mit greisenhaftem Gesicht zur Welt kommt und sich auffallend schwach zeigt. Auch gewisse Mißbildungen, wie Atresia ani, Anencephalie, Hydrocephalus,

Spina bifida kommen erfahrungsgemäß bei Syphilis congenita öfter vor als sonst, worauf an anderer Stelle hingewiesen wird; zu weit gehen entschieden die Autoren, welche behaupten, daß auch Zwillingsschwangerschaft durch Syphilis congenita begünstigt werde.

Auch die Lymphdrüsenschwellung ist bei Syphilis congenita ein viel unsichereres Zeichen als bei akquirierter Syphilis, sie fehlt sehr oft und kommt anderseits auch aus anderen Ursachen vor, wie z. B. bei Framboesie (GRENIER, BLECHMANN und DELAPLACE), der erstgenannte Autor hat 700 Kinder auf Drüsenrchwellung untersucht, BLECHMANN und DELAPLACE wollen den Drüsen am Processus mastoideus am ehesten Bedeutung zusprechen. Ebenso unsicher, wenngleich als Verdachtsmoment zu würdigen, ist übermäßiges, unstillbares Erbrechen, die Angabe von LEMAIRE, daß es in $70^0/_0$ der Fälle durch antiluetische Behandlung zu heilen sei, scheint recht hochgegriffen.

Ein wesentlich wichtigeres Symptom ist bei Neugeborenen die Rhinitis, die das jedem Kundigen so verräterisch klingende ,,Schnofeln" beim Ein- und Ausatmen verursacht. Hier kann schon beinahe von einem sicheren Symptom gesprochen werden. Es ist nicht immer schon bei der Geburt vorhanden, sondern kann sich noch nach Wochen einstellen.

An die spezifische Coryza schließt sich dann die große Reihe der charakteristischen Syphiliszeichen an: Milz- und Leberschwellung, Ausschläge, Papeln, Infiltration und Pemphigus syphiliticus an Handflächen und Sohlen, Epiphysenlösungen und andere Veränderungen am Skelett, PARROTsche Lähmung usw. Zusammenfassende Darstellungen der Symptomatologie finden wir außer in den Lehrbüchern u. a. bei LEREDDE und LEES.

Die entweder bei der Geburt vorhandenen oder bis zu einigen Wochen später auftretenden Hauterscheinungen entsprechen im großen und ganzen denen der sekundären Lues. Sie sind aber dadurch von den Exanthemen bei akquirierter Syphilis verschieden, daß sie in der Regel heftiger entzündet, die Efflorescenzen größer und ausgedehnter, sehr reichlich, kurz mächtiger entwickelt sind. Papeln und breite Kondylome können so groß und dick sein wie bei Erwachsenen, im Gegensatz zu solchen bei akquirierter Syphilis von Kindern, wo sie kleiner und zarter zu sein pflegen; während wir bei akquirierter Syphilis an den großen Handflächen der Erwachsenen linsen- höchstens erbsengroße Infiltrate zu sehen gewohnt sind, die wenig prominieren, oft nur undeutlich als Infiltrate zu tasten sind, bilden sich in den Händchen der Kinder oft Infiltrationen, welche die ganze Handfläche, dazu die Volarseite der Finger einnehmen und mächtig dick sind; es steigert sich dann nicht selten die Entzündung bis zur Colliquation, es bildet sich das Bild des Pemphigus syphiliticus aus. Ebenso ist es mit den Exanthemen, deren einzelne Efflorescenzen so groß wie die einer Roseola beim Erwachsenen sein können, ja noch darüber hinausgehen, dabei dichtgedrängt angeordnet sind, vielfach konfluieren und mächtig infiltriert sind. Sie sind oft mit Schuppen bedeckt, fast wie bei psoriasiformen Syphiliden, oder sie glänzen bronzefarbig, weil die Oberfläche infolge der starken Infiltration glatt gespannt ist. Die Konfluenz der Herde kann so vollständig sein, daß beträchtliche Teile der Haut zusammenhängend infiltriert sind; ich erinnere mich eines Falles, der von etwa Nabelhöhe abwärts, rings um den Leib, über Hüften, Genitale und Nates weg und weiter über die Oberschenkel bis fast an die Knie so einheitlich braunrot infiltrierte Haut hatte, wie man es bei einer Erythrodermie oder universellen Psoriasis sehen kann, nur war Farbe und Glanz der Haut anders. Natürlich sind die Veränderungen nicht immer so hochgradig, sie können nur andeutungsweise vorhanden sein, immer aber fällt das Mißverhältnis zwischen den großen Efflorescenzen und dem kleinen Körper aus, das Bild ist dadurch ganz anders als bei akquirierter Syphilis.

Da nun aber diese handgreiflichsten und für die Diagnostik wichtigsten Erscheinungen der Haut oft fehlen oder sich erst relativ lang nach der Geburt entwickeln, so müssen wir trachten, auch andere Merkmale zu finden, welche eine möglichst schnelle und sichere Diagnose gestatten. Die in dieser Richtung unternommenen Versuche sind mannigfacher Art.

Mit Hilfe von Röntgenstrahlen wurden mehrfach interessante Befunde erhoben, die, wenn sie auch noch der Nachprüfung bedürfen mögen, immerhin wert sind, erwähnt zu werden. E. und I. Beretervide sahen bei 22 Neugeborenen mit Syphilis congenita stets die Aorta verbreitert; eine Verbreiterung von 1,5 cm aufwärts sprechen sie als sicheres Symptom an, sie halten diesen Befund für wichtiger als den Ausfall der WaR., die in den 22 Fällen nur dreimal positiv war. In bezug auf das Skelett haben Shipley, Pearson, Weech und Greene gegen 300 Feten und Neugeborene durchleuchtet; sie fanden, auch im Gegensatz zur sehr oft versagenden Wa.R., charakteristische Veränderungen. Die Epiphysenspalten sind breiter, aber heller und ungleich, die Knochenkerne zeigen Doppelkonturen, weil sie eine mangelhaft verkalkte Randzone besitzen; aufgefallen ist den Autoren, daß an den Phalangen nur die proximalen Enden verändert waren, und daß erst post partum sich Periostitiden entwickelten, welch letztere Tatsache sie damit zu erklären versuchen, daß die Entzündung des Periosts durch den Reiz entstehe, den die Muskelaktion auslöst. Zuerst hat wohl E. Fränkel auf diese Veränderungen hingewiesen.

In letzter Zeit hat man auch besonders versucht, mittels verschiedener Methoden aus dem Blut diagnostische Anhaltspunkte für Syphilis congenita zu gewinnen. Die landläufigen Untersuchungsmethoden haben nichts Wesentliches ergeben. Wenn Leredde bei Syphilis congenita Hypoglobulie, Hypochromie und ein stärkeres Hervortreten der mononucleären Elemente findet und auch Nitschke eine relative Lymphocytose feststellen konnte, hat dies nicht allzuviel Beweiskraft, zumal, wie Leredde selbst zugibt, derartige Veränderungen auch durch andere Ursachen bedingt sein können; eigentlich legt Leredde nur auf die bestehende Anämie diagnostisches Gewicht, was allerdings ein altbekanntes, aber für sich nicht beweisendes Symptom bei Syphilis congenita ist, ebenso wie die von ihm betonte Häufigkeit von Enteritiden [1]). Auch die von Mensi vorgenommenen Prüfungen des refraktometrischen Index des Serums und der Allergie gegen Tuberkulin ergaben nichts sicher Brauchbares, er fand den refraktometrischen Index in der Regel erhöht. Gegen Tuberkulin reagierten die Syphilis congenita-Kinder in der Regel negativ.

Dagegen scheint der Senkungsgeschwindigkeit der Blutkörperchen eine beträchtliche diagnostische Verwertbarkeit zuzukommen, die zuerst György sehr beschleunigt gefunden hat. Nur bei Fieber fehlt nach ihm die Beschleunigung, Seine Ergebnisse sind durch Bätzold und Linsenmeier bestätigt worden. Ersterer fand die Senkungsgeschwindigkeit bei Säuglingen mit Syphilis congenita viel größer als bei gesunden Säuglingen, bei letzteren doppelt so groß als bei Frauen, bei Frauen größer als bei Männern; letzterer gibt geradezu an, sehr große Senkungsgeschwindigkeit der Blutkörperchen im Nabelvenenblut sei pathognomonisch für Syphilis congenita und ein wichtiges Mittel der Diagnose.

Die klassischen Methoden des Syphilisnachweises, der Spirochätenbefund und die Wa.R. versagen bei der Syphilis congenita der Neugeborenen in ganz auffallendem Maße. Alle Autoren, welche den Wert des Spirochätennachweises (natürlich bei Kindern, die nicht etwa Kondylome und dgl. haben, wo man

---

[1]) Es sei erwähnt, daß Leredde die Behauptung aufstellt, es stürben jährlich in Frankreich 40 000 Kinder an Syphilis congenita, von denen beim geringsten Teil das Leiden diagnostiziert sei.

aber dann auch klinisch die Diagnose Syphilis congenita stellen kann) geprüft haben, sind einige darin, daß es sehr unsicher und schwierig ist, so daß negative Ergebnisse gar keinen Wert haben und nicht im mindesten berechtigen, Syphilis congenita auszuschließen. So hat EDM. HOFMANN nur in wenigen der von ihm untersuchten Fälle im Nasenschleim oder im Nabelstrang und der Placenta Spirochäten gefunden; auch VUKOVIC, der ausgedehnte Versuche an zahlreichen Fällen machte, indem er das Endothel der Nabelvenen abschabte und im Dunkelfeld auf Spirochäten untersuchte, konnte nur in sieben Fällen solche finden; ebenso hielt BRUCKMEYER das Auffinden der Spirochäten im Nasensekret, im Blut oder im Urin für so schwer und unsicher, daß er der Methode jeden Wert abspricht, so wie auch BUSCHKE, der die Erreger wohl ab und zu im Blut fand, *negativen* Ergebnissen aber gar keine Bedeutung beimißt. Am ehesten kommt noch der Spirochätennachweis in der Nase und im Nabelstrang in Betracht (siehe auch den Aufsatz von LEDERMANN).

Verhältnismäßig geringen Wert für die Feststellung der Syphilis bei Neugeborenen hat die Serodiagnostik. Eine ganze Reihe von Autoren bringt in den letzten Jahren ihre Ergebnisse, aus denen hervorgeht, daß mindestens der negative Ausfall der Wa.R. Lues nicht ausschließt. So mißt BARKER BEESON nur der positiven Reaktion Bedeutung bei, sie entsteht aber oft erst, nachdem eine Kur durchgeführt wurde, auch STOLL und MARFAN halten negative Reaktion für bedeutungslos. Ähnliche Ergebnisse hatten ROLLESTON, DOYNE, KILDUFFE, der ein sehr großes Material von Frauen und Kindern bearbeitete, WELCH, der oft bei Schwangeren die Reaktion positiv, nach der Geburt bei Mutter und Kind negativ fand, BELDING und HUNTER, endlich OSTRCIL. Vergleiche zwischen der Wa.R. und der Flockungsreaktion nach SACHS GEORGI hat CASTRO angestellt, er findet, daß die Wa.R. der letzteren überlegen sei, die beiden Reaktionen stimmen auffallend schlecht miteinander überein; im Gegensatz dazu sollen sich beide Methoden nach SZIRMAY ergänzen. Die wenigst brauchbaren Ergebnisse sind mit der Cutireaktion nach NOGUCHI und KLAUSNER zu erzielen. DE VILLA und RONCHI fanden, daß sie höchstens als Ergänzung Wert besitze; dabei ist die Luetinprobe der Pallidinprobe überlegen. Auf diese relative Bedeutungslosigkeit der Serodiagnose weist ja auch schon HEUBNER in seinem bekannten Lehrbuch hin.

Sehr wichtig ist endlich für die Diagnose der Syphilis congenita die Beschaffenheit der Placenta; sie kann von relativ frühen Stadien an verändert sein, ja bei den frühen Aborten kann sie das einzige typisch erkrankte Organ sein. Am augenfälligsten sind aber die Veränderungen auch hier gegen das Ende der Schwangerschaft hin. Im ganzen ist nach JEANS und COOKE die Placenta in $27^0/_0$ der Fälle sichtbar mitergriffen. Die Symptome sind verschiedener Art. Vor allem pflegen syphilitische Placenten größer und schwerer zu sein als normale, dann aber ist auch die Farbe und die Konsistenz anders. Sie zeigen oft eine hellere Farbe, die an einzelnen Teilen ausgeprägt ist und als Fleischfarbe bezeichnet wird, öfters sind auch eigentümliche hellweißliche Stellen, landkartenartig oder wolkenartig, wahrzunehmen. Hand in Hand damit ist die Konsistenz vermehrt, auch ähnlich der von rohem Fleisch, zäher, als es der Norm entspricht. Diese veränderten Partien nehmen bald einen größeren, bald nur kleinere Bereiche ein. Die Placenta wird gemeiniglich zu wenig beachtet, allerdings ist sie allzu oft schon vom Personal beseitigt, wenn der Arzt das Kind zu untersuchen beginnt oder der Gedanke an Syphilis congenita überhaupt auftaucht. Ob die Veränderungen des Nabelstrangs, welche LEMOS beschreibt, die in Blutungen, hämorrhagischen Herden und in Zerreißlichkeit des Gewebes bestehen, wirklich so große diagnostische Bedeutung haben, wie dieser Autor angibt und so oft vorkommen, kann Referent nicht beurteilen. Auf jeden Fall wird auch die Untersuchung dieses Gebildes nicht vernachlässigt werden dürfen.

Ganz anders als beim Säugling stellt sich die Syphilis congenita bei größeren Kindern dar; doch besteht auch hier dieselbe Zweiteilung der Erscheinungen, indem wir es auf der einen Seite mit echten syphilitischen Manifestationen, auf der anderen Seite mit Entwicklungshemmung, Zurückgebliebenheit, Degeneration usw. zu tun haben.

Die echten syphilitischen Symptome fassen wir unter dem Bilde der Syphilis congenita tarda zusammen, sie entsprechen im großen und ganzen der tertiären Syphilis; allerdings finden wir bei der Syphilis congenita tarda zum Teil andere Störungen im Vordergrund stehend als beim Tertiarismus nach erworbener Lues, ja gewisse Erscheinungsformen, wie die Keratitis parenchymatosa fehlen bei letzterem ganz. Dagegen ist wieder bei der Syphilis congenita tarda das Befallensein innerer Organe viel seltener; wenn z. B. auch nach Beretervide schon bei Säuglingen mit Syphilis congenita die Aorta sehr oft verbreitert ist, so muß doch festgestellt werden, daß Aneurysma aortae bei Syphilis congenita kaum je beobachtet wird. Auch die anderen inneren Organe sind relativ selten erkrankt, sicher im Verhältnis seltener als bei tertiärer Syphilis. Nur das Nervensystem ist verhältnismäßig öfter geschädigt; einerseits sind juvenile Tabes und Paralyse in nicht wenigen Fällen beobachtet, dann aber finden wir recht oft Veränderungen des Liquor und nervöse Störungen von der Art, daß wir sie mit mehr Recht als Residuen abgelaufener Meningitiden oder anderer wirklich syphilitischer Entzündungsprozesse, denn als Zeichen der Degeneration auffassen müssen. Wenn zwar Leredde angibt, daß man bei Kindern, die ohne nachweisbare Ursache geistig zurückgeblieben sind, *in der Regel* durch antisyphilitische Behandlung Besserung erzielen können, so geht diese Behauptung wohl viel zu weit; immerhin können wir aber daraus, daß ein Forscher von solcher Erfahrung derartiges ausspricht, entnehmen, daß syphilitische Erkrankungen des Zentralnervensystems im späteren Alter nicht selten sind. Tatsächlich haben auch Liquoruntersuchungen, von denen allein aus den letzten Jahren eine ganze Reihe vorliegt, ergeben, daß selbst bei sehr vielen Kindern mit Syphilis congenita, die klinisch keine Zeichen darbieten, die Krankheit durch die Lumbalpunktion nachgewiesen werden kann. Die nachfolgende, aus den Untersuchungen von Kingery, Mikiewiczowna und Progulski, Tezner, Breuer, Frank, Arena und Brelet zusammengestellte kleine Tabelle zeigt folgendes:

Autor	Fälle	Liquor-Veränderungen		Anmerkung
		Fälle	Prozent	
Kingery	52	15		
Mikiewiczowna u. Progulski	?	„sehr viele"		besonders Pleocytose
Tezner	20		15	von 7 mit nervösen Erscheinungen 70 $^0/_0$ +
Tezner	83		36	je älter die Kinder um so seltener +
Breuer	?		70	
Frank	18	6		Goldsol bei 11 Kindern +
Arena	31		Phase I 43 Ges. Eiw. 33	Blut-Wa.R. bei 7 +
Brelet	?		52	Blut-Wa.R. 37 $^0/_0$ +

Bei nervösen Erkrankungen im Kindesalter wird daher stets an Syphilis congenita zu denken sein.

Im Vordergrund stehen bei der verspäteten Syphilis congenita, wie auch schon HEUBNER in seinem Lehrbuch hervorhebt, die Veränderungen der Haut und der Knochen. An der Haut entsprechen die Veränderungen denen der erworbenen Tertiärlues, allerdings handelt es sich in der Regel um Gummen, lentikuläre gruppierte Syphilide sind kaum ja zu sehen. Die Knochenveränderungen sind sehr oft von gewaltigem Ausmaß. Mächtig verdickte rauhe Tibien, massenhafte, nach außen durchbrechende Periostgummen des Schädeldachs, weitgehende Zerstörungen des Gesichtsskeletts u. dgl. sind viel gewöhnlicher als beim Tertiarismus, oft ist kaum ein Teil des Skeletts frei von Syphilis, an jeder Extremität, am Kopf, am Sternum, Rippen usw. finden sich Herde und Residuen.

Viel öfter als durch wirkliche frische Manifestationen verrät sich die Syphilis congenita durch gewisse Wachstumsstörungen und degenerative Prozesse. In erster Linie ist von ihnen das Knochensystem betroffen, am auffallendsten der Kopf. Entweder bleibt der Schädel durch vorzeitiges Verwachsen der Nähte mikrocephal oder, häufiger, ist er vergrößert, manchmal auch eigentümlich deformiert. Die Stirn ist hoch, breit, eigentümlich flach (Denkerstirn), der Kopf fast quadratisch, es besteht oft hochgradiger Hydrocephalus. Die Nase ist durch periostitische Vorgänge als Sattelnase eingesunken, der Gaumen steil gewölbt. Im Mund sind Perforationen des Gaumens, manchmal vergesellschaftet mit Zerstörungen des weichen Gaumens und an der hinteren Rachenwand vorhanden, das knöcherne Nasenseptum ist defekt oder fehlt ganz, ebenso die Muscheln oder andere Teile des Gesichtsskeletts. Genaue Inspektion der Mundhöhle ist auch wegen der Beschaffenheit der Zunge vonnöten, z. B. wegen der stets verdächtigen Lingua plicata und wegen der Zähne. Über Entstehungsarten der Sattelnase bei HOCHSINGER.

Die Beschaffenheit der Zähne spielt bei der Diagnose der Syphilis congenita eine sehr große Rolle, seit HUTCHINSON wird ihr große Bedeutung beigelegt. Die Literatur über diese Sache ist ungemein reich. Da diese Frage von berufenerer Seite behandelt wird, können wir uns sehr kurz fassen. Zweifellos sind Abnormitäten und mangelhafte Beschaffenheit des Gebisses ein wichtiges Verdachtsmoment auf Syphilis congenita, doch gibt es wohl kaum eine ganz bestimmte Art dieser Störungen, welche als unmittelbar beweisend für Syphilis congenita angesprochen werden könnte.

Es ist ähnlich mit den Nervenstörungen. Labyrintherkrankungen, Taubheit, für die keine andere Ursache auffindbar sind, müssen stets an Syphilis congenita denken lassen; unmittelbar beweisend für Syphilis congenita sind sie aber nicht. Dies ist von den Erkrankungen der Sinnesorgane wohl nur die Keratitis parenchymatosa. Immerhin wird aber oft genug aus solchen für sich einzeln nicht beweisenden Symptomen die Diagnose sicher zu stellen sein, wenn eben mehere bei einem Individuum zusammentreffen (HUTCHINSONS Trias).

Auch mit den Defekten der Intelligenz oder der Moralität, die wir so oft als Folgen von Syphilis congenita beobachten können, ist es nicht anders. Diese Dinge sind für sich allein durchaus kein Beweis, daß das betreffende Individuum kongenital-syphilitisch sei; treffen sie aber mit körperlichen Stigmen zusammen, so wird sich aus der Summe von allem, was wir beobachten, ein sicheres Bild gewinnen lassen.

Was endlich die Bewertung der Wa.R. anlangt, so ist der positive Ausfall selbstverständlich von größter Bedeutung. Ist die Wa.R. aber negativ, so sagt dies nicht allzuviel, es ist besonders dann, wenn nur Stigmata und Defekte, die Degeneration anzeigen, vorhanden sind, sehr häufig, daß die Seroreaktionen vollkommen im Stich lassen.

Literatur.

Arena: Liquor bei Syphilis congenita. Pediatria. Vol. 32. 1924. — Arzt: Wien. Dermatol. Ges. v. 20. 10. 1921. — Bätzold: Senkungsgeschwindigkeit der roten Blutkörperchen bei Syphilis congenita. Münch. med. Wochenschr. 1922. Nr. 23. — Barker Beeson: Diagnose der Syphilis congenita. Illinois med. journ. Vol. 40. 1921. — Beldinger and Hunter: Americ. journ. of obstetr. a. gynecol. Vol. 38. 1924. — Beretervide, E. u. I.: Aorta und Syphilis congenita. Semana med. 1923. Nr. 30. Arch. latino-americ. de pediatria. Vol. 17. — Blechmann und Delaplace: Drüsen bei Syphilis congenita. Nourisson. Ann. 11. 1923. — Brelet: Liquor bei Syphilis congenita. Gaz. des hôp. civ. et milit. Ann. 97. 1924. — Breuer: Liquor bei Syphilis congenita. Dtsch. med. Wochenschr. 1921. Nr. 43. — Bruckmeyer: Spirochätennachweis bei Syphilis congenita. Dermatol. Wochenschr. Bd. 78. 1924. — Buschke: Spirochäten im Blut bei Syphilis congenita. Dermatol. Wochenschr. Bd. 78. 1924. — Castro: Zit. Zentralbl. f. Haut- u. Geschlechtskrankh. Bd. 10. S. 195. — de Villa et Ronchi: Cutireaktions bei Syphilis congenita. Pediatria. Ann. 31. 1923. — Dollinger und Schwabacher: Syphilis congenita. Monatsschr. f. Kinderheilk., Orig. Bd. 22. 1921. — Doyne: Diagnose und Behandlung der Syphilis congenita. Arch. of ophth. Vol. 51. 1922. — Esch: Münch. med. Wochenschr. 1922. — Frank: Liquor bei Syphilis congenita. Monatsschr. f. Kinderheilk., Orig. Bd. 25. 1923. — Grenier: Drüsen bei Syphilis congenita. Nourisson. Ann. 11. 1923. — György: Blutsenkung bei Syphilis congenita. Münch. med. Wochenschr. 1921. Nr. 26. — Hallez: Diagnose der Syphilis congenita. Progr. méd. Ann. 49. 1922. — Hofmann, Edm.: Frühdiagnose der Syphilis congenita. Dtsch. med. Wochenschr. 1923. Nr. 23. — Jeans and Cooke: Americ. journ. of dis. of childr. Vol. 22. 1920. — Kilduffe: Syphilis congenita and Wa.R. Americ. journ. of trop. med. Vol. 164. 1922. — Kingery: Liquor bei Syphilis congenita. Journ. of the Americ. med. assoc. Vol. 76. 1921. — Lees: Syphilis congenita. Edinburgh med. journ. Vol. 31. 1924. — Lemaire: Erbrechen bei Syphilis congenita. Bull. de la soc. de pédiatr. de Paris. 1923. — Lemos: Nabelschnur bei Syphilis congenita. Brazil-med. Ann. 36. 1922. — Leredde: (a) Hämatologische Diagnose der Syphilis congenita. Bull. de la soc. franç. de dermatol. 1922. (b) Diagnose der Syphilis congenita. Presse méd. Jg. Ann. 1923. (c) Anämie und Syphilis congenita. Journ. des praticiens. Ann. 37. 1923. (d) Antisyphilitische Behandlung geistig zurückgebliebener Kinder. Bull. de la soc. franç. de dermatol. 1924. Nr. 6. — Linsenmeier: Blutkörperchensenkung bei Syphilis congenita. Münch. med. Wochenschr. 1923. Nr. 40. — Marfan: Diagnostik der Syphilis congenita. Presse méd. Ann. 1923. — Mensi: Refraktometrie und Tuberkuloseallergie bei Syphilis congenita. Clin. pediatr. Ann. 5. 1923. — Mikiewiczowna und Progulski: Zit. Zentralbl. f. Haut- u. Geschlechtskrankh. Bd. 4, S. 380. — Nitschke: Blutbild bei Syphilis congenita. Arch. f. Kinderheilk. Bd. 72. 1922. — Ostrcil: Tschechische dermatol. Zeitschr. 1924. — Pankow: Wa.R. bei Mutter und Kind. Zentralbl. f. Gynäkol. Jg. 47. 1923. — Rietschel: Syphilis congenita und Fürsorge. Zeitschr. f. Säuglingsschutz. Jg. 13. 1921. — Rolleston: Wa.R. und Syphilis congenita. Proc. of the roy. soc. of med. Vol. 14. 1921. — Shipley, Pearson, Weech and Greene: Röntgenstrahlen zur Diagnose der Syphilis congenita. Bull. of Johns Hopkins hosp. Vol. 32. 1921. — v. Szhubert: Zur Diagnose der Syphilis congenita. Berl. klin. Wochenschr. 1921. Nr. 33. — Scirmay: Serologische Methoden bei Syphilis congenita. Jahrb. d. Kinderheilk. Bd. 104. 1924. — Stoll: Diagnose der Syphilis congenita. Arch. of pediatr. Vol. 38. 1921. — Tezner: Liquor bei Syphilis congenita. Monatsschr. f. Kinderheilk., Orig. Bd. 22. 1921 und Bd. 26. 1923. — Vukovic: Spirochäten in Nabelschnur. Klin. Wochenschr. 1923. Nr. 49. — Welch: Syphilis congenita. Southern med. journ. Vol. 16. 1923.

Prognose der kongenitalen Syphilis.

Von

Leo von ZUMBUSCH-München.

Die Prognose der kongenitalen Syphilis muß als noch wesentlich ungünstiger
als die der akquirierten angesehen werden; sie führt den Tod nicht nur verhältnismäßig viel öfter, sondern auch viel schneller herbei als jene. Maßgebend
für diesen schweren Verlauf ist wohl der Modus der Infektion. Im Gegensatz
zur erworbenen Syphilis, wo der Regel nach eine einmalige Übertragung von
relativ wenigen Krankheitserregern den Prozeß einleitet, haben wir es bei der
angeborenen Syphilis mit einer fortgesetzten Masseninfektion mit Spirochäten
zu tun (Heubner), vorausgesetzt, daß wir die Möglichkeit der paternen (spermatischen) Übertragung nicht mehr in Betracht ziehen; diesen Standpunkt müssen
wir aber nach den jetzigen Anschauungen wohl einnehmen, zumal die Beweise,
mit denen früher die Hypothese der paternen Syphilis gestützt wurde, jetzt
kaum mehr als stichhaltig anerkannt werden können. Daß aber die Menge
der in einen Organismus eingebrachten Infektionserreger die Schwere des
Verlaufs maßgebend beeinflußt, wissen wir zur Genüge von den verschiedensten
Infektionskrankheiten.

Selbstverständlich kann aber die Syphilis congenita ungemein verschieden
verlaufen und enden; zwischen den schwersten Fällen, wo die infizierte Leibesfrucht schon in einem ziemlich frühen Stadium der Schwangerschaft abstirbt
und Fällen, die restlos ausheilen und keinen bleibenden Schaden aufweisen,
liegen alle möglichen Übergänge. Vor allem wird die Prognose durch dreierlei
Dinge beeinflußt: Erstens durch den Zeitpunkt und die Schwere der Infektion,
zweitens durch die sicher individuell verschiedene Widerstandskraft des Infizierten, drittens, und dies ist bei der Syphilis, mag sie angeboren oder erworben
sein, von größter Bedeutung, durch den Zeitpunkt und die Art der eingeleiteten
Behandlung.

Zeit und Schwere der Infektion hängen in der Hauptsache von der Syphilis
der Mutter ab, wenn auch ohne Zweifel bei gleicher Krankheit der Mutter die
Folgen für das Kind nicht immer gleich sein müssen; so ist es ja bekannt, daß
von Zwillingen, welche von einer kranken Mutter geboren werden, oft einer
viel schwerer geschädigt ist als der andere. Derartige Fälle bringen Thoenes,
bei dessen Beobachtung das eine Kind schwerere Veränderungen mit zur Welt
brachte und starb, während das zweite später nur leicht erkrankte, Haslund,
wo ein Kind Wa.R. positiv war und an Syphilis congenita starb, das andere
Wa.R. negativ gesund blieb (bei ihm auch Literatur) und Dennie, der sieben
Zwillingspaare bringt. Bei seinen Beobachtungen sind allerdings die Unterschiede in den einzelnen Paaren nicht so wesentlich. Im Gegensatz dazu sah
Arzt Zwillinge, die ganz gleich befallen waren. Im großen und ganzen läßt
sich sagen, daß die Kinder um so schwerer betroffen werden, je schwerer und
infektiöser die Krankheit der Mutter ist; je spirochätenreicher der mütterliche

Körper ist, desto wahrscheinlicher wird es sein, daß reichlich Spirochäten auf die Frucht übergehen. Zunächst wird also das Alter der Syphilis der Mutter wichtig sein, daneben wird natürlich eine etwa stattgehabte Behandlung derselben die Sachlage beeinflussen.

Wenn wir von dem Einfluß der Behandlung der Mutter zunächst absehen, verhält sich die Sache folgendermaßen: Am schlimmsten steht es für die Leibesfrucht, wenn die Mutter im Anfang der Schwangerschaft an florider sekundärer Syphilis leidet, sich sozusagen auf dem Höhepunkt der Erkrankung befindet. Verschiebt sich die Krankheit zeitlich vor oder zurück, so werden die Verhältnisse immer günstiger. Ist die Mutter spätlatent sekundär syphilitisch, so daß ihr Organismus nicht mehr so reich an Spirochäten ist, so kann zwar das Kind auch schwer geschädigt sein, muß es aber nicht, es kann auch der Infektion entgehen. Noch leichter ist dies möglich, wenn eine tertiäre oder eine dem Zeitpunkt der Infektion nach einer solchen entsprechende erscheinungslose Syphilis vorhanden ist, die also mehr als 5 Jahre alt ist. Sicher ist allerdings nicht einmal dann darauf zu rechnen, daß die Frucht gesund bleibt, wenn die mütterliche Infektion lange Jahre (10 oder mehr) zurückliegt, aber immerhin mit Wahrscheinlichkeit. In solchen Fällen ist naturgemäß die Prognose für das Kind besser, wenn die Mutter klinisch symptomfrei, evtl. auch serologisch negativ ist (bei unbehandelten Fällen). Schiebt sich der Zeitpunkt der Infektion der Mutter nach rückwärts, so wissen wir aus reichlicher Erfahrung, daß die Fälle, wo Infektion und Konzeption zeitlich nahe zusammenfallen oder zugleich erfolgen (junge Ehefrauen), immer noch sehr schlimm liegen; dies ist nicht wunderbar, denn die Mutter kommt zu einer frühen Zeit der Gravidität ins Sekundärstadium, die mütterliche Syphilis erreicht während dieser ihren Höhepunkt, den man etwa ins zweite oder dritte Vierteljahr der Erkrankung verlegen kann. Infektionen bei schon fortgeschrittener Gravidität sind insofern günstiger zu beurteilen, als selbst, wenn der Anfang der Sekundärsyphilis noch in die Schwangerschaft fällt, es immerhin nicht mit Notwendigkeit zur Erkrankung der Placenta und zum Übertritt der Spirochäten in deren fetalen Teil und von da in die Frucht kommen muß; selbstverständlich ist aber dieser Vorgang doch so häufig, daß die Hoffnung für das Kind eine unsichere bleiben muß. Nur wenn erst ganz am Ende der Schwangerschaft die Ansteckung der Mutter geschieht, in den letzten Wochen, was naturgemäß recht selten der Fall ist, wenn also die Entbindung noch im Primärstadium erfolgt, werden wir die Prognose ziemlich günstig stellen können, mindestens wird keine Massendurchseuchung des Fetus erfolgen, die Veränderungen also nicht sehr schwer sein. In all diesen Fällen besteht allerdings neben der placentaren Infektionsmöglichkeit noch die Möglichkeit der Infectio intra partum.

Ist die Mutter behandelt, so ändert sich die Sachlage unter Umständen vollständig. Auch hier kommt es natürlich ganz darauf an, wie, besonders auch wann die Behandlung stattgefunden hat. Liegt die Behandlung vor der Konzeption und war sie so ausgiebig und erfolgreich, daß die betreffende Frau durch längere Zeit symptomlos und seronegativ geblieben ist, kurz, können wir sie mit solcher Sicherheit als geheilt ansehen, daß wir z. B. in der Lage waren oder wären, ihr den Ehekonsens zu geben, so werden wir auch ihrer Entbindung ohne Zittern entgegensehen. In einem solchen Fall werden wir vielleicht sogar von einer Kur während der Gravidität absehen, zumal z. B. Salvarsan für Schwangere ebenso wie Quecksilber gefährlicher ist als für andere. Liegt zwischen der letzten Kur und der Konzeption keine längere Zeitspanne, so daß wir nicht wissen, ob der Erfolg schon für die Dauer gefestigt ist, so ist der Fall immerhin noch relativ günstig. Aber wir werden, wenn z. B. die Mutter zur Zeit der Konzeption auch seronegativ und klinisch ohne Befund ist, während der

Schwangerschaft so energisch weiterbehandeln, als es ohne Gefahr zulässig scheint. Viel zweifelhafter ist der Erfolg, wenn die Behandlung erst während der Gravidität einsetzt. Zwar gibt es auch da noch günstige Möglichkeiten, wie z. B. die abortive Behandlung einer mit der Konzeption gleichzeitig erworbenen Primärsyphilis in noch seronegativem Stadium. Im allgemeinen wird der Erfolg auch wieder um so mäßiger sein, je weiter einerseits die Schwangerschaft vorgeschritten ist und je heftiger anderseits die Syphilis entwickelt ist. So sah ich beispielsweise so gut wie nie auch nur den geringsten Erfolg für das Kind bei Frauen, die einige Monate gravid mit florider Sekundärsyphilis an die Klinik kamen. Bei den Müttern sprach die Kur tadellos an, sie wurden erscheinungsfrei, ab und zu, allerdings selten, auch seronegativ, dennoch kam es zur Fehl- oder Frühgeburt oder es erschien am normalen Ende der Schwangerschaft ein schwer krankes oder totes Kind. Solche Erfahrungen werden uns natürlich nicht abhalten, zu behandeln, nur sei gewarnt vor optimistischen Prognosen. Daß man, wenn die Lage minder bösartig ist, mit Behandlung in der Gravidität meistens auch dem Kind noch nützen, ja manches vielleicht noch retten kann, ist unzweifelhaft, sie muß also immer geübt werden. In diesem Sinn sprechen sich auch zahlreiche Autoren, wie ZAPPERT, der sehr viel Literatur bringt, FORDYCE, COUVELAIRE, G. A. WAGNER, WHITE und BORDEN-VELDER, GIVAN, BOAS und GAMELTOFT, die sehr großes Material bringen, FINDLAY, RIBADEAU und DUMAS und PRIEUR, SEQUEIRA, ÅHMANN aus; wenn nun auch die Angaben von GREENLEES, der in $90—100^0/_0$ von der Behandlung der Mütter guten Erfolg sah und ADAMS, der durch Behandlung von 37 syphilitischen Müttern 36 seronegative Kinder erzielte, etwas optimistisch erscheinen, so sehen wir doch aus den Zahlen verschiedener Autoren, daß die Behandlung der Mütter sehr wichtig ist. So brachten nach ERWIN MEYER [1]) 43 behandelte Frauen 41 lebende Kinder zur Welt, von denen nach 10 Tagen noch 36 lebten, nach WILLIAMS bei gut behandelten Müttern $6,7^0/_0$, bei unbehandelten $48,5^0/_0$ Kinder mit Syphilis, nach GEBHART konnten durch Behandlung der Mütter die Zahl der Totgeburten von $24^0/_0$ auf $11^0/_0$ verringert werden, endlich weist auch ALMQVIST auf die Wichtigkeit der Behandlung der Mütter hin: Von 28 unbehandelten Frauen 27 kranke Kinder, von unzulänglich behandelten $25^0/_0$ kranke Kinder, von vor und in der Gravidität gut behandelten gesunde Kinder. Aus diesen Zusammenstellungen läßt sich ermessen wie wichtig es für das Schicksal der Kinder ist, daß die Diagnose Syphilis möglichst früh, nicht nur vor der Geburt, sondern schon vor Eintritt der Gravidität der Mutter gestellt wird; in letzterem Fall hat man es in der Hand, vor allem die Konzeption so lange zu verhüten, bis für ein Kind keine Gefahr mehr besteht; wird die Diagnose nach eingetretener Gravidität gestellt, so läßt sich immerhin die Prognose meist noch bessern. Leider ist aber die Zahl der Fälle, wo lange genug vor der Geburt schon gehandelt werden kann, kaum die Mehrzahl, vielmehr geht es in der Regel so, daß entweder erst bei weit vorgeschrittener Schwangerschaft (in der Entbindungsanstalt) oder gar erst beim Kind nach der Geburt die Syphilis an den Tag gebracht wird.

Bei diesen nicht oder zu spät behandelten Fällen ist nun, je nach der Syphilis der Mutter (s. o.) und auch nach anderen Umständen, die Prognose verschieden zu stellen; sie hängt natürlich auch wieder mit der am Kind geübten Therapie innig zusammen, sofern dieses überhaupt lebend zur Welt kommt.

In den schwersten Fällen wird die Leibesfrucht durch den Infekt zum Absterben gebracht. Der Fruchttod tritt meist nicht vor dem fünften Monat

---

[1]) ERWIN MEYER konnte im Tierexperiment feststellen, daß die gesunde Placenta nicht für Salvarsan durchlässig ist, wohl aber die syphiliskranker Tiere, eine Tatsache, die unstreitig zur pränatalen Therapie ermuntern muß.

der Schwangerschaft ein, kann aber auch erst später erfolgen, meist im sechsten und siebenten Monat. Das Absterben der Frucht führt nicht sofort zur Ausstoßung, vielmehr tritt die Fehlgeburt oft erst geraume Zeit später ein, so daß die Frucht maceriert, faultot zur Welt kommt. Diese Früchte zeigen in der Regel keine wesentlichen für Syphilis charakteristischen Veränderungen, wir müssen in diesen Fällen wohl in erster Linie an toxische Wirkungen der Syphiliserreger auf Placenta und Fetus denken.

Die nächstschweren Fällen sind solche, wo die Leibesfrucht bis nahe ans normale Schwangerschaftsende oder bis zu diesem selbst getragen wird; das Kind kann bei der Geburt tot sein oder leben, es weist an seinem Körper entweder frische Erscheinungen von Syphilis auf, oder Narben und andere Residuen einer im Mutterleib überstandenen Attacke der Krankheit. Leben diese Kinder, so ist die Prognose, wenn sie frühgeboren sind oder wenn ihr Gewicht bei normaler Schwangerschaftsdauer sehr gering ist, wohl auch restlos schlecht. Nur wenn solche Kinder, die mit Erscheinungen der Syphilis wie Pemphigus, Coryza, Rhagaden zur Welt kommen, im übrigen leidlich kräftig sind, wird sich überhaupt der Versuch lohnen, sie zu erhalten, denn nur dann kann erstens damit gerechnet werden, daß sie so lange leben, daß eine eingeleitete Kur zur Wirkung kommt und nur dann werden sie die Behandlung überhaupt vertragen.

Die Mehrzahl der Fälle, wo es in wirksamer Weise zu einer Behandlung kommt und Hoffnung besteht, das Leben zu erhalten, sind die, welche bei der Geburt keine Erscheinungen zeigen. Wenn man auch ab und zu bei genauerer Untersuchung geringfügige Residuen einer in utero überstandenen Erkrankung sieht, machen diese Kinder oft einen relativ frischen Eindruck. Bei diesen Fällen muß in bezug auf Behandlung, Pflege und Ernährung alles getan werden, sie sind nicht aussichtslos, wenn es auch noch genug der Gefahren gibt (Nephritis usw.). Einige Zeit, meist etwa drei bis fünf Wochen nach der Geburt (s. ZAPPERT, Handb. d. Kinderheilk.), treten bei diesen Kindern Exantheme und auch andere Syphiliserscheinungen auf, die unter Umständen das Leben gefährden können, allerdings der Therapie zugänglich zu sein pflegen.

Endlich gibt es syphilitische Kinder, die in den ersten Monaten, ja in den ersten Jahren des Lebens keine Zeichen der Krankheit an sich tragen, es sei denn, daß man eine gewisse Schwäche und kümmerliches Wachstum als solche bezeichnet; auch bei ihnen können aber nach Jahren, oft erst im Pubertätsalter oder nahe demselben Krankheitszeichen auftreten, die sog. Syphilis congenita tarda. Meist sind diese nicht unmittelbar lebensgefährlich, sie entsprechen den Veränderungen von Haut, Knochen oder inneren Organen; wie man sie bei der tertiären Syphilis sieht. Wie diese, können sie aber, wenn lebenswichtige Organe ergriffen werden (Nervensystem, Leber usw.) gefährlich werden. Es kann endlich auch bei Syphilis congenita Tabes und Dementia paralytica auftreten.

Immerhin sind derartige Ereignisse nicht so häufig, selbst wenn wir noch die ab und zu als Folge langwieriger Eiterungen sich einstellende Amyloidose der Organe in Betracht ziehen, daß man die Syphilis congenita tarda als in höherem Maße lebensbedrohend bezeichnen könnte.

Die Leibesfrüchte und Kinder, welche an Erscheinungen der Syphilis selbst zugrunde gehen, sind aber nur ein Teil der Opfer, welche die Krankheit fordert. Denn es ist eine alte Erfahrung, daß syphilitische Neugeborene und Säuglinge gegen Infektionen verschiedener anderer Art wesentlich weniger Widerstandskraft besitzen, als gesunde Kinder. Sie sind das, was man anfällig für Ansteckungen der verschiedensten Art nennt und zeigen, wenn sie infiziert werden, geringere Widerstandskraft als gleichalterige syphilisfreie Kinder, wie neuerlich aus den Veröffentlichungen von LENSTRUP, der 22% der Kinder an solchen sterben sah, ROLLESTON, der als besonders wichtige Folgen endokrine Störungen,

Neigung zu Rachitis, Anämie usw. angibt, hervorgeht. Auch ZAPPERT bringt im Handbuch für Kinderheilkunde einschlägige Zahlen, wie auch schon HEUBNER im Lehrbuch. Diese akzessorischen Todesursachen treten bei der Syphilis congenita um so mehr in den Vordergrund, weil sie in erster Linie in den ärmeren und ärmsten Schichten der Großstadtbevölkerung verbreitet ist, und weil es sich auch zum großen Teil um uneheliche Kinder handelt; vielfach gehen die unglücklichen Geschöpfe deshalb zugrunde, weil das Verständnis, die Mittel, vor allem aber auch die Liebe und der Wille, sie am Leben zu erhalten, nicht genügend vorhanden sind. Daher fordern viele Autoren mit Recht Anstalts-behandlung.

Raffen nun die Infektion selbst oder interkurrente Krankheiten, daneben der Pflegemangel einen großen Teil der Kinder weg, so ist für den überlebenden Rest die Prognose auch nicht sehr erfreulich. Ebenso wie nämlich die Syphilis congenita die Kinder zu Infektionen geneigt macht, macht sie auch zu anderen Schäden geneigt. Schon im interuterinen Leben kommt es bei syphilitischen Früchten viel öfter zur Entwicklung von Mißbildungen als bei gesunden (ROL-LESTON); für manche solche ist sie eine der gewöhnlichsten Ursachen. Neben schweren Monstrositäten, wie Anencephalie, Acardiacie, Atresie des Darmes sollen z. B. das Auftreten von Doppelmonstren durch Syphilis congenita be-günstigt werden, ja einzelne Autoren geben an, syphilitische Frauen bekämen öfter eineiige Zwillinge, die auch in einem gewissen Sinn einer Doppelmißbildung entsprächen. Für eine Reihe von Mißbildungen verdanken wir DE STEFANO zahlenmäßige Angaben. Nach ihm sind

von 54 Fällen von Hydrocephalus	50 durch Syphilis congenita bedingt			
„ 23 „ „ Spina bifida	9 „	„	„	„
„ 32 „ „ angeborenem Vitium	27 „	„	„	„
„ 69 „ „ Hypothyreoidismus	59 „	„	„	„
„ 46 „ „ Mongolismus	34 „	„	„	„

usw. Mit dem Hypothyreoidismus und Mongolismus [1]) kommen wir nun zu einer Gruppe von Folgen der Syphilis congenita, die mit die traurigsten ge-nannt werden müssen, nämlich zu den Schäden, welche sie für Nervensystem und Psyche mit sich bringt. In neuerer Zeit haben wieder eine Reihe von Autoren auf diese Tatsachen hingewiesen; so BURTON, welcher sagt, Degeneration und Verkommenheit, von den leichtesten Formen bis zu den schwersten, sei viel öfter Folge der Syphilis congenita als man denke, HABERMANN, HUNT, MENSI, der auch die einschlägige Literatur bringt, HAZEN (l. c.). An großem Material zeigen diese Folgen der Syphilis congenita, WHITHE und BORDEN VEEDER und LEN-STRUP: Nach letzterem waren von den Kongenital-syphilitikern, die ein Alter erreichten, wo man die geistige Entwicklung prüfen konnte, $13^0/_0$ imbecill, $28^0/_0$ debil, also fast die Hälfte schwer beeinträchtigt, nach WHITE und BORDEN VEEDER hatten $17^0/_0$ erhebliche Störungen nervöser Art. Auch AGUGLIA stellt die degenerierende Wirkung der Syphilis congenita in den Vordergrund, ebenso wie KRAEPELIN die Wichtigkeit dieses Zusammenhangs betont.

Nach dieser ganzen Stufenleiter vom Fruchttod im 5. oder 6. Lunarmonat an bis zur Syphilis congenita tarda und zu den Degenerées, welche ihre geistige, vor allem aber ethische Minderwertigkeit der Krankheit ihrer Mutter zu danken haben, scheint es sehr wissenswert, sich eine zahlenmäßige Vorstellung zu machen, wie sich die Größe der einzelnen Gruppen untereinander verhält. Außer den

---

[1]) Daß der Mongolismus mit Syphilis congenita zu tun habe, glaubt auch STEVENS (Journ. of the Americ. med. assoc.), während nach mündlicher Mitteilung v. PFAUNDLERS Mongolismus an seiner Klinik bei Kindern mit Syphilis congenita nicht häufiger ist als bei anderen.

Zahlen, die Zappert bringt, seien darum einige aus der neueren Zeit angegeben: Dublin berechnet, daß 26% aller Totgeburten und 3,4% aller Todesfälle im 1. Lebensmonat durch Syphilis congenita bedingt seien. White und Borden Veeder: Von 1145 Kindern starben 232 sehr bald nach der Geburt (die Aborte und Totgeburten sind also nicht mehr mitgerechnet), Katamnesen von 308 Kindern ergaben, daß später 22% geheilt, 25% gebessert, 17% ungeheilt, 25% gestorben waren. Die Zahlen sind jetzt wesentlich günstiger als man sie in älteren Statistiken findet, immer aber noch schlimm genug. Früher bewegte sich die Mortalität um 70—80—90% herum, Heller allerdings z. B. berechnet 50% Mortalität im ersten Lebensjahr, dazu 25% im zweiten Lebensjahr, trotz aller Fortschritte in Pflege und Therapie, auch Knowlton nennt die Syphilis congenita die wichtigste Ursache für die Kindersterblichkeit. Günstiger lautet die Statistik von Kirkpatrik, nach der 148 (zum Teil behandelte?) Frauen mit Syphilis 107 gesunde, 22 mit Syphilis congenita behaftete und 19 tote Kinder gebaren.

Oben war davon die Rede, wie wichtig für die Verhütung und Heilung der Syphilis congenita die rechtzeitige und ausgiebige Behandlung der Mutter ist; dieser prophylaktischen Therapie gegenüber tritt bei unserer Krankheit die direkte Behandlung der Kinder an Bedeutung zurück, ihre Erfolge sind in der Regel nicht so, daß wir die Sache optimistisch ansehen könnten. Zwar soll natürlich nicht gesagt werden, die Behandlung der Syphilis congenita-Kinder sei wirkungslos oder überflüssig, aber wir müssen uns in erster Linie vor Augen halten, daß es a priori nur ein Bruchteil der infizierten Früchte ist, welcher der Therapie teilhaftig werden kann, es sind schon an sich die leichteren Fälle. Bei diesen wird man natürlich trachten zu retten, was zu retten ist; dazu muß nicht nur die medikamentöse Behandlung helfen, sondern es kommt auf die liebevollste Pflege, auf die Ernährung und Wartung in hohem Maße an. Deshalb wird mit Recht das größte Gewicht darauf gelegt, die Kinder, bei denen die häuslichen Verhältnisse nicht sehr günstig liegen, in Anstalten zu verpflegen (Welde, Leiner, G. Meyer).

Was die Ernährung anlangt, galt es noch vor wenigen Jahrzehnten als ausgemacht, syphilitische Kinder kämen nur dann mit dem Leben davon, wenn sie natürlich ernährt würden; sie müßten, wenn die Mutter unfähig zum Stillen sei, eine (natürlich syphilitische) Amme bekommen. Diesem Zwecke dienten und dienen noch in Findelanstalten eigene' Abteilungen, wo Frauen, deren Kinder an Syphilis gestorben sind, andere Kinder mit Syphilis congenita ernähren. Jetzt, wo die Lehre von der Säuglingsernährung so große Fortschritte gemacht hat, ist natürliche Ernährung nicht mehr als unerläßliche Bedingung für den Erfolg anzusehen, immerhin wird man sie bei Kindern mit Syphilis congenita noch dringender anstreben als bei gesunden Kindern.

Nur wenn wir so durch Pflege und richtige Ernährung günstige Vorbedingungen schaffen, wird die medikamentöse Therapie richtig zur Wirkung gelangen können; bei Kindern, die in unzulänglicher Pflege stehen, wo nicht alles getan wird, um sie zu kräftigen und den Allgemeinzustand zu heben, wird es wenig Erfolg haben, wenn wir sie noch so sachgemäß in die Kur nehmen. Ob wir mit Quecksilber, Jod, einem Arsenobenzol oder Wismut behandeln, immer werden wir, hier noch viel mehr als bei der akquirierten Lues, dem Allgemeinzustand die allergrößte Aufmerksamkeit widmen müssen. Daß dabei mit jedem der genannten Mittel, oder mit Kombinationen derselben, gute Erfolge erzielt werden können, geht aus der Erfahrung und aus der sehr reichlichen Literatur über das Thema hervor. Doch scheint es mir nicht ungefährlich, schematische Vorschriften über die Therapie der Syphilis congenita geben zu wollen. Solche nach einem Schema gemachten Kuren geben meist dem, der

das Schema gemacht hat, gute Resultate; denn sehr oft hat ein Autor an einem
bestimmten Krankenhaus oder dergl. auch ein relativ einheitliches Material
von Kranken, er variiert auch sicher seine Anwendung ganz unwillkürlich nach
der Lage der Fälle. Kommt das Schema aber dann in die Literatur und wird
von weniger Erfahrenen ohne die Selbstkorrekturen und Variationen des Autors
mehr oder weniger gedankenlos nachgemacht, so ist der Mißerfolg fertig. Jedes
Kind ist ein therapeutisches Problem für sich, keine allegemeinen Regeln können
allen Fällen gerecht werden oder die Erfahrung und die Schulung an der Seite
eines Lehrers, der die Sache beherrscht, ersetzen. Wenn nun in jedem Falle
richtige Indikationsstellung erfolgt und mit Genauigkeit und Fleiß beobachtet
und gehandelt wird, läßt sich bei vielen der Kranken sehr Gutes erreichen. Immer
allerdings müssen wir uns klar sein, daß nicht nur, wie oben gesagt, ein sehr großer
Teil der mit Syphilis congenita Behafteten gar nicht mehr zur Behandlung kommt,
weil er vorher zugrunde geht, sondern auch, daß wir wohl Symptome zum
Schwinden bringen, das Allgemeinbefinden bessern, Wa.-R. ab und zu zum
Schwinden bringen können, daß aber die Minderwertigkeit doch bleibt,
wenigstens bei den meisten der unglücklichen Wesen. Die Anfälligkeit gegenüber
anderen Infektionen, die nervösen und geistigen Defekte, alles das mindert den
Erfolg und trübt die Freude.

Vergleichen wir die Zahlen von Unbehandelten und Behandelten auch in
der neuesten Literatur, wo mit weit besseren therapeutischen Waffen gearbeitet
wurde als früher, so ist das Bild immer noch ziemlich trüb, was allerdings nicht
zur Mutlosigkeit veranlassen soll, sondern dazu, daß wir trachten, die Methode
noch besser durchzubilden. Die Zahlenangaben der verschiedenen Autoren
variieren sehr, so geben VIGNES und GAILLARD an, daß von 100 Behandelten
88 am Leben blieben und 12 starben, von 55 Unbehandelten 20 am Leben blieben
und 33 starben. Wenn die 33 nicht so lange gelebt haben, daß eine Kur sich
auswirken konnte, beweist ihr Tod wenig, wenn sie solange gelebt haben, ist
die Zahl gegen 20 Lebende auffallend groß, denn die meisten Verluste treten im
ersten Monat ein. CRAWFORD und FLEMING konnten durch Salvarsantherapie
die Todesfälle von $71^0/_0$ auf $26^0/_0$ vermindern. Auch dazu muß gesagt werden,
daß $26^0/_0$ eine so kleine Zahl ist, daß wohl die, welche kurz nach der Geburt
starben, nicht als behandelt mitgezählt sind. Auch aus den zahlenmäßigen Zusammenstellungen bei ZAPPERT gewinnt man kein einheitliches Bild über die
Wirksamkeit und den Erfolg der Behandlung.

Was die Erfolge bei Rezidiven größerer Kinder und bei der Syphilis
congenita tarda anlangt, so gilt hier alles, was bei der akquirierten sekundären
und tertiären Syphilis gilt. Erscheinungen an der Haut, am Periost, die syphilitische Skrofulose usw. sind relativ gut beeinflußbar; tabische, paralytische
Erkrankungen und gar die Entwicklungshemmungen, Stigmen und Degener-
rationsmerkmale lassen sich natürlich nicht beheben.

Fassen wir zusammen, so können wir vielleicht die Sache am besten mit
einer etwas paradox klingenden Wendung charakterisieren. Die Syphilis
congenita wird am besten dadurch ihrer Furchtbarkeit entkleidet, daß man
durch rechtzeitige und ausgiebige Behandlung der syphiliskranken Frauen
und durch Verhütung der Konzeption vor der Heilung verhindert, daß Kinder
mit Syphilis congenita zur Welt kommen. Denn wenn sie einmal da ist,
kann nur einem Bruchteil der befallenen Früchte und auch diesen oft nur
unvollkommen Hilfe gebracht werden. Wir müssen uns immer die bekannte
Zusammenstellung v. PFAUNDLERS vor Augen halten, der als Ergebnis von
100 Schwangerschaften syphilitischer Frauen vier gesunde und normale Individuen feststellen konnte.

Literatur.

Adams: Brit. med. journ. 1922. Nr. 3185. — Aguglia: Syphilis congenita und Degenerations. Riv. ital. di neuropatol., psichiatr. ed elettroterap. Vol. 14. 1921. — Åhmann: Jahresbericht d. Welanderheim Stockholm f. 1922—23. — Almkvist: Acta med. scandinav. Vol. 59. 1923. — Arzt: Zwillinge und Syphilis congenita. Wiener dermatol. Ges. v. 3. 11. 1921. Zentralbl. f. Haut- u. Geschlechtskrankh. Bd. 3. 1922. — Boas und Gameltoft: Bibliotek for laeger. Jg. 1914—1922. — Burton: Syphilis congenita und Degenerations. Journ. of nerv. a. ment. dis. — Couvelaire: Rev. d'hyg. Tome 44. 1922. — Crawford und Fleming: Syphilis congenita. Lancet. p. 201. 1921. — Dennie: Zwillinge mit Syphilis congenita. Med. clin. of North America. (Kansas No.) Vol. 7. 1924. — Dublin: Syphilis congenita und Totgeburt. Americ. journ. of hyg. 1923. — Findlay: Brit. med. journ. Nr. 3178. 1921. — Fordyce: Arch. of dermatol. a. syphilol. Vol. 5. 1922.— Fordyce und Rosen: Arch. of dermatol. a. syphilol. Vol. 9. 1924. — Gebhart: Journ. of soc. hyg. Vol. 10. 1924. — Given: New York state journ. of med. 1922. — Greenlees: Glasgow med. journ. Vol. 96. 1921. — Habermann: Syphilis congenita und Psychopathologie. Journ. of the Americ. med. assoc. 1925. — Haslund, Otto: Zwillinge mit Syphilis congenita. Ann. de dermatol. et de syphiligr. 1924. — Heller: Syphilis congenita. Mortalität. Zeitschr. f. ärztl. Fortbild. 1923. — Hunt: Syphilis congenita und Nervenkrankheiten. Americ. journ. of syphilis. 1921. — Kirkpatrik: Syphilis congenita. Statistik. Lancet. 1924. 206. Irish journ. of med. science. 1924. — Knowlton: Syphilis congenita. Mortalität. Public. health journ. Vol. 36. 1921. — Leiner: Zeitschr. f. Kinderschutz. 1924. — Lenstrup: Acta dermato-venereol. Vol. 4. 1924. — Matzenauer: Prognose der Syphilis im Handbuch der Geschlechtskrankheiten. Wien: Alfred Hölder. — Mensi: Syphilis congenita und Nervenkrankheiten. Riv. clin. ped. Vol. 19. 1921. — Meyer, Erwin: Münch. med. Wochenschr. Nr. 13. 1924. — Meyer, Gertrud: Arch. f. Kinderheilk. Bd. 74. 1924. — Ribadeau, Dumas und Prieur: Bull. de la soc. de pédiatr. de Paris. Ann. 1921. — Rolleston: Lancet. 1921. Nr. 5088. — Sequeira: Health and Empire. Vol. 2. 1924. — Stefano, Silvio de: Syphilis congenita und Mißbildungen. Pediatria. Vol. 29. 1921. — Thoenes: Zwillinge mit Syphilis congenita. Dtsch. med. Wochenschr. Jg. 48. 1922. — Tixier: Journ. méd. franç. Tome 12. 1923. — Vignes et Gaillard: Syphilis congenita. Progr. méd. 1923. — Wagner, G. A.: Med. Klinik. 1923. — Welde: Behandlung der Syphilis congenita. Therap. Monatsh. Bd. 28. 1915. — White und Borden Veeder: Americ. journ. of syphilis. Vol. 6. 1922. — Williams: Bull. of Johns Hopkins hosp. Vol. 33. 1922. — Zappert: (a) Kongenitale Syphilis im Handbuch der Geschlechtskrankheiten. Wien: A. Hölder. (b) Prognose der Syphilis congenita im Handbuch der Kinderheilkunde. 3. Aufl. Leipzig: F. C. W. Vogel 1923.

Serologie der kongenitalen Syphilis.

Von

FRITZ LESSER-Berlin.

Eine besondere Besprechung der Serologie bei der kongenitalen Syphilis rechtfertigt sich nicht allein durch den Wunsch, die angeborene Syphilis in ihrer Gesamtheit als ein abgeschlossenes Ganze darzustellen, sondern noch mehr durch die Tatsache, daß bei der kongenitalen Lues serologisch Erscheinungen beobachtet werden, die bei der erworbenen Syphilis nicht oder in anderer Weise vorkommen.

Vornehmlich die Serologie hat dazu geführt, viele alte, als feststehend überlieferte Anschauungen, besonders bezüglich der sog. Vererbung der Syphilis, in ihren Grundfesten zu erschüttern. Um dies deutlich zur Darstellung zu bringen, wird es nötig sein, die serologischen Verhältnisse bei den Eltern, insbesondere den Müttern zur Zeit der Gravidität und während des Puerperiums, letzteres auch im Hinblick auf die Ammenfrage, in den Kreis der Betrachtungen einzuschließen.

Für die *Blutgewinnung* kommen beim Säugling folgende Methoden in Anwendung:

1. Der *Schröpfkopf* am Rücken unter Verwendung des Schnäppers und einer kleinen Saugpumpe oder Scarificationen an der Fußsohle. Diese Verfahren werden an erster Stelle genannt, weil sie den Vorzug haben, in allen Fällen zum Ziele zu führen.

2. Die *Venenpunktion*. Sie ist mitunter in der Ellenbeuge auch schon bei Säuglingen ausführbar. Geeigneter sind häufig die Schädelvenen bei herabhängendem Kopf, zumal die Blutgefäße bei kongenital-luetischen Säuglingen hier oft erweitert sind und deutlich sichtbar vorspringen. Auch die Punktion der Vena jugularis ist empfohlen worden.

3. Die *Sinuspunktion*, d. h. die Venenpunktion des oberen Longitudinalsinus. Diese Art der Blutgewinnung wurde schon 1898 von der großen Fontanelle aus durch den französichen Pädiater MARFAN ausgeführt und ist nach dem Aufkommen der Wa.R. zur Blutentnahme in Deutschland besonders von TOBLER empfohlen worden. Um die genaue Einstichstelle zu finden, sucht man sich den am meisten nach hinten vorspringenden Fontanellenwinkel auf, wo die beiden Venae superiores in den Sinus einmünden und dort seinen Querschnitt vergrößern. Man sticht mit nicht zu enger Kanüle (Rekordkanüle Nr. 2) genau in der Medianlinie den Sagittalsinus schräg an, unter einem Neigungswinkel von etwa 45°. Das Verfahren ist absolut unschädlich, und wenn man nach dem ersten geglückten Versuch die anfängliche Scheu überwunden hat, wird man diese Methode ungern missen. SCHÖNFELD bezeichnet die Sinuspunktion als Methode der Wahl beim Säugling.

4. Das *Nabelvenenblut*. Das Nabelschnurblut ist für die serologische Prüfung des kindlichen Blutes als einwandfrei zu bezeichnen. Es zeigt immer den gleichen

Ausfall der Serumreaktion wie das Venenblut des Kindes. Unspezifische positive oder schwach-positive Reaktionen, wie sie im Blut bei Hochschwangeren und Wöchnerinnen gefunden werden, sind im Nabelvenenblut nicht zu verzeichnen.

Anschließend sei das *Retroplacentarblut* erwähnt, von dem bei der serologischen Forschung der kongenitalen Syphilis häufig die Rede ist. Das Retroplacentarblut ist mütterliches Blut und wird in der Praxis vornehmlich Berücksichtigung finden, wenn es auf eine diskrete, von der Mutter unbemerkt zu entnehmende Blutprobe ankommt. Das Retroplacentarblut birgt den Nachteil in sich, daß hierbei nicht selten unspezifische positive Reaktionen vorkommen, so daß Opitz, der erste Befürworter dieser Blutprobe, später ihr Gegner wurde. Bei der Gewinnung des Retroplacentarblutes lassen sich Beimengungen von Fruchtwasser und Vaginalsekret schwer vermeiden und ein Milchsäurezusatz in der Konzentration, wie im Vaginalsekret, ist imstande, die Reaktion positiv zu gestalten (E. Klaften). Immerhin dürfte ein negativer Ausfall im Retroplacentarblut eine nochmalige Prüfung des Armvenenblutes der Mutter überflüssig machen, während bei positiver Reaktion unbedingt eine Kontrolluntersuchung bei der Mutter notwendig ist.

Verschiedene Autoren (Pankow, Hohn und Gummert) geben an, daß für das Retroplacentarblut die Reaktion von Sachs-Georgi und Meinickes Trübungsreaktion der Wa.R. überlegen seien, da unspezifische positive Reaktionen in Fortfall kämen. Hier sind noch weitere Bestätigungen abzuwarten.

Von den verschiedenen serologischen Reaktionen, deren Zahl heute schon beträchtlich ist, werden in den folgenden Ausführungen die Wa.R., und von den Flockungsreaktionen Sachs-Georgi, Meinickes D.M. *(Dritte Modifikation)* und seine *Trübungsreaktion* Berücksichtigung finden.

Die *Technik* dieser Reaktionen als bekannt vorausgesetzt, wären als Besonderheiten bei der Serologie der kongenitalen Syphilis folgende Momente hervorzuheben:

Der natürliche Amboceptor gegen Hammelerythrocyten, der sich im Serum Erwachsener fast regelmäßig findet, fehlt beim Neugeborenen, so daß die von Bauer angegebene Modifikation der Wa.R. bei der Untersuchung von Säuglingsseren nicht Anwendung finden kann. Auch die Modifikation von Stern, die sich der beim Neugeborenen ebenfalls fehlenden komplementären Substanz im aktiven Serum bedient und die Modifikation von Hecht, die sich den natürlichen Amboceptor und die komplementäre Substanz im aktiven Serum zunutze macht, lassen sich beim Neugeborenen nicht anwenden.

Fr. Lesser und Klages stellten fest, daß bei einem Teil kongenital-luetischer Säuglinge bei Verwendung von Ätherextrakt als Antigen positive, dagegen bei alkoholischen Extrakten negative Serumreaktionen erzielt werden. Es scheint die Art der Lipoide, die extrahiert werden, für das Antigen von Bedeutung zu sein. Jedenfalls lehren diese Ergebnisse, die von Klopstock bestätigt wurden, die Wa.R. mit mehreren Antigenen, die nicht nur aus verschiedenen Organen (Herz, Fetalleber), sondern auch unter Verwendung verschiedener Extraktionsmittel (Alkohol, Äther) gewonnen sind, anzustellen.

Nach Knebel können unspezifische positive Reaktionen im Retroplacentarblut durch Erhöhung der Serumdosis auf das Doppelte (0,4) und Herabsetzung der Extraktdosis auf $^1/_4$ (0,25) der sonst für die Flockungsreaktion üblichen Gebrauchsdosen ausgeschaltet werden.

Bezüglich der unspezifischen Reaktionen sind bei der kongenitalen Syphilis noch einzelne Besonderheiten hervorzuheben.

Mehrere Autoren (Steinert und Flusser, Opitz, Stühmer und Dreyer u. a.) stellten fest, daß das Blut während der Schwangerschaft und des Geburtsaktes unzuverlässige Ergebnisse liefert und in etwa 10% unspezifisch positiv reagiert. Dies trifft nach meinen Untersuchungen in noch erhöhtem Maße für die Zeit nach der Geburt zu. Besonders in den ersten beiden Wochen fallen die Wa.R. und noch häufiger die Flockungsreaktionen bei der Wöchnerin positiv aus, obwohl Syphilis sicher auszuschließen ist. Länger als 14 Tage nach der Geburt halten diese unspezifischen Reaktionsausfälle seltener an. Indessen konnte ich gemeinsam mit SOLDIN in mehreren Fällen noch 6 Wochen nach der Geburt eine schwach positive Wa.R. feststellen, bei einer Amme sogar noch 12 Wochen nach der Geburt 14 Tage hindurch. Diese Möglichkeiten verdienen bei Ammenuntersuchungen gebührende Berücksichtigung.

Die Bedeutung der Serologie für die Erkennung der angeborenen Syphilis zeigt sich am deutlichsten bei familiären Untersuchungen, wie sie von HAUPTMANN, PLAUT und GÖRING, BOAS und RÖNNE u. a. vorliegen. LINSER fand bei $^2/_3$ der Kinder, die von luetischen Eltern stammten, positive Wa.R., während nur $^1/_3$ dieser Kinder klinische Symptome von Lues aufwies. Von 18 Enkeln syphilitischer Großeltern zeigten 4 eine positive Wa.R., davon wiesen 3 Symptome (Atrophien, Wachstumsstörungen) auf. FR. LESSER und CARSTEN untersuchten Familien, in denen Fälle von der bekanntlich stets auf Lues congenita beruhenden Keratitis parenchymatosa vorkamen. Diese Erkrankung tritt selten vor dem fünften Lebenjahre, meist erst nach dem ersten, zuweilen zweiten Dezennium auf. Es waren 35 Familien mit 89 noch lebenden Kindern. Von diesen waren 57 syphilitisch. Stigmata kongenitaler Lues zeigten 29; bei 17 war die Augenerkrankung das erste und einzige klinische Symptom der angeborenen Krankheit. Bei 11 Kindern wiesen gar keine klinischen Symptome auf eine angeborene Syphilis hin, die Wa.R. war aber positiv. Von den syphilitischen Kindern zeigte somit nur die Hälfte in den ersten Lebensjahren Erscheinungen von Syphilis. Die Serologie hat somit erwiesen, daß unter den überlebenden Kindern noch doppelt soviel syphilitische Kinder sich finden, wie sich in den ersten Lebensjahren klinisch als syphilitisch offenbaren.

Von weiterer Bedeutung erwies sich die Serologie bei den alten Streitfragen bezüglich des Vorkommens einer paternen Vererbung (einer spermatischen Infektion der Frucht) und der Berechtigung des COLLESschen und PROFETAschen Gesetzes.

Wir haben soeben gesehen, daß Kinder syphilitischer Mütter bis Jahre und Jahrzehnte nach der Geburt klinisch völlig gesund erscheinen können und doch syphilitisch sind; solche Kinder sind gegen eine Neuansteckung immun. Wenn aber die PROTETAsche Regel ganz allgemein zitiert wird, daß Kinder luetischer Mütter, wofern sie gesund zur Welt kommen, gegen eine syphilitische Ansteckung immun sind, so geht das zu weit. Nur *die* Kinder sind immun, die irrtümlich als gesund gelten, in Wahrheit aber latent-syphilitisch sind. Solche Kinder sind auch nicht gegen spätere syphilitische Krankheitserscheinungen gefeit. Wirklich gesunde Kinder luetischer Mütter sind dagegen nicht immun, sondern einer syphilitischen Ansteckung zugängig.

Während sich das PROTETAsche Gesetz mit den Kindern luetischer Eltern befaßt, sagt das COLLESsche Gesetz oder die COLLES-BAUMÈSsche Regel über die Mütter kongenital-luetischer Kinder aus: Die klinisch gesunden Mütter kongenital-luetischer Kinder sind gegen Syphilis immun.

Um die Untersuchungen der sog. COLLESschen Mütter haben sich besonders RUDOLF MÜLLER an der FINGERschen Klinik, ferner KNÖPFELMACHER und LEHNDORFF, BOAS u. a. verdient gemacht, welche bald nach der Einführung der Wa.R. in die Klinik systematische Prüfungen in größerem Umfange vornahmen. MÜLLERS Untersuchungen zeigten:

1. Daß die klinisch gesunden, eine Luesinfektion negierenden Mütter kongenital - luetischer Kinder etwa ebenso häufig nach Wassermann positiv reagieren, wie Mütter kongenital-syphilitischer Kinder mit sicher festgestellter Luesinfektion.

2. Daß die Mütter kongenital-luetischer Kinder ebenso häufig positiv reagieren wie Personen, die sich im Latenzstadium der Lues befinden. Diese Befunde sprechen dafür, daß die Mütter kongenital-luetischer Kinder, auch wenn sie klinisch gesund sind und von einer Luesinfektion nichts wissen, als einmal syphilitisch infiziert zu betrachten sind, selbst wenn sie wassermannnegativ reagieren. Ohne syphilitische Mutter kein syphilitisches Kind. Diese Schlußfolgerung hat Matzenauer lange Zeit vor der Entdeckung der Serodiagnostik der Syphilis aus kritischer Sichtung der Literatur gezogen, und sie hat durch die Serodiagnostik eine bedeutsame Stütze erhalten.

Wie häufig die Mütter kongenital-syphilitischer Kinder positiv reagieren, läßt sich durch eine bestimmte Zahl nicht ausdrücken. Die Angaben schwanken bei den einzelnen Autoren zwischen $100^0/_0$ und nur $40^0/_0$. Die Zahl muß schwanken, da sich die Prozentzahl positiver Reaktionen nach der Zusammensetzung des Krankenmaterials richtet. Die Mütter syphilitischer *Säuglinge* werden häufiger positive Reaktionen zeigen als die Mütter mehrere Jahre alter *Kinder*, da hier bei einem Teil der Mütter die positive Wa.R. schon spontan mit den Jahren negativ geworden ist. Aber auch das Alter der Mütter, richtiger wiederum gesagt: der mütterlichen Syphilis ist von Einfluß: je jünger die Mütter sind, um so frischer ist aller Wahrscheinlichkeit nach die Luesinfektion, um so häufiger positive Wa.R.; je älter die Mütter, um so älter im allgemeinen die Lues, um so häufiger eine schon negativ gewordene Wa.R.

Da nicht alle Mütter, welche syphilitisch kranke Kinder zur Welt bringen, eine positive Wa.R. zeigen, so läßt sich durch den serologischen Befund allein die sog. paterne Vererbung nicht ausschließen; dazu müssen noch andere Argumente als Beweismittel herangezogen werden, auf die wir später zurückkommen werden.

Als frühester Termin des Übergangs der Spirochäten von der schwangeren Mutter auf das Kind ist durch die Serumforschung an postkonzeptionell infizierten Müttern die Zeit sieben Wochen nach der Infektion festgestellt worden. Daraus darf aber nicht geschlossen werden, daß bei Infektion der Schwangeren im letzten Schwangerschaftsmonat das Kind gesund sein muß; hier besteht immerhin die Infektionsmöglichkeit intra partum. Aber für die Prognose des Kindes quoad infectionem ist der Termin der rechtzeitig eingeleiteten Therapie wichtig. Setzt die Therapie bei der Mutter *vor* der siebenten Woche nach der Infektion ein, so besteht die größte Wahrscheinlichkeit für ein gesundes Kind. Bei seronegativer Primärlues der Mutter ist bei sachgemäßer Behandlung eine gesunde Frucht mit an Sicherheit grenzender Wahrscheinlichkeit zu erwarten.

Die infolge sehr verschiedener Umstände scheinbar regellos wechselnden serologischen Ausfälle des mütterlichen und kindlichen Blutes werden sich am besten übersehen und verständlich machen lassen, wenn man alle vorkommenden Kombinationen der Reihe nach erläutert.

I. Wa.R. der Mutter und des Kindes positiv.

Der am eindeutigsten und klarsten liegende Fall. Die Syphilis ist von der Mutter auf das Kind übergegangen; die positive Reaktion des Kindes ist auf aktive Syphilis desselben zurückzuführen. Der Einwand, daß nur die reagierenden Substanzen, nicht aber die Spirochäten von dem Blut der Mutter durch die

Placenta in das Blut des Kindes diffundiert sind und später völlig verschwinden können, kann heute als widerlegt gelten: Von 20 Kindern mit positiver Wa.R. konnten BOAS und THOMSEN bei 16 entweder klinisch sichtbare oder bei den Sektionen an den inneren Organen bestehende syphilitische Veränderungen nachweisen. Ferner verschwindet die positive Wa.R. des Kindes nach der Geburt nicht aus dem kindlichen Serum, sondern ihre Reaktionsbreite nimmt noch zu. Die Kinder zeigen, wie schon ausgeführt, oft erst nach vielen Jahren die ersten klinisch nachweisbaren Symptome der angeborenen Krankheit. Daß überhaupt Antikörper und lösliche Eiweißkörper nicht ohne weiteres von der Mutter per placentam auf das Kind übertreten, zeigt sich darin, daß, wie schon erwähnt, im Nabelvenenblut die komplementäre Substanz und der natürliche Hammelblutamboceptor meistens fehlen, während beide im mütterlichen Blut vorhanden sind.

Die Anhänger der sog. paternen Vererbung der Syphilis wenden ein, daß die positive Reaktion der Mütter durch einen Übertritt der Reaktionsstoffe auf placentarem Wege von der kranken Frucht auf die gesunde Mutter erklärt werden könnte, und daß die Mütter trotz der positiven Serumreaktion nicht syphilitisch infiziert wären. Träfe dieser Einwand zu, so müßten die Reaktionsstoffe kurze Zeit nach der Geburt wieder aus dem mütterlichen Blute verschwinden, was nicht zutrifft.

Ferner konnte gezeigt werden, daß syphilitische Tot- und Frühgeburten im 5.—6. Monat der Schwangerschaft häufig seronegativ, solche in späteren Schwangerschaftsmonaten häufiger seropositiv reagieren; auch diese Feststellung läßt als höchst unwahrscheinlich erscheinen, daß die Reagine des mütterlichen Blutes vom Kinde stammen.

BAB und PLAUT haben nachgewiesen, daß die Reagine in die Milch syphilitischer Mütter übergehen können, was BRUCK und jüngst GÜNTHER SCHWARZ bestätigen konnten; nicht selten aber gibt die Untersuchung der Milch eine negative Wa.R. im Gegensatz zum positiv reagierenden Blutserum der Mutter. Auch Eigenhemmungen sowie unspezifische Reaktionen kommen bei der Anstellung der Wa.R. an der Milch mitunter vor. In keinem Falle aber fanden sich Anhaltspunkte dafür, daß die mit der Milch der luetischen Mütter ausgeschiedenen und durch Säugung auf das Kind übergehenden Stoffe bei letzterem eine positive Reaktion hervorrufen, also eine Lues des Kindes vortäuschen können.

THOMSEN, später MARTIN und SCHWARZ wiesen nach, daß hinsichtlich des Ausfalls der Wa.R. ein Unterschied besteht zwischen Colostrum und der Milch von nichtstillenden Frauen einerseits und stillenden Wöchnerinnen anderseits. Bei letzteren zeigte sich die auffallende Erscheinung, daß die anfänglich positive Wa.R. der Milch vom 3. oder 4., spätestens 6. Tage an ohne antisyphilitische Behandlung negativ wurde. Da der spontan eintretende negative Umschlag gerade in die Zeit des Einschießens der Milch fällt, so lag es nahe, hierfür die Änderung der Milch, vor allem den erhöhten Fettgehalt anschuldigen zu müssen; diese Vermutung wurde durch weitere Untersuchungen von SCHUBERT bestätigt.

II. Wa.R. der Mutter positiv, des Kindes negativ.

Hier besteht die Möglichkeit, keineswegs Gewißheit, daß das Kind von der mütterlichen Infektion verschont geblieben ist. Dies ist um so wahrscheinlicher, je älter die mütterliche Syphilis ist: je länger die Infektion der Mutter zurückliegt, um so seltener treten bei ihr Rezidive auf, um so unwahrscheinlicher wird die Verschleppung von Spirochäten während der Schwangerschaft in die Placenta und der Übergang auf die Frucht.

Es besteht aber die Möglichkeit, daß die negative Reaktion des Kindes als „*noch negativ*" gedeutet werden muß, d. h. daß bei positiver Reaktion der Mutter die Spirochäten in den letzten Tagen oder Wochen der Schwangerschaft oder intra partum auf das Kind übergegangen sind und daher die Wa.R. des Kindes noch nicht positiv ausfällt. In allen Fällen, wo die Serumreaktion der Mutter positiv, die des Neugeborenen negativ ist, darf man sich mit der Untersuchung des Nabelvenenblutes oder der einmaligen Blutuntersuchung des Säuglings in den ersten Wochen nach der Geburt nicht begnügen, muß vielmehr nach einer gewissen Zeit — nehmen wir als mittlere Zeit 6—7 Wochen nach der Geburt an — noch einmal das Blut serologisch prüfen. Fällt jetzt die Wa.R. wiederum negativ aus, so ist die Annahme eines Übergangs der Spirochäten auf das Kind schon sehr unwahrscheinlich.

Eine weitere Möglichkeit besteht noch, nämlich, daß die Wa.R. des Kindes „*schon negativ*" geworden ist, d. h., daß das Kind sich schon im sog. Spätlatenzstadium der Syphilis befindet, wo ja die Wa.R. sehr häufig trotz noch vorhandener Spirochäten negativ ausfällt. Die zeitliche Aufeinanderfolge der einzelnen Luesstadien entspricht bei der kongenitalen Lues nicht der bei erworbener Lues, die einzelnen Perioden folgen sich weit schneller aufeinander bei der Lues, die die Frucht im Mutterleibe durchmacht, und so treffen wir bei syphilitischen Neugeborenen mitunter pathologisch-anatomische Veränderungen an, z. B. ein Lebergummi, wie sie beim Erwachsenen erst im Spätstadium vorkommen. Soldin und Lesser haben auf Fälle von angeborener Syphilis bei Säuglingen hingewiesen, deren klinischer Symptomenkomplex nur einen geringen Verdacht auf Lues rechtfertigen konnte, wo auch die Wa.R. negativ ausfiel und lediglich die positive Wa.R. bei den Müttern den Verdacht zu einem tatsächlichen Bestehen einer kongenitalen Lues verdichtete, was auch die weitere klinische Beobachtung der Säuglinge in einigen Fällen bestätigte.

Letzte Möglichkeit: die Wa.R. versagt. In Fällen von florider Lues ist bei Säuglingen ein Versagen der Wa.R. von verschiedenen Autoren beschrieben worden (Ahman, Ostrcil, Arzt, Ehrmann). Ein negativer Ausfall der Wa.R. beim Bestehen universeller luetischer Exantheme ist bei Säuglingen häufiger als bei Erwachsenen, ja bei letzteren ungemein selten.

Die Fälle, wo die Wa.R. der Mutter positiv, des Säuglings negativ ist, beanspruchen eine besondere Bedeutung für zwei praktisch bedeutungsvolle Fragen, nämlich 1. der Stillung des eigenen Kindes durch die Mutter und 2. die Stillung des Kindes durch eine gesunde Amme.

Zu 1. fragt es sich, ob die Möglichkeit vorliegt, daß das Kind durch die intime Berührung, wie sie der Stillakt darstellt, nachträglich von der Mutter angesteckt wird. Diese Möglichkeit besteht ganz sicher in den Fällen, wo die Mutter an einer noch frischen Syphilis leidet. Hier droht die Gefahr, daß das Kind durch das Saugen an der mütterlichen Brust einen Primäraffekt an der Lippe bekommt. Nehmen wir die gar nicht so seltenen Fälle an, wo die Frau erst in den letzten Wochen der Schwangerschaft von ihrem Ehemann angesteckt wird, die Infektion der Frau noch so jung ist, daß die Spirochäten kein Placentarrezidiv gezeitigt haben und das Kind der placentaren Infektion und auch der Infektion während der Geburt entgangen ist. Hier können sich dann nach der Geburt bei der Frau Sekundärerscheinungen einstellen und jetzt die Infektion des Kindes durch den Saugakt veranlassen. Auch in den Fällen, wo nur durch eine sachgemäße antisyphilitische Behandlung der Mutter während der Gravidität die syphilitische Infektion des Kindes verhütet wurde, wäre nachträglich durch den Saugakt eine Infektion des Kindes möglich. Die Frage, ob eine syphilitische Mutter ihr anscheinend gesundes Kind stillen darf, richtet sich vor allem nach dem Alter der mütterlichen Syphilis. Liegt die Infektion der Mutter mehr als fünf

Jahre zurück, so ist eine Infektion des Kindes durch den Saugakt nicht sehr zu befürchten, aber nicht sicher auszuschließen.

In die Milch gehen, wie schon erwähnt, die Reagine über, nicht aber oder zum mindesten äußerst selten, die Spirochäten. GÜNTHER SCHWARZ erhielt bei 21 Übertragungen der Milch syphilitischer Mütter auf Kaninchen stets einen negativen Impfausfall, wogegen UHLENHUTH und MULZER in drei Fällen, TRINCHESE in einem Fall im Tierversuch die Übertragung der Syphilis durch Frauenmilch gelungen ist.

In der Praxis wird es sich empfehlen, vermittels eines auf die Brustwarze aufgelegten Saughütchens die Stillung des Kindes zu bewerkstelligen und so die Berührung der Brustwarze beim Saugen auszuschalten oder noch besser, die Milch der Mutter durch Abdrücken zu gewinnen (evtl. durch Saugpumpe) und diese Milch in gekochtem Zustand zu verabreichen, da die Entwicklung des Säuglings durch gekochte Frauenmilch nicht ungünstig beeinflußt wird.

Bezüglich der zweiten Frage, ob klinisch gesunde, negativ reagierende, aber von syphilitischen Müttern stammende Säuglinge von gesunden Ammen genährt werden dürfen, mahnt LEDERMANN mit Recht, daß solche Säuglinge serologisch öfter zu untersuchen sind, bevor man sie von gesunden Ammen anlegen läßt. Auch hier dürfte zunächst das Saughütchen in der Praxis Anwendung finden, wenn die Amme ein noch nicht als sicher gesund anzusehendes Kind einer syphilitischen Mutter stillt.

III. Wa.R. der Mutter negativ, des Kindes positiv.

Diese Fälle sind durchaus keine Seltenheit und werden besonders von den Anhängern der paternen Infektion zugunsten einer solchen ins Feld geführt.

Wenn nach BAUER, ENGELMANN, RIETSCHEL u. a. alle, kurz nach der Geburt kongenital-syphilitischer Kinder untersuchten Mütter positive Reaktion zeigten, so kann ich diese Ergebnisse nicht bestätigen. Ich verfüge über zahlreiche Fälle, die ich gemeinsam mit SOLDIN klinisch und serologisch lange Zeit verfolgt habe und muß gestehen, daß es mich, obwohl ich die paterne Infektion der Frucht strikte ablehne, immer ganz eigenartig berührt hat, einen Säugling mit universellem Pemphigus vor mir zu haben, wo in den Hautblasen massenhaft Spirochäten nachweisbar waren, sich sogar in jedem Blutstropfen des Säuglings Spirochäten in Mengen fanden, die Mutter aber von Lues nichts wußte, klinisch symptomfrei war und die Wa.R. und die Flockungsreaktion bei wiederholter Untersuchung und mehrmonatlicher Beobachtung stets negativ ausfielen. Auch RUDOLF MÜLLER hat 136 Mütter unmittelbar oder kurze Zeit nach der Geburt eines luetischen Kindes untersucht und nur in 125 Fällen (92%) eine positive Reaktion der Mütter festgestellt, und bei den Müttern mit negativer Reaktion zeigten die Neugeborenen oft stürmische Lueserscheinungen. Und doch müssen diese Mütter als syphilitisch angesprochen werden:

1. Weil die Wa.R. ebenso häufig negativ angetroffen wird bei Müttern, die eine frühere Luesinfektion zugeben, wie bei Müttern, die von einer Infektion nichts wissen.

2. Weil solche Mütter niemals von ihren hochinfektiösen Kindern trotz intimer körperlicher Berührung angesteckt werden. Alle als sicher bezeichneten Fälle von nachträglicher Infektion der Mütter durch ihr kongenital-syphilitisches Kind (Auftreten eines Primäraffektes an der Mamma) als Beweis für das gelegentliche Vorkommen einer paternen Vererbung gehören der Zeit vor der Entdeckung der Spirochäte pallida und der Wa.R. an, so daß eine Verwechslung des Primäraffekts mit einer sekundär-syphilitischen Papel oder einem tertiären Geschwür möglich ist. In der neuen Syphilisära ist kein Fall von Primäraffekt

der mütterlichen Mamma bei Stillung ihres kongenital-syphilitischen Kindes beschrieben worden.

3. Weil im mütterlichen Anteil der Placenta solcher negativ reagierenden Mütter von Baisch und Trinchese Spirochäten gefunden wurden.

Gegen die Annahme einer paternen Infektion spricht auch die Tatsache, daß in einer Anzahl von solchen Fällen die Väter klinisch gesund sind, negative Wa.R. haben und eine Luesinfektion negieren.

Meistenteils handelt es sich um nicht mehr ganz junge Mütter, so daß die luetische Infektion schon mehrere Jahre zurückliegen kann und die Wa.R. trotz noch vorhandener Spirochäten negativ ist. Man muß sich klar machen, daß die Frucht ein selbständiger Organismus ist und daß wenige Spirochäten, die von der wassermannnegativ reagierenden, sich im Spätlatenzstadium der Syphilis befindenden Mutter in die Frucht gelangen, sich in dem werdenden Organismus vermehren, der dann seine selbständige Lues durchmacht.

Gegen eine paterne Vererbung ist noch geltend zu machen, daß sich in Aborten vor dem 4. Schwangerschaftsmonat niemals Spirochäten finden, obwohl man doch gerade annehmen müßte, daß ein befruchtetes Ei, wofern es einen vermehrungsfähigen Keim, wie die Spirochäte beherbergte, häufig zur Abortierung führen müßte. Erst vom 6. Schwangerschaftsmonat an findet man in Tot- oder Frühgeburten Spirochäten. Die meisten syphilitischen faultoten Früchte entstammen dem 7.—8. Schwangerschaftsmonat (Trinchese und neuerdings Hornung).

IV. Wa.R. der Mutter und des Kindes negativ.

Falls die Mutter Lues in der Anamnese aufweist oder eine frühere Lues wahrscheinlich ist (Geburt faultoter Früchte), verbürgt die negative Reaktion des Neugeborenen nicht ein sicheres Freisein von Syphilis und es treffen für das Kind alle Möglichkeiten, die wir unter der Rubrik „Mutter positiv, Kind negativ" erörtert haben, auch hier zu, wenn auch mit größerer Seltenheit. Eine mehrmalige serologische Untersuchung des Kindes ist notwendig; bei Stillung des Kindes durch eine Amme ist, wofern die mütterliche Infektion erst wenige Jahre zurückliegt, die Anwendung eines Saughütchens zum Schutz der Amme in den ersten zwei Monaten anzuraten.

Bei der Bedeutung, die der Serologie für die Ammenuntersuchung beigemessen wird, ist es nicht unwichtig, hier das Vertrauen, das man den Blutuntersuchungen entgegenbringt, etwas herabzumindern und darauf hinzuweisen, daß die Serologie überschätzt wird, wenn man seit ihrer Einführung in die Praxis bei der Ammenuntersuchung auf eine ärztliche klinische Untersuchung der Amme und ihres Kindes und auf die Erhebung einer genauen Anamnese (auch bezüglich des Geschlechtslebens des Ehemannes und Geschlechtsverkehrs in den letzten Wochen der Gravidität) bei negativem Ausfall der Wa.R. verzichten zu können glaubt. Gegen die heute herrschende Gewohnheit gewerbsmäßiger Vermieterinnen, bei den Ammen lediglich eine Blutuntersuchung machen zu lassen und mit dem Ausweis, daß das Blut gesund befunden ist und der Versicherung der Vermieterinnen, daß die Amme reichlich Milch spendet, sie eine Stelle übernehmen zu lassen, müssen ärztlicherseits die größten Bedenken erhoben werden.

Gerechterweise müßte man auch verlangen, daß bei dem Kinde, welches die Amme anlegen soll, ebenfalls das Freisein von Lues erwiesen ist. Ebenso wie die Höllenstein-Einträufelung in die Augen des Neugeborenen obligatorisch ist, sollte auch die Untersuchung des Nabelvenenblutes als obligatorisch vorgeschrieben werden, zum mindesten in allen Fällen vorgenommen werden, wo Lues in der Anamnese der Eltern eine Rolle spielt. An vielen Gebäranstalten wird bereits in jedem Falle die Untersuchung des Nabelvenenblutes und Retroplacentarblutes zur Prüfung der Wa.R. bei Kind und Mutter durchgeführt.

Liquor.

Auch bei der kongenitalen Syphilis hat das Verhalten des Liquors schon viele Bearbeiter gefunden, und je eingehender die Untersuchungen, um so verworrener und widerspruchsvoller erscheinen die Ergebnisse und die daraus gezogenen Schlußfolgerungen. Ähnlich liegen ja auch die Verhältnisse bei der erworbenen Syphilis. Es gibt zu viel Liquorreaktionen und die Ausfälle der verschiedenen Reaktionen gehen nicht Hand in Hand, lassen sich nicht unter einen Hut bringen. Selbst innerhalb der einzelnen Gruppen von Reaktionen, z. B. Kolloidreaktionen, Flockungsreaktionen, Eiweiß-Fällungsreaktionen, herrscht keine Übereinstimmung. Oft liest man „positiver Liquor" und weiß nicht, welche und wie viele der 19 Reaktionen positiv ausgefallen sind. Auch ist die Grenze vom normalen und pathologischen Liquor nicht genau festgelegt, und somit wird auch der „positive Liquor" nicht von allen Autoren gleichmäßig definiert. Von manchen Untersuchern wird schon bei Druckerhöhung und geringer Pleocytose von positivem Liquor gesprochen. Keinesfalls darf aber „positiver Liquor" mit „positiver Wa.R. des Liquors" identifiziert werden.

Bei manifesten sekundären Erscheinungen von kongenitaler Syphilis finden sich meist auch pathologische Veränderungen im Liquor.

So berichtet HESCHELES, daß in 12 Fällen von Lues congenita bei Säuglingen bis zum vierten Monat in 11 Fällen pathologische Befunde erhoben wurden, und zwar:

Von 10 Fällen 8 mal positive Mastixreaktion und 8 mal positiver Nonne-Apelt.

Von 11 Fällen 5 mal positive Goldsol-Reaktion.

Von 7 Fällen 2 mal positive Wa.R.

TEZNER berichtet über 41 kongenital-luetische *Säuglinge* mit 56,1% positivem Liquorbefund und 42 kongenital-luetischen *Kindern* mit nur 30,2% positivem Liquor, darunter 9 Kinder mit Lues des Zentralnervensystems. Von 33 nervengesunden Kindern waren 4 Kinder liquorpositiv. Die geringere Häufigkeit der positiven Lumbalbefunde im späteren Kindesalter gegenüber dem Säuglingsalter kann nicht bloß mit einer größeren Mortalität der liquorpositiven Säuglinge erklärt werden, vielmehr ist ein spontanes Schwinden der Liquorveränderungen — ebenso wie es bei Erwachsenen der Fall ist — anzunehmen. Somit ist auch ein Schluß aus einem positiven Befund im Säuglingsalter auf eine später eintretende nervöse Erkrankung nicht möglich.

TEZNER fand auffallend häufig *nur die Wa.R.* im Liquor positiv ohne sonstige positive Reaktionen und glaubt, dieselbe durch eine erhöhte Permeabilität der Meningen beim Kind erklären zu können, zumal durch spezifische Therapie der wassermannpositive Liquor sehr rasch beeinflußt wurde. Auch GUTFELD und MEYER sahen eine gute Beeinflussung des wassermannpositiven Liquors nach oder schon während der spezifischen Kur, die nie endolumbal verabfolgt wurde. Von 155 Kindern im Alter von wenigen Monaten bis zu 16 Jahren hatten 15 nur eine positive Wa.R., die anderen Liquorreaktionen waren negativ. In den 15 Fällen war auch fast ausnahmslos die Wa.R. im Blute positiv.

Die Flockungsreaktionen zeigen bei der Untersuchung des Liquors nicht die gleiche Zuverlässigkeit und Übereinstimmung mit der Wa.R., wie beim Blutserum, selbst wenn man die Reaktion mit hohen Liquordosen anstellt. Es entspricht dies ja auch den Verhältnissen beim Erwachsenen.

Beeinflussung der Wa.R. durch die antisyphilitische Behandlung.

Von verschiedenen Autoren wird hervorgehoben, daß bei der kongenitalen Lues die Beeinflussung der Wa.R. durch die Therapie problematisch sei. Dies ist insoweit richtig, daß es beim Säugling oder dem unbehandelt gebliebenen Kinde nicht so oft und regelmäßig wie beim Erwachsenen gelingt, durch eine einzige, oft protrahierte Kur die Wa.R., wenn auch nur vorübergehend, negativ zu gestalten. Die Gründe dafür sind mannigfaltig. Man muß zunächst Beeinflussung und negative Umwandlung auseinanderhalten, obwohl beide keine Gegensätze darstellen. Die meisten Antisyphilitica beeinflussen auch bei der kongenitalen Syphilis die Serumreaktion, gestalten sie mit fortschreitender Kur schwächer, erreichen jedoch meist nicht den negativen Grad. Davon kann man sich leicht überzeugen, wenn man die Stärke der Reaktion zu Beginn der Kur quantitativ auswertet (Anstellung der Reaktion mit fallenden Serummengen), und dann die Stärke der Reaktion in der Mitte oder am Ende der Kur mit der Anfangsstärke vergleicht.

Die Serumreaktion ist bei kongenitaler Lues sehr häufig ungemein stark positiv; das Serum enthält so viel Reagine, daß es unmöglich ist, alle Reaktionsstoffe durch eine, wenn auch lange ausgedehnte Kur fortzuschaffen. Die Reagine finden sich im Serum Kongenital-luetischer, besonders von jugendlichen, die ein Jahrzehnt und länger ohne jegliche Therapie geblieben sind, in solchen Mengen angehäuft, daß schon der bloße Zusatz von Organextrakt zum Patientenserum eine Fällung (Präcipitinreaktion, Leonor Michaelis und Lesser) hervorruft.

Ein zweiter Grund für die seltenere negative Umwandlung der Wa.R. durch die Therapie besteht in der größeren Vorsicht, die man bei der Anwendung der antisyphilitischen Mittel hinsichtlich der Dosierung bei Säuglingen und Jugendlichen walten lassen muß. Man muß bei der Frage nach der Beeinflussung der Serumreaktion durch die Therapie nicht bloß die kongenitale der erworbenen Syphilis gegenüberstellen, sondern den jugendlichen Organismus dem Organismus Erwachsener.

Die verschiedenen Antisyphilitica beeinflussen die Wa.R. bei der kongenitalen Syphilis nicht alle in gleicher Weise, wie dies ja auch bei der erworbenen Syphilis der Fall ist. Aber anderseits beeinflussen manche Heilmittel die Wa.R. bei Säuglingen und Jugendlichen besser als bei Erwachsenen. Bei einigen Antisyphiliticis erfolgt die negative Umwandlung der Wa.R. erst längere Zeit nach der Beendigung der Kur, bei anderen Mitteln wird zwar die Wa.R. schnell negativ, aber der Rückfall in positiv bleibt nicht lange aus. Im allgemeinen läßt sich behaupten, daß eine negative Umwandlung durch eine einzige Quecksilber-, Salvarsan- oder Wismutkur oder kombinierte Kur bei Säuglingen selten erreicht wird. Recht günstig scheint sich die Beeinflussung der Wa.R. nach neueren Untersuchungen von Soldin und Lesser bei der internen Anwendung von Stovarsol (Spirocid) zu gestalten. Säuglinge vertragen dieses Mittel in weit größeren Mengen als Erwachsene (nach Kilo Körpergewicht umgerechnet); die Wa.R. wird zwar nicht unmittelbar am Ende der Kur negativ, sondern erst 4—6 Wochen später, bleibt aber ziemlich beständig.

Werfen wir am Schluß dieser Abhandlung einen kurzen Rückblick auf die serologischen Befunde bei der kongenitalen Syphilis, so wird es klar, daß hier recht komplizierte Verhältnisse vorliegen, und daß eine genaue Kenntnis des besonderen klinischen Ablaufes der kongenitalen Syphilis gegenüber der Syphilis der Erwachsenen Vorbedingung ist, um die scheinbar verworrenen Verhältnisse bei der kongenitalen Syphilis verstehen und würdigen zu können. Eine genaue Kenntnis der Serologie bei der kongenitalen Syphilis ist nicht allein von klinischer, sondern auch von sozialer und oft auch forensischer Bedeutung.

Literatur.

Eine genaue Literaturangabe findet sich am Schluß des Aufsatzes von Rietschel: „Allgemeine Pathologie der angeborenen Syphilis". Dieser Band S. 55. Außerdem verweise ich auf C. Bruck, Handbuch der Serodiagnose der Syphilis. 2. Aufl. Berlin: Julius Springer 1924. Im vorstehenden Aufsatz wurden folgende Arbeiten besonders berücksichtigt:

Åhman: Zentralbl. f. Haut- u. Geschlechtskrankh. Bd. 16, S. 439 (Ref. schwedisch). — Boas: S. Karger 1922. — Engelmann: Zentralbl. f. Gynäkol. 1909. S. 85—89. — Fischl: Arch. f. Kinderheilk. Bd. 69, H. 6. — Gutfeld, Fritz u. Gertrud Meyer: Arch. f. Kinderheilk. Bd. 75, H. 4 u. Bd. 76, H. 1. — Hauptmann: Dtsch. Zeitschr. f. Nervenheilk. Bd. 42. 1911 u. Bd. 55. 1916. — Hescheles: Zentralbl. f. Haut- u. Geschlechtskrankh. Bd. 16, S. 720 (Ref. polnisch). — Hohn: Münch. med. Wochenschr. Nr. 51. 1922. — Hornung: Zeitschr. f. ärztl. Fortbild. 22. Jg., Nr. 22. — Klaften, E.: Arch f. Gynäkol. Bd. 123, H. 1; Zentralbl. f. Gynäkol. Jg. 49, Nr. 1. — Knöpfelmacher und Lehndorff: Med. Klinik Nr. 31. 1908. — Ledermann: Dtsch. med. Wochenschr. 1912. — Lesser und Carsten: Dtsch. med. Wochenschr. 1914. Nr. 15. — Lesser und Klages: Dtsch. med. Wochenschr. 1914. Nr. 26. — Matzenauer: Braumüller 1903. — Müller, Rudolf: Urban u. Schwarzenberg 1903. — Opitz: Med. Klinik 1908. Nr. 30. — Ostrcil: Zentralbl. f. Haut- u. Geschlechtskrankh. Bd. 15, S. 249 (Ref. tschechisch). — Rietschel: Med. Klinik 1909. Nr. 18 u. 1924. Nr. 49. — Schoenfeld: Arch. f. Dermatol. u. Syphilis. Bd. 145. 1924 u. Münch. med. Wochenschr. Jg. 70, Nr. 18. 1913. — Schwarz, Günther: Münch. med. Wochenschr. Jg. 72, Nr. 45 u. Arch. f. Gynäkol. Bd. 125, H. 3. — Soldin und Lesser: Dtsch. med. Wochenschr. 1915. Nr. 15 u. 1925, Nr. 44. — Steinert und Flusser: Arch. f. Kinderheilk. Bd. 65. — Stühmer und Dreyer: Zeitschr. f. Geburtsh. u. Gynäkol. Bd. 84. 1921. — Tezner: Monatsschr. f. Kinderheilk. Bd. 26. H. 1.

Die Behandlung der angeborenen Syphilis.

Von

ERICH MÜLLER-Berlin.

Einleitung. Bei der Behandlung der angeborenen Syphilis können wir zwanglos zwei Perioden unterscheiden, die sich naturgemäß den bei der Behandlung der Erwachsenensyphilis vorherrschenden Methoden anschließen.

Wir können die alte Periode der reinen Quecksilberbehandlung (im Verein mit Jodkalium), die allerdings mehr oder weniger nur noch ein historisches Interesse beanspruchen kann, von der neuen, heute üblichen kombinierten Salvarsan- Quecksilber- bzw. Wismut-Behandlung in ihren verschiedenen Formen trennen.

Dazwischen lag eine Übergangszeit, die mit der Einführung des Salvarsans begann und einige Jahre dauerte, während der zögernd und tastend die Salvarsanbehandlung einsetzte. Es war die Zeit, in der zu kleine und zu seltene Einzeldosen angewandt wurden, von denen wir heute wissen, daß sie geeignet sind, eine Abwanderung der Spirochäten nach dem Zentralnervensystem zu begünstigen und damit die Salvarsanbehandlung durch eine Häufung von Neurorezidiven in Mißkredit zu bringen.

Es bleibt immer erstaunlich, daß sich in der alten Quecksilberperiode die Behandlung der angeborenen Syphilis zwar mit der Verwendung von Quecksilber und Jod auf den alten Erfahrungen der Syphilidologen aufbaute, nicht aber folgerichtig die Kuren nach FOURNIER-NEISSER, wenigstens nicht in der systematischen Form, wie sie bei Erwachsenen seinerzeit üblich waren, sich aneignete.

Eine Durchsicht der pädiatrischen Lehrbücher aus der zweiten Hälfte des vorigen und dem Anfange unseres Jahrhunderts — K. HENNIG (1859), J. STEINER (1873), W. REITZ (1883), E. HENOCH (1893), A. JAKOBI (1896), A. BAGINSKY (1899), H. NEUMANN (1899), A. MONTI (1901), C. SEITZ (1901), BIEDERT-FISCHL (1902), O. HEUBNER (1903), M. KASSOWITZ (1910) u. a. — zeigt, daß sich die Behandlung der angeborenen Syphilis seitens der Kinderärzte während dieser Zeitperiode im großen und ganzen mit der Heilung der syphilitischen Erscheinungen begnügte, und nicht, wie es damals bei den Erwachsenen allgemein üblich war, durch systematische, vorbeugende Kuren die Zukunft der Kinder sicher zu stellen versuchte.

Dieser Nihilismus der Kinderärzte ist um so erstaunlicher, als die angeborene Syphilis durch die Art ihrer Ansteckung, durch die Übertragung der Krankheit auf dem Blutwege von der Mutter auf das Kind gleich von vornherein eine besonders schwere Form der Erkrankung darstellt und zu einem entsprechend energischen Eingreifen hätte auffordern sollen. Dieser Überschwemmung mit Spirochäten durch die Blutbahn steht der Fetus schutzlos gegenüber, während der Erwachsene dadurch, daß die Spirochäten überwiegend häufig durch die Haut in den Körper eindringen, sich der Bildung von Schutzstoffen durch dieses wichtige Organ erfreut, die das Kind entbehren muß.

Die Übertragung der Spirochäten auf dem Wege der Blutbahn von der Mutter auf das Kind bringt es auch mit sich, daß sie sozusagen gleichzeitig in alle Organe des Kindes und besonders auch in die inneren Organe hineingelangen. Auf diese Weise entwickelt sich naturgemäß ein anderes und viel schwereres Krankheitsbild als bei der auf dem Wege von der Haut aus über die Lymphbahnen und Lymphdrüsen vorschreitenden Ansteckung bei der erworbenen Syphilis der Erwachsenen, die nur langsam vorangeht und auf ihrem Wege vielen natürlichen, immunisatorischen Hemmungen durch die Gewebszellen begegnet.

Die medikamentöse Behandlung in dieser Zeit beschränkte sich hauptsächlich auf die innerliche Darreichung von verschiedenen Quecksilberpräparaten. Manche Autoren bevorzugten auch bei Kindern die Schmierkur, andere waren Anhänger der Sublimatbäder. Die Behandlung war — gemessen an der bei der Erwachsenensyphilis — nur sehr wenig durchgreifend. Die Säuglinge wurden im allgemeinen nur so lange behandelt, bis die klinischen Erscheinungen verschwunden waren. Nur vereinzelt lesen wir die Vorschrift der Autoren, daß die Kur noch einige Wochen länger durchzuführen sei. Rezidive waren denn auch an der Tagesordnung und zwangen wieder zur Behandlung.

Ein so erfahrener Kenner der angeborenen Syphilis, wie HUTCHINSON (1888), empfahl „die Kinder mit Heredosyphilis" nur solange zu behandeln, wie deutlich sichtbare Erscheinungen vorhanden sind. Er behauptete sogar, daß die sekundären Erkrankungen der angeborenen Syphilis nur wenig zu Rezidiven neigen.

A. JAKOBI, A. MONTI und O. HEUBNER rieten wenigstens, die Behandlung einige Wochen oder Monate über das Verschwinden der klinischen Erscheinungen hinaus auszudehnen und evtl. im zweiten und dritten Lebensjahre eine Wiederholung der Kuren vorzunehmen.

Tatsächlich war aber eine systematische Behandlung der angeborenen Syphilis nur eine Ausnahme und im allgemeinen wurde das syphilitische Kind nur einmal im Säuglingsalter einer milden Kur unterzogen und dann der weitere Verlauf der Krankheit abgewartet. Es ist verständlich, daß bei dieser sorglosen Beurteilung der angeborenen Syphilis der weitere Verlauf der Krankheit zumeist eine ernste Wendung nahm.

Die von E. WELANDER in seinem Heim für erbsyphilitische Kinder durchgeführte Behandlung war eine zeitlich sehr ausgedehnte. Die Kinder trugen Monate hindurch kleine Säckchen, die mit grauer Salbe bestrichene Mulläppchen enthielten, auf der Brust und atmeten auf diese Weise die sich langsam entwickelnden Quecksilberdämpfe ein. Diese Behandlungsform hat sich aber trotz der langen Einwirkung des Quecksilbers als eine so milde und unzureichende erwiesen, daß sie bald wieder verlassen worden ist.

Bemerkenswert ist es noch, daß ein Augenarzt, J. HIRSCHBERG, seine syphilitisch augenkranken Kinder verhältnismäßig energisch behandelt hat.

Fünf Tage dauernde Schmierkuren mit Einreibung von je 0,5 g grauer Salbe wechselten mit 3—5 tägigen Pausen ab. Diese Behandlung wurde ein ganzes Jahr durchgeführt, so daß 60—70 g graue Salbe im Jahre verbraucht wurden. Aber auch diese damals als sehr energisch angesehene Behandlung war doch nicht kräftig genug, um klinische Rezidive zu vermeiden, wie HIRSCHBERG selbst berichtet.

Das Ergebnis dieser, wie wir heute wissen, durchaus unzureichenden Behandlung war aber auch ein sehr ungünstiges, das beweisen die alten Statistiken über das Lebensschicksal dieser Kinder, wie wir sie K. HOCHSINGER, DÜNZELMANN, WELDE, KARCHER, LIPPMANN, POTT, SPRINZ, HUSTEN u. a. verdanken, die, unabhängig von der persönlichen Meinung der einzelnen Behandler über die Zweckmäßigkeit ihrer Behandlungsweise, ein trostloses Bild von der gänzlichen Unzulänglichkeit der damaligen Behandlung enthüllten.

Eine gewisse Besserung trat erst ein, als die damals übliche systematische Behandlung der Erwachsenensyphilis auf die Kinder übernommen wurde. Wie aus der Statistik von Erich Müller und Grete Singer hervorgeht, waren die Dauererfolge zum mindesten wesentlich besser als die aus der alten Zeit mit ihrer kurzen Behandlung.

Zu einem richtigen Ausbau und einer allgemeinen Verbreitung der systematischen Quecksilberbehandlung kam es dann nicht mehr, weil die Einführung des Salvarsans in die Syphilisbehandlung durch Paul Ehrlich im Jahre 1910 die Therapie in andere neue Bahnen lenkte.

Heute stehen wir, darüber kann kein Zweifel herrschen, mitten in der kombinierten Salvarsan-Quecksilber- bzw. Wismut-Behandlung der angeborenen Syphilis, wenn auch vereinzelte Autoren dem Quecksilber treu geblieben sind und andere sich ganz der Behandlung mit Salvarsanpräparaten zugewendet haben.

Gegenüber dem erstaunlich passiven Verhalten der früheren Ärzte gegenüber der angeborenen Syphilis hat sich die Salvarsanbehandlung auch in der Pädiatrie schnell eingeführt und sich heute zu einer fast allgemein energisch betriebenen Therapie (in Verbindung mit Quecksilber) entwickelt, mögen auch die verwendeten Präparate in der Hand der einzelnen Behandler und die Anwendungsweisen verschiedene sein. Die Dauerergebnisse sind denn auch wesentlich bessere geworden (G. Meyer) und lassen eine weitere Besserung für die Zukunft erhoffen.

Wie weit sich der Ersatz des Quecksilbers durch *Wismut*, das sich immer mehr einzubürgern scheint, besonders mit Bezug auf die Dauerhaftigkeit seiner Wirkung, bewähren wird, ist eine Frage der Zukunft. Es scheint, darauf deuten alle Erfahrungen hin, nur als Quecksilber- nicht aber als Salvarsanersatz in Frage zu kommen. Es soll schwächer als Salvarsan, aber ebeno gut oder kräftiger als Quecksilber wirken. Ich persönlich habe mich allerdings noch nicht davon überzeugen können.

Die Behandlung der angeborenen Syphilis mit Arzneimitteln.

Die Behandlung des syphilitischen Kindes hat möglichst schon vor seiner Geburt zu beginnen, sobald dem Arzte die syphilitische Erkrankung der Mutter bekannt ist.

Die Behandlung der schwangeren Frau zur Verhütung der Syphilis des Kindes wird schon sehr lange geübt. Zur Zeit der reinen Quecksilbertherapie waren die Erfolge, die die einzelnen Autoren — Hochsinger, Marcus, Galliot, Baisch, Mevis u. a. — erreicht haben, noch unsicher, wohl weil die Kuren nicht energisch genug durchgeführt wurden. Es gelang wohl in einem gewissen Prozentsatze lebende Kinder, frei von syphilitischen Erscheinungen zu erzielen, aber die überwiegende Mehrheit der Kinder erkrankte schließlich doch nach einer mehr oder weniger langen Latenzperiode. Immerhin war ein gewisser günstiger Einfluß nicht zu verkennen und zum mindesten eine deutliche Milderung der Krankheit bei den Kindern zu erreichen.

Diese noch unsicheren Ergebnisse haben sich seit Einführung des Salvarsans wesentlich günstiger gestaltet. Besonders in Amerika, England und Frankreich sind sehr bemerkenswerte Erfolge mit der kombinierten Quecksilber-Salvarsanbehandlung schwangerer syphilitischer Frauen erreicht worden. Die Autoren, ich nenne Sauvage, Fordyce und Rosen, Greenless und Findlay, Fabre und Bourret, C. Fränkel, Heuck und Jaffé, Glück und Hüffel und Adams berichten über 90—97% Lebendgeburten behandelter syphilitischer Mütter.

Auf Grund dieser günstigen Berichte gewinnt die rechtzeitige und ausreichende Behandlung der syphilitischen schwangeren Frauen sehr stark an Bedeutung und scheint ein wesentliches Moment im Kampfe gegen die angeborene Syphilis werden zu können. Es wird notwendig sein, daß bei uns Staat und Kommunen in großzügiger Weise an diese für die Allgemeinheit außerordentlich wichtige Frage herantreten.

Eine weitere wichtige Frage ist es, wie sich der Arzt verhalten soll, wenn eine syphilitische Mutter ein äußerlich gesundes, zum mindesten von syphilitischen Erscheinungen freies Kind zur Welt bringt? Die einen Autoren befürworten eine abwartende Haltung, wie Fordyce und Rosen, während andere, wie Kolmer, Kaeckell, Holt und Howland, Patschke die vorbeugende Behandlung eines solchen Kindes empfehlen.

Die Entscheidung ist am besten von Fall zu Fall zu treffen, wobei die Schwere der mütterlichen Erkrankung von großer Bedeutung ist. Symptomfreie Kinder frisch syphilitischer Mütter sind am besten sofort in Behandlung zu nehmen, denn erfahrungsgemäß ist eine Kur um so erfolgreicher, je früher sie einsetzt. Es ist auch mit großer Sicherheit anzunehmen, daß diese Abkömmlinge syphilitischer Frauen doch über kurz oder lang manifest syphilitisch werden.

Andererseits ist es wohl erlaubt, eine abwartende Haltung einzunehmen, wenn die Mutter zwar eine positive Wassermannreaktion aufweist, aber ihre syphilitische Erkrankung schon Jahre zurückliegt und sie bei der Geburt des Kindes frei von Erscheinungen ist, besonders auch wenn sie schon früher ausgiebig behandelt worden ist. Immer aber wird eine sehr sorgfältige Überwachung des Kindes ein dringendes Bedürfnis sein, um bei dem ersten Auftreten klinischer Erscheinungen sofort eingreifen zu können.

Der Vorschlag von Löser, grundsätzlich bei allen Geburten im Placentarblute die Wassermannprüfung anstellen zu lassen, verdient gewiß Berücksichtigung. Er geht aber nicht weit genug. Viel wichtiger ist es, bei allen schwangeren Frauen, bei denen es nur irgendwie möglich ist, z. B. in den öffentlichen Geburtsanstalten, eine solche Untersuchung vornehmen zu lassen, um dann gleich die schwangeren Frauen behandeln zu können.

Der Säugling mit syphilitischen Erscheinungen bedarf natürlich der sofortigen Behandlung, und wenn sie deutlich und einwandfrei sind, so ist es gewiß nicht nur erlaubt, sondern auch notwendig, die Kur zu beginnen, auch wenn die Wassermannprüfung noch nicht positiv geworden sein sollte.

Es ist eine bekannte Tatsache, daß die Wassermannprüfung bei jungen Säuglingen noch negativ sein kann, wenn schon mehr oder weniger deutliche Erscheinungen auf die sich manifestierende Syphilis hinweisen. Diese verspätete oder geringfügige Reaktionsfähigkeit des jungen Säuglings — gemessen an dem einen Symptom der Wassermannreaktion — auf das syphilitische Virus bringt den behandelnden Arzt gelegentlich in eine schwierige Lage, ist aber kaum imstande den Lauf der Behandlung zu stören. Die Zeitspanne der mangelhaften Reaktionsfähigkeit des Säuglings ist zumeist auch nur eine kurze — wenige Wochen — und macht bald einer deutlichen Reaktion Platz.

Bei der Besprechung der eigentlichen Behandlung der angeborenen Syphilis mit Arzneimitteln soll zuerst die Verwendung des Quecksilbers, dann die des Salvarsans besprochen werden. Im Anschlusse daran werden das Wismut und das Jod kurz Erwähnung finden.

Die Verwendung des Quecksilbers bei der Behandlung der angeborenen Syphilis.

Von der großen Zahl der Quecksilberpräparate, die überhaupt bei der Behandlung der angeborenen Syphilis im Gebrauch waren, sind heute viele ganz aufgegeben worden. Die Praxis selbst hat eine Auswahl der Mittel getroffen, die sich heute nach den allgemeinen Erfahrungen bewähren, wenn auch die Wirkung der einzelnen noch gebräuchlichen Präparate eine sehr verschieden starke ist. Schon seit langer Zeit sind anorganische und organische Präparate nebeneinander im Gebrauche und die einen oder die anderen werden von den einzelnen Behandlern bevorzugt. In den letzten Jahren hat die fortschreitende chemisch-pharmazeutische Industrie immer neue, angeblich bessere Präparate auf den Markt gebracht, allerdings ohne daß ihre Verwendung sich allgemein durchgesetzt hat, und ohne daß diese neuen Präparate allseitig anerkannte Vorzüge besitzen.

Für die verschiedenen Anwendungsweisen des Quecksilbers bei der Behandlung der angeborenen Syphilis diene folgende Aufstellung:

1. die innerliche Darreichung,
2. die Einreibung von Quecksilbersalbe,
3. die lokale Behandlung,
4. die Verwendung von Sublimatbädern,
5. die Einspritzung von Präparaten, früher subcutan, jetzt intramuskulär und
6. die Inhalationsmethode, die aber fast ganz aufgegeben ist.

Welche dieser verschiedenen Applikationsmethoden den Vorzug verdient, darüber herrscht heute noch keine Übereinstimmung der Meinungen, ebensowenig über die Dosierung des Quecksilbers, wenn sich auch gewisse allgemeine Richtlinien herausgebildet haben, die immer mehr auf die Vorzüge der Injektionsmethoden hinzuweisen scheinen.

Von den innerlich, früher und noch heute, im Gebrauche befindlichen Quecksilberpräparaten möchte ich in der nachstehenden Aufstellung nur die wichtigsten zugleich mit ihrer gewöhnlichen Dosierung erwähnen.

Es ist bemerkenswert, daß das heute am meisten gebräuchliche innerliche Mittel eine Jod-Quecksilberverbindung darstellt. Die innerliche Darreichung ist wohl noch immer in weiten ärztlichen Kreisen, besonders in der ambulanten Praxis, wegen ihrer bequemen Anwendung sehr beliebt. Sie besitzt aber auch ihre Gegener — A. Baginsky, L. Moll, Erich Müller u. a. —, einmal weil die Quecksilberpräparate von darmempfindlichen Kindern häufig nicht gut vertragen werden. Ein so erfahrener Kinderarzt, wie A. Baginski hat die innerliche Darreichung von Quecksilber, wie er ausdrücklich hervorhebt, so lange gemieden wie ihm die Zuflucht zu äußerlich anzuwendenden Mitteln (besonders Sublimatbädern) blieb. Dann aber, und das ist der wichtigste Grund gegen die innerliche Quecksilberdarreichung, entbehrt sie der gerade bei der angeborenen Syphilis so dringend notwendigen Dauerhaftigkeit ihrer Wirkung. Das ergibt sich auch schon daraus, daß die perorale Behandlung von den meisten Syphilidologen bei den Erwachsenen schon längst aufgegeben worden ist.

Zusammenfassend läßt sich über die innerliche Verwendung von Quecksilber bei der angeborenen Syphilis sagen, daß sie bequem ist und auf die frischen Erscheinungen der Syphilis gut einwirkt. Sie ist aber einmal wegen der dabei häufig zu beobachtenden Magendarmstörungen nicht empfehlenswert und wegen der mangelhaften Dauerwirkung sogar besser ganz abzulehnen, zum mindesten so lange bis uns stärker wirkende innerliche Mittel zur Verfügung stehen als bisher.

Tabelle 1. Innerlich angewendete Quecksilberpräparate.

	Präparat	Dosierung	Autoren	Verwendung
1.	Sublimat	0,01 g auf 50 g Wasser, 2—3 Kaffeelöffel tägl. nach den Mahlzeiten, also 1 mg pro dosi oder in Form des Liquor VAN SWIETEN 0,1/100,0 3 × tägl. 10 Tropfen in Milch, also 0,0015 g Sublimat pro die für Säuglinge, ältere Kinder entsprechend mehr, bis zu 0,015 g pro die	ARCHAMBAULT A. MONTI LESAGE	nicht mehr gebräuchlich
2.	Hydrargyr. sozojodol.	0,04—0,05 g pro dosi als Pulver, 2—3 × tägl.	A. MONTI	kaum mehr gebräuchlich
3.	Hydrargyr. oxydulat. nigr.	0,01 g pro dosi, 2—3 × tägl. ein Pulver	HENOCH A. MONTI	kaum mehr gebräuchlich
4.	Hydrargyr. cum Creta	Zubereitung aus metall. Quecksilber mit Kreide, Dosis 3 × tägl. 0,01—0,02 g	HUTCHINSON	nicht mehr gebräuchlich
5.	Hydrargyr. oxydulat. tannic.	3 × tägl. 0,01—0,03 g	LUSTGARTEN O. HEUBNER A. MONTI	noch im Gebrauch
6.	Kalomel	3 × tägl. 0,01—0,02 g	HENOCH KASSOWITZ A. MONTI	vielfach im Gebrauch
7.	Hydrargyr. protojodur. (jodatum flavum)	0,005—0,02 g, 2—3 g tägl.	FOURNIER FORSTER A. BAGINSKI KASSOWITZ	das gebräuchlichste innere Präparat

Unter den äußerlich anzuwendenden Mitteln sind zu nennen: 1. Die Schmierkur, 2. das Sublimatbad und 3. die lokale Behandlung.

Die Behandlung der Syphilis mit Schmierkuren blickt auf eine Jahrhunderte lange Verwendung zurück und hat auch bei der angeborenen Syphilis ihren sicheren Platz bis in die Gegenwart hinein mit Recht behauptet. Im allgemeinen wird sie für Säuglinge nicht empfohlen. Allerdings haben STEFFEN und VON RANKE sich ausschließlich der Schmierkur auch im Säuglingsalter bedient, und neuerdings ist auch L. MOLL wieder für sie eingetreten. Die Zartheit der Haut beim Säuglinge und auch die Kleinheit der Glieder gestalten aber doch die notwendige kräftige Einreibung so schwierig, daß es wohl besser ist, bei Säuglingen auf die Schmierkur zu verzichten. Dagegen kann sie bei Kindern vom zweiten Lebensjahre ab und besonders im späteren Kindesalter durchaus mit großem Vorteil zur Verwendung kommen.

Als Quecksilberpräparat ist schon seit Jahren an Stelle der alten mit Schweinefett hergestellten Salbe vielfach eine solche im Gebrauche, die das auf der Haut leicht einzureibende „Resorbin"-Fett als Salbengrundlage enthält.

Die Verwendung von Quecksilberseifen und -ölen (Quecksilberoleat), die früher bei Kindern üblich war, ist allgemein aufgegeben worden.

Die Durchführung der Kur lehnt sich vollkommen an die bei Erwachsenen übliche an. Es werden an sechs aufeinanderfolgenden Tagen sechs Einreibungen ausgeführt. Der siebente Tag ist Ruhe- und Badetag. Dieser Sechstage-Schmier-turnus wird sechs Wochen lang — eingeschoben in die Salvarsanbehandlung — durchgeführt.

Die Dosierung ist folgende: Es werden für das Kilogramm Körpergewicht des Kindes und für jede einzelne Einreibung 0,1 g der offizinellen Salbe verwendet. So erhält z. B. ein Kind von 15 kg Gewicht 1,5 g Salbe bei jeder Einreibung und damit während jedes Sechstageturnus 9 g und während der ganzen Kur 54 g graue Salbe. Die gute Verträglichkeit der Schmierkur bei kleinen Kindern (nach allen Erfahrungen) und die Tatsache, daß syphilitische Kinder häufig untergewichtig sind, lassen es berechtigt erscheinen die Dosen der grauen Salbe für das Kilogramm Körpergewicht noch sinngemäß nach oben abzurunden.

Die einzelne Einreibung dauert 20 Minuten und wird zweckmäßig mit öl-getränkten Handschuhen ausgeführt. Nach der Einreibung soll das Kind in demselben Zimmer — nicht zu groß, also kein Krankensaal — bei geschlossenen Türen und Fenstern gehalten werden, aus der Vorstellung heraus, daß auch die Quecksilberdämpfe, die sich auf der eingeriebenen Haut entwickeln, wirksam sind.

Es ist historisch interessant, daß der Franzose E. A. J. BERTON (1842) in seiner Therapie der Kinderkrankheiten berichtet, daß von französischen Ärzten die Milch von Ziegen, die mit Schmierkuren ad hoc behandelt waren, mit Erfolg therapeutisch bei syphilitischen Kindern angewandt worden ist.

Die Sublimatbäder spielten früher in der Behandlung der angeborenen Syphilis eine große Rolle und erfreuten sich großer Beliebtheit. BÄUMLER und A. BAGINSKI waren warme Anhänger dieser Methode und erst neuerdings hat sich RILLE-Leipzig (1922) für die Verwendung von Sublimatbädern einge-setzt. Dagegen haben sich viele andere Autoren, darunter A. MONTI, HENOCH, L. MOLL und ERICH MÜLLER ablehnend über ihre Wirkung geäußert. Im allge-meinen läßt sich heute sagen, daß die Verwendung von Sublimatbädern wegen ihrer schwachen und unzuverlässigen Wirkung sehr erheblich — und das mit vollem Recht — zurückgegangen ist und stärker und sicherer wirkenden Mitteln Platz gemacht hat.

Bei den Kindern mit starken Hauterscheinungen, besonders den mit diffusen syphilitischen Hautinfiltrationen (weniger bei den mit den eigentlichen Ex-anthemen) ist eine schnell einsetzende Heilwirkung verständlich. Allerdings besteht dabei die nicht abzuschätzende Gefahr, daß eine zu starke Resorption des leicht löslichen und wohl auch leicht diffusiblen Sublimats stattfindet. Über-haupt ist die Dosierungsmöglichkeit wegen der verschiedenen Durchlässigkeit der Haut bei ihren verschiedenen Affektionen eine so unsichere, daß die Bäder-behandlung schon aus diesem Grunde sehr wenig sympathisch ist.

Es ist auch zu betonen, daß die Mehrzahl der Syphilissäuglinge zum min-desten nur sehr kurze Zeit lang Hauterscheinungen darbietet, obwohl sie noch lange nicht irgendwie als geheilt betrachtet werden darf. Bei diesen Kindern mit intakter Haut ist die Nützlichkeit von Sublimatbädern schwer verständlich.

Sicher weist auch die Statistik über das Lebensschicksal der Kinder, die, wie es früher allgemein üblich war, mit Sublimatbädern behandelt wurden, ein so schlechtes Ergebnis auf, daß wir heute auch aus diesem Grunde eine Ablehnung dieser unsicheren Methode mit gutem Rechte vertreten können.

Die Ausführung der Bäder ist die folgende (O. HEUBNER):

Zu einem Kinderbade (etwa 20—30 Liter) werden (entsprechend) 1—1$^1/_2$ g Sublimat genommen. Es ist erlaubt, um den Müttern in der ambulanten Praxis den häufigen Weg zur Apotheke zu ersparen, ohne Bedenken eine starke Lösung von 4—6 g Hydrarg. sublimat. corrosiv. auf 200 g Wasser zu verschreiben. Der vierte — noch gut abschätzbare — Teil dieser Lösung wird einem Bade zugesetzt. Die starke Lösung hat die Aufschrift „starkes Gift" zu tragen. Zum Sublimatbade sind keine Metallbadewannen zu benutzen! Die Mutter ist darauf aufmerksam zu machen, daß kein Badewasser in den Mund des Kindes kommen darf. Auch diese Gefahr, die bei aller Sorgfalt doch nicht auszuschließen ist, stempelt das Sublimatbad zu einer unsympathischen Methode.

Die Dauer des Bades beträgt 10 Minuten. Die Kinder sind täglich oder jeden zweiten Tag zu baden. A. BAGINSKI betrachtet 30 Bäder als die notwendige Mindestzahl.

Auch die *örtliche Behandlung* der äußeren Erscheinungen der angeborenen Syphilis, wie Rhagaden an Mund und Stirn, breite Kondylome, Schleimhauterscheinungen (Coryza), syphilitische Geschwüre u. a. spielte früher bei der alten wenig wirksamen Behandlungsweise eine verhältnismäßig wichtige Rolle. Bei der heute allgemein üblichen und auf die Haut und Schleimhauterscheinungen sehr schnell heilend wirkenden kombinierten Quecksilber-Salvarsanbehandlung ist die örtliche Behandlung nur noch wenig gebräuchlich. Auf meiner Abteilung hat sie sich im Laufe der Jahre immer mehr als unnötig erwiesen, weil eben die äußeren Syphiliserscheinungen sehr schnell verschwinden.

In der Literatur finden sich verschiedene quecksilberhaltige Salben, Puder und Pinselungen zu diesem Zwecke angegeben. So empfiehlt A. MONTI für die Behandlung der Coryza Wattewickel, die mit $2^0/_0$ gelber oder weißer Präcipitatsalbe bestrichen sind und in die Nase eingeführt werden., oder einen Puder mit $2,5^0/_0$ Hydrarg. sozojodol., der in die Nase eingeblasen wird.

Zur Pinselung wunder Stellen werden folgende Lösungen angegeben:

    1. Hydragg. sozojodol.   oder   2. Sublimat. corrosiv.   0,4
       Natr. chlorat. aa   1,0   Aq. calcis   ad 100,0
       Aq. destill.   ad 100,0
          Beide Lösungen zum Waschen und Verbinden.

Für breite Kondylome wird Kalomelpuder empfohlen. A. BAGINSKI bevorzugte Quecksilberpflaster oder $^1/_2{}^0/_{00}$ Sublimatalkohol, diesen letzteren auch zum Betupfen von Rhagaden an Lippen, Nase, Stirn und am After.

Nach meinen Erfahrungen können wir aber, wie erwähnt, die örtliche Behandlung heute durchaus entbehren.

Die Behandlung mit Einspritzung von Quecksilber-Präparaten.

Diese Behandlungsform der angeborenen Syphilis ist schon sehr lange bekannt und geübt worden. Sie war früher eine subcutane und hat deshalb, besonders bei Verwendung anorganischer Mittel, wie Kalomel, nur wenig befriedigt. Das ist heute gut verständlich, denn eigentlich hat erst die tiefe, intramuskuläre Einspritzung die Einverleibung von Quecksilberdepots ohne starke örtliche Reaktion ermöglicht und allgemein eingeführt.

So haben z. B. A. JAKOBI (1896) und A. MONTI (1901) Kalomel bei Säuglingen subcutan eingespritzt. Letzterer allerdings in sehr hohen Dosen: Kalomel 0,5—1,0, Mixtur. gummos., Aq. dest. aa 5,0, M. d. s. $^1/_2$—1 ccm pro injectionem. Die Lösung ist nur frisch hergestellt zu benutzen. Das würde eine Mindestdosis von 0,025 g Kalomel bedeuten, die wesentlich über die heute übliche von 1—2 mg pro Kilogramm Körpergewicht hinausgeht. Beide Autoren lehnen aber schließlich die Kalomeleinspritzung wegen zu starker Neigung zu Abszeßbildung (auch Nekrose) ab, was uns heute nicht verwunderlich erscheint.

Dann wurden früher auch organische Quecksilberverbindungen subcutan eingespritzt, so Quecksilber-Albuminat, Peptonat-, Formamid (LIEBREICH), Hydrarg. benz. oxydat. (FEDTSCHENKE) u. a. Aber auch diese organischen Präparate sind nur in beschränktem Ausmaße benützt worden, und haben sich offenbar nicht genügend bewährt.

Weite Verbreitung hat die Injektionsmethode erst gefunden, als die gut verträglichen IMERWOL-LEWINschen intramuskulären Sublimatspritzen auch in die Behandlung der angeborenen Syphilis Eingang fanden. Sie werden auch heute noch vielfach angewendet (L. Moll), während Henoch, A. Monti, A. Baginski u. a. sie nicht ohne Einschränkung empfohlen haben. O. Heubner ist etwas wärmer für sie eingetreten. Die Wirkung auf die frischen Erscheinungen ist sicherlich eine prompte, aber, und darauf kommt es allein an, die Dauerwirkung ist ähnlich gering wie bei der oralen Behandlungsmethode, und deshalb ist es nicht wünschenswert, die Sublimatinjektionen beizubehalten. Auch die Syphilidologen benutzen sie nur noch gelegentlich vorübergehend bei besonderen Indikationen. Nur bei sehr elenden, muskelarmen Frühgeburten können diese nahezu ganz reaktionslosen Injektionen einmal in Frage kommen, wenn sich örtliche Schwierigkeiten zeigen, die tiefen intramuskulären Kalomeldepots setzen zu können. Die Dosierung ist die folgende:

Hydrarg. bichlorat.
Natr. chlorat.   aa   0,1
Aq. destill.   ad 10,0
DS. Zur intramuskulären Injektion, 0,1—0,2 ccm tägl. oder jeden 2. Tag.

Vor etwa 10 Jahren hat Erich Müller die intramuskulären Kalomeleinspritzungen in die Behandlung der angeborenen Syphilis eingeführt, die ja schon lange Zeit bei der Syphilis der Erwachsenen wegen ihrer nachhaltigen Wirkung beliebt sind. Die Befürchtung, daß die dabei ziemlich häufig auftretenden, verhältnismäßig starken Infiltrationen ihre Anwendung beim Säugling unmöglich machen würden, hat sich im allgemeinen in der Praxis nicht bestätigt. Es ist nur notwendig die jeweilige Dosis in stark eingeengter Form zu geben. Die Kalomelinjektionen haben auch vielfach Anklang gefunden. Einige Autoren (L. Moll, J. Bernheim-Karrer, R. Fischl u. a.) haben sich wegen der örtlichen Reizerscheinungen nicht mit ihnen zu befreunden vermocht. Wenn wir aber in Rechnung ziehen, daß die angeborene Syphilis durch die Art ihres Infektionsweges (über die Blutbahn von der Mutter aus) eine ganz besonders schwere Erkrankung darstellt, so ist auch eine besonders energische Kur erforderlich, und deshalb sollten wir uns des Quecksilberpräparates bedienen, das nach alten Erfahrungen das wirksamste ist und das ist das Kalomel, wenigstens neben dem grauen Öl. Die Infiltrationen sind sicherlich nicht so schwerwiegend, daß sie die Kalomelinjektionen diskreditieren könnten. Auch beim Säugling gehen diese mehr oder weniger starken örtlichen Erscheinungen fast immer nach wenigen Tagen zurück und bedürfen nur selten einer besonderen Behandlung, die sich dann aber auf Umschläge mit essigsaurer Tonerde (3%) beschränken kann. Abszeßbildungen sind so außerordentlich selten, daß sie diese sehr wirksame Behandlungsform in keiner Weise belasten. Auch bei anderen medikamentösen Einspritzungen kommt es gelegentlich einmal zu einer Abszeßbildung.

Die bewährte Methode ist die folgende:

Die Dosis pro injectionem ist 0,001 g pro Kilogramm Körpergewicht, so daß also ein Säugling von 3 kg Gewicht jedesmal 3 mg eingespritzt erhält. (Ich bin jetzt dabei, die Dosis zu erhöhen und auf 2 mg für 1 kg überzugehen, aber der Versuch befindet sich noch im Anfangsstadium und deshalb ist diese hohe Dosierung noch nicht allgemein zu empfehlen.) Die jeweilige Dosis soll immer stark eingeengt in 0,1 ccm Öl enthalten sein. Es sind also vom Arzte 3—9% Kalomel-Ölsuspensionen — am besten hat sich Sesamöl bewährt — zu verschreiben, je nach dem Gewicht des Kindes, die dann 3—9 mg Kalomel in 0,1 ccm enthalten. Diese starke Einengung ist wünschenswert, weil es sich gezeigt hat, daß die Einspritzung in dieser Form am besten vertragen wird. Bei Kindern mit einem Gewicht von 10 kg und darüber kann dann die 40% Zielersche Kalomelsuspension in den bekannten besonders kalibrierten engen Spritzen Verwendung finden.

Auch das Hydrarg. salicyl. kann benützt werden, aber es hat sich nicht eingeführt, weil es nicht so stark wirkt, wie das Kalomel.

Seit einer Reihe von Jahren wächst die Zahl neuer organischer Quecksilberpräparate, die auch bei der angeborenen Syphilis Verwendung gefunden haben. Ich nenne unter ihnen *Embarin* (A. MONTI), *Novasurol* (ENGEL-TÜRCK, KÄCKELL, KLEINSCHMIDT, LEINER, KUNDRATITZ u. a.), *Merlusan* (MAX HESSE), *Merjodin, Merzinol, Cyarsal* (KÄCKELL), *Kontraluesin.* Alle diese Verbindungen sind auch bei der angeborenen Syphilis versucht worden, und zwar zumeist zusammen mit Neosalvarsan. Sie haben sich auch, was von vornherein zu erwarten war, zur Beseitigung der frischen syphilitischen Erscheinungen gut bewährt. Es ist immer wieder zu bemerken, daß jedes Quecksilberpräparat dazu geeignet ist. Über Dauererfolge haben die Autoren bisher nicht berichtet. Es muß also abgewartet werden, wie diese lauten werden; erst dann kann ein Ersatz des Kalomels durch diese Präparate verantwortet werden.

Zusammenfassend läßt sich sagen, daß sich die Quecksilberbehandlung der angeborenen Syphilis gut behauptet hat. Die Neosalvarsanbehandlung ist nur als ein allerdings sehr wertvolles Plus hinzugekommen, hat aber das alte bewährte Quecksilber nicht verdrängt.

Die Anwendung des Quecksilbers geschieht heute nicht mehr vorwiegend innerlich, sondern die Einspritzungsmethode setzt sich immer durch. Die Schmierkur hat ihren wichtigen Platz in der Behandlung der angeborenen Syphilis behauptet.

Die Sublimatbäder haben sehr an Ansehen verloren.

Unter den zur Einspritzung verwendeten Verbindungen spielen die anorganischen wegen ihrer starken Wirkung noch immer die Hauptrolle. Die vielen organischen Präparate haben sich noch nicht allgemein einzubürgern vermocht. Sie wirken zwar schnell, aber ihre Dauerwirkung ist noch nicht durch langfristige Beobachtungen kontrolliert.

Bisher verdient die Anwendung von Kalomeleinspritzungen das größte Vertrauen, weil wir über längere Beobachtungsreihen verfügen, allerdings in Kombination mit Neosalvarsan.

Die Behandlung der angeborenen Syphilis mit *Jod* hat nach allen Erfahrungen keinen wesentlichen Einfluß. Nur bei den älteren Kindern, die mit einer unzureichend behandelten oder verschleppten Syphilis, vielleicht mit tertiären Erscheinungen wieder in Behandlung kommen, besitzt das Jod einen gewissen Wert. Seine Wirkung steht aber auch dann hinter der einer energischen Quecksilber-Salvarsankur weit zurück.

Wir pflegen auf meiner Abteilung in den Pausen zwischen zwei Kuren eine Jodkalikur einzuschieben, gewissermaßen zur Unterstützung der anderen Behandlung.

Die Dosen schwanken je nach dem Alter des Kindes zwischen 1 und 2 g Jodkali für den Tag in drei Dosen auf den Tag verteilt.

Die Behandlung der angeborenen Syphilis mit Salvarsan.

Durch die Einführung des Salvarsans in die Behandlung der angeborenen Syphilis sind sowohl die Heilerfolge bei den frischen syphilitischen Erscheinungen, als auch die Dauererfolge, gemessen an der späteren Betätigung der Kinder in einem Berufe, wesentlich bessere geworden. Allerdings wird ein Vergleich zwischen den Erfolgen der alten Quecksilbertherapie und der neuen mit Salvarsan kombinierten durch die Tatsache erschwert, daß die alte im Vergleich mit der zu gleicher Zeit bei der Syphilis der Erwachsenen üblichen eine durchaus unzureichende, viel zu kurze war, wie ich schon auseinandergesetzt habe. Gerade als auch bei der Behandlung der angeborenen Syphilis die Einführung der systematischen Kuren begann, lenkte das Salvarsan die Therapie der angeborenen Syphilis in neue Bahnen.

Ich erwähnte schon, daß die Salvarsanbehandlung bei den Kindern zwar mit aller Vorsicht begonnen wurde, sich aber dann doch verhältnismäßig schnell und ganz allgemein einbürgerte. Entgegen der Befürchtung Paul Ehrlichs hat sich gerade bei der angeborenen Syphilis das Salvarsan als verhältnismäßig harmlos erwiesen. Die Einzelgabe, berechnet auf das Kilogramm Körpergewicht kann um so größer sein, je jünger das Kind ist. Diesen Standpunkt teilt die überwiegende Mehrzahl der Autoren auf Grund ihrer Erfahrungen.

Die reine Salvarsanbehandlung der angeborenen Syphilis wird so gut wie nicht geübt, nur wenige Behandler, wie L. Langstein, sind gelegentlich für sie eingetreten. Vielmehr ist die kombinierte Quecksilber-Salvarsanbehandlung zur Zeit die herrschende, allerdings in verschiedenen Modifikationen.

Unter den verschiedenen Salvarsanpräparaten ist heute fraglos das Neosalvarsan das allgemein übliche und gewissermaßen das Präparat der Wahl.

Das *Silbersalvarsan* (und *Neosalvarsansilber*) hatte einige Anhänger — Emil Mengert — gefunden, hat aber im großen und ganzen das Neosalvarsan nicht zu verdrängen vermocht.

Die innerliche Behandlung der angeborenen Syphilis mit *Stovarsol* befindet sich augenblicklich noch im Versuchsstadium. Soldin berichtet über gute Erfolge. Die Angaben der Syphilidologen über ihre Erfolge mahnen aber doch zur Vorsicht, das Neosalvarsan durch die perorale Stovarsol- bzw. Spirocidbehandlung zu ersetzen. Ein eigener Versuch scheiterte daran, daß das Stovarsol von dem allerdings sehr elenden Säuglinge nicht vertragen wurde. Zunehmende Appetitlosigkeit und wiederholtes Erbrechen bereiteten dem Versuche ein schnelles Ende.

Die Technik der Neosalvarsananwendung beim Kinde ist einfach.

Es wird in abgekochtem Leitungswasser — destilliertes Wasser ist nicht nötig — gelöst und in stark konzentrierter Form intravenös eingespritzt. Schädel- und Halsvenen sind beim Säugling am besten dafür geeignet. Beim älteren Kinde treten dann die Venen des Ellenbogens schon genügend deutlich für eine Injektion hervor. Dagegen warnen die meisten Autoren — von Pfaundler, Moro, E. Müller u. a. — davor, den Sinus longitudinalis zur Injektion zu benutzen. Das schwierigste Alter für die intravenöse Injektion ist das dritte bis fünfte Lebensjahr. Das liegt in der Entwicklung des kindlichen Körpers. Während dieser Altersperiode wird der Arzt sich ziemlich oft gezwungen sehen, die tiefe intramuskuläre — Hans Kern — an Stelle der intravenösen Injektion anzuwenden. Es ist bemerkenswert, wie gut die Kinder im allgemeinen hochkonzentrierte Neosalvarsanlösungen tief intramuskulär eingespritzt, vertragen, z. B. 0,3 Neosalvarsan auf 0,3 ccm Leitungswasser gelöst.

Die Dosierung des Neosalvarsans wird heute im Kindesalter sehr verschieden gehandhabt. Die Mehrzahl der Pädiater neigt wohl dazu große Dosen zu verwenden, wie solche schon Noeggerath (0,1 g) und Dünzelmann (bis 0,2 g pro injectionem) beim jungen Säugling benützt haben, allerdings nur in den vereinzelten Dosen der ersten Salvarsanperiode. Die außerordentlich gute Verträglichkeit des Neosalvarsans im Säuglingsalter ist eine Tatsache. Damit braucht allerdings noch nicht ohne weiteres eine optimale Wirkung verknüpft zu sein. Es ist noch nicht sicher, daß das Neosalvarsan direkt spirillocid wirkt, wenn auch das rapide Verschwinden der Spirochäten aus den uns zugänglichen Körpersäften (Reizserum) sehr dafür spricht. Anderseits besteht aber auch die Möglichkeit, daß das Neosalvarsan auf dem Wege über die Körperzellen, die es zu kräftiger Gegenwehr anregt, seine Wirksamkeit ausübt. Dann könnten unter Umständen kleine Dosen wirksamer sein, zum mindesten eine Abstufung der Dosen entsprechend der individuellen Reaktionsfähigkeit der Zellen weiter führen. Die Erfahrungstatsachen sprechen allerdings vorläufig für die Verwendung großer Neosalvarsandosen; denn die Dauererfolge der starken Kuren sind so günstige, daß die energische Behandlung durch sie eine feste Stütze erhalten hat.

Es bleibt immer erstaunlich, wie große Dosen Neosalvarsan das Kind und besonders der Säugling im Vergleich zum Erwachsenen verträgt. Gerade beim Neosalvarsan bestätigt sich die auch sonst vielfach gemachte Beobachtung, daß der Säugling relativ sehr viel höhere Dosen einer Reihe von Medikamenten für die gleiche Wirkung braucht als der Erwachsene.

Die gebräuchliche Dosis beim Erwachsenen ist 0,45—0,6 g pro 70 kg Körpergewicht, das bedeutet pro Kilogramm „6—9 mg" Neosalvarsan, während die heute weit verbreitete Dosis beim Säugling 0,03 g pro Kilogramm beträgt, also das 3—5fache darstellt.

Diese Menge hat sich gut bewährt und in jahrelangen reichlichen Erfahrungen niemals zu irgendwelcher Schädigung der Kinder geführt. ERICH MÜLLER hat in den letzten Jahren diese Dosis sogar noch weiter erhöht und ist auf 0,04 g Neosalvarsan pro Kilogramm Körpergewicht beim Säugling übergegangen, ohne jemals Salvarsanschädigungen zu sehen.

Wie erwähnt ist die heute übliche Behandlungsweise der angeborenen Syphilis die kombinierte Quecksilber - Neosalvarsanmethode, die von den Autoren in verschiedenen Kombinationen, die allerdings fast nur auf der Verwendung verschiedener Quecksilberpräparate beruhen, angewendet wird. So werden die Neosalvarsaninjektionen verbunden 1. mit der innerlichen Darreichung verschiedener Quecksilberpräparate, 2. mit der Schmierkur, 3. mit der Injektion von Quecksilberpräparaten sowohl anorganischen wie organischen. Schließlich ist man auch bei der Behandlung der angeborenen Syphilis mit den einzeitigen Quecksilber-Neosalvarsaninjektionen in der Mischspritze nach LINSER übergegangen.

L. MOLL kombiniert neuerdings Sublimatinjektionen mit Neosalvarsan in kleinen Dosen. Er berichtet nichts über langfristige Dauerbeobachtungen, aber es ist nicht anzunehmen, daß sie ein erfreuliches Ergebnis haben werden. ENGEL und TÜRCK leiten bei jungen Säuglingen die Kur mit reinen Novasuraleinspritzungen ein und gehen erst später zum Neosalvarsan über. Auch sie berichten nichts über Dauerbeobachtungen.

Die längsten Beobachtungsreihen sind die von ERICH MÜLLER und seinen Mitarbeitern an der Kinderkrankenstation der Stadt Berlin im Waisenhause Rummelsburg gewonnenen. Ihr Ergebnis ist verhältnismäßig günstig. Es ist bei einer Behandlung mit kombinierten Kuren von Quecksilber und Neosalvarsan erreicht worden, und zwar wurde das Quecksilber lediglich in Form von intramuskulären Injektionen von Kalomel bzw. Schmierkuren und als Salvarsanpräparat nur Neosalvarsan verwendet. Die einzelne Kur erstreckt sich auf einen Zeitraum von 12 Wochen, der dann im allgemeinen eine gleich lange Ruhepause folgt. Nur bei älteren Kindern mit unbehandelter oder im Säuglingsalter ungenügend behandelter Syphilis wird die Ruhepause auf zwei Monate verkürzt, wenn die Wassermannprüfung nach den Kuren immer wieder ein positives Ergebnis hat.

Gegenüber J. BERNHEIM-KARRER, der ohne Zwischenpause bis zu 30 Neosalvarsaninjektionen hintereinander (2,15 g) neben 12 Kalomeleinspritzungen verabreicht (0,052 g) möchte ich doch die Behandlungspausen auf Grund meiner klinischen Erfahrungen für zweckmäßig und erwünscht halten. Die Neosalvarsan-

dosen von Bernheim-Karrer waren allerdings zum Teil sehr klein und nur
zum Teil ausreichend.

Das von mir benützte Behandlungsschema ist folgendes:

Tabelle 2.   Behandlungsschema.

| Neosalvarsan-Calomel-Kur | | | Neosalvarsan-Schmierkur alter Modus neuer | | | | |
Woche	Calomel	Neosalvarsan	Woche	Schmieren	Neosalv.	Schmieren	Neosalvars.
1.	1. 2. 3.		1.	1. Woche		2. Woche	
2.			2.		1/2 I. 1/2 II.	2. „	
3.		1/2 I 1/2 II. III.	3.	2. „			1/2 I 1/2 II.
4.	4. 5. 6.		4.		III. IV.		III. IV.
5.			5.	3. „		3. „	
6.		IV. V. VI.	6.		V. VI.	4. „	
7.	7. 8. 9.		7.	4. „			V. VI.
8.			8.		VII. VIII.		VII. VIII.
9.		VII. VIII. IX.	9.	5. „		5. „	
10.	10. 11. 12.		10.		IX. X.	6. „	
11.			11.	6. „			IX. X.
12		X. XI. XII.	12.		XI. XII.		XI. XII.

Dosierung:

Calomel: 0,001 g pro kg Körpergew.   Neosalvarsan: 1. u. 2. Lebensj. 0,03 g pro kg Kgw.
Ungt. cin.: 0,1 g pro die u. kg Kgw.   3.—5.   „   0,02 g pro kg Kgw.
dann allmählich zurück auf 0,01 g pro kg Kgw.
14.—15. Lebensj. Max. 0,45 g N.S. pro Injectione.

In Veröffentlichungen von Käthe Italiener und auch von Erich Müller
über die Behandlungserfolge auf unserer Krankenabteilung konnte als Grundsatz
aufgestellt werden, *daß eine Behandlung der angeborenen Syphilis bei Säuglingen heute nur dann als ausreichend betrachtet werden kann, wenn die erste
Kur so wirksam gestaltet wird, daß die Wassermannprüfung ein Vierteljahr
nach Abschluß dieser ersten Kur oder, was bei uns dasselbe bedeutet, vor Beginn
der zweiten Kur — unsere Behandlungspause dauert* $^1/_4$ *Jahr — negativ ausfällt.* Dann können die nun folgenden zweite und dritte Kur als sog. Sicherheitskuren gewertet werden. Ein weiteres Vierteljahr später wird schließlich
eine Provokationsinjektion gemacht. Ist während dieser ganzen Zeit, also
während der beiden Sicherheitskuren und vor und nach der provokatorischen
Injektion die Blutuntersuchung stets negativ, so gilt die Behandlung als beendet,
und das Kind wird als nicht mehr behandlungsbedürftig entlassen. Bei der
energischen ersten Kur, wie sie seit Jahren auf unserer Rummelburger Syphilisabteilung durchgeführt wird, ist bei der überwiegenden Mehrzahl von Kindern
dieses Ziel erreicht worden. Die Wirkung der ersten Kur ist also eine so nach-
haltige, daß die Kinder überhaupt nie wieder einen serologischen und natürlich
erst recht nicht einen klinischen Rückfall bekommen. Das ist ein guter Erfolg.
Der Säugling erhält somit eine 12 Wochen dauernde Behandlung, bestehend
in 12 Kalomel- und 12 Neosalvarsaneinspritzungen. Daran schließt sich eine
Pause von $^1/_4$ Jahr und an diese wieder eine Kur von 12 Wochen an. Dieser
Turnus wird noch einmal wiederholt, so daß das Kind eine erste (Behandlungs-)
Kur und zwei Sicherheitskuren mit je einer Pause von $^1/_4$ Jahr erhält. Ein

Umschlagen der negativen Serumprüfung in eine positive kommt, wie gesagt, nur selten vor und dann immer nur vor der zweiten Kur. Nach meinen langjährigen Erfahrungen erleben wir ein solches, von uns sehr peinlich empfundenes Ereignis fast niemals zu einem späteren Zeitpunkte der Behandlung. Bei einem solchen serologischen Rückschlag vor der zweiten Kur gestaltet sich die Sachlage nun so, daß die sonst als erste Sicherheitskur geltende zweite Kur wieder als Behandlungskur eintritt und daß nunmehr eine dritte und vierte Kur als Sicherheitskuren durchzuführen sind. Dann ist aber immer die Säuglingssyphilis so weit beeinflußt, daß sie nicht mehr als behandlungsbedürftig zu gelten braucht. Für uns gilt heute die Regel, daß für die Mehrheit der Kinder drei Kuren die Normalbehandlung bilden und daß sich nur in einigen wenigen Fällen die Zahl der Kuren auf vier erhöht.

Dieser gute Erfolg ist aber nur bei Säuglingen und Kindern im zweiten Lebensjahre zu erreichen, schon nicht mehr so sicher im dritten Lebensjahre. Dann wird es immer schwieriger, die Kinder serologisch negativ zu bekommen. Je älter das Kind zu der Zeit ist, wann die Behandlung einsetzt, desto mehr Kuren sind im allgemeinen dazu erforderlich. Das bezieht sich aber nur auf den serologischen Befund, die klinischen Erscheinungen gehen auch bei diesen Kindern im allgemeinen schnell zurück, soweit nicht bereits irreparable anatomische Veränderungen vorhanden sind, die besonders häufig im Gehirn ihren Sitz haben. H. BRÜNING hat dafür einige Behandlungsbeispiele veröffentlicht, die zeigen, daß es bei genügender Ausdauer doch noch gelingt, auch bei diesen Kindern schließlich einen dauernd negativen Blut-Wassermann zu erreichen.

Es wird abzuwarten sein, ob der Ersatz des Kalomels bzw. der Schmierkur durch die neuen organischen Quecksilberpräparate — Novasurol u. a. — den gleichen oder einen besseren Erfolg haben wird als wir durch die hier geschilderte Methode erreicht haben.

Es ist unserer Kur von verschiedenen Seiten — L. MOLL, G. NOBL, St. ENGEL und F. REMENOVSKY u. a. — der Vorwurf eines zu großen Schematismus gemacht worden. Ich glaube mit Unrecht. Auch wir sind stets bereit, die Dosen herabzusetzen oder auch die Kur abzubrechen, wenn der Zustand des Kindes — Debilität, interkurrente Erkrankungen u. a. — es nur irgendwie erfordert. Anderseits können wir aber mit gutem Rechte behaupten, daß solche Unterbrechungen der Kuren nur selten notwendig sind. Die Säuglinge, selbst syphilitische Frühgeburten vertragen die Kuren im allgemeinen gut und die Kuren verlaufen ohne jeden Zwischenfall.

Einzelne Autoren — H. FINKELSTEIN, R. FISCHL, M. VON PFAUNDLER u. a. — haben nicht so gute Erfolge mit unserer starken kombinierten Behandlung erzielt wie wir. Demgegenüber ist zu betonen, daß unbedingt an der Originalmethode festgehalten werden muß — je 12 Neosalvarsan- und Kalomeleinspritzungen (bzw. 6 Wochen Schmierkur) — mit den von uns angegebenen starken Dosen und in der stark zusammengedrängten Reihenfolge. Es ist von vornherein anzunehmen, daß anderweitige Kombinationen, wie z. B. Neosalvarsan mit peroraler Quecksilbermedikation oder mit einem der neuen organischen Hg-Präparate, und ebenso daß kleinere Dosen nicht die gleichen guten Dauerergebnisse haben werden. Es ist zu verlangen, daß der Nachprüfer einer Methode auch wirklich an der Originalvorschrift festhält und nicht willkürlich an ihr herumändert, wenn er ein Urteil über sie abgeben will.

Die schlechten Erfolge mit der alten milden Behandlung der angeborenen Syphilis, die die alten Statistiken mit genügender Sicherheit beweisen, und die viel besseren Ergebnisse, die nach den neuen Statistiken mit den starken Kuren erreicht sind, sprechen auch dagegen, daß mit einer Selbstheilung der angeborenen Syphilis in größerem Umfange zu rechnen ist.

Die bisherige Behandlung dauert im günstigsten Falle 18 Monate, eine verhältnismäßig kurze Zeit, wenn wir die alten Behandlungsfristen, die 3—4 Jahre betrugen, ihr gegenüberstellen. Immerhin wäre eine weitere Herabsetzung der Behandlungsdauer sehr erwünscht, auch vom wirtschaftlichen Standpunkt aus betrachtet. Wir sind deshalb in Rummelsburg dazu übergegangen, versuchsweise bei einer Reihe von Kindern nur eine Kur durchzuführen, diese dann aber noch zu verstärken. Wir haben für diese verstärkte Kur die Kalomeldosis von 1 mg auf 2 mg und die Neosalvarsandosis von 0,03 auf 0,04 g für das Kilogramm Körpergewicht erhöht. Die Zahl der Einspritzungen ist die gleiche (je 12) geblieben. Wir haben dann die beiden bei uns sonst üblichen Sicherheitskuren nicht ausgeführt, die Kinder aber während der ganzen Zeit bei uns behalten und genau beobachtet, besonders auch serologisch immer wieder kontrolliert. Die Kinder sind also ebensolange bei uns geblieben wie sonst, wenn sie in der üblichen Weise mit unseren drei Kuren behandelt worden wären. Unter dieser Voraussetzung glaubten wir die Verantwortung für die abgekürzte Behandlung übernehmen zu können.

Bisher ist der Versuch in folgender Weise verlaufen. Wir haben 12 Kinder mit sicherer Syphilis, die zum Teil mit sehr schweren Erscheinungen einherging, ausgewählt. Alle Kinder blieben nach der ersten Kur während der ganzen Beobachtungszeit vollkommen frei von klinischen Erscheinungen. Nur bei zwei von ihnen trat vor der zweiten Kur ein serologischer Rückfall ein. Immerhin ein für unsere Behandlungserfolge nicht besonders günstiges Ergebnis. Die übrigen 10 Kinder sind aber während der ganzen Beobachtungszeit, die sich bei der Mehrzahl der Kinder schon auf die Zeit erstreckt, zu der sie sonst schon ihre dritte Kur — also die zweite Sicherheitskur — erhalten hätten, serologisch negativ geblieben. Der Versuch kann natürlich noch nicht als abgeschlossen gelten. Es wird noch einer langen Beobachtungszeit bedürfen, um entscheiden zu können, ob dieser Weg praktisch gangbar und empfehlenswert ist. Er ist auch vorläufig nur in einer Anstalt durchzuführen, in der es möglich ist, die Kinder lange Zeit in ständiger Beobachtung zu halten. Der Vorteil, die Syphilis bei Säuglingen mit einer Kur von 12 Wochen so weit zu beeinflussen, daß die Kinder dauernd frei von klinischen Erscheinungen bleiben und auch serologisch dauernd einen negativen Wassermann haben, wäre natürlich sehr groß. Es wäre dann vielleicht auch möglich, in der ambulanten Behandlung weiter zu kommen, denn es ist anzunehmen, daß die Mütter während dieser nur 12 Wochen dauernden Kurzeit auch wirklich pünktlich zum Arzte kommen.

Unter der hier geschilderten Behandlung gestaltet sich der ärztliche Betrieb auf unseren Syphilisabteilungen sehr zeitraubend, denn die Einspritzungen in Verbindung mit den Blutentnahmen für die Wassermannprüfungen nehmen viel Zeit in Anspruch und sind sehr einförmig, denn die syphilitischen Erscheinungen gehen während der ersten Kur schnell zurück, um nicht wiederzukehren. Wir sehen keine klinischen Rezidive mehr. Nur ab und zu unterbricht ein auffallendes Wassermannergebnis die Monotonie auf der Abteilung, oder die Aufnahme eines älteren Kindes mit ungenügend behandelter Syphilis erinnert uns daran, daß die energische Behandlung der angeborenen Syphilis noch nicht Allgemeingut der Ärzte geworden ist, oder wenigstens daran, daß die Erfassung der Kinder mit angeborener Syphilis noch verbesserungsfähig ist.

Es kann mit gutem Rechte behauptet werden, daß dieser Umschwung in dem klinischen Bilde der Syphilis, wie es jetzt auf unseren Abteilungen erscheint, einen großen Fortschritt bedeutet und auf seiten der neuen kombinierten Behandlung zu buchen ist. Früher waren klinische Rezidive der angeborenen Syphilis sozusagen auf der Tagesordnung, heute sind sie verschwunden.

Die Behandlung auf unseren Syphilisabteilungen wird heute lediglich von der Frage beherrscht, wie schnell es uns gelingt, die Syphilis eines Kindes so weit zu beeinflussen, daß es auch dauernd serologisch gesund wird, gemessen an dem Ausfall der Wassermannprüfung. Auf die Frage, wieweit dieses Vorgehen berechtigt ist, werde ich noch zurückkommen.

Unter den anderen heute gebräuchlichen Quecksilber-Neosalvarsankombinationen sind zweifellos die mit der innerlichen Darreichung eines Quecksilberpräparates (zumeist Hydrarg. protojoduret.) und die mit der Einspritzung von intramuskulären organischen Quecksilbermitteln die verbreitetsten. Ich habe schon besprochen, daß diese Behandlungsmethoden vorläufig noch nicht die Kalomel-Neosalvarsankombination ersetzen können, aber vielleicht bringt uns die Zukunft noch wirksamere organische Präparate.

Dann verdient noch die einzeitige Anwendung von Neosalvarsan mit einem Quecksilberpräparat in der Mischspritze nach LINSER Erwähnung. Diese Methode ist bei der Syphilis der Erwachsenen schon weitgehend durchgeprüft worden und hat sich dabei als ein auf die frische Syphilis gut einwirkendes Mittel erwiesen. Sie hat auch in die Behandlung der angeborenen Syphilis Eingang gefunden und in KLEINSCHMIDT und KÄCKELL Anhänger gefunden. In der Hauptsache werden in der Spritze Neosalvarsan mit Sublimatlösung oder mit organischen Quecksilberpräparaten, wie Novasurol und Cyarsal, gemischt. Die Dosierung und die Technik von KÄCKELL ist die folgende:

Zuerst wird die Neosalvarsanlösung in die Spritze aufgezogen und dann unmittelbar darauf die Sublimatlösung oder die Nosavurol- bzw. Cyarsallösung der im Handel befindlichen fertigen Ampullen.

Die Neosalvarsandosierung ist 0,015 für das Kilogramm. Die Sublimatlösung ist eine 1$^0/_0$ige, und es werden von dieser Lösung 0,1—0,5 ccm je nach dem Alter des Kindes für die einzelne Einspritzung verwendet. Auch von den anderen Queckilberpräparaten werden 0,1—0,5 ccm pro injectionem verbraucht. Das Quecksilber-Neosalvarsangemisch hat eine dunkel-olivgrüne Farbe und ist undurchsichtig.

Über langfristige Beobachtungen kann KÄCKELL nicht berichten. Sein bisheriges Ergebnis war, daß in 52$^0/_0$ seines Säuglingsmaterials nach der ersten Kur (12 Mischspritzen in 5tägigen Pausen) eine negative Serumreaktion erzielt wurde. Dieser Erfolg ist nicht günstig genug und bleibt doch wesentlich hinter dem zurück, den wir mit der neuen verstärkten kombinierten Kalomel-Neosalvarsanmethode erreicht haben, worüber ERICH MÜLLER, KÄTHE ITALIENER und GERTRUD MEYER u. a. berichtet haben.

Nach der neueren Literatur ist die Mischspritzenbehandlung der Syphilis der Erwachsenen stark zurückgegangen.

Trotz der bequemen Anwendungsweise, die besonders für die ambulante Praxis etwas Bestechendes an sich hat, kann die Mischspritzenmethode nach LINSER noch nicht unser Vertrauen erwerben. Auch sie ist offenbar eine zu milde Behandlungsweise, und wir brauchen gerade für die angeborene Syphilis sehr stark und nachhaltig wirkende Kuren.

Die rectale Anwendung von Salvarsan ist bei Erwachsenen schon mehrfach versucht worden, ohne daß sich diese Anwendungsform eingebürgert hätte. NÖGGERATH und HERBERT, S. REICHLE haben sie zuerst in Deutschland auch für Kinder empfohlen, wenn die intravenöse oder intramuskuläre Applikation auf Schwierigkeiten stößt. Die Dosen sind dabei sehr hoch. Sie haben bei Säuglingen mit Mengen von 0,6—1,2 g in 15 ccm Schleim pro Klysma gearbeitet, und schlagen für ältere Kinder — in Anlehnung an die Erwachsenendosis von 4 g — Mengen von 2—3—4 g vor, wie solche auch schon der Amerikaner MEHRTENS benützt hat. Die Klysmen werden 1—2—3mal wöchentlich verabreicht.

Es ist notwendig der rectalen Neosalvarsaneinspritzung eine sorgfältige Darm-spülung — $^1/_2$—$^3/_4$ Stunde vorher — vorausgehen zu lassen. Die Autoren haben die Resorption des Neosalvarsans aus dem Darme in die Blutbahn durch den Befund im Urin tierexperimentell und auch am Menschen nachweisen können. Die Methode hat bisher noch keine Verbreitung gefunden. Wie die Autoren schon selbst hervorheben, liegt die Gefahr einer mangelhaften Resorption und damit der mit Recht so sehr gefürchteten Anbehandlung durchaus im Be-reiche der Möglichkeit. Wir besitzen über diese Methode keine eigene Erfahrung, da die intravenöse Einspritzung fast immer durchführbar ist, und uns dann immer noch die sichere intramuskuläre zur Verfügung steht. Immerhin sei diese Ersatzmethode erwähnt.

Es erscheint mir wünschenswert, an dieser Stelle kurz die Frage zu streifen, wie sich der Arzt nach den neueren Erfahrungen gegenüber Kindern mit Seh-nerven- und Gehörnervenstörungen verhalten soll.

Die Augenärzte warnen im allgemeinen vor der Verwendung von Salvarsan und auch die Ohrenärzte stehen bei zentralen Gehörstörungen der Salvarsan-behandlung mehr oder weniger ablehnend gegenüber, wenn sich auch neuerdings ein Umschwung der Meinungen zugunsten einer energischen Behandlung geltend macht.

Aus persönlicher Erfahrung heraus kann ich sagen, daß ich bei zwei Kindern mit beginnender Sehnervenatrophie — entgegen dem Rate des konsultierten Augenarztes — mit gutem Erfolge eine sehr intensive Quecksilber-Neosalvarsan-behandlung eingeleitet habe. Der Prozeß an den Sehnerven kam schnell zum Stillstand, die Sehkraft der Kinder besserte sich deutlich und schließlich stellte sich ein stabiler Zustand mit einem leidlichen Sehvermögen ein.

Über zentrale Hörstörungen auf syphilitischer Grundlage fehlen mir eigene Beobachtungen. Es besteht für mich aber kein Zweifel, daß ich das erste solche Kind, das in meine Behandlung kommt, mit sehr starken Kuren behandeln werde. Nach meiner Meinung kann überhaupt nur auf diese Weise etwas erreicht werden. Allerdings wird zumeist kein großer Erfolg zu erwarten sein, weil wohl schon irreparable anatomische Veränderungen vorhanden sein werden.

Milde, vorsichtige Kuren werden allerdings eher schaden als nützen können. Gerade auf den früher angewendeten schwachen Kuren beruht die Abneigung der Ärzte gegen die Behandlung dieser zentralen syphilitischen Spirochäten-erkrankungen, denn diese Kuren haben sehr verständlicher Weise klinische Mißerfolge zur Folge gehabt. Es scheint sich immer mehr zu bewahrheiten, daß schwache Kuren eine Abwanderung der Spirochäten nach dem Zentral-nervensystem bzw. die Entstehung von Neurorezidiven begünstigen können. Die große Zahl der intellektuellen Schäden bei den Kindern, die früher mit schwachen Kuren behandelt waren, spricht auch in diesem Sinne.

Die Heilquellenbehandlung der angeborenen Syphilis.

Unter dem Einflusse der starken Wirkung unserer neuen kombinierten Quecksilber-Neosalvarsanbehandlung ist die früher sehr beliebte Verschickung syphilitischer Kinder nach Bädern in den Hintergrund gedrängt worden. Es kommen hauptsächlich die jodhaltigen Solbäder, unter denen Hall in Ober-österreich und Krankenheil-Tölz und Heilbronn in Oberbayern die beliebtesten sind, in Betracht. Syphilitische Säuglinge werden wir im allgemeinen nicht in solche Bäder schicken, aber für ältere Kinder, besonders solche mit einer alten verschleppten Syphilis kann ein Aufenthalt in einem solchen Bade doch von Vorteil sein. Das Trinken der frischen jodhaltigen Quellen, der reichliche Genuß von guter Luft und Sonne und der seelisch anregende Aufenthalt in den mittelhoch gelegenen hübschen Badeorten kann sehr wohl eine zweckentsprechende Unterstützung der eigentlichen Kuren bedeuten. Es ist auch nicht zu unterschätzen, wie O. Heubner mit Recht betont, daß sich in diesen Kurorten Ärzte zu befinden pflegen, die in der Behandlung solcher Kinder eine reiche Erfahrung besitzen.

Neue Behandlungsmethoden der angeborenen Syphilis.

Hier ist zuerst die Wismutbehandlung der angeborenen Syphilis zu nennen. Sie gewinnt immer mehr an Ausdehnung, wozu die guten Erfolge bei der Behandlung der Erwachsenensyphilis immerhin Veranlassung geben. Die Wismutwirkung soll, wie oben erwähnt, eine stärkere als die des Quecksilbers und eine schwächere als die des Neosalvarsans sein, und es scheint, daß Wismut an Stelle des Quecksilbers, nicht aber des Salvarsans in Frage kommt.

Da jetzt fast jede größere chemische Fabrik ihr eigenes Wismutpräparat herstellt, gibt es eine ganze Anzahl guter Qualität. Ich nenne: Bismogenol, Milanol, Tarbis, Trepol, Wismut-Diasporal, Bisuspen, Mesurol, Spirobismol und Embial. Die Firma Heyden hat auf Wunsch von Erich Langer ein besonderes Bisuspen-Präparat für Kinder und ebenso die Firma Merck ein solches ihres Präparates Embial hergestellt. Die Präparate zeichnen sich durch einen geringen Gehalt an Wismut aus. Wir halten in Rummelsburg diese Kinderpräparate nicht für notwendig, sondern spritzen lieber die Erwachsenenpräparate in kleinsten Mengen ein, weil wir es als einen Vorteil betrachten, dabei nur Mengen von 0,1—0,3 ccm verwenden zu brauchen.

Unter den bisherigen Veröffentlichungen erwähne ich die von Stoje (Klinik Stöltzner). Er berichtet über gute Erfolge bei den frischen syphilitischen Erscheinungen mit Bismogenol, Wismut-Diasporal und Bisuspen. Dagegen hat R. Frank auf der Klinik R. Fischl mit dem wasserlöslichen Präparat Tarbis keine besseren Ergebnisse gehabt als mit der kombinierten Quecksilber-Neosalvarsanbehandlung. Er mahnt auch zur Vorsicht, weil er bei jungen Säuglingen bei 25% der Kinder sichere Nierenschädigungen beobachtet hat. Erich Langer auf der Krankenabteilung Buschke spricht sich sehr günstig über die vorsichtig einschleichende Behandlung mit Kinderwismut aus und bevorzugt sie bei Säuglingen. Er behandelt zuerst allein mit Wismut und geht erst später zur kombinierten Behandlung mit Neosalvarsan über.

Der Gehalt der einzelnen Präparate an metallischem Wismut schwankt zwischen 6 und 10%. Beim Embial, das wir bevorzugen, ist er z. B. 7%, so daß in 0,1 ccm 0,007 reines Wismut enthalten sind. Die allgemein übliche Wismutdosis ist, berechnet auf das Kilogramm Körpergewicht, 2—4 mg. Wir arbeiten augenblicklich mit der Kilogrammdosis von etwa 4 mg, so daß wir bei den Säuglingsgewichten von 2—5 kg gut mit Teilstrichen der gewöhnlichen 1 ccm-Spritze auskommen.

Wir haben bisher nur einige wenige Säuglinge mit Embial behandelt und können deshalb über den Erfolg nichts aussagen, sondern nur, daß das Präparat gut verträglich ist, keine lokalen Reizerscheinungen hervorruft und daß Nierenschädigungen bisher nicht aufgetreten sind.

Bei einigen älteren Kindern mit verschleppter Syphilis, die serologisch auf unsere starken Kalomel-Neosalvarsankuren nicht ansprachen und immer wieder eine positive Wassermannreaktion zeigten, hat uns der Ersatz des Quecksilbers durch Wismut keinen Erfolg gebracht.

Bisher ist die Lage also so, daß das Wismut auf die frischen syphilitischen Erscheinungen — allerdings zumeist in Kombination mit Neosalvarsan — einen guten Einfluß auszuüben scheint. Eine gewisse Vorsicht ist notwendig wegen der beobachteten Nierenreizungen. Berichte über eine Dauerwirkung liegen noch nicht vor, so daß ein Urteil darüber, ob es zweckmäßig sein dürfte, das Quecksilber durch Wismut zu ersetzen, noch nicht abgegeben werden kann, besonders da wir im Kalomel ein so gut wirksames Mittel besitzen.

Bei der Behandlung der akquirierten Syphilis der Erwachsenen beginnt die **unspezifische Reiztherapie** als Unterstützungsmittel der bisherigen Therapie eine gewisse Bedeutung zu gewinnen, und es ist möglich, daß eine solche Kombination auch für die angeborene Syphilis gewisse Vorteile mit sich bringt, aber bisher ist in der Literatur über solche Versuche bei Kindern nichts bekannt.

Die Malariabehandlung der „progressiven Paralyse" hat eine sichere Verbesserung der bisher vollkommen negativen Heilerfolge gebracht — Wagner-Jauregg, Kyrle, Bratz, Nonne u. a. — und es liegt der Gedanke nahe, diese Methode auch bei der angeborenen Syphilis zu versuchen. Nach mündlichen Mitteilungen sind solche Versuche auch schon im Gange und versprechen gewisse Erfolge, aber in der Literatur ist noch nichts darüber veröffentlicht.

Die Gefahren, die der Behandlung bei Erwachsenen anhaften — Versagen der Herztätigkeit (Aortitis luetica), Fieberwirkung u. a. —, sind beim Kinde verhältnismäßig gering zu veranschlagen. Das Herz des Kindes ist noch nicht so stark durch die Belastungen des Lebens — Krankheiten aller Art, Alkohol u. a. — in Mitleidenschaft gezogen, und nach allen klinischen Erfahrungen ist das Kind gegen Fieberattacken sehr tolerant.

Besonders die große Gruppe der geistig mehr oder weniger stark zurückgebliebenen Kinder dürfte für einen solchen Versuch geeignet erscheinen. Bei Erwachsenen wirkt die Malariainfektion am besten bei der Paralyse, also einer ausgesprochenen Affektion des Gehirns mit bekannten pathologisch-anatomischen Veränderungen. Es ist nicht unmöglich oder sogar wahrscheinlich, daß bei den Kindern mit intellektuellen Schäden sich auch anatomische Veränderungen vorfinden, und es ist von vornherein nicht von der Hand zu weisen, daß eine günstige Beeinflussung dieser Kinder im Bereiche der Möglichkeit liegt. Die klinische Erfahrung zeigt immer wieder, daß bei einer großen Zahl von Kindern die Stabilisierung der Spirochätenherde mehr oder weniger ausschließlich im Gehirn stattfindet. Für diese Kinder käme die Malariabehandlung in erster Linie in Frage. Natürlich müßte die Behandlung möglichst früh einsetzen, ehe irreparable Veränderungen bereits Platz gegriffen haben.

Ob uns die Malariabehandlung bei der frischen Säuglingssyphilis einen Fortschritt bringt, ist fraglich, aber sie ist immerhin zu versuchen. Es besteht die Möglichkeit, daß die cerebralen Störungen, besonders die intelektuellen, die wir heute noch nicht genügend vermeiden können, auch nicht durch die stärksten Kuren, eine gewisse Verminderung erfahren. Das wäre natürlich ein nicht hoch genug einzuschätzender Fortschritt und Vorteil.

Die endolumbale Behandlung (nach Gennerich) der angeborenen Syphilis käme für Kinder auch in Frage, ist aber meines Wissens noch nicht praktisch in Anwendung gekommen, was wohl in den bei Kindern besonders großen technischen Schwierigkeiten seinen Grund hat.

Behandlungsschäden und Komplikationen.

In der Hauptsache werden die Behandlungsschäden, die während der heute üblichen kombinierten Behandlung auftreten, als durch das Salvarsan bedingt angesehen. Nur einige Autoren, so Wechselmann und sein Mitarbeiter Eicke sind der Meinung, daß gerade die kombinierten Kuren die Schuld an den Nierenschädigungen tragen und stellen sich die Lage so vor, daß die unter der Quecksilbertherapie entstandenen Funktionsstörungen der Niere durch eine im ungünstigen Augenblicke gegebene Salvarsaninjektion noch weiter so stark vermehren können, daß ein völliges Unvermögen der Salvarsanausscheidung mit allen seinen Folgen eintreten könne.

Nach den allgemeinen und auch meinen eigenen Erfahrungen ist aber die Gefahr der Nierenschädigung bei der angeborenen Syphilis verhältnismäßig gering.

Es ist auch klinisch schwierig zu entscheiden, ob eine Nierenschädigung unter dem Einflusse von Quecksilber, bzw. Neosalvarsan entstanden ist, oder ob es sich um eine solche auf luetischer Basis handelt, da beide Affektionen unter dem Bilde einer Nephrose verlaufen.

Abgesehen davon können natürlich bei der Syphilis, deren Behandlung sich auf Jahre erstrecken kann, auch interkurrent Nephritiden auftreten auf Grund irgendwelcher banaler Infektionen. Sie sind natürlich von den Nephrosen scharf zu trennen.

Es ist für den behandelnden Arzt von sehr großer Bedeutung, wie er sich in einem solchen Falle zu verhalten hat. Bei den akuten Nephritiden ist die Behandlung sofort auszusetzen und die Heilung der Erkrankung abzuwarten. Bei den sog. Nephrosen ist die Entscheidung schwierig und verantwortungsvoll. Ist die Affektion auf syphilitischer Grundlage entstanden, so wäre die Einleitung einer starken Kur bzw. ihre Fortsetzung die richtige Behandlung. Umgekehrt müßte bei einer medikamentösen Schädigung die Kur für lange Zeit unterbrochen und später nur mit größter Vorsicht wieder begonnen werden.

Ich habe in den wenigen Fällen von nephrotischen Erkrankungen es vorgezogen, die Kur sofort abzubrechen. Nach Ablauf der Erscheinungen habe ich dann die Kur mit nur einem Medikament — zumeist Neosalvarsan — vorsichtig wieder begonnen und bin erst nach längerer Zeit wieder zur kombinierten Behandlung zurückgekehrt. Auf diese Weise ist es mir bisher stets gelungen, die Behandlung ohne große Verzögerung zu Ende führen zu können. Ich war mir dabei aber immer bewußt, daß mein Vorgehen nur eine vorsichtige, vorbeugende Maßnahme war, ohne daß ich mit Sicherheit die Affektion als eine medikamentöse ansprechen konnte.

Genaue Untersuchungen von FRIEDRICH HAASSENGIER auf unserer Abteilung haben ergeben, daß die Nierenfunktion während unserer starken Kuren bei fünf älteren Kindern nicht herabgesetzt war.

Ebenso steht es in diagnostischer Beziehung mit den Leberschädigungen. Es mehren sich die Erfahrungen (WALTER B. MEYER), die dafür sprechen, daß die überwiegende Mehrheit der Leberschädigungen, die mit Ikterus einhergehen, auf syphilitischer Grundlage beruhen. Sie wurden durch eine intensive kombinierte Behandlung nicht verschlimmert, sondern im Gegenteil schnell geheilt.

Ich bin nur einmal bei einem Mädchen von 14 Jahren vor die Entscheidung gestellt worden, ob ein kurz nach Beendigung einer Kur aufgetretener Ikterus mit der Salvarsanbehandlung in Beziehung stände oder als ein einfacher Icterus catarrhalis zu werten sei. Wir haben uns für die letztere Diagnose entschieden und nach einer Pause von acht Wochen eine neue energische Kur begonnen und ohne Zwischenfall zu Ende geführt.

Aus meinen Erfahrungen heraus kann ich nur sagen, daß klinisch in Erscheinung tretende Leberschädigungen bei Säuglingen überhaupt nicht auftreten und daß bei älteren Kindern sichere, auf die medikamentöse Behandlung zurückführende Schädigungen mir nicht vorgekommen sind. Sie müssen also zum mindesten sehr selten sein.

Ebensowenig ist bei der angeborenen Syphilis der Salvarsanschaden, der unter dem Bilde einer Encephalitis haemorrhagica oder Purpura cerebri bei

Erwachsenen, wenn auch äußerst selten, auftritt, bei Kindern zu fürchten. Ich selbst habe diesen sehr schweren Salvarsanschaden noch nicht gesehen. Dagegen berichtet Carl Bruhns von einem Kinde im vierten Lebensmonate, das zwei Tage nach der letzten Neosalvarsaninjektion von 0,08 g und nach einer Gesamtmenge von 0,3 g unter Krampfanfällen, ähnlich denen bei der Encephalitis haemorrhagica der Erwachsenen, erkrankte und schnell starb. Die Sektion zeigte die bei dieser Erkrankung typisch lokalisierten punktförmigen Blutungen im zentralen Hirngebiete.

Darmstörungen im engeren Sinne — auf die Ernährungsschwierigkeiten im allgemeinen komme ich noch zurück — sind bei der intramuskulären Anwendung von Quecksilber kaum zu befürchten und ebensowenig gibt das Neosalvarsan zu solchen Veranlassung. Bei der innerlichen Verabreichung sind Durchfallserkrankungen bekanntlich häufig zu beobachten. Das war mit der Grund dafür, diese Behandlungsmethode aufzugeben.

Die Salvarsankomplikation, die mit dem ersten Beginn der Medikation einzusetzen pflegt, die sog. Herxheimersche Reaktion, ist keine Gefahr mehr für das Kind. Sie beruht auf dem massenhaften Absterben von Spirochäten durch das Salvarsan. Durch die Endotoxine der abgestorbenen Spirochäten wird der Körper plötzlich überschwemmt und reagiert auf diese Vergiftung sozusagen durch das Auftreten von Hautausschlägen und Verschlechterung des Befindens.

Die Kenntnis dieses Phänomens hat mich von vornherein veranlaßt, die Kur mit drei Kalomeleinspritzungen zu beginnen, um die Spirochäten langsam zu schädigen und erst dann zur Salvarsanmedikation überzugehen. Bei diesem Vorgehen beobachten wir niemals das Auftreten einer Herxheimerschen Reaktion.

Schließlich bedarf das Phänomen noch kurzer Erwähnung, das als angioneurotischer Symptomenkomplex bezeichnet wird. Unmittelbar nach einer Salvarsaneinspritzung tritt ein Zustand ein, der auf den Unerfahrenen einen beängstigenden Eindruck macht. Der Patient wird blaß, auch wohl cyanotisch, die Atmung stockt und schnell entwickelt sich ein anaphylaktischer Zustand. Der bedrohliche Zustand bessert sich aber meist bald und dokumentiert sich als eine Reizung des vegetativen Nervensystems. Ich habe nur einmal bei einem zehnjährigen, neuropathischen Mädchen einen solchen Anfall milderen Grades erlebt, niemals aber bei einem Säugling oder einem Kleinkind, so daß wir mit dieser Komplikation nicht eigentlich zu rechnen brauchen.

Ebensowenig ist die Stomatitis mercurialis im Kindesalter zu fürchten. Beim Säugling und Kleinkinde kommt sie nicht in Betracht und beim älteren Kinde tritt sie auch verhältnismäßig selten und milde auf. Immerhin ist hier eine sorgfältige Zahnpflege während der Quecksilberperioden am Platze, die dann aber die bei Erwachsenen sehr unangenehme Komplikation leicht vermeidet.

Die Ansteckungsgefahr durch das syphilitische Kind für die Umgebung.

Diese Ansteckungsgefahr ist offenbar ziemlich gering und läßt sich durch sorgfältige persönliche Sicherheitsmaßnahmen des Pflegepersonals oder der Pflegemutter leicht vermeiden. Es ist allerdings notwendig, das Pflegepersonal immer wieder auf die ihnen drohenden Gefahren aufmerksam zu machen und die genaue Desinfektion nach jeder Berührung des Säuglings zu überwachen. Auf den Abteilungen, wo diese Vorschriften genau befolgt werden, kommt es erfahrungsgemäß nicht zu Ansteckungen des Personals durch die Pflege von syphilitischen Kindern, auch solchen mit hoch infektiösen Ausschlägen.

Dagegen ist die Gefahr, daß gesunde Ammen durch syphilitische Kinder beim Anlegen an die Brust angesteckt werden, ziemlich groß. Solche unglückliche Vorkommnisse sind zur Genüge bekannt und es bleibt immer unverständlich, wie sorglos und unverantwortlich früher das Anlegen syphilitischer Säuglinge bei gesunden Frauen betrachtet wurde. Heute ist ein solches Anlegen natürlich streng verpönt, und die Stadt Berlin hat mit vollem Recht sogar verboten, daß überhaupt auf ihren Säuglingsabteilungen ein Säugling an die Brust von Ammen gelegt wird. Sehr unliebsame Ereignisse der Ansteckung von Ammen durch Säuglinge, deren Syphilis nicht rechtzeitig erkannt wurde, haben zu diesem Verbot geführt, das natürlich sicher schützt.

Ebenso groß ist die Gefahr, daß ein Säugling mit unerkannter Syphilis in einer Pflegestelle andere Kinder und die Pflegemutter ansteckt. Gegen diese Gefahr gibt es gewisse Sicherungen, die aber gewiß keine absolute Sicherheit gewähren. So werden nur Säuglinge jenseits des ersten Vierteljahres in Pflege gegeben, da erfahrungsgemäß die angeborene Syphilis meistens früher auftritt. Allerdings sind genügend Fälle bekannt, die zuerst nach dem Ablaufe der ersten Lebens*halb*jahres manifest wurden. Dazu kommt eine genaue sich häufig wiederholende Kontrolle der Kinder.

Daß der enge Verkehr innerhalb von Familien die Verbreitung von unerkannter Syphilis außerordentlich begünstigen kann, ist aber durch zahlreiche Beobachtungen bekannt.

Wir stehen heute der angeborenen Syphilis mit viel sicherer wirkenden Mitteln gegenüber, als das in früheren Zeiten der Fall war. Das nächste Ziel, dem wir zustreben müssen, ist, Mittel und Wege zu finden, um der auch heute noch häufigen Abwanderung und Stabilisierung der Spirochäten in das zentrale Nervensystem, die nur zu oft mit einer Schädigung der geistigen Entwicklung der Kinder einhergeht, besser begegnen zu können.

Dann bedarf es noch weiterer Prüfung, welche der heute üblichen Methoden die beste Dauerwirkung zeigt. Es sollte eine großzügige Organisation Platz greifen, die den einzelnen Anstalten die jahrelange Durchführung einer bestimmten Behandlungsmethode zuweist, mit der Aufgabe, das Lebensschicksal der so behandelten Kinder zu verfolgen. Dann würde man ein klareres Bild erhalten, als das heute möglich ist. Heute wird an den einzelnen Anstalten die Methode oft schnell gewechselt, oder die Behandler ändern Originalmethoden willkürlich ab, und kommen dann zu anderen Ergebnissen wie der erste Autor, und gelegentlich dann auch zu einer Ablehnung, die die Originalmethode eigentlich gar nicht trifft.

Allgemeine Störungen im Gedeihen und Schwierigkeiten in der Aufzucht syphilitischer Säuglinge während der Behandlung.

Die Durchführung einer zweckmäßigen Ernährung des syphilitischen Säuglings ist von grundlegender Bedeutung für die Erhaltung seines Lebens. Ist schon die unnatürliche Ernährung eines gesundes Säuglings immer ein Risiko, und birgt viele Gefahren in sich, die durch konstitutionelle Momente und durch solche der Umwelt, in der das Kind aufwächst, noch vermehrt werden können, so wachsen die Schwierigkeiten beim syphilitischen Säugling wesentlich und können so unüberwindlich werden, daß nur der Übergang zur natürlichen Ernährung das Leben des Kindes rettet.

Es ist selbstverständlich, daß je jünger das Kind ist und je frischer die Syphilis seiner Erzeuger ist, desto schwieriger sich die Ernährungsfrage gestaltet. Im allgemeinen läßt sich deshalb sagen, daß die Kinder, die schon mit syphilitischen Erscheinungen zur Welt kommen oder bei denen sie gleich nach der

Geburt auftreten, kaum ohne Brustmilch am Leben zu erhalten sind. Bei diesen Kindern tritt ja die Syphilis besonders als eine solche der inneren lebenswichtigen Organe auf und ist deshalb eine sehr schwere Erkrankung. Anderseits wachsen die Lebensaussichten, wenn die Kinder erst einige Wochen nach der Geburt die ersten Erscheinungen aufweisen, die dann hauptsächlich solche der äußeren Haut und der Schleimhäute darstellen. Das zeitliche Auftreten der Syphilis und das mit diesem eng verbundene verschiedene Befallensein der Organe — innere oder äußere Organe — ist also von entscheidender Bedeutung für die Lebensaussichten des Säuglings.

In der Praxis bedeutet es schon eine große Hilfe, wenn wir dem Säugling Zwiemilchernährung zukommen lassen können. Besonders wertvoll ist die Zufütterung von konzentrierten Nährgemischen zur Ammenmilch, wie konzentrierter Eiweißmilch, Dubomilch (Schick) oder der Buttermehlvollmilch (Moro). Uns hat die konzentrierte Eiweißmilch häufig bei jungen Säuglingen mit Neigung zu Durchfällen gute Dienste geleistet. Auch die gewöhnliche leicht überall erhältliche holländische Buttermilch hat sich als zweckmäßige Beinahrung erwiesen und ebenso die fettreichen, molkenreduzierten Nährgemische, wie die Sahnemilch von Erich Müller oder die Buttermehlnahrung von Czerny-Kleinschmidt. Diese fettreichen Gemische sind noch am besten geeignet, die Säuglinge gegenüber Infektionen, an denen sie erkranken, widerstandsfähig zu machen. Bei einer so chronischen Krankheit, wie der angeborenen Syphilis kann auf die Bedeutung einer sachgemäßen Ernährung gar nicht oft genug die Aufmerksamkeit der Ärzte gelenkt werden.

Eugen Stransky hat in einer sehr sorgfältigen Arbeit die Ernährungsprobleme bei Lues congenita behandelt und verschiedene Typen der Ernährungsstörungen aufgestellt. Es erscheint nicht notwendig, eine solche Einteilung, abhängig von der Schwere der Erkrankung zu treffen. Immerhin ist es ein Verdienst des Autors, erneut auf die Ernährungsstörungen bei der angeborenen Syphilis hingewiesen zu haben. Nach meinen Erfahrungen unterscheiden sich die syphilitischen Ernährungsstörungen nicht grundsätzlich von denen bei anderen Infektionen oder denen auf alimentärer Grundlage.

Es ist bekannt, daß aus irgendwelcher Ursache debile Säuglinge ein großes quantitatives Nahrungsbedürfnis besitzen, das zum Teil in ihrer Untergewichtigkeit begründet ist. Es ist notwendig, wie das schon Finkelstein vor vielen Jahren ausgeführt hat, diesen Kindern die Nahrungsmenge zuzuführen, die dem Sollgewicht ihres Lebensalters entspricht. Bezogen auf das tatsächliche Gewicht des Kindes kommen wir dabei auf einen Energiequotienten von 150 bis 200 Calorien, während dieser bei normalgewichtigen Säuglingen nach O. Heubner 100 Calorien beträgt. Aber wie gesagt ist dieser hohe Energiebedarf nicht etwa gerade der angeborenen Syphilis eigentümlich, sondern bei allen debilen Kindern eine lange bekannte Notwendigkeit.

Dem hohen quantitativen Nahrungsbedürfnis des syphilitischen Säuglings schließen sich, und zwar gleich bedeutungsvoll für sein Gedeihen, die Ernährungsnotwendigkeiten an, die wir heute als qualitative zusammenfassen. Es kommt also nicht nur darauf an, wieviel das Kind quantitativ zu sich nimmt, sondern auch darauf, wie die Nahrung qualitativ zusammengesetzt ist.

Die Eiweißstoffe, Fette, Kohlenhydrate und Mineralstoffe der Nahrung sind nicht gleichwertig und nicht gleichmäßig in einem für die Assimilation optimalen Zustande in der Nahrung des Kindes vertreten.

So sind die Eiweißstoffe verschieden chemisch zusammengesetzt — abhängig von ihrem Gehalte an Aminosäuren — und ebenso physikalisch verschieden aufgebaut. Diese chemische und physikalische Verschiedenheit macht sie auch verschieden wertvoll für den Aufbau der kindlichen Gewebe. Von diesem Gesichtspunkte aus betrachtet sind die Eiweißstoffe der Muttermilch die wertvollsten, dann folgen die des Fleisches und erst an dritter Stelle die der Kuhmilch. Die Eiweiße vegetabiler Herkunft sind viel weniger wertvoll als die vorher genannten animalischer Herkunft.

In ähnlicher Weise sind auch die animalischen Fette wie Lebertran, das Fett des Gelbeies und der Milch (Butter) den vegetabilischen für die Ernährung des Kindes weit überlegen.

Besonders wichtig ist die Stellung der Mineralstoffe in der Ernährung des Kindes. Bei ihnen kommt es nicht nur darauf an, daß sie überhaupt in ausreichender Menge vorhanden sind, sondern auch in welcher chemischen Bindung und in welchem physikalischen Aufbau sie dem Kinde mit der Nahrung geboten werden. In optimaler Form sind sie in komplizierten Verbindungen mit Eiweißstoffen — abgesehen von der Muttermilch — in den frischen Vegetabilien enthalten. Die Erhitzung der Vegetabilien beim Kochen und ihre Lagerung bedingen wesentliche Veränderungen in dem Gefüge der feinen Mineralstoff-Eiweißverbindungen, die ihre Tauglichkeit für die Ernährung des Kindes wesentlich herabsetzen können.

Ich möchte schließlich kurz die Frage der komplizierten Nährstoffverbindungen streifen, die wir heute unter dem Sammelbegriff der „Vitamine" zusammenfassen. Die ganze Vitaminfrage ist noch so stark im Flusse, daß wir noch nichts weniger als klar sehen.

Immerhin kann für die Ernährung des syphilitischen Säuglings schon soviel gefolgert werden, daß die Zufuhr von rohen, frischen Nahrungsmitteln notwendig ist, die nicht durch irgendwelche denaturierende Maßnahmen — Kochen, Lagerung, Pökeln, fabrikmäßige Sterilisation und Konservierung in Büchsen u. a. — in ungünstigem Sinne verändert sind. Was eigentlich empirisch schon längst gefunden und bekannt war, haben die ausgedehnten Vitaminforschungen nun auch wissenschaftlich erwiesen, daß in den rohen Nahrungsmitteln lebensnotwendige Nährstoffe enthalten sind. Zu einer gedeihlichen Entwicklung des Kindes ist es dringend notwendig, daß in seiner Nahrung die Zufuhr roher Früchte bzw. Fruchtsäfte beachtet wird. Ich nenne Tomaten, Mohrrüben, alle Obstsorten, besonders Apfelsinen, rote Rüben, Weißkohl bzw. ihre Preßsäfte.

Ein Säugling wird sich nur normal entwickeln können, wenn in seiner Nahrung diese Stoffe in ausreichender Menge enthalten sind. Er wird dann auch die natürlichen immunisatorischen Kräfte aufbringen, die er im Kampfe gegen die banalen Infektionen des Lebens braucht und gerade für den durch eine Syphilis geschädigten Säugling ist die Zufuhr solcher Stoffe, wie erwähnt, eine Lebensnotwendigkeit.

Mit zunehmendem Alter nehmen die Ernährungsschwierigkeiten schnell ab, und das ältere syphilitische Kind ist dann in dieser Hinsicht nicht mehr schlechter gestellt als das gesunde.

Die Erhaltung des Lebens des jungen syphilitischen Säuglings hängt aber jedenfalls sehr wesentlich von der Kunst des Arztes ab, ihn zweckmäßig ernähren zu können. Der Erfolg der Behandlung ist im wesentlichen Ausmaße gewissermaßen eine Frage der Ernährung.

Die Pflege des syphilitischen Kindes.

Neben der Ernährung ist die Pflege von sehr großer Bedeutung. Die syphilitischen Säuglinge befinden sich oft in einem sehr elenden körperlichen Zustande. Syphilitische Hautinfiltrationen, sekundäre Intertrigo führen zu wunden Stellen und die Gefahr, daß von solchen offenen Hautstellen aus banale

Infektionen in den Körper, der ohnehin schon durch seine Krankheit geschwächt ist, eindringen, ist gewiß nicht klein.

Solche Kinder bedürfen also besonders peinlicher und sorgfältiger Pflege zur Unterstützung der therapeutischen Maßnahmen. Es ist aber nicht notwendig, für syphilitische Säuglinge nun besondere Pflegeregeln aufzustellen.

Die banalen Infektionen im Verlaufe der Behandlung.

Kleine Infektionen — Schnupfenfieber, Grippe u. a. — sind eine häufige Erscheinung im Kindesalter. Ihr Verlauf wird wesentlich bestimmt durch den augenblicklichen Körperzustand des Kindes, seine augenblickliche Widerstandskraft. Erfahrungsgemäß treten solche Infektionen bei syphilitischen Säuglingen schwerer in Erscheinung als bei Kindern, die an anderen Krankheiten leiden. Besonders die syphilitischen Säuglinge bringen diesen banalen Infektionen einen sehr geringen natürlichen Widerstand entgegen, und die Gefahr, daß sich bei ihnen eine schwere komplizierende Folgekrankheit anschließt, ist nach allen Erfahrungen groß. Bronchopneumonien, Cystopyelitiden u. a. dezimieren unsere Syphilitiker. Nach meinen persönlichen Erfahrungen sterben schätzungsweise etwa $60^0/_0$ der syphilitischen Säuglinge an interkurrenten infektiösen Erkrankungen und nur $40^0/_0$ sozusagen an ihrer Syphilis selbst, wenigstens läßt sich bei ihnen keine neue zum Tode führende Erkrankung feststellen.

Daraus ergibt sich die Notwendigkeit, mit allen uns zur Verfügung stehenden Mitteln, die Kinder vor solchen Infektionen zu schützen, was wohl am besten dadurch zu erreichen sein dürfte, daß die Kinder auf einer Syphilisabteilung in möglichst wenig belegten Einzelzimmern untergebracht werden. Es scheint, daß die Kinder auf einer Säuglingsabteilung in größerem Umfange von diesen Infektionen bedroht sind als in der Familie, wenn auch eine Statistik darüber noch aussteht.

Allgemeine Behandlungsfragen.

Zur Frage der ambulanten oder stationären Behandlung der syphilitischen Kinder. Die hier geschilderten Schwierigkeiten geben Veranlassung, die Frage aufzurollen, ob die ambulante oder die stationäre Behandlung des syphilitischen Kindes, besonders des Säuglings, zweckmäßiger ist.

Für die Entscheidung dieser Frage sollte in erster Linie maßgebend sein, welche Behandlung die sichersten Garantien für die Zukunft des Kindes gibt.

Es ist eine bekannte Tatsache, daß es in der Ambulanz — Polikliniken, Säuglingsfürsorgestellen — nur gelingt, einen Teil der Mütter (wie mir berichtet wurde, nur etwa die Hälfte) zu einer regelrechten Durchführung der ersten Kur zu bewegen und daß bei den Sicherheitskuren die Zahl natürlich noch wesentlich absinkt. So gehen, besonders in den Großstädten sehr viele Kinder für die wichtige frühzeitige Behandlung verloren, und kommen erst später, wenn Rezidive die Mütter dazu zwingen, zum Arzt zurück. Inzwischen sind sicherlich bei einer Reihe von Kindern schon irreparable pathologisch-anatomische Veränderungen, besonders solche im Gehirn, aufgetreten, die durch weitere Kuren nicht mehr gebessert werden können. Besonders die Störungen des Intellekts sind hierbei zu fürchten.

Diese Lage der Dinge, deren Änderung in der Ambulanz an dem Widerstande der Mütter scheitern wird, und die nur selten durch die persönliche Hingabe und Überredungskunst eines Arztes wesentlich gebessert werden wird, spricht zugunsten der stationären Behandlung.

Sehr wesentlich ist natürlich die wirtschaftliche Seite der Frage, und da ist es zweifellos, daß die Unterbringung von Kindern auf eigenen Syphilisabteilungen augenblicklich höhere Kosten bereitet als die ambulante Behandlung; aber wenn wir bedenken, daß, wie die alten Statistiken beweisen, die Zukunft der unzureichend behandelten Kinder eine überaus trübe ist, und daß, wie LIPPMANN gezeigt hat, 38% der Kinder in einer Heilanstalt für geistig zurückgebliebene Kinder syphilitisch waren, so wird es bei einer weitsichtigen Politik von Staat und Kommunen auch vom wirtschaftlichen Standpunkte aus vorteilhaft sein, die Kinder gründlich behandeln zu lassen, damit später eine möglichst geringe Anzahl von Erbsyphilitikern von der Allgemeinheit zu unterhalten ist.

Die Ernährungsverhältnisse bieten auf Säuglingsabteilungen sicher weniger Schwierigkeiten als in der Familie und wenn es sich darum handelt, ein syphilitisches Kind nicht von seiner stillenden Mutter zu trennen, so sollten Möglichkeiten geschaffen werden, beiden zusammen Unterkunft zu gewähren.

Lediglich die Gefahr der interkurrenten Infektionen ist vielleicht in der Familie etwas geringer als im Krankenhause, aber diese Frage ist noch nicht entschieden.

So sprechen bei gerechter Würdigung der Lage mehr Gründe für die stationäre Behandlung als für die ambulante. Höchstens könnte ein Umschwung zugunsten der ambulanten Behandlung eintreten, wenn es sich als richtig erweisen sollte, daß in der Praxis die neue verschärfte Kur von ERICH MÜLLER wirklich so sichere Dauererfolge ergibt, wie es vorläufig scheint, aber für diese Entscheidung bedarf es weiterer sehr eingehender Untersuchungen.

Die **Frage, wie lange die Behandlung eines syphilitischen Kindes** durchgeführt werden soll, ist noch nicht entschieden.

Früher wurde so lange behandelt, bis alle klinischen Erscheinungen geschwunden waren. Das hat sich, darüber sind sich alle Beteiligten auf Grund der traurigen Ergebnisse der früheren Statistiken einig, als nicht ausreichend erwiesen. Es ist vielmehr notwendig, zum Schutze des Kindes für die Zukunft der ersten Kur noch weitere anzuschließen, und zwar in gewissen zeitlichen Abständen. Dabei hat es sich im Verlaufe der letzten Jahre gezeigt, daß je kräftiger die einzelnen Kuren durchgeführt werden, desto sicherer damit gerechnet werden kann, daß neben dem Verschwinden der klinischen Symptome auch die serologische Prüfung dauernd negativ bleibt.

Die Hauptfrage ist, ob Kinder, die nach einer energischen Behandlung mit mehreren Kuren jahrelang symptomfrei geblieben sind und nur noch eine positive Wassermannreaktion zeigen, noch weiter behandlungsbedürftig sind?

Eine Reihe von Autoren — NONNE, VON ZUMBUSCH u. a. — wollen diese erscheinungsfreien, mehrfach gut behandelten aber noch wassermannpositiven Kinder nicht weiter behandeln. Sie sollen nur sorgfältig beobachtet werden, um jederzeit beim Auftreten neuer Erscheinungen wieder eingreifen zu können. Sie sehen in der positiven Wassermannreaktion keine zwingende Veranlassung, die Behandlung fortzusetzen, und betonen auch mit einem gewissen Rechte, daß es sehr schwierig ist, bei diesen Kindern einen Umschwung der serologischen Reaktion durch weitere Kuren zu erreichen.

Die andere Gruppe von Autoren sehen in der positiven Blutreaktion ein Zeichen dafür, daß im Körper des Kindes noch ein syphilitischer Herd aktiv ist, wofür eben die positive Reaktion spricht. Sie setzen deshalb folgerichtig die Behandlung solange fort, bis die positive Reaktion einer negativen gewichen ist. Nach meinen Erfahrungen gelingt es auch fast immer, dieses Ziel zu erreichen, allerdings bedarf es sowohl von seiten des Behandlers als auch des Patienten einer großen Ausdauer, denn die Behandlung kann sich sehr lange ausdehnen. Ich habe bis neun Kuren durchführen müssen (BRÜNING).

Diesen Schwierigkeiten stehen wir aber nur bei Kindern gegenüber, die verspätet in unsere Behandlung kommen, also bei älteren Kindern jenseits des dritten Lebensjahres. Bei den Säuglingen und Kindern im zweiten und dritten Lebensjahre gelingt es zumeist eine dauernd negative Blutreaktion mit drei, sicher aber mit vier Kuren zu erreichen.

Ich habe mich auf Grund meiner Erfahrungen dem Standpunkte angeschlossen, die Kinder solange zu behandeln, bis die serologische Prüfung während zweier Sicherheitskuren negativ geblieben ist. Mein Bestreben geht dahin, die Zukunft der Kinder nach Möglichkeit sicher zu stellen.

Die Frage, wieweit der Arzt berechtigt ist, von dem Ausfallen der Wassermannprüfung die Behandlung abhängig zu machen, ist also noch umstritten. Die Schwierigkeiten der Entscheidung sind groß. Allgemein wird die Anschauung vertreten, daß die Behandlung einer Krankheit von dem Vorhandensein klinischer Krankheitserscheinungen bestimmt werden soll. Diese Forderung hat gewiß vielfach Gültigkeit, aber bei der angeborenen Syphilis liegen doch besondere Verhältnisse vor. Wir wissen heute, daß mit dem Verschwinden der klinischen syphilitischen Erscheinungen die Krankheit ganz gewiß noch nicht dauernd geheilt ist. Das haben jahrhundertelange Erfahrungen immer wieder gelehrt. Anderseits ist mit Sicherheit anzunehmen, daß eine positive serologische Reaktion ein Zeichen dafür ist, daß irgendwo im Körper noch ein aktiver syphilitischer Herd sitzt, der gelegentlich die Veranlassung zu einem allgemeinen Rezidiv geben kann. Es ist eine bekannte Tatsache, daß eine Syphilis, die jahrzehntelang latent geblieben ist, wieder manifest werden kann und zu den schwersten Erscheinungen, besonders des zentralen Nervensystems führen kann.

Bei dieser Lage der Dinge ist es verständlich, daß eine große Reihe von Ärzten die Behandlung des Kindes solange fortsetzt, bis auch die Blutreaktion dauernd negativ geworden ist.

Die Behandlungserfolge der angeborenen Syphilis.

Die Erfolge der neuen energischen Behandlung sind gegenüber denen der früheren Methoden gut zu nennen. Es ist aber wünschenswert, immer wieder darauf aufmerksam zu machen, daß ein sehr großer Unterschied zwischen den Erfolgen besteht, die die Beseitigung der frischen klinischen Erscheinungen erreichen und den Dauererfolgen, die, wenn nicht zu einer Heilung, so doch zu einer dauernden festen Abkapselung der Spirochätenherde im Körper führen.

Es ist genügend bekannt, daß in alten Zeiten mit sehr milden Quecksilberkuren in irgend einer Anwendungsform ein schnelles Abklingen der klinisch wahrnehmbaren syphilitischen Erscheinungen erzielt wurde. Dieser Erfolg war bei einer Reihe von Kindern immerhin so anhaltend, daß sie Monate und Jahre symptomfrei blieben. Bei der Mehrzahl traten aber später doch Rezidive auf, die zu weiterer Behandlung Veranlassung gaben. Mit einem solchen Behandlungserfolg können wir uns heute nicht zufrieden geben, wir müssen verlangen, daß die Behandlung so energisch durchgeführt wird, daß die Kinder dauernd gesund bleiben. Es kommt bei der Wahl einer Behandlungsmethode nur darauf an, wieweit sie imstande ist, die Heilung des Kindes für die Zukunft zu gewährleisten. Von diesem Standpunkte aus betrachtet scheint die kombinierte Quecksilber- (Kalomel) Salvarsanbehandlung die größte Sicherheit zu bieten. Dafür sprechen auch die Statistiken von Erich Müller und Grete Singer, sowie von Gertrud Meyer, die das Schicksal der nach dieser Methode behandelten Kinder viele Jahre hindurch verfolgt haben.

Literatur.

Die Arbeiten mit ausführlichen Literaturangaben sind besonders vermerkt:

ALSBERG: Beitrag zur hereditären Spätsyphilis. Arch. f. Kinderheilk. 60/61. 1913. — BAGINSKY, A.: Lehrbuch (1899) und Zur Kenntnis der Therapie der hereditären Syphilis. Therapie der Gegenwart. H. 1/2. 1915. — BAISCH: Übertragung der Lues auf die Nachkommenschaft. Monatsschr. f. Kinderheilk. Bd. 12. 1913. — BERNHEIM-KARRER: Die moderne Behandlung der Syphilis und ihre Resultate. Schweiz. med. Wochenschr. 1923. Nr. 29. — BERTON, E. A. J.: .Maladies des Enfants. 1842. (Lehrbuch.) — BIEDERT-FISCHL: Lehrbuch. 1902. — BRUHNS, CARL: Seltene Salvarsanschädigungen. Med. Klinik. 1924. Nr. 10. — BRÜNING, HELENE: Die Behandlung der angeborenen Syphilis bei hartnäckigem Verlaufe. Berl. klin. Wochenschr. 1921. Nr. 12. — BUSCHKE: Fürsorge für geschlechtskranke Schwangere und hereditär - syphilitische Kinder. Dtsch. med. Wochenschrift. 1907. Nr. 2/3. — BUSCHKE und GUMPERT: Kongenitale Syphilis und innere Sekretion. Klinische Wochenschrift. 1925. Nr. 28. — CASSEL, J.: Zur ambulanten Behandlung erbsyphilitischer Kinder. Dtsch. med. Wochenschr. 1917. Nr. 31 u. 43. — CHURCHILL und AUSTIN: Zentralbl. f. d. ges. Kinderheilk. Bd. 10. — DAVIDSOHN, HEINRICH: Die Behandlung der kongenitalen Syphilis. Zentralbl. f. d. ges. Kinderheilk. Bd. 14, H. 9. Ausführliche Literaturangaben. — DEAN: Brit. journ. of childr. dis. 1912. — DOLLINGER-SCHWABACHER: Einige Bemerkungen zur Frage der Lues congenita. Monatsschr. f. Kinderheilk. Bd. 22. 1921. — DÜNZELMANN: Erfahrungen mit Salvarsan und Neosalvarsan bei Lues congenita. Zeitschr. f. Kinderheilk. Bd. 5. 1913. — EICKE, H.: Über Nierensperre im Verlaufe der kombinierten Quecksilber-Salvarsanbehandlung. Dtsch. med. Wochenschr. 1921. Nr. 15. — ENGEL, ST.: Die Behandlung der Säuglingssyphilis. Klin. Wochenschr. 1923. Nr. 42. — ENGEL-TÜRCK: Beiträge zur Behandlung der Säuglingssyphilis. Therap. Halbmonatshefte. 1921. Nr. 8. — FINDLAY, L.: The treatment of syphilis in infancy and childhood. Brit. med. journ. 1920. Nr. 3110. — FINKELSTEIN, H.: (a) Lehrbuch. 3. Aufl. 1924. (b) Die hereditäre Syphilis. Dtsch. Klinik. LEYDEN-KLEMPERER 1902. — FISCHL-STEINERT: Kongenitale Luesfragen. Arch. f. Kinderheilk. Bd. 7 u. 69, 1921. — FORDYCE und ROSEN: Behandlung der Syphilis vor der Geburt und der kongenitalen Syphilis. Klin. Wochenschr. 1922. Nr. 19. (Ref.) — FÖRSTER: Beitrag zur Behandlung der infantilen Syphilis. Dtsch. Arch. f. klin. Med. Bd. 2. 1867. — FOURNIER: L'hérédité syphilitique. Paris 1891. — FRANK, MAX: Behandlung der kongenitalen Lues mit Tarbis. Arch. f. Kinderheilk. Bd. 74. 1924. Literatur über Wismutbehandlung. — FREUND, WALTHER: Die Sterblichkeit der hereditär-luetischen Säuglinge. Jahrb. f. Kinderheilk. Bd. 52. 1900. Literatur. — GRALKA, RICHARD: Das Schicksal unserer kongenital-luetischen Kinder. Jahrb. f. Kinderheilk. Bd. 92. 1920. Ausführliche Literatur. — GUMPERT, MARTIN: Juvenile Neurosyphilis und Syphilistherapie. Dtsch. med. Wochenschr. 1925. Nr. 42. Ausführliche Literatur. — HAASSENGIER, FRIEDR.: Nierenfunktionsprüfungen bei Kindern mit kongenitaler Lues. Arch. f. Kinderheilk. Bd. 73. 1923. — HEINE, LUDWIG: Beiträge zur Prognose und Symptomatologie der hereditären Syphilis im Säuglingsalter. Jahrb. f. Kinderheilk. Bd. 72. 1910. — HELLER: Über Säuglingsheime für hereditär-syphilitische Kinder. Zeitschr. f. Bekämpf. d. Geschlechtskrankh. Bd. 6. — HENNIG, KARL: Lehrbuch. 1859. — HENOCH, EDUARD: Lehrbuch. 7. Aufl. 1893. — HESSE, MAX: Behandlung der Säuglingssyphilis mit Merlusan. Med. Klinik. 1924. Nr. 34. — HEUBNER, OTTO: Lehrbuch. 3. Aufl. 1906 und Die Sypbilis im Kindesalter. Handb. d. Kinderkrankh. v. GERHARDT. 1896. Nachtr. 1. — HIRSCHBERG, J.: Zur Quecksilberbehandlung syphilitischer Augenleiden. Dtsch. med. Wochenschr. 1920. Nr. 50. — HOCHSINGER, CARL: Von den zahlreichen Arbeiten seien hervorgehoben: Die Prognose der angeborenen Syphilis. Ergebn. d. inn. Med. u. Kinderheilk. Bd. 5. Erbsyphilis-Behandlung und Neuropathie. Wien. med. Wochenschr. 1911. Nr. 2. Die gesundheitlichen Lebensschicksale erbsyphilitischer Kinder. Wien. klin. Wochenschr. Bd. 29, Nr. 24/25. 1910. Die Verhütung der Syphilis in der Haltekinder-Pflege. Monatsschr. f. Gesundheitspflege. Wien 1908. Nr. 7/8. — HOFFMANN, ERICH: Eine zweckmäßige Kombination von Quecksilber und Salvarsan zur wirksamen Behandlung angeborener Syphilis. Dermatol. Zeitschr. 1914. H. 6. — HOFFMANN, ERICH und EDMUND HOFFMANN: Die volle Ausnützung der Frühheilungschance bei erworbener und angeborener Syphilis. Münch. med. Wochenschr. 1923. H. 20. — HUSLER, J.: Syphilitische Erkrankungen in der Allgemeinpraxis. München: Lehmann 1922. — HUSTEN, CARL: Das Schicksal kongenital-syphilitischer Kinder. Arch. f. Kinderheilk. Bd. 69. 1921. Ausführliche Literaturangaben. — HUTCHINSON: Syphilis. Deutsch von KOLLMANN. Leipzig 1888. — HUTINEL, V.: Syphilis héréditaire. Progr. méd. Ann. 47, Nr. 5 et Le Terrain Heredo-syphilit. Masson et Cie. Paris 1926. — ITALIENER, KÄTHE: Unsere Erfolge mit hohen Neosalvarsan-Dosen bei der angeborenen Syphilis. Klin. Wochenschr. 1924. Nr. 14. — KÄCKELL, R.: Kombinierte Quecksilber - Salvarsanbehandlung der Lues congenita. Monatsschr. f. Kinderheilk. Bd. 23. 1922. — KARCHER: Das Schicksal der hereditär-luetischen Kinder. Korresp.-Blatt

f. Schweizer Ärzte. 1901. Nr. 16. — KELLNER: Zeitschrift für die Erforschung und Behandlung des jugendlichen Schwachsinns. 1913. H. 5/6. — KERN, HANS: Die Anwendung der epifascialen Neosalvarsaninjektionen im Kindesalter. Berl. klin. Wochenschr. 1914. Nr. 43. — KLIPSTEIN: Einzeitige Salvarsan-Embarin- bzw. Cyarsal-Behandlung. Klin. Wochenschr. 1922. Nr. 6. — KRÖBER: Zur Frage des ursächlichen Zusammenhanges der Syphilis mit Idiotie. Med. Klinik 1911. — KROMAYER: Betrachtungen eines alten Praktikers über Salvarsan und Quecksilber. Dtsch. med. Wochenschr. 1922. Nr. 24. — KUNDRATITZ, KARL: Über Lues congenita (Fürsorge, Schicksal und Behandlung). Jahrb. f. Kinderheilk. Bd. 101. 1923. — LANGER, ERICH: Behandlung der kongenitalen Lues mit Wismut. Med. Klinik. 1925. Nr. 30. — LANGSTEIN und PUTZIG: Die angeborene Syphilis. Med. Klinik. 1921. Nr. 25. — LEINER, CARL: (a) Kongenitale Syphilis. Zentralbl. f. Haut- u. Geschlechtskrankh. Bd. 14, H. 1, 2. Literatur 1920/23. (b) Über kongenitale Lues. Wien. med. Wochenschr. 1924. Nr. 42. — LEVY und SELTER: Behandlung der kongenitalen Lues mit Wismut. (Spirobismol.) Arch. f. Kinderheilk. Bd. 75. 1925. — LIPPMANN: Die Beziehungen der Idiotie zur Syphilis. Zeitschr. f. Nervenheilk. Bd. 39. 1910. — LÖSER, ALFRED: Syphilis und Schwangerschaft. Berlin. klin. Wochenschr. 1920. Nr. 42. — MENGERT, EMIL: Silbersalvarsan bei kongenitaler Syphilis. Münch. med. Wochenschr. 1921. Nr. 1. — MEYER, GERTRUD: Bericht über das Schicksal ausgiebig behandelter Syphiliskinder. Arch. f. Kinderheilk. Bd. 74. 1924. — MICHAEL, M.: Die Behandlung der hereditären Lues. Fortschr. d. Med. 1921. Nr. 19. — MOLL, L.: (a) Zur Behandlung und Fürsorge erbsyphilitischer Kinder. Mitt. d. Volksges.-Amtes Wien 1919. (b) Über Quecksilber- und Arsendosierung bei der Lues hereditaria. Wien. med. Wochenschr. 1923. Nr. 12/13. — MONTI: Lehrbuch. 1901. Ausführliche Literatur. — MONTI, ROMEO: Behandlung der Lues congenita mit Embarin. Wien. med. Wochenschr. 1914. — MÜLLER, ERICH: (a) Zur Therapie und Klinik der Lues congenita. Therap. Monatsh. Oktober 1913. (b) Zur Therapie der angeborenen Syphilis nebst einigen klinischen Bemerkungen. Berl. klin. Wochenschr. 1915. Nr. 40. (c) Das Kalomelöl in der Behandlung der angeborenen Syphilis. Med. Klinik. 1922. Nr. 22. (d) Zur Behandlung der angeborenen Syphilis. Monatsschr. f. Kinderheilk. Bd. 24, H. 4/5. 1923. (e) Die Syphilis des Kindes. Ergebn. d. ges. Med. von TH. BRUGSCH. Urban & Schwarzenberg. — MÜLLER, ERICH und GRETE SINGER: Bericht über das Schicksal ausgiebig behandelter Syphiliskinder. Arch. f. Kinderheilk. Bd. 67. 1919. — NOBL und REMENOVSKY: Untersuchungen über den Ablauf der Lues congenita. Wien. klin. Wochenschrift 1924. Nr. 13/14. — NÖGGERATH, CARL: Rectale Einverleibung von Salvarsan. Monatsschr. f. Kinderheilk. Bd. 24, S. 353. 1923. — NÖGGERATH und REICHLE: Resorption rectal verabreichter Salvarsane. Arch. f. Kinderheilk. Bd. 73. 1923. — NONNE, M.: Meine Erfahrungen über die Malariabehandlung der Paralyse. Med. Klinik. 1925. Nr. 49. — PATZSCHKE, W.: Symptomfreie Kinder syphilitischer Mütter. Klin. Wochenschr. 1922. Nr. 49. — PEISER: Zur Kenntnis der Behandlung der kongenitalen Syphilis durch Injektion von Ehrlich-Hata bei der stillenden Mutter. Berl. klin. Wochenschr. 1911. Nr. 1. — v. PFAUNDLER, M.: Über kongenitale Lues. Münch. med. Wochenschr. 1918. Nr. 45. — PINARD, MARCEL et GIARAUD: Traitement de la syphilis chez le nourrisson. Bull. de la soc. franç. de dermatol. 1921. Nr. 5. — POTT: Das Schicksal hereditär-syphilitischer Kinder. Münch. med. Wochenschr. 1901. Nr. 8. — RIETZ: Lehrbuch. 1883. — RIETSCHEL, HANS: (a) Theoretisches und Praktisches über kongenitale Syphilis. Med. Klinik. 1924. Nr. 49. (b) Lehrbuch. 1925. — RILLE: Diskussionsbemerkung. Monatsschr. f. Kinderheilk. 1923. H. 4/5, S. 352. — SCHUSSLER, HERMANN, Calif.: The treatment of children syphilis. Journ. of state med. Vol. 20. 1922. — SLAWIK, ERNST: Die kongenitale Lues. Med. Klinik. 1917 und 1925. Nr. 23/24. — SPRINZ: Die Lebensaussichten der kongenital-luetischen Kinder. Dermatol. Wochenschr. 1912. — SOLDIN, MAX und FRITZ LESSER: Stovarsol bei Säuglingssyphilis. Dtsch. med. Wochenschr. 1925. Nr. 24. — STEINERT, ERNST: In observatione de Lue. Arch. f. Kinderheilk. Bd. 70. 1922. — STEINER, JOHANN: Lehrbuch. 2. Aufl. 1873. — STOYE, W.: Wismutbehandlung der Lues congenita. Münch. med. Wochenschr. 1924. Nr. 41. — STRANSKY, EUGEN: Ernährungsprobleme bei Lues congenita. Zeitschr. f. Kinderheilk. Bd. 32. 1922. — TAUBE: Diskussionsbemerkung. Verhandl. des III. internat. Kongr. f. Säuglingsschutz. Berlin: Georg Stilke 1911. — TÜDÖS, ANDREAS: Wismutbehandlung der kongenitalen Syphilis. Jahrbuch für Kinderheilk. Bd. 108. 1925. — VAS, J.: Entwicklung und Gesundheitsverhältnisse der mit Lues congenita behafteten Kinder. Jahrb. f. Kinderheilk. Bd. 75. 1912. — WELANDER, EDWARD: (a) Pflege hereditärsyphilitischer Kinder. Stockholm: Wilh. Billes. (b) Zur Frage der Behandlung der syphilitischen Krankheit. Med. Klinik. Beiheft 6. — WELDE, ERNST: Prognose und Therapie der Lues congenita. Ergebn. d. inn. Med. u. Kinderheilk. 1909, Bd. 13. 1914. — WHITE PARK and BERDEN WEEDER: Americ. journ. of syphilis. Vol. 6. 1922. — v. ZUMBUSCH: Über die Behandlung der angeborenen Syphilis. Monatsschr. f. Kinderheilk. 1923. H. 4/5.

Die Prophylaxe der angeborenen Syphilis.

Von

HARALD BOAS-Kopenhagen.

Eine der ernstesten Folgen der Syphilis ist ihr *vernichtender* Einfluß auf
die Nachkommenschaft. Um nur ganz vereinzelte Statistiken zu nennen, findet
KASSOWITZ, daß bei 330 Schwangerschaften in syphilitischen Familien genau
ein Drittel der Früchte vor der Geburt zugrunde gingen; von den Lebend-
geborenen fielen weiter $24\,^0/_0$ im ersten Halbjahr der ererbten Dyskrasie zum
Opfer. Bei 239 Schwangerschaften, ebenfalls in syphilitischen Familien, findet
FOURNIER, daß 176 der Früchte an Syphilis starben, eine Mortalität von $73\,^0/_0$.
Nach der großen Zusammenstellung von SPRINZ wiesen 1234 syphilitische
Frauen 4175 Schwangerschaften auf, von denen durch Abort oder Tod bei
oder kurz nach der Geburt 2171, d. h. $52\,^0/_0$ zugrunde gingen. WILLIAMS in
Baltimore gibt an, daß $26,4\,^0/_0$ von allen Todesfällen bei Kindern, die nach
dem 7. Schwangerschaftsmonat geboren sind, und die in den ersten 14 Tagen
starben, durch Syphilis congenita verursacht sind.

Um der Übertragung der Syphilis auf die Frucht und den weiteren verderb-
lichen Konsequenzen vorbeugen zu können, wurde schon von der Mehrzahl
der älteren Autoren das Hauptgewicht auf die *Prophylaxe* gelegt [Ehekonsens
erst nach einer gewissen Anzahl von Jahren, gründliche mercurielle Behandlung
der Eltern, speziell der Mutter während der Schwangerschaft (WELANDER,
NEISSER usw.)]; z. B. hebt FOURNIER sehr stark die segensreiche Wirkung
der antenatalen mercuriellen Behandlung hervor: ,,Je me chargerais presque
(si l'expérience n'était profondément immorale) de faire faire à une femme
syphilitique alternativement des enfants sains et des enfants syphilitiques,
suivant que je la traiterais ou ne la traiterais pas.'' Eine sehr gute Übersicht
über die Wirkung der antenatalen mercuriellen Behandlung finden wir bei
MARCUS; war die Mutter unbehandelt, wurde eine angeborene Syphilis bei den
Kindern in $90,2\,^0/_0$ der Fälle konstatiert; war die Mutter während der Gravidität
mit Quecksilber behandelt worden, wurde nur in $45,6\,^0/_0$ eine kongenitale Syphilis
gefunden.

Während bei den älteren Syphilidologen die Anschauungen über den Ent-
stehungsmodus der kongenitalen Syphilis von einer gewissen Unsicherheit
waren, und es deshalb nicht ganz klar war, ob man den Vater oder die Mutter
behandeln sollte, ist durch die Arbeiten von ÖDMANSSON und von MATZENAUER
festgestellt worden, daß nur der Weg *des placentaren Virusüberganges* von der
Mutter auf das Kind in utero wissenschaftlich konstatiert ist. Die germinative
ovuläre Infektion und die germinative paterne Übertragung sind rein theoretische
Möglichkeiten, die nicht bewiesen sind. Für uns kommt also nur die *materne*
Infektion in Frage. *Die Prophylaxe der angeborenen Syphilis muß deshalb in*

erster Reihe in einer Behandlung der Mutter bestehen. Die Syphilis des Vaters hat für die Nachkommenschaft nur insofern Bedeutung, als er die Mutter infizieren kann und diese wieder das Kind. Eine ausschließliche Behandlung des syphilitischen Vaters in einer Ehe, in der die anscheinend gesunde Mutter mehrere syphilitische Kinder geboren hat, ist natürlich ganz belanglos, wurde aber in früheren Zeiten vor den Untersuchungen Matzenauers sehr oft vorgenommen.

Die Einführung der Wassermannschen Reaktion hat in entscheidender Weise die Richtigkeit der Anschauungen Matzenauers bewiesen. Fast alle unbehandelten Mütter, die syphilitische Kinder gebären, geben eine positive Seroreaktion, d. h. sind in der Tat selbst syphilitisch [1]) (Knöpfelmacher und Lehndorff, Bauer, Thomsen und Boas usw.), um einige der allerersten Arbeiten zu nennen.

Mit der Einführung des *Salvarsans* in die Syphilistherapie haben wir, wie später näher gezeigt werden soll, eine wichtige neue Waffe von der größten Bedeutung für die Prophylaxe der angeborenen Syphilis erhalten. Ursprünglich hat Ehrlich selbst von der Verwendung des Salvarsans bei Schwangeren abgeraten, und später haben mehrere Untersucher (Jaeger, Fabre und Bourret, Bar) denselben Standpunkt eingenommen, während andere, z. B. Hüffel, sich mehr abwartend gestellt haben. Man meinte, daß das Salvarsan in der Schwangerschaft nicht brauchbar sei, teils weil es für die Mutter gefährlich sei, teils weil es leicht einen Abortus hervorriefe. Später erschienen aber mehrere Arbeiten, die gerade das Gegenteil bewiesen, nämlich, daß das Salvarsan für die Mutter ungefährlich ist und niemals einen Abortus provoziert. Wegen der Wichtigkeit dieser Fragen sollen diese Arbeiten etwas näher besprochen werden. Die erste stammt von Sauvage in Paris (1913); 91 Schwangere wurden mit Salvarsan ohne schädliche Nebenwirkungen behandelt; 81 Kinder wurden ohne Zeichen von Syphilis congenita geboren, 5 waren totgeboren und 2 hatten bei der Geburt Syphilis; 3 waren viel zu früh geboren und starben kurz nach der Geburt. Nur 23 Kinder wurden durch längere Zeit (2—6 Monate) beobachtet, 18 blieben gesund, 5 bekamen während der ersten 4 Monate Symptome von kongenitaler Syphilis. Diese Resultate sind noch besser als diejenigen, die man mittels einer guten Quecksilberbehandlung während der Gravidität erreichen kann. Sauvage hat große Parallelreihen von nur quecksilberbehandelten Patienten aus älteren Arbeiten von Pinard, Champétier de Ribes, Boissard und Potocki zusammengestellt. Die Sterblichkeit ist für die Kinder der salvarsanbehandelten Mütter viel niedriger als für die der quecksilberbehandelten. Die Beobachtungszeit ist aber leider in beiden Reihen viel zu kurz; wären die Kinder $^1/_2$ Jahr nach der Geburt untersucht worden, so wäre das Resultat vielleicht ein ganz anderes gewesen; jedenfalls können die Zahlen nur für das augenblickliche Resultat, nicht für das bleibende verwertet werden. Ein ganz ähnlicher Einwand kann gegen die Arbeiten von Jeanselme (16 Fälle, nur 2 tote Kinder), Brisson (36 Fälle, nur 3 syphilitische Kinder), Holth (9 Fälle, 9 gesunde Kinder) und v. Szily (10 Fälle, alle gesunde Kinder) erhoben werden. Wichtig ist aber, daß das Salvarsan in allen Fällen gut vertragen wurde.

Audebert und Berny empfehlen eine kombinierte Behandlung mit Quecksilber und Salvarsan. Hedén hat aus der Abteilung Almkvists in Stockholm 24 Fälle zusammengestellt, die während der Gravidität teils mit Salvarsan allein, teils mit Salvarsan + Quecksilber behandelt waren; die nur mit Salvarsan

---

[1]) In den ganz vereinzelten Fällen, wo die Reaktion bei solchen Müttern negativ ist, liegt wahrscheinlich ein Versagen der Seroreaktion vor, ebenso wie die Reaktion auch bei syphilitischen Manifestationen negativ ausfallen kann.

behandelten Mütter gebaren in 50% der Fälle symptomfreie und seronegative Kinder, die Mütter dagegen, die kombiniert mit Quecksilber und Salvarsan behandelt waren, in 100% gesunde Kinder. Leider sind auch diese Kinder nicht längere Zeit nach der Geburt beobachtet.

Weiter liegen eine ganze Reihe kleiner Mitteilungen vor, die nur vereinzelte Fälle umfassen (LEVIS, OUI, BAISCH, GIRAULD und TISSIER usw.), so daß man auch aus diesen Arbeiten keine allgemeinen Schlüsse ziehen kann.

Aus dem Jahre 1915 stammt eine recht große Arbeit von ERWIN MEYER, die 43 Fälle umfaßt, welche während der Schwangerschaft kombiniert behandelt worden sind. 42 lebende Kinder wurden geboren, eine der Patientinnen abortierte im 6. Monat. Von den 42 lebenden Kindern starben 5 in den ersten Tagen nach der Geburt und von diesen hatten 3 Symptome von Syphilis; die Mütter dieser Kinder hatten während der Schwangerschaft relativ kleine Dosen von Salvarsan bekommen. Von den übrigen 37 hatten 5 schon bei der Geburt eine positive Wassermannsche Reaktion, 32 waren bei der Geburt klinisch und serologisch symptomfrei; leider ist es MEYER nicht möglich gewesen zu untersuchen, ob sie später syphilitische Manifestationen bekommen haben; doch kann er mitteilen, daß 7 noch in einem Alter von 2 Jahren lebend waren, 19 in einem Alter von 1 Jahre und 6, als sie 6 Monate alt waren.

Von englischer Seite liegen 2 Arbeiten von ADAMS vor. Schon 1918 berichtet er in der ,,Royal society of medicine" über die Errichtung der ersten venereologischen Klinik für Schwangere und befürwortet energisch die Verwendung des Salvarsans. Gegen Ende 1920 teilt er mit, daß er während der Jahre 1917 bis 1920 95 syphilitische Frauen während der Gravidität mit Salvarsan behandelt habe; diese haben nur 5 tote Kinder geboren und von den letzten 37, die behandelt sind, haben überhaupt keine tote Kinder geboren. Er meint feststellen zu können, daß eine syphilitische Frau, wenn man sie in den letzten 3—4 Monaten der Gravidität mit Salvarsan behandelt, mit aller Wahrscheinlichkeit ein gesundes Kind gebären wird.

Sehr wertvoll ist die Arbeit von FINDLAY (1921), weil er die Kinder sehr lange beobachtet hat, einige bis zu einem Alter von 7 Jahren. 15 Mütter wurden während der Gravidität mit Salvarsan behandelt. Von ihren Kindern starb 1 während der Entbindung; die übrigen 14 zeigten weder klinische noch serologische Symptome.

Der Amerikaner BECK berichtet über 32 syphilitische Mütter, die während der Gravidität in sehr verschiedener Weise behandelt wurden, 4 ganz ohne Salvarsan, 11 mit nur 1—3 Salvarsaninjektionen à 40 cg und 17 mit 5 oder mehreren Injektionen. In den erstgenannten 4 Fällen gebaren 3 von den Müttern syphilitische Kinder, das 4. Kind war noch nach einer Beobachtungszeit von 6 Monaten symptomfrei. Von den 11 schwach behandelten Fällen bekamen 5 Kinder Syphilis, 1 Kind starb in einem Alter von 2 Monaten an Pneumonie (?), während 5 noch nach einer Beobachtungszeit von $^1/_2$—6 Monate symptomfrei blieben. Von den 117 kräftig behandelten Fällen abortierten 2 Mütter im 5. Monate, 1 gebar ein syphilitisches Kind; die übrigen 14 Kinder waren aber noch nach 1—18 Monaten symptomfrei. Es muß aber hervorgehoben werden, daß *alle* diese Kinder eine prophylaktische Quecksilberkur während ungefähr 2 Monate durchgemacht hatten, weshalb die Resultate nicht so klar wie in unbehandelten Fällen sind.

1922 erschien die Zusammenstellung von BOAS und GAMMELTOFT aus der Kopenhagener Universitäts-Frauenklinik. Die Resultate gehen aus umstehender Tabelle hervor:

Die Behandlung der Krankheit bei der Mutter	Zahl der Fälle	Kinder mit Syphilis	Kinder ohne Syphilis
Unbehandelte Syphilis	158	157	1
Hg vor der Gravidität, keine Behandlung während der Gravidität	87	78	9
Salvarsan vor der Gravidität, keine Behandlung in der Gravidität	15	12	3
Hg während der Gravidität	111	80	31
Salvarsan während der Gravidität	79	19	60
Salvarsan vor der Gravidität, Hg während der Gravidität	26	7	19
Salvarsan vor der Gravidität, Salvarsan während der Gravidität	7	1	6
Im ganzen	483		

Es muß sofort hervorgehoben werden, daß *sämtliche Kinder, die als gesund bezeichnet sind, mindestens* $^1/_2$ *Jahr nach der Geburt beobachtet sind,* die meisten viel länger, bis 15 Jahre nach der Geburt. Aus der Tabelle geht hervor, daß die Salvarsanbehandlung während der Gravidität der Quecksilberbehandlung sehr überlegen ist, so *daß der Arzt, der es unterläßt eine gravide syphilitische Frau mit Salvarsan zu behandeln, sich eine schwere Verantwortung aufbürdet.* Die Behandlung während der Gravidität ist viel wichtiger als die Behandlung vor derselben. Ferner wurde hervorgehoben, wie wichtig es ist, den großen Entbindungsanstalten eine Poliklinik für die Behandlung gravider syphilitischer Frauen anzugliedern, wo die Syphilis schon früh in der Schwangerschaft entdeckt und behandelt werden kann. Solche Polikliniken fanden sich damals schon in Paris, London und Kopenhagen. Wir kamen zu folgenden Schlußfolgerungen: *Jeder* Fall von Syphilis in der Gravidität muß mit Salvarsan behandelt werden, gleichgültig ob die Krankheit noch so alt ist, gleichgültig ob die Patientin früher noch so gut behandelt ist, und gleichgültig ob die Wassermannsche Reaktion während der ganzen Gravidität negativ ausfällt.

In demselben Jahre (1922) erschien die große Arbeit: „Syphilis und Ehe" von Strandberg in Stockholm; 250 Krankengeschichten werden eingehend referiert. Strandberg nimmt keinen so bestimmten Standpunkt ein wie Boas und Gammeltoft, meint aber doch, „daß es vielleicht am richtigsten ist, jede syphilitische Frau während der Gravidität zu behandeln, ohne Rücksicht auf das Alter der Infektion, die frühere Behandlung usw."

Die Resultate von Boas und Gammeltoft werden schon 1923 von Åhman in Göteborg in einer sehr gediegenen Arbeit völlig bestätigt. Åhman hat 50 syphilitische Mütter mit Salvarsan und Quecksilber während der Gravidität behandelt *und die Kinder mindestens 2 Jahre nach der Geburt beobachtet.* Nur 7 dieser Kinder bekamen kongenitale Syphilis; die betreffenden 7 Mütter hatten sich während der Gravidität sehr schlecht und unregelmäßig behandeln lassen. Die übrigen 43 Mütter gebaren gesunde Kinder; die meisten Mütter hatten früher eine Reihe syphilitischer Kinder geboren, da sie während der früheren Graviditäten nur mit Quecksilber oder gar nicht behandelt waren. Åhman schließt aus seinen Untersuchungen, die fast alle Patienten aus privater Praxis betreffen, daß *jede gravide syphilitische Frau mit Salvarsan und Quecksilber zu behandeln ist.* Außerdem hebt er hervor — im Gegensatz zu Beck —, daß es unwissenschaftlich ist, ein Kind von einer syphilitischen Mutter gleich nach der Geburt prophylaktisch zu behandeln; die Kinder müssen eingehend beobachtet werden, am besten während mehrerer Jahre. Behandelt man das Kind sogleich „postnatal", dann weiß man nichts; das Hauptgewicht ist auf die „antenatale" Behandlung zu legen. Kurze Zeit danach erschien (auch in 1923) die große und eingehende Arbeit von Almkvist in Stockholm, der zu denselben

Resultaten wie Boas und Gammeltoft und Åhman kommt. Almkvist hat 67 syphilitische Mütter und deren Kinder untersucht; 28 waren ganz unbehandelt und gebaren 27 syphilitische Kinder = 96°/₀; 5 waren nur vor der Gravidität behandelt, 2 gebaren syphilitische Kinder; 26 waren während der Schwangerschaft ausgiebig mit Salvarsan und Quecksilber behandelt und gebaren alle gesunde Kinder; 8 waren sowohl vor als während der Gravidität behandelt, und 2 gebaren syphilitische Kinder; die letzten Patientinnen waren vor der Gravidität mit Salvarsan, während der Gravidität nur mit Quecksilber behandelt. Alle Kinder, die Almkvist als gesund bezeichnet, *sind mindestens 1 Jahr nach der Geburt klinisch und serologisch verfolgt.* Aus seinen Untersuchungen zieht Almkvist die Schlußfolgerung, daß *jede syphilitische Mutter während der Gravidität eine energische Behandlung erhalten muß, auch wenn sie vor derselben kräftig behandelt worden ist. Nach dem gegenwärtigen Standpunkt der Therapie scheint diese Behandlung vor allem in einer Salvarsanbehandlung oder noch zweckmäßiger in einer kombinierten Salvarsan- und Quecksilberbehandlung bestehen zu müssen.* Almkvist empfiehlt als besonders wirksam seine *kontinuierliche* Behandlungsmethode, d. h. kontinuierlich während der ganzen Schwangerschaft abwechselnde Behandlung mit Salvarsan, Quecksilber und Wismut. Nach dem Partus muß das Kind klinisch und serologisch beobachtet werden, es ist aber keine Behandlung zu beginnen, bevor sich bei dem Kinde deutliche Veränderungen gezeigt haben. Schließlich haben Bang und Dorff-Kjeldsen (Aarhus, Dänemark) 1924 die Resultate von Boas und Gammeltoft, Åhman und Almkvist vollauf bestätigt. 183 syphilitische Mütter und ihre Kinder sind untersucht worden. Die Kinder sind sämtlich mindestens 6 Monate nach der Geburt klinisch und serologisch beobachtet. 45 Mütter, die mit Salvarsan während der Schwangerschaft behandelt wurden, gebaren 41mal gesunde Kinder. Die Autoren kommen übrigens zu genau denselben Schlußfolgerungen wie Boas und Gammeltoft.

Nach den 4 ersten skandinavischen Arbeiten sind eine große Anzahl von Publikationen über dasselbe Thema erschienen (Bartholomew, Belding, Belding und Hunter, Blechmann, Bodin, Carle, Darré, Dattner, Dayras, Dujol und Laurent, Finkener und Neugarten, Fraser und Lance Impey, Galewsky, Gebhard, Geft, Günther, Guszman, Heller, Henrotay und van Huffelen, Higoumenakis, Kendal, King, Kirkpatrick, Klaften, Klee, Kraul und Bodnar, Lane Roberts, Lawrence, Lees, Leiner, Lepore, Leuwen, Levin, Lorier und Galliot, Marfan, Matusowsky, Matzenauer, Mendelssohn, Mergelsberg, Meschtscherski, Nathanson, Nicolau, Nobel und Remenowsky, Normandie, Paucot, Pautrier, Péhu und André, Petroff, Ross, Rossi, Rossianski und Gitmann, Routh, Schumann, Sequeira, Thaler, Vignes und Galliot, Wagner, White, Welch, Wolbarst). Alle diese Autoren sind darüber einig, daß *jede* gravide syphilitische Frau zu behandeln ist, weil sie in jedem Stadium der Infektion ein syphilitisches Kind gebären kann. Die betreffenden Autoren haben durch Salvarsan- oder Salvarsan-Quecksilberbehandlung während der Gravidität überaus günstige Resultate erhalten; jedoch sind die Kinder viel zu kurze Zeit in Beobachtung gewesen, in den meisten Fällen höchstens 2—3 Wochen nach der Geburt, so daß man nicht genau wissen kann, ob die Kinder nicht später syphilitische Manifestationen bekommen haben. Man weiß nur, daß die Resultate bei der Geburt und unmittelbar nach der Geburt viel günstiger sind als früher.

Die Frage der Prophylaxe der angeborenen Syphilis wurde weiter in der großen „Conférence de la syphilis héréditaire" in Paris im Oktober 1925 eingehend diskutiert. Die 4 Referenten, Milian, Lévy-Solal, Spillmann und Petges, waren alle darüber einig, daß die Prophylaxe der angeborenen Syphilis hauptsächlich in einer durchgeführten Salvarsanbehandlung während der Gravidität besteht ohne Rücksicht auf das Alter der Infektion, die frühere Behandlung und den Ausfall der Seroreaktion. Couvelaire hob die Wichtigkeit einer Poliklinik für Schwangere hervor, welche der Entbindungsanstalt angeknüpft ist. Findlay (Glasgow) hatte 50 gravide syphilitische Frauen mit Salvarsan behandelt; die 47 hatten gesunde Kinder geboren; unter diesen sind mehrere bis 10 Jahre beobachtet. Boas und Gammeltoft legten eine neue Zusammenstellung hervor:

Die Behandlung der Krankheit bei der Mutter	Zahl der Fälle	Kinder mit Syphilis	Kinder ohne Syphilis
Unbehandelte Syphilis	201	194	7
Hg vor der Gravidität, keine Behandlung während der Gravidität	87	78	9
Salvarsan vor der Gravidität, keine Behandlung in der Gravidität	15	12	3
Hg während der Gravidität	111	80	31
Salvarsan während der Gravidität	98	19	79
Salvarsan vor der Gravidität, Hg während der Gravidität	26	7	19
Salvarsan vor der Gravidität, Salvarsan während der Gravidität	7	1	6
Im ganzen	545		

Alle gesunde Kinder sind mindestens 6 Monate beobachtet. Aus dieser bisher größten Zusammenstellung ziehen Boas und Gammeltoft dieselben Schlußfolgerungen wie oben erwähnt.

Jersild und Kristjansen (Kopenhagen) haben 100 gravide syphilitische Frauen mit Salvarsan und Quecksilber oder Salvarsan und Wismut behandelt. 4 Graviditäten endeten mit einem Abortus, resp. im 2., 5., 6. und 8. Monate. Der erste Abortus war von der Patientin selbst provoziert, der zweite zeigte keine Symptome an Syphilis, und die Wassermannreaktion in der Nabelschnur war negativ. Über den dritten Abortus lagen keine Ermittelungen vor. Der vierte Fetus war maceriert; die Mutter war selbst kongenital-luetisch und hatte eine chronische Nephritis, weshalb die Behandlung in der Gravidität ausgesetzt wurde. Die Mutter hatte negative Wassermannreaktion vor und nach der Geburt. 1 Kind starb an intrauteriner Asphyxie während der Geburt, und 1 war tot geboren. Die übrigen 94 Kinder waren alle gesund und wurden mindestens 6 Monate nach der Geburt beobachtet. Laurent hatte 66 syphilitische Frauen während der Gravidität behandelt; es wurde unter den Kindern nur eine Mortalität von $12^0/_0$ beobachtet, während dieselben Frauen früher ohne Behandlung eine Mortalität von $75^0/_0$ unter den Kindern zeigten.

1926 erschien die sehr wertvolle Arbeit von Beck, welcher 70 Kinder von syphilitischen Müttern, die während der Gravidität mit mindestens 6 Salvarsaninjektionen behandelt waren, mehr als 6 Jahre (!) nach der Geburt beobachtet hat. 58 Patientinnen gebaren gesunde Kinder, 6 totgeborene und 6 lebende, aber syphilitische Kinder. Wie früher gibt er immer den Kindern eine prophylaktische Schmierkur in den ersten 2 Lebensmonaten, wodurch leider die Resultate etwas verschleiert werden.

Kraul und Bodnar haben 1926 die Wirkung der antiluetischen Behandlung auf den Fetus näher untersucht. Sie konnten Arsen und Wismut nachweisen in den Organen, im Blut und im Fruchtwasser bei Feten, deren Mütter antisyphilitisch behandelt waren. Die Wirkung der antenatalen Behandlung ist eine doppelte: teils ein Vorbeugen der Infektion des Fetus durch Behandlung der mütterlichen Syphilis, teils eine Behandlung der Syphilis des Fetus. Kein

Zeitpunkt in der Gravidität ist zu spät, um eine antisyphilitische Behandlung einzuleiten. Der Übergang des Salvarsans und des Wismuts auf den Fetus findet nicht durch Diffusion oder Osmose statt, sondern durch eine aktive Wirksamkeit der Placenta. Ist der Fetus gestorben, findet kein Übergang statt.

Recht isoliert sind die Resultate von FISCHL und STEINERT, die hervorheben, daß die Behandlung der Mutter vor der Geburt nicht ausschlaggebend für die Schwere der kindlichen Lues ist. Die Kinder von 6 frisch-luetischen, unzureichend oder gar nicht behandelten Mütter zeigten gar keine oder sehr milde Symptome, während 6 andere Mütter, die teils mit Salvarsan, teils mit Quecksilber behandelt waren, Kinder mit außerordentlich schweren Erscheinungen gebaren. Es ist ohne weiteres einleuchtend, daß eine solche Statistik viel zu klein ist, um sichere Schlüsse erlauben zu können. Auch BAKER SPALDING gibt an, daß er an die Wirksamkeit der antisyphilitischen Behandlung während der Gravidität nicht glaubt. Die Behandlung muß mehrere Jahre vor der Gravidität einsetzen, um einen wirklichen Erfolg erreichen zu können.

Wann und wie soll man während der Gravidität antisyphilitisch behandeln?

Fassen wir die Resultate anderer und eigener Untersuchungen zusammen, so sehen wir, daß Mütter mit unbehandelter Syphilis fast immer syphilitische Kinder gebären, und weiter, daß eine Salvarsanbehandlung während der Gravidität viel bessere Resultate gibt als eine Quecksilberbehandlung (Tabelle, S. 332). *Jeder Fall von Syphilis in der Schwangerschaft muß deshalb mit Salvarsan behandelt werden,* natürlich vorausgesetzt, daß die Patientin die Behandlung vertragen kann. Man muß daran erinnern, daß die Nieren am Schlusse der Gravidität nicht ganz selten krank sind. Eine sorgfältige Untersuchung des Urins, die selbstverständlich vor jeder Salvarsanbehandlung vorgenommen werden muß, ist hier ganz besonders angezeigt. Bei Nierenleiden muß man warten, bis der Urin und die Diurese normal sind. Ist die gravide Frau sonst gesund, so wird die Salvarsanbehandlung gut vertragen. In ganz vereinzelten Fällen haben GOUGEROT, MERKLEN, WOLF und NÉEL beobachtet, daß eine Salvarsaninjektion einen Abortus hervorgerufen hat. Alle anderen Autoren sind darüber einig, daß eine Salvarsanbehandlung während der Schwangerschaft anstandslos vertragen wird. Alle die Patientinnen, die ich in meiner privaten und poliklinischen Praxis während der Gravidität mit Salvarsan behandelt habe, haben es vorzüglich vertragen. Fragen wir nun, wie wir die Patientin während der Schwangerschaft behandeln sollen, so wird die Antwort etwas verschieden sein, je nachdem, ob es sich um eine Patientin mit ersten sekundären Manifestationen oder mit einer früher behandelten Syphilis handelt. Einer Patientin mit ersten sekundären Manifestationen, die z. B. eben im Anfang der Gravidität zur Behandlung kommt, gibt man eine kräftige kombinierte Salvarsan-Quecksilberbehandlung mit 8—10 Salvarsaninjektionen. *Welches Salvarsanpräparat soll man verwenden?* GAMMELTOFT und ich hatten mit Altsalvarsan, Neosalvarsan und Silbersalvarsan folgende Resultate:

	606	914	Ag. Salv.	Galyl
Gesunde Kinder	24	19	16	1
Syphilitische Kinder . . .	8	11	0	0

Nach dieser Tabelle schien das Neosalvarsan am wenigsten zu wirken, das Silbersalvarsan am besten. Ich glaube aber, daß man auf diese Zahlen nicht zu viel Gewicht legen soll. Die Neosalvarsanpatienten sind nämlich alle Hospitalpatienten, die durchgehends nur eine einzige Salvarsan-Quecksilberkur durch-gemacht haben, während 15 von den 16 Silbersalvarsanpatienten meiner privaten Praxis entstammen, in der die Patienten auch energisch präventiv mit Quecksilber behandelt worden sind. Weil diese mit Silbersalvarsan behandelten Patienten also intensiver als die Mehrzahl der anderen behandelt sind, kann das für das Silbersalvarsan so günstige Resultat nicht ohne weiteres dem Präparat als solchem zugeschrieben werden. Auch 8 von den mit Altsalvarsan behandelten Patienten entstammen unserer privaten und poliklinischen Praxis und haben eine sehr intensive präventive Quecksilberbehandlung bekommen; sie gebaren alle gesunde Kinder. Nach dem Abschluß meiner Arbeit mit Gammeltoft habe ich weiter 19 Patientinnen mit Neosilbersalvarsan während der Gravidität behandelt; alle haben gesunde Kinder geboren (mindestens 9 Monate nach der Gravidität beobachtet). Es ist wahrscheinlich gleichgültig, welches Salvarsanpräparat man wählt, wenn man nur die Behandlung energisch durchführt. Als *Queck-silberbehandlung* gibt man am besten Injektionen von unlöslichen Quecksilber-salzen oder Schmierkuren. Die Mischspritzen sind als alleinige Quecksilber-behandlung zu verwerfen, weil ihre Wirkung zu wenig nachhaltig ist. Wir nehmen an, daß die erste kombinierte Kur etwa 2 Monate gedauert hat. Wir pausieren dann 1 Monat und geben jetzt eine präventive Quecksilberkur, z. B. 6 Injektionen von Hydrargyrum salicylicum oder 30 Inunktionen. Wir pausieren dann wieder 1 Monat und befinden uns jetzt in der Mitte der Schwangerschaft. Nach den ausgezeichneten Untersuchungen von Oluf Thomsen ist die Mitte der Gravidität eben der Zeitpunkt, an dem die Spirochäten beginnen, die Placenta zu durch-wandern und den Fetus zu infizieren. Es ist deshalb angezeigt, zu dieser Zeit eine besonders energische Behandlung zu geben. Wir wiederholen nun die erwähnte Salvarsan-Queckilberkur mit 8—10 Salvarsaninjektionen und 10 Injektionen von unlöslichen Quecksilbersalzen; dann Pause von 1 Monat und Wiederholung einer präventiven Quecksilberkur, die etwa 1 Monat dauert; dann wieder Pause von 1 Monat: wir befinden uns jetzt in der unmittelbaren Nähe der Geburt, vielleicht können wir noch eine neue Quecksilberkur be-ginnen.

Hat die Patientin eine latente, früher gut behandelte Syphilis, so können wir als erste Kur eine reine Quecksilberkur geben und das Haupt-gewicht auf die große Salvarsan-Quecksilberkur in der Mitte der Schwanger-schaft legen. Im übrigen verfährt man in genau derselben Weise wie oben beschrieben.

In dieser Weise habe ich in den letzten $6^1/_2$ Jahren 42 private und poliklinische Patientinnen behandelt; diese haben alle gesunde Kinder geboren, die mindestens 9 Monate nach der Geburt beobachtet sind und klinisch und serologisch keine Symptome von kongenitaler Syphilis gehabt haben.

Die geschilderte Behandlung kann natürlich in verschiedener Weise beliebig variiert werden. Nach Hoffmann und Hugo Müller kann man statt Queck-silber auch unbedenklich *Wismut* verwenden.

Sehr geeignet scheint mir die *kontinuierliche Behandlung* von Almkvist zu sein. Die gravide Frau erhält ohne Unterbrechung abwechselnd Salvarsan-, Quecksilber- und Wismutkuren, die eine unmittelbar nach der anderen. Die Patientinnen vertragen die Behandlung ausgezeichnet. Almkvist hat 23 Frauen in dieser Weise behandelt, und diese haben alle gesunde Kinder geboren. Auch Åhman hat diese Behandlung mit günstigen Resultaten verwendet.

Die Bedeutung des Alters der Infektion für die Übertragung der Krankheit auf den Fetus. Wie bekannt haben Diday und Kassowitz ein überall zitiertes Schema aufgestellt, nach welchem syphilitische Frauen im Anfang ihrer Krankheit wiederholt abortieren, später kommen Frühgeburten macerierter Feten, später

Frühgeburten von lebenden syphilitischen Kindern, die kurz nach der Geburt sterben, dann Frühgeburten lebender Kinder, die schnell syphilitische Manifestationen zeigen; weiterhin rechtzeitig geborene Kinder, die erst nach einiger Zeit syphilitische Manifestationen bekommen und schließlich rechtzeitige Geburt gesunder Kinder. Diese *spontane graduelle Abschwächung der Intensität der syphilitischen Vererbung* wird in allen älteren Lehrbüchern über Syphilis zitiert, und speziell wird hervorgehoben, daß es z. B. kaum vorkommen dürfte, daß in einer syphilitischen Familie auf mehrere leichterkrankte oder gesunde Kinder ein schwer syphilitisches Kind folgt. Diese sog. KASSOWITZ*sche Regel* muß indessen cum grano salis aufgefaßt werden. Daß sie oft gültig ist, ist unzweifelhaft, aber sehr oft begegnet man Abweichungen. Zum Beispiel schreibt BUSCHKE in RIECKES Lehrbuch 1912, daß die erwähnte Skala keineswegs regelmäßig ist; sowohl im frischen Stadium kann ein gesundes Kind zur Welt gebracht werden, wie anderseits nach mehreren gesunden Kindern plötzlich Aborte und syphilitische Kinder. Ganz denselben Standpunkt nimmt MARCUS 1912 ein, indem er hervorhebt, daß die Behandlung während der Gravidität viel wichtiger als das Alter der Krankheit ist. BOAS und RÖNNE finden 1915 bei Untersuchung von 33 syphilitischen Familien, daß das genannte Schema in vielen Fällen gar nicht stimmt. RASCH, LEREDDE, NOBEL und REMENOWSKY und andere Autoren betonen ebenfalls, daß die Übertragung der Syphilis auf die Nachkommenschaft stets launenhaft stattfindet. Bei Durchsicht des großen Materials, das GAMMELTOFT und ich zusammen untersucht haben, haben wir das Schema in seiner klassischen Reinheit nirgends gefunden. Wenn die Patientinnen während der Schwangerschaft nicht behandelt wurden, wechselten gesunde Kinder, Frühgeburten und syphilitische Kinder recht planlos miteinander. Um ein konkretes Beispiel zu nehmen:

Eine Frau wird wegen erster sekundärer Erscheinungen 1891—92 mit 50 Einreibungen von Ung. hydrargyri à 5 g behandelt. Sie hat später keine Manifestationen gehabt und ist nicht behandelt worden. Sie ist 12 mal gravid gewesen mit folgenden Resultaten:

1. 1895. Totgeburt.
2. 1897. Gesundes Kind (Wassermannreaktion negativ in einem Alter von 15 Jahren).
3. 1900. Kind, an kongenitaler Syphilis gestorben.
4. 1902. Totgeburt.
5. 1903. Abortus.
6. 1904. Gesundes Kind (Wassermannreaktion negativ in einem Alter von 8 Jahren).
7. 1905. Gesundes Kind (Wassermannreaktion negativ in einem Alter von 7 Jahren).
8. 1906. Kind als ganz klein gestorben (an kongenitaler Syphilis?).
9. 1907. Abortus.
10. 1908. Gesundes Kind (Wassermannreaktion negativ in einem Alter von 4 Jahren).
11. 1909. Kind, als ganz klein gestorben (an kongenitaler Syphilis?).
12. 1912. Kind mit großem Ausbruch von kongenitaler Syphilis, an kongenitaler Syphilis gestorben.

Man kann sich schwer etwas Planloseres und Unregelmäßigeres denken. Man bemerkt speziell, daß die Geburt von 2 gesunden Kindern 1904 und 1905 von einer Reihe von syphilitischen Kindern gefolgt ist, selbst noch 20 (!) Jahre nach der Infektion.

Solange die Mutter sich im zeugungsfähigen Alter befindet, kann man Fälle von kongenitaler Syphilis sehen. Nachstehende Tabelle, die der Arbeit von GAMMELTOFT und mir entstammt, zeigt in unserem Material (483 Schwangerschaften) die Anzahl von syphilitischen und gesunden Kindern von Müttern, deren Infektion mehr als 3 Jahre alt ist, wenn diese Mütter während der Gravidität nicht behandelt sind. Sie sind alle in dem ersten oder den ersten Jahren der Krankheit mehr oder weniger gut mit Quecksilber oder Salvarsan behandelt, aber nicht später.

Anzahl Jahre nach der Infektion der Mutter	Syphilitische Kinder	Gesunde Kinder
4	11	0
5	8	1
6	5	2
7	2	0
8	6	0
9	1	0
10	4	0
11	3	1
12	1	1
13	1	1
14	1	0
15	1	1
16	1	0
17	1	0
18	0	0
19	1	0
20	1	0
Im ganzen	48	7

Man sieht also: *wenn eine syphilitische Frau zwischen dem 4. und 20. Jahre nach der Infektion gravid wird, gebiert sie, wenn keine Behandlung während der Gravidität eingeleitet wird, viel mehr syphilitische Kinder als gesunde* (48 syphilitische, 7 gesunde), was keineswegs darauf deutet, daß die Fähigkeit, die Infektion zu übertragen, mit dem Alter der Krankheit besonders abnimmt. Andere Autoren haben noch spätere Fälle gesehen. MARCUS hat 2 solche mitgeteilt, wo die Krankheit der Mutter bzw. 24 und 26 Jahre alt war, und BOECK einen Fall, wo die Syphilis der Mutter 37 Jahre (!) alt war; diese Mutter war als Kind infiziert worden.

Ganz anders steht die Sache, wenn die Krankheit der Mutter während der Gravidität behandelt wird. ,,Es kommt auf die Behandlung viel mehr als auf das Alter der Krankheit an" (MARCUS). Wie schon FOURNIER hervorhebt, kann man bei einer syphilitischen Frau, jedenfalls recht oft, ganz willkürlich bestimmen, ob ein Kind gesund oder syphilitisch werden soll, je nachdem die betreffende Mutter während der Gravidität behandelt oder nicht behandelt wird. Einer unserer Fälle illustriert dieses sehr schön.

Eine Frau wird mit Syphilis infiziert, wahrscheinlich gleichzeitig mit der Konzeption. Sie wird nicht behandelt und gebiert ein maceriertes syphilitisches Kind. Sie wird bald wieder gravid und wird jetzt mit Neosalvarsan und Quecksilber behandelt; sie gebiert dann ein gesundes Kind. Sie bleibt jetzt von der Behandlung fern, wird nach $1^1/_2$ Jahren wieder gravid, bekommt keine Behandlung und gebiert wieder ein totes maceriertes Kind. Während der nächsten Gravidität, 1 Jahr später wird sie wieder intensiv behandelt und gebiert ein gesundes Kind.

Ich könnte diesen Fall durch mehrere ähnliche ergänzen.

Also, weil die Krankheit noch 20, 24 und 37 Jahre nach der Infektion der Mutter auf die Nachkommenschaft übertragen werden kann, *muß jede syphilitische Frau während der Schwangerschaft behandelt werden, ganz gleichgültig wie alt die Krankheit ist.*

Postkonzeptionelle Syphilis. Auch wenn die Frau sehr spät in der Schwangerschaft infiziert wird, muß sie so intensiv wie möglich behandelt werden, weil die Mutter ihre Syphilis auf den Fetus per placentam übertragen kann, selbst wenn sie in den allerletzten Monaten die Krankheit akquiriert. BUSCHKE und FISCHER teilen z. B. folgenden Fall mit. Die Mutter, im 9. Monate gravid, wird am 3. Januar 1906 wegen einer typischen Initialsklerose am rechten kleinen Labium und inguinaler Skleradenitis aufgenommen. 27. Januar Geburt eines toten kräftigen Kindes mit geringen Macerationserscheinungen. In der Leber und Milz des Kindes reichliche Spirochäten. Also Übergang des Virus von Mutter zu Kind etwa 7 Wochen nach der Infektion der Mutter. Ein ähnlicher Fall wird von E. LESSER 1908 mitgeteilt. Die gravide Frau wird zwischen 21. und 25. März infiziert (einziger Coitus!). Der Initialaffekt bei der Frau konstatiert am 7. Mai. Am 19. Mai Entbindung am normalen Schwangerschaftsende. Beim Kinde makulo-papulöses Exanthem und Papulae ani am 6. Juli. Also Übergang des Virus von Mutter zu Kind 6—8 Wochen nach der Infektion der Mutter. Ein dritter Fall wird von FIEUX und MAURIAC in 1908 erwähnt. Das erste Kind gesund. Während des 6. Monats der zweiten Gravidität Initialaffekt. Nach $8^{1}/_{2}$ Monaten Gravidität Geburt einer hochgradig macerierten Frucht mit zahlreichen Spirochäten in Leber und Milz. Der Tod des Fetus erfolgte etwa 2 Monate nach dem Auftreten des Initialaffektes der Frau. Anläßlich dieser Fälle macht FINGER darauf aufmerksam, daß sie eigentlich leicht verständlich sind, weil HOFFMANN durch Blutimpfungen nachgewiesen hat, daß Blut von Syphilitikern in der zweiten Inkubation infektiös ist. Schon in der ersten Inkubation, also vor dem Erscheinen der Induration kann das Blut übrigens infektiös sein, wie NEISSER durch Impfungen an Affen nachgewiesen hat.

Also, weil die gravide Frau ihre Syphilis auf den Fetus übertragen kann, selbst wenn sie sehr spät in der Schwangerschaft infiziert wird, *muß jeder Fall von postkonzeptioneller Syphilis so energisch wie möglich behandelt werden.*

Frühere Behandlung der Syphilis. Wie aus den Untersuchungen von GAMMELTOFT und mir, ÅHMAN, ALMKVIST u. a. hervorgeht, kann man sich auf die frühere Behandlung der Krankheit niemals verlassen; selbst wenn die Patientin in den ersten Jahren noch so gut behandelt worden ist, kann sie trotzdem ein syphilitisches Kind gebären. Ein typisches Beispiel aus dem Material von BOAS und GAMMELTOFT ist folgendes:

Eine Frau mit ersten sekundären Erscheinungen wird zuerst intensiv mit Salvarsan und Quecksilber behandelt; später bekommt sie 3 Jahre hindurch eine intermittierende präventive Quecksilberbehandlung. 4 Jahre nach der Infektion wird sie gravid; weil sie früher so gut behandelt worden ist, wird sie während der Schwangerschaft nicht behandelt und gebiert ein maceriertes Kind mit schweren syphilitischen Organveränderungen.

Auch Fälle, die abortiv behandelt worden sind, müssen während der Schwangerschaft prophylaktisch behandelt werden, auch wenn die Abortivkur anscheinend gelungen ist. Spätrezidive nach anscheinend gelungener Abortivkur werden ja immer ab und zu publiziert (BOAS 3 Jahre nach der Infektion, MARCUS und BJÖRLING 5 Jahre, GOUBEAU 10 Jahre). In dem einzelnen Falle kann man nie wissen, ob die Krankheit wirklich geheilt ist oder nicht, und die Frau ist deshalb wie sonst zu behandeln.

Also, weil die Frau auch nach einer intensiven Behandlung in den ersten Jahren die Krankheit auf den Fetus übertragen kann, *muß sie behandelt werden, selbst wenn sie früher eine noch so gute Kur durchgemacht hat.*

Was bedeutet eine negative Seroreaktion während der Schwangerschaft? Auf einer negativen Wassermannreaktion bei der syphilitischen Frau während der Gravidität kann man sich unter keinen Umständen verlassen. Ein typischer Fall aus dem Material von BOAS und GAMMELTOFT zeigt folgendes. Eine Patientin wird wegen erster sekundärer Erscheinungen mit Altsalvarsan und Quecksilber stark behandelt. Sie war 1 Jahr nach der Behandlung beobachtet worden und hatte weder klinische noch serologische Symptome. Sie wurde jetzt gravid, bekam keine Behandlung, wurde aber jeden Monat während der Schwangerschaft untersucht; sie war fortdauernd klinisch und serologisch symptomlos. 14 Tage vor der Geburt rezidiviert die Krankheit, die Wassermannreaktion wird positiv, und es wird ein Kind mit makulo-papulösem Syphilid geboren. Einen ähnlichen Fall haben LEVIN und FORGAN beobachtet.

Also, *selbst wenn die syphilitische Frau während der ganzen Schwangerschaft eine konstant negative Wassermannreaktion hat, muß sie prophylaktisch behandelt werden,* weil sie trotzdem sehr wohl die Krankheit auf den Fetus übertragen kann.

Zusammenfassung. *Jede syphilitische Frau muß in der Schwangerschaft mit Salvarsan und Quecksilber (oder Wismut) behandelt werden, gleichgültig wie alt ihre Krankheit ist, gleichgültig wie die frühere Behandlung gewesen ist und gleichgültig wie die Wassermannreaktion ausfällt.*

Um den Kampf gegen die kongenitale Syphilis energisch führen zu können, muß, wie speziell ALMKVIST hervorhebt, jede gravide Frau, auch wenn sie nicht glaubt syphilitisch infiziert zu sein, vom ersten Arzt, den sie in der Schwangerschaft konsultiert, klinisch und serologisch auf Syphilis untersucht werden, und, falls sich dabei eine Syphilis diagnostizieren läßt, möglichst rasch einer antisyphilitischen Kur unterzogen werden. In privater Praxis kann eine solche Untersuchung sehr leicht und diskret durchgeführt werden. Anläßlich der Untersuchung auf die Gravidität kann man feststellen, ob irgendwelche klinischen Symptome vorliegen; finden sich keine solchen, kann man unter irgend einem Vorwande eine Blutprobe nehmen. Die Wassermannsche Reaktion und die verschiedenen Präzipitationsreaktionen sind zu dieser Zeit — frühzeitig in der Gravidität — ganz zuverlässig. Natürlich stellt kein gewissenhafter Arzt die Diagnose Syphilis auf Grund eines einmaligen positiven Ausfalles der Blutprobe, wenn keine klinischen Symptome vorhanden sind; dieselbe muß in Zweifelfällen immer wiederholt werden. Was die Hospitalpraxis betrifft, ist es dringend zu empfehlen, wie schon oben erwähnt, daß eine Poliklinik zur Untersuchung und Behandlung von Schwangeren den großen Entbindungsanstalten angegliedert wird. Solche Polikliniken finden sich jetzt in London, Paris, Kopenhagen, Lausanne, Antwerpen usw. Auch in Wien können jetzt syphilitische Schwangere unentgeltlich behandelt werden. Nicht nur für die Untersuchung, sondern auch für die Behandlung der Schwangeren sind solche Polikliniken von großer Bedeutung, denn gravide syphilitische Frauen besuchen erfahrungsgemäß nicht gern die großen venereologischen Polikliniken.

Von Bedeutung für die Prophylaxe der angeborenen Syphilis ist es ferner, daß man alle Gebärenden in den großen Entbindungsanstalten auf Wassermannsche Reaktion untersucht. Natürlich kann man hierdurch der kongenitalen Syphilis des eben geborenen Kindes nicht vorbeugen, aber man kann in manchen Fällen eine Syphilis bei der Mutter diagnostizieren, wo die klinische Untersuchung versagt, und man kann dann sofort das Kind unter Beobachtung stellen, um es sogleich behandeln zu können, wenn die ersten klinischen und serologischen Symptome sich zeigen. Außerdem kann man die Mutter energisch antisyphilitisch behandeln und während späterer Schwangerschaften ausgiebig Salvarsan und Quecksilber verabreichen, so daß nach aller Wahrscheinlichkeit später ein gesundes Kind geboren werden kann. In dieser Weise sind z. B. alle Gebärenden in der Universitätsabteilung der königlichen Entbindungsanstalt in Kopenhagen seit 1917 serologisch untersucht worden und dabei 5,3% bis 7,7% Fälle von Syphilis gefunden, recht oft auch, wo die klinische Untersuchung versagt hat.

Wir kommen jetzt zu der sehr wichtigen Frage, *ob eine positive Wassermannsche Reaktion spät in der Schwangerschaft oder bei Geburt als gleichbedeutend mit Syphilis zu betrachten ist, oder ob vielleicht die Gravidität selbst unspezifische Hemmungen verursacht.* Bekanntlich liegen hier sehr verschiedene Anschauungen vor. Die erste Arbeit über die Wassermannreaktion in der Schwangerschaft stammt von OPITZ (1908), welcher das Retroplacentarblut verwendete;

104 Patientinnen wurden untersucht, 10 gaben eine positive Reaktion; aber
nur bei 4 Frauen und 2 Kindern konnte er die Diagnose Syphilis aufrecht halten.
BUNZEL hat 1909 bei 8 „sicher nicht luischen" Schwangeren oder Gebärenden
über komplette Hemmungen im Armvenenblut berichtet. FRANKL (1910)
fand bei Untersuchung des Retroplacentarblutes von 50 Gesunden zweimal
eine positive Reaktion; er ist der Überzeugung, daß das Retroplacentarblut
eindeutige und zuverlässige Resultate gibt. Auch HEYNEMANN (1911) hat bei
80 Schwangeren und einer Reihe von Wöchnerinnen nur positive Reaktion,
wenn eine sichere Syphilis vorlag. Von 6 fiebernden Wöchnerinnen reagierte
aber eine quoad luem unverdächtige Frau positiv; in ihrem Blut fanden sich
hämolytische Streptokokken. Außerdem gab noch eine von 7 Blutproben,
die Müttern von Kindern mit Mißbildungen unmittelbar post partum entnommen
waren, einen positiven Ausfall. HEIMANN und STERN fanden (1911) unter
80 Schwangeren, Gebärenden und Wöchnerinnen 19 mal eine positive Reaktion;
17 mal lag eine sichere Lues vor; sie meinen deshalb, daß die Wassermannreaktion
bei der Geburt vollkommen zuverlässig ist. Dagegen findet KRUKENBERG
(1913) bei Untersuchung des Retroplacentarblutes von 121 unkomplizierten
Spontangeburten 36 mal eine stark positive Reaktion; bei Kontrolluntersuchungen von Armvenenblut im Wochenbett restierte die positive Reaktion nur
in 4 Fällen. Bei komplizierten Geburten fanden sich noch mehr positive Reaktionen. SAENGER (1917) findet, daß das Retroplacentarblut in $6^0/_0$ unspezifische
Hemmungen gibt und weist zugleich nach, daß diese Hemmungen besonders
häufig auftreten, wenn das Blut mehrere Tage alt ist; er meint, daß bakterielle
Verunreinigungen die Ursache der unspezifischen positiven Reaktionen seien.
In den letzten Jahren mehren sich die Angaben über unspezifische Reaktionen.
STÜHMER und DREYER finden 1921 bei der Untersuchung des Retroplacentarblutes von 250 Patientinnen in $10^0/_0$ unspezifische Reaktionen, dagegen gab
die SACHS-GEORGIsche Reaktion viel bessere Resultate. BRÜNNER findet 1922
bei Vergleichung von Retroplacentarblut und Armvenenblut in 650 Fällen,
daß das Retroplacentarblut in $18,2^0/_0$ positive Reaktion gab, wo das Armvenenblut negativ reagierte. 1922 erschienen auch die Untersuchungen von ESCH
und WIELOCH aus der Freiburger Klinik; sie untersuchten ausschließlich Armvenenblut; 462 Schwangere gaben in $8,23^0/_0$ unspezifische Reaktion, 160 Kreißende
in $6,87^0/_0$ und 196 Wöchnerinnen in $6,63^0/_0$; nach dem 7. Wochenbetttag wird
die Reaktion wieder spezifisch. BATHE findet in demselben Jahre auch mit der
Flockungsreaktion von SACHS-GEORGI in $10^0/_0$ eine Neigung zu unspezifischen
Reaktionen; auch POMINI (1922) meint, daß das Retroplacentarblut weniger
gut ist, weil Lipoide während des Geburtsaktes aus den Villis ausgepreßt werden.
Der Amerikaner SMITH findet 1922 bei der Untersuchung von 94 Blutproben
von Graviden in den letzten 3 Wochen überhaupt keine unspezifischen Reaktionen; er meint, daß die publizierten angeblich unspezifischen Reaktionen
provozierte Fälle von latenter Syphilis seien. SMITH verwendet die Technik
von KOLMER. 1923 teilt WAGNER mit, daß er in $7,3^0/_0$ im Retroplacentarblut
eine positive Reaktion gefunden hat und meint, daß dieses Resultat zu
hoch ist, weil er im Armvenenblut und anamnestisch nur in $4,8^0/_0$ Syphilis
nachweisen konnte. BRINDEAU (1923) findet in 500 Fällen bei der Geburt 15 mal
eine positive Reaktion, wo man weder anamnestisch noch objektiv Syphilis
nachweisen konnte. Auch MOORE (Amerika) findet 1923 bei 33 von 200 Frauen
konträre Resultate. Im Gegensatz zu diesen Autoren meint PANKOW (1923),
daß die Geburt ein besonders günstiger Zeitpunkt für die Erkennung latenter
Syphilis ist, indem $94^0/_0$ aller latent luetischen Frauen intra partum positiv
reagieren. Nur in $1,5^0/_0$ der Fälle hat er unspezifische Hemmungen gesehen.
In ähnlicher Weise äußern sich GEORGI und HANDORN (1923); unter 78 gesunden

Frauen hatten sie während der Geburt im Armvenenblut nur zweimal positive Reaktion; dieselben Patientinnen reagierten aber auch nach der Geburt positiv. Nur das Retroplacentarblut gab ab und zu unspezifische Reaktionen, weil es oft mit so vielen anderen Stoffen gemischt ist (Gewebspartikeln, Bakterien, Vaginalsekret usw.). Hinton in Amerika erwähnt bei 10427 Untersuchungen keine unspezifischen Reaktionen (positives Resultat in $4,18^0/_0$ der Fälle). Varò (1923) findet auch mit der Sachs-Georgischen Reaktion gute Resultate und erwähnt keine unspezifischen Reaktionen. Willenbücher findet (1923) bei der Untersuchung von 90 Patientinnen im Venenblut dreimal eine positive Reaktion, die 8 Tage nach der Geburt wieder schwand; das entsprechende Retroplacentarblut reagierte 15 mal positiv. Die Sachs-Georgische Reaktion war in allen Fällen im Venenblut negativ. Klaften und Kalmann (1923) fanden bei der Untersuchung von 912 Frauen nur einmal eine positive Reaktion bei einer Patientin, die anscheinend nicht syphilitisch war; eine schwach positive Reaktion wird während der Geburt stärker. Klee und Hofmann (1923) hatten bei der Untersuchung von 707 Graviden nur $1,69^0/_0$ unspezifische Resultate; sie finden auch das Retroplacentarblut gut, nur muß es bei der Untersuchung ganz frisch sein. Lasseur und Vermelin (1923) finden bei 148 Schwangeren und Puerperae nur spezifische Reaktionen. Ebenso meinen Hohn und Gummert (1923), daß das Retroplacentarblut im allgemeinen brauchbar ist, indem sie bei der Untersuchung von 944 Patientinnen nur $3,7^0/_0$ Fällen unspezifische Reaktionen bekommen haben. Deicher (1923) findet bei der Untersuchung von 51 Schwangeren nur 1 sicher unspezifische Reaktion. Nevermann (1923) erhielt in 302 Fällen nur spezifische Resultate mit Armvenenblut, hebt aber doch hervor, daß nur totale Hemmungen berücksichtigt werden können. Sequeira sah in 700 Fällen nur 1 unspezifische Reaktion (Venenblut). Auch aus 1924 liegen zahlreiche sich widersprechende Mitteilungen vor. Belding und Hunter gehen so weit, daß sie schreiben, daß man in $25—30^0/_0$ der Fälle mit einem cholesterinierten Extrakt wahrscheinlich unspezifische Reaktionen bekommt. Fordyce und Rosen erwähnen 40 Mütter, die vor der Geburt eine positive Reaktion gaben; nach der Geburt verschwand die Reaktion spontan, und die betreffenden Kinder blieben alle gesund. Auch Matusowszky erwähnt die unspezifischen Reaktionen bei gesunden graviden Frauen. Burger und Heiner (Ungarn) meinen nach der Untersuchung von 107 Gebärenden, daß die Ergebnisse der Wassermannreaktion bei der Geburt nur mit Vorsicht zu verwerten sind. Ebenso sagt Vignes (Frankreich), daß die Wassermannreaktion während der Gravidität oft unspezifisch ist, dasselbe Ostrcil (Tschecho-Slovakei). Dagegen betont Cruickshank (England), welcher die Harrisonsche Technik verwendet, daß die Wassermannreaktion ausgezeichnete Resultate während der Gravidität gibt. Fox (England) fand bei 101 graviden Frauen nur einmal eine stark positive Reaktion; diese Patientin hatte aller Wahrscheinlichkeit nach Syphilis. Klee (Deutschland) hat das Retroplacentarblut von 1200 Gebärenden untersucht und dabei $7,8^0/_0$ positive Ergebnisse gehabt. Er meint, daß das Retroplacentarblut für die Blutuntersuchung nach Wassermann sehr wohl geeignet ist, doch ist das Ergebnis nicht direkt beweisend für Syphilis, sondern eine Aufforderung zu genauer Nachforschung, ob eine Syphilis vorliegen könnte. Ist das Armvenenblut im Gegensatz zu dem Retroplacentarblut negativ, so wird das Ergebnis des letzteren nicht im positiven Sinne verwertet. Tsaky-roglu (Griechenland) findet bei seinen Untersuchungen im Eppendorfer Krankenhaus in Hamburg, daß unter 302 Fällen die Wassermannreaktion nur einmal bei einer anscheinend gesunden Frau bei der Geburt positiv war, um später negativ zu werden. Finkener und Neugarten finden in der Düsseldorfer Frauenklinik unter 2973 Blutproben nur $1,3^0/_0$ unspezifische Reaktionen (Retroplacentarblut) und meinen deshalb, daß frisches Retroplacentarblut sehr wohl verwendbar ist, heben aber hervor, daß eine positive Reaktion natürlich mit genauer klinischer Untersuchung und wiederholter Blutprobe zu kontrollieren ist. Sie haben mehrmals beobachtet, daß Frauen mit sicher festgestellter Lues während der Geburt positiv reagieren, um dagegen im Wochenbett negative Reaktion zu geben. Außerdem machen sie darauf aufmerksam, daß man, wenn die betreffenden Frauen ihre Syphilis geleugnet hätten, solche Fälle unzweifelhaft als unspezifisch reagierend aufgefaßt hätte. Sie finden auch, ebenso wie PANKOW, daß die Geburt ein ungewöhnlich günstiger Zeitpunkt für die serologische Luesforschung ist, indem mehr als $90^0/_0$ der symptomlosen syphilitischen Frauen positiv reagieren. HANDORN hat 72 Blutproben von 51 gesunden Frauen an drei verschiedene serodiagnostische Stationen geschickt. In zwei Stationen reagierten alle Blutproben negativ, in der dritten Station reagierte eine Blutprobe schwach positiv, fünf zweifelhaft; nach der Geburt reagierten die betreffenden Sera negativ. Also können Sera von Graviden gelegentlich bei etwas zu starker Einstellung eine positive Reaktion geben. KLAFTEN (Wien) hat 2486 Blutproben aus dem Retroplacentarblut mit der Wassermannreaktion und der MEINICKE-Trübung-Reaktion untersucht; mit der Wassermannreaktion hat er im Retroplacentarblut höchstens $1,5^0/_0$ unspezifischer Reaktionen, mit der MEINICKE-Trübung-Reaktion eine noch niedrigere Zahl. KLAFTEN hat seine Patientinnen längere Zeit nach der Geburt beobachtet; es hat sich dann herausgestellt, daß mehrere mit anscheinend unspezifischer Reaktion später manifeste syphilitische Symptome gezeigt haben. Er hebt deshalb hervor, daß eine Nachuntersuchung der Mutter und des Kindes immer vorzunehmen ist, wenn eine positive Reaktion bei der Geburt konstatiert worden ist. Auch er meint, daß die Geburt der günstigste Zeitpunkt für den Nachweis einer syphilitischen Infektion bei der Frau ist.

Im Jahre 1925 liegen nur wenige Arbeiten vor. KNEBEL hat in 35 Fällen unter 994 im Retroplacentarblut unspezifische Reaktionen mit der Wassermannschen Reaktion bekommen, dagegen nicht mit den Präzipitationsreaktionen. MARTIN verwendet nur Venenblut, indem er hervorhebt, daß eine Venäpunktur ein so einfacher Eingriff ist, daß es an und für sich überflüssig ist, die Frage Retroplacentarblut contra Venenblut zu diskutieren. Er erwähnt keine unspezifischen Reaktionen. GÜNTHER hebt hervor, daß die Wassermannsche Reaktion bei Gebärenden oder Spätschwangeren nur mit Vorsicht zu verwerten ist wegen unspezifischer Serumveränderungen. BAZALA erwähnt, daß die Wassermannsche Reaktion bei Eklampsie niemals unspezifische Resultate gibt. Die Flockungsreaktionen sind mehr empfindlich; ihre Anstellung neben der Wassermannschen Reaktion wird empfohlen. Im Jahre 1926 finden KLOPSTOCK und HILPERT bei der Untersuchung von 880 Sera von Graviden, daß 20 mit der Wassermannschen Reaktion anscheinend unspezifisch reagierten, 27 mit SACHS-GEORGIS Reaktion und 31 mit der MEINICKEschen Trübungsreaktion. Sie heben aber hervor, daß man bei übereinstimmendem positivem Ausfall mehrerer Reaktionen in der Annahme eines unspezifischen Verhaltens sehr zurückhaltend sein muß. KENDAL (Amerika) meint, daß die Wassermannsche Reaktion während der Gravidität unzuverlässig sei; besser sei die SACHS-GEORGIsche Reaktion. GARIPREY und CHATELLIER haben in Toulouse bei 444 Graviden 121 positive Reaktionen gefunden; die Anamnese und das spätere Schicksal der Kinder haben die Richtigkeit der Serodiagnose bestätigt.

Überblickt man diese sehr widersprechenden Mitteilungen, so sieht man sofort, daß die meisten unspezifischen Reaktionen bei der Untersuchung des Retroplacentarblutes gefunden sind, aber auch im Armvenenblut sind mehrmals unspezifische Hemmungen beobachtet worden. Ein Teil der unspezifischen

Resultate lassen sich durch das Verwenden zu alten Retroplacentarblutes erklären, ein Teil vielleicht dadurch, daß zu schwache Hemmungen als positive Reaktionen betrachtet worden sind. Schließlich haben wahrscheinlich viele Frauen ihre Syphilis abgeleugnet, was ich bei meinen eigenen Untersuchungen vielfach konstatiert habe. In den letzten Jahren haben GAMMELTOFT, SICK und ich sämtliche Gebärende in der königlichen Entbindungsanstalt in Kopenhagen speziell mit Rücksicht auf diese Frage untersucht. Als Antigen wurde ein alkoholischer Menschenherzextrakt und ein syphilitischer Leberextrakt verwendet [1]).

Untersucht wurden im ganzen 2200 gebärende Frauen; 148 (= 6,74 %) reagierten positiv. 84 hatten klinisch oder anamnestisch eine sichergestellte Syphilis, 15 konnten zur Nachuntersuchung nicht gefunden werden, *44 reagierten $^{1}/_{2}$—2 Jahre nach der ersten Untersuchung wieder positiv*, und unter diesen gestanden jetzt 6, daß sie früher wegen Syphilis behandelt waren, und 1, daß der Vater des Kindes vor 6 Jahren Syphilis gehabt hatte! In der Entbindungsanstalt hatten sie nichts von Syphilis erzählen wollen, weil sie nicht wünschten, daß die anderen Patientinnen etwas davon erfahren sollten. Die restierenden 37 (44 ÷ 7), die wieder positiv reagierten, boten keine anamnestischen oder klinischen Symptome von Syphilis dar, mußten aber wegen der später konstatierten kongenitalen Syphilis bei dem Kinde oder wegen der konstant bleibenden positiven Wassermannreaktion als latent syphilitisch betrachtet werden. Jedenfalls war die positive Wassermannreaktion nicht durch die Gravidität verursacht worden. Es blieben noch 5 Patientinnen, deren Reaktionen folgenden Verlauf hatten:

	1	2	3	4	5
Während der Geburt . .	+	+	+	+	/
7 Tage nach der Geburt .	+	÷	+	+	+
$^{1}/_{2}$ Jahr später	÷	÷	÷	÷	÷

Von diesen 5 Patientinnen gab aber die eine (Nr. 4) an, daß ihr Mann vor 8 Jahren wegen Syphilis behandelt worden war! Die Blutprobe bei Nr. 5 war 7 Tage nach einer Chloroformnarkose entnommen; die Wassermannreaktion, die hier sehr stark war, war bei der nächsten Untersuchung ein Monat später vollständig negativ; bekanntlich kann nach den Untersuchungen von WOLFSOHN, REICHER, ROSENTHAL, BOAS und PETERSEN die Chloroformnarkose ab und zu eine positive Wassermannreaktion geben, die wieder vollständig verschwindet. Aber selbst wenn man diesen Fall mitrechnet, ist die Zahl der positiv reagierenden Patientinnen, bei welchen die Reaktion später schwand, und bei welchen keine Syphilis gefunden werden konnte, so klein (4 unter 2200 = 0,17 %), daß man wohl ohne Zwang ebenso wie PANKOW die positive Reaktion während der Geburt und im Wochenbett als eine provozierte Reaktion bei latent Syphilitischen betrachten darf.

Weiter haben GAMMELTOFT und ich gleichzeitig Armvenenblut und Retroplacentarblut von 500 Gebärenden untersucht. Das Retroplacentarblut gab 34 mal eine positive Wassermannreaktion, wo das entsprechende Venenblut sowohl mit der Wassermannreaktion als mit den verschiedenen Präcipitationsreaktionen glatt negativ reagierte, und wo keine Syphilis klinisch oder anamnestisch gefunden werden konnte.

Das Resultat anderer und eigener Untersuchungen ist also: Bei der Geburt ist für die Wassermannreaktion und die verschiedenen Präcipitationsreaktionen das Armvenenblut vorzuziehen, weil das Retroplacentarblut leicht unspezifische Reaktionen geben kann, besonders wenn es nicht ganz frisch ist. Wenn man

---

[1]) Siehe BOAS: Die Wassermannsche Reaktion. 3. Aufl. Berlin: S. Karger 1922.

bei Verwendung des Armvenenblutes nur komplette Hemmungen berücksichtigt, sind die Reaktionen ebenso zuverlässig wie sonst. Natürlich „fällt es keinem ein auf Grund einer einzigen positiven Reaktion die Diagnose Lues zu stellen" (FRITZ LESSER). Man muß sich nämlich immer daran erinnern, daß eine vereinzelte positive Reaktion auf einem einfachen Versuchsfehler oder auf einer Verwechslung von Seris beruhen kann. Eine unerwartete positive Reaktion bei der Geburt erheischt zunächst eine eingehende klinische und anamnestische Untersuchung. Fällt diese negativ aus, so muß die Reaktion im Wochenbett und am besten noch einmal später wiederholt werden. Bleibt das Resultat immer positiv, so ist die Patientin unzweifelhaft als luetisch zu betrachten und energisch zu behandeln. Während einer eventuellen späteren Gravidität muß sie selbstverständlich mit Salvarsan und Quecksilber (oder Wismut) ausgiebig behandelt werden.

Soll man die anscheinend gesunde Frau eines syphilitischen Mannes während der Gravidität prophylaktisch behandeln? Viele Syphilidologen und Pädiater, so z. B. jüngstens TIXIER auf dem pädiatrischen Kongreß in Paris 1924 und die Mehrzahl der Teilnehmenden in der Pariser Konferenz über die kongenitale Syphilis 1925 sind der Ansicht, daß eine anscheinend gesunde Frau eines syphilitischen Mannes während der Gravidität unbedingt prophylaktisch zu behandeln sei. Ich meine ebenso wie CARLE in Lyon, daß man eine solche Frau *nicht* behandeln soll. Erstens ist es unwissenschaftlich, eine Person wegen Syphilis zu behandeln, wenn man gar nicht weiß, ob sie wirklich die Krankheit hat; wenn die betreffende Frau später im Leben ganz unschuldige Kopfschmerzen, Ausschläge usw. bekommt, so glaubt sie sofort, daß es sich um spezifische Prozesse handelt, und man hat sie vielleicht für das ganze Leben unglücklich gemacht. Zweitens weiß die Frau in vielen Fällen gar nicht, daß ihr Mann Syphilis hat. Weil es aber, jedenfalls in den allermeisten Fällen, fast immer unmöglich ist, eine nur mittelmäßig begabte Frau antisyphilitisch zu behandeln ohne ihr zu erzählen, weswegen man sie behandelt, so läuft man Gefahr die ganze Ehe zu stören, nur weil man die Frau wegen einer Krankheit behandeln will, die sie wahrscheinlich gar nicht hat. Dagegen muß die Frau eines syphilitischen Mannes so genau wie möglich untersucht werden, wenn sie gravid wird. Dieses ist immer möglich ohne Verdacht zu erregen; während der Untersuchung auf Gravidität kann man nachsehen, ob sich irgendwo syphilitische Manifestationen finden, und eine Blutprobe kann immer unter dem Vorwand Anämie genommen werden.

Der Vater. Der syphilitische Vater muß natürlich so gut wie möglich behandelt werden, damit keine ansteckenden Symptome zum Vorschein kommen. Wie schon oben besprochen, hat die Syphilis des Vaters für die Nachkommenschaft nur insofern die Bedeutung, daß er die Mutter infizieren kann und diese wieder das Kind.

Das Kind. Wie schon erwähnt, haben mehrere Verfasser vorgeschlagen, daß jedes Kind von syphilitischen Eltern behandelt werden mußte, auch wenn es klinisch und serologisch symptomlos war (CARLE, BECH, WELANDER usw.). Andere (EHLERS, HOFFMANN) sind der Meinung, daß nur Kinder von rezent syphilitischen Müttern zu behandeln sind, indem man a priori erwarten muß, daß solche Kinder Manifestationen von Syphilis congenita bekommen werden, und daß es deshalb besser ist, diese Kinder sofort zu behandeln. Wie ich, ÅHMAN und ALMKVIST hervorgehoben haben, muß jedes Kind einer syphilitischen Mutter unter Beobachtung gestellt werden, damit man entscheiden kann, ob es syphilitisch oder gesund ist. Die Übertragung der Syphilis ist wie bekannt sehr launenhaft und unregelmäßig. Sogar bei frischer unbehandelter Syphilis *kann* das Kind in seltenen Fällen der kongenitalen Syphilis entgehen (ALMKVIST,

Boas und Gammeltoft und viele andere). Behandelt man ohne weiteres alle Kinder, macht man die Erforschung der Frage unmöglich, wann die Syphilis der Mutter auf das Kind übergeht und wann nicht. Dann wissen die Patienten ihr ganzes Leben hindurch nicht, ob sie syphilitisch sind oder nicht, und sobald sie die geringsten Symptome darbieten, die mit Syphilis in Verbindung gesetzt werden können, werden sie oder ihre Eltern nervös und ängstlich. Ich kann mich ganz und gar Almkvist anschließen, wenn er schreibt: ,,Außerdem hat man es zu allen Zeiten als unwissenschaftlich betrachtet, bei einem Fall von Syphilis acquisita eine Syphilisbehandlung zu beginnen, bevor deutliche Symptome die Diagnose Syphilis sichergestellt hatten, und ich kann nicht sehen, daß die Sache weniger unwissenschaftlich wird, wenn es sich um kleine Kinder statt um Erwachsene handelt.''

Also, *ein Kind von syphilitischen Eltern muß klinisch und serologisch beobachtet werden, aber nicht behandelt werden, bevor die Diagnose Syphilis sichergestellt worden ist.* Wie lange man das Kind beobachten soll, weiß man leider noch nicht. In den meisten Fällen kommen die syphilitischen Symptome in den ersten drei Monaten zum Vorschein. Sie können aber auch später erscheinen; in dem von Gammeltoft und mir untersuchten Material sahen wir in vereinzelten Fällen die ersten Manifestationen erst im 4. oder 5. Monate auftreten. Strandberg hat 2 Fälle beobachtet, wo die Kinder erst 4 Jahre nach der Geburt eine positive Wassermannreaktion zeigten. Auch Beck hat 2 Fälle beobachtet, wo 2 anscheinend gesunde seronegative Kinder resp. $3^1/_2$ und 4 Jahre alt Symptome an Syphilis zeigten. Das eine Kind starb an einer syphilitischen Meningitis, das zweite bekam in einem Alter von 4 Jahren eine positive Wassermannsche Reaktion. Man muß sich doch erinnern, daß Beck immer in den ersten 2 Lebensmonaten den Kindern eine prophylaktische Schmierkur gegeben hat, wodurch die Symptome einer evtl. bestehenden kongenitalen Syphilis vielleicht zurückgehalten worden sind. In solchen Fällen muß man selbstverständlich auch immer die Frage ventilieren, ob bei den betreffenden Kindern nicht eine akquirierte Syphilis vorliegt. Man weiß in der Tat nicht, wie lange man ein solches Kind beobachten soll; jedenfalls muß es *mindestens* $^1/_2$ *Jahr* unter Beobachtung stehen, am liebsten länger.

Während der Beobachtung eines anscheinend gesunden Kindes zeigt sich recht oft die Schwierigkeit, daß es nicht selten fast unmöglich ist, das Kind unverheirateter syphilitischer Mütter irgendwo unterzubringen. Die Mutter, die sich selbst ernähren muß, kann das Kind nicht zu Hause haben; in gewöhnlichen Pflegeheimen darf man es nicht unterbringen, weil man riskiert, daß es kongenitalsyphilitische Manifestationen bekommt und die anderen gesunden Kinder ansteckt. Die Verwandten der Mutter wollen das Kind auch nicht haben, weil sie fürchten, daß es doch syphilitisch ist und der Arzt nicht garantieren kann, daß es gesund bleiben wird. Aus diesen Gründen wird in Kopenhagen auf der Initiative Gammeltofts ein *Beobachtungsheim* für solche Kinder eingerichtet werden. Anscheinend gesunde Kinder syphilitischer Mütter werden, wenn sie bei der Mutter nicht bleiben können, unmittelbar nach der Geburt in das Heim gebracht und bleiben dort die ersten 4 Monate ihres Lebens. Wie eben besprochen, äußert sich die große Mehrzahl der ersten kongenital-luetischen Symptome innerhalb dieser Zeit. Mir bekannt sind an keinen anderen Stellen solche Beobachtungsheime eingerichtet worden, es wäre aber sehr zu empfehlen auch in anderen großen Städten ähnliche Heime einzurichten, damit die eventuelle kongenitale Syphilis bei ihrem ersten Erscheinen erfaßt werden kann.

Soziale Maßnahmen. Wichtig für die Prophylaxe der kongenitalen Syphilis sind *aufklärende populäre Vorträge.* Solche Vorträge, welche die Häufigkeit und die ernste Bedeutung der kongenitalen Syphilis beleuchten, sind mit

Zwischenräumen in allen größeren Städten abzuhalten. Die *Hebammen* müssen speziellen Unterricht über die Symptome der kongenitalen Syphilis haben, damit sie dieselben beim Kinde erkennen und sofort ärztliche Hilfe anrufen können. Auch die *Ärzte* müssen auf die kongenitale Syphilis speziell aufmerksam sein; man sieht leider nicht allzu selten, daß die Ärzte vergessen den weiblichen Patienten die kolossale Wichtigkeit einer energischen Behandlung während der Gravidität genügend einzuprägen. Auch muß der *Spezialarzt*, welcher eine syphilitische Frau behandelt, immer sich erinnern, dieselbe nach einer evtl. Gravidität zu fragen, welches am leichtesten in der Form gemacht wird, daß man über die Menses ausfragt. GAMMELTOFT hat speziell dieses hervorgehoben, weil er wiederholt in der Entbindungsanstalt in Kopenhagen gesehen hatte, daß Frauen, die von Kopenhagener Spezialärzten mit ganz leichten präventiven Quecksilberkuren behandelt waren, syphilitische Kinder geboren hatten, indem die betreffenden Ärzte gar nicht gewußt hatten, daß die Patientinnen gravid waren, und deshalb eine mehr energische Behandlung unterlassen hatten.

Anhang:

Wann darf ein Syphilitiker heiraten?

Es ist natürlich, die Frage, wann man einem Syphilitiker die Heiratserlaubnis geben darf, hier zu behandeln, indem sie, jedenfalls teilweise, mit der Prophylaxe der angeborenen Syphilis eng zusammenhängt.

Wenn ein Arzt einem Syphilitiker die Heiratserlaubnis geben soll, sind immer 3 Fragen zu beantworten:

1. Besteht eine Gefahr der Übertragung der Syphilis auf den anderen Ehegatten?

2. Besteht eine Gefahr der Übertragung der Syphilis auf die Nachkommenschaft?

3. Droht dem Kranken die Gefahr, daß in früherer oder späterer Zeit tertiäre Erkrankungen auftreten werden, die ihn zur Erhaltung der Familie untauglich machen?

Die Frage über den Ehekonsens der Syphilitiker sind von hervorragenden Syphilidologen wiederholt diskutiert worden. Von FOURNIER sind folgende Regeln aufgestellt worden: 1. Es dürfen keine spezifischen Symptome vorhanden sein. 2. Es muß nach der Infektion eine gewisse Anzahl von Jahren vergangen sein. 3. Nach den letzten spezifischen Manifestationen muß eine gewisse Zeit verlaufen sein. 4. Die Krankheit darf keinen bösartigen Charakter haben. 5. Der Kranke muß eine genügende spezifische Behandlung bekommen haben. FOURNIER verlangte anfangs eine Krankheitsdauer von 4 Jahren, wenn der Kranke eine passende Behandlung bekommen hatte und keine spezifischen Symptome in den letzten 18 Monaten gezeigt hatte; später verlangte FOURNIER eine Krankheitsdauer von 5—6 Jahren. 1907 veröffentlichte CIVATTE in den Annales de Dermatologie die Antworten über diese Frage auf ein Rundschreiben an die hervorragendsten Syphilidologen. Es zeigte sich, daß die Anschauungen von FOURNIER im allgemeinen akzeptiert waren. Nur bestand eine gewisse Differenz mit Rücksicht auf die Anzahl von Jahren, die nach der Infektion vergangen sein mußten. Die Mehrzahl der Syphilidologen verlangte zwischen 3 und 5 Jahren; einige, wie HERXHEIMER, forderten 10 Jahre, andere, wie HUTCHINSON, nur 2 Jahre.

Nach den großen Entdeckungen und den zahlreichen neuen biologischen Untersuchungsmethoden im letzten Dezennium haben sich die Anschauungen der Syphilidologen etwas geändert. Betreffs der ersten oben aufgestellten Frage über die Infektionsgefahr für den anderen Ehegatten ist es nachgewiesen, daß nicht nur syphilitische Manifestationen, sondern auch physiologische Sekrete fakultativ kontagiös sein können. Das *Sperma* kann z. B. die Krankheit überführen (Finger und Landsteiner, Uhlenhuth und Mulzer, Frühwald); ebenso hat Pinard und später Lakaye die Spirochäten direkt mikroskopisch im Sperma nachweisen können. Die *Milch* von einer symptomfreien syphilitischen Mutter kann ein Kaninchen mit Syphilis infizieren (Uhlenhuth und Mulzer). Im *Harn* konnten Fiesinger und Huber die Spirochaeta pallida nachweisen, im *normalen Cervicalsekret* wurde sie von Dora Fuchs gefunden. Ebenso hat Friedländer Spirochäten in der *Urethra* konstatiert. Es ist also ohne weiteres klar, daß die erste Forderung Fourniers, daß keine spezifischen Symptome vorhanden sein dürften, nicht genügt, wenn ganz normale physiologische Sekrete die Krankheit übertragen können. Es ist ja auch wiederholt konstatiert worden (Magnus Möller, F. Lesser), daß Frauen, welche Männer mit Syphilis infiziert hatten, keine syphilitischen Symptome darboten. Glücklicherweise ist diese Kontagiosität nur in den ersten Jahren der Krankheit nachgewiesen worden.

Weiter ist es, besonders durch die Untersuchungen von Fournier und später von Feulard, Tarnowsky, Lassar u. a. festgestellt worden, daß die kontagiöse Periode der Syphilis sich über weit mehr Jahre erstrecken kann, als früher angenommen wurde („Syphilis secondaire tardive"). So hat z. B. Ludwig Nielsen bei einer 24 Jahre alten Syphilis Spirochäten in erosiven Papeln auf den Genitalien nachweisen können; ich selbst habe ebenfalls bei einer 34 Jahre alten Syphilis Spirochaeta pallida in erosiven Papeln auf der Zunge konstatiert.

Was die zweite Frage (die Gefahr für die Nachkommenschaft) betrifft, so hat es sich, wie schon oben in diesem Kapitel erörtert, herausgestellt, daß die Gefahr für die Nachkommenschaft viel größer bei materner als bei paterner Syphilis ist. Während die Mutter in der Tat die Syphilis übertragen kann, so lange sie vererbungsfähig ist, kann der Vater die Syphilis nur auf die Kinder übertragen, wenn er die Mutter zuerst infiziert, d. h. so lange er sich noch in der kontagiösen Periode befindet.

Von verschiedener Seite, Babonneix u. a., ist hervorgehoben worden, daß ein syphilitischer Vater, ohne seine Frau zu infizieren, Kinder erzeugen kann, die zwar nicht kongenital-syphilitisch sind, aber verschiedene Degenerationszeichen darbieten (Infantilismus, Hydrocephalus, Hasenscharte, Klumpfuß usw.), die durch eine Degeneration der Keimzellen durch das syphilitische Virus verursacht sind. Wie die Pariser Kommission über den Ehekonsens hervorhebt, sind solche Mißbildungen keineswegs spezifisch, sie können sich z. B. auch bei Alkoholismus chronicus und Tuberkulose finden. Mit der echten kongenitalen Syphilis haben diese Degenerationszeichen jedenfalls nichts zu tun. Verfasser, der eine recht große Anzahl von Kindern von syphilitischen Eltern gesehen hat, hat keineswegs konstatieren können, daß dieselben, wenn sie der Infektion mit Syphilis congenita entgangen waren, in irgendeiner Weise mehr Degenerationszeichen als andere Kinder darboten.

Was die dritte Frage (die wirtschaftliche Gefahr) betrifft, so hat die Wassermannsche Reaktion, die Lumbalpunktion, der Nachweis von Spirochaeta pallida vollständig festgestellt, daß die Aortitis, das Aneurysma, die Tabes und die Paralyse echt syphilitische Affektionen sind, und daß die Syphilis deshalb eine weit ernstere Krankheit ist, als man es vor 40 bis 50 Jahren vermutete.

Durch die verbesserte Behandlung, in erster Reihe durch das Salvarsan, durch das man sehr oft die Patienten nach der ersten Kur symptomenfrei halten kann, ist anderseits die Frage aktuell geworden, ob nicht die Patienten, die eine sog. abortive Kur durchgemacht haben, etwas früher heiraten können, als bisher die Regel war.

1920 wurde von der Französischen Dermatologischen Gesellschaft eine Kommission, bestehend aus QUEYRAT, HUDELO, SPILLMANN, GASTOU und CLÉMENT SIMON, zum Studium des Ehekonsenses nach modernen Gesichtspunkten ernannt. Weil die Arbeit dieser Kommission sehr wichtig und eingehend ist, sollen die Schlußsätze der Kommission näher zitiert werden. Vor allem hebt die Kommission hervor, daß man im allgemeinen viel strengere Regeln für die syphilitische Frau als für den syphilitischen Mann aufstellen muß. Für den einzelnen Fall stellt sie folgende Forderungen:

1. Der Kranke befindet sich noch im primären Stadium vor Erscheinen der serologischen Symptome. Wenn der Kranke im ersten Jahre zwei Serien von Salvarsaninjektionen + Injektionen von unlöslichen Quecksilbersalzen oder Oleum cinereum bekommen hat und immer eine negative Blutreaktion zeigt (auch nach HECHT) und einen normalen Liquor hat, läßt man den Patienten ohne Behandlung im zweiten Jahre. Ist die Seroreaktion immer negativ und zeigt die Lumbalpunktion nach dem zweiten Jahre wieder normale Verhältnisse, kann der Patient nach zwei Jahren heiraten.

2. Der Kranke kommt erst zur Behandlung nach Erscheinen der Seroreaktion oder sekundärer Symptome. Der Kranke wird in ähnlicher Weise wie oben behandelt (wiederholte Salvarsaninjektionen + Serien von unlöslichen Quecksilbersalzen), aber durch zwei Jahre. Sind alle Reaktionen negativ, Beobachtung durch zwei Jahre. Ist der Kranke dann klinisch und serologisch (auch Lumbalpunktion!) symptomenfrei, kann er nach vier Jahren heiraten.

3. Die Seroreaktion bleibt positiv, die Lumbalflüssigkeit ist normal. Solche Patienten müssen 4—5 Jahre energisch behandelt werden. Bleibt die Seroreaktion positiv, kann der Patient heiraten, *wenn er ein Mann ist*. Ist die Rede von einer Frau, muß sie noch weiter zwei Jahre behandelt werden. Dann kann sie heiraten, muß aber während jeder Schwangerschaft eine präventive Kur durchmachen.

4. Die Spinalflüssigkeit bleibt trotz Behandlung positiv. Die Heirat ist zu verbieten, weil der Kranke die Gefahr läuft, Tabes oder Paralyse zu bekommen.

5. Der Kranke zeigt Symptome einer beginnenden spinalen oder cerebralen Syphilis: die Heirat ist zu verbieten.

6. Der Kranke hat eine alte Syphilis und kann nur unbestimmte Angaben über die frühere Behandlung machen:

a) Hat der Heiratskandidat irgendein Symptom von Syphilis herrührend, speziell seitens des Nervensystems, ist die Heirat zu verbieten.

b) Hat der Heiratskandidat nur eine positive Seroreaktion, aber keine klinischen Symptome, ist die Heirat aufzuschieben und eine ausgiebige Behandlung einzuleiten. Ist die Seroreaktion dann negativ, wird der Kranke ein Jahr beobachtet; bleibt dann die Seroreaktion negativ, kann er nach im ganzen zwei Jahren heiraten. Bleibt die Seroreaktion dagegen positiv, muß die Behandlung fortgesetzt werden. Bleibt die Seroreaktion immer positiv, ist die Heirat zu verbieten.

c) Der Kranke hat eine negative Blutreaktion, aber eine positive Lumbalflüssigkeit, wie bei 3.

d) Der Kranke ist klinisch und serologisch symptomenfrei. Eine Reaktivation wird versucht. Fällt diese positiv aus, dann ein Jahr Behandlung und ein Jahr Beobachtung. Fallen die Reaktionen negativ aus, kann der Kranke heiraten, aber nur wenn er in den letzten zwei Jahren keine kontagiösen Symptome gehabt hat.

Jüngstens ist von deutscher Seite die große und gediegene Arbeit von FINGER erschienen. Seine Ansichten differieren in mehreren Punkten von denjenigen der französischen Kommission, wie unten auseinandergesetzt werden soll.

Wenn ich meine eigenen Anschauungen entwickeln soll, dann ist an die Spitze zu setzen, daß *jeder rechtlich denkende Mensch, der Syphilis gehabt hat, immer den anderen Teil von der Sachlage unterrichten muß*. Der Arzt muß immer darauf dringen, daß der Heiratskandidat seiner Braut vollständiges Vertrauen zeigt, oder noch besser, daß der Arzt selbst die junge Frau unterrichtet.

Nur wenn beide Teile wissen, was es gilt, kann eine eventuelle Behandlung eingeleitet werden, und die Prognose wird dann viel besser. Diese Ansicht, die man nicht immer in den Lehrbüchern findet, wird auch von Finger, Spillmann und Thibierge verfochten. Man könnte einwenden, daß diese Praxis viele Ehen verhindern würde. Ich kann dann nur Thibierge zitieren: „Si cette pratique peut faire manquer quelques mariages, elle évite un bien plus grand nombre de divorces."

Als zweiter Punkt muß hervorgehoben werden, daß *jede Frau, die Syphilis gehabt hat, während der Schwangerschaft antisyphilitisch behandelt werden muß.* Die Begründung ist ausführlich im ersten Teil dieses Kapitels erörtert. Diese Forderung setzt natürlich auch voraus, daß der Mann weiß, daß seine Frau Syphilis hat.

Drittens muß der Arzt den Patienten immer darauf aufmerksam machen, daß er wegen des eventuellen Auftretens spätsekundärer kontagiöser Symptome doch ein gewisses Risiko läuft mit Rücksicht auf die Übertragung der Krankheit auf den anderen Ehegatten. Der Arzt kann dafür keine absolute Garantie übernehmen, daß niemals infektiöse Symptome auftreten werden. Glücklicherweise sind die spätsekundären kontagiösen Symptome in gut behandelten Fällen sehr selten.

Was die einzelnen Stadien der Krankheit betrifft, können wir der Einteilung der französischen Kommission folgen.

1. Kommt der Kranke in Behandlung vor Erscheinen serologischer Symptome, würde ich eine intensive wiederholte Behandlung mit 8—10 Salvarsaninjektionen + Injektionen von unlöslichen Quecksilbersalzen oder Wismut geben; als Minimum für jede Kur 4—5 g Neosalvarsan oder entsprechende Mengen von anderen Salvarsanpräparaten. Dann präventive Behandlung im 2. Jahr und 1 Jahr Beobachtung mit wiederholten klinischen und serologischen Untersuchungen. Nach dem dritten Jahre Untersuchung des Blutes und der Spinalflüssigkeit. Fällt alles negativ aus, kann er heiraten, also nach 3 Jahren.

2. Befindet sich der Patient schon im seropositiven Primärstadium oder im sekundären Stadium, muß er 3 Jahre intermittierend behandelt werden mit Salvarsan und Quecksilber oder Wismut. Dann Beobachtung durch 2 Jahre, nach welcher Zeit das Blut und die Spinalflüssigkeit negativ sein müssen. Dann kann er heiraten, also nach 5 Jahren.

3 u. 4. Hält sich die Blutreaktion dauernd positiv, oder hat der Heiratskandidat einen dauernd positiven Liquor, dann, meint die französische Kommission, muß man die Ehe verweigern. Ich glaube, ebenso wie Finger, Thibierge und Strandberg, daß eine positive Reaktion im Blute oder in der Spinalflüssigkeit kein genügender Grund ist, die Ehe unbedingt zu untersagen. Eine positive Reaktion ist nicht mit kontagiösen Symptomen gleichbedeutend. Für den Patienten selbst ist die positive Blut- oder Liquorreaktion keineswegs gleichgültig, denn sie deutet an, daß er vielleicht an einer beginnenden Aortitis, an einer Tabes oder an einer beginnenden Paralyse leidet. Es ist aber nicht sicher, daß solche Komplikationen eintreten müssen, speziell wenn man den Patienten dauernd behandelt und kontrolliert. Man muß deshalb den Patienten auf diese Gefahr in wirtschaftlicher Hinsicht eindringlich aufmerksam machen, damit er rechtzeitig für die Zukunft seiner Familie sorgen kann. Es bleibt dann die Sache des Patienten selbst, ob er das Risiko der evtl. eintretenden Folgeerscheinungen laufen will. Übrigens ist es schwierig, ganz bestimmte Regeln aufzustellen. Das Verhältnis ist ein anderes, wenn der Heiratskandidat ein reicher Mann ist, dessen Tod in ökonomischer Hinsicht keine Rolle spielt, ein

anderes, wenn er ein armer Mann ist, von dessen Arbeitskraft die Existenz der ganzen Familie abhängt.

5. Hat der Patient Symptome einer beginnenden spinalen oder cerebralen Syphilis, so meint die französische Kommission, daß die Ehe unbedingt zu verbieten sei. Ich glaube, ebenso wie LEREDDE, daß dieser Standpunkt viel zu kategorisch ist. „Ein Mann mit fehlenden Patellarreflexen und Pupillendifferenz kann ein vortrefflicher Ehemann sein" (LEREDDE). Man muß natürlich solche Patienten energisch behandeln und wiederholt das Blut und den Liquor untersuchen. Zeigt es sich dann, daß die Krankheit nicht progredient ist, so liegt kein Grund vor, die Ehe zu verbieten; selbstverständlich muß man den Patienten auf die ernste Gefahr in wirtschaftlicher Hinsicht dringend aufmerksam machen.

6. Handelt es sich um einen Patienten, der von anderer Seite wegen Syphilis behandelt ist und nur unbestimmte Angaben über die Behandlung machen kann, so ist die Lage oft überaus schwierig zu beurteilen. Auch hier scheint mir die französische Kommission etwas zu streng zu sein. Was Punkt 6a (s. S. 347) betrifft, so ist die Ehe natürlich zu verbieten, wenn ansteckende Symptome vorhanden sind. Hat er aber nur leichte Symptome seitens des Nervensystems, dann verfährt man wie oben unter Punkt 5 erwähnt. Was Punkt 6b und c betrifft, so verfährt man wie oben unter Punkt 3 u. 4 beschrieben. Dagegen würde ich mich vollständig der französischen Kommission anschließen in ihrem Urteil über Punkt 6d.

Es wurde früher immer verlangt, daß man den Patienten unmittelbar vor dem Eintreten in die Ehe behandeln sollte („traitement du père de famille"). Eine solche Behandlung wird sehr oft von dem Patienten selbst verlangt und ist selbstversändlich nie zu verweigern, wenn sie auch nicht immer streng notwendig ist.

Um das Einschleppen der Syphilis in die Ehe zu vermeiden, hat die *Gesetzgebung* in verschiedenen Ländern bestimmte Forderungen aufgestellt.

Das *schwedische* Gesetz von 20. Juni 1918 bestimmt in § 10, daß wenn ein Arzt erfährt, ein Kranker mit kontagiöser Geschlechtskrankheit wolle heiraten, er dieses der Sanitätsbehörde sofort mitteilen solle, welche die Anzeige dem Pfarrer der Gemeinde mitzuteilen hat.

Das *norwegische* Gesetz vom 31. Mai 1918 bestimmt in § 6, daß niemand, welcher an Syphilis in noch kontagiösem Stadium leidet, in die Ehe eintreten darf. Erfährt ein Arzt, daß ein solcher Patient heiraten will, soll er der betreffenden Behörde Nachricht geben.

Das *dänische* Gesetz vom 30. Juni 1922 bestimmt in § 11, daß derjenige, der an einer Geschlechtskrankheit leidet, die Gefahr einer Ansteckung oder einer Übertragung auf die Nachkommenschaft bildet, keine Ehe eingehen darf, außer wenn der andere Partner von der Erkrankung in Kenntnis gesetzt worden ist und beide Partner von einem Arzt mündliche Aufklärung über die bestehenden Gefahren erhalten haben. § 21 Abschnitt 5 sagt weiter: Die Brautleute sollen, jeder für seinen Teil, eine schriftliche Erklärung auf Treu und Glauben darüber abgeben, daß kein Hinderungsgrund für die Ehe derart, wie ihn § 11 erwähnt, vorliegt. Derjenige, der an einer Geschlechtskrankheit leidet oder gelitten hat, darf eine derartige Erklärung nur abgeben, wenn zugleich ein innerhalb der letzten 14 Tage ausgestelltes ärztliches Zeugnis vorliegt, daß die Gefahr einer Ansteckung oder einer Übertragung auf die Nachkommenschaft höchst unwahrscheinlich ist, der andere Teil von der Erkrankung Kenntnis hat und beide Partner von einem Arzte mündlich über die bestehenden Gefahren aufgeklärt worden sind.

Mehr indirekt gehalten ist das *deutsche* Gesetz, indem § 1333 des Bürger-lichen Gesetzbuches bestimmt, daß der eine Teil die Ungültigkeitserklärung der Ehe verlangen kann, wenn der eine Ehegatte persönliche Eigenschaften besitzt, die den anderen Ehegatten bei Kenntnis der Sachlage und verständiger Würdigung des Wesens der Ehe abgehalten haben würden, die Ehe zu schließen. Also, wenn der eine Ehegatte erfährt, daß der andere vor der Ehe an Syphilis gelitten hat, kann er die Ehe als ungültig erklären lassen, weil er die Ehe nicht eingegangen wäre, wenn er dies vor der Ehe gewußt hätte.

Literatur.

Weitere Arbeiten, die hier nicht zitiert sind, finden sich im Handbuch der Geschlechts-krankheiten von FINGER, JADASSOHN, EHRMANN und GROSS, Bd. 3, 3. Teil. FINGER: Hereditäre Syphilis, Ätiologie und allgemeine Pathologie.

ADAMS: (a) Ante-natal and post-natal Syphilis. (Hunterian Society.) Lancet. Vol. 1, p. 913—914. 1920. (b) Results of three years treatment of syphilitic mothers and babies. Lancet. Nr. 5072, p. 990. 1920. — ÅHMAN: (a) Om abortivbehandling av syphilis med hensyn til äktenskapen och avkommen. Hygiea 1921. p. 406—408. (b) Kan behandling av syfilitiska kvinnor under graviditeten förekomma medfödd syfilis? Bilaga til Göteborg Welanderhems årsberättelse för år 1923. p. 1—53. (c) Le traitement des femmes syphili-tiques pendant la grossesse peut-il prévenir la syphilis héréditaire? Acta dermato-venereol. Vol. 5, p. 262—302. 1924. — ALMKVIST: Über die Prophylaxe der Syphilis congenita. Acta med. Scandin. Vol. 59, p. 1—47. 1923 und Hygiea. Vol. 86, p. 113—140 und 145—164. 1924. — AUDEBERT et BERNY: Salvarsan et grossesse. Réunion d'obstétrique et de gynécol. de langue française. 6. November 1912. Ref. L'obstétrique. 1913. p. 417. — BABONNEIX: Hérédo-Syphilis et Encephalopathies infantiles. Ann. des maladies vénér. 1914. p. 81—94. — BAILEY: Consideration of the causes of stillbirth and neonatal deaths. Arch. of pediatr. Vol. 40, p. 226—238. 1923. — BAISCH: Erfolge und Aussichten der Be-handlung der hereditären Lues. Monatsschr. f. Geburtsh. u. Gynäkol. Bd. 34, S. 273—283. 1911. — BANG und DORFF-KJELDSEN: Prognose der Kinder bei syphilitischen Müttern. Jysk. med. Selskabs Forhandl. Aarhus 27. 4. 1924. Hospitalstidende. Jg. 67, Nr. 26, S. 143—144 u. Nr. 27, S. 145—150. 1924. — BAR: Quatre observations de femmes syphi-litiques traitées par le salvarsan. Société d'obstétr. de Paris, 16. Febr. 1911. Ref. L'obsté-trique. 1911. p. 707. — BARTHOLOMEW: Syphilis as a complication of pregnancy in the negro. Analysis of three hundred cases; results of antisyphilitic treatment; dark field exami-nation as aid in diagnosis of fetal syphilis at necropsy. Journ. of the Americ. med. assoc. Vol. 83, p. 172—174. 1924. — BATHE: Die Flockungsreaktion nach SACHS-GEORGI bei Schwangeren. Monatsschr. f. Geburtsh. u. Gynäkol. Bd. 58, S. 21—27. 1922. — BAUER, J.: Das COLLESsche und PROFETAsche Gesetz im Lichte der modernen Serumforschung. Wien. klin. Wochenschr. 1908. Nr. 36. S. 1259—1261. — BAUMM: Der Einfluß der Lues auf die Frühgeburten. Zentralbl. f. Gynäkol. Jg. 47, S. 1624—1626. 1923. — BAZALA: Wassermann-reaktion in der Gravidität, Geburt und Wochenbett. Casopis lékaruv ceskych. Bd. 64, S. 1431—1437, 1480—1486. 1925. — BECK: (a) A preliminary report on the treatment of syphilis complicating pregnancy. Americ. journ. of obstetr. a. gynecol. Vol. 1, p. 416 bis 423. 1922. (b) The management of syphilis complicating pregnancy. New York state journ. of med. Vol. 26, p. 102—103. 1926. — BELDING: (a) The Wassermann test II. Notes upon children of women with positiveWassermann-tests. Boston med. a. surg. journ. Vol. 188. p. 692—696. 1923. (b) The Wassermann-test. VII. The blood serum of pregnant women. Americ. journ. of syphilis. Vol. 9, p. 132—148. (c) The Wassermann-test VIII. The In-fluence of the antigen upon the Wassermann reaction in pregnant women. Americ. journ. of syphilis. Vol. 9, p. 745—761. 1925. — (d) The Wassermann-test IX. The detection of syphilis in prenatal clinics. Americ. journ. of obstetr. a. gynecol. Vol. 9, p. 203—207. 1925. (e) The Wassermann-test X. The Wassermann reaction in pregnant women. Americ. journ. of syphilis. Vol. 9, p. 762—764. 1925. — BELDING and ADAMS: The Wassermann-test I. Wassermann-tests in a Boston maternity hospital. Boston med. a. surg. journ. Vol. 187, p. 815—821. 1922. — BELDING and HUNTER: The Wassermann-test III. A statistical study of clinical syphilis and fetal deaths in women with positive Wassermann reactions. Americ. journ. of obstetr. a. gynecol. Vol. 8, p. 22—44. 1924. — BERGERON: Syphilis, Wassermann et mariage. Presse méd. 26. Aug. 1922. p. 1421 bis 1423. — BJÖRLING: Diskussionsbemerkung. III. Kongreß des Nordischen dermatologischen Vereins. Stockholm 1917. S. 104. — BLECHMANN: Trentehuit interviews sur la syphilis héréditaire. Nourrisson. Jg. 11. p. 114—120. 1923. — BOAS: Zwei Fälle von Rezidiven von Syphilis $2^1/_4$ und 3 Jahre nach dem Versuche einer abortiven Kur bei Indurationen mit negativer Wassermannscher Reaktion. Dermatol. Wochenschr. Bd. 63, p. 867—871. 1916. — BOAS und GAMMELTOFT: (a) Traitement de la syphilis pendant la grossesse avec étude particulière du sort ultérieur des enfants. Acta gynecol. scandinav. Vol. 1, p. 309—363. 1922 und Bibliotek for Laeger. 1922. p. 157—204. (b) Traitement de la syphilis pendant la grossesse avec étude particulière du sort ultérieur des enfants. Recherches continuées. Conférence de la syphilis héréditaire. Procès-Verbaux des séances. p. 194—196. 1925. (c) Das Verhalten der Wassermannschen Reaktion bei der Geburt. Die Verwendbarkeit des Retroplacentarblutes. Arch. f. Gynäkol. Bd. 128, S. 527—536. 1926. Hospitalstidende. Jg. 69, p. 49—60. 1926. — BOAS, GAMMELTOFT und SICK: Das Verhalten der Wassermannschen Reaktion bei der Geburt. Ist das Venenblut einer Gebärenden verwendbar? Arch. f. Gynäkol. Bd. 128, S. 537—539. 1926. Hospitalstidende. Jg. 69, p. 61—63. 1926. — BOAS und PETERSEN: Wassermanns' Reaktion med Serum fra narkotiserede Patienter. Hospitalstidende. 1911. Nr. 16. p. 425—427. — BOAS und RÖNNE: Untersuchungen über familiäre Syphilis bei parenchymatöser Keratitis. Klin. Monatsblätter für Augenheilkunde. 1914. S. 219—225. — BODIN: Résultats du traitement par les arsénobenzènes de la syphilis pendant la grossesse. Réunion de Strassbourg. 12. Jan. 1923. Ref. Dermatol. Wochenschr. Nr. 35, S. 1059. — BOECK, W.: Erfaringer over Syfilis. Kristiana. 1875. — BORY: À propos du mariage des syphilitiques. Progrès méd. 1921. p. 29—31. — BRINDEAU: Résultats tirés de l'examen de 500 réactions de Bordet-Wassermann chez la femme récemment accouchée. Bull. de l'acad. de méd. Vol. 89, p. 362—363. 1923. — BRISSON: Recherches faites sur la réaction de Wassermann et sur les résultats obtenus par l'emploi du Salvarsan et du Néo-Salvarsan chez les femmes enceintes et les nouveau-nés. Thèse de Paris 1913. p. 1—124. — BROWNE: (a) Still-birth: Its causes, pathology and prevention. Edinburgh med. journ. Vol. 27, p. 153—166, 199—211, 286—296. 1921. (b) On the influence of pregnancy on the Wassermann reaction and on the clinical manifestations of syphilis. Journ. of obstetr. a. gynecol. of the Brit. Empire. Vol. 30, p. 519—540. 1923. — BRÜNNER: Die Wassermannreaktion am Gebärbett. Monatsschr. f. Geburtsh. u. Gynäkol. Bd. 57, S. 42—53. 1922. — BUNZEL: (a) Zur Serodiagnostik der Lues in der Geburtshilfe. Wien. klin. Wochenschr. 1909. S. 1230—1232. (b) 210 Fälle von Schwangeren und Wöchnerinnen und die Wassermannsche Reaktion. Münch. med. Wochenschr. 1909. Nr. 30. S. 1562. — BURGER und HEINER: (a) Verwertung der Wassermann- und Sachs-Georgi-Reaktion in der Geburtshilfe. Orvosi Hetilap. Bd. 68, p. 159—161. 1924. (b) Die Bewertung der Wassermannschen und Sachs-Georgischen Reaktion in der Geburtshilfe. Zentralbl. f. Gynäkol. 1924. Nr. 12, S. 676—679. —BURKE: The Wassermann reaction in diagnosis. Lancet. 1924. p. 874. — BUSCHKE: Kongenitale Syphilis. RIECKES Lehrbuch der Haut- und Geschlechtskrankheiten. Berlin 1912. — CARLE: (a) Faut-il traiter la femme enceinte d'un syphilitique? Ann. de dermatol. et de syphiligr. 1921. p. 23—28. (b) Le mariage précoce des syphilitiques. Journ. de méd. de Lyon. Ann. 2, Nr. 31, p. 895—897. (c) Quelques données nouvelles sur la transmission héréditaire de la syphilis. Journ. de méd. de Lyon. Ann. 4, p. 125—132. 1923. (d) Sur la syphilis héréditaire. Prophylaxie et traitement. 3. mém. Journ. de méd. de Lyon. Ann. 5. p. 579—585. 1924. — CIVATTE: À quelles conditions peut-on autoriser le mariage des syphilitiques. Ann. de dermatol. et de syphiligr. Vol. 8, p. 734—758. 1907. — COUVELAIRE: Discussion des rapports. Conférence de la syphilis héréditaire. Procès-Verbaux des séances. p. 183—185. 1925. — CREADICK: Ante-natal syphilis. Americ. journ. of obstetr. a. gynecol. Vol. 2. p. 451—459. 1921. — CRUICKSHANK: (a) Child life investigations. Maternal syphilis as a cause of death of the foetus and of the new-born child. Medical research council. 1924. p. 1—67. (b) The Wassermann reaction in the new-born. Lancet. 1924. p. 674—675. — DARRÉ: Prophylaxie de la tuberculose et de la syphilis du nourisson. Rev. de la tubercul. Tome 3, p. 53—71. 1922. — DATTNER: Congenital syphilis. Atlantic med. journ. Vol. 28, p. 818—820. 1925. — DAYRAS: (a) La transmission de la syphilis héréditaire; sa prophylaxie individuelle et sociale. Presse méd. 1925. p. 1274. (b) La prévention de la syphilis congénitale. Arch. de méd. des enfants. Tome 28, p. 631—638. 1925. — DEICHER: Versuche mit dem neuen cholesterinfreien MEINICKE-Extrakte zur Syphilis-Trübungsreaktion. Dtsch. med. Wochenschr. 1923. Nr. 31. S. 1015. — DIDAY: Traité de la syphilis des nouveau-nés et des enfants à la mamelle. Paris 1854. — DUBLIN: The mortality of early infancy. Americ. journ. of hyg. Vol. 3, p. 211—223. 1923. — DUJOL et LAURENT: (a) La lutte antisyphilitique dans les Maternités. Bull. de la soc. d'obstétr. et de gynécol. de Paris. Ann. 11, p. 241—243. 1922. (b) Le dispensaire antisyphilitique de la Maternité. La Loire médicale. Juni 1924. p. 301. (c) La collaboration de l'accoucheur et du syphiligraphe dans la lutte contre la mortinatalité d'origine syphilitique. Journ. de méd. de Lyon. Ann. 5, p. 125—129. 1924. — ÉCALLE et THIBAUT: La transmission héréditaire de la syphilis latente. Journ. med. franç. Tome 11, p. 534—537. 1922. — EHLERS: Diskussionsebmerkung. Kopenhagener med. Ges. 21. Febr. 1922. Det köbenhavnske medicinske Selskabs forhandlinger. 1921—22. p. 87—89. — ESCH: (a) Über die Wertigkeit der positiven Ergebnisse von Serumuntersuchungen auf Syphilis bei Schwangeren, Kreißenden,

Wöchnerinnen und Neugeborenen. Arch. f. Gynäkol. Bd. 117, S. 147—151. 1922. (b) Über Serumuntersuchungen auf Syphilis bei Neugeborenen gesunder und luetischer Mütter und über den Infektionsmodus bei der latenten kongenitalen Syphilis. Zentralbl. f. Gynäkol. 1923. Nr. 18, S. 709—714. — Esch und Wieloch: Untersuchungen über die Wertigkeit der positiven Ergebnisse der Serumuntersuchungen auf Syphilis bei Schwangeren, Kreißenden, Wöchnerinneu und Neugeborenen und ihre praktischen Schlußfolgerungen. Münch. med. Wochenschr. 1922. Nr. 25. S. 926—927. — Fabre et Bourret: De l'emploi du salvarsan dans le traitement de l'hérédo-syphilis. Soc. d'obstétr. de Paris. 12. Okt. 1911. Ref. L'obstétrique 1912. p. 419—422. — Fairly and Fowler: The Wassermann-test. Med. journ. Australia. 1921. p. 150. — Fernet: Le traitement de l'hérédo-syphilis. Traitement opothérapique. Bull. méd. Vol. 35. p. 533—536. — Feulard: Diskussionsbemerkung. III. Internationaler Dermatologenkongreß. London 1896. — Fiesinger et Huber: Un cas de tréponemurie. Bull. et mém. de la soc. méd. des hôp. de Paris. 1921. Nr. 5. — Findlay: (a) The treatment of syphilis in infancy and childhood. Brit. med. journ. p. 197—200. 1921. Vol. 2. (b) The ante-natal treatment of congenital syphilis with salvarsan and mercury. Brit. med. journ. 1921. Nr. 3178, p. 887—889. (c) Traitement prophylactique de la syphilis héréditaire. Procès-Verbaux des séances. p. 191—193. 1925. — Finger: (a) Hereditäre Syphilis. I. Ätiologie und allgemeine Pathologie. Handbuch der Geschlechtskrankheiten von Finger, Jadassohn, Ehrmann und Gross. Bd. 3, 3. Teil, S. 1979—2074. 1916. (b) Der ärztliche Ehekonsens. Zeitschr. f. Bekämpfung der Geschlechtskrankheiten. Bd. 20, S. 49—53. 1921. (c) Syphilis und Ehe. Halle: Marhold 1923. S. 1—37. — Finger und Landsteiner: Untersuchungen über Syphilis an Affen. Sitzungsber. d. Akad. Wiss. 1905 und Arch. f. Dermatol. Bd. 78. 1906. — Finkener und Neugarten: Über die Wassermannsche Reaktion unter der Geburt und ihre Bedeutung zur Erkennung der Syphilis bei Müttern und Neugeborenen. Arch. f. Gynäkol. Bd. 122, S. 341—405. 1924. — Fischl und Steinert: Kongenitale Luesfragen. Arch. f. Kinderheilk. Bd. 69, S. 399—419. 1921. — Fordyce and Isidore Rosen: Results in the treatment of congenital syphilis. Arch. of dermatol. a. syphil. Vol. 9, S. 355—367. 1924. — Forgan: Treatment of syphilis throughout pregnancy. Brit med. journ. 1925. Nr. 3357, p. 829. — Fournier: (a) A propos de la prophylaxie et du traitement de l'hérédo-syphilis. Paris. p. 1—136. (b) Syphilis et mariage. Paris 1880. (c) Traité de la syphilis. Paris 1906. (d) Syphilis secondaire tardive. Paris 1906. — Fox, Wilfrid: The Wassermann-reaction as a guide to diagnosis and therapy of syphilis. Brit. journ. of dermatol. a. syphil. Vol. 36, p. 93—104, 144—154. 1924. — Frankl: Vererbung der Syphilis. Kongr. d. dtsch. Ges. f. Gynäkol. Straßburg, 2.—5. Juni 1909. Ref. Dtsch. med. Wochenschr. 1909. S. 1253. — Fraser und Lance Impey: The etiology and management of antenatal syphilis. Americ. journ. of syphilis. Vol. 9, p. 274—291. 1925. — Friedländer: Über das Vorkommen der Spirochaeta pallida in der männlichen Harnröhre bei primärer und sekundärer Syphilis. Berl. klin. Wochenschr. 1921. S. 1410—1413. — Frühwald: Spirochätenfunde an syphilisfreien Stellen der Haut. Dermatol. Wochenschr. Bd. 75, S. 878—883. 1922. — Fuchs, Dora: Spirochaeta pallida-Befund in der Cervix bei primärer Lues. Dtsch. med. Wochenschr. 1920. S. 1165—1166. — Galewsky: Ist die Lues der Mutter eine Veranlassung zur Einleitung der künstlichen Frühgeburt? Ges. f. Natur- u. Heilkunde. Dresden, 13. Okt. 1924. Ref. Klin. Wochenschr. 1925. S. 42. — Gammeltoft: Die Behandlung syphilitischer Schwangerer. Ugeskrift f. Laeger. 1923. p. 247. — Gariprey et Chatellier: Statistique sérologique de la Maternité de Toulouse. Bull. de la soc. de derm. et de syphilis. Tome 33, p. 135. 1926. — Gebhardt: Syphilis as a prenatal problem. Journ. of soc. hyg. Vol. 10, p. 208—217. 1924. — Georgi, F. und Handorn: Zur Zuverlässigkeit des serologischen Luesnachweises in der Schwangerschaft und im Wochenbett. Münch. med. Wochenschr. 1923. Nr. 20, S. 632—633. — Girauld et Tissier: Quatre observations de 606 au cours de la grossesse. Bull. de la soc. d'obstétr. et de gynecol. 3. März 1912. p. 194—199. — Golay: Considérations cliniques sur la syphilis conceptionelle. Ann. des maladies vénér. 1923. p. 337—350. — Goubeau: Diskussionsbemerkung. II. Congrès des Dermatologistes et Syphiligraphes de langue française. Strassburg 1925. p. 331—332. — Gougerot: Soc méd. des hôp. de Paris. 1923. — Günther: Lues und Gonorrhöe in der Geburtshilfe. Med. Klinik. Jg. 21, S. 1038—1041, 1075—1077. 1925. — Guszmann: (a) Die Frage des Ehekonsenses syphilitischer Individuen. Orvosi Hetilap. Jg. 66. p. 305—307, 314—317. 1922. (b) Beiträge zur Prophylaxe der angeborenen Syphilis. Arch. f. Dermatol u. Syphilis. Bd. 149, S. 393—403. 1925 und Orvosi Hetilap. Vol. 69, p. 215—218, 248—250. 1925. — Halbron et Barthélemy: Grossesse chez une syphilitique. Traitement arsénical souscutanée. Enfant mort et macéré. Bull. de la soc. franç. de dermatol. et de syphiligr. 1923. p. 147. — Handorn: (a) Zur Frage der Bewertung der Serodiagnostik der Syphilis in der Schwangerschaft. Zentralbl. f. Gynäkol. 1923. Nr. 34, S. 1345. (b) Zur Frage der Bewertung der Serodiagnostik der Syphilis in der Schwangerschaft. Zentralbl. f. Gynäkol. Bd. 47, S. 1361—1363. 1924. — Handorn und Georgi, F.: Die Zuverlässigkeit der Serodiagnostik der Lues in der Schwangerschaft, unter der Geburt und imWochenbett. Zentralbl. f. Gynäkol. Jg. 47, Nr. 23, S. 898—904. 1923. — HATA: Les ravages de la syphilis congénitale et sa prophylaxie. Rev. internat. d'hyg. publ. Tome 2, p. 368—373. 1921. — HEDÉN: Klinische Beobachtungen über die Einwirkung des Salvarsans und die Kombination von Salvarsan und Quecksilber auf den Fetus. Dermatol. Wochenschr. Bd. 58, S. 361—372. 1914. — HEIMANN und STERN: Die Wassermann-Neißer-Brucksche Reaktion in der Geburtshilfe. Zeitschr. f. Geburtsh. u. Gynäkol. Bd. 69, S. 351—363. — HELLER: Das Schicksal der kongenital-syphilitischen Kinder. Zeitschr. f. ärztl. Fortbild. Jg. 20, S. 98 bis 105. 1923. — HENROTAY et VAN HUFFELEN: Statistiques de la consultation antisyphilitique de la Maternité d'Anvers. Scalpel. Ann. 77, p. 539—540. 1924. — HESSE: Beitrag zur Frage der Erteilung des Heiratskonsenses bei Luetikern. Wien. klin. Wochenschr. 1921. S. 476—477. — HEYNEMANN: Die Bedeutung der Wassermannreaktion für die Geburtshilfe und Gynäkologie. Ergebn. d. Geburtsh. u. Gynäkol. 1911. Nr. 3. — HIGOUMENAKIS: La syphilis héréditaire de seconde génération et son traitement. Ann. des maladies vénér. 1924. p. 401—441. — HINTON: The Wassermann reaction in pregnancy. Americ. journ. of syphilis. Vol. 7, Nr. 1, p. 155—159. 1923. — HOCH: The incidence and treatment of syphilis in the service of womens hospital. Americ. journ. of obstetr. a. gynecol. Vol. 6, p. 98—100. 1923. — HOFFMANN, ERICH: (a) Zur Frühdiagnose der angeborenen Syphilis durch Spirochätennachweis in der Nabelschnur. Klin. Wochenschr. 1924. S. 229—230. (b) Über die Wismutbehandlung der Syphilis. Klin. Wochenschr. 1924. S. 1541—1546. — HOFFMANN, ERICH und EDM. HOFMANN: Maximale Frühbehandlung der erworbenen und angeborenen Syphilis zwecks voller Ausnutzung der Frühheilungschance. Dermatol. Zeitschr. Bd. 39, S. 129—136. — HOFMANN, EDM.: Die Frühdiagnose der kongenitalen Syphilis. Dtsch. med. Wochenschr. 1923. S. 753—754. — HOHN und GUMMERT: Eignet sich das Retroplacentarblut zur Serodiagnostik der Syphilis? Münch. med. Wochenschr. 1923. Nr. 36. S. 1146—1148. — HOLTH: Klin. med. Wochenschr. 1913. S. 462. — HÜFFEL: Die Salvarsantherapie der Syphilis. Monatsschr. f. Geburtsh. u. Gynäkol. Bd. 34, S. 216—223. 1911. — HUTINEL: La syphilis héréditaire. La prophylaxie dans les services des enfants assistés. Nourisson. Ann. 11, p. 209—223. 1923. — JAEGER: Über Schädigungen von Mutter und Kind nach Salvarsanbehandlung der Mutter in den letzten Monaten der Schwangerschaft. Frauenarzt. 1911. H. 8. — JEANNIN: Syphilis et grossesse. Rev. pratique des maladies des pays chauds. Tome 1, p. 53—56. 1922. — JEANS: Syphilis and its relation to infant mortality. Americ. journ. of syphilis. Vol. 3, p. 114—125. 1919. — JEANSELME: Du traitement par le salvarsan des femmes syphilitiques en état de gestation. Ann. de gynécol. et obstétr. 1913. sér. 2. X. p. 27—48. — JERSILD et KRISTJANSEN: Sur le sort du foetus d'une mère syphilitique, traitée pendant la grossesse par le novarsenobenzol. Conférence de la syphilis héréditaire. Procès-Verbaux des séances. p. 197—200. 1925. — JORDAN: Syphilis und Ehe. Dermatol. Wochenschr. Bd. 72, S. 543—550. 1921. — KASSOWITZ: Die Vererbung der Syphilis. Wien 1876. — KEHRER: Frühgeburtenstatistik und kongenitale Lues. Zentralbl. f. Gynäkol. Jg. 47, S. 226—230. 1923. — KENDAL, P. FROST: Syphilis in pregnancy. California and Western Medicine. 1926. p. 63—64. — KERTÉSZ: Die Prophylaxe der kongenitalen Syphilis. Gyogyaszat. Jg. 65, p. 908—911. 1925. — KETTLEWELL: Problem of syphilitic child. Journ. of stade med. Vol. 31, p. 260—264. 1923. — KING: Syphilis and pregnancy. New Orleans med. a surg. journ. Vol. 76, p. 526 to 529. 1924. — KIRKPATRICK: (a) The prevention and treatment of congenital syphilis. Irish journ. of med. science. ser. 5. 1924. p. 195—209, 220—224. (b) The prevention and treatment of congenital syphilis. Lancet. Vol. 206. p. 847—848. 1924. — KLAFTEN: (a) Über die Verwertbarkeit der MEINICKE-Trübungsreaktion in der Geburtshilfe. Arch. f. Gynäkol. Bd. 120, S. 130—132. 1923. (b) Die Methodik des Syphilisnachweises an Gebäranstalten. Arch. f. Gynäkol. Bd. 123, S. 283—299. 1924. (c) Die Bekämpfung der Syphilis an Gebäranstalten. Wien. klin. Wochenschr. 1924. S. 417—419. (d) Zur Diagnose, Prophylaxe und Therapie der kongenitalen Syphilis. Zentralbl. f. Gynäkol. 1925. Nr. 1, S. 30—43. — KLAFTEN und KALMAN: Studien über Syphilis und Schwangerschaft. Zeitschr. f. Geburtsh. u. Gynäkol. Bd. 86, S. 123—134. 1923. — KLEE: (a) Beitrag zur Frage der kongenitalen Syphilis. Monatsschr. f. Geburtsh. u. Gynäkol. Bd. 61, S. 29—35. 1923. (b) Weitere Untersuchungen über die Beziehungen zwischen Syphilis und Schwangerschaft. Monatsschr. f. Geburtsh. u. Gynäkol. Bd. 65, S. 293—298. 1924. — KLEE und HOFMANN: Über die Verwendbarkeit des Retroplacentar- und Nabelvenenblutes zur Syphilisdiagnose. Monatsschrift f. Geburtsh. u. Gynäkol. Bd. 62, S. 21—36. 1923. — KLEEBERG: Syphilis und Ehe. Med. Klinik. 1921. S. 963—964. — KLOPSTOCK und HILPERT: Zur Frage des serologischen Luesnachweises mit mehreren Methoden bei Gravidität und Tuberkulose. Klin. Wochenschr. Jg. 5, S. 359—361. 1926. — KNEBEL: Die Ergebnisse der systematischen Durchführung serologischer Luesreaktionen im Retroplacentarblut (unter besonderer Berücksichtigung der M.T.R. und D.M.Ho.). Zentralbl. f. Gynäkol. Jg. 49, S. 1302—1312. — KNÖPFELMACHER und LEHNDORFF: Komplementablenkung bei Müttern hereditär-luetischer

Säuglinge. Ges. f. inn. Med. u. Kinderheilk. Wien, 5. März 1908. Ref. Wien. med. Wochenschr. 1908. Nr. 15, S. 813. — Kraul und Bodnar: Über die Wirkung der antiluetischen Behandlung auf den Fetus. Arch. f. Gyn. Bd. 128, S. 238—249. 1926. — Krefting: (a) Sur l'hérédité de la syphilis. Arch. f. Dermatol. u. Syphilis. Bd. 110, S. 439—446. 1911. (b) Omkring Wassermann. Tidsskrift for den norske Lägeforening. 1924. S. 185—186. — Krukenberg: Sind Retroplacentar- und Nabelvenenblut zur Diagnose der mütterlichen bzw. kindlichen Syphilis durch die Wassermann-Neißer-Brucksche Komplementbindungsreaktion verwendbar? Zeitschr. f. Geburtsh. u. Gynäkol. Bd. 74, S. 451—481. 1913. — Lacapère: La question du mariage chez les syphilitiques, traités par les composés arsénicaux. Rev. belge d'urol. et de dermato-syphiligr. Ann. 4, p. 31—38. 1921. — Lacapère et Vallery-Radot: Traitement de la syphilis et de la syphilis infantile acquise. Paris 1922. — Lahm: Einfluß der manifesten und latenten Lues der Mutter auf die Frucht. Arch. f. Gynäkol. Bd. 112, S. 357—382. 1920. — Lakaye: Le tréponème dans le sperme. Arch. méd. belges. 1922. p. 5. Zit. nach Finger, Syphilis und Ehe. — Lassar: Diskussionsbemerkung. III. Internationaler Dermatologenkongreß. London 1896. — Lasseur et Vermelin: Le sérodiagnostic de la femme enceinte ou récemment accouchée. Gynécol. et obstétr. Tome 7, p. 130—146. 1923. — Laurent: (a) La lutte antisyphilitique dans les maternités. Journ. de méd. de Lyon. Ann. 3, p. 137. 1922. (b) Traitement des femmes enceintes syphilitiques. Résultats. Conférence de la syphilis héréditaire. Procès-Verbaux des séances. p. 201—202. 1925. — Laurent et Dujol: Bilan d'une consultation réservée aux femmes enceintes atteintes de syphilis. Bull. de la soc. franç. de dermatol. 1923. Nr. 6, p. 324. — Lawrence: (a) Congenital syphilis. A public health problem. Journ. of the Americ. med. Assoc. Vol. 82, p. 1252—1254. 1924. (b) Prevention of congenital syphilis by treating mother during pregnancy. Journ. of the Americ. med. assoc. Vol. 84, p. 432—434. 1925. — Lees, David: Diskussionsbemerkung in der med. und chirurg. Gesellschaft in Edinburgh. 6. Febr. 1924. Ref. Edinburgh med. journ. Vol. 31, p. 97—128. 1924. — Leiner: Die Fürsorge für erbsyphilitische Kinder. Zeitschr. f. Kinderschutz, Familien- und Berufsfürsorge. Jg. 16, S. 130—131. 1924. — Lepore: Influenza della grandenza sulla sifilide e della sifilide sulla gravidenza. Rev. d'ostetr. e ginecol. prat. Ann. 7, p. 309—315. 1925. — Leredde: (a) Diskussionsbemerkung. Bull. de la soc. franç. de dermatol. 1920. p. 331. (b) Le diagnostic de la syphilis héréditaire et les altérations du milieu sanguin. Presse méd. 1924. p. 641—643. — Lesser, Fritz: Kriegswissenschaftliche Beiträge zur Syphilis. Dtsch. med. Wochenschr. 1918. S. 804—805. — Leuwen: Schutz des Säuglings gegen Syphilis. Nederlandsch tijdschr. v. geneesk. Jg. 66, S. 1520—1527. 1922. — Levin: Zur Prophylaxe der kongenitalen Syphilis. Med. Klinik. Jg. 20, Nr. 45, S. 1570—1571. 1924. — Levis: Salvarsan in pregnancy. Journ. of the Americ. med. assoc. 1912. p. 622. — Lévy-Solal: (a) Syphilis de l'oeuf, du foetus et des annexes ovulaires. Paris méd. 16. Juni. p. 357. (b) Traitement préventif de l'hérédo-syphilis. Conférence de la syphilis héréditaire. Rapports. p. 191—214. 1925. — Lorier et Galliot: (a) Fonctionnement du dispensaire antisyphilitique de la Maternité de l'hôpital Broucicaut. Soc. d'obstétr. et de gynécol. 12. Januar 1925. Ref. Presse méd. 24. Jan. 1925. p. 105. (b) Syphilis et grossesse; considérations sur quelques malades, traitées au dispensaire antisyphilitique à la Maternité de Broucicaut. Soc. d'obstétr. et de gynécol. 12. Jan. 1925. Ref. Presse méd. 24. Jan. 1924. p. 105. (c) La crypto-syphilis et sa recherche obstétricale. Paris méd. Ann. 15, p. 542—544. 1925. — Mac Cord: A study of three hundred pregnant negro women having a four plus Wassermann. Americ. journ. of obstetr. a. gynecol. Vol. 9, p. 850—854. 1925. — Marcus: (a) Klinische Beobachtungen über die Prognose der kongenitalen Syphilis. Arch. f. Dermatol. u. Syphilis. Bd. 116, S. 1—191. (b) Diskussionsbemerkung. III. Kongreß des Nordischen dermatologischen Vereins Stockholm 1917. S. 99—100. — Marfan: Prophylaxie de la syphilis congénitale. Journ. des praticiens. Tome 39, p. 353—356. 1925. — Matusowszky: (a) Lues und Gravidität. Orvosi Hetilap. Bd. 68, S. 97—101. 1924. (b) Lues und Schwangerschaft. Monatsschr. f. Geburtsh. u. Gynäkol. Bd. 69, S. 173—181. 1925. — Matzenauer: Wie kann die Übertragung der kongenitalen Syphilis verhindert werden? Wien. klin. Wochenschr. 1925. S. 949. — Mendelssohn: (a) Traitement de la syphilis de la femme en état de gestation. Clinique. Ann. 18, p. 136—137. 1923. (b) Syphilis et grossesse. M.-M.-F.-I.-A. Mai-Juni 1925. p. 133. Ref. Ann. des maladies vénér. Ann. 20, p. 611—613. 1925. — Mergelsberg: Über Lues congenita. Klin. Wochenschr. Jg. 4, S. 1457—1459. 1925. — Merklen, Woif und Néel: Choc arsénobenzolique avec avortement consécutif. Réunion dermatol. de Strassbourg. 10. Mai 1925. p. 148—153. — Meschtscherski: (a) Die vererbte Syphilis als Faktor der Deformation und Entartung. Medicinski Journal. 1922. Nr. 10—12. S. 599. Ref. Dermatol. Wochenschr. 1923. S. 1131. (b) La syphilis héréditaire précoce, son diagnostic et les mesures pour la combattre. Gynécol. et obstétr. Moskau. 1923. Nr. 5—6. — Meyer, Erwin: Klinische und experimentelle Untersuchungen über die Wirkung des Salvarsans auf die kongenitale Syphilis des Fetus bei Behandlung der Mutter. Zeitschr. f. Geburtsh. u. Gynäkol. Bd. 76, S. 20—48. 1915. — Milian: Prophylaxie de la syphilis héréditaire. Conférence de la syphilis héréditaire. Rapports. p. 167—190. 1925. Rev. franç. de dermatol. et de vénér. Ann. 1, p. 387—410. 1925. — MONTESANO: Sulla legge di Colles. Rass. di studi sess. Ann. 3, p. 57—58. 1923. — MOORE: Studies on the influence of pregnancy in syphilis. 1. The course of syphilitic infection in pregnant women. Bull. of the John Hopkins Hospital. Vol. 34, p. 89—99. — MORGAN: Syphilis: Its relation to infant mortality and child welfare, with a discussion of present day method for its control. Public health journ. Bd. 12. S. 500 to 506. 1921. — MÖLLER, MAGNUS: Ansteckungsübertragung der Syphilis. Zeitschr. f. Bekämpf. d. Geschlechtskrankh. Bd. 6, S. 41. 1908. — MÜLLER, HUGO: Wismutbehandlung der Syphilis. Zentralbl. f. Haut- u. Geschlechtskrankh. Bd. 7, S. 289—300. 1923. — NASSO: Beobachtungen und Untersuchungen über die Heredolues in Neapel und dessen Umgebung. Pediatria. Jg. 31, S. 125—145, 169—193. 1923. — NATHANSOHN: Syphilis in relation to pregnancy. Surg. gynecol. a. obstetr. Ann. 41, p. 320—330. 1925. — NEUGARTEN: Lues und Gravidität. Berichte über die gesamte Gynäkologie und Geburtshilfe. Bd. 4, S. 205-224. 1924. — NEVERMANN: Serodiagnose der Syphilis in Schwangerschaft, Geburt und Wochenbett. Hamburg. Ärztl. Verein. 30. Okt. 1923. Ref. Dtsch. med. Wochenschr. 1923. Nr. 49, S. 1506. — NICOLAU: Die Behandlung der Syphilis der geschwängerten Frau (einschließlich der Prophylaxe der Erbsyphilis). Rev. de med. obstetr., ginecol. si puericult. Jg. 3, S. 185—215. 1923. — NIELSEN, LUDVIG: Tardive syfilitiske Papler paa Genitalia hos en Kvinde, naesten 24 Aar efter Infektionen (+ Sp. p., + Wassermann). Hospitalstidende 1911. p. 1490—1494 (Dänisch). — NOBÉCOURT: Réaction de Bordet-Wassermann chez les accouchées et chez les enfants. Bull. de l'acad. de méd. Tome 89, p. 373—375. 1923. — NOBEL und REMENOWSKY: Untersuchungen über den Ablauf der kongenitalen Lues. Wien. klin. Wochenschr. 1924. S. 341—344. — NORMANDIE, R. L. DE: Syphilis and pregnancy. Boston med. a. surg. journ. Vol. 193, p. 392—393. 1925. — OPITZ: Über die Bedeutung der Wassermannschen Luesreaktion für die Geburtshilfe. Med. Klinik. 1908. S. 1137—38. — OSTRČIL: Über den Wert der Bordet-Wassermannreaktion bei Neugeborenen. Česka Dermatologie. Bd. 5, S. 226. 1924. — OUI: Injection de 606 au cours du dernier mois de la grossesse. Bull. de la soc. d'obstétr. et de gynécol. de Paris. 1911. Nr. 9. — PANKOW: (a) Ergebnisse 10 jähriger Luesuntersuchungen bei Mutter und Kind unter der Geburt und im Wochenbett. Verhandl. d. dtsch. Ges. f. Gynäkol. XVIII. Tagung. Heidelberg. Zentralbl. f. Gynäkol. 1923. Nr. 26, S. 1031—1033. (b) Ergebnisse 10jähriger Luesuntersuchungen bei Mutter und Kind unter der Geburt und im Wochenbett. Arch. f. Gynäkol. Bd. 120, S. 125—128, 132—134. 1923. — PAUCOT: La fréquence de l'hérédo-syphilis dans les milieux sociaux. Conférence de la syphilis héréditaire. Procès-Verbaux des seances. p. 67—73. — PAUTRIER: Syphilis et grossesse. Le Monde méd. 1924. p. 153. — PEDRO: Kind und Syphilis. Brazil-med. Vol. 2, p. 381—383. 1922. — PEHU et ANDRÉ: Sur les médications employées dans la syphilis congénitale de la première enfance. Journ. de méd. de Lyon 1925. p. 485. — PERCY and KIRKPATRICK: The prevention and treatment of congenital syphilis. Irish journ. of med. science. 1924. p. 195. — PETGES: Le traitement préventif de l'hérédo-syphilis. Conférence de la syphilis héréditaire. Rapports. p. 235—250. — PETROFF: Untersuchung der Schwangeren als prophylaktisches Mittel bei der Bekämpfung der kongenitalen Syphilis. Prophyl. Med. Jg. 4, S. 78—81. 1925. — PINARD: (a) Présence des tréponèmes dans le sperme. Problèmes soulevés au point de vue de l'hérédité de la syphilis. Paris méd. Ann. 11, p. 198—200. 1921. (b) Heureuse action anti-abortive des arsénobenzènes chez les femmes syphilitiques. Bull. et mém. de la soc. méd. des hôp. de Paris. Jg. 39, p. 772—777. 1923. (c) Dépistage de la syphilis au début de la gestation. Paris médic. 1923. Nr. 9, p. 206—209. (d) Syphilis et mariage. Bruxelles médicale. 3. Oktober 1924. p. 1396. — POMINI: La reazione di Wassermann sul sangue retroplacentare. Policlinico, sez. prat. Ann. 28, p. 1214. 1921. (b) La reazione di Wassermann nel sangue retroplacentare. Ann. di ostetr. e ginecol. Ann. 44, p. 688—694. — QUEYRAT, HUDELO, SPILLMANN, GASTOU, CLÉMENT SIMON: Commission pour l'étude de la question du mariage des syphilitiques. Bull. de la soc. franç. de dermatol. 1920. p. 232—247. — RAGUSA: La reazione di NEUMANN ed HERMANN nelle gravide sifilitiche. Folia gynaecol. Vol. 16/17, p. 105—122. 1923. — RASCH: Syfilis. Lärebog i intern Medicin. (Dänisch.) Kopenhagen 1915. — REICHER: Über Wassermannsche Reaktion und Narkose. Dtsch. med. Wochenschr. 1910. Nr. 13, S. 617. — RIBADEAU-DUMAS: La transmission des anticorps tuberculeux et des anticorps syphilitiques de la mère à son enfant. Nourisson. Tome 12, p. 175—182. — RICHTER: Die Bedeutung der Wassermannreaktion für die Geburtshilfe. Zentralbl. f. Gynäkol. Jg. 47, S. 1418 bis 1421. 1923. — ROBERTS, LANE: The relation of syphilis to obstetrics. Brit. med. journ. 1923. p. 971—975. — ROBINEAU: Une consultation pour les femmes enceintes et les nourrissons dans le sud Cameroun. Soc. de méd. et d'hygiène tropicale. 12. Juni 1924. Ref. Presse méd. 1924. Nr. 54. S. 571. — RORKE: The problem of the syphilitic child. Journ. of state med. Vol. 31, p. 82—87. 1923. — ROSENTHAL: Diskussionsbemerkung. Berlin. med. Ges. 15. Juni 1910. Ref. Berl. klin. Wochenschr. 1910. Nr. 26, S. 1251. — ROSS: Syphilis and mariage. Public health journ. Vol. 15, p. 198—205. 1924. — ROSSI: Sull' azione del 914 durante la gravidanza. Giorn. ital. d. malatt. vener. e d. pelle. Vol. 65, p. 567—569. 1924. — Rossianeki und Gitmann: Zur Frage der Prophylaxe der Erbsyphilis. Venerologia u. Dermatologia (Russisch) 1925. Nr. 6. — Routh: (a) Syphilis and marriage. Lancet. Vol. 204, p. 644—646. 1923. (b) Syphilis and marriage. Brit. med. journ. 1923. p. 632—633. — Rüder: Klinische und serologische Erfahrungen mit der Trübungsreaktion nach Meinicke bei Syphilis. Dermatol. Wochenschr. Bd. 78, S. 403—406. 1924. — Sänger: Serologische Untersuchungen über die Erkennung und Häufigkeit der Syphilis bei Gebärenden. Monatsschr. f. Geburtsh. u. Gynäkol. Bd. 46, S. 423—443. 1917. — Sauphar: La bismuthothérapie chez la femme enceinte. La méd. 1925. p. 526. — Sauvage: De l'emploi du Salvarsan chez les femmes enceintes syphilitiques. Ann. de gynecol. 2. Série. Tome 10, p. 49—56 et 90—110. 1913. — Schumann: The relation to venereal diseases to childbirth. Americ. journ. of obstetr. a. gynecol. Vol. 8, p. 257—265. 1924. — Sequeira: (a) The dangers and treatment of antenatal syphilitic environment. New York med. journ. Vol. 114, p. 415—416. 1921. (b) The prevention of congenital syphilis. Lancet. 1923. p. 936. (c) Progress in the prevention of congenital syphilis. Health a. Empire. Vol. 2, Nr. 10, p. 73—74. 1924. — Smith: The syphilis complement-fixation reaction in pregnancy with special reference to the Kolmer reaction. Americ. journ. of syphilis. Vol. 6, p. 705—709. 1922. — Solomon, H. C. and M. H.: Syphilis of the innocent. Interdepartemental Social Hygiene. Board. Washington. 1922. — Spalding, Alfred Baker: Neonatal mortality associated with syphilis and other maternal infections. Journ. of the Americ. med. assoc. Vol. 81, p. 1345—1351. 1923. — Spillmann: (a) Diskussionsbemerkung. Bull. de la soc. franç. de dermatol. 1920. S. 337—338. (b) Traitement préventif de l'hérédo-syphilis. Conférence de la syphilis héréditaire. Rapports. p. 215—234. 1925. — Sprinz: Die Lebensaussichten der kongenital-luetischen Kinder. Dermatol. Wochenschr. Bd. 54, S. 368—378, 402—407, 428—437. 1912. — Steinert: In observatione de lue. Arch. f. Kinderheilk. Bd. 70, S. 23—29. 1921. — Stern: Wassermannreaktion und Ansteckungsgefahr der Syphilitiker. Dtsch. med. Wochenschr. 1924. S. 41—44. — Strandberg: Syphilis und Ehe. Acta dermatol.-venerol. Vol. 3, p. 469—549. 1922. — Stransky und Schiller: Beiträge zur Klinik der Lues congenita. Med. Klinik. 1922. S. 11—13. — Stühmer und Dreyer: Die Unzuverlässigkeit der Serumuntersuchungen auf Syphilis bei Schwangeren und Gebärenden. Zeitschr. f. Geburtsh. u. Gynäkol. Bd. 84, S. 289—303. 1921. — v. Szily: Prophylaxe des luetischen Abortes und Säuglingssyphilis. Wien. med. Wochenschr. 1912. Nr. 49, S. 3226—3227. — Szirmai: Über die Bedeutung der neueren serologischen Untersuchungsmethoden bei Lues congenita. Bd. 104, S. 257 bis 276. 1924. — Tarnowsky: Diskussionsbemerkung. III. Internationaler Dermatologenkongreß. London 1896. — Thaler: (a) Über die Meinicke-Trübungsreaktion in der Geburtshilfe. Verhandl. d. dtsch. Ges. f. Gynäkol. 18. Tagung. Heidelberg. Zentralbl. f. Gynäkol. 1923. Nr. 26, S. 1033. (b) Über die Meinicke-Trübungsreaktion in der Geburtshilfe. Arch. f. Gynäkol. Bd. 120, S. 128—130, 132—134. 1923. (c) Syphilis und Schwangerschaft. Wien. klin. Wochenschr. 1923. S. 287—291. — Thaler und Klaften: Über die Verwertbarkeit der Meinickeschen Trübungsreaktion (MTR) mit cholesterinierten und cholesterinfreien Extrakten in der Geburtshilfe. Zentralbl. f. Gynäkol. 1923. Nr. 40, S. 1562—1567. — Thibierge: Diskussionsbemerkung. Bull. de la soc. franç. de dermatol. 1920. p. 338. — Thomsen, Oluf: Studier over de af den medfödte Syfilis hos Fosteret og det nyfödte Barn foraarsagede patologisk-anatomiske Forandringer. (Dänisch.) Kopenhagen 1912. — Thomsen und Boas: Die Wassermannsche Reaktion bei kongenitaler Syphilis. Berl. klin. Wochenschr. 1909. Nr. 12, S. 539—542. — Tixier: La prophylaxie et le traitement de la syphilis infantile. IV. Congrès des pédiatres de la langue française. 29. Sept. bis 1. Okt. Paris 1924. Ref. Presse méd. 1924. p. 818—821. — Tsakyroglu: Über die Brauchbarkeit der Sachs-Georgischen Reaktion in der Schwangerschaft. Arch. f. Gynäkol. Bd. 122, S. 333—340. 1924. — Urech: Contribution à l'étude des rapports de la syphilis et de la puerpéralité. Schweiz. med. Wochenschr. Bd. 54, S. 105—110. 1924. — Váro: (a) Über die Sachs-Georgi-Reaktion und ihre Bedeutung bei der Diagnose der latenten Syphilis auf Grund geburtshilflicher Erfahrungen. Wien. klin. Wochenschr. 1923. S. 342—344. (b) Bemerkungen über den Aufsatz: „Über Serumuntersuchungen auf Syphilis bei Neugeborenen gesunder und luetischer Mütter und über den kongenitalen Infektionsmodus bei der latenten kongenitalen Syphilis" von Prof. Esch. Zentralbl. f. Gynäkol. 1923. Nr. 30. S. 1219—1221. — Vassallo: (a) Contributo allo studio della reazione di Wassermann nel campo obstetrico-ginecologico. Riv. ital. di ginecol. Vol. 1, p. 603—612. 1923. (b) La reazione di Wassermann in gravidanza. Clin. ostetr. Ann. 26. p. 46—53. 1924. — Vignes: Les accidents de la gestation et de l'accouchement chez les femmes syphilitiques. Paris méd. 1. März 1924. — Vignes und Galliot: La prophylaxie des accidents hérédo-syphilitiques dans les maternités parisiennes. Progrès méd. 1923. p. 1—2. — Waelsch: Geschlechtskrankheiten und Ehe. Med. Klinik. 1923. S. 745—748. — Wagner: Zur Verhütung der kongenitalen Syphilis. Med. Klinik. 1923. S. 18—21. — Walker: Syphilis and marriage. St. Bartholemews hosp. journ. Vol. 28, p. 123—124. 1921. — Walter:

Syphilis and marriage. St. Bartholemews hosp. journ. 1921. p. 123—124. — WELANDER: Über die Pflege kleiner hereditär-syphilitischer Kinder. Stockholm. — WELCH: (a) Congenital syphilis. Southern med. journ. Vol. 16, p. 417—423. 1923. (b) Congenital syphilis: prevention and treatment. Arch. of pediatr. Vol. 41. p. 133—140. 1924. — WERTHER: Syphilis und § 1333 des BGB. Verein Dresdener Dermatologen und Urologen. 7. Dez. 1921. Ref. Zentralbl. f. Haut- u. Geschlechtskrankh. Bd. 14, S. 30. 1924. — WHITE: Syphilis and marriage. Practitioner. Vol. 109, p. 380—388. 1922. — WHITE and VEEDER: A study of 443 cases of hereditary syphilis with special reference to results of treatment. Americ. journ. of syphilis. Vol. 6, p. 353—391. 1922. — WILLENBÜCHER: Die Wassermannsche und Sachs-Georgische Reaktion während der Geburt. Arch. f. Gynäkol. Bd. 116, S. 558—570. 1923. — WILLIAMS: (a) The value the Wassermann Reaction in obstetrics based upon the Study of 4547 Consecutive Observations. Americ. journ. of obstetr. a. gynecol. Vol. 1, p. 80—82. 1920. (b) The influence of the treatment of syphilitic pregnant women upon the incidence of congenital syphilis. Bull. of the John Hopkins Hospital. Vol. 33, p. 383—386. — WOLBARST: Blennorragie et syphilis dans leur relation avec le mariage. Ann. Medecine New Serie. 19. Febr. 1924. Ref. Ann. des maladies vénér. 1924. p. 769—770. — WOLFSOHN: Über die Wassermannsche Reaktion und Narkose. Dtsch. med. Wochenschr. 1910. Nr. 11, S. 505. — ÖDMANSSON: Till läran om syfilis congenita. Nord. med. Arkiv. 1897.

Namenverzeichnis.

(Die schrägen Zahlen verweisen auf die Literaturverzeichnisse.)

Sachverzeichnis.

Handbuch der Serodiagnose der Syphilis. Von Professor Dr. **C. Bruck**, Leiter der Dermatologischen Abteilung des Städtischen Krankenhauses Altona, Privatdozent Dr. **E. Jacobsthal**, Leiter der Serologischen Abteilung des allgemeinen Krankenhauses Hamburg - St. Georg, Privatdozent Dr. **V. Kafka**, Leiter der Serologischen Abteilung der Psychiatrischen Universitätsklinik und Staatskrankenanstalt Hamburg-Friedrichsberg, und Oberarzt Dr. **J. Zeißler**, Leiter der Serologischen Abteilung des Städtischen Krankenhauses Altona. Herausgegeben von **Carl Bruck**. Z w e i t e , neubearbeitete und vermehrte Auflage. Mit 46 zum Teil farbigen Abbildungen. VIII, 546 Seiten. 1924. RM 30.—; gebunden RM 32.—

Die Syphilis. Kurzes Lehrbuch der gesamten Syphilis mit besonderer Berücksichtigung der inneren Organe. Unter Mitarbeit von Fachgelehrten herausgegeben von **E. Meirowsky** in Köln und **Felix Pinkus** in Berlin. Mit einem Schlußwort von A. von Wassermann. Mit 79 zum Teil farbigen Abbildungen. („Fachbücher für Ärzte", herausgegeben .von der Schriftleitung der „Klinischen Wochenschrift", Band IX.) VIII, 572 Seiten. 1923. Gebunden RM 27.—
Die Bezieher der „Klinischen Wochenschrift" erhalten die „Fachbücher" mit einem Nachlaß von 10%

Studien über die Fortpflanzung von Bakterien, Spirillen und Spirochäten. Von Dr. med. **E. Meirowsky** in Köln. Mit 1 Textfigur und 19 Tafeln. VII, 95 Seiten. 1914. RM 12.60

Lehrbuch der Haut- und Geschlechtskrankheiten. Von Dr. **Edmund Lesser †**, Geh. Med.-Rat, o Professor an der Universität und Direktor der Universitätsklinik und Poliklinik für Haut- und Geschlechtskrankheiten in Berlin. V i e r z e h n t e , erweiterte Auflage, bearbeitet von Geh. Med.-Rat Prof. Dr. **J. Jadassohn**, Breslau. I. Band: **Geschlechtskrankheiten.** Mit zahlreichen Abbildungen und Tafeln.
Erscheint Anfang 1927.
II. Band: **Hautkrankheiten.** *In Vorbereitung*

Hautkrankheiten und Syphilis im Säuglings- und Kindesalter. Ein Atlas. Herausgegeben von Prof. Dr. **H. Finkelstein** in Berlin, Prof. Dr. **E. Galewsky** in Dresden, Privatdozent Dr. **L. Halberstaedter** in Berlin. Z w e i t e , vermehrte und verbesserte Auflage. Mit 137 farbigen Abbildungen auf 64 Tafeln. Nach Moulagen von F. Kolbow, A. Tempelhoff, M. Landsberg und A. Kröner. VIII, 80 Seiten. 1924. Gebunden RM 36.—

Die Syphilis des Zentralnervensystems. Ihre Ursachen und Behandlung. Von Professor Dr. **Wilhelm Gennerich** in Kiel. Z w e i t e , durchgesehene und ergänzte Auflage. Mit 7 Abbildungen. VIII, 295 Seiten. 1922. RM 9.—

Syphilis und Auge. Von Professor Dr. **Josef Igersheimer**, Oberarzt an der Universitätsaugenklinik zu Göttingen. Mit 150 zum Teil farbigen Abbildungen. XVI, 625 Seiten. 1919. RM 31.—

ⓦ **Syphilis und innere Medizin.** Von Hofrat Professor Dr. **Hermann Schlesinger**, Vorstand der III. Medizinischen Abteilung des Allgemeinen Krankenhauses in Wien. I. Teil. D i e A r t h r o - L u e s t a r d i v a u n d i h r e T h e r a p i e . Mit 8 Abbildungen im Text. IV, 165 Seiten. 1925. RM 9.90
II. Teil. D i e S y p h i l i s d e r B a u c h e i n g e w e i d e . Mit 17 Abbildungen im Text. VI, 283 Seiten. 1926. RM 19.50
III. Teil. *Wird die syphilitischen Veränderungen der Brustorgane und der Drüsen mit innerer Sekretion umfassen.* *In Vorbereitung*

Die Salvarsanbehandlung der Syphilis. Versuch einer gemeinverständlichen Darstellung. Vortrag, gehalten in der Ortsgruppe Breslau der Deutschen Gesellschaft zur Bekämpfung der Geschlechtskrankheiten. Von Professor Dr. **J. Jadassohn**, Direktor der Universitätshautklinik in Breslau. 20 Seiten. 1923. RM 0.40

ⓦ **Die Geschlechtskrankheiten als Staatsgefahr und die Wege zu ihrer Bekämpfung.** Von Professor Dr. **Ernst Finger**, Vorstand der Klinik für Syphilidologie und Dermatologie der Universität Wien. („Abhandlungen aus dem Gesamtgebiet der Medizin") 69 Seiten. 1924. RM 1.70
Für Abonnenten der „Wiener klinischen Wochenschrift" ermäßigt sich der Bezugspreis um 10%

Die mit ⓦ bezeichneten Werke sind im Verlage von Julius Springer in Wien erschienen

Lehrbuch der Gonorrhöe nebst einem Anhang: Die Sterilität des Mannes. Bearbeitet von A. Buschke-Berlin, E. Christeller-Berlin, W. Fischer-Berlin, M. Gumpert-Berlin, M. Jacoby-Berlin, E. Krückmann-Berlin, E. Langer-Berlin, W. Levinthal-Berlin, A. v. Lichtenberg-Berlin, F. W. Oelze-Leipzig, B. Peiser-Berlin, L. Pulvermacher-Berlin, E. Sklarz-Berlin, M. Stickel-Berlin. Herausgegeben von Professor Dr. **A. Buschke**, dirig. Arzt am Rudolf Virchow-Krankenhaus Berlin und Dr. **E. Langer**, Oberarzt am Rudolf Virchow-Krankenhaus Berlin. Mit 112 darunter zahlreichen farbigen Abbildungen. XII, 570 Seiten. 1926.
RM 46.50; gebunden RM 49.50

Geschlechtskrankheiten bei Kindern. Ein ärztlicher und sozialer Leitfaden für alle Zweige der Jugendpflege. Herausgegeben von Professor Dr. **A. Buschke**, dirigierender Arzt am Rudolf Virchow-Krankenhaus, Berlin und Dr. **M. Gumpert**, Assistenzarzt am Rudolf Virchow-Krankenhaus, Berlin. Unter Mitarbeit von W. Fischer-Defoy, Frankfurt a. M., F. Kramer, Berlin, E. Langer, Berlin. Mit 10 Abbildungen. IV, 108 Seiten. 1926. RM 5.40

Histologie der Hautkrankheiten. Die Gewebsveränderungen in der kranken Haut unter Berücksichtigung ihrer Entstehung und ihres Ablaufs. Von Dr. med. **Oscar Gans**, a. o. Professor an der Universität Heidelberg, Oberarzt der Hautklinik. Erster Band: Normale Anatomie und Entwicklungsgeschichte — Leichenerscheinungen — Dermatopathien — Dermatitiden I. Mit 254 meist farbigen Abbildungen. X, 656 Seiten, 1925. RM 135.—; gebnnden RM 138.—

Vorlesungen über Histo-Biologie der menschlichen Haut und ihrer Erkrankungen. Von Dr. **Joseph Kyrle**, a. o. Professor für Dermatologie und Syphilis an der Universität in Wien und Assistent an der Klinik für Syphilidologie und Dermatologie. Erster Band: Mit 222 zum großen Teil farbigen Abbildungen. IX, 345 Seiten. 1925. RM 45.—; gebunden RM 47.70
Zweiter Band: Mit 176 zum großen Teil farbigen Abbildungen. *Erscheint Ende 1926.*

Hautkrankheiten. Von Dr. **Georg Alexander Rost**, o. Professor der Dermatologie und Direktor der Universitätshautklinik in Freiburg im Breisgau. Mit 104 zum großen Teil farbigen Abbildungen. („Fachbücher für Ärzte", herausgegeben von der Schriftleitung der „Klinischen Wochenschrift", Bd. XII). X, 406 Seiten. 1926.
Gebunden RM 30.—
Die Bezieher der „Klinischen Wochenschrift" erhalten die „Fachbücher" mit einem Nachlaß von 10%.

Jahresbericht über Haut- und Geschlechtskrankheiten sowie deren Grenzgebiete. Zugleich bibliographisches Jahresregister des Zentralblattes für Haut- und Geschlechtskrankheiten sowie deren Grenzgebiete. Herausgegeben von Dr. O. Sprinz.
Zweiter Band: Bericht über das Jahr 1922. XII, 535 Seiten. 1924. RM 42.—
Dritter Band: Bericht über das Jahr 1923. XVI, 615 Seiten. 1925. RM 58.—
Vierter Band: Bericht über das Jahr 1924. XVI, 686 Seiten. 1926. RM 66.—
Als erster Band erschien:
Bibliographie der Haut- und Geschlechtskrankheiten sowie deren Grenzgebiete für das Jahr 1921. (Jahresregister des Zentralblattes für Haut- und Geschlechtskrankheiten sowie deren Grenzgebiete.) Herausgegeben von Dr. O. Sprinz. XII, 502 Seiten. 1923. RM 42.—
Den Mitgliedern der Deutschen Dermatologischen Gesellschaft werden bei direktem Bezug vom Verlag Vorzugspreise eingeräumt.

Archiv für Dermatologie und Syphilis. Begründet von **H. Auspitz** und **F. J. Pick.** Kongreßorgan der Deutschen Dermatologischen Gesellschaft. Herausgegeben von **J. Jadassohn**-Breslau und **W. Pick**-Teplitz Schönau.
Erscheint zwanglos in einzeln berechneten Heften, deren drei einen Band von etwa 40—50 Druckbogen bilden.
Den Mitgliedern der Deutschen Dermatologischen Gesellschaft werden bei direktem Bezug vom Verlag Vorzugspreise eingeräumt.

Zentralblatt für Haut- und Geschlechtskrankheiten sowie deren Grenzgebiete. Kongreßorgan der Deutschen Dermatologischen Gesellschaft. Organ zahlreicher Dermatologischer Gesellschaften. Zugleich Referatenteil des Archivs für Dermatologie und Syphilis. Herausgegeben von J. Jadassohn-Breslau und W. Pick-Teplitz-Schönau. Schriftleitung: O. Sprinz-Berlin.
Erscheint in Heften, die zu Bänden von 63 bis 64 Bogen Umfang vereinigt werden. (2mal monatlich.) Preis des Bandes ab Bd. 16 RM 60.—
Den Mitgliedern der Deutschen Dermatologischen Gesellschaft und der übrigen oben aufgeführten Gesellschaften werden bei direktem Bezug vom Verlag Vorzugspreise eingeräumt.